W0260369

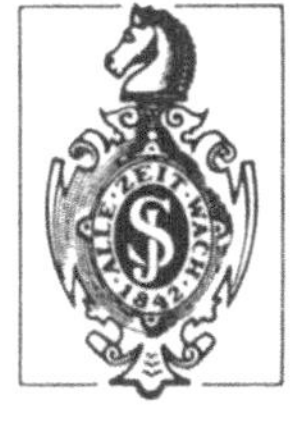

Aktuelle Kernfragen in der Psychiatrie

Herausgegeben von F. Böcker und W. Weig

Mit 61 Abbildungen und 73 Tabellen

Springer-Verlag
Berlin Heidelberg New York
London Paris Tokyo

Prof. Dr. FELIX BÖCKER
Dr. WOLFGANG WEIG

Nervenkrankenhaus
des Bezirks Oberfranken
Cottenbacher Straße 23
D-8580 Bayreuth

CIP-Kurztitelaufnahme der Deutschen Bibliothek.
Aktuelle Kernfragen in der Psychiatrie / hrsg. von F. Böcker u. W. Weig.
Berlin ; Heidelberg ; New York ; London ; Paris ; Tokyo : Springer, 1988
ISBN-13: 978-3-642-73083-2   e-ISBN-13: 978-3-642-73082-5
DOI: 10.1007/978-3-642-73082-5

NE: Böcker, Felix [Hrsg.]

Gesamtherstellung: Konrad Triltsch, Graphischer Betrieb, Würzburg
2125/3130-543210

Vorwort

In jedweder medizinischen Disziplin sind Forschung und praktisches
— diagnostisch-therapeutisches — Handeln eng verbunden und aufeinander angewiesen. Relevanz von Forschung zeigt sich letztlich erst im
Alltag. Fragen an und Impulse für Forschung entwickeln sich zum großen Teil aus dem täglichen Handeln. Der Alltag kann auf der anderen
Seite ohne wissenschaftliche Basis und ohne Reflexion neuer Forschungsergebnisse nicht bestanden werden.

Die Deutsche Gesellschaft für Psychiatrie und Nervenheilkunde
als älteste wissenschaftliche Gesellschaft unseres Faches wirkt unter
dem Anspruch, den gesamten psychiatrischen Fachbereich zu vertreten. Ein wissenschaftlicher Kongreß dieser Gesellschaft muß daher
den genannten Verflechtungen zwischen Forschung und Praxis Rechnung tragen; er muß aber auch mit ihrem Kongreß ein Forum für ein
breites Themenspektrum bieten und nach Kräften dazu beitragen, das
Gesamtgebiet in der wissenschaftlichen Diskussion zu fördern. Dabei
kann allerdings das Gesamtgebiet Psychiatrie und Nervenheilkunde
als solches nicht zum Thema werden, vielmehr müssen aktuelle Probleme erörtert werden. Diese Überlegungen standen Pate bei der Auswahl der Rahmenthemen für den Kongreß der Deutschen Gesellschaft
für Psychiatrie und Nervenheilkunde, der im Oktober 1986 in Bayreuth stattfand. Die Beiträge zu den Rahmenthemen dieses Kongresses
bilden den wesentlichen Inhalt des vorliegenden Buches. Mehrere Fra-
genkomplexe sind aufgegriffen und ausführlich behandelt worden. Die
besondere Problemlage der psychiatrischen Krankenhäuser setzt einige Schwerpunkte.

Den einzelnen Rahmenthemen vorangestellt haben wir die Würdigung der Person und des wissenschaftlichen Werkes von Prof. Dr. med.
Gerhard Schmidt, dem ersten Träger der „Wilhelm-Griesinger-Medaille", die durch die Deutsche Gesellschaft für Psychiatrie und Nervenheilkunde neu geschaffen worden ist. Dem Preisträger war aufgegeben, ein Referat zu einem selbstgewählten Thema beizutragen. Herr
Prof. Schmidt berichtet über „Das unerwünschte Buch" und damit
über das dunkelste Kapitel deutscher Psychiatriegeschichte und die
Schwierigkeiten in der späteren Bewältigung dieser Geschichte; er entwickelt Gedanken und Mahnungen, die Richtschnur jeglichen psychiatrischen Handelns sein und bleiben müssen. Dieser Beitrag ist ein
bedeutendes Vermächtnis.

Grundfragen zum leib-seelischen Zusammenhang, die Forschungssituation in der Psychiatrie und Fragen um die Ätiologie, insbesondere der endogenen Psychosen und hier vor allem der Schizophrenien, führen zweifellos in einen Kernbereich unseres Faches. Psychiatrie ist eine medizinische Disziplin. Kausale Therapie ist wie in der übrigen Medizin die angestrebte Methode der Wahl. Ursachenforschung hat deshalb einen besonders hohen Stellenwert. Die endogenen Psychosen geben hier noch viele ungelöste Probleme auf. Grundfragen zum leib-seelischen Zusammenhang sind vorangestellt, weil Person nur als Leib-Seele-Einheit verstanden werden kann und Psychisches ohne Körperliches nicht zu denken ist, und weil nur auf dieser Basis die Rätsel um die endogenen Psychosen gelöst werden können. Die Palette der Ansätze ist breit gefächert, die maßgeblichen Schwerpunkte der heutigen Überlegungen sind dargestellt.

Dem klinischen Psychiater liegt vor allen Dingen die bestmögliche Betreuung der ihm anvertrauten Patienten am Herzen. Rehabilitation, Versorgung und Therapie bilden daher weitere Schwerpunkte des Buches. Vor allem die Rehabilitation psychisch Kranker und Behinderter ist noch keineswegs befriedigend gelöst. Neue Ideen und Wege sind notwendig. Die Rehabilitationsgesetzgebung geht von den Versorgungsbedürfnissen körperlich Behinderter aus; die spezifischen Belange der psychisch Behinderten sind auch heute nicht hinreichend berücksichtigt. Möglichkeiten und Erfordernisse der Wiedereingliederung der psychisch kranken und behinderten Menschen ins allgemeine Leben müssen daher immer wieder ausführlich diskutiert werden. Mit Bedacht wurde auch der Bereich der Versorgung und der Rehabilitation der geistig Behinderten in das Buch aufgenommen. Diese Menschen sind ja nicht nur durch ihre geistige Behinderung, sondern auch durch ihre Individualität geprägt. Die durch Elterninitiativen geschaffenen und geförderten Einrichtungen für geistig behinderte Kinder, die auch zumindest teilweise Jugendlichen und Erwachsenen zugute kommen, sind und waren in hohem Maße verdienstvoll. Dennoch zeigen sich Lücken und Schwierigkeiten, vor allen Dingen in der wissenschaftlichen und praktischen Bearbeitung der speziellen psychopathologischen Veränderungen bei diesem Personenkreis, die ohne Hilfe der psychiatrischen Wissenschaft nicht gelöst werden können.

In der Psychiatrie spielt Atmosphäre eine eminent therapeutische Rolle. Gerade auf dem Gebiet der inneren und damit auch baulichen Gestaltung der klinischen Versorgungsstrukturen zeigt sich der grundlegende Wandel von der bewachenden zur offenen, auf Vertrauen setzenden psychiatrischen Behandlung. Insofern ist „gebaute Therapeutik" (Kitzig) von erheblichem Belang. Erstmalig konnten Architekten und Psychiater zu gemeinsamer Beratung gewonnen werden.

Ein beachtlicher Teil der Beiträge dieses Buches berücksichtigt die spezifische Einbindung der Psychiatrie in die Rechtsordnung. Auf diesem Gebiet gelang es, die anstehenden Themen gemeinsam mit kundigen Juristen abzuhandeln. Im Sozialrecht ist die Abgrenzung sog. Pflegefälle von Behandlungsfällen immer noch sehr mühevoll. Erhebliche Konsequenzen ergeben sich nicht nur für die Kostenträger, sondern sehr nachhaltig für die Betroffenen selbst. Über Jahrzehnte haben sich Rechtsordnung und Psychiatrie auf Sondervereinbarungen zwischen Kostenträgern eingelassen. Dabei wurden Rechte zahlreicher psychisch Kranker eingeschränkt. Es ist ein dringendes Anliegen, die rechtliche Lage und die psychiatrische Sicht durch die interfakultative Erörterung in Einklang zu bringen.

Die Einbindung der Psychiatrie in die Rechtsordnung mit ihren Konsequenzen im Alltag ist auch in anderen Bereichen durch Sichtweisen geprägt, die oft genug einander konträr gegenüberstehen. Psychiatrie kann und muß in Freiheitsrechte von Menschen eingreifen, wenn psychische Erkrankung zur Hilflosigkeit, vor allem Entscheidungsunfähigkeit, zu selbstzerstörerischen Tendenzen oder gar zu aggressiven Handlungen Anlaß gegeben hat. Vor allem die Straftaten psychisch Kranker werden in der Öffentlichkeit weit überproportional gefährlich eingeschätzt; das schürt Angst, begünstigt Abschottung und hat Auswirkungen auf die Anwendung freiheitsbeschränkender Maßnahmen. So hat die Strafrechtsreform am Anfang der 70er Jahre die für solche Situationen vorgesehenen Maßregeln in der Überschrift geändert und die Besserung — also die Therapie — vor die Sicherung gestellt. In der Praxis hat jedoch der Sicherungsgedanke hartnäckig seine Vorrangstelle behauptet. Hinzu kommt, daß die forensische Psychiatrie dem Vollzug der Maßregeln und den spezifischen Behandlungsnotwendigkeiten bei den sog. psychisch kranken Rechtsbrechern nur relativ wenig Aufmerksamkeit schenkte.

In der Diskussion zwischen Psychiatrie und Strafrecht kommt es heute vor allem darauf an, den Gefährlichkeitsaspekt und das verantwortbare, aber auch zumutbare Risiko für die Öffentlichkeit zu definieren. Dabei darf nicht übersehen werden, daß mit den strafrechtlichen Maßregeln in ein Grundrecht eingegriffen wird, mitunter über so lange Zeiträume, daß die Verhältnismäßigkeit sehr in Frage steht. Außerdem sind Therapie und Restriktion einander widersprechende Begriffe. Auch das Recht auf angemessene therapeutische Vielfalt muß im Zusammenhang mit der Verhältnismäßigkeit der Maßregel gesehen werden. Gerade in diesem Problembereich erscheint ein Gedankenaustausch mit den Juristen für die klinische Psychiatrie von erheblicher Bedeutung.

Der Dank der Herausgeber dieses Werkes gilt allen Kolleginnen und Kollegen — insonderheit den Architekten und Juristen — die Beiträge erarbeitet haben. Unser Dank gilt dem Hause Springer für die Bereitschaft zur Herausgabe dieses Werkes und die damit verbundene Mühe sowie die überzeugende Ausstattung. Darüber hinaus gilt unser Dank der Firma Tropon für die Unterstützung zu diesem Buch.

Der Gruß der Herausgeber gilt den Lesern.

FELIX BÖCKER
WOLFGANG WEIG

Bayreuth, 1988

Inhaltsverzeichnis

3   Rehabilitation – Versorgung – Therapie

4 Wiederbesinnung auf die geistige Behinderung

5 Bauen in der Psychiatrie

Laudatio zur Verleihung
der Wilhelm-Griesinger-Medaille

Der Vorstand der Deutschen Gesellschaft für Psychiatrie und Nervenheilkunde hat eine Verdienstmedaille geschaffen, mit der Personen exemplarisch geehrt werden sollen, die sich in besonderer Weise um die deutsche Psychiatrie und die Deutsche Gesellschaft für Psychiatrie und Nervenheilkunde verdient gemacht haben. Mit Beschluß vom 25. Juli 1986 wurde diese Medaille mit dem Namen des Psychiaters Wilhelm Griesinger belegt. Wilhelm Griesinger war im vergangenen Jahrhundert der bedeutendste deutsche Wissenschaftler unseres Faches.

Die neugeschaffene „Wilhelm-Griesinger-Medaille" wurde im Rahmen des Jahreskongresses der Deutschen Gesellschaft für Psychiatrie und Nervenheilkunde am 2. Oktober 1986 in Bayreuth zum erstenmal verliehen.

Das Preiskomitee der Deutschen Gesellschaft für Psychiatrie und Nervenheilkunde hat am 24. Mai 1986 einstimmig Herrn Prof. emeritus Dr. med. Gerhard Schmidt, ehemals Direktor der Nervenklinik der Medizinischen Universität Lübeck, als Preisträger benannt − unter Würdigung seines gesamten wissenschaftlichen Lebenswerkes; insbesondere, weil Herr Prof. Schmidt als erster nach dem 2. Weltkrieg die Verbrechen beschrieben hat, die an psychisch und geistig Kranken und Behinderten während des Dritten Reiches begangen wurden. Bereits am 20. November 1945 hat Gerhard Schmidt im Bayerischen Rundfunk dazu einen Vortrag gehalten.

Herr Prof. Schmidt hat sich in seinem langen wissenschaftlichen Leben mit zahlreichen Themen befaßt, so mit dem Problem Wahn, mit Selbsttötung, den Empfindungssensationen und der Angst in der Schocktherapie, mit zahlreichen forensisch-psychiatrischen Fragestellungen. Sehr früh zeigten sich seine historischen Interessen und seine Hinwendung zu psychopathologischen Fragen im Zusammenhang mit großen Autoren, z.B. Johann Wolfgang von Goethe und Heinrich von Kleist.

Die wissenschaftlichen Arbeiten Gerhard Schmidts zeichnen sich aus durch genaue Untersuchung, sorgfältige Darstellung, Mut zur Entschiedenheit, patientenzentrierte Beobachtung und Verständnisbereitschaft für die Kranken.

Dies sind auch die typischen Charakteristika seines Buches „Selektion in der Heilanstalt". Sein Entsetzen muß groß gewesen sein, als er in Haar-Eglfing als kommissarischer Direktor in den Jahren 1945 und 1946 erfuhr, was unter dem Stichwort „Gnadentod" alles geschehen war. Das Buch, in dem er seine Untersuchungen und Ermittlungen niederlegte, konnte erst im Jahre 1965 erscheinen.

Zur Verleihung der Wilhelm-Griesinger-Medaille gehört, daß der Geehrte gebeten ist, einen Festvortrag zu einem selbst gewählten Thema zu halten.
Herr Prof. Schmidt hat über „Das unerwünschte Buch" gesprochen.

FELIX BÖCKER
(Präsident)

Das unerwünschte Buch

G. Schmidt

Aufgabe dieses Beitrags ist es, über die ressentimenthafte Resonanz zu berichten, wie das Buch „Selektion in der Heilanstalt 1939/1945" von der Nachkriegszeit bis heute aufgenommen wurde. Unter Rückblicken auf die Ausrottung in der NS-Zeit folgen Hinweise, neuem Unheil vorzubeugen.

Gleich nach dem Krieg (Anfang Juni 1945) zum kommissarischen Direktor der Heil- und Pflegeanstalt Eglfing-Haar bestimmt, berichtete ich am 20. November 1945 im Bayerischen Rundfunk München über die vorgefundenen Elendsspuren. Sie waren so gespenstisch, als ob die Zeit stehengeblieben wäre. „Jetzt ist ja Krieg", meinten einige. Der Rundfunkvortrag („Heilanstalt zu Hitlers Zeit und heute"), angeregt durch den Programmdirektor, meinen verstorbenen Freund Schneider-Schelde, war die erste Wortmeldung eines deutschen Psychiaters zur Tötung von Anstaltspfleglingen.

Das Manuskript mit Befunden aus der Anstalt Eglfing und den Zubringeranstalten, im Winter 1946 eingereicht, fand keinen Verleger. Zwei winkten ab. Am 23. Januar 1947 schrieb der Chef eines medizinischen Verlages:

„... Ich bin erschüttert über die von Ihnen aufgezeigten Tatsachen. Indessen glaube ich doch, daß mein rein medizinischer Verlag nicht den richtigen Rahmen abgeben würde für die Veröffentlichung dieser Monographie, deren Bedeutung meines Erachtens auf historischem Tatsachenmaterial beruht, das für die Akten der Ministerien und als Material für den öffentlichen Ankläger von hohem Wert ist. Ich möchte Ihnen empfehlen, das Buch ... einem Verlage anzuvertrauen, der das Gebiet der Politik und der Geschichtsforschung pflegt."

Welcher Verlag wird von der Ausrottung Kranker in Krankenanstalten näher tangiert als ein medizinischer? Gewiß, mit der Rolle des Staats als Urheber ist auch die Geschichtsschreibung gefordert. Doch kein Zweifel, man wollte nicht derjenige sein, der die Morde bis in alle Tücken publik machen hilft.

Im Frühjahr 1947 rieten namhafte Professoren, offensichtlich noch unter dem Eindruck des verlorenen Krieges, davon ab, das Manuskript zu veröffentlichen. Der eine schrieb am 10. 3. 47:

„Sie haben mit dieser Arbeit dem ganzen Volk einen Spiegel vorgehalten und übrigens ganz besonders der Ärzteschaft ... Wo freilich die Wurzeln für die Bejahung all dieser abgründigen Absichten liegen, das geht ja hervor aus dem kleinen Aufsatz von Fritsche „Forscher und Dämonen", ... also bei den hochverehrten Autoritäten der vorigen und vorvorigen Generation, Leuten, die mit eiskaltem Zynismus längstens alle Prinzipien der Humanität innerlich überwunden hatten.

... Das Verhalten zahlloser, irgendwie mit hineingezogener Deutscher, sei es auch nur von Chef- oder Assistenzärzten, von Pflege- oder Transportpersonal macht einen scheußlichen und furchtbar entmutigenden Eindruck über die Charaktereigenschaften unseres Volkes. Man wird

nur sehr, sehr wenig Menschen finden, die, wenn das Schicksal sie in diesen Strudel hineinge-
worfen hat, stark genug waren, sich ganz klar von dem Geist dieser Aktion zu distanzieren und
sich aus dem Chaos wieder selbst zu entwinden.

Ich hatte mir wieder und wieder überlegt, ob Ihre Schrift gedruckt werden sollte, und ich
bin der Meinung, daß es *nicht* geschehen sollte, und zwar aus folgenden Gründen: Die Arbeit
würde vor allen Dingen im Ausland mit ungeheurer Sensation aufgegriffen werden, und wird
dort nur Wind in die Mühlen der Unversöhnlichen blasen. Die Selbstgerechtigkeit aller Nicht-
nationalsozialisten und aller Nichtdeutschen, aber auch ihre Unsicherheit gegenüber den Dämonen, die uns zerstört haben … ist bei allen so groß, daß man auch heute noch jede Verir-
rung der Deutschen als Ausdruck ihrer konstitutionellen Niedertracht und Gemeinheit gern
betrachten wird … das Werk selbst aber würde dem Ansehen Deutschlands, und vor allem
auch den schwachen Hoffnungen Deutschlands auf einen Wiederaufstieg ungeheuer schaden …

Wohl aber wäre ich sehr dafür, wenn Sie die Erfahrungen zum Gegenstand eines *Fortbil-
dungsvortrags* machen könnten, der sich zunächst an die Assistentenschaft, d. h. an die junge
Generation wendet, … in dem klar ausgeführt wird, daß es keinerlei Konzessionen gegen den
Geist der Humanität für einen Arzt gibt, und daß jede, auch die geringste „Sünde wider gegen
den Geist" tödliche Folgen nach sich zieht … Dann haben Sie wenigstens die *erzieherischen
Konsequenzen* für unseren eigenen Stand gezogen …"

Der engagierte Briefschreiber verurteilt die Tötungen als „Sünde wider den
Geist". Daran gemessen, ist sein Vorschlag, in einem Fortbildungsvortrag „die
erzieherischen Konsequenzen für unseren eigenen Stand" zu zeigen, nichtig.
Wen erreicht schon ein Vortrag im Vergleich zu einem Buch. Die Befürchtung
aber, meine Schrift könne dem Ansehen Deutschlands „ungeheuer schaden",
wirkt, nachdem die Massenmorde zumal an Juden weltweit bekannt waren, ver-
dächtig übertrieben. In seiner Geißelung der „Selbstgerechtigkeit aller Nationalsozialisten und aller Nichtdeutscher" zeigt sich ungeläuterter Patriotismus.
Aus seinem Rat, das Manuskript nicht zu veröffentlichen, spricht die scheinbar
souveräne Entscheidung eines wohl selber „irgendwie mithineingezogenen"
Mannes.

Ein zweiter Professor schrieb am 16. 3. 1947:

„… Natürlich muß man sich fast überwinden, Seite um Seite umzudrehen und diese Dinge,
die man bisher trotz ihrer räumlichen Nähe nur ahnte, nun wirklich zu erfahren und mit Zahlen belegt zu sehen. Ja: man möchte am liebsten nichts Näheres davon wissen und eben ‚den
Kopf in den Busch stecken'.

Das führt schon zur Frage der Veröffentlichung. … Man kann sie gutheißen aus dem Impuls der Wahrheit heraus und aus dem Willen, alles Schlimme aufzudecken und nichts zu verschweigen. Und man kann andererseits der Meinung sein, daß man dem Stand des Psychiaters,
ja des deutschen Arztes überhaupt und dem Wiederaufbau und der Bemühung um ein neues
Vertrauen einen schlechten Dienst erweist, wenn man diese Dinge so mit Einzelheiten aufrollt.
Man könnte das den Gerichten überlassen, die zwar Recht sprechen und vergelten, aber das
Geschehene doch nicht so ausführlich der Öffentlichkeit vorlegen … daß ich beide Anschau-
ungen verstehen kann, aber dazu neige, der zweiten den Vorrang zu geben – womit die andere
nicht als unberechtigt verworfen wird, sondern in der Konkurrenz der Werte nur hinter der
zweiten zurücktritt.

Nach langem Abwägen des Für und Wider, nicht nur seit Eintreffen Ihres Manuskriptes,
sondern schon seitdem Sie von dem Plan berichteten, halte ich es doch für besser, dieses Buch
nicht zu veröffentlichen … noch etwas Wichtiges … Sie dürfen meines Erachtens ohne Einverständnis der Aufsichtsbehörde von Eglfing kein Material veröffentlichen, das Ihnen in Ihrer
Eigenschaft als Direktor von Eglfing amtlich bekannt wurde".

Der Schreiber dieses Briefes, der beim Umblättern die Augen zumachen wollte,
war entsetzt über die mitgeteilte Wahrheit, die nichts verschweigt, nichts be-

schönigt. In „Konkurrenz der Werte" aber wird dem nationalen Bemühen, neues Vertrauen und Ansehen zu gewinnen, Vorrang gegeben vor dem „Impuls der Wahrheit". Solche Konkurrenz läßt sich nicht aufrecht erhalten. Echtes Ansehen hat den Wahrheitsgehalt zur Voraussetzung, nicht als Alternative. Im Rat endlich, das Einverständnis der Aufsichtsbehörde für die Veröffentlichung einzuholen, verrät sich die leise Hoffnung, daß der politisch flagrante Bericht bürokratisch ad acta gelegt werde.

Ein dritter Professor antwortete dem zweiten am 19. 3. 1947:

„In mir ist etwas von der infernalischen Gesinnung, daß ich wünsche, solche Dinge müssen bis ins Detail restlos bekannt werden, und daß ich selber nicht derjenige sein möchte, der sie mitteilt."

Hier verbindet sich geschichtsbewußte Verantwortung mit, wie mir scheint, Scheu vor einem Bekennertum, das den Anfragenden verletzen könnte.

Nach Absagen durch Verleger, Abraten durch Professoren, verschwand das Manuskript beim Umlauf in der Medizinischen Fakultät Hamburg. Beabsichtigt war, die im Dritten Reich verweigerte Venia legendi nachzuholen (1. Antrag 24. März 1947; 2. Antrag 9. Juli 1949). Zum Verlust des Manuskripts äußerte Prof. Bürger-Prinz, die Schrift sei ins Ausland manipuliert worden. Dann wäre irgendeine Publikation durch den Dieb ein Schmuck mit fremden Federn. Näher liegt der Verdacht der Unterschlagung, um einer vermeintlichen Nestbeschmutzung vorzubeugen.

Anläßlich eines lokalen Ärzteprozesses erschien eine entlastende „Erklärung" der Hamburger Gesundheitsbehörde und der Ärztekammer Hamburg (Ärztliche Mitteilungen 1961). Es gebe „keine Möglichkeit und auch keine Veranlassung" gegen Ärzte, die an Kindestötungen in Rothenburgsort teilgenommen haben, „behördliche oder berufsgerichtliche Maßnahmen einzuleiten". Weil das „Bewußtsein der Rechtswidrigkeit nicht nachgewiesen werden" konnte, habe das Landgericht 1949 die Hauptverhandlung abgelehnt. Erschreckend am Beschluß des Landgerichts ist die unbelehrbare Gesinnung, die Anschauung,

„... daß die Frage der Verkürzung lebensunwerten Lebens zwar ein höchst umstrittenes Problem, daß ihre Durchführung aber keineswegs eine Maßnahme genannt werden kann, welche dem allgemeinen Sittengesetz widerstreitet."

„Im Sinne einer ethischen Berechtigung der Euthanasie" hatte der Vorstand der Ärztekammer (1949) sich auf „hochangesehene Persönlichkeiten" wie Binding und Hoche berufen — nach Jaspers „hochangesehene, intelligente und seelendumme Professoren".

Unmittelbar auf die Hamburger „Erklärung" (1961) berichtete ich in demselben Ärzteblatt, noch immer ohne die Legitimation durch mein Selektionsbuch, über Tarnungs- und Täuschungsmanöver, die auf solchen NS-„Kinderfachabteilungen" obligat waren, und zitierte zur Frage des „Bewußtseins der Rechtswidrigkeit" eine Grundsatzentscheidung des 1. Strafsenats des Bundesgerichtshofs vom 6. 12. 1960. Hiernach verstößt:

„... die Tötung von Menschen ohne die förmliche Grundlage eines Gesetzes, für das die öffentliche Verkündung wesenseigen ist und auch in der nationalsozialistischen Zeit wesenseigen blieb, ganz allein so eindeutig gegen die allen Kulturnationen eigenen rechtsstaatlichen Grundsätze . . ., daß sich schon hieraus die Rechtswidrigkeit der nationalsozialistischen Maßnahmen zur Tötung von Geisteskranken für jeden Einsichtigen ergab."

Mein Hamburger Intermezzo hatte ein Nachspiel. Vom Lübecker Senator für das Gesundheitswesen in sein Dienstzimmer bestellt, erhielt ich, damals Chefarzt, den Verweis, ohne Genehmigung zum Verfahren einer benachbarten Behörde Stellung genommen zu haben. Dieser Verweis, sachlich von mir zurückgewiesen, war rechtlich ein Verstoß gegen die im Grundsatz garantierte Meinungs- und Pressefreiheit:

„Jeder hat das Recht, seine eigene Meinung in Wort, Schrift und Bild zu äußern und zu verbreiten und sich aus allgemein zugänglichen Quellen ungehindert zu unterrichten."

1965 endlich wurde das Buch mit Vorwort von Karl Jaspers im Evangelischen Verlagswerk Stuttgart gedruckt. Zwar hatte Frau Platen-Hallermund 1948 auf Seite 69 ihres Buches „Die Tötung der Geisteskranken . . ." meine Schrift erwähnt, die ihr als Mitglied der deutschen Ärztekommission beim amerikanischen Militärgericht irgendwie in die Hände geraten war. Doch fehlt jede Notiz im Literaturverzeichnis. Die Publikation stand ja noch aus. 1983 Neudruck bei Suhrkamp. Das Buch hatte bei uns, auch im Ausland, eine durchweg positive Presse. Die Nachfrage war weniger lebhaft. An diesem Gegensatz zeigt sich ein Kräftespiel zwischen dem Bestreben, die Vergangenheit aufzuhellen, und der Neigung, die Augen vor den furchtbaren Details zu schließen.

Inzwischen hat die junge Generation sich eingeschaltet mit Dokumentationsarbeit, Sensibilität, ja Trauer. Man errichtet Gedenktafeln und geht wie in Eglfing, geführt vom Anstaltspfarrer, vorbei am Hungerhaus, am Kinderhaus und an der Stelle, wo die Verladerampe stand. Gegen eine Gedenktafel opponierten Leute sogar aus der Gemeinde Haar, wozu die Anstalt Eglfing gehört, die von Krankentötung nichts wissen oder nichts wissen wollen. Vgl. Äußerungen aus einer Gemeinderatssitzung:

Ein Gemeinderatsmitglied polterte los, er habe es satt, sich ständig das Bild des häßlichen Deutschen vorhalten zu lassen. „Mir wird diese dauernde Selbstanklage langsam zuviel". (s. u.)
Ein anderes Ratsmitglied wollte mit der lapidaren Feststellung „Es gab doch überhaupt keine Euthanasie in Haar" das Thema ein für alle Mal beendet wissen . . . Dem altgedienten Haarer Kommunalpolitiker wurde geraten: „Machen Sie sich wissend. In der Bahnhofsbücherei gibt es ein Buch über die NS-Verbrechen in der Anstalt." (Süddeutsche Zeitung 11. 6. 1986. Alfons Kraus „Berührungsängste mit der Vergangenheit")
Ein alter Gemeinderat . . . Familie seit Generationen in Haar . . erklärte während der Diskussion über die Gedenktafel: „Das stimmt doch alles gar nicht. Da ist nie etwas passiert. Ich weiß von nichts". (Pfarrer Klaus Rückert. Persönliche Mitteilung)

Erst in einer späteren Sitzung, 3 Wochen nach meinem Kongreßvortrag („Das unerwünschte Buch"), einigte man sich über den Text der Gedenktafel:

„Den Opfern von Verfolgung, Euthanasie, Krieg, Gefangenschaft, Vertreibung."

Für die Einbeziehung der Anstaltsopfer in die Gedenkstätte bei der Pfarrkirche stimmten von 25 Bürgervertretern nur 14. Das knappe Ergebnisse kommentierte ein Ratsmitglied mit der saloppen Bemerkung: „Ich mag auf Gedenktafeln ungern Fremdwörter" (Süddeutsche Zeitung, 21. 10. 1986, Alfons Kraus).

Auch Pflegepersonen hatten sich zum Vorhaben, der Opfer gemeinsam zu gedenken, gereizt geäußert.

Als eine ältere Abteilungsärztin und ihr Pfleger vor 2 Jahren lasen, daß ich einen Kreuzzug zum Volkstrauertag im Gedenken an die Euthanasieopfer im BKH plane, erklärten mir beide sinngemäß: „Was haben Sie da für einen Schmarren vor, lassen Sie die Vergangenheit ruhen."
Über einen meiner katholischen Kollegen hörte ich, daß einige ältere Pfleger zu ihm gesagt hätten, ich solle die Finger davon lassen, das ginge mich nichts an.
Unsere Pfarramtssekretärin ... sagte mir: „Ich wohne schon 22 Jahre in Haar und habe das noch von keinem gehört. Mir hat nie jemand etwas davon gesagt."
Eine Küchenschwester meldete sich telefonisch zum Sachverhalt, d.h. zur Hungerkost: „Das, was in der Zeitung steht, daß so viele verhungert sind, das stimmt gar nicht. Ich war damals in der Küche beschäftigt, und wir haben gegen die Anordnung der Direktion immer wieder Fett ins Essen getan. Deshalb können die Zahlen nicht stimmen. So viele sind da nicht gestorben". Auf meine Entgegnung, ich hätte die Zahlen aus Ihrem Buch, sagte sie: „Ich weiß es besser, ich war doch damals dabei. Warum fragen Sie nicht mich?" (Brief von Pfarrer Klaus Rückert)

Ein kleiner Trost, daß, wie öfters bezeugt, Fett in die Suppe gemogelt wurde. Doch was bringen heimliche Zutaten, wofür die Hungerkost doch die Voraussetzung war, wenn das Gewicht weiter und weiter fällt? Die Zahlen hätte die Schwester aus dem Buch ersehen können, das sie tadelte, doch nicht las.

In diesen Stimmen werden Enthüllungen über Pfleglingstötung als nie gehört oder als übertrieben, ja als Verleumdung abgetan, während jener Haarer Kommunalpolitiker die Ermahnung, sich durch das Buch „wissend" zu machen, schweigend annahm. Heute ist das Buch bei Leuten, die ihr NS-Trauma nicht verwinden, noch immer unerwünscht. Es wirkt wie ein Seismograph, der verhaltene Abwehr spürbar macht.

Was kann man aus den Schreckenstaten lernen, wie kann man vorbeugen? Der Verlauf wucherte von Eskalation zu Eskalation. Wir wissen, daß der Funke „Gnadentod" von einer Gruppe auf die andere übersprang. Außer „unheilbar Kranken", wie in Hitlers Dekret vorgesehen, wurden allein aus der Anstalt Eglfing 721 körperlich gesunde, psychisch bis auf mäßigen Schwachsinn nicht auffällige Pfleglinge zur Vernichtung abtransportiert. In den Sog gerieten Sicherungsverwahrte, dazu ohne diagnostisches Federlesen jüdische Pfleglinge. Als im August 1941 die Transporte in den Osten gestoppt wurden, fand der Drang weiterzumachen neue Stätten und neue Methoden: an Ort und Stelle letale Schlafmittelinjektionen sowie Hungerkost. Überrannt wurden die diagnostischen Haltsignale und Altersgrenzen der Kinderfachstation: ein verkrüppelter Schwachsinniger war 36, ein anderes Kind 45 Jahre alt.

In Zukunft könnte mit Freigabe der Lebensverkürzung auf einem Sektor, etwa auf Wunsch von Sterbenden, von neuem eine Eskalation einsetzen derart, daß Angehörige um Erlösung bitten, oder daß Anwälte sich auf einen Präzedenzfall berufen und gleiches Recht für Unheilbare dieser oder jener Art fordern usf. Mit Ausbreitung amtlich zugelassenen Tötens entstünde ein Vertrauensverlust. Mißtrauen gegen Arzt und Krankenhaus, ja gegen Angehörige. Ältere Leute, deren Zahl zunehmen wird, könnten, sobald Merkschwächen und konfuses Handeln auffallen, ihres belauerten Daseins nicht mehr froh werden.

Um Progression und Verunsicherung vorzubeugen, kann die Maxime nur heißen: Wehret den scheinbar humanen Anfängen.

Auch besteht, was unheilbar Kranke betrifft, kein zwingender Grund, einem — meist inkonstanten — Tötungsverlangen nachzugeben. Durch bereitwilliges Ausschöpfen unserer Mittel, zumal der pharmakologischen, sind wir imstande, unheilbares Leiden zumindest zu erleichtern. Zwar zweifelte Jaspers, vor über 7 Jahrzehnten Assistent an der Psychiatrischen Klinik Heidelberg, an der Steuerbarkeit der Spritze:

„Wie handelt der Arzt, wenn sein Patient in unerträglichen Schmerzen auf den Tod zu geht? ... Wie wenn die Spritze, die die Schmerzen nimmt, schließlich eine so hohe Dosis braucht, daß sie zur tödlichen Spritze wird?"

So fatal, wie der Philosoph befürchtete, ist die Situation heute nicht. Die Spanne zwischen maximal erlaubter und letaler Dosis, vorsorglich groß gehalten, läßt genügend Spielraum für effektive Therapie. Statt die Maximaldosis aber ins Maßlose zu steigern, kombiniert man heute verschieden angreifende Pharmaka, die damals nicht bekannt waren. Unerträglichen Schmerzen ausgeliefert zu sein, wäre ein pharmakologischer Anachronismus.

Aus anthropologischer Abwehr hatte man bald nach dem Krieg gefordert, man solle den Patienten als Person ernstnehmen, als Partner im Verhältnis Arzt/Patient. Wesentlich, so Werner Leibbrand 1946 in einer Aufsatzsammlung, ist die „Rückgewinnung des Sinnes für die menschliche Existenz schlechthin", weg von der „herzlosen Eingleisigkeit biologischen Denkens". Viktor von Weizsäcker (1947) macht die traditionelle Medizin zum Sündenbock, weil sie „in sich selbst keine Hemmung ... keinen Schutz und keine Warnung" enthalte.

„Wenn nun der Arzt einen Wert des diesseitigen, zeitlichen Lebens annimmt, ohne Rücksicht auf einen ewigen Wert, dann kann in der Tat dieses zeitliche Leben auch an sich so unwert sein, daß es Vernichtung verdient."

Sicher gewährt christliche, überhaupt transzendente Haltung einen Schutz davor, daß geistig extrem Behinderte ins Animalische herabgewürdigt und gar getötet werden. Doch auch bei biologischer Orientierung können heillos Gestörte als menschliche Eigenwesen anerkannt und als Glieder der Gesellschaft, des Staates toleriert werden.

Ein 1986 der naturwissenschaftlichen Medizin angelastetes „Menschenbild", „das den Begriff des Subjekts, der Person, der Seele und des Geists ausschließt" (Pauleikoff), ist eine Abstraktion vom Menschen, den es nicht gibt. Bestehen aber bleibt die Mahnung, sich in Nächstenliebe auf den Mitmenschen Patient zu besinnen.

Existenz-philosophisch hat Jaspers das uns eingepflanzte 5. Gebot „Du sollst nicht töten" mit der Eindringlichkeit eines alttestamentlichen Propheten ins Mysterium Mensch transzendiert:

„Kann ein Mensch durch eine von ihm errichtete Instanz entscheiden, ob gewisse Arten von Menschen (Kranke, Rassen) wegen ihrer Eigenschaften, wegen ihrer Untauglichkeit zu möglichen Zwecken, wegen ihrer Belastung für den Staat und die Wirtschaft, wegen ihrer Minderwertigkeit nicht leben sollten? Hier gibt es nur ein Entweder—Oder. Die Grundsatzentscheidung, in der das Bewußtsein des Menschseins sich ausspricht, ist zwar erst im Abendlande aufgrund des biblischen Menschenbildes zu voller Klarheit gelangt. Hier aber ist der Mensch sich seines Menschseins selber ganz bewußt geworden. Er anerkennt im einzelnen Menschen die Menschheit. Der Mensch ist das Wesen, das nie gleichgültig, nie nur Mittel ist, sondern immer Selbstzweck bleibt ... Er hat das Bewußtsein seiner Einzigartigkeit in der Welt, für sich selbst und für jeden andern Menschen. Aber in seiner Einzigartigkeit weiß er sich zu klein: Er hat sich nicht selbst geschaffen, er begreift nicht seine Herkunft. Sein Anspruch, über das Leben von Menschen zu verfügen, ist auch Verrat seines eigenen Menschseins."

Doch noch so fundierte humane Gesinnung, weder Immunisierung gegen abgründige Impulse in uns selber noch Wissen um den „Fluch der bösen Tat", könnten für sich allein eine neue totalitäre Flut aufhalten.

Da den Krankentötungen rassistisch-politische Motive zugrundeliegen, muß einem Rückfall vor allem auf politischem Wege vorgebeugt werden. Die Idee der Krankentötung war kein NS-Spezifikum. Schon zur Zeit des ellbogenstarken Frühkapitalismus hatten Gesellschaftsdarwinisten, sog. Sozialdarwinisten, im Zug der Devise: „Das Starke stützen, das Schwache stoßen" z. T. infernalische Ausrottungspläne ausgebrütet. Später hatten Binding und Hoche ätzende Hetze hinzugetan. Doch es geschah nichts. Erst Hitlers schlagkräftig schillernde Parolen erreichten auf dem Hintergrund lähmender Arbeitslosigkeit die Massen. Dabei war Hitlers „Mein Kampf" keine Kopie von Darwins „Kampf ums Dasein". Aus Blutvergießen in tierischem Selbsterhaltungstrieb wurden über Naturgesetze hinweg Rassenhaß und Völkermord. Im Beschimpfen nicht nur der Juden, auch der Geisteskranken („blöde blickende Idioten", „tobsüchtige Irre") verrät sich gelenkte Stimmungsmache für den Mob aller Klassen. Die Suggestion drang durch. Hellhörige warteten auf ein Euthanasiegesetz. Andere handelten, ohne zu fackeln, in vorzeitigem Führerverständnis.

Einen rationalen Grund hatte der Krankenmord nicht. Anfang des Krieges fehlte es weder an Raum noch an Nahrung noch an Personal. Auch bestand keine Fortpflanzungsgefahr. Die Pfleglinge waren kaserniert, sterilisiert. Mitleid als Tötungsmotiv schied bei der Mehrzahl der Pfleglinge ohnehin aus. *Warum denn töten?* Darin, daß Hitler 6 Wochen nach der Niederwerfung Polens sein Gnadentoddekret auf den Tag des Kriegsbeginns zurückdatierte, spürt man einen irrationalen Grund, einen Brückenschlag zwischen Heldentod und Gnadentod, eine Art Dankopfer für die gefallenen Helden. Die Animosität gegen Geistesschwache einerseits und den Stolz auf die Soldaten andererseits brachte der Eglfinger Anstaltsdirektor in einen alogisch-finalen Zusammenhang:

„Für mich ist die Vorstellung untragbar, daß beste, blühende Jugend an der Front ihr Leben lassen muß, damit verblödete Asoziale und unverantwortliche Antisoziale ihr gesichertes Dasein haben."

Zwar war das Daseinsrecht der Schwachen lange schon vor der Sterilisationsära auch von Hitler selber angezweifelt worden. Doch erscheint die Hypothese, man habe auf den Krieg gewartet, um, von der Öffentlichkeit unbemerkt, Pfleglinge ausmerzen zu können, für sich allein betrachtet, nicht ausreichend. Der Krieg war nicht nur Gelegenheit, er war auch Motiv. Auf Hitler als obersten Befehlshaber dürften die Verluste nach 6 Wochen Krieg wie eine Mahnung gewirkt haben, durch Ausrottung Geisteskranker den Gefallenen einen ihrem

Opfer gerechten, gesunden Volkskörper zu hinterlassen. So wurden Blutopfer koordiniert. In diesem durch den Krieg auflodernden rassenbiologischen Fanatismus haben die „Lebensunwerten", ob sterilisiert oder nicht, sobald an der Front die Besten fallen, das Recht auf ihr Dasein verloren.

Im Gegensatz zu jenen lichtscheuen, das Leben der Hilflosen mißachtenden Staatsverbrechen basiert unser demokratisches Selbstverständnis auf offenen, ja einklagbaren Grundrechten eines jeden Bürgers. Solche rechtlichen, menschenrechtlichen Sicherungen sind im Grundgesetz (23. Mai 1949) festgeschrieben:

Art. 1 (1): Die Würde des Menschen ist unantastbar. Sie zu achten und zu schützen, ist Verpflichtung aller staatlichen Gewalt.
Art. 2 (2): Jeder hat das Recht auf Leben und körperliche Unversehrtheit . . . In diese Rechte darf nur aufgrund eines Gesetzes eingegriffen werden.
Art. 3 (1): Alle Menschen sind vor dem Gesetz gleich.

Im Recht auf Leben, Freiheit, Gleichheit ist die Menschenwürde garantiert. Ein Grundgesetz, auf das wir stolz sein können.

Zur Festigung unserer demokratischen Gesellschaft im politischen Umgang miteinander erinnert Dolf Sternberger an die Toleranzedikte im Europa des 17./18. Jahrhunderts, als die Staatspolitik sich von der Kirchenpolitik emanzipierte. Toleranz sei „so etwas wie ein Dogma der Humanität". Alle „Leidenschaft der Toleranz" aber höre auf vor der Intoleranz. „Keine Duldung den Feinden der Duldung."

Eine letzte Vorbeugung, ein Wunsch an die junge Generation: weiterschreiben nicht nur in Büchern, Zeitschriften, auch in Zeitungen, die gelesen werden, damit die Front derjenigen, die verdrängen, in Trotz verharren, umdenken lernt und keine Legende entsteht.

Literatur

Ärztl. Mitteilungen (1961) Approbation wird nicht entzogen. Gemeinsame Erklärung der Hamburger Gesundheitsbehörde u. der Ärztekammer Hamburg. Ärztl Mitteilungen Jahrgang 46, S 234
Bundesgerichtshof (1960) Urteil vom 6. 12. 1960 (nicht 18. 1. 61, wie in Ärztl. Mitteilungen 1961, S. 1175 irrtümlich angegeben), abgedruckt in Neue Jurist Wschr 1961, S 276
Jaspers K s. Vorwort zu „Selektion . . ."
Leibbrand W (1946) Um die Menschenrechte der Geisteskranken. In: Leibbrand W (Hrsg) Die Egge. Nürnberg
Pauleikoff B (1986) Ideologie und Mord. Pressler, Hürtgenwald
Platen-Hallermund (1948) Die Tötung Geisteskranker in Deutschland. Verlag der Frankfurter Hefte, Frankfurt/M
Schmidt G (1961) Zu der gemeinsamen Erklärung der Hamburger Gesundheitsbehörde u. der Ärztekammer Hamburg. Ärztl Mitteilungen 46, S. 1175
Schmidt G (1983) Selektion in der Heilanstalt 1939–1945, Neudruck. Suhrkamp Taschenbuch, Frankfurt/M
Schmidt G (1985) Vom Rassenmythos zu Rassenwahn und Selektion. Nervenarzt 56:337–347
Sternberger D (1947) Toleranz als Leidenschaft für die Wahrheit. Die Wandlung II, S 231
Weizsäcker V von (1967) „Euthanasie" und Menschenversuche. Lambert Schneider, Heidelberg

1 Grundfragen zum leib-seelischen Zusammenhang

1.1 Überlegungen und Fragen eines klinischen Psychiaters zum leib-seelischen Zusammenhang

F. BÖCKER

Vorbemerkungen

Psychiatrisches Handeln gründet wesentlich auf dem jeweiligen Kenntnisstand von psychischem Kranksein und von diagnostischen und therapeutischen Methoden. Unser Wissen von den Grundbedingungen psychischer Leidenszustände ist jedoch unzureichend, zumindest lückenhaft. Psychische Erkrankungen betreffen unmittelbar den Kernbereich menschlichen Seins. Auch von daher haben Mißtrauen, Angst und Kritik gegenüber psychiatrischem Handeln ihre Wurzeln. Wache, am Lebensschicksal Betroffener interessierte Beobachtung vor allem solcher Menschen, die lange Zeit im psychiatrischen Krankenhaus betreut werden, stetige Erfahrungen im psychotherapeutischen Umgang und auch die oft weit überindividuell bedeutsame schöpferische Kraft psychisch Kranker sind weitere Gründe, die einen klinischen Psychiater immer wieder anregen, über sein Handeln und die dazu gehörenden Begründungen nachzudenken.

Dabei stehen Fragen nach den Entstehungsbedingungen von Erkrankungen und angemessenen therapeutischen Möglichkeiten zunächst im Vordergrund. Bald zeigt sich aber, daß diese Fragen nur angegangen werden können, wenn zuvor die Grundzüge menschlichen Werdens und menschlichen Seins bedacht sind.

Auf diesem Hintergrund entwickelten sich die nachfolgenden Überlegungen zum leib-seelischen Zusammenhang, zum Werden einer Person, ihrem So-Sein im Jetzt, ihrem Sein in der Welt und zur Entwicklung ihrer Identität.

Leib-seelischer bzw. seelisch-leiblicher Zusammenhang

Seelisches läßt sich losgelöst von Leiblichem nicht erkennen. Seelisches ist damit existentiell an den Leib gebunden, ist in allen Funktionen von Körperlichem abhängig. Der Leib kann ohne Seelisches nicht existieren, jedenfalls nicht aus sich heraus (Koma, appallisches Syndrom). Leibliches ist daher in allen seinen Funktionen an Seelisches gebunden, von Seelischem abhängig. Leibliches und Seelisches bedingen sich existentiell gegenseitig. Sie sind zwei Wesensbereiche einer Einheit, zwei Erscheinungsweisen des Menschen. Auf die Bedeutung dieser Tatsache wird wiederholt zurückzukommen sein, sie ist immer mitzudenken, wenn es zur Klärung von Zusammenhängen notwendig wird, von jeweils einer der beiden Erscheinungsweisen auszugehen.

Aktuelle Kernfragen in der Psychiatrie
Herausgegeben von F. Böcker und W. Weig
© Springer-Verlag Berlin Heidelberg 1988

Etwas verkürzt gesagt, ist Seelisches Funktion des Leiblichen, Funktionsträger ist das Gehirn. Seelisches ist Funktion des Gehirns.

Auf den übrigen Körper bezogene Funktionen des Gehirns sind bestimmten Hirnstrukturen lokalisiert zugeordnet (Sensibilität, Motorik), ebenso somatopsychische Funktionen (Aufnehmen und Umsetzen von Sinneseindrücken) wie psychosomatische (Sexualfunktionen, vegetative Funktionen). Es liegt die Vermutung nahe, daß „rein Seelisches" ebenso bestimmten Strukturen im Gehirn zugeordnet ist.

Grundsätzlich scheinen zwei Möglichkeiten denkbar, wie Seelisches an das Gehirn angebunden ist.

Die Vorstellung ist erlaubt, daß Seelisches ein eigener – dann immaterieller – Seinsbereich ist, der zwar das Leibliche als Daseinsbedingung benötigt, in den Körperliches hineinwirkt und der in Körperliches hineinwirkt, der ansonsten jedoch autonom existiert.

Gegen diese These spricht, daß Sprache und Sprachvermögen an Hirnstrukturen gebunden sind, daß Schädigungen der Hirnsubstanz zu psychischen Minderleistungen, vor allem im Gedächtnis und in der Merkfähigkeit führen, aber auch Gestimmtsein, Initiative und sogar Kernbereiche der Persönlichkeit stören oder auch definitiv zerstören.

Diese klinischen Beobachtungen machen es sehr viel wahrscheinlicher, daß jedwedes Seelische direkt und dann substantiell an das Hirn gebunden ist. Alle seelischen Phänomene und seelischen Vorgänge sind danach Hirnvorgänge. Persönlichkeit, Intelligenz, Wahrnehmungen, Empfindungen, Gedächtnis, Erfahrenes, Gelerntes, Gefühltes, Gedachtes und Gewolltes, um nur einige Funktionen zu nennen, sind folglich hirnorganisch fixiert, unmittelbar von der Hirnsubstanz getragen.

Wenn dies so ist, dann wird verständlich, daß strukturell hirnorganisch Fixiertes fest verankert ist, daß es nicht ausgelöscht werden kann; allenfalls durch neue Fixationen überlagert und damit „entaktualisiert" wird.

Das Hirn ist bei der Geburt noch nicht ausdifferenziert. Erst nach Jahren erreicht es sein größtes Volumen, die „Speicherkapazität" scheint unbegrenzt. Unterstellt, daß Wahrnehmungen und Empfindungen ebenso wie Sprache und Gelerntes organisch fixiert werden d. h. daß alles Seelische anatomisch, neurophysiologisch und neurochemisch angebunden ist –, dann folgt, daß die endgültige funktionale und vielleicht auch anatomische Ausdifferenzierung der Hirnsubstanz erst beendet sein kann, wenn Neues nicht mehr aufgenommen wird. In der Konsequenz muß unterstellt werden, daß unser Gehirn seine endgültige Ausdifferenzierungsstufe erst Augenblicke vor dem Tod erreicht.

Dieser These steht nicht entgegen, daß parallel zur Ausdifferenzierung Entdifferenzierungen erfolgen, etwa im Rahmen eines hirnatrophischen Prozesses, der zur Demenz geführt hat. Findet sich ein Patient im Zustand der Demenz in einer völlig neuen Umgebung – z. B. einer Klinikstation – zurecht, findet er sein Bett oder die Toilette, dann muß das Gelernte „Sich-zurechtfinden" neu zerebral fixiert worden sein.

Es ist davon auszugehen, daß alles Erleben des Menschen und sein ganzes seelisches Sein hirnorganische „Entsprechungen" aufweisen.

Der Begriff „Entsprechung" meint in diesem Zusammenhang das unmittelbare körperliche Korrelat des Seelischen. „Entsprechung" ist so verstanden also keine psychologische, sondern eine organische Größe. Dieses körperliche Korrelat des Seelischen ist heute weder nach Umfang noch nach Lokalisation zu bestimmen und daher auch nicht genauer zu beschreiben. Es muß sich aber um organische Strukturen im Hirn handeln, Strukturen im übrigen, die eine große, nahezu unbegrenzte Differenzierung aufweisen. Dies gilt etwa für das Rindengeflecht der Großhirnrinde. Jedenfalls handelt es sich bei den Entsprechungen um anatomische, d.h. auch substantielle Strukturen, die vermutlich aktiviert oder ausdifferenziert werden.

Aller Wahrscheinlichkeit nach sind die Entsprechungen nach bestimmten Prinzipien geordnet. Zahl und Art zerebraler Entsprechungen dürften abhängig sein von Zahl, Art und Qualität der Stimuli, die eine Entsprechung im Hirn provozieren. Entsprechungen scheinen nach unterschiedlichen Grundsätzen fixiert, einmal in Einzelbestimmungen – etwa Sprache –, zum anderen in „Entsprechungsfeldern". Unter ihnen bestehen enge Verbindungen.

Unser Begriff der Entsprechung geht über den Begriff des „Engramms" hinaus, weil er das körperliche Korrelat jedweden Seelischen, also nicht nur des Mnestischen meint.

Ob jedem augenblicklichen Erleben ein Entsprechungsfeld zugewiesen wird, oder ob nach Erlebensbedeutung ausgewählt wird, ist nicht leicht zu entscheiden. Jedenfalls macht es die Möglichkeit einer „vollen Erinnerung" (H.H. Wieck) wahrscheinlich, daß dem Erleben im Augenblick ein Entsprechungsfeld zukommt. Stimmt diese Vermutung, dann wird durch spätere korrigierende oder Veränderungen beinhaltende Erfahrungen das ursprüngliche Entsprechungsfeld nicht verändert, sondern von einem neuen in der aktuellen Bedeutung abgelöst.

Ein Beispiel mag dies erläutern: Im Laufe des Lebens wandeln sich die Bezugspersonen in ihrem äußeren Bild. Dennoch werden sie auch nach längerer Abwesenheit wieder erkannt. Erkennen heißt hinordnen zu vorher gewonnenen Entsprechungsfeldern und gleichzeitig prägen eines neuen Feldes. Zusammenbinden dieser Reihe von Entsprechungsfeldern erlaubt eine Lebenskontinuität sowohl in bezug auf Personen, Gegenstände und Situationen wie im allgemeinen überhaupt.

Man kann also annehmen, daß die Entsprechungsfelder einander überlagern und das jeweils aktuellste, das für das neue Erleben Bedeutendste ist, die „darunter liegenden" aber nicht gelöscht sind, sondern in besonderen Situationen wieder aktualisiert werden, z.B. in einer vollen Erinnerung. Vermutlich üben die alten Entsprechungsfelder, wenn auch nicht unbedingt bestimmend, einen Einfluß auf das je aktuelle Bild aus.

Wie Leibliches überhaupt, werden sehr wahrscheinlich die Hirnstrukturen, die zur Aufnahme und zum Tragen des Seelischen verfügbar sind, nach Umfang, Ausprägung und Entwicklungsmöglichkeiten genetisch mitbestimmt.

Zunächst – intrauterin und in der frühen Kindheit – ist der Ausdifferenzierungsgrad der Hirnstrukturen noch sehr gering. Zahlreiche Entwicklungstheorien gehen offenbar mit Recht davon aus, daß sehr früh aufgenommene Eindrücke eine oft lebensentscheidende Bedeutung haben.

Der Gedanke liegt nahe, daß diese frühen Eindrücke in der organischen Entsprechung des Seelischen eine erste Ordnung vorgeben, quasi die Grundmatrix bilden, in die später geprägte Entsprechungen eingebunden werden, bis sich schließlich ein ganzes Geflecht gebildet hat, das bis zum Ende des Lebens immer weiter ergänzt wird.

Man kann sich auch vorstellen, daß genetisch ein organisches Raster vorgegeben ist und daß dieses Raster sowohl Bedeutung hat für die Struktur der Grundmatrix der Entsprechungen als auch für die Struktur der allmählich ausdifferenzierten Entsprechungsgeflechte.

Derzeit lassen sich für solche Überlegungen weder qualitative noch quantitative Belege finden. Dieses Denkmodell läßt jedoch zu, den genetischen Vorgaben und den in der frühen Entwicklung des Menschen entstehenden Eindrükken einen bedeutsamen und konkreten Stellenwert einzuräumen. Nicht ausgeschlossen ist, daß auch Stoffwechselparameter in der intrauterinen Phase und auch im frühen Kindesalter − wenn nicht überhaupt − Einfluß auf die Strukturen der organischen Entsprechungen haben.

Die Summe der Entsprechungsgeflechte ist in unserem Verständnis das körperliche Korrelat des seelisch-geistigen Seins des Menschen in der Kontinuität und im Hier und Jetzt.

Da Seelisches gleichzeitig Körperliches ist, wirkt sich Seelisches zwingend körperlich aus. Da Körperliches gleichzeitig Seelisches ist, wirkt sich Körperliches zwingend seelisch aus.

Schalt- und Nahtstelle für die Einheit von Leib und Seele ist das Gehirn. Dieses steht mit dem übrigen Körper durch das Nervensystem in Verbindung. Über dieses Nervensystem werden alle Außeneindrücke, alle Wahrnehmungen an das Gehirn vermittelt und alle Handlungsimpulse an den Körper. Ebenso werden alle Innenbefindlichkeiten des Organismus, auch seine Störungen über das Nervensystem dem Zentralorgan gemeldet. Diese Vorgänge sind äußerst komplex und noch dadurch kompliziert, daß ein vielgestaltiges Drüsensystem mit seinen zahlreichen Hormonen in die Steuerung eingreift.

Im allgemeinen wird vereinfachend das Nervensystem in zwei Teilen betrachtet. Auf der einen Seite steht das periphere Nervensystem mit seinem sensorischen und seinem motorischen Anteil, auf der anderen Seite das autonome Nervensystem. Als Außen kann der Mensch nur das wahrnehmen, was ihm durch das sensorische Nervensystem vermittelt wird. Handeln kann er nur dann, wenn vom Gehirn die entsprechenden Impulse über die motorischen Nervenfasern an die Handlungsorgane ausgehen. Das autonome Nervensystem steuert die Innenfunktion des Gesamtorganismus.

Zentrales und peripheres Nervensystem versehen zahlreiche Schutzfunktionen für den Organismus. Genannt sei der zunächst rein somatisch ablaufende Reflex, wenn die Hand einer heißen Herdplatte zu nahe kommt. Ebenso sind reflexhafte Durchgriffe vom Seelischen zum Körperlichen zu beobachten, etwa in der Körpersprache. Mindestens ein Teil dieser psychosomatischen Reiz-/ Reizantwortsysteme hat ebenfalls eindeutig Schutzfunktion.

Die Annahme von psycho-psychischen Reiz-/Reizantwortsystemen scheint danach erlaubt, wenn nicht sogar naheliegend. Diesen psycho-psychischen reflexhaften Mechanismen dürften teilweise ebenfalls Schutzfunktionen zukommen. Sie sind wie alles Psychische somatisch angebunden.

Zum Werden einer Person

Wann erste psychische Möglichkeiten des Individuums entstehen, ob und in welcher Phase des intrauterinen Lebens, ob erst unter oder nach der Geburt, wird vielleicht immer umstritten bleiben. Weitgehend gesichert scheint jedoch, daß sich die Entwicklung postnatal in bestimmten Schritten und Abschnitten vollzieht, die von verschiedenen Betrachtungsweisen her unterschiedlich benannt sind, sich aber durchgehend zeigen.

Wird ein Kind in eine Elternsituation geboren, bei der Mutter und Vater sich ihm zur Verfügung stellen, sind solche Entwicklungsabschnitte ebenso zu unterstellen, wie bei Kindern, deren Eltern nicht gemeinsam oder überhaupt nicht verfügbar sind.

Wenn es tatsächlich belegbar ist, und dies scheint der Fall zu sein, daß Kinder, die von beiden Eltern versorgt werden, bessere Chancen haben, zu gedeihen, und daß vor allem die Beziehung zur Mutter von erheblicher Bedeutung ist, dann muß eine „Grunderwartung" auf das Wirksamwerden der Mutter – zumindest auf das Wirksamwerden einer Bezugsperson – beim Kind bestehen. Eine solche Grunderwartung muß – wie alles Seelische – organisch fixiert und entweder im genetischen Grundraster vermittelt sein oder während der intrauterinen Entwicklung entstehen.

Wie dem auch sei, Fernbleiben einer menschlichen Zuwendung bedeutet für das Kind eine erste „Nichterfüllung" und damit in der körperlichen Ebene die dazugehörige Entsprechungsprägung. Dieses scheint das Bedeutsame zu sein; zeigt es sich doch, daß Menschen, die aus einer „Broken-home-Situation" stammen, insbesondere solche, die ohne ihre Mutter aufwachsen mußten, in Gruppen mit deviantem Verhalten deutlich überrepräsentiert sind. Andererseits sind aber die Lebensverläufe solcher Menschen keineswegs zwingend prädisponiert. Diese Tatsache spricht dafür, daß die durch das Fehlen der „normalen" Kind-Mutter- und Mutter-Kind-Beziehung aufgetretenen „Nichterfüllungen" im Laufe der Entwicklung kompensiert werden können.

Diese Erfahrung steht paradigmatisch für viele andere. Offensichtlich existiert keine einzige frühe Prägung, die regelhaft zu immer den gleichen Folgen im späteren Leben führt. Vielmehr scheinen zahlreiche Kompensationsmöglichkeiten zu bestehen. Auch die „intakte" frühkindliche Beziehung zur verfügbaren Mutter bzw. zu den Eltern sichert nicht zwingend einen gleichmäßigen Lebensverlauf. Spätere Bedrohungen, Verletzungen und Enttäuschungen (Nichterfüllungen) können gravierend oder gar bestimmend eingreifen.

Insgesamt handelt es sich offenbar auch beim Werden der Person um einen Prozeß, der nicht abgeschlossen ist, bevor das Leben endet. Sollte es anders sein, wo wäre dann Ansatz und Raum für Lernen oder Psychotherapie?

Auf dem genetisch-organisch vorgegebenen Raster und der durch früheste Erfahrungen vorbereiteten Matrix entwickelt sich der psychische Anteil der Person durch Erleben, Lernen und Wollen. Hinter- oder Untergrund ist das bestehende, sich ständig weiterentwickelnde menschliche Individuum, das ungeachtet des vielfältigen interindividuellen Eingebundenseins ein eigenständiger Kosmos ist.

Leibliches und Seelisches bedingen und prägen sich gegenseitig. So ist etwa das Umsetzen von Wollen in Handlung entscheidend von der körperlichen Handlungsfähigkeit abhängig, andererseits ist diese Handlungsfähigkeit durch Wollen — im Sinne von Training — durchaus veränderbar. Seelisches, am deutlichsten die intellektuelle Leistungsbreite, hat organische Grenzen; Seelisches hat aber auch organische Möglichkeiten, etwa Sonderbegabungen und Sonderfähigkeiten. Besonders aufregend ist die Tatsache, daß Seelisches nicht nur rezipierende und reproduzierende Funktionen hat, sondern auch und vor allem schöpferische Potenz und Entscheidungsfähigkeit. Auch dafür müssen organische Grundlagen gedacht werden.

Die individuellen wechselseitigen seelisch-körperlichen Bedingtheiten und ihre Ausformungen prägen vom ersten Tag bis zum Lebensende ebenso den Menschen, wie das von außen an ihn Herangetragene.

Zum So-Sein der psychischen Person im Jetzt

Das Individuum erfährt sich selbst und die Welt im Erleben. Erleben ist demnach zentraler Ort der psychischen Person. Erleben ist kein passiver Vorgang, keine einschichtige Bühne, kein ablaufender Film.

Im Erleben besteht die Möglichkeit, das eigene Erleben, das Selbst als Erlebendes und den Ablauf von Erleben zu beobachten. Im Erleben ist die Möglichkeit, Erlebtes zu analysieren und zu beurteilen. Im Erleben ist die Möglichkeit, früher Erlebtes wieder zu beleben; ferner die Möglichkeit, Erleben auszurichten auf sich selbst im Inneren, die eigene psychische Person, auf die eigene physische Person, auf bestimmte Ziele außerhalb. Im Erleben vollziehen sich gleichzeitig viele Ereignisse. Eines hat die volle Aufmerksamkeit im Augenblick, mitunter auch über längere Zeit, andere stehen gleichzeitig eher am Rand, können aber unmittelbar in die volle Aufmerksamkeit treten, weil sie Aufmerksamkeit erheischen, oder die volle Aufmerksamkeit aktiv auf sie gelenkt wird. Jeder der am Steuer ein konzentriertes Gespräch mit seinem Fahrgast führt, kennt und verläßt sich darauf, daß die bewußte Konzentration den Gesprächsinhalt betrifft, aber in dem Moment auf den Straßenverkehr gerichtet wird, wenn Gefahr droht.

Obwohl Erleben zentraler Ort im Hier und Jetzt der psychischen Person ist, ist Erleben nur ein Teil dieser psychischen Person.

Neben dem Erleben als bewußtem Erleben existiert der Traum und neben beiden ein offenbar sehr umfangreicher „seelischer Bereich außerhalb von Erleben und Traum".

Dieser „seelische Bereich außerhalb von Erleben und Traum" — auch als Unbewußtes, Unterbewußtsein, diaphänomenaler Bereich gekennzeichnet — ist zweifellos nicht nur Aktenschrank oder — zeitgemäßer — Datenbank, sondern ein sehr lebendiger, vielfältig aktiver, das Erleben tragender Organismus, auf den Rückschlüsse über das Erleben, die Deutung und Bewertung der individuellen Lebensgeschichte und über den Traum möglich sind. Vermutlich hat dieser Bereich auch organische Entsprechungsfelder, die neben den erlebnisbedingten Entsprechungsfeldern existieren und mit diesen eng verknüpft sind. Die Entsprechungsfelder des seelischen Bereichs außerhalb von Erleben und Traum können auch die Bewertungsebene des Selbst sein, die den Erlebensentsprechungen ihren Platz und ihre Dignität zuweisen.

Dem „seelischen Bereich außerhalb von Erleben und Traum" sind die bereits genannten psycho-psychischen Schutzfunktionen zuzuordnen; ebenso die beständigeren, sich nur allmählich wandelnden psychischen Gegebenheiten, wie Persönlichkeit, Identität, Intelligenz, Gedächtnis.

Im Traum wird einiges vom aktiven Leben und der Schöpfungskraft des seelischen Bereiches außerhalb von Erleben und Traum sichtbar. Wie Erleben wird Traum von diesem Bereich getragen. Traum ist ehestens Ventil, Korrigens und Mahner. Im Traum existieren nahezu alle produktiven Phänomene, die als psychopathologisch interpretiert werden, wenn sie im bewußten, wachen Erleben erscheinen.

Unabhängig von der bisher dargestellten Dreiteilung der psychischen Person und dabei die genannten Abgrenzungen mißachtend, kann Psychisches von zahlreichen anderen Standorten aus betrachtet werden, andere Strukturen treten dann ins Blickfeld. So können psychische Grundfunktionen – wie Bewußtsein, Aufmerksamkeit, Antrieb – von übergeordneten Funktionen, wie Urteilsfähigkeit und Denken, abgegrenzt werden. Wieder in einer anderen Ebene ist die Dreiteilung im Denken, Fühlen und Wollen möglich.

Bisher weitgehend ausgespart bleibt in vielen Analysen psychischen Seins das Wollen als eigene Kategorie. Wollen ist in seiner Eigenständigkeit nur schwer zu fassen, dennoch versteht sich jeder Mensch auch als „Wollender".

Ein darüber hinausgehender Beweis für das aktive, selbstbestimmte, freie und schöpferische „Wollen-Können" ist wohl nicht möglich. Nach meinem Empfinden reicht dieser Beweis allerdings aus. Allenfalls kann zusätzlich angeführt werden, daß ohne Wollen-Können Schuld und Gewissen nicht zu denken sind. Schuldempfinden und Gewissen sind aber ebenfalls jedem Menschen inne.

Wollen hat wie alles Seelische eine somatische Entsprechung. Da willentlich Seelisches z. B. im Handeln, Wahrnehmen, Denken ausgerichtet werden kann, also willentlich bestimmt werden kann – das meint Wollen –, kann durch Seelisches, das seinerseits an das Soma fixiert ist, Somatisches strukturell – demnach in seiner Substanz – verändert werden. Durch Wollen kann das Individuum partiell, aber strukturgebend, d. h. anatomische und physiologische Grundlagen verändernd, über den eigenen Organismus verfügen.

In den Mittelpunkt einer weiteren Sichtweise kann die Tatsache gestellt werden, daß jeder Mensch über ein inneres Bild von sich selbst verfügt, sich seiner Identität inne ist. Identität ist die Basis von Persönlichkeit, Persönlichkeit ist das nach außen erscheinende Bild der Person.

Identität und Persönlichkeit sind also nicht deckungsgleich. Einmal wird das Sichtbild von sich selbst nicht vollständig nach außen gewendet. Zum anderen ist das nach außen erscheinende Bild einer Person regelhaft durch die eigene Bewertung des Betrachtenden gefärbt. Insofern ist eine „objektive" Würdigung im strengen Sinne des Begriffes allenfalls annähernd möglich. Auch das Selbstbild ist sicher nicht frei von Tönung.

Identität besteht aus zahlreichen Facetten, von denen die folgenden besonders wichtig erscheinen:

- das Bewußtsein Selbst zu sein (Selbstbewußtsein),
- das Bewußtsein des eigenen Wertes (Wertsicherheit),
- das Bewußtsein vom Wert des eigenen Handelns, Denkens, Fühlens und Wollens (Gewissen),
- das Bewußtsein von Werten außerhalb der Person (Wertbewußtsein).

Alle Bewußtheiten oder Sicherheiten haben zentrale Bedeutung für die Person, sie sind vermutlich jedoch nur unvollständig dem eigenen Erleben verfügbar; ihre Basis gehört dem seelischen Bereich außerhalb von Erleben und Traum an.

Die Person in der Welt

Das Werden zum Jetzt- und So-Sein der Person vollzieht sich wie dargelegt nach eigenen Gesetzen und Möglichkeiten, die in der ganzen Person verankert sind; zusätzlich steht die Person im steten Austausch mit dem Außen, der engen und weiten Welt. Dieser Austausch vollzieht sich im Wahrnehmen und Handeln. Beide sind eingeschränkt, das Wahrnehmen durch die Reichweite der Wahrnehmungsorgane, das Handeln durch die Reichweite der Handlungsmöglichkeiten, das Wahrnehmen durch die Wahrnehmungsbereitschaft, das Handeln durch die Handlungsbereitschaft. Wollen, aber auch der dem erlebten Wolen entzogene seelische Bereich außerhalb von Erleben und Traum, haben auf Wahrnehmungs- und Handlungsbereitschaft im Hier und Jetzt, aber auch in der Kontinuität Einfluß. Innen und außen der Person stehen demnach in einem Bedingungsgefüge, zumindest insofern, als außen für die Person ohne innen nicht existent ist. Der Einfluß des Außen kann also ohne Berücksichtigung des individuellen Innen nicht abgeschätzt werden. Gleiche Außeneinflüsse wirken auf einzelne je unterschiedlich.

Die Möglichkeiten von Außenwirkungen auf die Person sind ungemein vielgestaltig. Man kann personenferne von personennahen Einflüssen unterscheiden. In den einzelnen Entwicklungsstufen des Menschen ändern sich Ferne und Nähe und die Penetranz einzelner Einflüsse ständig.

Als mehr übergreifende – eher personenferne – Felder sind zu nennen: die geologische und klimatische Lage des Ortes, an dem der Mensch geboren wird bzw. aufwächst und lebt, die geschichtliche Entwicklung seines Volkes, einschließlich der kultur- und geistesgeschichtlichen, die Nationalität. Schon wesentlich näher sind politische und ökonomische Situation und auch die soziale Schicht, der der einzelne angehört. Wird ein Kind in einem der Slums dieser Erde geboren, und muß es dort aufwachsen, ist die ökonomische Situation möglicherweise eines der personennächsten Außenkriterien.

Im allgemeinen bilden die genannten Einflußfelder eher den Lebensrahmen, ohne unmittelbaren Durchgriff auf eine Person, jedenfalls zur Zeit der frühen Entwicklungsstufe.

In der Frühentwicklung stehen die direkten Bezugspersonen ganz im Vordergrund. Die wichtigsten sind: Mutter, Eltern, Erzieher, Geschwister, Großeltern, später Spielgefährten, Nachbarn, Mitschüler, Lehrer. Von ihnen werden wichtige Merkmale vermittelt wie Vertrauen, Verläßlichkeit, Geborgenheit, Liebe, Weltanschauung, Bewertungen, Feindschaft, Ablehnung, Unsicherheit, Abhängigkeit um nur einige zu nennen. Zu diesen Gegebenheiten zählen: Bildung, Ausbildung, berufliche Bedingungen, zwischenmenschliche Entwicklungen und Situationen.

Eine Gesamtschau solcher Außenkriterien in ihren je unterschiedlichen Intensitäten, Verflechtungen und Nuancen soll hier nicht gegeben werden. Wichtig ist die Tatsache, daß fernere und nähere Gegebenheiten ein ungemein vielfältiges Geflecht ergeben; wichtig ist, daß bei einer Analyse der Lebensgeschichte eines Menschen ermittelt werden muß, welche Anteile für dieses Leben, in welcher Phase seiner Entwicklung, aus welchen Gründen und mit welchen geprägten Folgen von Bedeutung wurden.

Die ausschließliche Betonung von Einzelkriterien führt im Zweifel in die Irre. Ich habe schon dargelegt, daß vermutlich kein inneres Einzelkriterium eine absolut bestimmende Wirkung hat. Gleiches gilt für Außenkriterien.

Wichtig ist außerdem, daß sich Einzelkriterien wandeln. Genannt sei die Bewertung von Sexualität in den höheren Bildungsschichten zu Beginn unseres Jahrhunderts und die heutige Wirklichkeit. Wer solche Entwicklungen außer acht läßt, wird vermutlich falsch interpretieren. Die Bewertung bestimmter Einflüsse aus der Sicht des Jetzt muß also berücksichtigen, daß möglicherweise zur Zeit dieses Einflusses eine völlig andere Bewertung der damaligen allgemeinen Wirklichkeit entspricht und damit eine ganz andere richtunggebende Bedeutung haben kann, als wenn dieser Einfluß im Jetzt auf die Person wirksam wird.

Auf der Basis der genetisch und frühkindlich geprägten Grundmatrix entwickelt sich das Individuum nach Maßgabe der eigenen seelischen und körperlichen Ausdifferenzierung in stetem Austausch mit und unter stetem Einfluß des vielgestaltigen Außen sowie unter Einfluß seiner eigenen Entscheidungen. Der Mensch entwickelt unter Einbeziehung seiner „Erfüllungen" und „Nicht-Erfüllungen" (wenn man so will, seiner positiven und negativen Erfahrungen, oder seiner Stärkungen und Bedrohungen) seine Fähigkeiten, sein Bild von sich selbst, sein Bild von der Welt, sein Bild von seiner Wirkung in der Welt und sein Bild von seinem weiteren Werden in der Welt, damit von seinen Möglichkeiten und Wünschen, aber auch von seinen Grenzen und Befürchtungen.

Zur Entwicklung der Identität

Identität wird hier verstanden als „Gewißheit des Selbst von sich und seinem Sein in der Welt". Jede Person ist sich gewiß, einzig, eigentlich und sie selbst zu sein. Diese Gewißheit ist wahrscheinlich von Anfang an im Menschen vorgegeben. Sie ist der Kern des „Selbst-Sein", die Sicherheit des „ich bin ich". Sie ist tragende Säule; von dieser Basis her kann die Person „homo socialis" sein, also fähig zur Gemeinschaft.

Das Selbst bzw. das Ich formt sich auf der Grundlage der Gewißheit von Selbst-Sein unter dem Einfluß von Erfüllungen und Nichterfüllungen, von Projektionen und eigenen Entscheidungen zur unverwechselbaren Einzigartigkeit.

Das Bewußtsein des Selbst (Selbstbewußtsein), das Bewußtsein des eigenen Wertes (Wertsicherheit), das Bewußtsein vom Wert des eigenen Denkens, Fühlens, Wollens und Handelns (Gewissen), das Bewußtsein von Werten außerhalb der Person (Wertbewußtsein) füllen sich mit individuellen Gehalten. Gemeinsam prägen sie die Identität im Hier und Jetzt und in der Kontinuität.

Die Basis der Identität besteht aus Grundgegebenheiten, die dem seelischen Bereich außerhalb von Erleben und Traum angehören. Gewißheit des Selbst von seinem Sein, die Gewißheit des „ich bin ich" bilden den Hintergrund des Erlebens, bilden die Erlebnissicherheit, erscheinen aber unbefragt kaum je im Erleben selbst. Lediglich im Konfliktfall, wenn die je eigene innere Konstellation mit der gegebenen äußeren heftig kollidiert, kann die Gewißheit des „ich bin ich" in das Zentrum des Erlebens treten und dann gezielt das eigene Selbst gegen das Außen stellen.

Wertsicherheit und Wertbewußtsein sind die Pfeiler des Selbst in der Kommunikation und in der Auseinandersetzung mit dem Außen und mit den Anderen. Unter Einbeziehung des Gewissens wird im Konfliktfall abgewogen und danach das gewollte Handeln bestimmt.

Identität entwickelt sich unter Innen- und Außeneinflüssen. Diese Entwicklung schließt während des Lebens nicht ab, wenn auch — etwa nach dem Bild der Hyperbel — Entwicklung und Anpassung zunächst in größeren Schritten, später nur noch in Nuancen erfolgen.

Insbesondere in der Zeit des noch wenig gereiften und gefestigten Bildes von sich selbst werden Projektionen von anderen, insbesondere von engen Bezugspersonen, aufgenommen und eingebunden. Vor allem handelt es sich bei solchen Vermittlungen durch die Bezugspersonen um deren Bild von der Welt, deren weltanschauliche Einbindung, deren Sicht von Gut und Böse, deren Wünsche, Hoffnungen und Erwartungen an die sich entwickelnde neue Person. Oft genug sind hier unerfüllte Erwartungen der Bezugsperson an sich selbst in das Neue, Werdende projiziert.

Gerade die frühen Vermittlungen und Beispiele werden zu Vorbildern, die mindestens den Hintergrund des eigenen Bildes abgeben, je nach Ausprägung von Selbstsicherheit und Selbstwert, aber auch Wesentliches im Eigentlichen des Selbstbildes werden können.

Übereinstimmung im wesentlichen der Identität mit den konkreten Möglichkeiten des Selbst in der Welt sind die Basis eines „geglückten", eines „syntonen" Lebens. Bewußt wird der Begriff „normal" vermieden. Geglückt oder nicht geglückt muß je nach Standpunkt keineswegs gleichsinnig aussehen, d. h. von innen als geglückt Gewertetes kann von außen nach anderen Bewertungskriterien als ganz unglücklich in Erscheinung treten.

Identität, verstanden als Gewißheit des Selbst von sich und seinem Sein in der Welt, wurzelt in den Grundgegebenheiten der Person. Sie ist damit in die genetisch und frühkindlich geprägte Matrix eingebunden, aus der heraus sie sich entwickelt. Diese Entwicklung verläuft nicht gradlinig und ungebrochen. Erfüllungen und Nichterfüllungen, Bestätigungen eigenen Handelns und Denkens, aber auch Bedrohungen und Infragestellungen gewinnen Bedeutung. Wieder prägt das individuelle Gewordensein in der Vielfalt der Möglichkeiten den einzelnen.

Die Überlegungen eines klinischen Psychiaters zum leib-seelischen Zusammenhang und zum Werden und Sein des Menschen haben sich aus Jahren psychiatrischen Handelns und vor allem den Beobachtungen im klinischen Alltag entwickelt. Ich habe versucht, meine Sicht vom „Kosmos" Mensch darzustellen, die immer mehr und immer nuancierter Basis meiner psychiatrischen Arbeit geworden ist.

1.2 Taxonomie des Subjektiven auf der Grundlage eines pragmatischen Monismus

E. PÖPPEL

Die Grundzüge einer Klassifikation des Subjektiven sollen vorgestellt werden. Diese Klassifikation − oder Taxonomie, um einen biologischen Begriff zu verwenden − kann vielleicht auch ermöglichen, psychopathologische Phänomene aus einem neuen Blickwinkel zu betrachten. Die Grundthese, die dieser Taxonomie zugrunde liegt, lautet: *Psychische Funktionen werden durch neuronale, im Laufe der Evolution entstandene Programme bereitgestellt, deren Verfügbarkeit an die Integrität neuronaler Strukturen gebunden ist.*

Daß ich mit dieser These nicht alleine stehe, ist offensichtlich. Bereits Darwin hat am Schluß seines Hauptwerkes *„Die Entstehung der Arten"* (1859) vorgeschlagen, in dieser Weise über das Mentale zu denken. „In einer fernen Zukunft sehe ich noch ein weites Feld für noch bedeutsamere Forschungen. Die Psychologie wird sicher auf der von Herbert Spencer geschaffenen Grundlage weiterbauen: daß jedes geistige Vermögen, und jede Fähigkeit nur allmählich und stufenweise erlangt werden kann." Und kürzlich hat sich Popper (1982) in ähnlicher Weise geäußert: „It seems reasonable to assume, in spite of the metaphysical character of the assumption, that the human mind evolves, that it can be regarded as a product of evolution: of an evolution in which the emerging mind plays a very active part."

Die hier von Popper angesprochene Aktivität des Mentalen gilt es besonders zu betonen. Wenn man annimmt, daß psychische Funktionen abhängig von Sinnesprozessen sind, heißt dies nicht, daß der Organismus mit diesen Funktionen der Umwelt passiv ausgeliefert ist. Man spricht in der Evolutionstheorie vom „Baldwin-Effekt", den wieder Popper (1982) in der folgenden Weise umschreibt: „With the emergence of exploratory behavior, of tentative behavior, and of trial and error behavior, mindlike behavior plays an increasingly active part in evolution. This does not mean that Darwinian selection is transcended, but it means that active Darwinism, the search for a friendly environment, the selection of a habitat by the organism, becomes important."

Diese Aussage bezieht sich auf eine Grundeigenschaft des Mentalen, die besonders hervorgehoben sei, nämlich die *Intentionalität.* Auf die Intentionalität des Mentalen hat neuerdings vor allem Searle (1983) hingewiesen: „Intentionalität meint den Bezug mentaler Zustände auf Gegenstände oder Sachverhalte, z. B. ich sehe *etwas*, ich glaube *etwas*, ich erwarte *etwas*, ich befürchte *etwas*." Nicht alle mentalen Zustände sind jedoch *intentional:* Beispiele für nichtintentionale Zustände wären etwa: „Ich bin nervös, ich habe Angst, ich bin müde, ich bin bedrückt", wenn sich nämlich für den subjektiven Zustand kein Bezugsobjekt angeben läßt.

Aktuelle Kernfragen in der Psychiatrie
Herausgegeben von F. Böcker und W. Weig
© Springer-Verlag Berlin Heidelberg 1988

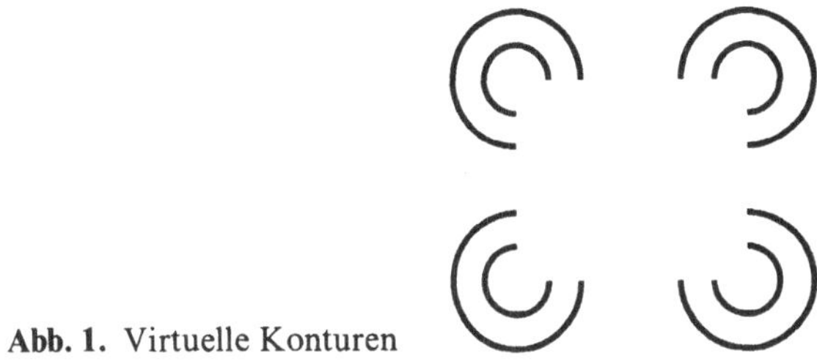

Abb. 1. Virtuelle Konturen

Um das Phänomen des Intentionalen anschaulich zu machen, sei ein einfaches Beispiel gezeigt (Abb. 1). Jeder Betrachter wird hier ein Viereck sehen, obwohl keine einzige Kontur des Vierecks physikalisch gegeben ist. Obwohl die Konturen des Vierecks fehlen, hat es eine größere Helligkeit als seine Umgebung. Die Gesamtkonfiguration der anderen Konturen legt dem Wahrnehmungsapparat nahe, als gäbe es hier etwas Bestimmtes zu sehen; es wird ein intentionaler Bezug zwischen Betrachter und Reizkonfiguration hergestellt. Ein intentionaler Bezug zwischen Subjekt und Objekt wird uns durch die Besonderheit der Reizkonfiguration deutlicher bewußt als bei „normalen" physikalischen Reizen.

Das Beispiel einer Gestaltbildung auf der Grundlage virtueller Konturen ermöglicht überdies die Formulierung eines Gesetzes, das für Wahrnehmungsvorgänge nun allgemeinerweise gilt, nicht nur für die visuelle Wahrnehmung: *Wahrnehmung ist die Bestätigung (oder Zurückweisung) einer Hypothese, die wir in einem gegebenen Augenblick über den Zustand der Welt oder das Verhalten bzw. die Erscheinungsweise anderer haben. Bei der Selbstwahrnehmung bezieht sich die Hypothese auf uns selbst.*

Was es also zurückzuweisen gilt, ist das sog. klassische Reiz-Reaktions-Modell. In der Tradition von Descartes (1644) hat man in der Psychologie lange gemeint − viele tun es heute noch − als bestimme ein Reiz (S: Stimulus) eindeutig eine Reaktion (R) (Abb. 2). Dieses cartesische Konzept, das wir auch als „Bottom-up" in der Wahrnehmungstheorie bezeichnen, widerspricht aber der Erfahrung, wie wir selber anschaulich an dem Beispiel von Abb. 1 erfahren. Wir müssen von der Eigenaktivität des Mentalen ausgehen. In Abb. 3 ist dies in

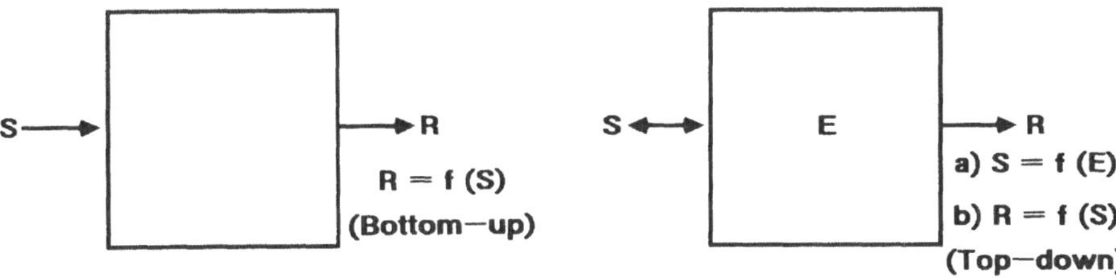

Cartesisches Konzept

Abb. 2. Schema über das klassische Konzept der Reiz-Reaktions-Beziehung („Bottom-up"), nach dem ein Reiz eindeutig eine Reaktion auslöst

Abb. 3. Schema über das moderne Konzept der Reiz-Reaktions-Beziehung. Die Erwartung (*E*) über ein Ereignis definiert den Reiz (*Doppelpfeil*); erst dann ist die Reaktion eine Funktion des Reizes („Top-down")

der Weise veranschaulicht, daß der Reiz (S) in seiner Bedeutung für den Organismus erst definiert wird: (S = f(E)). Auf Grund einer Erwartung (E), bzw. einer Hypothese, kommt es zur Reizselektion, und erst nach der Selektion läßt sich sagen, daß die Reaktion vom Stimulus bestimmt wird (R = f(S)). Dieses Konzept der Wahrnehmungsorganisation bezeichnen wir als „Top-down". Der Doppelpfeil auf der S-Seite von Abb. 3 soll dieses der Realität besser angepaßte Konzept veranschaulichen.

Ich möchte nun in knapper Form die Taxonomie des Subjektiven erläutern. In dieser Taxonomie sollen vier Klassen elementarer psychischer Funktionen unterschieden werden, nämlich solche der *Reizaufnahme*, der *Reizbearbeitung*, der *Reizbewertung* und der *Reizbeantwortung*. Dabei sollte stets mitbedacht werden – trotz der mechanistischen Beschreibungsweise, die hier gewählt wird –, daß psychische Funktionen nicht passiv, sondern im oben erwähnten Sinne aktiv zu verstehen sind. Zunächst seien einige Beobachtungen über die Klasse der *Reizaufnahme* erörtert.

Seit etwa 100 Jahren ist aus der neurologischen Forschung bekannt, daß selektive Ausfälle des Gehirns zu selektiven Funktionsausfällen führen. Ein Patient, der beispielsweise eine lokale Verletzung im Hinterhauptslappen erlitten hat, zeigt einen umschriebenen Gesichtsfeldausfall, beispielsweise eine homonyme Hemianopsie auf der rechten Seite des Gesichtsfeldes (z. B. Teuber et al. 1960). Ein anderer Patient mag beispielsweise auf Grund einer Verletzung keine Farben mehr sehen können (Pöppel et al. 1978), ein weiterer – solche Fälle sind außerordentlich selten, aber sehr instruktiv – kann keine Gesichter mehr erkennen; er leidet an einer sog. Prosopagnosie (Meadows 1974).

Aus den zahlreichen Studien über Ausfälle läßt sich für die Funktionen der Reizaufnahme ableiten, daß diese im Gehirn offenbar *lokal* repräsentiert sind. Aus dieser Beobachtung läßt sich folgendes Argument für die Existenz von Elementarfunktionen ableiten: *Daß psychische Funktionen bei Läsionen bestimmter Strukturen interindividuell in gleicher Weise ausfallen, ist ein Existenzbeweis dieser psychischen Funktionen.*

Mit einer modernen aus der Technologie kommenden Sprechweise bezeichnen wir die einzelnen Strukturen, die bestimmte Funktionen bereitstellen, als *Module.* Von den verschiedenen Sinnessystemen – den Modalitäten – sind in Abb. 4 jeweils 3 gezeigt: *Sv* steht für Reize aus dem visuellen System; *Sa* für solche aus dem auditiven System und *St* für solche aus dem taktilen System. In jeder Modalität gibt es mehrere Module (hier sind nur jeweils drei gezeigt), die bestimmte Qualitäten des aufgenommenen Reizes vermitteln. Beim visuellen

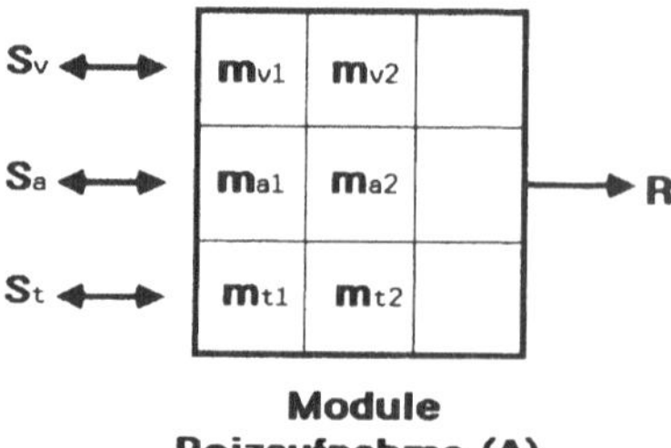

**Module
Reizaufnahme (A)**

Abb. 4. Schema über den modulären Aufbau der Wahrnehmungssysteme (s. Text)

System mag man an solche Reizkategorien wie Farbe, Bewegung oder auch Gesichter denken. Für den Geschmack gelten die bekannten Qualitäten süß, sauer, salzig und bitter. Fällt ein Modul aus, z. B. wegen eines traumatischen Ereignisses oder einer Durchblutungsstörung im Gehirn, dann ist genau diese Funktion nicht mehr verfügbar. Fehlt beispielsweise mv2, dann mag dieser Patient blind sein für Farben.

Ein weiterer Funktionsbereich neben der Reizaufnahme ist jener der *Reizbearbeitung*. Hiermit sind jene Funktionen gemeint, die dafür sorgen, daß ein aufgenommener Reiz dem Organismus auch in Zukunft in einer gewissen Form zur Verfügung steht. Hier sind also im wesentlichen Lern- und Gedächtnisfunktionen gemeint. Auch für diesen Bereich läßt sich mit einiger Sicherheit annehmen, daß die Integrität lokaler neuronaler Strukturen entscheidend ist für die Verfügbarkeit der Funktionen.

Der bekannteste Beleg für diese These kommt vielleicht von dem Fall Henry M., dem auf Grund sonst nicht kontrollierbarer epileptischer Anfälle auf beiden Seiten des Gehirns die Innenseiten der Temporallappen abgetragen wurden, was den therapeutischen Effekt einer Reduktion epileptischer Anfälle hatte, aber als Nebeneffekt schwere Gedächtnisstörungen hervorrief (Scoville u. Milner 1957). Die bilaterale Hippocampusabtragung führte dazu, daß Henry M. keine neue Information mehr speichern kann. Sein Kurzzeitgedächtnis ist normal; auch hat er keine Schwierigkeiten, sich an Ereignisse vor der Operation zu erinnern. Somit sind jene Funktionen noch intakt, die das Abrufen von Information aus dem Gedächnis ermöglichen. Durch die Operation ist nur ein ganz bestimmter Aspekt des Gedächtnisses verlorengegangen, nämlich die Speicherfähigkeit. Diese Tatsache hat interessante psychopathologische Konsequenzen: Der Patient ist mit seinem mentalen Leben gleichsam auf einen Ort und eine Zeit „eingefroren", denn er kann seinem Gedächtnis keine neuen Orte vermitteln und da er nichts behalten kann, ist für ihn auch die Zeit stehengeblieben (Pöppel 1985).

Die Funktionen der *Reizbearbeitung* sind − dies folgt aus zahlreichen neuropsychologischen Beobachtungen − ebenfalls modulär im Gehirn repräsentiert (Abb. 5). Für verschiedene Bearbeitungsaufgaben, insbesondere aus dem Lern- und Gedächtnisbereich, stehen jeweils gesonderte Module bereit. Man sollte aber nun nicht folgern, als werde das Gehirn hier im wesentlichen wie ein „Schubladensystem" angesehen. Die Befunde, daß lokale Ausfälle zu Funktionsausfällen führen, sind überzeugend. Doch muß man sich, wie anfangs betont wurde, in den Strukturen neuronale Programme implementiert vorstellen,

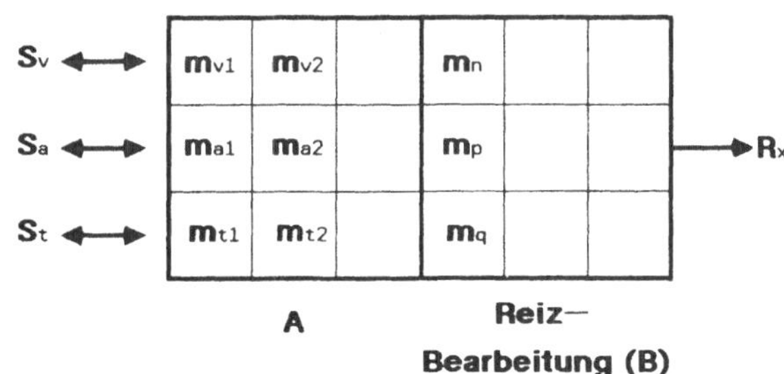

Abb. 5. Schema über den modulären Aufbau der Reiz-Aufnahme und -Bearbeitungs-Systeme (s. Text)

die für diese Funktionen verantwortlich sind. Es ist dann denkbar, daß Programme auch mehrere Strukturen umgreifen können, bzw. eine bestimmte Struktur verschiedene Programme beherbergt, die sich beispielsweise durch verschiedene Transmittersysteme oder neuronale Algorithmen unterscheiden.

Außer durch Funktionen der *Reizaufnahme* und der *Reizbearbeitung* ist das Psychische durch Funktionen der *Reizbewertung* gekennzeichnet. Hiermit sind die Emotionen angesprochen. Jeder Kontakt mit der Welt um und in uns ist von vornherein gekennzeichnet durch eine emotionale Bewertung. Lust und Unlust (oder Schmerz) mögen hier die Grunddimensionen sein (Pöppel 1982). Für diese Erörterung hier seien alle Emotionen unter dem Begriff der *Bewertung* zusammengefaßt.

Für diesen Funktionsbereich scheint nun wieder zu gelten, was bereits gesagt wurde, daß nämlich verschiedene Bewertungsfunktionen modulär repräsentiert sind (Abb. 6). Die lokale dienzephale und limbische Repräsentation verschiedener Emotionen ist durch die neuroethologischen und neurologischen Befunde gut belegt (z.B. Ploog 1980). In letzter Zeit ist auf die Integrität der rechten Hemisphäre für die Verfügbarkeit vor allem „negativer" Emotionen, wie Trauer, hingewiesen worden (Sackeim et al. 1982). Als anschauliches Beispiel mögen hier die Rattenexperimente von Olds (1977) zum Lernverhalten herangezogen werden. Durch Reizung über Elektroden konnte im Hypothalamus ein Gebiet lokalisiert werden, das offenbar eine Reizbewertung im positiven Sinn durchführt. Drückt eine Versuchsratte im Paradigma des operanten Konditionierens versehentlich einen Hebel, der eine elektrische Reizung im sog. Lustzentrum des Hypothalamus auslöst, dann wird das Versuchstier eine Assoziation zwischen Hebel und angenehmer Empfindung herstellen und sich langfristig am Hebel betätigen. Analoge Reizungen an homologen Hirngebieten des Menschen haben zu verbalen Stellungnahmen dieser Patienten geführt, die annehmen lassen, daß ein ähnliches Bewertungszentrum auch beim Menschen vorhanden ist.

Daß die bisher angenommenen Funktionsbereiche in Abb. 4—6 jeweils gleich groß dargestellt sind, soll nicht heißen, daß sie es anatomisch gesehen auch sind. Ebenfalls sollte nicht aus den Abbildungen abgeleitet werden, daß jeder Funktionsbereich die gleiche Anzahl von Modulen enthält. Über die Gesamtzahl von Modulen läßt sich noch nichts sagen; in jedem Fall sind es aber nicht beliebig viele. Es handelt sich also um eine offene Taxonomie; nur die Grundstruktur wird hier beschrieben.

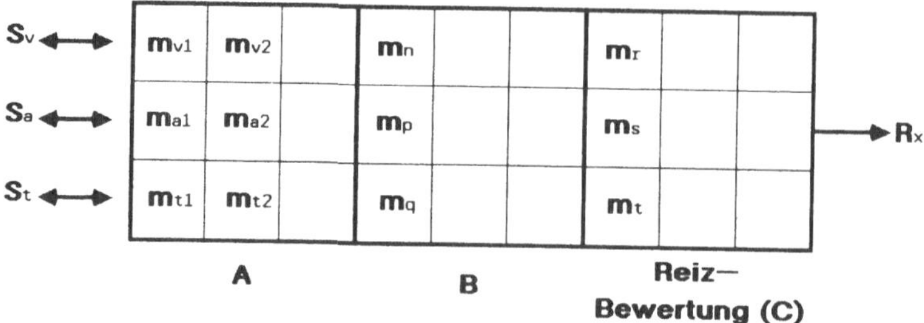

Abb. 6. Schema über den modulären Aufbau der Reiz-Aufnahme-, -Bearbeitungs- und -Bewertungs-Systeme (s. Text)

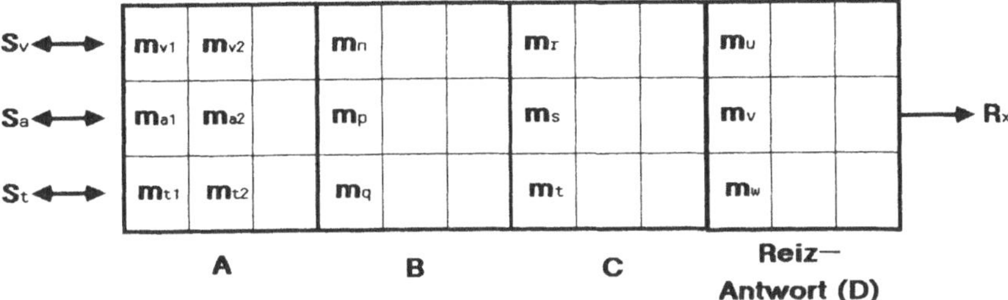

Abb. 7. Schema über den modulären Aufbau der Reiz-Aufnahme-, -Bearbeitungs-, -Bewertungs- und -Antwort-Systeme (s. Text)

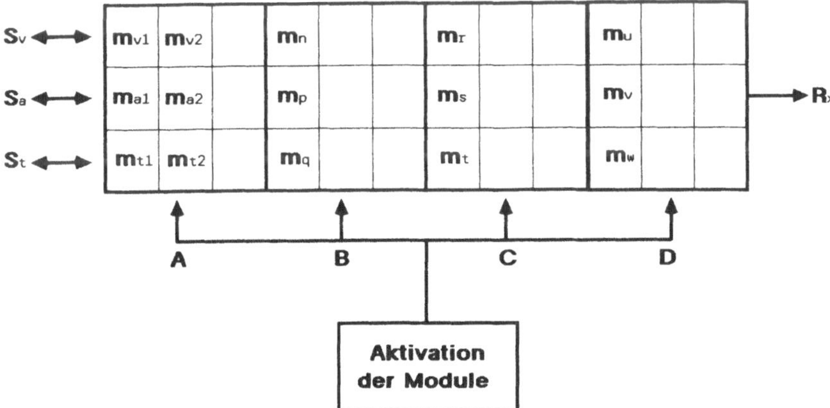

Abb. 8. Schema, in dem die Aktivation der Modulsysteme veranschaulicht wird (s. Text)

Im vierten Funktionsbereich sind die Funktionen der *Reizbeantwortung* zusammengefaßt (Abb. 7). Die Lokalisationslehre psychischer Funktionen hat mit diesem Funktionsbereich ihren Anfang genommen. Der französische Neurologe Broca (1861) hat wohl als einer der ersten die Auffassung vertreten, daß gesprochene Sprache von der Integrität eines umschriebenen Bereiches im Frontallappen abhängig ist. Wird dieser Bereich etwa wegen einer Durchblutungsstörung zerstört, dann kommt es zur motorischen Aphasie, die wir heute auch als Broca-Aphasie bezeichnen. Durch eine Vielzahl von Beobachtungen, z. B. auch aus dem Bereich der Okulomotorik, läßt sich auch für diesen Funktionsbereich der Reizantwort ein modulärer Aufbau annehmen.

Eine bekannte Tatsache aus Neurophysiologie und Neurologie ist nun, daß der sensorische Eingang nicht hinreichend ist für die Verfügbarkeit mentaler Funktionen. Damit ein Gehirn funktioniert, d.h. Subjektives verfügbar ist, muß ein bestimmtes Aktivationsniveau gegeben sein (Abb. 8). Die energetische Versorgung des Gehirns wird hier schematisch in der Weise angenommen, als gäbe es nur ein einziges energetisches Reservoir für die Funktionsbereiche und die einzelnen Module. Denkbar sind allerdings auch verschiedene, parallel arbeitende Energiequellen für verschiedene Funktionsbereiche des Gehirns. Störungen im Aktivationsbereich können sich im Extremfall als komatöser Zustand, in leichten Fällen auch als Vigilanzverminderung äußern.

Bei jeder auf einen Reiz bezogenen Handlung kommen Funktionen aus allen Bereichen zum Einsatz. Wir nehmen die Reize auf, indem wir uns beispielsweise orientieren. Wir bewerten die Reize etwa nach ihrem Überraschungs- oder gar ästhetischen Effekt. Ohne Gedächtnis wäre jede Situation für uns vollkommen neu; dies ist jedoch praktisch nie der Fall; stets fließt Gedächtnisinformation in den Wahrnehmungsakt mit hinein. Indem wir handeln oder reagieren, werden Module aus der Klasse der Reizbeantwortung beansprucht. Und jede Handlung erfordert ein Mindestmaß an neuronaler Aktivation der Module.

In dem graphischen System, das hier benutzt wird, sei der mentale Zustand, in dem man sich bei einer auf einen Reiz bezogenen Handlung befindet, durch Hervorhebung bestimmter Module symbolisiert (Abb. 9). Hier stellt sich nun die Frage nach der zeitlichen Synchronisation der Module miteinander. Auf das Problem der zeitlichen Organisation im Gehirn hat vor einiger Zeit bereits Lashley (1951) hingewiesen. Wenn bei mentalen Zuständen verschiedene Module aktiviert sind, wie wird sichergestellt, daß sie zeitlich aufeinander bezogen sind, daß also bespielsweise die Bewertung eines Ereignisses sich auf das perzipierte Ereignis bezieht, nicht auf ein früheres oder späteres?

Zur Veranschaulichung des hier vorliegenden Problems sei ein einfaches Beispiel angeführt: Wenn man auf einen Lichtreiz reagiert, dann gehen in die Reaktionszeit mindestens 30 ms Transduktionszeit in der Retina ein, d.h. jene Zeit, die zur Umwandlung physikalischer Energie in „Gehirnsprache" benötigt werden. Ist der Reiz dagegen akustisch, dann entfallen diese 30 ms, da die Transduktion im auditiven Systems unter 1 ms liegt. Durch diesen Unterschied auf der Rezeptorebene ergibt sich folgendes Problem: Woher weiß ich, daß jemand derselbe ist, den ich sehe und der zu mir spricht, wenn seine akustischen und visuellen Signale ungleichzeitig in meinem Gehirn ankommen? Es kommt noch schlimmer: Der Schall hat eine Geschwindigkeit von 330 m/s. Damit mir jemand akustisch verfügbar wird, spielt also seine Distanz eine entscheidende Rolle. Bei Lichtreizen spielt die Distanz dagegen praktisch keine Rolle. Mes-

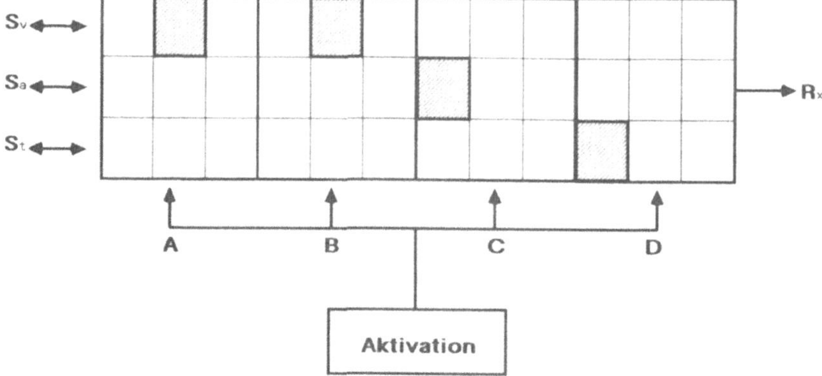

Abb. 9. Schema, das einen bestimmten mentalen Zustand durch die selektive Aktivität verschiedener Module (*grau*) der einzelnen Modulsysteme kennzeichnen soll (s. Text)

sungen zeigen (Pöppel 1985), daß etwa bei 10 m Distanz ein optisches und akustisches Signal mental gleichzeitig verfügbar sein können. Bis 10 m ist das Akustische früher da; jenseits das Optische, so daß wir von einem „Horizont der Gleichzeitigkeit" bei etwa 10 m sprechen können. Das wirft aber dann die weitere Frage auf, wie etwas, das sich bewegt, für mich seine Identität in den beiden Modalitäten bewahren kann, da es doch dauernd zu Zeitverschiebungen innerhalb des Gehirns kommt? Oder wird gar die Identität des Wahrgenommenen nur über *eine* Modalität bewahrt? Dies sind Fragen, die vielleicht auch von psychopathologischer Relevanz sind, und die auf das Problem der zeitlichen Organisation zwischen den einzelnen Modulen hinweisen. Ganz offensichtlich muß dem Gehirn eine Strategie zur Verfügung stehen, die diese physikalisch bedingten Probleme nicht zu subjektiven Problemen werden läßt.

Als Lösung für die intrazerebralen Zeitprobleme, für die noch zahlreiche andere Beispiele zur Veranschaulichung angeführt werden könnten, sei folgender Vorschlag gemacht: *Die zeitliche Abstimmung und der geordnete zeitliche Ablauf psychischer Funktionen wird durch neuronale Koordinationsprogramme ermöglicht, die sich als oszillatorische Vorgänge in neuronalen Populationen erfassen lassen.* Mit Hilfe neuronaler Oszillationen schafft sich das Gehirn Zustände von Gleichzeitigkeit, indem beispielsweise Zustände innerhalb einer Periode einer solchen Oszillation als „gleichzeitig" für alle Module bewertet werden. Welche Evidenz läßt sich für die Existenz solcher oszillatorischen Prozesse anführen?

Vor allem Beobachtungen über Reaktionszeiten können als Beleg für diese These herangezogen worden (Pöppel 1968, 1970, 1978, 1985; Pöppel et al. 1978; Madler u. Pöppel 1987). Man gibt einem Probanden oder Patienten beispielsweise in nicht vorhersehbarer Folge visuelle und akustische Reize, auf die mit den Reizen zugeordneten Reaktionstasten möglichst schnell reagiert werden muß. Mit Hilfe eines Histogramms wird dann die zeitliche Verteilung der Reaktionszeiten getrennt nach den Modalitäten erfaßt. In Abb. 10 ist ein solches Histogramm für die akustischen Wahlreaktionszeiten einer Versuchsperson gezeigt, die sich in einer solchen Wahlsituation befand und etwa 100mal auf akustische Reize zu reagieren hatte. Würde der Reiz kontinuierlich vom Gehirn verarbeitet werden, dann müßte man eine unimodale Verteilung für die hier

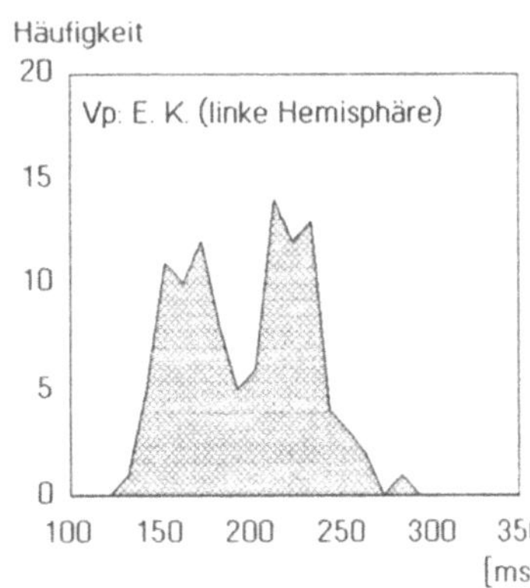

Abb. 10. Histogramm der intrahemisphärischen akustischen Wahlreaktionszeit einer Probandin, in dem eine deutliche Bimodalität zu erkennen ist (s. Text)

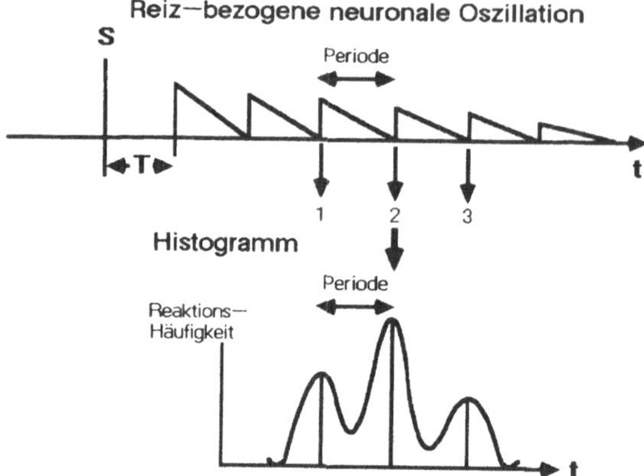

Abb. 11. Veranschaulichung eines neuronalen Relaxationsoszillators (*oben*), der durch einen Reiz nach einer konstanten Transduktionszeit (*T*) in Schwingung gerät (bzw. unmittelbar synchronisiert wird). Die Periode dieser Oszillation wird bei 30 – 40 ms vermutet. Motorische Reaktionen finden zu bestimmten Phasen der Oszillation statt, was in den Reaktionshistogrammen (*unten*) eine Mehrgipfligkeit bewirkt. Die Mehrgipfligkeit ist somit Ausdruck einer zeitlich gequantelten Informationsverarbeitung

gemessenen Reaktionszeiten erwarten. Die Multimodalität des Histogramms, die dagegen unter stationären Versuchsbedingungen beobachtet wird, ist ein klarer Hinweis auf einen oszillatorischen Prozeß, der der Reizverarbeitung zugrundeliegt. In Abb. 11 ist dieser Gedanke noch einmal graphisch veranschaulicht (Pöppel 1970). Ein Reiz löst eine neuronale Oszillation aus, wobei es sich im technischen Sinne um einen Relaxationsoszillator handelt, und Reaktionen erfolgen jeweils nur zu bestimmten Phasen dieser Oszillation, so daß sich im Reaktionshistogramm eine Multimodalität ergeben muß.

Die hier angesprochene Oszillation mit einer Frequenz im Bereich von 30 – 40 Hz stellt nach Überlegungen des Autors das formale Gerüst bereit, um Ereignisse zu identifizieren, sie zeitlich zu ordnen und Prozesse in verschiedenen Modulen zeitlich aufeinander beziehen zu können (Pöppel 1985). Mit einem solchen, neuronalen Oszillator steht im Gehirn gleichsam eine Uhr zur Verfügung (Abb. 12), die die Aktivität in den einzelnen Modulen synchronisieren kann. Über die strukturelle Implementierung dieser neuronalen Uhr gibt es allerdings bisher keine klare Vorstellung.

Für die Vervollständigung der Taxonomie des Subjektiven muß nun noch eine Beobachtung aus der Chronobiologie berücksichtigt werden. Es ist gezeigt worden, daß mentale Funktionen abhängig von der Beobachtungszeit variieren (z. B. Aschoff 1981). Nahezu alle psychischen und physiologischen Funktionen unterliegen einer zirkadianen Variation. In Abb. 13 wird diese Tatsache berücksichtigt. Die Aktivation der Module unterliegt einer langfristigen, d. h. tageszeitlichen Modulation, die von einer zirkadianen Uhr gesteuert wird; möglicherweise kommen auch mehrere zirkadiane Oszillatoren in Frage. Es sind aber auch infra- und ultradiane Modulationen denkbar, und selbst zirkannuale Modulationen der Aktivation mögen für den Menschen gelten.

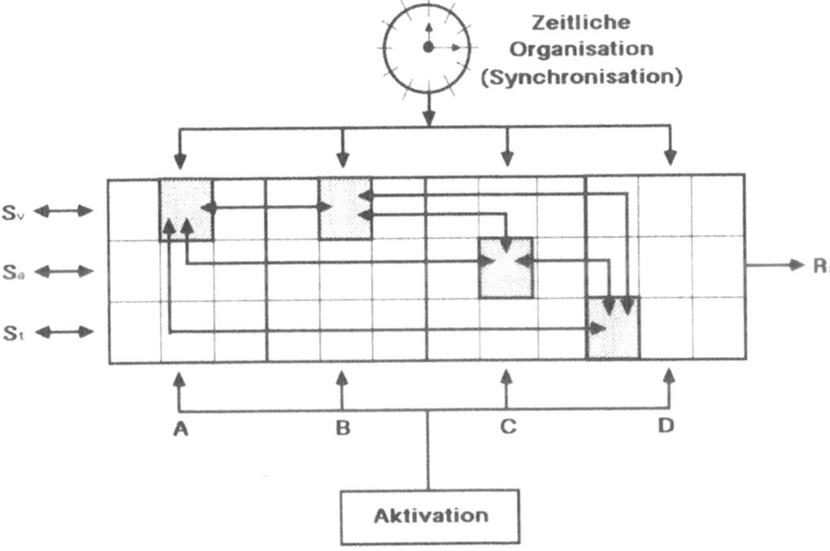

Abb. 12. Schema, in dem die zeitliche Synchronisation der Module durch eine Uhr veranschaulicht wird (s. Text)

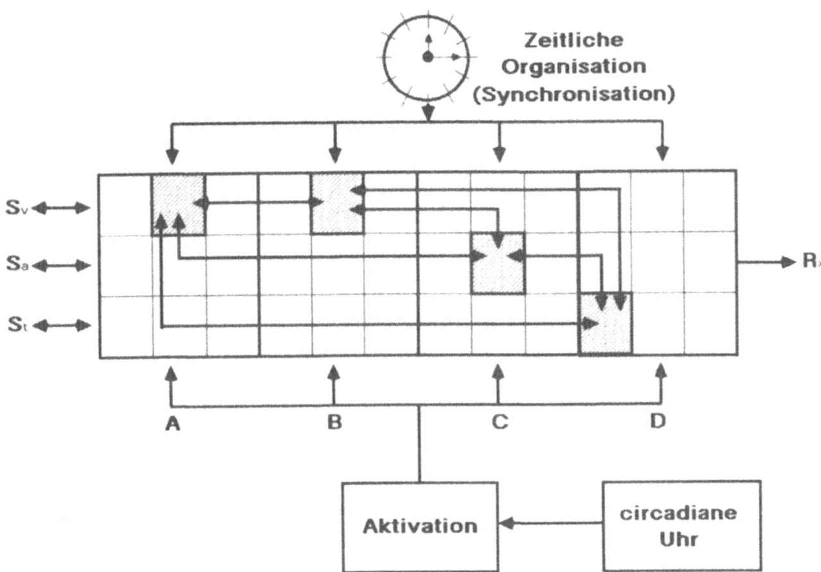

Abb. 13. Schema, das die Abhängigkeit des modulären Systems von einer zirkadianen Uhr veranschaulicht (s. Text)

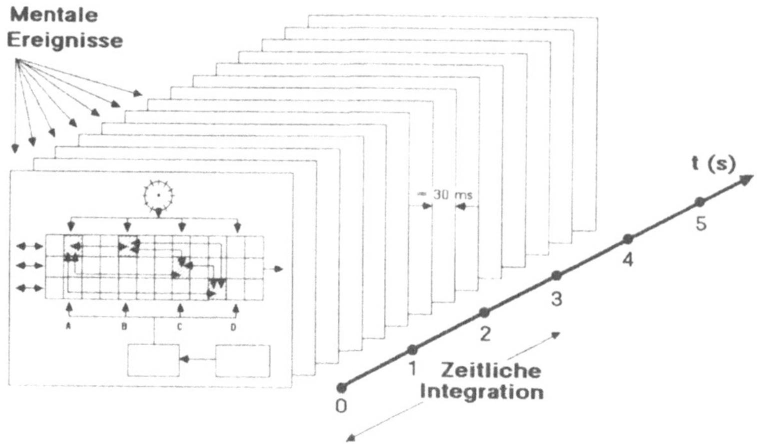

Abb. 14. Schema, das die zeitliche Integration aufeinanderfolgender mentaler Ereignisse bis maximal etwa 3 s veranschaulicht (s. Text)

Es soll nun noch ein weiteres Phänomen der zeitlichen Organisation angesprochen werden, nämlich die zeitliche *Integration*. Ereignisse werden bis zu einer bestimmten zeitlichen Grenze zu Wahrnehmungsgestalten zusammengefaßt. Diese Grenze der Integration liegt etwa bei 3 s, wie durch zahlreiche Beobachtungen festgestellt wurde. Für längere Ereignisketten scheint die Integrationskraft nicht auszureichen (Abb. 14). Ich habe an anderer Stelle vorgeschlagen, die subjektive Repräsentation dieser 3-s-Integration als „subjektive Gegenwart", auch als „Jetzt", oder als *Bewußtseinsinhalt* zu bezeichnen (Pöppel 1985).

Dieses Jetzt, wie es hier konzipiert wird, mag zunächst wie eine mentale Insel in der Zeit erscheinen. Eine solche zeitliche Inselhaftigkeit von Erlebnissen entspricht aber nicht der subjektiven Realität. Der subjektive Strom der Zeit ist nicht dadurch gekennzeichnet, daß einzelne Gegenwartsinseln ohne Verbindung zueinander im Ozean der Zeit liegen. Unser Erleben zeichnet sich dadurch aus, daß die einzelnen Gegenwartsinseln miteinander verknüpft sind. Über diese Verknüpfung stellt sich dann der Eindruck von fließender Zeit ein. Die Verknüpfung aufeinanderfolgender „Gegenwartsfenster" erfolgt über den *Inhalt* des Bewußtseins. Was jetzt, und was jetzt gleich im Bewußtsein repräsentiert ist, ist inhaltlich voneinander abhängig. Der jeweils folgende Bewußtseinsinhalt ist mitdeterminiert vom vorhergehenden. Auf Grund dieser semantischen Verknüpfung der im Bewußtsein stehenden Inhalte fällt uns auch gar nicht auf, daß das jeweils einzelne Jetzt auf wenige Sekunden begrenzt ist. Entscheidend für uns sind die Inhalte des Bewußtseins, und so verliert sich die zeitliche Strukturierung des Bewußtseins, die nur den formalen Rahmen kennzeichnet, im Untergrund, da die zeitliche Struktur des Bewußtseins selbst kein Inhalt des Bewußtseins ist.

Bei der hier erörterten Taxonomie des Subjektiven handelt es sich um eine an der Biologie orientierte Klassifikation. Biologische Systeme sind bekanntlich störanfällig. Vier Bereiche zentraler Störungen lassen sich dann nennen, die das taxonomische System zusätzlich kennzeichnen und die es gleichsam ermöglichen, pathologische Phänomene zu konstruieren: 1) lokale Module können ausfallen, 2) Störungen können im Bereich der Aktivation auftreten, 3) Störungen können im Bereich der zeitlichen Organisation im hochfrequenten Bereich auftreten, 4) Störungen können auf der integrativen Ebene auftreten.

Lokale Ausfälle von Modulen führen zu Funktionsausfällen. An die Module gebundene psychische Leistungen sind dann nicht mehr verfügbar. Aus diesem Grunde wird im Titel dieses Beitrages auf den pragmatischen Monismus Bezug genommen: *Ohne* die Integrität zentralnervöser Strukturen fehlen dem psychischen Repertoire entscheidende Elemente.

Störungen können aber auch im Bereich der Aktivation auftreten. Hier mag man an die depressive Symptomatik denken. Bei Depressionen ist häufig das Denken verlangsamt; Müdigkeit, mangelndes Konzentrationsvermögen sind bezeichnend; die körperliche Aktivität ist verlangsamt; man spricht von psychomotorischer Hemmung. Dies sind alles Symptome, die man mit einer Störung im Bereich der Aktivation assoziieren kann. Daß bei Depressionen typische Tagesschwankungen auftreten, ist allgemein bekannt. Manche meinen gar, daß eine Störung in der zirkadianen Organisation mit der depressiven Symptomatik kausal zusammenhängt. Lassen sich manische Phänomene dann durch ein Zuviel an Aktivation verstehen?

Störungen im Bereich der zeitlichen Organisation sollten sich rein theoretisch in qualitativ anderer Weise äußern. Es stellt sich die Frage, ob nicht manche schizophrene Symptome im Rahmen dieses taxonomischen Systems erörtert werden können. Liegen in solchen Fällen möglicherweise zentrale Zeitstörungen vor? Wenn Störungen im Bereich der hochfrequenten zeitlichen Organisation auftreten, lassen sich Störungen im Bereich der Ereignisidentifikation voraussagen; physikalisch eindeutig definierten Reizen mag ihre subjektive Identität fehlen. Bei der längerfristigen zeitlichen Integration können andere pathologische Phänomene die Folge sein. Insbesondere mag man hier an die formalen Denkstörungen denken, die Bleuler (1969) in der folgenden Weise beschrieben hat: „Es ist, wie wenn die gewöhnlichen Verbindungen die gewöhnlichen Fäden, die Gedanken zusammenhalten, an Festigkeit einbüßten und beliebige andere an ihre Stelle träten." Als Hypothese sei hier formuliert, daß bei diesen Störungen *die semantischen Verknüpfungen aufeinanderfolgender Integrationseinheiten nicht mehr gewährleistend sind, und es somit zu einer Diskontinuität im mentalen Ablauf kommt.*

Die vorgestellte Taxonomie kann ihren Wert nur dadurch beweisen, daß sie sich im Test bewährt. Ein solcher Testfall ist u. a. durch psychopathologische Krankheitsbilder gegeben. Hier zeigt sich aber auch ein Vorteil dieser Taxonomie, daß sie nämlich als ein mögliches Modell zur Beschreibung des Subjektiven in der Tat getestet werden kann.

Literatur

Aschoff J (ed) (1981) Biological rhythms. Handbook of behavioral neurobiology. Plenum Press. New York
Bleuler M (1969) Lehrbuch der Psychiatrie, 11. Aufl., Springer, Berlin Heidelberg New York

Broca P (1861) Remarques sur le siège de la faculté du langage articulé; suivies d'une observation d'aphémie (perte de la parole). Bull Soc Anat Paris 36:330−357

Darwin CH (1963, Orig. 1859) Die Entstehung der Arten. Reclam, Stuttgart

Descartes R (1955, Orig. 1644) Die Prinzipien der Philosophie. Meiner, Hamburg

Lashley K (1951) The problem of serial order in behavior. In: Jeffress LA (ed) Cerebral mechanisms in behavior. Wiley, New York, pp 112−136

Madler CH, Pöppel E (1987) Auditory evoked potentials indicate the loss of neuronal oscillations during general anaesthesia. Naturwissenschaften 74:42−43

Meadows JC (1974) The anatomical basis of prosopagnosia. J Neurol Neurosurg Psychiatry 37:489−501

Olds J (1977) Drives and reinforcements. Raven Press, New York

Ploog D (1980) Emotionen als Produkte des limbischen Systems. Med Psychol 6:7−19

Pöppel E (1968) Oszillatorische Komponenten in Reaktionszeiten. Naturwissenschaften 55:449−450

Pöppel E (1970) Excitability cycles in central intermittency. Psychol Forsch 34:1−9

Pöppel E (1978) Time perception. In: Held R, Leibowitz HW, Teuber H-L (eds) Handbook of sensory physiology, Vol. VIII: Perception. Springer, Berlin Heidelberg New York, S 713−729

Pöppel E (1982) Lust und Schmerz. Grundlagen menschlichen Erlebens und Verhaltens. Severin u. Siedler, Berlin

Pöppel E (1985) Grenzen des Bewußtseins. Zur Wirklichkeit und Welterfahrung. dva, Stuttgart

Pöppel E, Brinkmann R, Cramon D von, Singer W (1978) Association and dissociation of visual functions in a case of bilateral occipital lobe infarction. Arch Psychiatr Nervenkr 225:1−21

Popper K (1982) The place of mind in nature. In: Elvee RQ (ed) Mind in nature. Harper u. Row, San Franciso, pp 31−59

Sackeim HA, Greenberg MS, Weiman AL, Gur RC, Hungerbuhler JP, Geschwind N (1982) Hemispheric asymmetry in the expression of positive and negative emotions. Arch Neurol 39:210−218

Scoville WB, Milner B (1957) Loss of recent memory after bilateral hippocampal lesion. J Neurol Neurosurg Psychiatry 20:11−21

Searle JR (1983) Intentionality. An essay in the philosophy of mind. Cambridge University Press, Cambridge

Teuber H-L, Battersby WS, Bender MB (1960) Visual field defects after penetrating missile wounds of the brain. Harvard University Press, Cambridge

2 Forschung in der Psychiatrie – die Frage nach der Ätiologie

2.1 Forschung auf dem Gebiet der Psychiatrie, Psychotherapie und psychosomatischen Medizin

H. Häfner

Einleitung

Eine Analyse der gegenwärtigen Situation der Forschung unseres Fachgebiets ist eine schwierige Aufgabe. Die Tatsache, daß der Vorstand der DGPN das Thema an den Anfang des Kongresses setzte, ist dennoch eine kluge Entscheidung, denn einmal ist es Zeit, Bilanz zu ziehen, wo wir gut 40 Jahre nach dem nahezu vollständigen Untergang psychiatrischer Forschung in der Bundesrepublik stehen; zum anderen ist keine andere medizinische Disziplin in der Begründung ihres diagnostischen und therapeutischen Handelns und in der Legitimation ihrer Ausbildungs- und Berufsansprüche so sehr auf den Fortschritt wissenschaftlich abgestützten Wissens angewiesen wie die psychologische Medizin.

Es ist zweifellos ein ehrenvoller Auftrag, diese Analyse zu unternehmen, und ich bedanke mich für das Vertrauen, auch wenn ich es nicht rechtfertigen werde; denn mehr als tastende Versuche, um ein Bild aus Fragmenten zu rekonstruieren und es dann mit dem Wagemut des Kunstkritikers zu beurteilen, vermag ein einziger beschränkter Verstand nicht zu leisten. Wenn ich doch diesen waghalsigen Auftrag angenommen habe, so deshalb, weil er mir aus zweierlei Gründen erleichtert wurde.

Erstens haben sich in jüngster Zeit einige der erfolgreichsten Wissenschaftler unseres Fachgebiets mit wesentlichen Aspekten des Themas befaßt: Hanns Hippius mit einem ausgezeichneten Vortrag über Forschung im Psychiatrischen Krankenhaus auf der Bundesdirektorenkonferenz im Oktober 1985, Detlev Ploog mit einer zukunftsweisenden Analyse der Zusammenarbeit von Grundlagenforschung und klinischer Forschung unter dem Titel „Perspektiven klinischer Forschung" (1986) und Hanfried Helmchen, der auf dem Kongreß der Arbeitsgemeinschaft Europäischer Psychiater in Straßburg (1985) einen außerordentlich informativen Überblick über „Probleme und Perspektiven der psychiatrischen Forschung in der Bundesrepublik Deutschland" gab.

Das letztgenannte Referat ist insofern eine ausgezeichnete Ergänzung meines eigenen Berichts, weil es die Beiträge einzelner Kliniken und Forscherpersönlichkeiten und die Entwicklung einzelner Forschungsthemen seit dem 2. Weltkrieg aufführt. Ich kann deshalb direkt an Helmchens Referat anknüpfen und mein umfangreiches Thema mit der Analyse von Strukturproblemen und breiten Trends anpacken. Auf die heikle, weil notwendigerweise subjektive Bewertung der Beiträge einzelner Forscherpersönlichkeiten kann ich unter Verweis auf meinen kompetenten Kollegen Hanfried Helmchen verzichten.

Aktuelle Kernfragen in der Psychiatrie
Herausgegeben von F. Böcker und W. Weig
© Springer-Verlag Berlin Heidelberg 1988

Zweitens ist darauf zu verweisen, daß vieles, was ich vortragen werde, einem viel breiteren Hintergrund als meiner eigenen Autorenschaft entstammt. 1978 habe ich, als Präsidiumsmitglied des Wissenschaftsrats, die Erarbeitung der 1986 erschienenen Empfehlungen zur klinischen Forschung angeregt und bis zu meinem Ausscheiden 1983 auch den Ausschuß geleitet, dem als ständige Mitglieder unsere Kollegen Helmchen und Remschmidt angehörten.

Meine ursprüngliche Idee war, daß substantielle Empfehlungen zur klinischen Forschung nach den bis dahin erschienenen sehr allgemein gehaltenen Analysen (vgl. Bruns u. Fischer 1968; Gerok 1979) nur auf der Basis einer strukturellen und inhaltlichen Analyse der Entwicklung seit dem 2. Weltkrieg möglich sind. Das aber setzt eine vertiefte Beschäftigung mit wenigen klinischen Disziplinen voraus. Psychiatrie und Innere Medizin schienen mir die geeigneten Fächer zu sein, weil sie die größten Anteile an der Gesundheitsversorgung und an ungelösten Problemen klinischer Forschung aufweisen und weil beide die Abspaltung mehrerer Spezialdisziplinen erfahren haben. Der Wissenschaftsrat hat im Verabschiedungsprozeß aus dem auf zwei Fächer konzentrierten Entwurf Empfehlungen für das Gesamtgebiet der klinischen Forschung gemacht. Aber der Text enthält noch den Kern einer „State of the Art"-Analyse psychiatrischer, psychosomatischer und internistischer Forschung.

Um eine möglichst breite Basis für die Ausarbeitung des Empfehlungsentwurfs zu schaffen, habe ich mit Unterstützung des Stifterverbands für die Deutsche Wissenschaft 1982 ein Symposion unter dem Titel „Forschung für die Seelische Gesundheit" auf der Reisensburg veranstaltet und eine Reihe erfolgreicher Wissenschaftler aus Psychiatrie, Kinder- und Jugendpsychiatrie, Psychosomatischer Medizin und Klinischer Psychologie dafür gewonnen (Häfner 1983).

Im Laufe der Ausschußarbeit des Wissenschaftsrats sind zusätzlich einige herausragende Wissenschaftler aus dem Ausland zur unabhängigen vergleichenden Beurteilung der psychiatrischen Forschung in der Bundesrepublik gehört worden. Alle diese Beiträge haben in meine Darstellung Eingang gefunden, ohne daß ich sie noch im einzelnen identifizieren und zitieren könnte.

Die Entwicklung der psychiatrischen Forschung in Deutschland

Die Entwicklung der Psychiatrie zu einer selbständigen akademischen Disziplin geht in Deutschland auf das 19. Jahrhundert zurück. 1811 wurde Heinroth auf den ersten deutschen Lehrstuhl für „psychische Therapie" an der Leipziger Medizinischen Fakultät berufen. 1828 benannte er sein Amt selbst in einen „Lehrstuhl für Psychiatrie" um. Bis zur Jahrhundertwende folgte die Einrichtung psychiatrischer Lehrstühle, die das Fach Neurologie mit umschlossen, an den meisten medizinischen Fakultäten. Die psychiatrische Forschung hat damals vor allem auf dem Gebiet der Hirnforschung großartige Erfolge erzielt. Es war gelungen, die Störungen von Motorik, Sensibilität und Sinneswahrnehmung und der wichtigsten Werkzeugfunktionen, etwa der Sprache, zu lokalisieren und damit der Diagnostik und teilweise der neurochirurgischen Behandlung zugänglich zu machen.

Zu den Erfolgen naturwissenschaftlicher Forschungsmethoden in der Psychiatrie kamen seit der Jahrhundertwende maßgebliche Beiträge auf einer im engeren Sinne psychiatrisch-psychopathologischen Ebene hinzu. Kraepelin (1904) schuf eine Krankheitslehre und ein Klassifikationssystem, das bis in die Gegenwart hinein Grundlage der psychiatrischen Diagnostik auf der ganzen Welt geblieben ist. Der Psychiater und spätere Philosoph Karl Jaspers schuf mit seiner „Allgemeinen Psychopathologie" (1913) das Instrumentarium für die symptomatologische Beschreibung und Differenzierung psychischer Störungen, das immer noch die Grundlage für die Operationalisierung und Messung der psychopathologischen Befunde und, in der vereinfachenden und präzisierenden Weiterentwicklung durch Kurt Schneider (1950), für die Kategorisierung der funktionellen Psychosen abgibt. Sigmund Freud schuf schließlich in Wien eine umfassende Theorie psychologischen Geschehens als Grundlage für das Verständnis des Zustandekommens der nicht körperlich begründbaren psychischen Störungen, der sog. Neurosen. Sie war aus seinen psychotherapeutischen Erfahrungen hervorgegangen und lieferte zugleich die Grundlage für die Behandlung von Neurosen unter dem Paradigma der Heilung durch Selbsterkenntnis über die Befreiung von wirklichen oder angenommenen Folgen frühkindlichen Erlebens. Mit diesen herausragenden Leistungen und mit dem allgemeinen Stand psychiatrischer Forschung in den deutschsprachigen Ländern hatte die Psychiatrie deutscher Sprache Weltgeltung erlangt.

Als Grund für diese Erfolge ist das Humboldtsche Universitätsmodell genannt worden. Es hat früher als in anderen Ländern den medizinischen Fakultäten in Deutschland eine enge Verbindung von Krankenversorgung, Forschung und Lehre gebracht und die neu entstehenden psychiatrischen Kliniken in den interdisziplinären Verbund integriert. Der zweite Grund liegt vermutlich in der Fruchtbarkeit naturwissenschaftlicher und später auch psychologischer Ansätze, die der auf mehrere Zugangsebenen angewiesenen Psychiatrie gerade aus der Integration in die multidisziplinäre Zusammenarbeit an der Universität vermittelt wurden. Die USA haben mit einer radikalen Neuordnung der medizinischen Ausbildung das deutsche Modell der Einheit von Krankenversorgung, Forschung und Lehre übernommen, nachdem der Amerikaner Abraham Flexner 1910 in einer Denkschrift die Erfolge der deutschen Medizin darauf zurückgeführt hatte. Zweifellos hat die universitäre Forschung auch auf dem Gebiet der Psychiatrie und der psychosomatischen Medizin in den Vereinigten Staaten danach einen deutlichen Aufschwung erfahren.

In Deutschland wurde die psychiatrische Forschung mehr als alle anderen Fachgebiete der klinischen Medizin vom Nationalsozialismus getroffen. Da ein großer Teil der Psychiater, auch der Hochschullehrer, jüdische Vorfahren hatte oder Gegner des Nationalsozialismus war, erlitt das Fach ungewöhnlich hohe Verluste durch Verfolgung und Emigration. Dazu kam mit den Erbgesundheitsgesetzen und der Euthanasie der Einbruch in die ethischen und humanitären Grundlagen des Faches. Ein Teil der psychiatrischen Hochschullehrer hatte sich zudem aktiv am Euthanasieprogramm beteiligt.

Nach dem 2. Weltkrieg waren deshalb nur wenige psychiatrische Hochschullehrer übrig geblieben, die in der Lage waren, Forschungsmotivation und Forschungsausbildung weiterzugeben. Der wissenschaftliche Nachwuchs des

Faches war ausgedünnt, während der nationalsozialistischen Ära hatten immer weniger befähigte, junge Wissenschaftler in der Psychiatrie arbeiten wollen. Dazu kam, daß die Verbindungen mit dem Ausland und der Zugang zur internationalen Literatur während des Krieges total abgeschnitten waren.

Mit Unterstützung deutscher Emigranten und durch die erfolgreichen Bemühungen einiger Professoren in der Bundesrepublik gelang von den 50er Jahren an allmählich der Wiederaufbau psychiatrischer Forschung. Einzelne Subdisziplinen, wie z.B. die psychiatrische Genetik, sind jedoch in ihrer Entwicklung durch die Folgen des Nationalsozialismus nachhaltig geschädigt worden. Der Mißbrauch genetischer Forschungsergebnisse im Nationalsozialismus hatte zur Folge, daß sich ein tiefeingewurzeltes Mißtrauen gegen psychiatrisch-genetische Forschung überhaupt entwickelte, das diesen Forschungszweig bis in die Gegenwart hinein zur Unterentwicklung verdammte (Vogel 1983).

Die *Psychoanalyse* war durch Emigration und Verfolgung zunächst besonders schwer getroffen worden. Durch die Unterstützung prominenter Emigranten gelang es einigen außeruniversitären Instituten nach dem Kriege, die Anzahl ausgebildeter Psychoanalytiker relativ rasch zu vermehren. Mit der neuen Approbationsordnung (1970) faßte die Psychoanalyse an den meisten medizinischen Fakultäten der Bundesrepublik Deutschland Fuß. Sie erfuhr dadurch ein im internationalen Vergleich außergewöhnliches und von der Psychiatrie losgelöstes Wachstum an den Universitäten, das als Wiedergutmachung des erfahrenen Unrechts während der nationalsozialistischen Ära interpretiert wurde.

Mittlerweile hat die psychiatrische Forschung in der Bundesrepublik Deutschland wieder an Terrain gewonnen. Dennoch hat sich die Situation seit der Zeit vor dem 2. Weltkrieg grundlegend geändert. Die Beiträge deutscher Wissenschaftler können nur noch als Stimmen in einem internationalen Konzert verstanden werden. Die hohen Kosten technisch hochentwickelter Spezialgebiete erfordern zudem nationale Schwerpunktsetzung und internationale Arbeitsteilung. Auch einem reichen Land wie der Bundesrepublik und mehr noch einer armen Universitätsklinik wird es in wachsendem Maße unmöglich werden, alle Gebiete psychiatrischer Forschung mit gleicher Intensität erfolgreich zu betreiben.

Der Zugang psychiatrischer Forschung zu wichtigen Forschungsproblemen

Die großen Erfolge der naturwissenschaftlichen Epoche der Medizin kamen der Psychiatrie nur teilweise zugute. Für den größten Teil der psychischen Krankheiten stand lange Zeit keine wirksame Therapie zur Verfügung. Die Entdeckung der Lues als Ursache der progressiven Paralyse und später ihre Ausrottung durch die Frühbehandlung mit Penizillin hatten zur Folge, daß die Behandlungs- und die Forschungsverantwortung aus den Händen der Psychiater in diejenigen der Dermatologen übergingen. So erging es der Psychiatrie mit mehreren Krankheitsgruppen, deren Ursachen aufgeklärt oder für die eine wirksame Behandlung gefunden werden konnte: Das neu entstandene Fach Neurochirurgie übernahm alle einer operativen Behandlung zugänglichen Prozesse im Schädelinneren (Tumore, Blutungen, Gefäßmißbildungen – Stenosen und dgl.). Das spät verselbständigte Fach Neurologie erhob den Anspruch auf alle Hirnkrankheiten und zog die neuroradiologischen und neurophysiologischen Arbeitsgruppen und Abteilungen größtenteils an sich. Mit der apparativen Ausstattung für wesentliche Bereiche der Hirnforschung hat die Psychiatrie aber auch viel wissenschaftliches Potential und lange Zeit auch Forschungsinteresse eingebüßt, während ihr die Versorgungsaufgaben, etwa für exogene Psychosen oder Demenz, mindestens teilweise verblieben waren. Durch die Verselbständigung des Faches Psychotherapie und psychosomatische Medizin, die mit der neuen Approbationsordnung in Gang gesetzt wurde, drohte schließlich auch die Psychotherapie, ein für die Psychiatrie ebenso zentraler Aufgabenbereich wie die Hirnforschung, aus dem Kernfach herauszubrechen.

Von 1952 an hat in der bis dahin überwiegend diagnostisch und administrativ denkenden Psychiatrie eine therapeutische Wende eingesetzt, wie sie die Innere Medizin etwa 30 Jahre früher erfahren hatte. Die Entdeckung der Neuroleptika, der Antidepressiva, der vorbeugenden Wirkung von Lithiumsalzen, der Antiepileptika und der Anxiolytika haben die Kerngruppen psychischer Erkrankungen einer wirksamen Behandlung zugänglich gemacht. Zusammen mit der Entwicklung ökonomischer, auch bei schweren psychischen Störungen wirksamer Psychotherapiemethoden ist es zu revolutionären Veränderungen in der Versorgung psychisch Kranker gekommen, die noch weit von ihrem Ende entfernt sind. Sie werden das psychiatrische Krankenhaus der Medizin und die psychotherapeutische Praxis der Psychologie näher bringen. Ihre Auswirkungen auf den Zugang der Psychiatrie zu ihren wichtigsten Forschungsproblemen hat in der wachsenden medizinischen Integration positive, in der Auswanderung großer Krankheitsgruppen aus der psychiatrischen Klinik eindeutig negative Folgen.

Die in den großen psychiatrischen Fachkrankenhäusern versorgten Kranken waren den Universitätskliniken als wichtigen Trägern psychiatrischer Forschung schon seit Beginn der Ausgliederung psychiatrischer Krankenhäuser aus dem Allgemeinkrankenhauswesen im letzten Jahrhundert weitgehend entzogen worden. Die therapeutische Wende aber hat die Einengung des Krankheitsspektrums im psychiatrischen Krankenhaus − wie von Helmchen aufgezeigt − vorangetrieben: Ein wachsender Teil chronisch psychisch Kranker wird in komplementären Einrichtungen kommunaler oder freigemeinnütziger Träger versorgt. Der größte Teil der an leichteren psychischen Störungen Leidenden, vor allem der überwiegende Teil depressiver Kranker, wird in der freien ärztlichen und nichtärztlichen Praxis behandelt. Für die Versorgung geistig Behinderter und eines großen Teils der Drogen- oder Alkoholabhängigen sind eigene Versorgungssysteme geschaffen worden, die häufig der Forschung uninteressiert oder gar ablehnend gegenüberstehen.

Die Erforschung der Ursachen, Vorbeugungs- und Behandlungsmöglichkeiten dieser Krankheiten ist aber nicht weniger wichtig als früher. Sie darf nicht der Verlagerung der Verantwortung in andere Hände und der damit verbundenen Interessenverschiebung geopfert werden.

Das Schrumpfen des Krankheitsspektrums in psychiatrischen Krankenhäusern und Kliniken und die Abspaltung zu vieler Spezialfächer haben gravierende Nachteile für die psychiatrische Forschung mit sich gebracht. Man wird sich deshalb vermehrt über den Zugang psychiatrischer Forschungseinrichtungen zu jenen Kranken, die außerhalb der Kliniken, teilweise außerhalb des Gesundheitswesens, versorgt werden und über die apparative Ausstattung psychiatrischer Forschungseinrichtungen bzw. über eine adäquate Forschungsausbildung des wissenschaftlichen Nachwuchses Gedanken machen müssen.

Psychiatrische Forschung im Kontext veränderter Gesundheitsprobleme der Bevölkerung

Seit der Entstehung der Psychiatrie als Wissenschaft im vergangenen Jahrhundert haben sich die Aufgaben und Möglichkeiten psychiatrischer Forschung grundlegend geändert. Im 19. Jahrhundert standen Infektionskrankheiten an der Spitze der Todesursachen- und Krankheitsstatistik. Die medizinische Forschung hatte ihren Schwerpunkt in der Aufklärung, Behandlung und Vorbeugung der Infektionskrankheiten, und sie errang auf diesem Gebiet auch ihre größten Erfolge: Die akuten tödlichen Erkrankungen sind zu einem großen Teil beherrschbar geworden, die hohe Säuglings- und Kindersterblichkeit ist zurückgegangen. In Zusammenhang mit dem besseren Lebensstandard, der verbesserten Hygiene und mit den Erfolgen der präventiven und kurativen Medizin ist die Lebenserwartung erheblich angestiegen: für Männer in Deutschland von 36 Jahren 1880 auf 70 Jahre 1980, für Frauen von 38 Jahren 1880 auf 76 Jahre 1980. Der Anteil der Alten (über 65 Jahre) in der Bevölkerung ist im Zusammenhang damit und wegen der sinkenden Geburtenrate erheblich gewachsen (von 1950 − 1980 alleine von 9,4% = 4,8 Mio. auf 15,5% = 9,5 Mio.). Das bedeutet, daß ein großer Teil der Gesundheitsleistungen gegenüber alten Menschen zu erbringen ist, die einmal häufiger an chronischen Krankheiten und zum anderen häufiger an Multimorbidität, d. h. an mehr als einer Erkrankung, leiden. Darüber hinaus hat die Lebenserwartung chronisch Kranker und Behinderter durch die erfolgreiche Behandlung lebensbedrohlicher Komplikationen und durch den allgemeinen Anstieg der Lebenserwartung zugenommen. Die Krankheits- und Überlebensdauern chronisch psychisch Kranker und deshalb auch die Anzahl psychisch Behinderter und erwachsener geistig Behinderter sind stark im Steigen begriffen.

Die Aufgaben psychiatrischer Forschung haben in diesem Zusammenhang neue Akzente erfahren. Zur Aufklärung der Ursachen und Behandlungsmöglichkeiten ätiologisch ungeklärter Krankheiten wie Schizophrenie und Alzheimer-Demenz sind chronische Krankheiten und Behinderungen und die Fragen ihrer Vorbeugung und Rehabilitation gekommen. Dazu zählen auch psychiatrische Aspekte chronischer körperlicher Erkrankungen und der lebenserhaltenden medizinischen Verfahren, wie langfristige Dialyse- und Herzschrittmacherbehandlung. Für die zwangsläufig multidisziplinäre psychogeriatrische Forschung, die aus demographischen und epidemiologischen Gründen Priorität gewonnen hat, und für die Behandlung überwiegend mit körperlichen oder Hirnfunktionsstörungen einhergehenden psychischen Erkrankungen im Alter erweist sich die Herauslösung psychiatrischer Krankenhäuser aus dem allgemeinen Krankenhauswesen als besonders fatal (vgl. auch: Deutsche Gesellschaft für Kinder- und Jugendpsychiatrie 1984).

Methodenbezogene oder von der Fächerkombination her definierte Schwerpunkte psychiatrischer Forschung

Biologische Psychiatrie

Seit der Einführung der Neuroleptika durch Delay u. Deniker 1952 in die Behandlung der endogenen Psychosen haben die experimentelle Psychopharmakologie und die biologische Psychiatrie beachtliche Schritte zur Aufklärung des zunehmend rezeptorspezifischen Wirkungsmechanismus vieler psychoaktiver Substanzen gemacht. Damit vertieften sich die Kenntnisse des neuronalen Netzwerkes und der mit der synaptischen Informationsübertragung einhergehenden Transmitterprozesse.

Auch wenn es bisher noch nicht gelungen ist, die neurobiochemischen Defizite oder Fehlfunktionen eindeutig zu identifizieren, die bestimmten genetisch determinierten Vulnerabilitäten, etwa bei der Schizophrenie, zugrunde liegen, so ist dies dennoch ein zukunftsträchtiger Forschungsansatz.

Neue Technologien haben in jüngster Zeit die Möglichkeit biologisch-psychiatrischer Forschung erheblich erweitert. Vor allem die Einführung hirnableitender Verfahren, wie der kranialen Computertomographie und der Kernspinresonanztomographie, und der funktionsanalytischen Verfahren, wie der Positronenemissionstomographie, haben der Hirnforschung neue Perspektiven eröffnet. Durch die Möglichkeit, lokalisierbare Prozesse im Gehirn zu verfolgen, gelingt eine topographische Darstellung von Durchblutungsgrößen, Stoffwechsel- und Transmitterprozessen oder der Rezeptorbindung von Pharmaka im Zeitablauf mit der Zuordnung zur Medikamentenwirkung, zu Wahrnehmungs- oder Bewegungsvorgängen und wahrscheinlich auch einmal zu Symptomen psychischer Krankheit. Es ist nicht unwahrscheinlich, daß es mit Hilfe dieser neuen technischen Möglichkeiten in den nächsten 10−20 Jahren gelingen wird, die pathogenen Prozesse aufzuklären, die so schwerwiegenden und häufigen Erkrankungen wie der Alzheimer-Demenz oder der Schizophrenie zugrunde liegen.

Im Hinblick auf die genetische Verankerung mindestens eines Teils dieser Leiden und die erfolgreiche Identifizierung des Genlocus für Chorea Huntington und für Phenylketonurie (1983) bieten die neuen Technologien der molekularbiologischen Genetik einen bedeutsamen Einstieg in die ätiologische Forschung und die Hoffnung, daß außer einem Genlocus auch die dazugehörige biochemische Steuerung der Transmittersynthese bei der Schizophrenie oder der unzureichenden Bildung eines notwendigen Enzyms beim Morbus Alzheimer gefunden werden kann.

Biologisch-psychiatrische Forschung hat in jüngster Zeit in der Bundesrepublik Deutschland an einigen Universitätskliniken und Forschungsinstituten erhebliche Fortschritte erzielt und teilweise wieder hohes internationales Ansehen gewonnen. Der Brückenschlag zur molekularbiologischen Genetik, in den angloamerikanischen Ländern längst erfolgreich vollzogen, steht jedoch noch aus.

Psychiatrisch-epidemiologische Forschung

In der psychiatrischen Epidemiologie hatte die deutsche Forschung vor 1933 eine bedeutende internationale Position inne. Untersuchungen über die Häufigkeit psychischer Erkrankungen in der Bevölkerung und ihre Abhängigkeit von geographischen und genetischen Faktoren waren schon von Kraepelin (1904) begonnen und in seiner Nachfolge methodisch verbessert worden (Brugger 1933). Am damaligen Kaiser-Wilhelm-Institut für Psychiatrie wurden epidemiologische Methoden besonders in der genetischen Zwillingsforschung erfolgreich angewandt und weiterentwickelt. Von einigen Gastwissenschaftlern, die am Institut gearbeitet hatten und großenteils später selbst bedeutsame Beiträge zur Epidemiologie leisteten, wurden sie vor allem in Skandinavien, Japan und den USA fortgesetzt.

Nach Nationalsozialismus und Krieg war die psychiatrisch-epidemiologische Forschung in der Bundesrepublik Deutschland nicht mehr vorhanden. Mitte der 60er Jahre begann, in Zusammenarbeit mit Skandinaviern und Briten, der erfolgreiche Wiederaufbau einer begrenzten Forschungskapazität. Während die deskriptive Epidemiologie unser Wissen um Häufigkeit und Verteilung psychischer Krankheiten erheblich erweiterte, bestehen auf dem Gebiet der analytischen Epidemiologie noch beträchtliche Defizite. Die wenigen epidemiologischen Longitudinalstudien (prospektive Studien an repräsentativen Populationen mit standardisierten Meßinstrumenten), die beispielsweise auf dem Gebiet der Kinder- und Jugendpsychiatrie (Schmidt et al. 1985), der psychosomatischen Medizin (Schepank 1987), der Psychogeriatrie (Bickel u. Cooper 1986) und der Schizophrenieforschung (Schubart et al. 1985/86) durchgeführt wurden, zeigen die enorme Fruchtbarkeit dieses Forschungsansatzes. Durch die Erfassung von Risiken und von Krankheitsphänomenen auf mehreren Zugangsebenen ließ sich beispielsweise das Zusammenwirken mehrerer Risikofaktoren und die risikomindernde Wirkung protektiver Faktoren deutlich machen (Voll et al. 1982).

Psychotherapie und psychosomatische Medizin

Der rasche Ausbau des Faches nach Einführung der neuen Approbationsordnung stieß auf ein unzureichendes Reservoir forschungserfahrener Hochschullehrer. Die Statusanalyse auf dem erwähnten Symposion 1982 (Fahrenberg 1983; Lamprecht 1983) konstatierte, daß mit beachtlichem Potential nur relativ bescheidene Ergebnisse erarbeitet wurden. Die Gründe wurden einmal in dem nur langsam behebbaren Mangel an qualifizierten Wissenschaftlern, zum anderen in zuviel tiefenpsychologischen und zu wenig empirienahen, überprüfbaren Modellen gesehen. Es wurde deshalb gefordert, psychosomatische Forschung stärker an die Entwicklung und Überprüfung von Modellen zu binden, die menschliches Verhalten mit Risikofaktoren, Erkrankungswahrscheinlichkeiten und den sie verbindenden physiologischen Fehlsteuerungen in Zusammenhang bringen. Inzwischen sind die Empfehlungen des Wissenschaftsrats zur Lage der klinischen Forschung (1986) erschienen. Sie enthalten außer kritischen Formulierungen über die psychiatrische auch solche über die psychosomatische Forschung, verbunden mit einer Betonung der Bedeutung des Faches für die ganze Medizin. Erschienen ist auch eine Entgegnung der Konferenz der leitenden Fachvertreter für psychosomatische Medizin und Psychotherapie. Ihr Inhalt, der die Beurteilung des Wissenschaftsrats teilweise bestätigt, aber zugleich eine „allgemeine Fehleinschätzung" und „unrichtige Behauptungen" konstatiert, wird der psychosomatischen Forschung in der Bundesrepublik wesentlich weniger Nutzen bringen als die angegriffene Kritik des Wissenschaftsrats.

Psychosomatische Forschung ist einer nachdrücklichen Förderung würdig. Gesundheitsprobleme, die sich der psychosomatischen Forschung stellen, sind zahlreich und von großer grundsätzlicher und gesundheitspolitischer Bedeutung. In jüngster Zeit ist beispielsweise durch konsequente Mehrebenenforschung der Zusammenhang zwischen Veränderungen auf der Verhaltensebene, dem konsequenten Hungern junger Mädchen bei bestimmten Pubertätsproblemen und den neurohormonalen Folgeerscheinungen — vermehrte Kortisol- und verminderte Progesteronausscheidung — mit ihren Folgewirkungen bei der Anorexia nervosa aufgeklärt worden (Fichter 1985).

Psychosomatische Forschung ist in wichtigen Themenbereichen der Streß- und der sog. Life-Event-Forschung, die sich mit dem Einfluß von Belastungen und lebensverändernden Ereignissen auf Risiko und Verlauf körperlicher und psychischer Krankheiten befassen, in der Bundesrepublik Deutschland nur in unzureichendem Umfang aufgenommen worden. In jüngerer Zeit ist durch die Entdeckung des risikoerhöhenden oder risikomindernden Einflusses von sozialen Netzwerken und von individuellen Bewältigungsverhalten auf Krankheitsrisiken eine vielversprechende Erweiterung dieser Ansätze erfolgt.

Ebenso unzureichend sind bisher die lerntheoretischen Ansätze aufgenommen worden, die auf psychophysiologischer Ebene nicht nur Änderungen von Verhalten, sondern auch einige physiologische und Organveränderungen erklären können. Beiträge zu diesem Arbeitsgebiet sind auch von der Biofeedbackforschung geleistet worden. Psychophysiologische Forschung dieser Art wird, vorwiegend an Gesunden, in psychologischen Instituten und nur zum geringen Teil an psychosomatisch Kranken in der Bundesrepublik Deutschland durchgeführt.

Im Vordergrund der Forschungsarbeit an einigen Lehrstühlen für Psychosomatische Medizin und Psychotherapie, aber auch der Psychiatrie steht gegenwärtig eine biographisch-hermeneutische, am Einzelfall orientierte Forschung. Sie kann hypothesengenerativ wirken. Ihre Fruchtbarkeit für die Prüfung von Hypothesen ist jedoch beschränkt.

Um die Forschung der psychosomatischen Medizin in der Bundesrepublik Deutschland fruchtbarer zu machen, ist — abhängig vom jeweiligen Forschungsschwerpunkt — eine stärkere Anbindung der Abteilungen oder Lehrstühle für Psychosomatische Medizin an die klinischen Partnerfächer Innere Medizin oder Psychiatrie erforderlich, denn dort stehen die wichtigsten Fragestellungen, die Patienten und die Kompetenz für ergänzende Methoden zur Verfügung.

Psychotherapieforschung

Der Begriff Psychotherapie bezeichnet nicht nur ein Repertoire von Verfahren zur Förderung von Persönlichkeitsentwicklung oder zur Behandlung leichterer psychischer Störungen. Inzwischen stehen psychotherapeutische Methoden auch für die wirksame Beeinflussung schwerer psychischer Störungen, etwa der Verminderung von sozialen und kognitiven Beeinträchtigungen bei chronischer Schizophrenie (Brenner et al. 1980; Rey 1984), zur Behandlung chronischer Depressionen (Rötzer-Zimmer et al. 1985 a; Rötzer-Zimmer et al. 1985 b) und zur Beeinflussung von schweren Sekundärsymptomen wie stereotypen Bewegungen oder Einnässen bei geistiger Behinderung oder Demenz, zur Verfügung. Das bedeutet, daß psychotherapeutische Verfahren neben medikamentöser Behandlung zum wichtigsten Behandlungsrepertoire der Psychiatrie zählen. Aus diesem Grunde sollte Psychotherapieforschung einen Schwerpunkt in der Psychiatrie behalten.

Tatsächlich waren die Beiträge zur Psychotherapieforschung aus der deutschen Psychiatrie seit dem 2. Weltkrieg unzureichend. Erst in den letzten Jahren wurden aus einigen Kliniken und Forschungsinstituten (Max-Planck-Institut München, Berlin, Tübingen, Konstanz) namhafte, aber nicht durchwegs originelle Beiträge geleistet (de Jong u. Bühringer 1978; Helmchen et al. 1982; Linden u. Hautzinger 1981; Rötzer 1984; Rötzer-Zimmer et al. 1985 a; Rötzer-Zimmer et al. 1985 b; Brenner et al. 1980; Rey 1984).

Ein großer Teil anspruchsvoller Psychotherapieforschung wird, allerdings fast ausschließlich an leicht psychisch Gestörten, an einigen Lehrstühlen und Abteilungen für klinische Psychologie durchgeführt.

Um die Psychotherapieforschung stärker zu fördern, ist es notwendig, die entsprechenden strukturellen Voraussetzungen zu bessern. Dazu zählt einmal, daß Abteilungen für klinische Psychologie in diejenigen psychiatrischen Kliniken integriert werden sollten, die im wesentlichen Umfang klinisch-psychiatrische, epidemiologische oder Psychotherapieforschung betreiben. Die Abteilungen für psychosomatische Medizin und Psychotherapie sollten, soweit sie nicht wegen eines vorwiegend psychosomatischen Forschungsschwerpunktes zur Inneren Medizin gehören, mit psychiatrischen Kliniken verbunden werden, um ihr Forschungspotential zu stärken und einen hinreichend breiten Zugang zur klinischen Erfahrung zu gewährleisten. Dadurch könnten auch die Weiterbildung von Ärzten und die Forschungsausbildung im Fach Psychotherapie auf eine breitere Grundlage gestellt werden.

Versorgungsforschung

Während Therapieforschung der Entwicklung und der Prüfung der Wirksamkeit einzelner definierbarer Behandlungsmaßnahmen dient, hat Versorgungsforschung die Evaluation von Maßnahmenbündeln, von Einrichtungen, in denen Therapie organisiert angeboten wird, oder von ganzen Versorgungssystemen im Sinne.

Der zunehmende Übergang eines großen Teils von Kranken in Einrichtungen allgemeinnütziger oder kommunaler Träger und das zunehmende Angebot neuer Therapie- und Versorgungsmaßnahmen in diesem Bereich verlangen im Interesse der Kranken und im Interesse der Volkswirtschaft verstärkte Bemühungen um eine vergleichende Kosten-Nutzen-Analyse. Zugleich erfordert die wachsende Zahl chronisch psychisch Kranker, die außerhalb von Versorgungseinrichtungen in der Gemeinde leben, die Entwicklung und Untersuchung von sozialen Netzwerken, von Selbsthilfeorganisationen und sozialen Diensten, die diesen Kranken zum Ausgleich ihrer Behinderung Hilfe anbieten und zugleich das Risiko von Resignation, Depressivität und psychischer Krankheit vermindern helfen. Die Arbeitsgruppen, die in der Bundesrepublik mit hinreichendem methodischen Rüstzeug erfolgreich auf diesem − vor allem in den USA expansiv entwickelten − Gebiet tätig sind, lassen sich an 3 Fingern aufzählen.

Kinder- und Jugendpsychiatrie

Die Kinder- und Jugendpsychiatrie, die teilweise aus der Kinderheilkunde, teilweise aus der Erwachsenenpsychiatrie hervorgegangen ist, wurde 1968 erstmals als eigene Fachdisziplin anerkannt. Trotz ihrer kurzen Entwicklungszeit ist sie an einzelnen medizinischen Fakultäten bereits mit Forschungsleistungen hervorgetreten, die internationale Anerkennung gefunden haben. So liegen Untersuchungen zur Epidemiologie kinderpsychiatrischer Störungen und Verlaufsstudien an Kindern und Jugendlichen vor, die deutlich machen, daß Hirnentwicklung oder Hirnschädigungen, familiäre und soziale Belastungsfaktoren kumulativ in der Entstehung psychischer Störungen zusammenwirken. Die traditionelle Erklärung psychischer Abweichungen im Kindes- und Jugendalter durch neurologisch stumme Hirnschädigungen, die unter dem Begriff des „minimal brain disease" bekannt wurden, hat sich weitgehend als falsch erwiesen.

Epidemiologische Untersuchungen über abweichendes Verhalten im Kindes- und Jugendalter haben Aufschluß über die Verteilung der Kinder- und Jugendkriminalität in der Bevölkerung gebracht und eine Reihe von Annahmen über soziale Verteilungsmuster korrigiert (Remschmidt et al. 1983). Studien der frühen Mutter-Kind-Interaktion gaben wichtigen Aufschluß über frühe Phasen averbaler Psychomotorik der Kommunikation und kindlichen Verhaltens in Abhängigkeit vom Verhalten der Mutter (Papoušek u. Papoušek 1982).

In einer Denkschrift zur Lage der Kinder- und Jugendpsychiatrie hat der Vorstand der Deutschen Gesellschaft für Kinder- und Jugendpsychiatrie 1984 die Situation des Faches auch im Hinblick auf die Forschung analysiert. Er wies darauf hin, daß derzeit etwa 300 Kinder- und Jugendpsychiater in der Bundesrepublik Deutschland zur Verfügung stünden und etwa 800 zur Versorgung der Bevölkerung und zur Wahrnehmung der Aufgaben auch auf den Gebieten von Forschung und Lehre gebraucht würden. Nach wie vor, sollte man hinzufügen, besteht ein erheblicher Mangel an qualifizierten Hochschullehrern, die anspruchsvolle Forschung im Fach durchführen und in der Ausbildung des wissenschaftlichen Nachwuchses weitergeben könnten.

Einen besonderen Mangel sieht die Deutsche Gesellschaft für Kinder- und Jugendpsychiatrie vor allem in der Untersuchung des Verlaufs kinder- und jugendpsychiatrischer Erkrankungen. Sie entsprechen allerdings dem Spektrum psychischer Erkrankungen im Erwachsenenalter deshalb nicht voll, weil viele psychische Erkrankungen, etwa die funktionellen Psychosen, zum überwiegenden Teil erst später manifest werden. Andererseits ist die Untersuchung der Frage, welche kinderpsychiatrischen Störungen im späteren Verlauf in psychische Krankheiten übergehen oder das Risiko einer solchen Erkrankung erhöhen, insofern von großer Bedeutung, als damit wiederum Ansatzpunkte präventiver Intervention gefunden werden könnten. Darüber hinaus wird die Prüfung kausaler Modelle zur Entstehung psychischer Erkrankungen des Kindes- und Jugendalters und die Evaluation von Therapieverfahren ebenso wie die Förderung der Versorgungsforschung empfohlen. Damit werden ähnliche Schwerpunkte angesprochen wie in der Psychiatrie des Erwachsenenalters. Schließlich wird die Unterrepräsentation der biologischen Psychiatrie, die wiederum mit der unzureichenden apparativen und personellen Ausstattung des Faches zusammenhängt, und die besondere Bedeutung der Erforschung der Familienstruktur und -interaktion für die psychische Gesundheit im Kindes- und Jugendalter erwähnt und die Evaluation vieler therapeutischer Methoden für notwendig gehalten.

Gerontopsychiatrie

Die demographische Entwicklung und das große Ausmaß ernster Probleme der psychischen Gesundheit alter Menschen lassen es notwendig erscheinen, die bisher in der Bundesrepublik Deutschland stark vernachlässigte psychogeriatrische Forschung bevorzugt zu fördern (Häfner 1985). Die wenigen epidemiologischen Untersuchungen, die bisher in der Bundesrepublik Deutschland durchgeführt wurden, zeigen, daß rund ein Viertel der über 65jährigen an psychischen Krankheiten leidet (Cooper u. Sosna 1983; Krauß et al. 1977; Weyerer 1983) und etwa 7% dieser Altersgruppe mindestens einer psychiatrischen Beratung mit hausärztlicher Behandlung bedürfen. Die Häufigkeit psychischer Erkrankungen nimmt, und zwar nur durch das Anwachsen der durch Hirnfunktionsstörungen bedingten Krankheiten, im hohen Alter steil zu. Demenz weist zwischen 65 und 70 Jahren eine Häufigkeit von etwa 3%, über 85 Jahren bereits eine Häufigkeit von 20−30% auf. Die zweithäufigste psychische Krankheit im Alter sind Depressionen verschiedener Ursache. Sie werden im hohen Alter seltener.

Demenz ist zum kleineren Teil (ca. 20%) durch zerebrovaskuläre Erkrankungen bedingt: Analog zum Herzinfarktgeschehen entsteht durch kleinere Hirninfarkte ein zunehmender Verlust an funktionsfähiger Hirnsubstanz, der beim Schlaganfall mit Sprachstörungen, Lähmungen und dergleichen einhergeht, und beim fortschreitenden Hirnsubstanzverlust zur Demenz führt. Die häufigste Form von Demenz, sie umfaßt rund 60% dieser Erkrankung, ist die Alzheimer-Krankheit. Sie wurde ähnlich wie die Arteriosklerose, die häufigste Ursache der Multi-Infarkt-Demenz, lange Zeit für ein schicksalsbedingtes, mit dem autonomen Alterungsprozeß identisches Leiden gehalten. In jüngster Zeit sind biochemische Prozesse, vor allem im Transmitterstoffwechsel des Gehirns

– ich nenne als Beispiel das Azetylcholintransferasedefizit – identifiziert worden, die offensichtlich den primären Schwund von Nervenzellen im Gehirn bei der Alzheimer-Krankheit begleiten, vielleicht auch dessen Ursache sind.

Die Alzheimer-Erkrankung, die wegen ihrer schweren Folgen und wegen ihrer Häufigkeit gegenwärtig eines der größten gesundheitspolitischen Probleme der Industrieländer ist, kann mit einiger Wahrscheinlichkeit in den nächsten 10–20 Jahren hinsichtlich der ihr zugrundeliegenden pathogenetischen Mechanismen aufgeklärt werden. Ob damit bereits eine wirksame Prävention oder Behandlung zur Verfügung stehen wird, muß offen bleiben. Der Beitrag, den Forschungsinstitute und Kliniken in der Bundesrepublik Deutschland zu diesem Problem leisten, ist derzeit absolut unzureichend. Der wichtigste Grund dafür ist der schon eingangs erwähnte Verlust der diagnostischen Einrichtungen für Hirnforschung und – damit verbunden – der Forschungskompetenz, den die Psychiatrie mit der Trennung von der Neurologie erfahren hat.

Für die Demenzforschung ist multidisziplinäres Vorgehen ebenso erforderlich wie der Zugang zu neuropathologischen und neurobiochemischen Laboratorien und zu hirnabbildenden Verfahren. Computertomographie oder NMR sind die Voraussetzungen für die klinische und epidemiologische Untersuchung von Kranken mit Demenz, weil es nur mit diesen Verfahren gelingt, die Krankheitsprozesse zu identifizieren bzw. zu trennen, die dem weitgehend einheitlichen Krankheitsbild der Demenz zugrunde liegen.

Nicht weniger bedeutsam für die psychogeriatrische Forschung ist die klinische Pharmakologie. Sie hat nicht nur die Aufgabe, altersbedingte Probleme der medikamentösen Behandlung zu verfolgen, sondern auch nach Ansatzpunkten für die Pharmakotherapie altersspezifischer Erkrankungen, insbesondere der senilen Demenz, zu suchen. Der letztgenannte Schwerpunkt, Entwicklung und Evaluation pharmakotherapeutischer Ansätze bei der Demenz, ist innovationsträchtig und im Hinblick auf die Häufigkeit und die Folgen der Krankheit besonders wichtig.

Außer der Ursachen- und Therapieforschung an denjenigen psychischen Erkrankungen im Alter, die durch Hirnveränderungen bedingt sind, ist die Forschung an funktionellen psychischen Störungen von großer Bedeutung. Hier ist vor allem an die Untersuchung der sozialen, körperlichen und psychischen Faktoren zu denken, die das Risiko für Depressionen und paranoide Syndrome im Alter erhöhen. Daran knüpft sich die Entwicklung und Untersuchung von Maßnahmen der präventiven Beeinflussung körperlicher Risikofaktoren, der Unterstützung durch soziale Netzwerke und der Verbesserung individueller Bewältigungsstrategien für langfristige psychische Belastungen.

Weitgehend vernachlässigt wurde bisher die Psychotherapieforschung im Alter. Die Gründe dafür sind einmal die weitverbreitete Resignation gegenüber psychischen Störungen alter Menschen, zum anderen das psychoanalytische Paradigma, das von der Annahme ausgeht, psychische Störungen seien durch die Aufarbeitung von Konflikten der frühen Kindheit zu bewältigen. Zweifellos sind verhaltenstherapeutische und kognitive Therapieansätze, die von solchen Annahmen unbelastet und für Forschungszwecke besser standardisierbar sind, für die Entwicklung wirksamer Therapieverfahren für psychische Krankheiten im Alter besser geeignet.

Forschungsförderung

Lange Zeit hat die Deutsche Forschungsgemeinschaft registriert, daß aus dem Gesamtgebiet der Psychiatrie relativ wenig Anträge vorgelegt und diese großenteils wegen Qualitätsmängeln nicht gefördert werden konnten. Der Grund war in der unzureichenden Forschungsausbildung der meisten wissenschaftlichen Mitarbeiter in den psychiatrischen Fächern zu suchen. Welche Instrumente standen und stehen zur Verfügung, um diesem Mangel zunehmend abzuhelfen?

Die von Remschmidt und Schmidt in regelmäßigen Abständen durchgeführten Seminare für kinder- und jugendpsychiatrische Forschungsmethodik sind ein hervorragendes Instrument dafür. Entscheidende Voraussetzung einer erfolgreichen Forschungsausbildung ist die Arbeit in einer Klinik oder an einem Institut, in der der wissenschaftliche Mitarbeiter projektbezogen methodische Anleitung erfährt und an der kontinuierlichen, möglichst interdisziplinären Diskussion laufender Forschungsvorhaben teilnimmt. Der Wissenschaftsrat sieht eine wichtige Bedingung dazu in der „kritischen Masse" der Forschungseinrichtung – d.h. in einer ausreichenden Zahl erfahrener Wissenschaftler und in der Qualität der dort geleisteten Arbeit. Ausschlaggebend für den Erfolg solcher Forschungseinrichtungen sind herausragende Forscherpersönlichkeiten, die es fertigbringen, Vorbild zu geben, anzuregen und qualifizierte Mitarbeiter anzuziehen. Glücklicherweise gibt es in der Nachkriegsgeneration der deutschen Psychiatrie einige solcher herausragender Persönlichkeiten, die es fertigbrachten, um sich herum eine große Zahl erfolgreicher Wissenschaftler zu versammeln.

In der finanziellen Förderung psychiatrischer Forschung kommt der Arzneimittelindustrie einiger Verdienst zu. Mit der Finanzierung klinischer Studien hat sie methodische Normen vorgegeben, die noch nicht zum Allgemeingut der ärztlichen Mitarbeiter herangewachsen waren. Einige Firmen haben großzügig auch Projekte und Veranstaltungen gefördert, die jenseits ihrer direkten Produktinteressen lagen. Dennoch hat die Forschungsförderung durch die Industrie auch Nachteile, weil Mittel und Prestigevergabe letztlich nach dem Industrienutzen erfolgt, der sich mit dem Forschungsnutzen nur teilweise deckt. Das läßt sich an der Zusammensetzung der Teilnehmer der von Arzneimittelfirmen finanzierten Reisegesellschaften ablesen.

Eines der erfolgreichsten Förderinstrumente universitärer Forschung, die interdisziplinären Sonderforschungsbereiche der Deutschen Forschungsgemeinschaft, kam auch der psychiatrischen Forschung zugute. Von 1970 bis 1986 wurden drei, inzwischen ausgelaufene Sonderforschungsbereiche, gefördert: der SFB 32 „Vergleichende Forschung in der Nervenheilkunde und in der Psychosomatik" in Gießen, der SFB 115 „Psychosomatische Medizin, Klinische Psychologie und Psychotherapie" in Hamburg und der SFB 116 „Psychiatrische Epidemiologie" in Mannheim und München. Für eine abschließende Bewertung der Leistungen ist es noch zu früh. Bei guten Einzelleistungen hatte der Gießener Sonderforschungsbereich erhebliche, der Hamburger Sonderforschungsbereich mittelgroße und der Mannheimer/Münchener Sonderforschungsbereich vereinzelte Probleme der Integration und Zusammenarbeit. Inzwischen sind die Sonderforschungsbereiche 129 in Ulm „Sozialwissenschaften und psychophysiologische Analyse psychotherapeutischer Prozesse" und der Sonderforschungsbereich 1213 „Neurobiologische Aspekte des Verhaltens und seiner pathologischen Abweichungen" an der Universität Tübingen mit starker Beteiligung psychiatrischer Fächer ins Leben gerufen worden. Auch wenn der Erfolg dieser teilweise vielversprechenden Projekte noch nicht beurteilbar ist, dürfte das Potential psychiatrischer und therapeutischer Forschung in der Bundesrepublik und die Anzahl gut ausgebildeter Nachwuchswissenschaftler durch die SFB-Förderung etwas gewachsen sein.

Eine ungewöhnlich erfolgreiche Förderung hat die psychiatrische Forschung durch den Bundesminister für Forschung und Technologie erfahren. Dabei hat das vom BMFT geförderte Programm einen problematischen Beginn erfahren. Zunächst war es unter gesundheitspolitischen Gesichtspunkten gelungen, wichtige Bereiche psychiatrischer Forschung in die vom BMFT zu fördernde Gesundheitsforschung unterzubringen. Im zweiten Programm Gesundheitsforschung, das von 1983 bis 1986 lief, wurden Herz-Kreislauf-Krankheiten, Krebs, rheumatische Krankheiten und *psychische Krankheiten* zu Schwerpunkten bestimmt. Das Forschungsprogramm für diese vier Gebiete war im Auftrag der alten Bundesregierung mit einem Betrag von DM 3,2 Mio. von der internationalen Stiftung Reisensburg geplant worden. Die mit der Delphi-Methode durchgeführte Planung sicherte das Mittelmaß im Ergebnis und stülpte das Multi-Center-Modell über alle Projekte. Erst nachdem sich das BMFT entschlossen hatte, nach dem Modell der Deutschen Forschungsgemeinschaft eine Kommission unabhängiger Wissenschaftler zu berufen, die zunächst unter dem Vorsitz von Herrn Pichot, Paris, und danach von Heimann, Tübingen, tagte, gelang es, das Programm zu konzentrieren und auf einen qualitativ guten Stand zu bringen.

Ab 1982 wurden unter dem Titel „Therapiestudien bei psychischen Krankheiten" eine größere Zahl kleinere und acht große Projekte teilweise unter Beteiligung mehrerer Kliniken mit einem Mittelansatz zwischen DM 100 000 und DM 2,6 Mio. gefördert, wozu noch knapp DM 8 Mio. Projektförderung am Max-Planck-Institut für Psychiatrie kommen. Mittlerweile hat die BMFT nach Beratung beschlossen, auch den Schwerpunkt Psychogeriatrie zu fördern. Er prüft gegenwärtig, ob Kinder- und Jugendpsychiatrie ebenfalls ein gesundheitspolitisch dringend förderungsbedürftiges Forschungsgebiet ist.

Mit diesem Förderinstrument ist zum ersten Mal nach dem 2. Weltkrieg in der Bundesrepublik eine breite Zusammenarbeit wissenschaftlicher Arbeitsgruppen aus verschiedenen Kliniken und Instituten, zunächst auf das Gebiet der Therapieforschung konzentriert, herangewachsen. Ich habe keine Zweifel, daß sich diese positive Entwicklung auch auf andere Bereiche der psychiatrischen, psychotherapeutischen und psychosomatischen Forschung ausdehnen wird, wenn es gelingt, das geplante Programm zu realisieren. Damit kommt eine ungleich größere Zahl junger Wissenschaftler als bisher in den Genuß einer guten Forschungsausbildung und einer nicht nur auf ein Institut begrenzten Forschungserfahrung. Damit verbindet sich auch die Hoffnung, daß die Forschung auf unserem Fachgebiet einen erheblichen Schritt nach vorne machen wird, um schließlich auch mehr und bessere Anträge der Deutschen Forschungsgemeinschaft vorlegen zu können.

Schlußbemerkungen

Psychiatrische Forschung in der Bundesrepublik Deutschland hat sich nach einem schon katastrophal zu nennenden Niedergang in den Jahren 1933 und 1945 langsam wieder erholt. Sie hat in jüngster Zeit auf einigen Teilgebieten durch ein paar herausragende Leistungen wieder internationale Anerkennung erfahren.

Insgesamt gesehen bestehen jedoch noch erhebliche Defizite, die auch unter dem Gesichtspunkt internationaler Arbeitsteilung in der Bundesrepublik Deutschland nicht weiter vernachlässigt werden dürfen.

Psychiatrische Forschung steht vor konstitutionellen Schwierigkeiten. Das Tiermodell ist für viele Bereiche des menschlichen Verhaltens nur beschränkt brauchbar, für die Untersuchung von psychischen Krankheiten, die nur bei Menschen auftreten, im wesentlichen unbrauchbar. Experimentelle, leicht replizierbare Designs sind in weiten Bereichen psychiatrischer Forschung kaum anwendbar. Die Forschung am Menschen, die in der Psychiatrie notwendigerweise vorherrscht, muß auf Einwilligungsbereitschaft und Einwilligungsfähigkeit, auf die aus ethischen Gründen begrenzte Manipulierbarkeit des Menschen und schließlich auf Regelungen des Geheimnisschutzes Rücksicht nehmen. Dadurch sind psychiatrische Forschungsprojekte besonders störanfällig.

Die psychiatrische Forschung ist zwangsläufig Mehrebenenforschung. Die Psychiatrie steht am Schnittpunkt von biologischen, Verhaltens- und Sozialwissenschaften. Sie muß bei vielen Fragestellungen sowohl den Aspekten menschlichen Verhaltens und Erlebens, seiner Umweltabhängigkeit als auch seinen biologischen Grundlagen Rechnung tragen. Das bedeutet, daß psychiatrische Forschung häufig nicht nur auf einem Zugangsweg und in der Regel nicht nur mit Kompetenz in einem einzigen Wissenschaftsbereich, etwa in der Medizin, erfolgreich betrieben werden kann. Es ist leider für den einzelnen Wissenschaftler zunehmend schwieriger geworden, etwa durch ein Doppelstudium, hinreichende Kenntnisse in mehr als einem Fach zu erwerben.

Psychiatrische Forschung ist großenteils multidisziplinäre Forschung. Psychiatrische Forschungseinrichtungen sollten deshalb wenigstens einen Kern multidisziplinären Aufbaus, etwa eine integrierte Abteilung für klinische Psychologie, Psychopharmakologie, Psychophysiologie und/oder Neurobiochemie aufweisen. Hirnforschung, die der Psychiatrie in den letzten Jahrzehnten langsam entglitten ist, ist ein unersetzlicher Bestandteil psychiatrischer Forschung und muß an einzelnen Schwerpunkten apparativ und personell wieder in die psychiatrische Forschung integriert werden, ohne daß daraus Monopolansprüche abgeleitet werden dürften.

Mein letztes Wort gilt der Qualität psychiatrischer Forschung, die von den Großen unseres Faches, seit Griesinger und Kraepelin, immer wieder beklagt wurde. In zunehmendem Maße ist gute psychiatrische Forschung von angemessenem methodischen Aufwand abhängig geworden, sei es vom Sampling, von zuverlässigen Meßverfahren biologischer oder psychologischer Parameter, sei es von adäquater Datenanalyse und konsequenter Prüfung alternativer Erklärungshypothesen. Anspruchsvolle Forschung ist schwieriger, große Entdeckungen aus Intuition und unsystematischer Beobachtung sind unwahrscheinlicher geworden. Wir sollten nicht vergessen, daß Qualität empirischer Forschung, wenn sie die Umsetzung von Forschungslogik in Methodik und Design verlangt, ein Indikator für den Wahrheitsgehalt der Ergebnisse ist.

Insofern lohnt es sich, für eine originelle Forschungsfrage auch die Mühe sorgfältiger methodischer Bearbeitung auf sich zu nehmen.

Literatur

Bickel H, Cooper B (1986) Psychische Erkrankung und Mortalität in der Altenbevölkerung. Vorläufige Ergebnisse einer Längsschnittuntersuchung. 12. Tagung der Europäischen Arbeitsgemeinschaft für Gerontopsychiatrie. 7.–8. Sept. 1984 in Kassel. In: Radebold H (Hrsg) Gerontopsychiatrie. 12. Janssen Symposion. Janssen, Düsseldorf

Brenner H-D, Seeger G, Stramke WG (1980) Evaluation eines spezifischen Therapieprogramms zum Training kognitiver und kommunikativer Fähigkeiten in der Rehabilitation chronisch schizophrener Patienten in einem naturalistischen Feldexperiment. In: Hautzinger M, Schulz W (Hrsg) Klinische Psychologie und Psychotherapie, Bd 4. Steinbauer u. Rau, München

Brugger C (1983) Psychiatrische Ergebnisse einer medizinischen, anthropologischen und soziologischen Bevölkerungsuntersuchung. Z ges Neurol Psychiat 146:489–524

Bruns W, Fischer FW (1968) Zur Lage der medizinischen Forschung in Deutschland, Wiesbaden

Cooper B, Sosna U (1983) Psychische Erkrankung in der Altenbevölkerung. Eine epidemiologische Feldstudie in Mannheim. Nervenarzt 54:239–249

Dilling H (1983) Epidemiologie. In: Häfner H (Hrsg) Forschung für die seelische Gesundheit. Eine Bestandsaufnahme der psychischen, psychotherapeutischen und psychosomatischen Forschung und ihre Probleme in der Bundesrepublik Deutschland. Springer, Berlin Heidelberg New York Tokyo

Dilling H, Weyerer S, Castell R (1984) Psychische Erkrankungen in der Bevölkerung. Eine Felduntersuchung zur psychiatrischen Morbidität und zur Inanspruchnahme ärztlicher Institutionen in 3 kleinstädtischen ländlichen Gemeinden des Landkreises Traunstein/Oberbayern. Enke, Stuttgart

Fahrenberg J (1983) Psychophysiologische Forschung. In: Häfner H (Hrsg) Forschung für die seelische Gesundheit. Eine Bestandsaufnahme der psychischen, psychotherapeutischen und psychosomatischen Forschung und ihre Probleme in der Bundesrepublik Deutschland. Springer, Berlin Heidelberg New York Tokyo, S 123–127

Fichter MM (1985) Magersucht und Bulimia. Empirische Untersuchungen zur Epidemiologie, Symptomatologie, Nosologie und zum Verlauf. Springer, Berlin Heidelberg New York Tokyo

Gerok W (1979) Zur Lage und Verbesserung der klinischen Forschung in der Bundesrepublik Deutschland. Boldt, Boppard

Häfner H (Hrsg) (1978) Psychiatrische Epidemiologie. Geschichte, Einführung und ausgewählte Forschungsergebnisse. Springer, Berlin Heidelberg New York

Häfner H (1979) Die Geschichte der Sozialpsychiatrie in Heidelberg. In: Janzarik W (Hrsg) Klinische Psychologie und Psychopathologie, Bd 8: Psychologie als Grundlagenwissenschaft. Enke, Stuttgart

Häfner H (1983) Forschung für die seelische Gesundheit. Springer, Berlin Heidelberg New York Tokyo

Häfner H (1984) Psychische Gesundheit im Alter. Epidemiologische und praktische Aspekte. MMW 126:752−757

Häfner H (1985) Sind psychische Krankheiten häufiger geworden? Nervenarzt 56:120−133

Häfner H, Böker W (1982) Crimes of violence by mentally abnormal offenders. Cambridge University Press, Cambridge

Häfner H, an der Heiden W (1982) Evaluation gemeindenaher Versorgung psychisch Kranker. Arch Psychiatr Nervenkr 232:71−95

Häfner H, an der Heiden W (1983) The impact of a changing system of care on patterns of utilization by schizophrenics. Soc Psychiatry 18:153−160

Häfner H, Klug J (1980) First evaluation of the Mannheim community mental health service. Acta Psychiatr Scand [Suppl] 285:67−78

Häfner H, Klug J (1981) Wissenschaftliche Begleitung der Entwicklung einer gemeindenahen psychiatrischen Versorgung in Mannheim. In: Haase H-J (Hrsg) Bürgernahe Psychiatrie im Wirkungskreis des psychiatrischen Krankenhauses. Perimed, Erlangen

Häfner H, Klug J (1982) The impact of an expanding community mental health service on patterns of bed usage: evaluation of a four-year period of implementation. Psychol Med 12:177−190

Häfner H, Riecher A (1985) Research Report: Central Institute of Mental Health, Mannheim, West Germany. Psychol Med 15:417−431

Häfner H, Klug J, Gebhardt H (1983) Brauchen wir noch Betten für psychisch Kranke bei hinreichender Vor- und Nachsorge? In: Siedow E (Hrsg) Standorte der Psychiatrie, Bd 3: Auflösung der psychiatrischen Großkrankenhäuser? Urban u. Schwarzenberg, Wien

Heiden W an der, Krumm B (1985) Does outpatient treatment reduce hospital stay in schizophrenics? Eur Arch Psychiatry Neurol Sci 235:26−31

Helmchen H, Linden M, Rüger U (Hrsg) (1982) Psychotherapie in der Psychiatrie. Springer, Berlin Heidelberg New York

Hess D, Ciompi L, Dauwalder H (1986) Nutzen- und Kostenevaluation eines sozialpsychiatrischen Dienstes. Nervenarzt 57:204−213

Jaspers K (1913) Allgemeine Psychopathologie. Berlin 1913. Springer, Berlin Heidelberg New York 1965 (8. Aufl.)

Jong R de, Bühringer G (1978) Ein verhaltenstherapeutisches Stufenprogramm zur stationären Behandlung von Drogenabhängigen: Programmbeschreibung, Ergebnisse und Entwicklungen von 1971−1977. Röttger, München

Kraepelin E (1904) Lehrbuch der Psychiatrie, 7. Aufl. Bd II. Barth, Leipzig

Krauß B, Cornelsen J, Lauter H, Schlegel M (1977) Vorläufiger Bericht über eine epidemiologische Studie der 70jährigen und Älteren in Göttingen. In: Degkwitz R, Radebold H, Schulte PW (Hrsg) Gerontopsychiatrie 4, Janssen Symposion, Janssen, Düsseldorf

Lamprecht F (1983) Psychosomatische Forschung. In: Häfner H (Hrsg) Forschung für die seelische Gesundheit. Eine Bestandsaufnahme der psychischen, psychotherapeutischen und psychosomatischen Forschung und ihre Probleme in der Bundesrepublik Deutschland. Springer, Berlin Heidelberg New York Tokyo

Liepmann MC (1979) Geistig behinderte Kinder und Jugendliche − Eine epidemiologische, klinische und sozialpsychologische Studie in Mannheim. Huber, Bern

Linden M, Hautzinger M (Hrsg) (1981) Psychotherapie-Manual: Sammlung psychotherapeutischer Techniken und Einzelverfahren. Springer, Berlin Heidelberg New York

Lohfert C, Lohfert P, Muschter W (1983) Laien- und Selbsthilfe bei psychisch kranken alten Menschen. Deutsche Forschungs- und Versuchsanstalt für Luft- und Raumfahrt, Köln

Papoušek H, Papoušek M (1982) Die Rolle der sozialen Interaktionen in der psychischen Entwicklung und Pathogenese von Entwicklungsstörungen im Säuglingsalter. In: Nissen G (Hrsg) Psychiatrie des Säuglings- und des frühen Kleinkindalters. Huber, Bern

Propping P (1985) Perspektiven zur psychiatrischen Genetik. Nervenarzt 56:658−665

Remschmidt H, Höhner G, Walter R (1983) The later development of delinquent children. In: Schmidt M, Remschmidt H (Hrsg) Epidemiological approaches in child psychiatry II. International Symposium Mannheim 1981. Thieme, Stuttgart

Remschmidt H, Schmidt M (1983) Multiaxiale Diagnostik in der Kinder- und Jugendpsychiatrie. Ergebnisse empirischer Untersuchungen. Huber, Bern

Rey E-R (1984) Neue verhaltenstherapeutische Methoden zur Behandlung kognitiver Störungen Schizophrener. In: Lopes RG (Hrsg) Progressos em terapeutica psyquiatrica. Biblioteca do Hospital do Conde de Ferreira, Porto

Rötzer FT (1984) Kognitive Verhaltenstherapie bei Depressionen. In: Heimann H, Foerster K (Hrsg) Psychogene Reaktionen und Entwicklungen − Diagnose, Therapie, Verlauf. Fischer, Stuttgart

Rötzer-Zimmer FT, Berg W von, Flückiger H, Kopittke W, Lutz B, Seizer H-U (1985a) Entwicklung eines Therapiekonzepts für chronische Depression. Vortrag gehalten an der Universitäts-Nervenklinik Tübingen, 3. 6. 1985

Rötzer-Zimmer FT, Serra E, Pflug B, Heimann H (1985b) Änderungsprozesse in der Depressionsbehandlung − kognitive Verhaltenstherapie allein und in Kombination mit Pharmakotherapie. In: Miltner W, Gerber WD, Mayer K (Hrsg) Verhaltensmedizin. Ergebnisse und Perspektiven interdisziplinärer Forschung. Springer, Berlin Heidelberg New York Tokyo

Schepank H (1987) Psychogene Erkrankungen der Stadtbevölkerung; eine epidemiologisch-tiefenpsychologische Feldstudie in Mannheim. Springer, Berlin Heidelberg New York

Schmidt M, Armbruster F, Guenzler G, Stober B (1978) Veränderungen in einer kinderpsychiatrischen Inanspruchnahmepopulation durch die Eröffnung stationärer Behandlungsmöglichkeiten. Z Kinder Jugendpsychiatr 6:76−86

Schmidt M, Esser G, Allehoff W et al. (1984a) Syndromcharakter cerebraler Dysfunktion in Abhängigkeit von Falldefinition und Bezugspopulation. Ergebnisse einer epidemiologischen Studie. Saarländ Ärztebl 37:225−241

Schmidt M, Esser G, Allehoff W et al. (1984b) Prevalence and meaning of cerebral dysfunction in eight-year-old children in Mannheim. In: Schmidt M, Remschmidt H (Hrsg) Epidemiological approaches in child psychiatry, Vol II. Thieme, Stuttgart

Schmidt M, Woerner W, Esser G (1985) Psychiatrische Auffälligkeit Dreizehnjähriger im Spiegel ihres Verhaltens als Achtjährige. In: Nissen G (Hrsg) Psychiatrie des Pubertätsalters. Huber, Bern

Schmidtke A, Häfner H (1985) Are there differential effects in the imitation of suicide? Paper presented at the 13th International Congress for Suicide Prevention and Crisis Intervention, Vienna, July 1−4, 1985

Schneider K (1950) Klinische Psychopathologie, 3. Aufl. Thieme, Stuttgart

Schubart C, Schwarz R, Krumm B, Biehl H (1986) Schizophrenie und soziale Anpassung. Eine prospektive Längsschnittuntersuchung. Springer Monographien, Bd 40. Springer, Berlin Heidelberg New York Tokyo

Vogel F (1983) Psychiatrische Genetik. In: Häfner H (Hrsg) Forschung für die seelische Gesundheit. Eine Bestandsaufnahme der psychischen, psychotherapeutischen und psychosomatischen Forschung und ihre Probleme in der Bundesrepublik Deutschland. Springer, Berlin Heidelberg New York Tokyo

Voll R, Allehoff W, Esser G, Poustka F, Schmidt M (1982) Widrige familiäre und soziale Bedingungen und psychiatrische Auffälligkeit bei Achtjährigen. Z Kinder Jugendpsychiatr 10:100−109

Vorstand der Deutschen Gesellschaft für Kinder- und Jugendpsychiatrie (Hrsg) (1984) Denkschrift zur Lage der Kinder- und Jugendpsychiatrie in der Bundesrepublik Deutschland. Berlin, März 1984

Welz R (1983) Drogen, Alkohol und Suizid. Strukturelle und individuelle Aspekte abweichenden Verhaltens. Enke, Stuttgart

Weyerer S (1983) Mental disorders among the elderly. True prevalence and use of medical services. Arch Gerontol Geriatr 2:11−22

Wissenschaftsrat (1982) Stellungnahme zu Forschung und Datenschutz. Drs. 5900/82, 1982

Zintl-Wiegand A (1983) Psychisch Kranke in ärztlichen Allgemeinpraxen: Eine epidemiologische Untersuchung in der Stadt Mannheim. In: Kommer D, Röhrle B (Hrsg) Gemeindepsychologische Perspektiven, Bd 3: Ökologie und Lebenslagen. Gesellschaft für Wiss. Gesprächstherapie, Köln

Zintl-Wiegand A, Cooper B, Krumm B (1980) Psychisch Kranke in der ärztlichen Allgemeinpraxis. Eine Untersuchung in der Stadt Mannheim. Beltz, Weinheim

2.2 Ätiologievorstellungen in der Psychiatrie im Wandel der Zeiten

H. Heimann

„Die Ursachen der Geisteskrankheit sind ebenso zahlreich als verschieden. Sie sind allgemein oder individuell, physisch oder psychisch, primitiv oder sekundär, prädisponierend oder auslösend. Das Klima, die Jahreszeiten, das Alter, das Geschlecht, das Temperament, das Geschäft, die Lebensart haben einen Einfluß auf die Häufigkeit, den Charakter, die Dauer, Krise und Behandlung der Geisteskrankheiten. Auch wird die Krankheit noch durch Gesetze, Zivilisation, Sitten, politische Lage der Völker verändert, ebenso durch nähere Ursachen die von unmittelbarem und leichter zu schätzendem Einfluß sind." Mit diesen Sätzen leitet Esquirol 1816 das Kapitel „Ursachen der Geisteskrankheiten" ein. Es enthält anekdotische Aufzählungen solcher „Ursachen", von der Unterdrückung der Hämorrhoiden bei Männern, der Masturbation bis zur republikanischen Staatsform, welche im Vergleich mit dem Despotismus diese Erkrankungen begünstigen soll, weil sie „allen Leidenschaften einen größeren Spielraum darbietet". Esquirol beklagt auch den Verfall der Sitten in Frankreich, die „Vertauschung der alten Gebräuche" gegen „spekulative Ideen und gefährliche Neuerungen", die Verzärtelung der Kinder, die schlechte Erziehung, welche nur auf den Geist achtet und nicht auch das Herz bildet, der zügellose Geschmack der Frauen für Romane, Toilette und Frivolitäten sowie das Unglück und die Entbehrungen der unteren Klassen, kurz, man habe nicht mehr das Recht zu klagen, daß sich die Nerven- und besonders die Geisteskrankheiten in Frankreich vermehren. Andererseits erwähnt er dann auch, daß sich die Zahl der Geisteskranken nur scheinbar, nicht wirklich, vermehrt habe, weil man sie seit der Revolution in den Asylen aufnehme, versorge und sogar heile, man habe sie früher eben nicht zu Gesicht bekommen!

Diese Ouvertüre der Oper „Ätiologievorstellungen in der Psychiatrie" (wenn mir dieser Vergleich in Bayreuth erlaubt ist,) müssen wir heute natürlich auf dem Hintergrund der Esquirol vorangehenden Dämonologie psychischer Erkrankungen hören, und wir müssen berücksichtigen, daß ihre Themen sich auf das Konzept einer Einheitspsychose beziehen. 1845 in Griesingers „Pathologie und Therapie der psychischen Krankheiten" erscheinen dieselben „Themen" z. T. wieder, hier jedoch auf Wesentliches konzentriert und mit der kritischen Feststellung, daß für das Entstehen der Geisteskrankheiten ein Zusammenwirken mehrerer, z. T. vieler und besonders ungünstiger Umstände nachzuweisen sei, also bereits der Entwurf eines Modells multikonditionaler Verursachung.

Rückblickend können wir heute das zentrale Problem, das sich seit dem epochalen Werk Griesingers für die ätiologische Forschung in der Psychiatrie

Aktuelle Kernfragen in der Psychiatrie
Herausgegeben von F. Böcker und W. Weig
© Springer-Verlag Berlin Heidelberg 1988

abzeichnet, als ein Problem der *Reduktion von Komplexität* auffassen. Auf der einen Seite handelt es sich darum, *die unendliche individuelle Vielfalt psychischen Krankseins kategorial zu ordnen,* auf der anderen Seite *diese Ordnung unter ätiologischen Vorstellungen mit einer kategorialen Ordnung von kausalen Faktoren in Beziehung zu setzen.* Griesinger versuchte diese Reduktion von Komplexität noch mit dem Modell der Einheitspsychose. Er beschrieb eine Reihe „psychisch anomaler *Grundzustände,* die sich aus der Übereinstimmung sehr vieler Fälle in gewissen charakteristischen Merkmalen ergeben und auf die sich daher alle Mannigfaltigkeit des einzelnen Erkrankens zurückführen läßt". Nach seiner Hypothese ordnen sich diese „anomalen Grundzustände" in einer zeitlichen Reihenfolge des Krankheitsprozesses, als erste Stufe: Schwermut, Tobsucht und Wahnsinn, als zweite Stufe: Verrücktheit und Blödsinn. Auf der anderen Seite ordnete er die mannigfaltigen Ursachen der psychischen Krankheiten kategorial in Faktoren einer Prädisposition zu solchen Erkrankungen und in psychische, gemischte und somatische Ursachen. Er betrachtete die psychischen Ursachen — nämlich leidenschaftliche und affektartige Zustände als Folge widriger Lebensumstände — als die wichtigsten Ursachen. Griesinger hat demnach in seiner Darstellung der Entstehungsbedingungen psychischen Krankseins, das heute wieder populär werdende Vulnerabilitätsmodell vorweggenommen. Ausdrücklich erwähnt er Erblichkeitsfaktoren und negative frühkindliche Erfahrungen, die zu einer Prädisposition führen. Diese Prädisposition besteht bei vielen Individuen, die nie psychisch krank werden. Es müssen nach seiner Auffassung noch, wir würden heute sagen, streßartige Belastungen in der Lebensführung dazu kommen, daß die Disposition zur manifesten Krankheit wird.

Eine zweite Möglichkeit der Reduktion von Komplexität psychischer Störungen auf der klinischen Ebene erfolgte durch Kraepelin. In der Formulierung von Wyrsch (1956) ist es „die Scheidung des konstitutionell Abnormen, des psychogen Entstandenen, des organisch bedingten Psychotischen und zuletzt jenes heute noch rätselhafte Endogene, welche Scheidung und Trennung ein bleibender Gewinn der Psychiatrie ist, was immer sonst mit dem System der Geisteskrankheiten geschehen mag". Die „psychisch anomalen Grundzustände" bei Griesinger erscheinen hier nicht in zeitlicher Ordnung *nacheinander,* sondern als Krankheitseinheiten mit typischem Erscheinungsbild zu typischem Verlauf und postulierter typischer Ätiologie *nebeneinander.* Schon 1887 in seiner Antrittsvorlesung in Dorpath betont Kraepelin, daß seine auf klinischer Beobachtung basierende Systematik der Geistesstörungen nur Vorbedingung und nicht Selbstzweck sein könne. Der nächste Schritt sei „die Zurückführung der Krankheitsformen auf ihre pathologischen Grundlagen". Man beachte bitte die vorsichtige Formulierung: Zurückführung auf ihre pathologischen Grundlagen, nicht Entdeckung ihrer Ursache oder Ätiologie! Was sind nun aber diese „pathologischen Grundlagen"? In der Dorpather Antrittsvorlesung drückte Kraepelin die Hoffnung aus, daß die von ihm „Hilfswissenschaften" genannten Grundlagendisziplinen in vereinter Anstrengung zu einer Aufhellung dieser pathologischen Grundlagen führen sollten, also zu einer kategorialen Ordnung der pathogenetischen Ursachen des Organischen, des Psychogenen, des konstitutionell Abnormen und des Endogenen in der Formulierung Wyrschs entsprechend den Erscheinungsbildern auf klinischer Ebene.

In der Auseinandersetzung mit Bonhoeffer über die exogenen Psychosen vertrat Kraepelin noch die Auffassung einer Spezifität der Noxen, erkennbar am klinischen Symptomenbild. Der Eigendynamik psychogenetischer Entwicklungen und ihrer deskriptiven Aufklärung als Konfliktbewältigung durch Freud aufgrund analytischer Behandlung von einzelnen Kranken stand er reserviert gegenüber. Erst recht waren überprüfbare soziogenetische Hypothesen nicht seine Sache und zu seiner Zeit auch noch nicht naheliegend, obwohl er die Bedeutung vergleichend ethno-psychiatrischer Forschung durchaus erkannte. Deshalb bleibt die kategoriale Reduktion der Komplexität im ätiologischen Bereich bei Kraepelin, ganz im Gegensatz zur klinischen Ebene des Erscheinungsbildes und Verlaufs, noch sehr unbestimmt.

Überraschend ist nun aber die Metapher, die Kraepelin 1920, also 33 Jahre nach der Antrittsvorlesung, in seiner Arbeit „Über die Erscheinungsformen des Irreseins" zur Frage der Ätiologie psychischer Krankheiten formuliert und damit eine naive, einfache, biologisch-psychische Kausalität abwehrt. Diese Metapher faßt er in folgenden Sätzen zusammen: „Wir dürfen die Krankheitserscheinungen mit den verschiedenen Registern einer Orgel vergleichen, die je nach der Stärke oder Ausdehnung der krankhaften Veränderungen in Betrieb gesetzt werden und nun den Äusserungen des Leidens ihre eigenartige Färbung geben, ganz unabhängig davon, durch welche Einwirkungen ihr Spiel ausgelöst wurde. Die so entstandenen Störungen können daher nicht kennzeichnend für einen bestimmten Vorgang sein, höchstens insofern, als dieser erfahrungsgemäß diese oder jene Register zu bevorzugen, oder sich gar auf sie zu beschränken pflegt." 33 Jahre nach der Dorpather Antrittsvorlesung wird in dieser Metapher der Orgelregister die nosologische Betrachtungsweise, nämlich das Postulat der Spezifität von Ursache, Erscheinungsbild und Verlauf der Krankheitseinheiten relativiert. Die klinisch feststellbaren Störungen, veranschaulicht durch das, was die Orgelregister von sich geben, sind nicht kennzeichnend für einen bestimmten (ätiologischen) Vorgang, sondern höchstens insofern, als ein solcher Vorgang erfahrungsgemäß (d.h. unter statistischen Gesichtspunkten) diese oder jene Register zu bevorzugen pflegt. Diese Metapher paßt wesentlich besser zu dem Konzept der Bonhoefferschen akut exogenen Reaktionstypen, als zu dem ursprünglichen Konzept ätiologisch differenzierter Krankheitseinheiten.

An anderer Stelle habe ich darauf hingewiesen, daß hier durch die Hervorhebung der Orgelregister, der Mechanismen der Reaktivität des Organismus, ein pathophysiologischer Aspekt die ursprüngliche ätiologisch nosologische Betrachtungsweise ergänzt (Heimann 1980). Allerdings wird dadurch das System der Geisteskrankheiten Kraepelins als solches nicht in Frage gestellt, sondern nur erweitert.

Dieses ätiologische System der Reduktion klinischer Komplexität hat sich, unabhängig von der Frage seiner Gültigkeit als echte Nosologie, in diesem Jahrhundert als besonders fruchtbar erwiesen, vor allem *weil es die empirische Forschung in der Psychiatrie stimulierte.*. Es hat die Blüten der von der Psychoanalyse ausgehenden Psychodynamik, deren kategoriale Ordnung auf der Ebene einer Psychoätiologie des Unbewußten lag, überlebt, eine Ordnung, die sich um die empirische Korrespondenz mit den klinischen Erscheinungsbildern wenig kümmerte. Es hat sich auch resistent gezeigt gegen die *geisteswissenschaftli-*

chen Interpretationsmodelle, z. B. die *Daseinsanalyse* oder *anthropologische Perspektiven* unter dem Motto einer den ganzen Menschen umfassenden Wesensschau. Und schließlich hat das System der Geisteskrankheiten auch *die polemischen Angriffe einer Antipsychiatrie* mit ihrer Überbewertung sozialer Konstellationen und Faktoren für „Artefakte sog. psychischer Krankheiten" erfolgreich abgewehrt.

Dennoch dürfen wir nicht vergessen, daß die Idee der Krankheitseinheiten in der Psychiatrie mit ihrem Postulat durchgehender Spezifität auf allen Ebenen: der klinischen, der psychophysiologischen und der biochemischen, auch der unter ätiologischen Gesichtspunkten spezifischen erlebnisreaktiven und sozialen Faktoren, nur *ein heuristisches Prinzip für die Forschung* ist, das nicht nur positive Auswirkungen hatte. Und wir müssen uns daran erinnern, daß Kraepelin selbst im Alter dieses Prinzip relativiert und erweitert hat, wie seine Metapher von den Orgelregistern zeigt. Heute im Zeitalter der Hochblüte neurobiologischer Forschung in der Psychiatrie, im Zeitalter des DSM III und der Polydiagnostik müssen wir dies besonders im Auge behalten. Auf Schritt und Tritt führen uns auch heute die Erscheinungsbilder und die Verläufe psychischer Störungen Komplexität vor Augen, welche verschiedene reduktive Modelle ätiologischer Perspektiven zulassen (vgl. dazu auch Heimann 1987). Unsere Zeit ist durch eine Unzahl solcher Modelle charakterisiert, seien sie nun biologischer, psychodynamischer oder soziodynamischer Natur. Sie lassen verschiedene Aspekte hervortreten und *schließen sich nicht gegenseitig aus.* Aus diesem Grunde kann heute der kritische Psychiater *auf die Frage nach der Ätiologie psychischer Störungen keine einfachen Antworten mehr geben.* Für uns hat sich das *Problem der Ätiologie,* der Ursachen psychischer Krankheit, auf dasjenige der *Pathogenese* verschoben. Wir befinden uns damit in guter Gesellschaft mit unseren Kollegen, den Internisten, Dermatologen etc. Auch sie sind von an der Oberfläche beschreibbaren „Krankheiten" ausgegangen und zu pathogenetischen Betrachtungsweisen gelangt, die zur Entdeckung von Systemen geführt haben, die der Organismus einsetzt, um gestörte homöostatische Gleichgewichte wieder herzustellen und dem Kranken ein Leben auf eingeschränkterem Niveau noch zu ermöglichen. Ich denke dabei an die Immunsysteme und deren unspezifische Bedeutung oder an die unspezifischen Reaktionen, mit welchen der Organismus auf streßartige Belastungen antwortet. Sowohl defekt als auch überschießend können diese Abwehrsysteme für den Verlauf einer Erkrankung verheerende Folgen haben, und Fortschritte der Therapie zielen darauf, das Fehlende zu ergänzen oder das Überschießende zu dämpfen, d. h. ein der Situation des kranken Organismus angemessenes Gleichgewicht zu erreichen. In der Metapher der Orgelregister Kraepelins ist dieser Weg vorgezeichnet.

Diese Überlegungen führen uns m. E. auf *ein zentrales aktuelles Problem der biologischen Forschung* in der Psychiatrie, welche bekanntlich mit dem Ziele angetreten ist, die pathologischen Grundlagen der klinischen Erscheinungsbilder aufzudecken. Überblickt man die zahllosen Befunde der psychophysiologischen und der klinisch-biochemischen Untersuchungen an psychiatrischen Patienten der letzten Jahrzehnte, fällt auf, *daß die Forschungsstrategie nur nach nosologischer Spezifität sucht:* An klinisch umschriebenen Krankheitsgruppen mit Hilfe gut operationalisierter Kriterien der Diagnostik werden auf den neurobiologischen Ebenen Befunde erhoben, welche zunächst als nosologisch spezifische Merkmale im biologischen Bereich gedeutet werden. Ein typisches Beispiel ist der Dexamethasonsuppressionstest. Wenn sich dann herausstellt, daß dieselben Merkmale auch bei anderen klinisch definierten Gruppen gefunden werden, verlieren sie an Interesse, da ihnen die nosologische Spezifität fehlt. Dabei könnten solche Befunde durchaus in einem pathophysiologischen Sinne gedeutet werden *als Indikatoren für organismische Systeme,* die bei bestimmten Patienten aktiviert werden, um der Bedrohung der Homöostase entgegenzuwirken, und dies bei nosologisch verschiedenen psychopathologischen Zuständen.

Wir haben z. B. gezeigt, daß die Hemmung der Orientierungsreaktion bei depressiven Syndromen, endogenen und nichtendogenen, ein Indikator sein könnte für eine vom kranken Organismus in Gang gesetzte psychovegetative Abwehrhaltung und Rückzugstendenz (Heimann 1979 a). Dafür spricht, daß die Patienten mit schizophrenen Syndromen, welche dieselbe psychovegetative Hemmung erkennen lassen, auf klinischer Ebene emotional zurückgezogener, depressiver und antriebsgeminderter sind, wenn man sie mit schizophrenen Patienten vergleicht, die diese Möglichkeit der psychovegetativen Hemmung nicht aufweisen. Emotionaler Rückzug und psychophysiologische Indikatoren der Informationsabwehr, die wir sowohl bei Depressiven wie Schizophrenen als nosologisch unspezifisch gefunden haben, sind *psychobiologische Merkmale der Depressivität.* Trotz dieser Unspezifität sind sie, wie wir gezeigt haben, auch für die Therapie und Prognose bedeutsam. Wir dürfen deshalb unsere ätiologischen Vorstellungen nicht durch starre nosologische Voreingenommenheiten einschränken, sondern müssen beim gegenwärtigen Stand der biologischen Forschung in der Psychiatrie für eine mögliche Deutung unspezifischer psychobiologischer Befunde im Sinne pathophysiologischer Mechanismen offen bleiben. Dies in Analogie etwa zu der Streßforschung in der Inneren Medizin.

Wir sind von dem Problem der Komplexität auf klinischer und ätiologischer Ebene ausgegangen und haben gezeigt, daß Reduktionsmodelle auf beiden Ebenen notwendige Voraussetzungen für eine empirisch begründete Pathogenese und Therapie sind. Dies gilt übrigens auch für die Modelle der Psycho- und Soziogenese. Die neurobiologische Forschung konfrontiert uns jedoch heute mit einem Problem, das ich am Beispiel der Dopaminhypothese der Schizophrenie nur kurz andeuten möchte. Zahlreiche andere Beispiele wären möglich. Einfach und einleuchtend erschien die Vorstellung, daß schizophrene Syndrome durch eine Übererregung dopaminerger Strukturen, vor allem im limbischen System, bedingt sind. Das wären die pathologischen Grundlagen dieser Syndrome im Sinne Kraepelins. Einfach und überzeugend ist diese Hypothese deshalb, weil die Neuroleptika die Dopaminrezeptoren blockieren und die produktiven Anteile der klinischen Syndrome zum Verschwinden bringen. Die Entwicklung der neurobiologischen Forschung auf diesem Gebiet hat jedoch gezeigt, daß diese Vorstellungen als Modell der Reduktion von Komplexität immer wieder erweitert werden mußten. Es gibt mindestens 2 Arten von Dopaminrezeptoren und nicht nur Agonisten und Antagonisten für dieses System, sondern auch gemischte Agonisten − Antagonisten, die je nach Erregbarkeit und Empfindlichkeit der Rezeptoren unterschiedlich wirken. Ihre therapeutische Bedeutung für die Schizophrenie ist noch nicht abzusehen.

Das bedeutet, daß wir auf dieser Ebene mit einer immer höheren Komplexität konfrontiert werden, ganz abgesehen davon, daß die verschiedenen Transmittersysteme in ihrer Interaktion und Bedeutung zur Zeit nicht überblickt werden können, von der Rolle der Neuromodulatoren auf der molekularbiologischen Ebene der Synapsen ganz zu schweigen. M. E. zeichnet sich hier jedoch,
ähnlich wie für die psychophysiologische Reaktivität des Organismus in seiner
Beziehung zur Umwelt, *keine nosologische Spezifität* ab. Denken wir nur an die
für unsere klinische Fragestellungen so wichtigen archaischen Teile des Gehirns, in welchen dopaminerge, noradrenerge und cholinerge Systeme eng verbunden sind, z.B. im medialen Vorderhirnbündel, das für „Belohnung" und
„Bestrafung" von Verhalten und seinen Antizipationen von zentraler Bedeutung ist. Seine Erregung im negativen Sinne müssen wir für depressive und viele schizophrene Syndrome postulieren, im positiven Sinne für manische Zustände und gewisse maniforme schizophrene Syndrome. Vielleicht verdeutlicht
die Palme (Abb. 1), welche Grieshaber zum 500jährigen Jubiläum der Tübinger Universität als Signet des Gründers Eberhard im Bart entworfen hat, was
ich meine: Krone und Wurzelwerk zeigen eine extreme Komplexität, aber es
besteht die Hoffnung, daß ihre Verbindung im Stamm die einzelnen Bereiche
einander vernünftig und einsehbar zuordnet. Bildhaft gesprochen entspricht die
Krone der Komplexität klinischer psychopathologischer Phänomene, das Wurzelwerk der Komplexität auf neuromikrobiologischer Ebene. Der Stamm aber
entspricht den psychophysiologischen Systemen, welche beide Ebenen verbinden. Meine Hoffnung ist, daß eine bessere Kenntnis dieser verbindenden psychophysiologischen Systeme sinnvollere Beziehungen zwischen den beiden
Ebenen, der psychopathologischen und mikrobiologischen, schaffen, damit wir
nicht mehr genötigt sind, direkt von operationalisierten Bereichen der psycho-

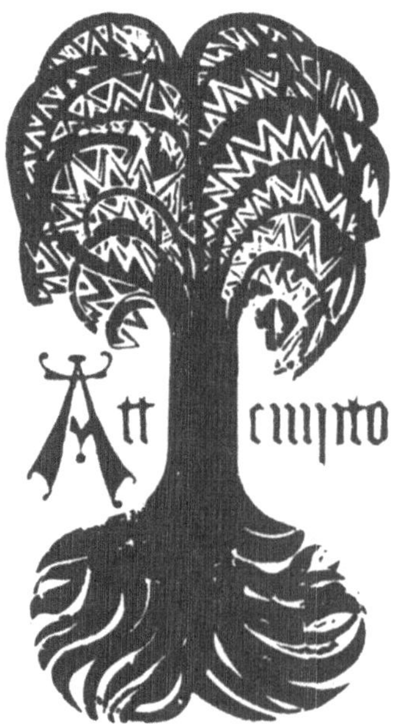

Abb. 1. HAP Grieshaber: Signet von Eberhard im Bart
zur 500-Jahr-Feier der Tübinger Universität. (Attempto
– „ich wage es")

pathologisch-klinischen Krone ausgehend nach mikrobiologischen Konstellationen im Wurzelwerk zu suchen ohne eine einsehbare systemische Verbindung im psychophysiologischen Stamm. Das Motto „Attempto", „ich wage es", von Eberhard im Bart möge uns dazu ermuntern.

Zusammenfassung

Ausgehend von der bunten Palette von „Ursachen" psychischen Krankseins bei Esquirol wird die Ätiologieforschung in der Psychiatrie als ein Problem der Reduktion von Komplexität dargestellt: auf klinischer Ebene die Schaffung einer kategorialen Ordnung der individuellen Vielfalt psychischen Krankseins, auf der Seite ätiologischer Vorstellungen als eine kategoriale Ordnung kausaler Faktoren. Dies wird am Beispiel der Griesingerschen Einheitspsychose und an dem Kraepelinschen System der Geisteskrankheiten erläutert. Dieses System wird als heuristisches Prinzip für die Forschung aufgefaßt und gezeigt, daß klinisch-psychiatrische Befunde heute sehr verschiedene reduktive Modelle der Komplexität ätiologischer Gesichtspunkte zulassen und daß sich in neuester Zeit die Forschung auf Probleme der Pathogenese verschoben hat. Dies wird an einigen Beispielen und an Analogien zur Entwicklung der Inneren Medizin erläutert, wobei deutlich wird, daß sowohl im klinischen Bereich, wie in mikrobiologisch-biochemischen Bereichen der Neurobiologie mit zunehmenden Kenntnissen die Komplexität bei psychiatrischen Erkrankungen zunimmt. Schließlich wird die Hoffnung ausgedrückt, daß eine systemische Verbindung beider Bereiche durch die Fortschritte der Psychophysiologie erreichbar werden könnte.

Literatur

Esquirol JED (1968) Von den Geisteskrankheiten. Huber, Bern, S 33
Griesinger W (1845) Die Pathologie und Therapie der psychischen Krankheiten für Ärzte und Studierende, 1. Aufl. Stuttgart
Heimann H (1979a) Auf dem Wege zu einer einheitlichen psychophysiologischen Theorie depressiver Syndrome. Prax Psychother Psychosom 24:281−297
Heimann H (1979b) Psychophysiologie endogener Psychosen. Schweiz Arch Neurol Neurochir Psychiatr 125:231−252
Heimann H (1980) Nosologie und Pathophysiologie in der Psychiatrie. Aspekte der Krankheitslehre Kraepelins heute. Confinia Psychiatr 23:262−274
Heimann H (1987) Die Perspektivität psychiatrischer Befunde. Fundamenta Psychiatr 1:15−18
Kraepelin E (1887) Die Richtungen der psychiatrischen Forschung. Antrittsvorlesung in Dorpath. Vogel, Leipzig, S 10
Kraepelin E (1920) Die Erscheinungsformen des Irreseins. Z Ges Neurol Psychiatr 62:1−29
Wyrsch J (1956) Über die Bedeutung von Freud und Kraepelin für die Psychiatrie. Nervenarzt 27:529−535

2.3 Sind kinder- und jugendpsychiatrische Erkrankungen Vorstufen psychiatrischer Erkrankungen des Erwachsenenalters?

H. REMSCHMIDT

Allgemeine Gesichtspunkte und Überlegungen

Kernbestandteil kinder- und jugendpsychiatrischer Arbeit ist die Behandlung der Patienten und ihrer Familien. Dieser Behandlung geht eine sorgfältige Diagnostik voraus, die im Idealfall die Weichen für die Anwendung der therapeutischen Methoden stellt. Wir alle hoffen, daß unsere Interventionen erfolgreich sind, und alle unsere Bemühungen sind darauf abgestellt, möglichst dauerhafte Behandlungserfolge zu erzielen. Man sollte meinen, daß das sorgfältige Studium des Verlaufs kinderpsychiatrischer Erkrankungen uns Aufschluß darüber geben kann, wie wirksam unsere Maßnahmen sind, oder, in Fällen, in denen keine Behandlung erfolgt, uns Aussagen über den sog. „natürlichen Verlauf" der Erkrankung zu machen erlaubt. Dies alles ist einleuchtend, aber es ist komplizierter, als es auf den ersten Blick erscheint. Denn es existiert eine Vielzahl von Faktoren, die den Verlauf kinder- und jugendpsychiatrischer Erkrankungen beeinflussen. Die wichtigsten sind in Tabelle 1 wiedergegeben.

In der Tabelle 1 sind acht Faktoren angeführt, die sich z. T. überlappen. Überdies können sie in verschiedener Weise zusammenwirken: sie können sich addieren, sie können sich multiplizieren, sie können sich gegenseitig ausschließen oder ergänzen usw. Wenn man Vielzahl und Verschiedenheit dieser einzelnen Faktoren betrachtet und sich im klaren ist, wie unterschiedlich sie zusammenwirken können, so kann man im Hinblick auf die Verlaufsforschung pessimistisch werden und zu dem Schluß kommen, daß sich ihr immen-

Tabelle 1. Einflüsse auf den Verlauf kinderpsychiatrischer Erkrankungen

1) Genetische Faktoren

2) Eigengesetzlichkeit der Erkrankung (sog. natürlicher Verlauf)

3) Entwicklungsfaktoren (Wachstum, Reifung, Differenzierung, Prägung, Lernen)

4) Alter und Geschlecht

5) Systematische Einwirkungen (Therapie und andere Hilfen)

6) „Zufällige" Einwirkungen (Lebensereignisse, Umweltfaktoren)

7) Risikofaktoren

8) Protektive Faktoren (im Kind, in der Umgebung)

Die einzelnen Faktoren überlappen sich zum Teil. Sie können in sehr verschiedener Weise zusammenwirken (z. B. additiv, kompetitiv, multiplikativ)

Aktuelle Kernfragen in der Psychiatrie
Herausgegeben von F. Böcker und W. Weig
© Springer-Verlag Berlin Heidelberg 1988

ser Aufwand nicht lohnt, weil das Gefüge verschiedener Einflüsse so undurchschaubar ist, daß eine vernünftige Aussage am Ende gar nicht möglich ist. Sorgfältig und langfristig durchgeführte Verlaufsstudien widerlegen aber diese pessimistische Haltung (Bohman 1970; Mednick et al. 1981; Robins 1966; Rutter et al. 1970).

Auf alle diese Faktoren kann hier nicht im einzelnen eingegangen werden. Verwiesen wird auf eine frühere Arbeit (Remschmidt 1986).

Lediglich auf zwei Aspekte, nämlich die Bedeutung von Entwicklungsfaktoren und die Relevanz von belastenden Ereignissen sowie von protektiven Faktoren, wird etwas näher eingegangen.

Bedeutung von Entwicklungsfaktoren

In ihrem Einfluß spiegelt sich zugleich auch ein Stück des sog. „natürlichen Verlaufes" kinder- und jugendpsychiatrischer Erkrankungen wider. Viele kinderpsychiatrische Erkrankungen können nämlich als regelrecht entwicklungsabhängig definiert werden. Zu ihnen gehören z. B. Enuresis, Enkopresis, z. T. auch Hyperaktivität, Tics und manche neurotische Reaktionen (insbesondere Angstzustände und Tierphobien). Über diese Erkrankungen ist bekannt, daß sie zur Adoleszenz hin einen Häufigkeitsabfall zeigen, sie persistieren also nicht, was durch Nachreifungsvorgänge und Lernprozesse bedingt ist. Schließlich ist hier in diesem Zusammenhang auch von großer Bedeutung, wann eine Erkrankung beginnt (Manifestationszeitpunkt). Im Rahmen einer Längsschnittbetrachtung psychiatrischer Störungen vom Kindesalter bis zur Adoleszenz lassen sich, etwas vereinfacht, drei Verlaufstypen herausstellen (vgl. Remschmidt 1975a und b):

1. Ein kontinuierlicher bzw. zweigipfliger Verlauf (Typ A), der sich auf psychische Störungen bezieht, die bereits in der frühen Kindheit auftraten und sich entweder kontinuierlich in die Adoleszenz fortsetzen oder aber nach einer mehr oder weniger ausgedehnten stummen Phase in der Adoleszenz wieder aktualisiert werden. Dies gilt z. B. für die Schulphobie, die ein Häufigkeitsmaximum zum Zeitpunkt der Einschulung und ein zweites im 14. Lebensjahr aufweist. Diese Störungen setzen sich auch häufig ins Erwachsenenalter fort und lassen sich einem Kontinuitätsmodell psychiatrischer Erkrankungen über weite Lebensphasen zuordnen. Zu diesem Typus gehören u. a. auch dissoziale Verhaltensweisen, Persönlichkeitsstörungen, bestimmte Formen von Neurosen und die bereits erwähnte Schulphobie. Störungen mit diesem Verlauf können wir als persistierende psychiatrische Erkrankungen bezeichnen.

2. Ein zweiter Verlaufstyp (Typ B) ist gekennzeichnet durch einen Häufigkeitsabfall von Störungsmustern, die in der Kindheit als behandlungsbedürftig angesehen wurden, sich aber in der Adoleszenz zurückbilden. Hierzu gehören vor allem die geläufigen Verhaltensstörungen (Enuresis, Enkopresis, Hyperaktivität, Tics, ein Teil der sog. MCD-Kinder) und manche neurotischen Reaktionen (insbesondere Angstzustände und Tierphobien). Diese Störungen finden häufig in der Adoleszenz ihren Abschluß und setzen sich nicht in das Erwachse-

nenalter fort. Wir können sie auch als nichtpersistierende Erkrankungen bezeichnen.

3. Der dritte Verlaufstyp (Typ C) ist durch einen deutlichen Häufigkeitsanstieg in der Adoleszenz gekennzeichnet, bei weitgehender psychischer Unauffälligkeit im Kindesalter. Hier sind Störungen zu erwähnen, deren Erstmanifestation in der Adoleszenz liegt, entweder weil in dieser Phase erstmalig die typischen psychischen Ausdrucksmittel zur Verfügung stehen oder aber weil sich zu diesem Zeitpunkt (u. U. begünstigt durch exogene Einflüsse) genetische Dispositionen manifestieren. Dies ist der Fall bei depressiven Syndromen verschiedener Genese, Zwangssyndromen, der Anorexia nervosa sowie bei schizophrenen und manisch-depressiven Psychosen. Die unter diesem Verlaufstypus zusammengefaßten Störungen bezeichnen wir auch als neu auftretende Erkrankungen. Die Bedeutung des Krankheitsbeginns hat sich in diesem Sinne in der Isle-of-Wight-Studie klar gezeigt (Rutter et al. 1979): Psychiatrische Erkrankungen bei 14jährigen wurden danach unterteilt, ob sie bereits vor oder nach dem 10. Lebensjahr aufgetreten waren. Die in der Frühadoleszenz erstmalig aufgetretenen Erkrankungen unterschieden sich in 3facher Hinsicht von jenen, die in der Kindheit begonnen hatten:

— sie kamen häufiger bei Mädchen vor,
— sie zeigten keinen Zusammenhang mit einem Reifungsrückstand oder mit Erziehungsproblemen, und
— sie waren weniger häufig assoziiert mit einer belasteten bzw. pathologischen Familiensituation.

Schließlich zeigten die Störungen bei diesen Jugendlichen auch eher eine ähnliche Symptomatik wie bei Erwachsenen. Im Hinblick auf das Geschlechterverhältnis tritt um die Pubertät eine Umpolung dergestalt ein, daß neurotische und depressive Störungen bei Mädchen häufiger werden, während dies für die Schizophrenie nicht gilt.

Als zweiter wichtiger Gesichtspunkt sei auf das Wechselspiel zwischen belastenden Lebensereignissen, Risikofaktoren und protektiven Faktoren eingegangen.

Lebensereignisse, Risikofaktoren, protektive Faktoren

In den letzten Jahren hat sich eine dynamische Betrachtungsweise dergestalt durchgesetzt, daß das Wechselspiel verschiedener Faktoren für den Verlauf kinderpsychiatrischer Erkrankungen in Betracht gezogen werden muß. Unter ihnen spielen Lebensereignisse (z. B. Tod eines Elternteils, Schulversagen) eine sehr wichtige Rolle, ebenso wie Risikofaktoren (viele Lebensereignisse sind solche) und protektive Faktoren. Unter den letzteren verstehen wir günstige Einflüsse, die die Manifestation einer Erkrankung verzögern, abmildern oder verhindern können.

In Tabelle 2 ist ein Modell wiedergegeben, das sich aus der Kauai-Studie ableitet.

Tabelle 2. Modell zur Wirkung und Wechselwirkung von Risiko-, Belastungs- und Protektiven Faktoren. (Kauai-Studie, E. E. Werner 1985)

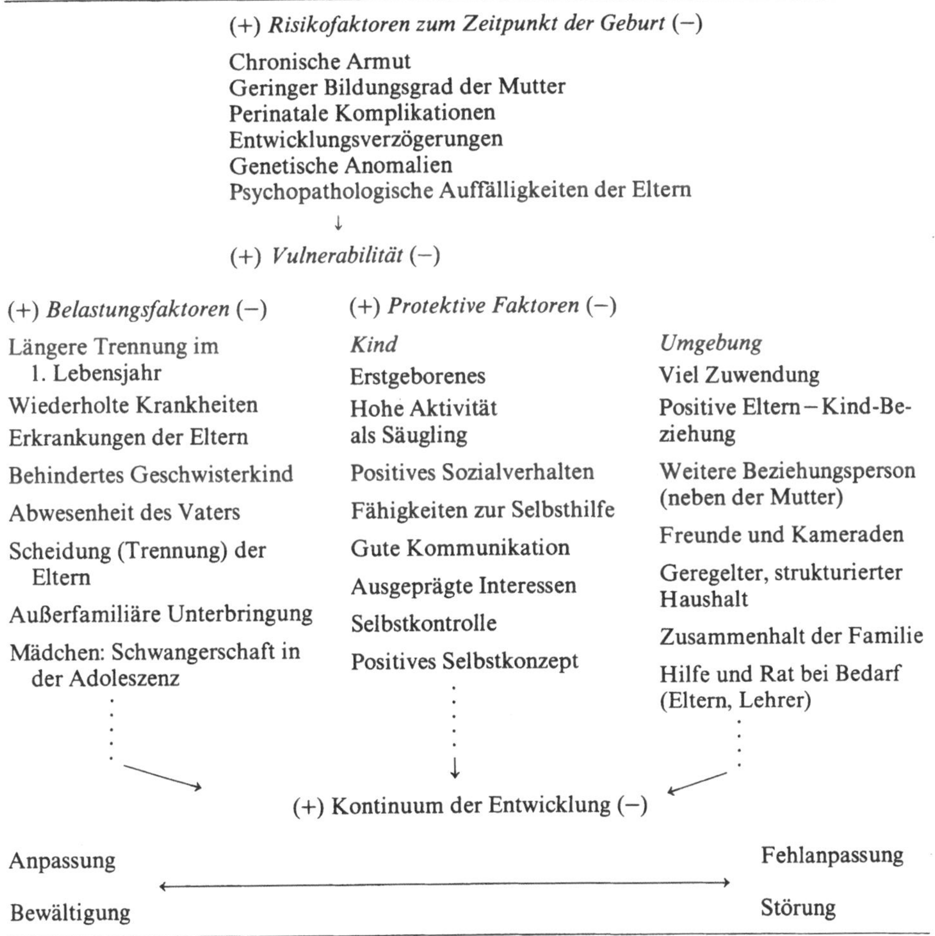

In diesem Modell werden Risikofaktoren zum Zeitpunkt der Geburt von Belastungsfaktoren und protektiven Faktoren unterschieden. Als Risikofaktoren zum Zeitpunkt der Geburt werden angesehen: chronische Armut, geringer Bildungsgrad der Mutter, perinatale Komplikationen, Entwicklungsverzögerungen, genetische Anomalien und psychopathologische Auffälligkeiten der Eltern. Das Vorhandensein mehrerer dieser Faktoren stellt einen Risikofaktor für weitere belastende Ereignisse dar und macht auf diese Weise ein Kind vulnerabel, wodurch die Wahrscheinlichkeit für das Auftreten psychiatrischer Erkrankungen erhöht ist. Nun können im Sinne der Manifestation einer kinderpsychiatrischen Erkrankung eine Reihe von Belastungsfaktoren eine große Rolle spielen (z. B. längere Trennung im 1. Lebensjahr, Erkrankung der Eltern, Ehescheidung). Diese Belastungsfaktoren stehen aber in Wechselwirkung mit protektiven Faktoren, die wiederum als „Persönlichkeitseigenschaften" des Kindes oder als „schützende Umgebungsfaktoren" angesehen werden können. Einige wichtige von ihnen sind in Tabelle 2 wiedergegeben. Durch das Zusammenspiel zwischen Risiko- und Belastungsfaktoren einerseits und protektiven Faktoren andererseits entsteht als Resultante letztlich entweder eine Fehlanpassung oder eine psychiatrische Erkrankung oder auch eine Anpassung bzw. Bewältigung des Risikos, psychisch krank zu werden.

Im Sinne dieser Überlegungen sind vor allem jene Kinder interessant, die, trotz maximaler Belastung und ungünstiger Umstände, nicht psychiatrisch erkranken, sondern eine positive Entwicklung nehmen. In verschiedenen Studien hat sich hierzu folgendes gezeigt:

- Solche Kinder verfügen über günstige Temperamentseigenschaften (Ausgeglichenheit, geringe Irritierbarkeit, gute Kommunikationsfähigkeit und Selbstkontrolle, positives Selbstkonzept).
- Sie bringen es aufgrund dieser Eigenschaften fertig, ihre Umwelt eher aktiv zu gestalten (auf Freunde zugehen, sich Zuwendung zu holen, ihre Interessen zu verwirklichen).
- Sie können aber auch „zufällig" eine Verbesserung ihrer Person erfahren, indem durch äußere Umstände ihre Situation positiv verändert wird. Hier spielen vor allem enge Beziehungspersonen, die auch außerhalb der Familie stehen können, eine wichtige Rolle.
- Bei ihnen wirkt sich auch das Erreichen äußerer Ziele als sehr positiv aus (z. B. Schulabschluß, berufliche Integration).

In einer eigenen Untersuchung an straffällig gewordenen Kindern konnten wir die Bedeutung dieser Faktoren sehr eindrucksvoll aufzeigen (Remschmidt et al. 1984). Unsere Stichprobe wurde nach verschiedenen Gesichtspunkten unterteilt, und für die hier erwähnte Frage war diejenige Gruppe von Kindern am interessantesten, die eine hohe Delinquenzbelastung im Kindesalter (d. h. vor dem 14. Lebensjahr) aufwies, bis zum 21. Lebensjahr (dies war der Katamnesezeitpunkt) jedoch nicht mehr straffällig geworden war. Vergleicht man nun diese Gruppe mit jener Gruppe von delinquenten Kindern, die bis ins Erwachsenenalter ihre Delinquenz fortgesetzt hatten, so zeigen sich klare Unterschiede in folgenden Bereichen: Die Gruppe der gut Angepaßten hatte, trotz ähnlicher Ausgangslage, die soziale Integration geschafft (Freunde, Partnerschaft), eine Berufstätigkeit aufgenommen und ihren Alltag selbst bewältigt, die andere Gruppe nicht. Dieser Unterschied ließ sich auch in einem Persönlichkeitstest (FPI) nachweisen.

Einige Ergebnisse zum Verlauf kinder- und jugendpsychiatrischer Erkrankungen

Die Ergebnisse sollen unter zwei Gesichtspunkten abgehandelt werden: einmal sollen anhand katamnestischer Untersuchungen Verlaufs- und Remissionstendenzen einiger klinisch bedeutsamer Störungen untersucht werden. Zum anderen soll die Frage aufgeworfen werden, ob psychiatrische Erkrankungen im Kindes- und Jugendalter Vorstufen oder erste Anzeichen von solchen des Erwachsenenalters sind (Kontinuitätshypothese) oder ob sie von diesen als eigene und anderen Gesetzen unterworfene Krankheitseinheiten abzugrenzen sind (Diskontinuitätshypothese).

Bei allen derartigen Untersuchungen ist natürlich auch zu berücksichtigen, ob eine therapeutische Intervention stattgefunden hat oder nicht, d. h. ob eine Besserung der Symptomatik oder Heilung durch die Intervention erfolgt ist oder durch den spontanen Verlauf. Diese Frage ist allerdings häufig nicht zu klären.

Psychoreaktive Störungen

Psychoreaktive Verhaltensstörungen im Kindes- und Jugendalter haben insgesamt eine gute Prognose. Entsprechende Verlaufsuntersuchungen zeigen, daß sie z.T. schon im Heranwachsendenalter (18 – 21 Jahre) weitgehend verschwunden sind. In diesen Zusammenhang gehören Studien mittlerer Katamnesedauer, in denen die Klientel von Erziehungsberatungsstellen nachuntersucht wurde, wobei man jeweils behandelte Patienten mit solchen, die auf einer Warteliste standen, aber nicht behandelt werden konnten, verglich. Derartige Untersuchungen weisen Remissionsquoten von 60 bis 80% auf, wobei sich die Behandelten von den Unbehandelten langfristig nicht unterschieden. Ein Teil dieser Verhaltensauffälligkeiten gehört gar nicht in den engeren Bereich psychiatrischer Erkrankungen (Nägelbeißen, Daumenlutschen, vorübergehende Eßstörungen, Stammeln, manche Formen von Einnässen). Derartige Störungen werden immer wieder als „neurotische Störungen" des Kindesalters angesehen. Sie haben aber mit echten neurotischen Störungen im Kindes-, Jugend- oder Erwachsenenalter nichts zu tun. Im Hinblick auf diese reaktiven Störungen gilt also nicht die Kontinuitätshypothese.

Dissoziales Verhalten und Persönlichkeitsstörungen

Sehr unterschiedlich sind die Verhältnisse bei diesen Störungsmustern. Dissoziale Verhaltensweisen, die sich frühzeitig zeigen, haben eine hohe Persistenz. Rund ein Drittel der Patienten erweist sich in einer langfristigen Nachuntersuchung als soziopathische Persönlichkeit. Die Hälfte der im Kindesalter als antisozial diagnostizierten Patienten kommt später mit dem Gericht in Kontakt, 5% werden Alkoholiker, über 20% leiden später an neurotischen Störungen, und nur ein Viertel ist später unauffällig. Bei persistierendem antisozialem Verhalten bis ins Erwachsenenalter kommen eine Reihe anderer Störungen hinzu, wie soziale Fehlanpassung, Familien- und Eheprobleme, unregelmäßige Arbeit, Entfremdung, Rückzug, multiple Gesundheitsschäden und finanzielle Abhängigkeit.

Warum sich diese hohe Persistenz dissozialen und antisozialen Verhaltens vom Kindesalter bis ins Erwachsenenalter ergibt, ist nicht eindeutig geklärt. Angeschuldigt werden hierfür genetische Komponenten, die familiäre Tradition und auch ungünstige Persönlichkeits- bzw. Temperamentseigenschaften. Hier sind die Interventionsstudien (vor allen Dingen die Adoptionsstudien) interessant, die zeigen, daß das „biologische Erbe" durch eine günstige Umgebung wieder aufgefangen werden kann (Bohman 1970, Bohman u. Sigvardsson 1984).

Neurosen

Kurz- und mittelfristige katamnestische Studien an Kindern mit neurotischen Störungen erbrachten, daß diese Gruppe insgesamt eine gute Prognose hat (vgl. Robins 1971). Andererseits zeigt sich, daß diejenigen neurotischen Kinder, die als Erwachsene psychiatrischer Hilfe bedürfen, häufig an neurotischen bzw. depressiven Störungen leiden (Ernst et al. 1968). Daraus läßt sich schließen, daß zumindest für einen Teil kindlicher Neurosen die Kontinuitätshypothese zutrifft. Es kann sich dabei aber nur um eine Minderheit handeln (Rutter 1972), da langfristige Katamnesen gezeigt haben, daß die Mehrzahl der Probanden mit kindlichen Neurosen als Erwachsene nicht an neurotischen Störungen leiden (Robins 1966, 1971). Für manche Neurosen, wie z.B. für Phobien, gibt es deutliche Beziehungen zum Lebensalter, was mit dem alterstypischen Verlauf kindlicher Ängste zusammenhängt. Bei neurotischen Störungen besteht insgesamt eine altersabhängige Beziehung zum Geschlecht. Während im Kindesalter die Geschlechterrelation ausgewogen ist, überwiegen nach der Pubertät die Mädchen. Rutter macht für die Gruppe neurotischer Störungen, auf die das Kontinuitätsmodell zutrifft, genetische Faktoren verantwortlich. Insgesamt lassen sich viele neurotische Symptome im Kindesalter eher als übersteigerte entwicklungsspezifische Reaktionen denn als Krankheitssymptome auffassen (Rutter 1972), was auch ihre Abgrenzung von psychoreaktiven Verhaltensstörungen schwierig macht. Die enge Beziehung zwischen neurotischer Symptomatik und Persönlichkeit entwickelt sich erst in der Adoleszenz. Die beste Prognose zeigen neurotische Angstreaktionen und Phobien sowie passagere Zwangssymptome im frühen Kindesalter (in der Adoleszenz ist dies anders). Für hysterische Neurosen (auch Konversionssyndrome) im Kindesalter läßt sich ein häufiger Übergang in neurasthenische oder organneurotische Krankheitsbilder konstatieren; ein nicht geringer Teil erweist sich aber auch als Fehldiagnosen organischer Erkrankungen.

Schizophrenie und frühkindlicher Autismus

Die wesentlichen Ergebnisse hierzu lassen sich wie folgt zusammenfassen:

- Ein gesetzmäßiger Übergang der kindlichen Schizophrenie in eine solche des Erwachsenenalters trifft nur für eine kleine Gruppe kindlicher Schizophrenien zu. Für diese gilt die Kontinuitätshypothese. Es handelt sich dabei um schizophrene Psychosen, die im späteren Kindesalter und unter ähnlicher Symptomatik wie bei Erwachsenen auftreten.
- Patienten, die im Erwachsenenalter an einer Schizophrenie erkranken, waren im Kindesalter häufig durch eine Reihe psychischer Auffälligkeiten nichtpsychotischen Charakters gekennzeichnet.
- Frühkindlicher Autismus und kindliche Schizophrenie müssen als unterschiedliche nosologische Einheiten aufgefaßt werden. Kinder mit einem frühkindlichen Autismus entwickeln später keine Schizophrenie. Sie unterscheiden sich vielmehr in vielfältiger Weise.

Hyperkinetisches Syndrom bzw. „attention deficit disorder"

Das hyperkinetische Syndrom ist definiert durch die Symptomtrias: hypermotorisches Verhalten, Aufmerksamkeitsstörung und Impulsivität. Im DSM III ist es den Aufmerksamkeitsstörungen („attention deficit disorders") zugeordnet mit der eigenen Kategorie „Aufmerksamkeitsstörung mit Hyperaktivität" (ADDH). Das hyperkinetische Syndrom ist die inzwischen am besten untersuchte kinderpsychiatrische Erkrankung. Es existieren bereits 15–20 katamnestische Untersuchungen über diese Störung (neueste Übersichten bei Gittelman et al. 1985; Cantwell 1985; Steinhausen 1986). Ohne auf die methodischen Probleme der Verlaufsstudien einzugehen, deren Katamneseintervall zwischen 4 und 25 Jahren schwankt, können folgende Ergebnisse als gesichert angesehen werden:

1. Ein Großteil der hyperkinetischen Kinder (bis 40%) bleibt in der frühen Adoleszenz durch Konzentrationsstörungen, motorische Unruhe, Impulsivität, Lern- und Leistungsstörungen und durch dissoziales Verhalten auffällig.

2. Die Ergebnisse bezüglich der Symptompersistenz in der Spätadoleszenz und im Erwachsenenalter sind nicht einheitlich. Verschiedene Studien kommen hier zu widersprüchlichen Ergebnissen. Es kann jedoch als sicher angesehen werden, daß bei jenen Probanden, bei denen das hyperkinetische Syndrom persistiert, dissoziales Verhalten, Drogenmißbrauch und auch Alkoholismus bis zu 4mal häufiger vorkommen als bei denjenigen Probanden, bei denen sich die Kernsymptomatik des hyperkinetischen Syndromes zurückbildet. Verglichen mit gesunden Kontrollpersonen wird dieser Sachverhalt natürlich noch deutlicher.

Psychiatrische Erkrankungen in der Adoleszenz

Die beste Prognose gilt auch hier für neurotische Störungen. 5- bis 20-Jahres-Katamnesen zeigen hier Besserungs- bzw. Heilungsquoten zwischen 70 und 90%. Für affektive Störungen (unter denen auch endogen-phasische Psychosen subsumiert sind) beträgt die Quote Geheilter bzw. wesentlich Gebesserter rund 80%.

Ungünstiger sieht es bei den Persönlichkeitsstörungen aus, bei denen eine gute Prognose (Besserung bzw. Heilung) nur in 55% der Fälle beschrieben wurde. Den ungünstigsten Verlauf zeigt die Schizophrenie des Jugendalters mit Heilungs- bzw. Besserungsquoten zwischen 26 und 50%.

Aus aktuellen Gründen (wegen der in allen westlichen Ländern beschriebenen Zunahme dieser Störung) sei abschließend auf die Anorexia nervosa eingegangen, deren Heilungsquote in älteren Untersuchungen zwischen 23 und 86% angegeben wird. Schon aus dieser Diskrepanz ist zu ersehen, daß die Kriterien zur Beurteilung sehr unterschiedlich gewesen sein müssen. Eingebürgert haben sich die Verlaufs- und Prognosekriterien von Morgan u. Russell (1975), die allerdings nur am Körpergewicht und am Wiedereintreten der Menstruation orientiert sind. Nach Maßgabe dieser Kriterien kann man bei mindestens 4jähriger Katamnesendauer von einer guten Prognose (Wiedereintritt der Periode und Variation des aktuellen Körpergewichts innerhalb von 5% um das Idealgewicht) in rund 45% der Fälle, von einer mittelmäßigen Prognose (Vorliegen von Menstruationsstörungen und stärkere Schwankungen des Körpergewichtes innerhalb der 15%-Marke um das Idealgewicht) in 28–30% der Fälle sprechen, während eine ungünstige Prognose (kein Wiedereintritt der Periode und aktuelles Körpergewicht mehr als 15% unter dem Idealgewicht) in rund einem Viertel der Fälle vorliegt (Remschmidt 1986).

Zusammenfassung und Schlußfolgerungen

1. Nur ein Teil kinderpsychiatrischer Erkrankungen kann als Vorstufe psychiatrischer Erkrankungen des Erwachsenenalters angesehen werden. Zu diesen Störungen gehören häufig dissoziales Verhalten, Persönlichkeitsstörungen, manche ausgeprägten neurotischen Störungen (z. B. Bindungsprobleme, die im Erwachsenenalter z. T. in depressive Syndrome übergehen).

2. Eine ganze Gruppe kinderpsychiatrischer Störungen (hauptsächlich entwicklungsabhängige Störungen) sind *nicht* Vorstufen psychiatrischer Erkrankungen des Erwachsenenalters. Werden sie jedoch bis spätestens zur Adoleszenz nicht kompensiert, so tragen sie ein enormes Risiko in sich, im Erwachsenenalter zu sekundären psychischen Störungen zu führen.

3. Die in der Adoleszenz neu auftretenden Erkrankungen persistieren häufig. Zu ihnen gehören schizophrene und affektive Psychosen und in der Adoleszenz beginnende neurotische Störungen (z. B. Zwangssyndrome).

4. Bei einigen kinder- und jugendpsychiatrischen Erkrankungen (z. B. beim hyperkinetischen Syndrom) kommt es im Erwachsenenalter zu einem Wandel der Symptomatik. So tritt bei denjenigen Patienten, bei denen das hyperkinetische Syndrom persistiert, häufig dissoziales Verhalten, Alkoholismus und Drogenmißbrauch auf, während die motorische Unruhe rückläufig ist.

5. Verlaufsuntersuchungen an kinder- und jugendpsychiatrischen Erkrankungen sind ein wichtiges gemeinsames Interessenfeld, das sich Kinder-, Jugend- und Erwachsenenpsychiater teilen. Sie sollten daher dieses Gebiet auch intensiv in gemeinsame Forschungsaktivitäten einbeziehen.

Literatur

Bohman M (1970) Adopted children and their families. Proprins, Stockholm
Bohman M, Sigvardsson S (1984) Adoption als Präventionsinstrument – Neuere Ergebnisse der Adoptionsforschung. In: Remschmidt H (Hrsg) Psychotherapie mit Kindern, Jugendlichen und Familien, Bd 2. Enke, Stuttgart
Cantwell DP (1985) Hyperactive children have grown up. Arch Gen Psychiatry 42:1026
Ernst C, von Luckner N (1985) Stellt die Frühkindheit die Weichen? Eine Kritik an der Lehre von der schicksalshaften Bedeutung erster Erlebnisse. Enke, Stuttgart
Ernst K, Kind H, Rotach M (1968) Ergebnisse der Verlaufsforschung bei Neurosen. Springer, Berlin Heidelberg
Gittelman R, Mannuzza S, Schenker R, Bonagura N (1985) Hyperactive boys almost grown up. Arch Gen Psychiatry 42:937

Mednick SA, Schulsinger F, Venables PH (1981) A fifteen-year follow-up of children with schizophrenic mothers (Denmark). In: Mednick SA, Baert AE (eds) Prospective longitudinal research: An empirical basis for the primary prevention of psychosocial disorders. Oxford University Press, Oxford

Morgan HG, Russell GFM (1975) Value of family background and clinical features as predictors of long term outcome in anorexia nervosa: Four year follow-up study of 41 patients. Psychol Med 5:355

Remschmidt H (1975a) Neuere Ergebnisse zur Psychologie und Psychiatrie der Adoleszenz. Z Kinder Jugendpsychiat 3:67

Remschmidt H (1975b) Psychologie und Psychopathologie der Adoleszenz. Monatsschr Kinderheilkd 123:316

Remschmidt H (1986) Was wird aus kinderpsychiatrischen Patienten? Methodische Überlegungen und Ergebnisse. In: Schmidt MH, Drömann S (Hrsg) Langzeitverlauf kinder- und jugendpsychiatrischer Erkrankungen. Enke, Stuttgart

Remschmidt H, Höhner G, Walter R (1984) In: Göppinger H, Vossen R (Hrsg) Humangenetik und Kriminologie. Kinderdelinquenz und Frühkriminalität

Robins LN (1966) Deviant children grown up. Williams & Wilkins, New York; 2. Aufl. Krieger, New York 1974

Robins LN (1971) Follow-up studies investigating childhood disorders. In: Hare EH, Wing JK (eds) Psychiatric epidemiology. Oxford University Press, London

Rutter M (1972) Relationships between child and adult psychiatric disorders. Reprint (ohne Verlagsangabe)

Rutter M (1979) Protective factors in children's responses to stress and disadvantage. In: Kent MW, Rolf JE (eds) Primary prevention of psychopathology, Vol 3: Social competence in children. Univ. Press of New England, Hanover, N.H.

Rutter M, Tizard J, Whitmore K (1970) Education, health, and behaviour. Longman, London

Steinhausen HC (1986) Der langfristige Verlauf von hyperkinetischem Syndrom und Teilleistungsstörungen. In: Schmidt MH, Drömann S (Hrsg) Langzeitverlauf kinder- und jugendpsychiatrischer Erkrankungen. Enke, Stuttgart

Werner EE (1985) Stress and protective factors in children's lives. In: Nicol AR (Ed) Longitudinal studies in child psychology and psychiatry. Wiley, Chichester

2.4 Das körperliche Krankheitsmodell der endogenen Psychosen

G. HUBER

Bei der Erörterung des Themas, zu dem es eine unübersehbare Fülle von Beiträgen mit einer „Unzahl von Modellen" [21] gibt, zeigt sich bald, daß die Grundproblematik der Multikonditionalität der sog. idiopathischen Psychosen nach wie vor ungelöst ist und von hier aus zwangsläufig ein Pluralismus der Ansätze resultiert. Ich werde mich im folgenden auf die Schizophrenie beschränken und kann auch hier nur einige wenige Aspekte eines körperlichen Krankheitsmodells skizzieren. Eine Übersicht über „Hauptströme der gegenwärtigen ätiologischen Diskussion der Schizophrenien" gab ich zuletzt 1980 in der „Psychologie des 20. Jahrhunderts" [32, 33]. Wenn man über das körperliche Krankheitsmodell der endogenen Psychosen spricht, ist stets zu vergegenwärtigen, daß die Alternative: Somatogenese oder Psychogenese, *nicht* erst heute zugunsten einer multifaktoriellen Sichtweise überwunden wurde, daß vielmehr psychische Teilursachen auch von den sog. Somatikern stets anerkannt wurden. So schrieb Griesinger, der bekanntlich in den Geisteskrankheiten grundsätzlich Gehirnkrankheiten sah, daß in bezug auf Vorbereitung und unmittelbare Auslösung psychische Momente, z.B. Störungen der Beziehung zu den Eltern, Kränkung oder „Gemütsmißhandlung", die häufigsten „Quellen des schizophrenen Irreseins" seien. E. Bleuler stellte die lebensgeschichtliche Bedingtheit vieler schizophrener Symptome heraus und differenzierte zwischen psychisch erklärbaren, sekundären und unmittelbar auf einen körperlichen Hirnprozeß zurückgehenden, primären Symptomen. Von Gaupp und Kretschmer wurde psychischen Ursachen wenigstens bei Teilgruppen (Paranoia, sensitiver Beziehungswahn) entscheidende Bedeutung beigemessen. Im Heidelberger Schizophrenie-Band vertraten Gruhle und Mayer-Gross und letzterer später zusammen mit Slater und Roth dezidiert den Standpunkt, die Schizophrenie sei, jedenfalls in ihrer Kerngruppe, eine organische Erkrankung und könne nicht psychogen verursacht sein [44]. Gut 100 Jahre nach Griesinger hielt Manfred Bleuler (1951) eine spezifische körperliche oder spezifische psychische Ursache für undenkbar [2].

Die Krankheitshypothese bei den Schizophrenien geht aus von einer *vorwiegenden Erbbedingtheit* der Erkrankung. Hierfür sprechen die Ergebnisse der Zwillingsforschung, so die signifikant höheren Schizophreniekonkordanzraten eineiiger gegenüber zweieiigen Zwillingen, und der Familienforschung mit einer Zunahme des Erkrankungsrisikos mit der Nähe der Blutsverwandtschaft. Die Deutung dieser Befunde als Folge sozialpsychologischer Effekte wurde u.a. durch Adoptivstudien [9, 23, 57] widerlegt [44]. Unterschiedliche Konkordanzraten verschiedener Zwillingsserien lassen sich durch methodische Auslesefak-

Aktuelle Kernfragen in der Psychiatrie
Herausgegeben von F. Böcker und W. Weig
© Springer-Verlag Berlin Heidelberg 1988

toren und durch Nichterkennung atypischer, mehr oder weniger uncharakteristischer Typen und Stadien beim Zwillingspartner erklären [29]. Vererbt werden verschlüsselte Informationen, an deren Realisierung sowohl somatische wie psychische Umwelteinflüsse, z.B. frühe Hirnschäden, Lebensgeschichte und subjektiv gewichtige Erlebnisse, sog. „life events", mitbeteiligt sind. Die manifesten Schizophrenien sind *Phänotypen,* die vom *Genotyp* und einer hypostasierten Somatose sehr weit entfernt sind und auf dem Wege vom Gen zum Phän zahlreiche Stufen durchlaufen. Umweltfaktoren können die Manifestation hemmen oder fördern und den Verlauf günstig oder ungünstig beeinflussen. Die Somatosehypothese ist durchaus vereinbar mit einer *multifaktoriellen Betrachtungsweise:* vorwiegende Erbbedingtheit und Krankheitshypothese einerseits, Psychodynamik und Multikonditionalität andererseits schließen sich nicht aus; peristatische Faktoren können für die Psychosemanifestation beim einzelnen Individuum ebenso wichtig sein wie der Krankheitsfaktor, der bei *allen* Schizophrenien unerläßlich und in einem Teil der Fälle für sich allein ausreichend ist [33, 34].

Die Somatosehypothese ist bis heute nicht beweisbar. Doch führt die Tatsache der Vererbung zu der Folgerung, daß es biochemische Abweichungen zentralnervöser Funktionen sind, die vererbt werden und — bei einer weitgehend noch unbekannten Konstellation von im übrigen Genom und in der Umwelt gelegenen Bedingungen — als Schizophrenie in Erscheinung treten. Die sehr große Distanz zwischen Phänotyp und Genotyp kann von beiden Seiten her eingeengt werden: vom Phänotyp her durch Befunde der psychopathologisch-phänomenologischen Forschung und hier, wie wir meinen, am besten durch das Konzept von den „substratnahen Basissymptomen" [27, 35], vom Genotyp her durch Befunde der somatischen, z.B. neurochemischen, elektroenzephalographischen, psychophysiologischen und neuroradiologischen Forschung.

Die Suche nach sog. biologischen Markern erstreckt sich dabei auf experimentalpsychologische Untersuchungen und hier auf Störungen der Aufmerksamkeit und Informationsverarbeitung, auf psychophysiologische Daten, z.B. evozierte Potentiale oder Veränderungen der elektrodermalen Aktivität, auf neuroradiologische Befunde, auf die interhemisphärische Integration oder die Monoaminooxydaseaktivität von Blutplättchen. Die meisten Befunde sind unzureichend oder widersprüchlich. Nach Kornhuber eignet sich z.B. die Störung der sakkadischen Augenbewegungen, nicht aber die Blickfolgebewegungen auf Pendelreiz, zur Unterscheidung schizophrener Patienten von Gesunden [50]. Bei bestimmten an Schizophrenie Erkrankten unterscheiden sich die Reaktionszeiten mit Vorwarnung von Gesunden durch eine kürzere Zeitkonstante der Aufmerksamkeit. Im EEG findet sich eine Verlängerung des Willkürbewegungen vorausgehenden Bereitschaftspotentials [50]. Nach angloamerikanischen Autoren können am ehesten Störungen der Augenbewegungen, der Aufmerksamkeit und Informationsverarbeitung als biologische Marker i.S. von genetisch determinierten „traits" dienen; hiervon sind zustandsabhängige Parameter zu unterscheiden, z.B. Parenrhythmien im EEG, die nach den Befunden von Huber u. Penin [42] und Penin et al. [54] nur in bestimmten, nach klinisch-phänomenologischen Kriterien stärker prozeßaktiven Stadien nachweisbar sind.

Jede somatische Hypothese, und dies gilt in besonderer Weise für die noch zu erörternde Annahme einer Limbopathie, impliziert eine Interaktion von Anlage und Umwelt. Ich zeigte früher, daß peristatische Faktoren in einer Teilgruppe, quasi am organischen Pol, geringeres, in einer anderen Teilgruppe, wo man — analog den endoreaktiven Dysthymien [64] — von endoreaktiven Schizo-

phrenien sprechen könnte, stärkeres pathogenetisches Gewicht haben [28].
Hierher gehören z. B. die psychisch-reaktiv ausgelösten Schizophrenien, die
nach den Befunden von Langfeldt und seiner Schüler und auch der Bonner
Schizophreniestudie eine günstigere Langzeitprognose haben als die nicht ausgelösten Schizophrenien [41].

Die *biochemische Störung* betrifft nach dem heutigen Forschungsstand am
ehesten die sog. biogenen Amine, d. h. Dopamin und Noradrenalin, daneben
aber auch andere, z. B. serotoninerge und GABAminerge Transmittersysteme.
Im Unterschied zu den „traits", die unabhängig von Manifestation und Sta-
dium der Erkrankung und auch bei Blutsverwandten nachweisbar sind, können
bestimmte neurochemische und neurophysiologische Parameter zustandsab-
hängig, d. h. nur transitorisch-intermittierend in bestimmten Stadien auftreten
und sind nur durch engmaschige Verlaufsuntersuchungen in diesen prozeßaktiven Stadien faßbar [14].

Neurochemische Normabweichungen führen im neurophysiologischen Bereich nach einer u. E. heute am besten gestützten Annahme zu einer *Störung der
Informationsverarbeitung*, nach dem Basisstörungskonzept zu einigen wenigen
Basisstörungen, die dem transphänomenalen Bereich angehören und die den
phänomenologisch faßbaren „substratnahen Basissymptomen" („Basisphänomene" nach Janzarik) zugrundeliegen; *„substratnah"* deswegen, weil diese Basisphänomene dem supponierten somatischen Substrat näher sind als die typisch schizophrenen, ausgeformten, konkretisierten, durch sekundäre Verarbei-
tungsvorgänge modifizierten Endphänomene; *Basis*symptome deswegen, weil
es Primärerfahrungen sind, die die Basis der fluktuierenden produktiv-psychotischen und schließlich der ausgeformten, fixierten psychotischen End- und
Überbauphänomene darstellen [35, 62].

Die Frage, ob tatsächlich aus den mehr oder minder uncharakteristischen
Basisdefizienzen die hochkomplexen produktiven Phänomene, so die Symptome 1. Ranges, hervorgehen, ist eine Kardinalfrage, die für Theorie und Wesen, aber auch für Therapie und Rehabilitation der Schizophrenien von größter
Bedeutung ist. Besteht ein Zusammenhang zwischen den reversiblen produktiven Psychosemanifestationen und den ihnen vorausgehenden wie nachfolgenden dynamischen und kognitiven Basisdefizienzen und den durch sie konstituierten Basisstadien? Kann man psychopathologische Übergangsreihen zwischen
Basissymptomen und Psychose, zwischen defizitären, negativen und produktiven, positiven Schizophreniesymptomen einschließlich den fixierten End- oder
Überbauphänomenen durch Longitudinalstudien nachweisen und dadurch
auch dem Einwand begegnen, Basissymptome würden in gleicher Weise bei allen möglichen psychischen Störungen vorkommen? Damit würde auch gezeigt,
daß der klassifikatorische und ätiopathogenetische Versuch einer Trennung einer sog. positiven von einer negativen [1], einer akuten von einer chronischen [5]
Schizophrenie, eines Typ-I-Syndroms von einem Typ-II-Syndrom [7] nicht halt-
bar ist, weil es sich um Stadien der gleichen Erkrankung handelt, sog. negative
in positive Schizophrenien übergehen und umgekehrt [14, 62]. Unsere Arbeitsgruppe zeigte anhand langjähriger empirischer Untersuchungen, daß die alte
„Insuffizienzhypothese", wonach produktiv-psychotische Symptomatik aus einem „Hypo", einem hirnorganisch bedingten Defizit psychischer Funktionen

als Enthemmungssymptomatik i. S. des Schichtmodells von Jackson ableitbar ist, plausibel erscheint. Diese Vorstellung gewinnt an Wahrscheinlichkeit, wenn man statt des von uns noch 1961 [26] und 1966 [27] vertretenen *dynamistischen Ableitungsmodelles* − energetisches Defizit, Reduktion des psychisch-energetischen Potentials [6], dynamische Insuffizienz [45] − von einem *kognitivistischen Modell* ausgeht, nach der Lehre von E. Bleuler von einer Assoziationslockerung, die dann das affektlogische Gleichgewicht im informationsverarbeitenden Prozeß beeinträchtigt.

Hierzu ist es erforderlich, wie unsere Arbeitsgruppe zeigte [27, 62], die erhaltene Selbstwahrnehmungsfähigkeit der Patienten zu nutzen, die die Basisdefizienzen als Defizienzen wahrnehmen, schildern und unter günstigen Bedingungen auch noch den Übergang von defizitären in produktive Erlebnisweisen verbalisieren, Selbstschilderungen, durch deren Analyse man die Annahme eines symptomatologischen Zusammenhanges von Basissymptomen und Endphänomenen allein überprüfen kann. Nur auf diese Weise kann man die Frage beantworten, was schizophrene Symptomatik eigentlich ist, was Basissymptome mit den psychopathologischen Phänomenen zu tun haben, die jeder Schizophreniedefinition, den älteren sowohl wie den neueren Konzepten, zugrundeliegen. Daß man hier bisher, zumal in der angloamerikanischen Forschung, über sehr spekulative, globale und wenig differenzierte Zuordnungen nicht hinauskam, liegt u. E. vor allem auch an der Vernachlässigung der phänomenologisch-deskriptiven Methode i. S. von K. Jaspers und K. Schneider, in der Ausblendung des erlebnismäßigen Niederschlages der psychologischen Funktionsstörungen und der hiervon ausgehenden psychopathologischen Übergangswege, die nur anhand der Selbstschilderungen der Kranken und mit einer explizit „phänomenologischen Einstellung" des Untersuchers aufzeigbar sind.

Um die Frage eines Zusammenhanges von Defizienz und Produktivität zu beantworten, war es zunächst erforderlich, ein Instrument zu schaffen, mit dessen Hilfe die einzelnen Basisdefizienzen erfaßt werden konnten. Eine umfassende Deskription der Basissymptome, wie wir sie seit 1957 [35], damals zuerst mit der Beschreibung der Coenästhesien und zentral-vegetativen Störungen, versucht haben, war Voraussetzung für die Konstruktion eines Fremdbeurteilungsverfahrens, der *Bonner Skala für die Einschätzung von Basissymptomen* (BSABS), das die Erhebung von Basisdefizienzen in den verschiedenen Basisstadien ermöglicht. Mit Hilfe der Bonn-Skala [17] mit ihren 5 symptomatologischen Hauptkategorien und insgesamt 98 Einzelitems, wie sie von Gross et al. seit 1962 entwickelt wurde, untersuchte Klosterkötter die psychopathologischen Übergangsreihen zwischen defizitären und produktiven Schizophreniesymptomen systematisch an einem größeren Krankengut (19 a, 48, 49). Dabei reichte der Dokumentationszeitraum vom Einsatz des Prodroms bis zur Manifestation von Symptomen 1. Ranges; oder von der letzten Manifestation von Erstrangsymptomen bis in das nachfolgende postpsychotische Basisstadium. So konnte gezeigt werden, daß und auf welche Weise z. B. aus kognitiven Wahrnehmungsstörungen Wahnwahrnehmungen hervorgehen und daß nahezu sämtliche im Bonner Untersuchungsinstrument differenzierten Einzelphänomene dieser Kategorie von Basisdefizienzen in den Ausgangserfahrungen vertreten sind [40, 48, 49]. Dabei standen in der Regel nicht einzelne, sondern Komplexe von

Wahrnehmungsstörungen, seltener auch Störungen der rezeptiven Sprache, am Anfang des jeweiligen Übergangs. Die Resultate bestätigten ältere, nur an Einzelfällen belegte Auffassungen [52], daß die Wahrnehmungsfundierung für die Generierung erstrangiger Wahnphänomene, nämlich Wahnwahrnehmungen und wahnhafte Personenverkennungen, bedeutsam ist.

In ähnlicher Weise konnten anhand von 216 Selbstschilderungen von 121 Patienten *Übergangsreihen zwischen Basissymptomen und den anderen Erstrangsymptomen* aufgezeigt werden. Die als Ausgangserfahrungen nachgewiesenen Basissymptome waren bei den Gedankenbeeinflussungserlebnissen ganz überwiegend kognitive Denkstörungen, z.B. Gedankeninterferenz (BSABS: C.1.1), zwangähnliches Perseverieren infolge von Gedankeninterferenz (C.1.2) sowie Gedankenblockierung unter Einschluß der Fading-Phänomene (C.1.4), bei den akustischen Erstranghalluzinationen wiederum bestimmte kognitive Denkstörungen, darunter häufiger als bei den Gedankenbeeinflussungsphänomenen Gedankendrängen (C.1.3) und die Störung der Diskriminierung von Vorstellungen und Wahrnehmungen bzw. von Phantasie- und Erinnerungsvorstellungen (C.1.15). Hier scheint der jeweils erreichte Ausprägungsgrad an kognitivem Leitbarkeitsverlust darüber zu entscheiden, ob aus kognitiven Denkstörungen Gedankenbeeinflussungserlebnisse oder aber akustische Erstranghalluzinationen entstehen. Bei der Willensbeeinflussung [59] fand sich ein Entstehungszusammenhang mit kognitiven Handlungsstörungen, zumal Automatosesyndrom, Bannungszuständen, motorischer Interferenz und motorischer Blockierung. Leibliche Beeinflussungserlebnisse gehen aus Coenästhesien, und zwar aus allen im Bonner Untersuchungsinstrument differenzierten Prägnanztypen D.1 bis D.11 hervor, am häufigsten aus Elektrisierungsempfindungen (D.5) und aus Sensationen der Verkleinerung, Schrumpfung und Einschnürung, der Vergrößerung und Ausdehnung (D.9) und aus Bewegungs-, Zug- und Druckempfindungen im Körperinnern und an der Körperoberfläche (D.7) sowie den mehr umschriebenen Schmerzsensationen (D.3). Weiter wurde belegt, daß die basalen Defizienzen grundsätzlich alle psychologischen Funktionsbereiche der Wahrnehmung, des Denkens, Handelns und der gefühlsmäßigen Leibvergegenwärtigung gleichzeitig betreffen können, zu denen die Erstrangsymptomatik in Beziehung steht. Die Untersuchung zeigte, daß die Rückbildung der Erstrangsymptome über dieselben Schritte wie die Ausbildung, nur eben in umgekehrter Richtung erfolgt [25, 49]. Während die Basissymptome, insbesondere die kognitiven Basisdefizienzen, sehr häufig durch Beanspruchung, z.B. Arbeit oder soziale Alltagssituationen, ausgelöst werden, ergab sich in der Erlebnissequenz zu den Symptomen 1. Ranges seltener ein Auslösezusammenhang mit situativen Einflüssen. Im Vordergrund stehen bei den Auslösern bestimmte, primär affektiv neutrale, alltägliche soziale Situationen (BSABS: A.8.2 u. B.1.3), z.B. Gegenwart zu vieler Menschen, Unterhaltung mit Besuchern oder optische und akustische Stimulation durch elektronische Medien, oder arbeitsmäßige Beanspruchung (B.1.1) und ungewöhnliche, unerwartete und neue Anforderungen (B.1.2). Diese übergangsprovozierenden „Stressoren" sind weitgehend identisch mit den Situationen, die die Basisdefizienzen auslösen oder verstärken können. Ein gemeinsames Merkmal ist eine Überschreitung der Informationsverarbeitungskapazität des Patienten. Wichtig ist, daß diese Herabsetzung der Toleranzschwelle gegenüber gleichsam „normalen" Stressoren *vor* der Erkrankung im intraindividuellen Vergleich nicht bestand.

Die prägnanztypischen Übergangsreihenzusammenhänge zeigen, daß die diagnostisch relevanten schizophrenietypischen Symptome das Ergebnis einer Entwicklung sind, die von mehr oder minder uncharakteristischen Basissymptomen ihren Ausgang nimmt, und bestätigen so die phänomenbezogene Zentralaussage der Basisstörungskonzeption.

Im Basisstörungskonzept ist unterhalb des phänomenalen der *transphänomenale Bereich* zu denken: eine Störung der Informationsverarbeitung mit Nivellierung der Erfahrungshierarchien und einigen Basisstörungen, die − vermutlich mit unterschiedlichen Anteilen − in den vielfältigen, von den Patienten erlebten Basissymptomen enthalten sind. In dem oft plötzlichen Auftreten der Basissymptome kommt, transphänomenal gesehen, ein Wirksamwerden kognitiver Basisstörungen und im weiteren Verlauf der Übergangsreihen bis zum Phasenhöhepunkt eine Steigerung der „Prozeßaktivität" [42, 54] zum Ausdruck. Dem funktionsübergreifenden Charakter − Denken, Wahrnehmung, Psychomotorik, Leibgefühle usw. sind gleichermaßen betroffen − hat das Basisstörungskonzept durch Aufnahme des aus der experimentalpsychologischen Forschung stammenden Konstrukts „*Verlust an Gewohnheitshierarchien*" Rechnung getragen. Es steht der „*Insuffizienz der strukturellen Gerichtetheiten*" nach Janzarik und der sich daraus ergebenden „*Desaktualisierungsschwäche*" näher, als es auf den ersten Blick scheint: Desaktualisierungsschwäche hier und „Unvermögen zur Unterdrückung konkurrierender Reaktionstendenzen" dort lassen sich in ihrem sachlichen Aussagekern zueinander in Beziehung setzen [49, 62].

Allerdings geht für Janzarik die strukturelle auf eine vorauslaufende, durch die Psychose nur aufgedeckte dynamische Insuffizienz der Primärpersönlichkeit zurück („vorauslaufender Defekt" [46]), während von uns die an den Übergangsreihenanfängen stehenden kognitiven Basissymptome als Ausdruck eines hirnorganisch bedingten Funktionswandels aufgefaßt werden. Doch bezeichnet auch Janzarik einen Teil der Basisphänomene, so die kognitiven Wahrnehmungsstörungen und die Stufe-2-Coenästhesien, als „Phänomene der Substrataktivität" [47]. Zum *Vulnerabilitäts-Streß-Modell* ergeben sich Berührungspunkte insofern, als der Übergang der Basisphänomene zu Symptomen 1. Ranges und insbesondere die Manifestation der Basissymptome selbst häufig situagen ausgelöst werden, was für uns mit der Annahme einer zugrundeliegenden genetisch-neurobiochemisch determinierten Störanfälligkeit kognitiver Prozesse kompatibel ist.

Transphänomenal gesehen ist der *Übergang in die produktive Symptomatik*, in die Psychose i. e. S., mit der damit verbundenen Auflösung der Ich-Kontur und dem Verlust der Selbstvergegenwärtigungsfähigkeit der Basisdefizienzen als Defizienzen, dem Sprung vom Quantitativen ins Qualitative, vom Minus zum Aliter, auf eine Zunahme der „*Prozeßaktivität*", d. h. der Informationsverarbeitungsstörung, zurückzuführen. Huber und Gross sprachen hier in bezug auf die Wahnwahrnehmung in Anlehnung an Conrad von einer *Regression in den Subjekt-Zentrismus*, einem Verlust der epikritischen zugunsten der protopathischen Leistungsform, einer Freilegung phylo- und ontogenetisch älterer

Bezugssysteme [40]. Man kann hier auch von einer regressiven, überindividuellen, kollektiven Amalgamierung [49] sprechen, die auch die Kehrseite der Eigenbeziehungstendenz umfaßt, die Neigung, die eigenen Akte, Denk-, Handlungsvorgänge und Leibgefühle auf Außeneinflüsse zu beziehen. Dieser Freilegungsprozeß hat nach unserem Konzept in der „Nivellierung der Reaktions- und Deutungswahrscheinlichkeiten" seine Voraussetzung, ist also noch nicht eine freie, erklärende Reaktion des Individuums auf das Erleben der befremdlichen und ängstigenden Wahrnehmungs-, Denk-, Handlungs- und Leibgefühlveränderungen, sondern wird ebenfalls durch die kognitive Basisstörung bestimmt. Es ist gleichsam die *überindividuelle* Komponente der vom Basisstörungskonzept angenommenen „*Amalgamierung der Basissymptome mit der anthropologischen Matrix*" [63]; eine Vorstellung, die der Bestimmung des Verhältnisses zwischen negativen und positiven, defizitären und Enthemmungssymptomen durch Jackson (s. o.) nahekommt. Erst danach, gleichsam in einer 3. Phase des schizophrenen Erlebniswandels, kommt es zu einer verstehbaren Reaktion des Individuums auf das produktiv-psychotische Erleben, zu einer *individuellen* Amalgamierung als der Entlastung dienender Bewältigungs- und Erklärungsversuch, entsprechend der „Wahnarbeit" der alten Autoren, der „kompensatorischen Funktion des Wahns" (i. S. von Binswanger), der aus Lebensgeschichte und Persönlichkeit verstehbaren, psychogenen Komponente [40] der schizophrenietypischen End- und Überbauphänomene.

Eine Konsequenz dieser Beantwortung der Zusammenhangsfrage ist, daß sich die Suche nach bestimmten zustandsabhängigen, z. B. elektroenzephalographischen oder neurochemischen Parametern, auf solche Verlaufsabschnitte beziehen muß, die durch die übergangsrelevanten Basissymptome, z. B. kognitive Wahrnehmungs-, Denk- und Handlungsstörungen, bestimmt sind. Nur in diesen, gewöhnlich kurzdauernden Durchgangsphasen besteht die Chance, die den Vorgang der „regressiven Amalgamierung" determinierenden kognitiven Basisstörungen und ihre biologischen Grundlagen zu erfassen. Entsprechend müßte die Suche nach Stressoren, die psychotische Rezidive auslösen, und hier z. B. nach den „expressed emotions" naher Angehöriger, sich auf die Ermittlung von Situationen beziehen, die auch zur Auslösung oder Verstärkung der am Anfang der Übergangsreihen stehenden Basisphänomene führen können. Die bisher weitgehend vernachlässigte Erfassung von Basisphänomenen ist allgemein für die Diagnostik und besonders die Frühdiagnostik und für die möglichst frühzeitige Behandlung von Bedeutung. Die Therapie, dabei sowohl die medikamentöse wie eine durch die Eruierung der Basisphänomene möglich gewordene psychologische Trainingsbehandlung, muß sich auf die Basisdefizienzen und ihre interindividuell variablen Ausprägungsschwerpunkte beziehen. Auf diese Weise ist es möglich, daß künftig in den Prodromen und Vorpostensyndromen [11] eine Zunahme der kognitiven Basisstörungen verhindert und *vor* jener Schwelle abgefangen werden kann, bei deren Überschreiten es anscheinend zwangsläufig zu einer Freilegung des psychotischen Bezugssystems kommt [18, 41, 49].

Die Basisstörung der Informationsverarbeitung hat ihre präphänomenalen somatischen Voraussetzungen in einem pathologischen zerebralen Funktionswandel am ehesten *limbischer Funktionsstrukturen*. Die Hypothese einer *Limbo-*

pathie wird seit ca. 15 Jahren diskutiert. Während früher z. B. von Reichardt und Ewald (und in den 50er Jahren auch noch von uns) eine Zwischenhirn- oder Stammhirnhypothese der Schizophrenie vertreten wurde, postulierte unsere Arbeitsgruppe seit 1971 eine topische Zuordnung zu Funktionsstrukturen des limbischen Systems ([19] S. 204). Als Hinweise hierfür galten Struktur und Symptomatologie des asthenischen (1957) bzw. reinen Defektes (1961) und die endogen-organische, psychopathologisch-neurologische Zwischensymptomatik der Coenästhesien, zentral-vegetativen Störungen und Hyperkinesen, Symptomgruppen, die wir 1957 in ihren Analogien zu Störungen bei charakterisierbaren Hirnkrankheiten, insbesondere des Zwischenhirns, beschrieben hatten.

Zum *limbischen System* [53] rechnen u. a. neben den limbischen Endhirnstrukturen: Hippocampusformation, Mandelkern, hinterer basaler Teil des Frontalhirns (sog. Orbitalrinde), i. w. S. auch Hypothalamus und Nucleus anterior und medialis des Thalamus. Nachdem Treff (1971) und Dom (1976) bei Schizophrenien histopathologische und morphometrische Befunde in Thalamuskernen und Scheibel u. Kovelmann (1981) sowie Stevens (1982) qualitative histologische Veränderungen in limbischen Strukturen beschrieben hatten, fand Bogerts mit quantitativ-morphometrischer Methodik eine signifikante Volumenminderung im Mandelkern und in der Hippocampusformation, in den in unmittelbarer Nachbarschaft der 3. Hirnkammer liegenden periventrikulären Strukturen und im Pallidum internum. Die neuroradiologisch nachgewiesene Erweiterung des 3. Ventrikels bei an Schizophrenie Erkrankten mit über 3 Jahre kontinuierlich persistierenden reinen Defizienzsyndromen entspricht nach Bogerts einem Substanzverlust von in der Nachbarschaft des 3. Ventrikels liegenden Zellgruppen [37]. Die eigenen neuroradiologischen Befunde aus den Jahren 1953, 1957 und 1961 hatten wir zuerst als — möglicherweise unspezifische, doch mit dem „reinen Defekt" korrelierte — Subkortiko- oder Dienzephalopathie aufgefaßt; aufgrund klinischer Befunde schlugen wir später (1976) vor, die Bezeichnung „Schizophrenie" bei einer Teilgruppe durch „Limbothymopathie" zu ersetzen [31].

Die neuroradiologischen Veränderungen sind nur geringgradig ausgeprägt; sie betreffen nur die ersten drei Ventrikel und bevorzugt den 3. Ventrikel; angesichts der weiten Überlappungsbereiche und der anlagemäßigen Kleinheit und Dysplasie der Hirnkammern [25, 26] bei Schizophrenen sind Normabweichungen oft nicht nachzuweisen. Die Befunde von Bogerts (s. [37]) zeigen, daß bestimmte Schizophrenien, wahrscheinlich diejenigen mit der Komponente einer irreversiblen reinen Defizienz, durch lokal begrenzte, geringgradige, selektive Veränderungen gekennzeichnet sind, die einer Atrophie oder Hypoplasie von limbischen Endhirnstrukturen (Hippocampus und Mandelkern) und der mit ihnen in enger funktioneller Beziehung stehenden dienzephalen, periventrikulären Strukturen sowie des Pallidum internum entsprechen. Möglicherweise gibt es, wie wir 1957 annahmen, eine Gruppe echter, idiopathischer Schizophrenien *ohne* neuroradiologische Normabweichungen, die psychopathologisch am weitesten von der organischen Demenz entfernt und durch eine Häufung abnormer Primärpersönlichkeiten und dysplastischer Konstitutionen gekennzeichnet ist [16].

Die Annahme einer Limbopathie und eines Zusammenhanges zwischen limbischen Funktionsstörungen und Basissymptomen wird auch durch Ergebnisse neurophysiologischer, elektroenzephalographischer, test- und experimentalpsychologischer Untersuchungen gestützt [4, 20, 41, 55]. Temporale Veränderungen und abnorme Rhythmisierungen im EEG, die auf mesolimbische Funktionsstrukturen hinweisen, sind für prozeßaktive Basisstadien und produktiv-psychotische Syndrome bei Schizophrenien und bei psychomotorischen Epilepsien bedeutsam [22, 42, 54].

Der flüchtigen Phase klinisch faßbarer starker Prozeßaktivität entspricht das EEG-Muster einer Parenrhythmie, inaktiven Stadien ein normalisiertes, häufig abgeflachtes Kurvenbild. Gruppierte Aktivität bei unbehandelten Patienten kann ein Merkmal der postulierten Grundkrankheit in Stadien mit stärkerer Prozeßaktivität sein [54]. Die Kriterien der Prozeßaktivität sind Syndrome, die durch Stufe-2-Basissymptome und die Grundkonstellation der dynamischen Unstetigkeit [45] gekennzeichnet sind, z. B. durch Coenästhesien, anmutungsbetonte Wahnwahrnehmungen (Ich-Beziehung ohne Konkretisierung) und andere fluktuierende Verstimmungen, kognitive Denk-, Wahrnehmungs- und Handlungsstörungen. Stärkere Prozeßaktivität liegt z. B. vor, wenn die genannten Basissymptome sich in rascher zeitlicher Folge zu einem starken Ausprägungsgrad entwickeln und das Syndrom z. Z. der Ableitung zumindest 2 aktive Symptomgruppen zeigt. Prä- und postpsychotische Basisstadien erreichen die meiste Zeit nur einen geringen und noch nicht ausreichenden Grad von Prozeßaktivität; Verlaufsstrecken mit ausgeformten Endphänomenen haben nicht mehr genügend Prozeßaktivität, um pathologische EEG-Veränderungen erwarten zu lassen.
    Neuere EEG-Untersuchungen mit quantitativen, mathematisch-statistischen Methoden der Auswertung, die sich mit der längerdauernden zentralen Komponente der Orientierungsreaktion, d. h. mit der elektrischen Reaktivität des Gehirns auf Stimuli befassen, stützen das Vorliegen einer Informationsverarbeitungsstörung und sprechen für die Annahme einer Basisstörung in späteren Phasen der Informationsverarbeitung [51]; die Basisstörung würde damit jene Funktionen betreffen, durch die die gezielte Wiederverfügbarmachung von Erfahrungen aus dem Langzeitgedächtnis gewährleistet wird und die Reaktionen des Individuums auf externe und interne Informationen an die momentane Realität angepaßt werden [38].

Auch neurochemische und neuropharmakologische Befunde können auf limbische Funktionssysteme hinweisen, so erhöhte Dopamin- und Noradrenalinkonzentrationen in limbischen Strukturen, z. B. im linken Mandelkern [56], die mit den Befunden einer Erhöhung von Dopamin- und Noradrenalinkonzentrationen im Blutplasma unbehandelter produktiv-psychotischer Schizophrenien übereinstimmen [3, 10]. Substanzen, die eine Inaktivierung des Hippocampus bewirken, z. B. Amphetamin oder Phencyclidin, können zu symptomatischen Schizophrenien führen. Einige Befunde sprechen dafür, daß der antipsychotische Effekt der Neuroleptika mit einer Hippocampusaktivierung bzw. einer Inaktivierung limbischer dopaminerger Neurone zusammenhängt.
    Das limbische System scheint auch für das Zustandekommen *symptomatischer Schizophrenien* bei bekannten Hirnerkrankungen bedeutsam zu sein. So fanden sich unter 10 Tumoren mit dem Bild einer endogenen Psychose 9, die Teile des limbischen Systems (Boden und Wände des 3. Ventrikels, Temporalpol oder Orbitalhirn) betrafen [39]. Für das Zustandekommen von schizophrenen Psychosen bei bekannten Hirnerkrankungen ist ein quantitatives Prinzip zu beachten. Die Voraussetzungen sind nur dort erfüllt, wo ein nicht massiv zerstörender Prozeß die Funktionsstrukturen oder bestimmte Funktionsstrukturen relativ intakt läßt und komplexe, positive Enthemmungssymptome ermöglicht. So treten bei rückbildungsfähigen Thalamusläsionen thalamogene Spontansensationen, die phänomenologisch den Coenästhesien idiopathischer Schizophrenien entsprechen, erst bei einem bestimmten Grad der Restitution thalamischer Funktionen auf [8, 25, 39].
    Schizophrene Psychosen bei *Epilepsien* werden in erster Linie bei psychomotorischer bzw. Temporallappenepilepsie beobachtet [15, 30, 43]. Bei einer

Psychose, die auch von K. Schneider klinisch als „idiopathische" Schizophrenie diagnostiziert wurde, fand sich neurohistologisch ein auf die graue Substanz des Schläfenlappens beschränkter enzephalitischer Prozeß [24]. Bei einer Patientin mit psychomotorischer Epilepsie fanden wir in der „prolongierten Aura" alle Prägnanztypen von Coenästhesien (s. BSABS; D.1 – D.12), u.a. Wander-, Elektrisierungs- und thermische Sensationen mit fluktuierenden, ziehenden, kreisenden, von der Herz- in die Kopfregion und umgekehrt auf- und absteigenden Mißempfindungen, eng gekoppelt mit paroxysmaler Tachykardie und Bradykardie (E.1.1), Vasodilatationen und -konstriktionen (E.1.2), elementarem Angstgefühl und Derealisation (C.2.11); im EEG waren während des Zustandes Gruppen von Delta- und Zwischenwellen mit eingelagerten steilen Wellen nachzuweisen. Auch zahlreiche andere Basissymptome, z.B. kognitive Denk- und Wahrnehmungsstörungen (C.1; C.2) und andere Depersonalisationserlebnisse (D.3.4; D.1.1), die Zwischenglieder beim Übergang bestimmter Basissymptome in Endphänomene sind, werden bei Epilepsien beobachtet. Angesichts der vielfältigen phänomenalen Konvergenzen zwischen Epilepsien und Schizophrenien postulierten wir, daß sich die Annahme einer umschriebenen Informationsverarbeitungsstörung auch auf bestimmte episodische und paroxysmale Psychosyndrome bei psychomotorischen Epilepsien übertragen läßt. Die Gruppe paroxysmaler Durchgangssyndrome nach Art der Aura prolongata kann dabei ein Modell für die Schizophrenieforschung sein. Die Liste der Auraphänomene (einschließlich der Übergänge in schizophrene Erst- und Zweitrangsymptome), die von Wieser bei stereoelektroenzephalographischen Tiefenableitungen beschrieben wurden, liest sich wie ein Katalog von Basissymptomen, wie sie von Gross im BSABS definiert wurden [12, 17].

Die kognitiven und dynamischen Basissymptome können, wie wir sahen, mit einer Störung im limbischen System, das für Antrieb, Stimmung und Triebe, doch auch für Gedächtnis und Informationsverarbeitung verantwortlich ist, erklärt werden. Die – noch sehr pauschale – Annahme einer Störung der Informationsverarbeitung erlaubt die Vorstellung, daß auch typisch schizophrene Symptome sich aus den Basissymptomen entwickeln, z.B. Wahnwahrnehmungen aus kognitiven Wahrnehmungsstörungen, leibliche Beeinflussungserlebnisse aus Coenästhesien, Gedankenentzug aus Blockierung und Gedankeneingebung aus Gedankeninterferenz [25, 32, 35]. Die Entwicklung geht von den Basissymptomen der Stufe 1 über Stufe 2 zur Stufe 3 und umgekehrt; die Rückbildung, z.B. von Leibhalluzinationen der Stufe 3 auf Coenästhesien der Stufe 2, ist so lange möglich, als nicht auf Stufe 3 eine Fixierung und Automatisierung eintritt, die möglicherweise über eine verfestigte strukturelle Verformung auf der Grundlage eines disponierenden Persönlichkeitsfaktors zustandekommt [46].

Wie wir für einzelne Basissymptome dargestellt haben, kommen diese phänomenal identisch auch bei bekannten Hirnerkrankungen vor [25 – 27, 35]. Die Mehrzahl der Basissymptome kann durch – funktionelle und potentiell reversible – pathologische Vorgänge in Schlüsselstrukturen des limbischen Systems i.w.S. erklärt werden.

Die Basissymptome zeigen hinsichtlich Manifestation und Ausprägung auf Stufe 2 und im Übergangsbereich zu Stufe 3 ohne erkennbaren Anlaß, häufig aber in Abhängigkeit von Situation und Beanspruchung, eine außerordentliche intraindividuelle Fluktuation. Die von den Basisphänomenen konstituierten Basisstadien können so sehr verschiedene Grade von Prozeßaktivität aufweisen [42]. Basissymptome sind *nicht spezifisch* in dem Sinne, daß sie ausschließlich bei Schizophrenien vorkommen; sie werden auch bei endogenen Depressionen [13] und gelegentlich (s. o.) bei definierbaren Hirnerkrankungen beobachtet, doch in der Regel nicht bei Gesunden und in der phänomenalen Gegebenheitsweise der Stufe 2 und im Übergang zur Stufe 3, z. B. bei den kognitiven Denk- und Wahrnehmungsstörungen oder den Coenästhesien, auch nicht bei neurotischen und psychopathischen Persönlichkeitsstörungen. Dies gilt mit der generellen Einschränkung eines *phänomenologischen Überschneidungsbereiches* zwischen psychisch und hirnorganisch bedingter Symptomatik: Zwischen Psychosen und nichtpsychotischen Zuständen (Neurosen und Psychopathien) gibt es, wie schon K. Schneider hervorhob, Übergänge im psychopathologischen Erscheinungsbild; deswegen ist eine Differenzierung oft schwierig und zumal in den Stadien der Stufe 1 unmöglich.

Wird die partielle Ausdrucksgemeinschaft psychisch-reaktiv und hirnorganisch bedingter Symptomatik ignoriert und nicht berücksichtigt, daß es Überschneidungen und Übergänge im psychopathologischen Querschnittsbild gibt, und daß Stufe-1-Basisphänomene für unseren „klinischen Blick" nicht von ähnlichen Beschwerden und Störungen neurotisch-psychopathischer Patienten unterscheidbar sind, weil unsere Spezifizierungs- und Differenzierungsfähigkeit nicht ausreicht, resultiert die Meinung, Basissymptome seien „gemeinsame Merkmale psychisch gestörter Menschen", die in gleicher Art und Häufigkeit bei Neurosen und psychopathischen Persönlichkeitsstörungen wie bei Schizophrenien auftreten. Ein nicht weiter differenzierter Neurosebegriff ist für wissenschaftliche Untersuchungen nicht brauchbar [60, 61].

Wir stoßen hier auf das *Borderline-Problem*, auf die Frage der Grenzfälle, vom Schizoid Kretschmers über das Schizophreniespektrum von Kety bis zu den sog. Borderline-Schizophrenien [58]. Die Problematik des Borderline wurde auf dem 6. „Weißenauer" Schizophrenie-Symposion beleuchtet [36]. Abortive Formen der Schizophrenien und Basisstadien wurden unter verschiedenen Bezeichnungen: latente Schizophrenie (E. Bleuler), pseudoneurotische Schizophrenie (Hoch u. Pollatin), coenästhetische Schizophrenie (Huber), endogene juvenil-asthenische Versagenszustände (Glatzel u. Huber), larvierte Schizophrenien (Huber, Gross u. Schüttler), beschrieben. Viele als Neurose diagnostizierte Patienten sind in Wirklichkeit als prä- und postpsychotische Basisstadien bzw. Formes frustes der Schizophrenien aufzufassen [62]. Bei der großen Mehrzahl der Kranken überwiegen in den langen Verläufen, wie die Bonn-Studie zeigte, gegenüber den typisch schizophrenen Syndromen die mehr oder minder uncharakteristischen Basisstadien. Es ist sehr viel schwieriger, Basisphänomene reliabel zu diagnostizieren als z. B. Symptome 1. Ranges mit zweifelsfrei qualitativ eigen- und neuartiger Gegebenheitsweise. Nur die Verlaufsbeobachtung und dabei die Berücksichtigung oft großer Zeiträume ermöglicht es, Stufe-2-Basissymptome mit ihrer in den Selbstschilderungen deutlich werdenden qualitativen Eigenartigkeit zu erfassen.

Der Einwand, die Basissymptomatik sei nicht schizophreniespezifisch und könne daher auch nicht als die eigentliche primäre Symptombildung schizophrener Erkrankungen aufgefaßt werden, der letztlich genetisch-neurobiochemisch bedingte Basisstörungen der Informationsverarbeitung zugrundeliegen, läßt drei Punkte unberücksichtigt: 1. daß es überhaupt keine spezifischen psychopathologischen Symptome gibt, auch die schizophrenen Erstrangsymptome z.B. nicht ausschließlich bei Schizophrenien, sondern auch bei definierbaren Hirnerkrankungen vorkommen; 2. daß sich das „Charakteristische im Uncharakteristischen" der Basissymptome durch die genaue operationale Definition im Bonner Untersuchungsinstrument für einen großen Teil der Basissymptome, insbesondere der kognitiven Basisdefizienzen, herausarbeiten ließ, Phänomene, wie sie so zwar wiederum bei organischen Hirnerkrankungen und z.T. auch bei affektiven Psychosen, aber nicht bei neurotisch-psychopathischen Persönlichkeitsstörungen vorkommen; 3. daß gezeigt werden konnte, daß und wie aus dem von den Patienten selbst geschilderten und als Defizienzen beklagten uncharakteristischen Minus das sog. Plus oder Positivum der produktiv-psychotischen Phänomene, das psychotische Aliter im konventionellen Sinne, die hochkomplexe schizophrene Erlebniswelt entstehen kann. Eben dies, daß sich im Unterschied zu den Beschwerden neurotisch-psychopathischer Patienten, aus den Basissymptomen heraus die schizophrenietypischen Erstrangsymptome entwickeln, begründet die zentrale Annahme des Basisstörungskonzeptes, die für die Bezeichnung als *Basis*symptome ausschlaggebend war. Die Bonner Untersuchungen belegen die den Basissymptomen zugeschriebene Fundierungsbedeutung für die produktiv-psychotischen Erlebnisweisen: Es gibt einen fließenden Übergang von sog. negativen zu positiven Symptomen, vom Minus zum Aliter, von der Defizienz zur Produktivität [14, 17, 48].

Die skizzierten Ergebnisse der Bonner Langzeitstudie und die durch sie ermöglichte systematische Untersuchung der Basissymptome in den prä- und postpsychotischen Basisstadien als Voraussetzung für die Erstellung des Bonner Fremdbeurteilungsverfahrens, die Beobachtung, daß solche Basisphänomene analog auch bei charakterisierbaren Hirnerkrankungen vorkommen und daß ein Teil, vor allem die kognitiven Denk-, Wahrnehmungs- und Handlungsstörungen und die Coenästhesien, fließende Übergänge in typisch schizophrene Phänomene und Syndrome zeigen, was eben bei nichtpsychotischen Zuständen nicht der Fall ist, andererseits die gut gestützte Annahme, daß die Basissymptome mit ihren Übergängen zu produktiv-psychotischen Symptomen einem vermutlich limbische Funktionssysteme betreffenden pathologischen zerebralen Funktionswandel näher sind als die konkretisierten und durch Strukturverformungen fixierten schizophrenen Endphänomene, führten u.a. zur Revision der Lehre von der durchgehenden „numinosen Singularität" und Spezifität schizophrener gegenüber hirnorganischen Erkrankungen. Die neueren Befunde zeigen die Notwendigkeit einer breiten Erforschung der biochemischen und neuronalen Grundlagen und vor allem auch von systematischen Untersuchungen, die somatische und phänomenologische Aspekte unter Führung der klinischen Psychiatrie sinnvoll koordinieren. Die Verifizierung der Hypothese, die Schizophrenien seien letztlich durch pathobiochemische Vorgänge bedingt, die für peristatische Einflüsse aller Art empfänglich sind und am ehesten limbische Funktionsstrukturen betreffen, hätte gravierende Folgen für Therapie und Prävention der Erkrankung. Die Meinung, genetisch determinierte körperliche Verursachung sei gleichzusetzen mit Unbeeinflußbarkeit und Unheilbarkeit, würde sich dann, wie schon beim Morbus Parkinson oder der Phenylketonurie, auch bei den Schizophrenien endgültig als Vorurteil erweisen.

Literatur

1. Andreasen NC, Olsen S (1982) Negative v. positive schizophrenia. Definition and validation. Arch Gen Psychiatry 39:789−794
2. Bleuler M (1951) Forschungen und Begriffswandlungen in der Schizophrenielehre 1941 bis 1950. Fortschr Neurol Psychiatr 19:385−452
3. Bondy B, Ackenheil M, Birzle W, Elbers R, Fröhler M (1984) Catecholamines and their receptors in blood: Evidents for alteration in schizophrenia. Biol Psychiatry 19:1377−1393
4. Broen WE, Storms LH (1966) Lawful disorganization: The process underlying a schizophrenic syndrome. Psychol Rev 73:265−279
5. Ciompi L (1982) Organo- oder Soziogenese? − Beiträge neuerer Langzeituntersuchungen zur Frage der Ätiologie der Schizophrenie. In: Beckmann H (Hrsg) Biologische Psychiatrie. Thieme, Stuttgart
6. Conrad K (1958) Die beginnende Schizophrenie. Versuch einer Gestaltanalyse des Wahns. Thieme, Stuttgart
7. Crow TJ (1980) Molecular pathology of schizophrenia: More than one disease process? Br Med J 280:66−68
8. Davison K, Bagley CR (1969) Schizophrenia-like psychoses associated with organic disorders of the central nervous system: A review of the literature. In: Herrington RN (ed) Current problems in neuropsychiatry. Brothers, Ashford
9. Erlenmeyer-Kimling L (1968) Studies on the offspring of two schizophrenic parents. In: Rosenthal D, Kety SS (eds) The transmission of schizophrenia. Pergamon, Oxford
10. Farley IJ, Pricek S, McCulloueghe O, Deck JN, Hordynski W, Hornykiewicz O (1978) Norepinephrine in chronic paranoid schizophrenia: Above normal levels in limbic forebrain. Science 200:465−468
11. Gross G (1969) Prodrome und Vorpostensyndrome schizophrener Erkrankungen. In: Huber G (Hrsg) Schizophrenie und Zyklothymie. Ergebnisse und Probleme. Thieme, Stuttgart
12. Gross G (1985) Bonner Untersuchungsinstrument zur standardisierten Erhebung und Dokumentation von Basissymptomen (BSABS). In: Huber G (Hrsg) Basisstadien endogener Psychosen und das Borderline-Problem. Schattauer, Stuttgart
13. Gross G (1986) Basissymptome und Basisstadien bei Zyklothymie. In: Huber G (Hrsg) Zyklothymie − offene Fragen. Das ärztliche Gespräch, 41. Tropon, Köln
14. Gross G, Huber G (1984) Die Bedeutung diagnostischer Konzepte und Kriterien für die biologisch-psychiatrische Forschung bei schizophrenen und schizoaffektiven Psychosen. In: Hopf A, Beckmann H (Hrsg) Forschungen zur Biologischen Psychiatrie. Springer, Berlin Heidelberg New York Tokyo
15. Gross G, Huber G (1986) Epilepsie und Schizophrenie. Psycho 12:778−784
16. Gross G, Huber G (1986) Neuroradiologische Untersuchungen bei schizophrenen Erkrankungen. Referat am 4. Kongreß der Deutschen Gesellschaft für Biologische Psychiatrie, Würzburg 18. − 20. 9. 86 (Springer, Berlin Heidelberg New York, im Druck)
17. Gross G, Huber G, Klosterkötter J, Linz M (1987) BSABS. Bonner Skala für die Beurteilung von Basissymptomen (Bonn Scale for the Assessment of Basic Symptoms). Springer, Berlin Heidelberg New York Tokyo
18. Gross G, Huber G, Schüttler R (1983) Verlauf schizophrener Erkrankungen unter den gegenwärtigen Behandlungsmöglichkeiten. In: Hippius H, Klein HE (Hrsg) Therapie mit Neuroleptika. Perimed, Erlangen
19. Gross G, Huber G, Schüttler R, Hasse-Sander I (1971) Uncharakteristische Remissionstypen im Verlauf schizophrener Erkrankungen. In: Huber G (Hrsg) Ätiologie der Schizophrenien. Bestandsaufnahme und Zukunftsperspektiven. Schattauer, Stuttgart
19a. Gross G, Klosterkötter J (1986) Wahrnehmungs- und Handlungsstörungen bei Schizo-

phrenien und Somatosehypothese. Referat auf dem Kongreß der Deutschen Gesellschaft für Psychiatrie und Nervenheilkunde, Bayreuth 2. – 4. 10. 86 (in diesem Buch)

20. Hasse-Sander I, Gross G, Huber G, Peters S, Schüttler R (1982) Testpsychologische Untersuchungen in Basisstadien und reinen Residualzuständen schizophrener Erkrankungen. Arch Psychiatr Nervenkr 231:235 – 249
21. Heimann H (1986) Ätiologievorstellungen in der Psychiatrie im Wandel der Zeiten. Referat auf dem Kongreß der Deutschen Gesellschaft für Psychiatrie und Nervenheilkunde, Bayreuth 2. – 4. 10. 86 (in diesem Buch)
22. Helmchen H (1968) Bedingungskonstellationen paranoid-halluzinatorischer Syndrome. Springer, Berlin Heidelberg New York
23. Heston LL (1970) The genetics of schizophrenic and schizoid disease. Science 167:249 – 256
24. Huber G (1955) Zur nosologischen Differenzierung lebensbedrohlicher katatoner Psychosen. Schweiz Arch Neurol Psychiatr 74:216 – 244
25. Huber G (1957) Pneumencephalographische und psychopathologische Bilder bei endogenen Psychosen. Monographien aus dem Gesamtgebiete der Psychiatrie und Neurologie, Bd. 79. Springer, Berlin Göttingen Heidelberg
26. Huber G (1961) Chronische Schizophrenie. Synopsis klinischer und neuroradiologischer Untersuchungen an defektschizophrenen Anstaltspatienten. Einzeldarstellungen aus der theoretischen und klinischen Medizin, Bd. 13. Hüthig, Heidelberg
27. Huber G (1966) Reine Defektsyndrome und Basisstadien endogener Psychosen. Fortschr Neurol Psychiatr 34:409 – 426
28. Huber G (1968) Verlaufsprobleme schizophrener Erkrankungen. Schweiz Arch Neurol Neurochir Psychiatr 101:346 – 368
29. Huber G (Hrsg) (1971) Ätiologie der Schizophrenien. Bestandsaufnahme und Zukunftsperspektiven. Schattauer, Stuttgart
30. Huber G (1973) Psychopathologie der Epilepsien. In: Penin H (Hrsg) Psychische Störungen bei Epilepsien. Schattauer, Stuttgart
31. Huber G (Hrsg) (1976) Therapie, Rehabilitation und Prävention schizophrener Erkrankungen. Schattauer, Stuttgart
32. Huber G (1976) Indizien für die Somatosehypothese bei den Schizophrenien. Fortschr Neurol Psychiatr 44:77 – 94
33. Huber G (1980) Hauptströme der gegenwärtigen ätiologischen Diskussion der Schizophrenie. In: Peters UH (Hrsg) Die Psychologie des 20. Jahrhunderts, Bd X. Kindler, Zürich
34. Huber G (1981) Psychiatrie. Systematischer Lehrtext für Studenten und Ärzte, 3. Aufl. (4. Aufl. 1987) Schattauer, Stuttgart
35. Huber G (1983) Das Konzept substratnaher Basissymptome und seine Bedeutung für Theorie und Therapie schizophrener Erkrankungen. Nervenarzt 54:23 – 32
36. Huber G (Hrsg) (1985) Basisstadien endogener Psychosen und das Borderline-Problem. Schattauer, Stuttgart
37. Huber G (1985) Verleihung des Kurt-Schneider-Preises – Laudatio. In: Huber G (Hrsg) Basisstadien endogener Psychosen und das Borderline-Problem. Schattauer, Stuttgart
38. Huber G (1986) Verleihung des Hans-Jörg-Weitbrecht-Preises – Laudatio. In: Huber G (Hrsg) Zyklothymie – offene Fragen. Das ärztliche Gespräch, 41. Tropon, Köln
39. Huber G, Gross G (1974) Schizophrenie und Pseudo-Schizophrenie. In: Das ärztliche Gespräch. Tropon, Köln 1974
40. Huber G, Gross G (1977) Wahn. Eine deskriptiv-phänomenologische Untersuchung schizophrenen Wahns. Enke, Stuttgart
41. Huber G, Gross G, Schüttler R (1979) Schizophrenie. Eine verlaufs- und sozialpsychiatrische Langzeitstudie. Monographien aus dem Gesamtgebiete der Psychiatrie, Bd 21. Springer, Berlin Heidelberg New York
42. Huber G, Penin H (1968) Klinisch-elektroencephalographische Korrelationsuntersuchungen bei Schizophrenen. Fortschr Neurol Psychiatr 36:641 – 659
43. Huber G, Penin H (1972) Psychische Dauerveränderungen und Persönlichkeit der Epileptiker. In: Kisker KP, Meyer J-E, Müller M, Strömgren E (Hrsg) Psychiatrie der Gegenwart, Bd II, 2. Aufl. Springer, Berlin Heidelberg New York

44. Huber G, Zerbin-Rüdin E (1979) Schizophrenie. Erträge der Forschung, Bd 115. Wiss. Buchgesellschaft, Darmstadt
45. Janzarik W (1959) Dynamische Grundkonstellationen in endogenen Psychosen. Ein Beitrag zur Differentialtypologie der Wahnphänomene. Springer, Berlin Göttingen Heidelberg
46. Janzarik W (1968) Schizophrene Verläufe. Eine strukturdynamische Interpretation. Monographien aus dem Gesamtgebiete der Neurologie und Psychiatrie, Bd 126. Springer, Berlin Heidelberg New York
47. Janzarik W (1983) Basisstörungen. Eine Revision mit strukturdynamischen Mitteln. Nervenarzt 54:122−130
48. Klosterkötter J (im Druck) Basissymptome und Endphänomene der Schizophrenie. Springer, Berlin Heidelberg New York Tokyo
49. Klosterkötter J, Gross G (1986) Wahrnehmungsfundierte Wahnwahrnehmungen. Referat auf dem Kongreß der Deutschen Gesellschaft für Psychiatrie und Nervenheilkunde, Bayreuth 2.−4. 10. 86 (in diesem Buch)
50. Kornhuber HH (1985) Zur Pathophysiologie und Therapie der Schizophrenien. In: Huber G (Hrsg) Basisstadien endogener Psychosen und das Borderline-Problem. Schattauer, Stuttgart
51. Koukkou M (1984) Elektroenzephalographische Studien der Informationsverarbeitung bei akuten und ehemaligen schizophrenen Patienten, Neurotikern und psychisch Gesunden. In: Hopf A, Beckmann H (Hrsg) Forschungen zur Biologischen Psychiatrie. Springer, Berlin Heidelberg New York Tokyo
52. Matussek P (1952/53) Untersuchungen über die Wahnwahrnehmung. 1. Mitteilung: Arch Psychiatr Z Neurol 189 (1952) 279−319; 2. Mitteilung: Schweiz Arch Neurol Psychiatr 71 (1953) 189−210
53. Mc Lean PD (1952) Some psychiatric implications of physiological studies on frontotemporal portion of limbic system (visceral brain). Electroencephalogr Clin Neurophysiol 4:407−418
54. Penin H, Gross G, Huber G (1982) Elektroencephalographisch-psychopathologische Untersuchungen in Basisstadien endogener Psychosen. In: Huber G (Hrsg) Endogene Psychosen: Diagnostik, Basissymptome und biologische Parameter. Schattauer, Stuttgart
55. Poljakov J (1973) Schizophrenie und Erkenntnistätigkeit. Hippokrates, Stuttgart
56. Reynolds GP (1983) Increased concentrations and lateral asymmetry of amygdala dopamine in schizophrenia. Nature 305:527−529
57. Rosenthal D, Wender PH, Kety SS, Welner J, Schulsinger F (1971) The adopted-away offspring of schizophrenics. Am J Psychiatry 128:307−311
58. Saß H, Koehler K (1982) Borderline-Syndrome, Neurosen und Persönlichkeitsstörungen. Nervenarzt 53:519−523
59. Schneider K (1987) Klinische Psychopathologie, 13. unveränd. Aufl., mit einem Kommentar von G. Huber und G. Gross. Thieme, Stuttgart
60. Süllwold L (1977) Symptome schizophrener Erkrankungen. Uncharakteristische Basisstörungen. Monographien aus dem Gesamtgebiete der Psychiatrie, Bd 13. Springer, Berlin Heidelberg New York
61. Süllwold L (1986) Schizophrenie, 2. Aufl. Kohlhammer, Stuttgart
62. Süllwold L, Huber G (1986) Schizophrene Basisstörungen. Monographien aus dem Gesamtgebiete der Psychiatrie, Bd 42. Springer, Berlin Heidelberg New York Tokyo
63. Weitbrecht HJ (1971) Was heißt multikonditionale Betrachtungsweise bei den Schizophrenien? In: Huber G (Hrsg) Ätiologie der Schizophrenien. Bestandsaufnahme und Zukunftsperspektiven. Schattauer, Stuttgart
64. Weitbrecht HJ (1973) Psychiatrie im Grundriß, 3. Aufl. Springer Berlin Heidelberg New York

2.5 Schizophrenie, eine seelisch-leibliche Antwort

F. Böcker

Die endogenen Psychosen sind klinisch gut definiert. Ätiologie und Pathogenese sind nach wie vor unaufgeklärt. Kurt Schneider nannte dieses Faktum das große Ärgernis in der Psychiatrie.

Somatogener Aspekt

Wilhelm Griesinger prägte den Satz: „Geisteskrankheiten sind Hirnkrankheiten." Diese Aussage ist zumindest partiell richtig. Zweifellos werden psychopathologische Syndrome durch eine Reihe von wohlbekannten organischen Hirnerkrankungen verursacht. Die somatogenen bzw. körperlich begründbaren Psychosen sind vor allem durch ihre Achsensyndrome geprägt. Bei aller klinischen Vielfalt der Erscheinungsbilder der Psychosen sind solche Achsensyndrome regelmäßig nachweisbar (Kurt Schneider, H.H. Wieck, F. Böcker u. v.a.). Sie bestimmen auch das Bild der somatogenen Psychosen, die klinisch vorübergehend als „endogen" imponieren.

Sehr ausführliche und umfangreiche Untersuchungen der somatogenen Psychosen, insbesondere durch den Arbeitskreis um H.H. Wieck, haben gezeigt, daß alle bisher bekannten definierbaren Hirnerkrankungen zu psychischen Störungen nach der Art der Funktionspsychose bzw. der Art der somatogenen Defektzustände führen. Das gilt auch für endogene oder exogene toxische Erkrankungen, einschließlich der psychischen Syndrome, die von den sog. Halluzinogenen ausgehen.

Endogenen Psychosen fehlen die somatogenen Achsensyndrome, die sich auch im Verlauf der Erkrankung nicht einstellen (F. Böcker). Akute endogene Psychosen – und darunter akute Schizophrenien – sind weder im Querschnitt noch im Längsschnitt einer Funktionspsychose (H.H. Wieck) vergleichbar. Chronische endogene Psychosen bzw. endogene Defektzustände entsprechen ebenfalls nicht den klinischen Bildern der organischen Wesensänderung, des Persönlichkeitsabbaues oder gar der Demenz. Dies wird insbesondere dann deutlich, wenn Patienten, die unter einer schizophrenen Psychose leiden, zusätzlich von einer hirnorganischen Erkrankung befallen werden. Dann ändert sich die Psychopathologie von der schizophrenen Symptomatik zur organischen. Es wird also nicht die schizophrene Symptomatik verstärkt. Darüber hinaus sind organisch begründbare Defektsyndrome definitiv irreversibel, für sog. Defektsyndrome bei Schizophrenie gilt dies jedenfalls nicht generell.

Aktuelle Kernfragen in der Psychiatrie
Herausgegeben von F. Böcker und W. Weig
© Springer-Verlag Berlin Heidelberg 1988

Aus den genannten Beobachtungen folgt für die Schizophrenie, daß hier ein anderer pathogenetischer und syndromgenetischer Prozeß zugrunde liegen muß, als er bei bisher bekannten Hirnerkrankungen jedweder Art abläuft, die zu somatogenen psychischen Störungen führen.

Wenn die Ätiopathogenese der Schizophrenie ausschließlich im Sinne einer organischen Erkrankung gesehen werden soll, und wenn die Ursachenforschung sich auf das organische Substrat bezieht, dann muß zunächst gefragt werden, was wo gesucht wird. Anders ausgedrückt, die zu entwickelnde Forschungshypothese muß berücksichtigen, daß sich die endogenen Psychosen strukturell und im Verlauf grundlegend unterscheiden von den psychischen Erkrankungen bei Hirnaffektionen bekannter Herkunft. Die Hypothese muß davon ausgehen, daß ein von bisher bekannten Hirnerkrankungen grundsätzlich zu unterscheidender Prozeß gesucht ist. Dabei darf nicht übersehen werden, daß bisher keinerlei spezifische organische Veränderungen nachgewiesen wurden.

Die neueren biochemischen Befunde im Noradrenalin-, Serotonin- und Dopaminstoffwechsel bezeichnen vorerst Ist-Zustände, sie sagen über die Herkunft solcher Veränderungen nichts aus, geben auch noch keine Idee von der möglichen Art eines die endogenen Psychosen verursachenden Körperprozesses.

Ein leib-seelischer Zusammenhang im pathogenetischen Gefüge der Schizophrenie läßt sich jedoch nicht übersehen. Eindeutig sind die vorliegenden genetischen Befunde, ebensowichtig ist die fast regelmäßig zu beobachtende schnelle und durchaus nachhaltende Wirkung körperlicher Behandlungsverfahren, vor allem der Therapie mit Neuroleptika.

Bevor auf den möglichen Stellenwert der genetischen Befunde näher eingegangen wird, müssen einige Thesen zum leib-seelischen Zusammenhang genannt werden, die an anderer Stelle (s. S. 13) ausführlicher erläutert und begründet werden.

Ich gehe davon aus, daß die Person Einheit aus Leib und Seele ist und daß Seelisches und Leibliches sich existentiell gegenseitig bedingen. Seelische Vorgänge sind Hirnvorgänge, d. h. jedwedes Seelische hat organische und damit anatomische sowie physiologische zerebrale Entsprechungen. Die endgültige Ausdifferenzierung der zerebralen Fixation von Seelischem ist erst kurz vor dem Tod des Individuums erreicht, also im Ablauf des Lebens ein immerwährender Prozeß.

Seelisches wird zerebral in Einzelbestimmungen und in heute noch nicht lokalisatorisch zuzuordnenden organischen „Entsprechungsfeldern" fixiert, die in vielfältigen Verbindungen stehen. Genetische Vorgaben und früh aufgenommene Eindrücke bilden eine individuelle Grundmatrix der Ordnung der zerebralen Entsprechungen. Somato-somatischen und psychosomatischen „reflexhaften" Schutzfunktionen entsprechen psycho-psychische Reiz-Reizantwortsysteme, denen Schutzfunktion zukommt.

Schizophrenie ist zweifellos eine Erkrankung mit nachgewiesener familiärer Häufung, d. h. daß das genetische Grundraster vielfach eine sehr durchgreifende Bedeutung für die Entstehung der Psychose hat.

Der genetische Faktor ist allerdings nicht definitiv bestimmend. So erkranken eineiige Zwillinge nicht unbedingt beide an Schizophrenie. Die Erkrankung tritt außerdem oft ohne erkennbare genetische Vorbelastung auf. Die Beteiligung eines genetischen Faktors weist auch nicht zwingend auf eine körperliche Ursache der Schizophrenie; möglich ist es, daß genetisch definierte zerebrale Strukturen bestimmte seelisch-körperliche Veränderungen begünstigen.

Nach meinen Überlegungen besteht bei jedwedem Seelischen eine unmittelbare Anbindung an zerebrale Vorgänge (s. S. 13). Ich unterstelle einen direkten Durchgriff seelischer Abläufe in neurophysiologische, neurochemische und neuroanatomische Strukturen. Danach ist es durchaus wahrscheinlich, daß primär seelische Gegebenheiten zerebrale Veränderungen bewirken. Weder der genetische noch andere somatische Anteile bei der Entstehung der Schizophrenie müssen daher zwingend in einer primär organischen Störung des Gehirns zu suchen sein. Das gilt auch für die biochemischen Veränderungen, die bei Patienten unter einer Schizophrenie gefunden werden.

Ein leib-seelischer und seelisch-leiblicher Zusammenhang ist also denkbar ohne das Erklärungsmodell einer primär körperlichen Erkrankung. Schizophrenie kann auch gedacht werden als die Folge der je eigenen Konstellation im Geworden-Sein der Person und in der Auseinandersetzung im Hier und Jetzt. Bei vielen Patienten kann zumindest ein zeitlicher Zusammenhang, zwischen Beginn der Psychose und individuell besonderen Lebensentwicklungen sowie Lebenssituationen, gesehen werden; um so häufiger, je genauer danach gefahndet wird.

Allerdings finden sich keine durchgehenden typischen Entwicklungsgeschichten oder Belastungssituationen, sondern eine große interindividuelle Vielfalt.

Diese Beobachtung muß aber nicht gegen einen kausalen Zusammenhang sprechen, weil menschliches Werden und Sein ungemein vielgestaltigen, ineinander verwobenen Einflüssen von innen und außen unterliegt. Wenn sich bisher kein Einzelkriterium findet, das regelmäßig immer die gleichen seelischen Folgen aufweist, wenn also die Vielfalt von Wirkung und Gegenwirkung den interindividuellen Vergleich prägt, dann muß nicht zwingend eine für alle Erkrankten durchgreifende Entwicklungstendenz für die Entstehung einer Schizophrenie gesucht werden, dann kann es durchaus auf je individuelle Konstellationen ankommen.

Schizophrenie ist jedoch keine psychogene Erkrankung im Sinne der Syndrome, die i. allg. als psychogen verursacht gedeutet werden. Schizophrenie unterscheidet sich von ihnen im Quer- wie im Längsschnittbild und in der Entstehungsgeschichte. Psychogene Erkrankungen sprechen auf Neuroleptika nicht entscheidend und definitiv an. Eine von den Neurosen qualitativ unterscheidbare Entstehungsgeschichte der Schizophrenie ist daher ebenfalls in hohem Maße wahrscheinlich.

Schizophrenie entwickelt sich in ihrer psychopathologischen Gestaltung nicht nahtlos und unmittelbar nachvollziehbar aus der Lebensgeschichte. Schizophrenie bricht ein, häufig abrupt in Stunden oder wenigen Tagen. Schizophrenie verändert den Betroffenen in ganz anderer Weise. Von außen betrachtet findet sich in seiner Entwicklung keine Kontinuität; er wird fremd, unverständlich, ein völlig anderer. Seelische Phänomene treten in Erscheinung, die sonst im Erleben nicht auftauchen. Der Realitätsbezug ist oft sogar in radikaler

Weise abgebrochen; die Fähigkeit homo socialis zu sein, ist verloren, die ursprüngliche Identität ist bis zur Unkenntlichkeit verändert.

Somatischer Aspekt einerseits und lebensgeschichtlicher Zusammenhang andererseits führten zur Hypothese eines multikausalen Ansatzes zur Entstehung der Schizophrenie. Es wurde versucht, die durchaus zahlreichen Einzelaspekte zusammenzufassen, die im Verlaufe der letzten Jahrzehnte erarbeitet worden sind. Dennoch kann dieser Ansatz letztlich nicht genügen. Multikausalität verschleiert als Begriff mehr als er erhellt. Insbesondere entsteht die Gefahr, daß die pathogenetische – zumindest die syndromgenetische – gemeinsame Endstrecke außer acht bleibt. Eher akzeptabel scheint mir der Begriff der „Mehr-Ebenen-Theorie". Aber auch bei diesem Ansatz darf nicht übersehen werden, daß solche Ebenen eine gemeinsame Schnittlinie aufweisen müssen.

Gerade die Forschung der letzten Dezennien hat eine ganze Reihe von Zusammenhängen aufgedeckt, die ohne Zweifel von Bedeutung sind. Psychoanalytische, daseinsanalytische, entwicklungspsychologische, strukturpsychologische Untersuchungen und andere haben jeweils für Teilaspekte der Erkrankung Erklärungsansätze aufgezeigt. Keine dieser Deutungen läßt sich jedoch auf alle Menschen anwenden, bei denen eine Schizophrenie diagnostiziert werden muß.

Hypothesen zur Ätiologie der Schizophrenie müssen jedoch alle möglichen Arten von Menschen, alle möglichen Entwicklungen, alle möglichen Einflüsse ebenso berücksichtigen wie das Leib-Seele-Problem und selbstverständlich die klinische Wirklichkeit.

Wenn eine Hypothese zur Ätiologie der Schizophrenie für alle Menschen gelten soll, die eine solche Krankheit erleiden, dann muß sie die Daseins- und Entwicklungsbedingungen aller Menschen einbeziehen. Sie muß also von der Wirklichkeit jedweden menschlichen Seins ausgehen. Vom Ansatz her muß sie dem Anspruch auf allgemeine Gültigkeit genügen wollen.

Dabei muß eine Hypothesenbildung zwangsläufig den Mut und das Risiko beinhalten, noch bestehende wissenschaftliche Lücken zu überspringen (H. H. Wieck).

Die Hypothesenbildung muß ertragen, daß viele Überlegungen im gedanklichen Konstrukt bleiben und in überschaubarer Zeit mit hoher Wahrscheinlichkeit nicht nachprüfbar gemacht werden können.

Forschung lebt nicht nur vom Zählen und Messen, sie stützt sich nicht ausschließlich auf Beobachtung und Auswertung, sie bedarf vielmehr des gedanklichen Durchdringens des noch nicht durchschaubaren und ausmeßbaren Raumes. Die Existenz eines solchen Raumes muß wahrscheinlich gemacht sein, das Eindringen in diesen unerforschten Raum muß logischen Gesetzen folgen und seinen Rückhalt in bereits gewonnenen Erkenntnissen verankern. Unter diesen Voraussetzungen ist das gedankliche Ein- und Durchdringen in und durch das bislang Unbekannte nicht nur erlaubt, sondern geboten.

Philosophie und Theologie leben von diesem Vorgehen. Psychologie und Psychiatrie können ebenfalls ohne solche Vorstöße ins bisher Dunkle ihrer Forschungsaufgabe nicht gerecht werden. Ein Beweis für die Richtigkeit der Hypothese ist also von vornherein nur bruchstückhaft möglich. Ihre Relevanz kann sich aber in der klinischen Praxis und vor allem in der therapeutischen Effizienz erweisen.

Zusammengefaßt kann im Einklang mit der klinischen Wirklichkeit nach unserem heutigen Kenntnisstand festgestellt werden, daß Schizophrenie weder eine somatogene Psychose ist, noch eine psychoreaktive Störung im Sinne von Neurose. Diese Feststellung zwingt zu Überlegungen, wie denn sonst Entstehung von Schizophrenie gedacht werden kann.

Mir scheint es sinnvoll, von den tatsächlichen Veränderungen auszugehen, die wir infolge einer schizophrenen Erkrankung sehen.

In der schizophrenen Psychose erlebt sich der Betroffene offensichtlich als zentrale Person, oft in grandioser Weise: Sei es als Opfer eines ausgeklügelten Spionagenetzes, sei es als Ziel bösartiger Angriffe und Verdächtigungen von Familienangehörigen, Nachbarn, Kollegen, sei es als Begnadeter, der in direkter Verbindung zu Gott steht, als Auserwählter, dem die Aufgabe der Welterlösung zuteil wird, sei es als Ausgeschlossener, der keine Verbindung zu anderen mehr hat.

Im psychotischen Erleben wird die Person als Selbst zum Zentrum mit einer anscheinend neuen − wenn auch „verrückten" − Identität.

Identität wird von uns verstanden als „Gewißheit des Selbst von sich und seinem Sein in der Welt". Sie ist der Kern des Selbst-Sein, die Sicherheit des „ich bin ich", sie ist tragende Säule und damit zentraler Bestandteil der Person. Der Gedanke liegt nahe, daß eine Veränderung des Zentrums menschlichen Seins nur durch einen schicksalhaften, sinnwidrigen Prozeß − also eine Krankheit − bewirkt werden kann.

Diese Deutung wird jedoch fragwürdig, wenn tatsächlich lebensgeschichtliche Zusammenhänge mit dem Auftreten von Schizophrenie verbunden sind. Zumindest muß die „Krankheit" dann aus der Lebensgeschichte entstanden sein. Ein seelisch ausgelöster Prozeß ist dann als Ursache zu unterstellen.

Die Würdigung der persönlichen Entwicklung von Patienten vermittelt durchaus oft Verständnis dafür, daß diese Person in ihrem individuellen Geworden-Sein gerade jetzt „Grund" zur Veränderung hat; weil es scheint, daß diese Lebensgeschichte an einen Punkt gelangt ist, an dem die Identität erheblich bedroht und in Frage gestellt ist. Denkbar ist, daß sie deshalb aufgegeben und gegen eine andere ausgewechselt wird.

Andererseits ist festzustellen, daß Identität eine sich von Anfang an entwikkelnde Kernbeständigkeit des Individuums ist. Nach Abklingen der psychotischen Episode ist sie im übrigen wieder erkennbar, wieder da, eben nicht aufgegeben. Beide Gesichtspunkte legen eine andere Deutung nahe.

Identität wird nicht aufgegeben, sondern sie wird getarnt. Sie wird nach außen und innen − bezogen auf das Erleben des Betroffenen − unkenntlich gemacht, in das scheinbar nicht mehr Verstehbare „verrückt". Dadurch wird sie unangreifbar und vor weiteren Bedrohungen, Nichterfüllungen und Infragestellungen geschützt.

Das Tarnen der Identität geschieht sicher nicht auf dem Weg einer bewußten Flucht in die Krankheit. Viel wahrscheinlicher und nach meiner Beurteilung naheliegend ist, daß der seelische Bereich außerhalb von Erleben und Traum (in anderer Terminologie das Unbewußte oder Unterbewußte) einen psycho-psychischen Schutzmechanismus aktiviert, der die bedrohte und in Frage gestellte Identität quasi unter einer „Narrenkappe" verbirgt und damit unantastbar macht. Gleichzeitig wird damit die innere Lebenskontinuität bewahrt.

Von außen betrachtet erscheint die Lebenskontinuität von dem Ausbruch einer Schizophrenie unterbrochen. Der Betroffene selbst vollzieht jedoch diese Bewertung nicht mit. Er erlebt sich auch während der Psychose in seiner Kontinuität. Daher empfindet er zumindest in produktiven Stadien seine „Verrücktheit" seine „Narrenkappe" nicht als solche; er ist sich im Gegenteil seiner Vernunft und Urteilsfähigkeit absolut und bleibend sicher und damit seines: Ich bin ich!

Vermutlich kann der Patient deshalb während der Psychose keine Krankheitseinsicht entwickeln und sich nach der Psychose nur mühsam, wenn überhaupt, distanzieren. Hier zeigt sich ein weiterer wichtiger Unterschied zu den produktiven organischen Psychosen.

Beobachtungen an Patienten mit schizophrenen Defektzuständen oder chronischen Psychosen belegen, daß viele dieser Menschen sich in ihrer „Krankheit" eingerichtet haben, ihr keinerlei Widerstand entgegensetzen. Manche können mit ihrer „Verrücktheit" durchaus umgehen. Sie greifen je nach Situation und Anforderung auf die ursprüngliche, eigentliche Identität zurück, oder auf die andere, die grandios verrückte; dies offenbar, ohne selbst einen inneren Bruch zu registrieren. Andere „chronisch Kranke" wehren sich mitunter vehement gegen das Zurückholen aus der Psychose, indem sie jede Therapie energisch verweigern.

Bemerkenswert ist weiterhin, daß bei vielen Patienten nach Abklingen der Psychose keineswegs Wohlbefinden eintritt. Dabei sind die Beschwerden zwar z. T. auf Nebenwirkungen von Psychopharmaka zurückzuführen, aber sicher nicht vollständig. Oft gewinnt man den Eindruck, daß mit der Psychose die eigentliche Grundstörung nicht beseitigt ist.

Das Erleben in der Psychose wird zwar durch Elemente verändert, die dem Traum entliehen sind. Dieses Erleben wird aber dadurch nicht Traum, sondern bleibt Erleben in der Erlebenskontinuität. Weil endogen-psychotisches Erleben nicht Traum ist, sondern Erleben, werden dem Erleben gemäße zerebrale Entsprechungen geprägt und nicht Entsprechungen der Charakteristik Traum. Diese Annahme macht nicht nur verständlich, daß Distanzierungen schwierig sind, sondern auch, daß spätere erneute Verunsicherungen diese Entsprechungen wieder reaktivieren.

Meine These unterstellt, daß eine Schizophrenie dann in eine Lebensgeschichte tritt, wenn durch äußere und innere Konstellation die Identität nachhaltig bedroht in Frage steht. Die These unterstellt, daß dann ein psycho-psychischer Schutzmechanismus eingreift, der als menschliche Möglichkeit vorgegeben ist und vermutlich in seiner „Ansprechbarkeit" oder „Empfindlichkeit" genetisch beeinflußt ist. Damit unterstellt die These auch, daß Schizophrenie in der individuellen Lebensgeschichte durchaus sinnhaft sein kann, selbst wenn es von außen anmutet, daß die Sinnkontinuität unterbrochen ist.

Der die Schizophrenie auslösende psycho-psychische Schutzmechanismus gehört sicher nicht dem seelischen Bereich des Erlebens, vielmehr dem seelischen Bereich außerhalb von Erleben und Traum an. Nach der klinischen Wirklichkeit scheint es möglich, daß er akut einsetzen kann, aber auch allmählich, daß er das ganze Erleben im Hier und Jetzt treffen kann, aber auch Anteile aussparen, z. B. die voluntativen Ausrichtungen und Erlebensakte, die zur Erhaltung der Person notwendig sind, etwa bezogen auf die Nahrungsaufnahme. Ist ein solcher Mechanismus einmal gebahnt, so springt er später rascher wieder an.

In der Matrix des seelischen Seins, die auch Matrix der Identität ist, sind prägend genetische und frühkindliche Einflüsse wirksam. Sie lassen das tragende Wurzelgeflecht mehr oder weniger ausgreifen und mehr oder weniger tief gründen. Vorgegeben in dieser Matrix entwickeln sich individuell je unterschiedliche Unsicherheiten — wenn man so will „Achillesfersen" — die seltener oder häufiger betroffen werden.

Eine der für die Schizophrenieentstehung wichtigen Bedrohungen scheint in der im Zeitablauf immer deutlicher werdenden Kluft zwischen Selbstbild und tatsächlicher Möglichkeit zu bestehen, vor allem bei solchen Menschen, bei denen das Selbstbild besonders intensiv vom Selbstbild der früheren Bezugspersonen geprägt ist. Zeigt sich die Unvereinbarkeit von Selbstbild und wirklicher Möglichkeit, dann kann Identität radikal in Frage stehen. Eine radikale Reaktion ist in dieser Situation durchaus denkbar.

Bei anderen Patienten zeigt sich prämorbid ein zunehmendes Nichtverstanden-, Nichtakzeptiertwerden, bezogen auf zentrale individuelle Bedeutsamkeiten (Relevanzen im Sinne von H. H. Wieck). Auch dann kann sich eine tiefgreifende Identitätskrise entwickeln.

Im Einzelfall wird es darauf ankommen, die spezifische „Achillesferse" und die Häufigkeit und Intensität von Verunsicherungen zu ermitteln, um die Entstehung der Schizophrenie in der gegebenen Situation zu verstehen. Inhaltliches der Psychose kann dazu durchaus Hinweise geben.

Der Zeiger der Schuld zeigt nach außen (W. Scheid); offensichtlich bezeichnet er nicht so selten den Menschen, von dem die Bedrohungen und Infragestellungen der Identität wirklich ausgehen, wenn sie auch nicht gezieltem und absichtlichem Handeln entspringen.

Es ist allerdings auch möglich, daß Einflüsse von außen nur deshalb zu Bedrohungen werden, weil das Innen — auch unter der Beteiligung von Wollen — sich in eine besondere Richtung entwickelt hat. So kann die Diskrepanz zwischen Selbstbild und Möglichkeit einmal daran liegen, daß das Außen die Möglichkeit verweigert, es kann aber auch sein, daß das Innen in seinem Selbstbild seine Möglichkeiten im Außen von sich aus überschätzt.

Wie alles Seelische hat in unserem Denkgebäude auch der reflexhafte psycho-psychische Mechanismus seine organische Entsprechung. Gleichzeitig und gleichgerichtet läuft der Prozeß im Körperlichen wie im Seelischen ab. Man kann sich vorstellen, daß aus dieser Verknüpfung biochemische Veränderungen resultieren, die heute schon meßbar sind, und daß hier die therapeutische Wirksamkeit der Psychopharmaka ansetzt.

Schon unter dem Gesichtspunkt des leib-seelischen Zusammenhanges wurde ausgeführt (s. S. 16), daß es Reiz-Reizantwortsysteme gibt, die primär somatisch und andere die psychosomatisch ablaufen. Solche Reiz-Reizantwortsysteme folgen einem Summenschema, keineswegs immer der „reinen Vernunft". So kann das reflexhafte Wegziehen der Hand von der heißen Ofenplatte durchaus dazu führen, daß der Ellenbogen gegen eine scharfe Kante schlägt und die dadurch entstandene Verletzung sehr viel gravierender ist als die zunächst drohende. Auch die psychosomatischen Mechanismen − etwa in der Körpersprache − können Ergebnisse zeitigen, die unausgewogen erscheinen.

Danach muß es nicht verwundern, daß auch die zur Schizophrenie führenden − also die identitätsschützenden − Mechanismen nur dieses eine Ziel haben, nach einem Summenschema ablaufen und insofern oft weit überzogen scheinen.

Schizophrenie ist sicher keine Belanglosigkeit, sondern für viele Betroffene ein langer, leidvoller Weg durch Isolation, Einschränkung, Nichtverstandenwerden. Am Ende dieses Weges steht für viele der Suizid.

Kann man sich überhaupt vorstellen, daß ein solches Schicksal auf einen mechanistischen reflexhaften Ablauf zurückgeht, der als neurophysiologische bzw. neuropsychologische Möglichkeit vorgegeben ist? Gehören nicht der Wunsch nach Wohlbefinden und Erhaltung des Lebens zu den wichtigsten Tendenzen des Individuums? Blicke in die Geschichte der Menschheit und die heutige Wirklichkeit lassen daran erhebliche Zweifel aufkommen.

Von jeher zeigen Menschen durch ihr Handeln, daß andere Werte als der Erhalt des Lebens für sie in bestimmten Situationen wesentlich wichtiger sind. Für diese Tatsache stehen Märtyrer; stehen Menschen, die sich töten, um ihre Ehre zu bewahren; stehen Millionen von Soldaten, die um die Lebensgefahr wissend in den Krieg ziehen, stehen Lebensretter, die, ihr eigenes Leben mißachtend tätig werden; stehen Sportler, die gefährliche Sportarten betreiben; stehen auch die Motorradfahrer heutiger Tage, denen der Geschwindigkeitsrausch wichtiger ist als die Gefahr einer schweren, mitunter tödlichen Verletzung.

Bei aller unterschiedlicher Motivation wird in der inneren Bewertung des einzelnen das Andere über den Erhalt des eigenen Lebens gestellt. Dieses Andere dient vielfach dem Erhalt der eigenen Identität und sei es nur im Ansehen durch die Umgebung oder die Nachwelt.

Niemand spricht in diesem Zusammenhang von Krankheit oder gar von Verrücktheit. Etliche Selbstaufgaben sind vielmehr in der Außenbewertung hoch angesehen.

Schizophrenie schützt nach meiner These die Identität unter Inkaufnahme der gestörten Kommunikation mit den anderen, unter Inkaufnahme der Mißachtung der Außenrealität, unter Aufgabe der Rolle des „homo socalis". Wahrnehmen und Bewerten des Außen sind verändert, um der Person die Möglichkeit zu geben, ihr „ich bin ich" im individuellen Leben zu erhalten und sei es in der „Verrücktheit".

Bleibt die Frage zu erörtern, ob denn Schizophrenie als Krankheit gelten kann und einen therapeutischen Auftrag begründet. Berücksichtigen wir, daß der Mensch in seiner ganzen Lebensweise auf Gemeinschaft und damit auf Austausch und Zusammenleben angewiesen ist, Schizophrenie aber in die Isolation, in die Irrationalität verrückt, dann muß unter diesem Gesichtspunkt Schizophrenie als Erkrankung bewertet werden. Dies bleibt auch dann ein Faktum, wenn meine These davon ausgeht, daß Schizophrenie durchaus in der Sinnkontinuität dieses einzelnen liegen kann.

Therapie der Schizophrenie — insbesondere Psycho- und Soziotherapie — muß versuchen, die Sinnkontinuität des einzelnen in der Gemeinschaft mit den anderen wieder herzustellen, sie muß dem Betroffenen helfen, Selbstbild und Möglichkeit in der Welt wieder in eine der Identität erträgliche Einheit zu stellen.

Die dargestellte Hypothese zur Ätiologie der Schizophrenie mag gewagt erscheinen. Hintergrund meiner Überlegungen ist eine langjährige klinische Erfahrung, sind zahlreiche kasuistische „Aha-Erlebnisse", sind vielleicht noch einige sehr junge therapeutische Ergebnisse.

Literatur

Böcker F (1978) Differentialdiagnose der Funktionspsychosen. Kopfklinik 2:148—150
Böcker F (1979) Funktionspsychosen und endogene Psychosen. DMW 104:103—106
Scheid W (1934) Der Zeiger der Schuld in seiner Bedeutung für die Prognose involutiver Psychosen. Z ges Neurol Psychiat 150:528
Schneider K (1966) Klinische Psychopathologie, 7. Aufl. Thieme, Stuttgart
Wieck HH (1955) Zur Psychologie und Psychopathologie der Erinnerungen. Thieme, Stuttgart
Wieck HH (1977) Lehrbuch der Psychiatrie, 2. Aufl. Schattauer, Stuttgart

2.6 Wahrnehmungs- und Handlungsstörungen bei Schizophrenien und Somatosehypothese*

G. Gross und J. Klosterkötter

Die Somatosehypothese der Schizophrenien läßt sich beim heutigen Forschungsstand zwar noch nicht beweisen, doch durch gewichtige Indizien, z. B. die Zwillings- und Familienforschung und das Basisstörungskonzept, stützen. Nach dem *Basisstörungskonzept* (Huber 1966, 1976, 1980, 1982, 1985) führen neurochemische Normabweichungen im neurophysiologischen Bereich zu einer Störung der Informationsverarbeitung und zu einigen wenigen Basisstörungen im transphänomenalen Bereich, die als gemeinsame Zwischenglieder in den vielfältigen, von den Patienten subjektiv erlebten und phänomenologisch faßbaren *„substratnahen Basissymptomen"* (Huber 1966) enthalten sind. Substratnah werden sie deswegen genannt, weil sie 1) dem supponierten biologischen Substrat näher sind und 2) die Basis der fluktuierenden, produktiv-psychotischen und der voll ausgeformten schizophrenen End- und Überbauphänomene darstellen.

Die subjektiv erlebten Basissymptome oder Basisdefizienzen, die mit der phänomenologisch-deskriptiven Methode i. S. von Jaspers und Kurt Schneider eruiert werden können, bieten eine Chance, die Frage zu klären, was sog. schizophrene Symptomatologie eigentlich ist.

Bei den Basissymptomen unterscheiden wir als *Prägnanztypen* die uncharakteristischen Stufe-1- und die schon einigermaßen eigentümlichen Stufe-2-Symptome, aus denen dann die schizophrenietypischen Phänomene der Stufe 3 hervorgehen. Die Entwicklung geht von Stufe 1 über Stufe 2 zur Stufe 3 und umgekehrt. Die Rückbildung, z. B. von leiblichen Beeinflussungserlebnissen der Stufe 3 auf Coenästhesien der Stufe 2 ist so lange möglich, als nicht auf Stufe 3 eine Fixierung und Automatisierung eintritt. Hinsichtlich Manifestation und Ausprägung auf Stufe 2 und im Übergangsbereich zur Stufe 3 zeigen die Basissymptome eine außerordentliche *intraindividuelle Fluktuation* und treten ohne erkennbaren Anlaß, d. h. endogen, häufig aber auch in Abhängigkeit von Situation und Beanspruchung auf. Wegen des oft nur intermittierenden, transitorischen und fluktuierenden Vorhandenseins sind die Stufe-2-Basissymptome oft nur durch längerdauernde Verlaufsbeobachtungen zu erfassen.

Die von den Basissymptomen konstituierten prä- und postpsychotischen reversiblen oder irreversiblen Basisstadien können sehr verschiedene Grade von *Prozeßaktivität* (Huber u. Penin 1968) aufweisen. Bestimmte Basissymptome, z. B. kognitive Denk-, Wahrnehmungs- und Handlungsstörungen, Coenästhesien oder der Subjekt-Zentrismus der vagen Wahnstimmung, können in passageren, kurzdauernden, stark fluktuierenden, prozeßaktiven Durchgangsphasen von den relativ charakteristischen Stufe-2-Basissymptomen zu produktiv-psychotischen Stufe-3-Symptomen mit abnormen Rhythmisierungen, z. B. Alpha-, Theta- und Delta-Parenrhythmien, im EEG korreliert werden (Penin et al. 1982).

---

* Herrn Professor Dr. med. G. Huber zum 3. 12. 1986 in Verehrung gewidmet.

Aktuelle Kernfragen in der Psychiatrie
Herausgegeben von F. Böcker und W. Weig
© Springer-Verlag Berlin Heidelberg 1988

Die Basissymptome lassen Analogien zu Störungen bei charakterisierbaren Hirnkrankheiten, insbesondere im Bereich des Zwischenhirns erkennen (Huber 1957, 1961, 1966, 1976, 1983; Huber et al. 1979; Gross u. Huber 1985, 1986), was wir am Beispiel der kognitiven Wahrnehmungs- und Handlungsstörungen darstellen möchten. In der *Bonner Skala zur Beurteilung von Basissymptomen* (BSABS = Bonn Scale for the Assessment of Basic Symptoms), werden die kognitiven Wahrnehmungs- und Handlungs-(Bewegungs-)Störungen in 16 Einzelitems erfaßt (s. Gross et al. 1987; s. a. Tabelle 1, 2 und 3).

Ebenso wie die Coenästhesien und die zentral-vegetativen Störungen haben die kognitiven Wahrnehmungs- und Handlungsstörungen bereits somatopsychischen Übergangscharakter, d. h. sie können als endogen-organische, psychopathologisch-neurologische Übergangs- oder Zwischensymptome aufgefaßt werden (Huber 1957, 1976, 1980).

Die *Wahrnehmungsveränderungen*, d. h. sensorische Störungen, treten noch ausgeprägter als andere Basissymptome paroxysmal oder phasisch in passageren, Sekunden bis Wochen anhaltenden Stadien auf (Gross u. Huber 1972; Gross et al. 1982). In der Regel handelt es sich um einfache Wahrnehmungsveränderungen, bei denen die reale Umwelt zwar richtig erkannt wird, doch durch Intensitäts- und Qualitätsverschiebungen verändert, entstellt und verzerrt erscheint. Mit Ausnahme der Photopsien und Akoasmen erfüllen die Störungen nicht die Kriterien von Halluzinationen oder von illusionären Verkennungen. Sensorische Störungen werden bei unbehandelten Patienten auf optischem, akustischem, olfaktorischem, gustatorischem oder taktilem Sinnesgebiet beobachtet.

Auf optischem Gebiet klagen die Patienten am häufigsten über *Verschwommen- und Trübsehen*, undeutliches und unscharfes Sehen (C.2.1), das in der Regel paroxysmal oder phasenhaft auftritt und Sekunden bis Wochen anhält (Tabelle 2).

„Meine Sehfähigkeit hat abgenommen, ich sehe alles wie vernebelt, als ob ein Schleier über meine Augen gezogen worden wäre. Beim Lesen verschwimmen die Buchstaben vor meinen Augen und fließen ineinander. Will ich einen Gegenstand fixieren, wird er ganz undeutlich und unscharf."

Tabelle 1. Übersicht für die 5 Hauptkategorien (A – E) und die Zusatzkategorie (F) des BSABS

Bonn Scale for the Assessment of Basic Symptoms (BSABS)
A. Dynamische Defizienzen: Direkte Minussymptome (DMS)
B. Dynamische Defizienzen: Indirekte Minussymptome (IMS)
C. Kognitive Denk-, Wahrnehmungs- und Handlungs- (Bewegungs-) Störungen
D. Coenästhesien (incl. dysästhetische Krisen)
E. Zentral-vegetative Störungen
F. Bewältigungsmechanismen

Tabelle 2. Übersicht über die Einzelitems der Hauptkategorie C.2: Kognitive Wahrnehmungsstörungen des BSABS

C.2	Kognitive Wahrnehmungsstörungen
C.2.1	Verschwommen- und Trübsehen. Passagere Blindheit. Partielles Sehen
C.2.2	Lichtüberempfindlichkeit, Überempfindlichkeit gegenüber bestimmten visuellen Reizen. Photopsien
C.2.3	Andere optische Wahrnehmungsstörungen
C.2.4	Geräuschüberempfindlichkeit. Akoasmen
C.2.5	Veränderungen von Gehörswahrnehmungen
C.2.6	Wahrnehmungsveränderungen auf olfaktorischem, gustatorischem oder sensiblem Gebiet
C.2.7	Störung der Erfassung der Bedeutung von Wahrnehmungen
C.2.8	Sensorische Überwachheit
C.2.9	Fesselung (Bannung) durch Wahrnehmungsdetails
C.2.10	Störungen der Kontinuität der Wahrnehmung der eigenen Handlungen
C.2.11	Derealisation

Bei der *passageren Blindheit* (C.2.1) können das gesamte Wahrnehmungsfeld oder nur bestimmte Wahrnehmungsobjekte betroffen sein.

„Es war so, als ob die Zahlen weggingen, manchmal nur für einen Moment, dann wieder einige Tage lang. Wenn ich einen Gegenstand fixieren will, verschwindet er vor meinen Augen. – Plötzlich waren der Weg und das Huhn im Garten oder die Möbel in der Stube unsichtbar. – Die herumschwirrenden Fliegen waren plötzlich nicht mehr zu sehen, obwohl ich ihr Surren noch deutlich hörte."

Beim *partiellen Sehen* (C.2.1) wird nur ein Teil eines bestimmten Wahrnehmungsobjektes gesehen, z. B. nur die obere oder untere Hälfte eines Gegenstandes.

„Seit der Erkrankung ist mein Sehen behindert. Zeigt man mir z. B. eine Hand, sehe ich nur die obere Hälfte der letzten drei Finger. Das Areal oberhalb der Linie, die vom Zeigefinger schräg nach unten bis zum kleinen Finger verläuft, ist abgeschnitten."

Liegt eine *Überempfindlichkeit gegenüber Licht* (C.2.2) und/oder bestimmten visuellen Reizen vor, gehen die Patienten wegen der störenden Helligkeit nicht mehr aus dem Haus und tragen tagsüber eine dunkel getönte Brille.

„Das Licht ist direkt schmerzhaft, hell und grell, die Sonne empfinde ich tagelang als grell und schmerzhaft-schneidend. – Fernsehen vertrage ich nicht, weil es den Augen weh tut, wenn ich auf den Bildschirm sehe."

Unter C.2.2 werden auch die *Photopsien*, d. h. elementare, bewegte oder unbewegte, weiße oder bunte Halluzinationen subsumiert. Die Patienten sehen

Tabelle 3. Übersicht über die Einzelitems der Subkategorie C.2.3: Andere optische Wahrnehmungsstörungen des BSABS

C.2.3	Andere optische Wahrnehmungsstörungen
	Porropsie und Nahsehen
	Mikro- und Makropsie
	Metamorphopsie
	Veränderungen des Farbensehens
	Wahrnehmungsveränderungen an Gesicht und/oder Gestalt anderer
	Wahrnehmungsveränderungen am eigenen Gesicht (sog. Spiegelphänomen)
	Scheinbewegungen von Wahrnehmungsobjekten
	Doppelt-, Schief-, Schräg- und Verkehrtsehen
	Störungen der Schätzung von Entfernungen oder der Größe von Gegenständen
	Auflösung der Geradlinigkeit gegenständlicher Konturen
	Dysmegalopsie
	Abnorm langes Haften optischer Reize bzw. nachträgliches Sehen

z. B. Blitze, Funken, Sterne, Flammen, Kreise, Dreiecke oder einfach starkes Licht wie beim Geblendetsehen.

„Das Flimmern vor meinen Augen wurde immer stärker, als ob man Sternchen sieht. Die gingen dann in rot über und verschwanden allmählich. – Immer wieder sehe ich Funken, so ein Geflimmer vor den Augen, sowohl tagsüber, als auch im Dunkeln. – Es ist ein Gefühl, als ob man in die Sonne sieht, die einen blendet; nur für Sekunden, dabei bekomme ich rasende Kopfschmerzen."

Unter C.2.3 sind verschiedene optische Wahrnehmungsstörungen zusammengefaßt (Tabelle 3), z. B. *Porropsie und Nahsehen,* wobei die in ihrer Größe unveränderten Wahrnehmungsobjekte in die Ferne oder in die Nähe gerückt erscheinen, während sie bei *Mikro- und Makropsie* kleiner bzw. größer als in Wirklichkeit und bei der *Metamorphopsie* in der Form verändert oder verzerrt gesehen werden. Bei der Intensitätssteigerung und/oder qualitativen *Veränderung im Farbensehen* (Metachromopsie) können das gesamte Wahrnehmungsfeld oder nur Wahrnehmungsabschnitte in einer oder mehreren bestimmten Farben erscheinen, z. B. erhält die reale Wahrnehmungswelt durchgehend eine bestimmte Färbung „so, als ob man durch eine gelbgetönte Brille sieht" oder alle Farben werden ganz schwach und blaß gesehen.

„Seit einigen Tagen sehe ich mit einem Mal alles in weite Ferne gerückt, dann wieder ganz nah. Es kommt plötzlich mit einem Zittern in den Augen und dauert jeweils 5–10 Minuten. – Plötzlich sehen die Menschen so verändert aus, an einem Tag waren alle ganz groß, an einem anderen wieder ganz klein. Alle Gegenstände verkleinerten sich, wenn ich hinsah, meine eigene Hand war kleiner, wie eine Kinderhand. Auch Autos und Möbel waren viel kleiner als sonst. – Die Einrichtungsgegenstände erschienen plötzlich ganz verzerrt, das Zimmer sah lang und breit aus, ganz anders als in Wirklichkeit. – Was grün war, wurde plötzlich ganz dunkelgrün, das Kornfeld war in der Farbe ganz anders, viel intensiver und greller. – Plötzlich erschien die

Landschaft irgendwie verklärt, intensiv farbig und stark bewegt, der Park war flammend wie ein Van-Gogh-Bild. Nach einer Tasse Tee haben alle Gegenstände plötzlich gelb ausgesehen, ein anderes Mal war alles tiefdunkelrot. – An manchen Tagen sieht alles ganz blaß, fahl und verzerrt aus."

Bei den *Wahrnehmungsveränderungen an Gesicht und/oder Gestalt* anderer Menschen können die Gesichter oder Gestalten anderer in der Form oder in der Farbtönung verändert gesehen werden, was zu einer Störung der Erfassung des mimischen Ausdrucks anderer führen kann. Hier gibt es auch Übergänge zu Derealisationsphänomenen, zu Personenverkennungen und anderen, wahrnehmungsfundierten Formen der Wahnwahrnehmung.

„Die Leute erschienen mir alle zu dick oder zu dünn, irgendwie verzerrt und nicht wie sie in Wirklichkeit sind. – Die Gesichter meiner Eltern sahen plötzlich ganz anders aus, vorgeschoben, die Nase war so lang. Das schmale Gesicht meiner Schwägerin war plötzlich breit und rot, der Mund ganz verzogen. – Plötzlich veränderten sich die Menschen vor meinen Augen und bekamen eine ganz andere Haarfarbe; ein anderes Mal wurden die Augen meines Mannes abwechselnd hellblau und dunkelbraun. – Immer wenn ich hinsah, veränderten sich innerhalb von Sekunden die Menschen in eine andere Person. Wenn ich dann versuchte, meine Gedanken auf etwas zu konzentrieren, sahen sie wieder so aus wie gewöhnlich."

Beim *sog. Spiegelphänomen* nehmen die Patienten Veränderungen am eigenen Gesicht und Körper wahr und betrachten sich deswegen häufiger und intensiver im Spiegel.

„Im Spiegel sehe ich ganz anders, so entstellt und komisch aus. – Im Spiegel hatte ich ein ganz anderes, uncharakteristisches, maskenhaftes Gesicht. – Ich kann mich im Spiegel gar nicht mehr erkennen, meine Gesichtszüge sind ganz anders als sonst."

Scheinbewegungen von Wahrnehmungsobjekten erleben die Patienten bevorzugt bei eigenen Bewegungen und sind daher bestrebt, sich möglichst wenig oder gar nicht zu bewegen.

„Plötzlich fingen die Blumen am Fenster an zu wackeln, die ganze Landschaft bewegte sich mit einem Male ganz stark, die Wände gingen vor und zurück. – Wenn ich die Gesichter der Leute ansehe, ist es immer, als ob ein Bild weglaufe, wie wenn alles weggeht."

Ferner berichten die Patienten über *Doppelt-, Schief-, Schräg- und Verkehrtsehen,* über eine Unfähigkeit, *Entfernungen oder die Größe von Gegenständen zu schätzen,* über eine Auflösung der Geradlinigkeit gegenständlicher Konturen i.S. einer Knickung, Krümmung oder Schlängelung oder über *Dysmegalopsie,* bei der die Gegenstände auf der einen Seite größer und auf der anderen Seite kleiner gesehen werden. Schließlich gehört hierher auch ein *abnorm langes Haften optischer Reize* bzw. ein nachträgliches Sehen von zuvor tatsächlich Gesehenem.

„Eine ganze Weile sah ich doppelt, der Tisch stand zweifach vor mir oder der blaue Streifen auf dem Schlafzimmerschrank war doppelt. – Die Häuser auf der Straße waren alle schräg, standen nicht mehr aufrecht. – Immer wieder sah ich für kurze Zeit die Dinge überkreuz, in verwirrender Weise gegeneinander verschoben. – In der letzten Zeit sehe ich manchmal abstrakte Muster immer an derselben Stelle meines Gesichtsfeldes, wenn ich den Kopf bewege, gehen die Muster mit."

Von den *akustischen sensorischen Störungen* ist die *Überempfindlichkeit* gegenüber Geräuschen und anderen akustischen Reizen (C.2.4) am häufigsten (s. Tabelle 2).

„Ich bin immer so furchtbar geräusch- und lärmempfindlich. Wenn die Krankheit da ist, ist der Lärm lauter, sämtliche Geräusche irritieren mich. – Wenn es mir schlechter geht, klingen die Zischlaute, wenn jemand spricht, oder mein Klavierspiel in meinem Kopf doppelt so laut wie normal. – Alles höre ich überscharf und quälend, viel deutlicher, z. B. Glockenläuten oder die Geräusche auf der Arbeitsstelle, so laut, daß ich es nicht mehr ertragen konnte."

Wie die Photopsien werden die *Akoasmen* nur dann als kognitive Wahrnehmungsstörungen rubriziert, wenn ein positives (pathologisches) Realitätsurteil (eine „Außenprojektion") fehlt und die Gehörstäuschungen von den Patienten als Beschwerden und Störungen erlebt und geschildert werden. Es sind elementare, unausgeformte, nichtverbale akustische Halluzinationen, z. B. Knallen, Sausen, Zischen, Klopfen oder Musikhören.

Bei den Veränderungen von *Gehörswahrnehmungen* (C.2.5) sind Intensität und/oder Qualität von Gehörswahrnehmungen verändert, z. T. mit Übergängen zu Derealisationserlebnissen. Analog zu optischen sensorischen Störungen können auch akustische Reize abnorm lange haften oder tatsächlich Gehörtes wird nachträglich gehört.

„Das Gehör setzt manchmal bei Belastungen kurze Zeit aus. – Ich kann nicht mehr richtig hören, die Sprache klingt so gedämpft, die Musik so dumpf. – Manchmal höre ich alles wie durch einen Lautsprecher, der ganz entfernt steht, dann wieder hat alles einen häßlichen Klang, z. B. wenn Leute sprechen. – Die Radiomusik ist so verzerrt, daß mir übel wird und ich mich davor ekele. – Der Lärm in der Werkstatt hängt mir zu Hause in der Stille noch so an, daß ich öfters meine Frau frage, was ist denn das für eine Maschine, was ist das für ein Lärm? "

Bei den *Wahrnehmungsveränderungen auf olfaktorischem, gustatorischem oder sensiblem (taktilem) Gebiet* (C.2.6) handelt es sich um Veränderungen der Geschmacks- oder Geruchsqualität und um Störungen der sensiblen Wahrnehmung von Oberflächenstrukturen bei Berührung von Gegenständen, was man als Stereodysästhesie bezeichnen könnte.

„Manchmal kann ich beim Kochen nichts mehr riechen, z. B. die verbrannte Milch; ich kann auch Vanille und Kaffee nicht mehr unterscheiden. – Für Gerüche jeder Art war ich im Besserungsstadium der Erkrankung furchtbar empfindlich. – Zeitweise hatte ich überhaupt keinen Geschmack mehr, alles schmeckte fad. Nudeln und Pflaumen, Zitrone oder Eis, auch der Cinzano schmeckten nach überhaupt nichts. – Wenn ich Gegenstände oder meinen eigenen Körper berühre, fühlt sich alles ganz anders an als sonst. Wenn ich strickte, waren die Stricknadeln plötzlich merkwürdig verändert, ganz klebrig und die Mohairwolle, die ich gerade verarbeitete, faßte sich an wie Stroh."

Bei der *Störung der Erfassung der Bedeutung von Wahrnehmungen* (C.2.7) wird klar Gesehenes oder Gehörtes nicht oder nur verzögert erkannt. Eine kategoriale Zuordnung ist nicht möglich oder erschwert (Süllwold 1985). Die Fähigkeit, optisch oder akustisch Wahrgenommenes zu erkennen, d. h. es mit den optischen oder akustischen Erinnerungen zu identifizieren, ist beeinträchtigt.

„Was ich vor mir sehe, kommt trotzdem in meinem Kopf nicht richtig an und ich bleibe unsicher. – Manchmal begegne ich Menschen, sehe sie an und merke erst, wenn sie längst vorbeigegangen sind, daß es sich um gute Bekannte gehandelt hat."

Bei der *sensorischen Überwachheit* (C.2.8) wird die Aufmerksamkeit von allen möglichen, zufälligen und beliebigen Reizaspekten der Umgebung erregt. Sie kann als „overinclusion" auf perzeptivem Gebiet aufgefaßt werden, analog den kognitiven Denkstörungen Gedankeninterferenz und Gedankendrängen. Eine Auswahl von Aspekten, auf die die Aufmerksamkeit gerichtet sein soll, ist nicht möglich.

„Ich bin viel zu wach, alles, was vorgeht, beachte ich, auch wenn ich es gar nicht möchte. – Alles, was in der Umgebung auftaucht, sichtbar oder hörbar ist, lenkt meine Aufmerksamkeit auf sich, aber nur für kurze Zeit, bis wieder etwas Neues, ganz Beliebiges die Aufmerksamkeit auf sich zieht. Ich kann deswegen gar nicht mehr geordnet denken."

Klagen die Patienten über eine *Fesselung (Bannung) durch Wahrnehmungsdetails* (C.2.9) tritt ein bestimmter, beliebiger Gegenstand der Umgebung, ein bestimmtes Wahrnehmungsdetail auffällig hervor. Es wird gleichsam vom übrigen Wahrnehmungsfeld isoliert und aus ihm herausgehoben, so daß diese Einzelheit die Aufmerksamkeit weckt und fesselt, der Patient seinen Blick darauf richten muß, obschon er es gar nicht möchte („Wahrnehmungsstarre", „Bannung"). Z.T. kann der Untersucher dieses Phänomen bemerken, wenn der Patient z.B. während der Exploration plötzlich wie gebannt irgendwo hinstarrt und für Sekunden bis Minuten wie abwesend wirkt. Wie bei allen Basissymptomen fehlt auch hier die Außenprojektion, das Phänomen wird nicht als von außen oder anderen gemacht erlebt, es ist (noch) nicht zu einer Auflösung der Ich-Kontur gekommen, doch kann dieses Phänomen von der Stufe 2 in das typisch schizophrene Stufe-3-Symptom der Willensbeeinflussung übergehen.

„Ich habe die Wasserpumpe im Garten anstarren müssen, obwohl ich das gar nicht wollte. – Manchmal tritt plötzlich ein Gegenstand ganz auffällig hervor, z.B. eine Glasscherbe auf dem Fußboden. Ich muß dann mit meinem Blick an diesem Detail haften, obwohl ich es gar nicht will und kann mich für Minuten nicht davon lösen."

Bei der *Störung der Kontinuität der Wahrnehmung der eigenen Handlungen* (C.2.10) handelt es sich entsprechend dem Verlieren des roten Fadens beim Denken um einen „Verlust des Handlungsfadens". Die Patienten berichten, daß sie sich an bestimmte, meist kurze Zeitspannen, während der sie einer bestimmten Tätigkeit nachgingen, nicht mehr erinnern können.

Bei der ebenfalls noch zu den Wahrnehmungsstörungen gerechneten *Derealisation* (C.2.11) erscheint die Wahrnehmungswelt in schwer beschreibbarer Weise unwirklich, verändert und fremd. Es kann sich einmal um eine *Einbuße an Physiognomierung* der Wahrnehmung i.S. der geläufigen Derealisation, der Entfremdung der Wahrnehmungswelt handeln, zum anderen um eine *Zunahme der Physiognomierung* der Wahrnehmungen oder bestimmmter, aus dem Wahrnehmungsfeld herausgelöster, isolierter, gleichsam „eingerahmter" Wahrnehmungen, die häufig mit einer „Fesselung durch Wahrnehmungsdetails" und einem positiven Gefühlsakzent verbunden sind.

„Oft erscheint mir die Umgebung unwirklich. Die Dinge sehen nicht aus wie früher, fremd-artig, verändert, flach wie Reliefs. Auch die Stimmen der Menschen scheinen aus weiter Ferne zu kommen (Einbuße an Physiognomierung). – Ich bemerkte zwei Kätzchen, die haben so lieb gespielt, sich so sauber gewaschen. Das gibt es in der ganzen Welt nicht, daß echte Kat-zen das fertigbringen. Vornehme Damen und Herren gingen vorbei, so vornehm sind sie sonst nicht, vielleicht waren sie, ebenso wie die Kätzchen, gar nicht da und nur bildlich erzeugt" (Zunahme der Physiognomierung).

Wie alle Basissymptome können auch die kognitiven Wahrnehmungsstörun-gen durch körperliche oder geistige Überanstrengung oder Schlafdefizit aus-gelöst werden. Häufig ist eine Verbindung mit paroxysmalen oder phasen-haft auftretenden dysthym-coenästhetischen Verstimmungen, zentral-vegetati-ven Störungen oder Coenästhesien. Gerade die Derealisationsphänomene kön-nen Übergangsphänomene zu Personenverkennungen und wahrnehmungsfun-dierten Formen der Wahnwahrnehmung sein. Bei diesen schon sehr komplexen Phänomenen ist oft nicht scharf trennbar, inwieweit eine faktische Wahrneh-mungsveränderung oder mehr eine Veränderung des Gefühlscharakters oder des Stimmungsmomentes der Wahrnehmungsinhalte vorliegt (Huber u. Gross 1977).

Auch die *motorischen Symptome* (Tabelle 4), die kognitiven Handlungs-(Bewegungs-)Störungen gehören zu den endogenen-organischen, neurologisch-psychopathologischen Übergangs- oder Zwischensymptomen und werden phä-nomenologisch identisch bei definierbaren Hirnerkrankungen beobachtet.

Bei der *motorischen Interferenz* (C.3.1) schießen motorische oder sprachli-che Entäußerungen ohne oder gegen den Willen des Patienten in intendierte Bewegungs- und Sprachabläufe ein. Es kommt zu einmaligen oder sich wieder-holenden motorischen Akten, z.B. in Form von Blickkrämpfen oder Bewe-gungsstereotypien (Pseudospontanbewegungen). Das ebenfalls hierher gehö-rende *Automatosesyndrom* (Huber 1957) ist schon ein Übergangsphänomen der Stufe 2 zur Stufe 3 der sog. Willensbeeinflussung. Doch fehlt beim Automato-sesyndrom auch das Kriterium des Gemachten, der Patient erlebt die an ihm ablaufenden Bewegungen nicht als von außen oder von anderen gemacht, son-dern als willentlich nicht steuerbaren Bewegungsimpuls bzw. -ablauf.

Tabelle 4. Übersicht über die Einzelitems der Hauptkategorie C.3: Kognitive Handlungs- (Be-wegungs-) Störungen des BSABS

C.3	Kognitive Handlungs- (Bewegungs-) Störungen
C.3.1.	Motorische Interferenz. Automatosesyndrom
C.3.2	Motorische Blockierung. Bannungszustände
C.3.3	Verlust automatisierter Fertigkeiten (Automatismenverlust)
C.3.4	Psychomotorische Verlangsamung. Störung der psychomotorischen Organisation der Sprache
C.3.5	Selbst wahrgenommene Bewegungsstörungen im Sinne extrapyramidal aussehender und ticartiger Hyperkinesen

„Will ich in dem Zimmer durch die eine Tür hinausgehen, gehe ich trotzdem durch die andere hinaus, ich bin einfach nicht sicher, wohin meine Beine gehen. − Ich muß bestimmte Bewegungen, z. B. Kopfschütteln, Hochziehen der Schultern, drehende Bewegungen der Arme oder Mundöffnen und -schließen immer wieder ausführen, ohne daß ich es will. Diese Bewegungen laufen ganz ohne mein Dazutun wie von selbst ab."

Die *Blockierung von Bewegungs- oder Handlungsvollzügen* mit Erschwerung des Vollzugs intendierter Bewegungen (C.3.2) ist z. T. mit den Coenästhesien des Typs 2, den Sensationen motorischer Schwäche, identisch. Die hier zu subsumierenden *Bannungszustände* (Huber 1957) sind anfallsartig auftretende, schnell vorübergehende Zustände, in denen der Patient bei vollem Bewußtsein unfähig ist, sich zu bewegen oder zu sprechen. Diese Bannungs- oder Starrezustände sind gleichsam das Gegenstück des Automatosesyndroms und entsprechen phänomenologisch den Wachanfällen der Narkolepsie.

„Manchmal bin ich regelrecht blockiert, so daß ich weder sprechen noch mich bewegen oder die Augen richtig einstellen kann. Nach ein paar Minuten geht das wieder vorbei. − Manchmal, nach dem Aufwachen, wenn ich schon hellwach im Bett liege, fühle ich mich plötzlich am ganzen Körper wie gelähmt. Erst nach einigen Minuten kann ich dann unter großem Energieaufwand aufstehen."

Wie bei anderen Basissymptomen gibt es auch hier Übergänge zu produktiv-psychotischen Erlebnisweisen der Stufe 3, d. h. zu leiblichen Beeinflussungserlebnissen. Ein Patient, der zuvor lange Zeit über coenästhetische Sensationen der motorischen Schwäche ohne das Kriterium des Gemachten klagte, berichtete später, er habe sich unter der Einwirkung von Strahlen mehrere Minuten lang nicht bewegen und nicht sprechen können.

Bei dem *Verlust automatisierter Fertigkeiten* (C.3.3), dem Automatismenverlust (Süllwold 1977), können alltägliche, dem Patienten vertraute Handlungsabläufe und Tätigkeiten, die früher automatisch oder halbautomatisch abliefen, nicht mehr oder nur noch unter großer willensmäßiger Anstrengung und mit viel größerem Zeitaufwand ausgeführt werden. Waschen, Anziehen, Rasieren, Kämmen z. B. muß mit bewußter maximaler Aufmerksamkeit vollzogen werden. Auch partiell automatisierte Verrichtungen und Tätigkeiten, wie Küchenarbeiten, Handarbeiten, Radfahren, sind beeinträchtigt. Die vor der Erkrankung von den Patienten ohne weiteres verfügbaren, durch viele Wiederholungen gefestigten Programme sind mehr oder weniger weitgehend verlorengegangen.

„Früher konnte ich gut stricken, heute geht es mir nicht mehr von der Hand. Ich mache viele Fehler und muß sehr aufpassen. − Die täglichen Kleinarbeiten kann ich nicht mehr wie gewohnt verrichten, jeden Schritt muß ich mir erst überlegen."

Bei der Verlangsamung aller oder eines Teils der *psychomotorischen Abläufe* und der Störung der *psychomotorischen Organisation der Sprache bzw. des Sprechens* (C.3.4) registrieren die Patienten, daß ihre Bewegungen viel langsamer als vor der Erkrankung sind und daß das Sprechen nicht mehr richtig klappt, obwohl sie die Worte, die sie aussprechen möchten, im Kopf haben.

Schließlich gehören zu den Bewegungsstörungen auch *extrapyramidal aussehende ticartige Hyperkinesen* (C.3.5), z. B. Grimassieren, eine dauernde, vielgestaltige, noch nicht als neurologisches Symptom zu wertende, z. B. *choreiforme Bewegungsunruhe* oder bestimmte Pseudoexpressivbewegungen i. S. von Kleist, wenn sie von den Patienten selbst wahrgenommen und als störend erlebt werden.

„Ich habe jetzt manchmal eine nicht unterdrückbare Bewegungsunruhe, die ich früher nicht kannte. Ich muß mir ständig die Hände reiben und mir mit den Händen im Gesicht herumfahren. − Oft muß ich jetzt am Ohrläppchen zupfen oder ständig mit den Händen über die Oberarme streichen, das habe ich früher nie gemacht."

Daß die substratnahen Basissymptome auf einen pathologischen zerebralen Funktionswandel zurückzuführen sind, haben wir anhand der phänomenologischen Verwandtschaft der Basissymptome und hier auch der kognitiven Wahrnehmungs- und Handlungsstörungen mit entsprechenden Symptomen bei definierbaren Hirnkrankheiten zu zeigen versucht. Durch Einführung des transphänomenalen Substruktes „Verlust an Gewohnheitshierarchien" wurde das dynamistische Modell modifiziert und präzisiert. Danach erhält die Hauptkategorie der kognitiven Denk-, Wahrnehmungs- und Handlungsstörungen gegenüber anderen Basissymptomen besonderes Gewicht. Doch kann außer den kognitiven Basissymptomen auch ein Teil der dynamischen Basisdefizienzen auf eine Störung der Informationsverarbeitung, d. h. eine Störung an bestimmten Stellen dieses komplexen Prozesses, zurückgeführt werden (Huber 1976, 1983; Süllwold u. Huber 1986).

Unseres Erachtens kann gerade die endogen-organische, neurologisch-psychopathologische Übergangs- oder Zwischensymptomatik der kognitiven und coenästhetischen Basissymptome durch pathologische, potentiell rückbildungsfähige Vorgänge in limbischen Schlüsselstrukturen erklärt werden und in Verbindung mit anderen Befunden darauf hinweisen, daß z. B. die in limbische Regionen und in den Hypothalamus projizierenden monaminergen Neuronensysteme des Hirnstamms betroffen sind.

Literatur

Gross G, Huber G (1985) Das Konzept der Basissymptome in der klinischen Anwendung. In: Janzarik W (Hrsg) Psychopathologie und Praxis. Enke, Stuttgart

Gross G, Huber G, Klosterkötter J, Linz M (1987) BSABS − Bonner Skala für die Beurteilung von Basissymptomen (Bonn Scale for the Assessment of Basic Symptoms). Springer, Berlin Heidelberg New York Tokyo

Huber G (1957) Pneumencephalographische und psychopathologische Bilder bei endogenen Psychosen. Springer, Berlin Göttingen Heidelberg

Huber G (1961) Chronische Schizophrenie. Synopsis klinischer und neuroradiologischer Untersuchungen an defektschizophrenen Anstaltspatienten. Hüthig, Heidelberg

Huber G (1966) Reine Defektsyndrome und Basisstadien endogener Psychosen. Fortschr Neurol Psychiatr 34:409−426

Huber G (1976) Indizien für die Somatosehypothese bei den Schizophrenien. Fortschr Neurol Psychiatr 44:77−94

Huber G (1980) Hauptströme der gegenwärtigen ätiologischen Diskussion der Schizophrenie. In: Peters UH (Hrsg) Die Psychologie des 20. Jahrhunderts, Bd X. Kindler, Zürich

Huber G (Hrsg) (1982) Endogene Psychosen: Diagnostik, Basissymptome und biologische Parameter. Schattauer, Stuttgart

Huber G (1983) Das Konzept substratnaher Basissymptome und seine Bedeutung für Theorie und Therapie schizophrener Erkrankungen. Nervenarzt 54:23–32
Huber G (1985) Kurt-Schneider-Preis: Laudatio. In: Huber G (Hrsg) Basisstadien endogener Psychosen und das Borderline-Problem. Schattauer, Stuttgart
Huber G, Gross G (1977) Wahn. Eine deskriptiv-phänomenologische Untersuchung schizophrenen Wahns. Enke, Stuttgart (Forum der Psychiatrie, N. F. Bd 2)
Huber G, Penin H (1968) Klinisch-elektroencephalographische Korrelationsuntersuchungen bei Schizophrenen. Fortschr Neurol Psychiatr 36:641–659
Huber G, Gross G, Schüttler R (1979) Schizophrenie. Eine verlaufs- und sozialpsychiatrische Langzeitstudie. Springer, Berlin Heidelberg New York (Monographien aus dem Gesamtgebiete der Psychiatrie, Bd 21)
Penin H, Gross G, Huber G (1982) Elektroencephalographisch-psychopathologische Untersuchungen in Basisstadien endogener Psychosen. In: Huber G (Hrsg) Endogene Psychosen: Diagnostik, Basissymptome und biologische Parameter. Schattauer, Stuttgart
Süllwold L (1977) Symptome schizophrener Erkrankungen. Uncharakteristische Basisstörungen. Springer, Berlin Heidelberg New York (Monographien aus dem Gesamtgebiete der Psychiatrie, Bd 13)
Süllwold L (1985) Schwach ausgeprägte schizophrene Symptome. Wege zur Spezifität? In: Huber G (Hrsg) Basisstadien endogener Psychosen und das Borderline-Problem. Schattauer, Stuttgart
Süllwold L, Huber G (1986) Schizophrene Basisstörungen. Springer, Berlin Heidelberg New York Tokyo

2.7 Wahrnehmungsfundierte Wahnwahrnehmungen

J. Klosterkötter und G. Gross

Einleitung

Gegen das von G. Huber und seiner Arbeitsgruppe seit 1961 [5, 6, 9 – 11] beständig fortentwickelte Konzept substratnaher Basissymptome wird immer wieder ein scheinbar einleuchtender Einwand vorgebracht. Die Basissymptomatik sei nicht schizophreniespezifisch und daher auch nicht so zu werten, wie das in unserer Konzeption geschieht: nämlich als die eigentliche, primäre Symptombildung schizophrener Erkrankungen, die sich auf letztlich genetisch-neurobiochemisch bedingte Basisstörungen der Informationsaufnahme und -verarbeitung zurückführen läßt [11].

Diese Kritik ignoriert zwar beharrlich wichtige Aussagen der angegriffenen Symptomtheorie und bedürfte deshalb genaugenommen gar keiner klarstellenden Erwiderung. Denn es gibt aus unserem Kreis keine Darstellung, in der die selbst wahrgenommenen und spontan berichteten Basisdefizienzen als spezifisch eingestuft worden wären, zumal ja noch nicht einmal die diagnostisch hochvalide Erstrangsymptomatik ausschließlich bei Schizophrenien vorkommt [20]. Basissymptome sind vielmehr entweder noch völlig uncharakteristisch – Stufe 1 – oder schon einigermaßen charakteristisch – Stufe 2 –, je nach dem Grad ihrer wiederum selbst erlebten und in der Beschwerdeschilderung zum Ausdruck gebrachten qualitativen Eigenartigkeit [11].

Wenn somit auch der Unspezifitätseinwand als solcher die Basisstörungstheorie gar nicht trifft, so klingt in ihm doch auch eine ernstzunehmende Frage an: Kann denn aus einem derart uncharakteristischen, selber geklagten „Minus" oder „Negativum" überhaupt das sog. „Plus" oder „Positivum" des psychotischen „Andersseins" im konventionellen Sinne, die hochkomplexe produktive Erlebniswelt also der Schizophreniekranken entstehen? Daß dies so ist, macht eben jene zentrale Annahme aus, die für die Bezeichnung der unmittelbaren substratnahen Krankheitsäußerungen als *Basis*symptome ausschlaggebend war [10]. Von ihrer Richtigkeit hängt in der Tat die Plausibilität der gesamten pathogenetischen Symptomableitung ab, in der man den Beitrag der Basisstörungskonzeption zur ätiologischen Forschung zu sehen hat. Daher gibt es zur endgültigen Ausräumung der hinter dem Unspezifitätseinwand verborgenen Bedenken wohl letztlich nur den einen Weg: Es muß erwiesen werden, daß und wie genau die Manifestation der uncharakteristischen Basis – zur Entwicklung der schizophrenietypischen Erstrangsymptomatik führt. Aus diesem Grunde stellen wir im folgenden einige der Ergebnisse vor, die bei einer größer angelegten Untersuchung der psychopathologischen Übergangsreihen zwischen defizitären und produktiven Schizophreniesymptomen herausgekommen sind.

Aktuelle Kernfragen in der Psychiatrie
Herausgegeben von F. Böcker und W. Weig
© Springer-Verlag Berlin Heidelberg 1988

Material und Methode

Das *Ausgangskollektiv* stellten dabei alle 635 zwischen 1978 und 1984 in der Bonner Psychiatrischen Universitätsklinik unter der Diagnose einer paranoid-halluzinatorischen Schizophrenie (ICD-Nr. 295.3) behandelten Patienten dar. Auf das gesamte, zu dieser Gruppe verfügbare Dokumentationsmaterial wurden die folgenden vier Selektionskriterien angewandt:

1. Nachweisbarkeit von Symptomen 1. Ranges nach den Kriterien von K. Schneider [20] und der „Present-State-Examination" (PSE) [25];
2. Nachweisbarkeit von Basissymptomen nach den Kriterien der Bonner Fremdbeurteilungsskala (BSABS) [6];
3. Nachweisbarkeit einer sukzessiven Gegebenheitsweise von Basis- und Erstrangsymptomen unter einer oder mehrerer der folgenden Verlaufsbedingungen:
   a) Übergang von Prodromen in Psychosemanifestationen,
   b) intrapsychotische Fluktuation zwischen Basis- und Erstrangsymptomen,
   c) Rückbildung von Psychosemanifestationen in postpsychotische Basisstadien und
4. Nachweisbarkeit von Zwischenphänomenen, die sich als Indikatoren für den erlebnismäßigen Zusammenhang bestimmter Basis- mit bestimmten Erstrangsymptomen ausweisen ließen.

Alle vier Selektionskriterien wurden trotz jener in der psychopathologischen Tradition immer wieder betonten Seltenheit von zur Übergangsreihenanalyse geeigneten „Schlüsselfällen" immerhin noch von 121 Patienten erfüllt. Die diagnostische Homogenität dieses *Untersuchungskollektivs* konnte schon im Blick auf die jeweils gebotene Erstrangsymptomatik als hinreichend gesichert gelten, zumal das Vorliegen sog. schizoaffektiver Psychosen oder einer körperlichen Begründung zuvor verläßlich ausgeschlossen worden war. Darüber hinaus entsprach eine Mehrzahl von 94,2% (114 Fälle) auch dem Halbjahreskriterium der im DSM-III-Manual [4] für eine schizophrene Störung vorgesehenen Definition. Die wichtigsten allgemeinen und anamnestischen Daten sind in Tabelle 1 zusammengestellt.

Die *Methodik* bestand in der Anwendung der Bonner Basissymptomenskala (BSABS) mit ihren 5 symptomatologischen Hauptkategorien und insgesamt 98 Einzelitems auf die Selbstschilderungen der Mitglieder des Untersuchungskollektivs. Dabei war der instruktionsgemäß freie psychopathologische Explorationsteil in deskriptiv-phänomenologischer Einstellung auf den Gewinn möglichst zusammenhängender, den jeweiligen Übergang bruchlos überdecken-

Tabelle 1. Allgemeine und anamnestische Daten des Untersuchungskollektivs

Geschlecht:
   ♀ 49,6%   (60 F.)
   ♂ 50,4%   (61 F.)

Alter zur Zeit der Untersuchung:
   $\bar{x} = 32,66$ J. $s = \pm 11,14$ J.

Verlaufsdauer ab Erstmanifestation:
   $\bar{x} = 4,78$ J. $s = \pm 6,67$ J.

Prämorbide Persönlichkeit:

unauffällig	66,2%	(80 F.)
leicht auffällig	27,2%	(33 F.)
ausgeprägt abnorm	6,6%	(8 F.)

Schulerfolg:

Hauptschulabschluß	37,1%	(45 F.)
Mittlere Reife	31,4%	(38 F.)
Abitur, Hochschulstudium	31,4%	(38 F.)

der Erlebnisberichte abgestellt. Sie wurden in Tonbandprotokollen festgehalten, im strukturierten Explorationsteil durch standardisierte, gezielte Fragen ergänzt und anschließend nach den Definitionskriterien des Bonner Untersuchungsinstruments analysiert. Der Dokumentationszeitraum reichte jeweils vom Einsatz eines prodromalen oder intrapsychotischen Basisstadiums bis zur Manifestation von Symptomen 1. Ranges und/oder von der letzten Manifestation von Symptomen 1. Ranges bis zum Ende des nachfolgenden postpsychotischen Basisstadiums zurück.

Ergebnisse

Auf diese Weise konnten von den 121 Kollektivmitgliedern insgesamt 216 Selbstschilderungen zur Übergangsreihenanalyse gewonnen werden. Ihre Bezugspunkte im Verlauf sind aus Tabelle 2 zu entnehmen, wobei diese Zusammenstellung zugleich die Häufigkeitsrelation zwischen den unter und den nicht

Tabelle 2. Verlaufsabschnitte und Medikation zum Entwicklungszeitpunkt der 216 erfaßten Übergangsreihen

Verlaufsabschnitte	Medikation		n
	NL u./o. TL u./o. NTL	keine	
Prodrom → 1. Ps. Manifestat.	46 21%	50 23%	96 44%
Prodrom → 2. Ps. Manifestat.	24 11%	18 8%	42 19%
Prodrom → 3. Ps. Manifestat.	12 6%	–	12 6%
Prodrom → 6. Ps. Manifestat.	1 0,5%	–	1 0,5%
Prodrom → 7. Ps. Manifestat.	1 0,5%	–	1 0,5%
Intraps. Basisst. → 1. Ps. Manifestat.	29 13%	–	29 13%
Intraps. Basisst. → 2. Ps. Manifestat.	19 9%	–	19 9%
Intraps. Basisst. → 3. Ps. Manifestat.	10 5%	–	10 5%
Intraps. Basisst. → 4. Ps. Manifestat.	3 1,5%	–	3 1,5%
Intraps. Basisst. → 5. Ps. Manifestat.	2 1%	–	2 1%
Intraps. Basisst. → 6. Ps. Manifestat.	1 0.5%	–	1 0.5%
n	148 69%	68 31%	216 100%

NL, Neuroleptika; *TL*, Thymoleptika; *NTL*, Neurothymoleptika

Tabelle 3. Anteile der als Übergangsreihenendphänomene erfaßten Symptome 1. Ranges (unter Einschluß wahnhafter Personenverkennungen und imperativer Stimmen)

Symptome 1. Ranges	im Gesamt- verlauf	davon als End- phänomene erfaßt
Wahnwahrnehmungen	111 100%	45 41%
Wahnhafte Personenverkennungen	21 100%	12 57%
Gedankeneingebungserlebnisse Gedankenentzugserlebnisse Genuine Gedankenausbreitungs- erlebnisse	109 100%	36 33%
Gedankenlautwerden Imperative Stimmen Kommentierende Stimmen Dialogische Stimmen	118 100%	48 41%
Willensbeeinflussungserlebnisse	37 100%	24 65%
Leibliche Beeinflussungserlebnisse	65 100%	51 78%
n	461 100%	216 47%

unter einer neuro- und/oder thymo- und/oder neurothymoleptischen Medikation durchlaufenen Übergängen kenntlich macht. Die Anzahl der von dem Untersuchungskollektiv im Gesamtverlauf gebotenen Symptome 1. Ranges, unter Anrechnung auch der wiederholten Manifestationen in ein und demselben Krankheitsfall, lag bei 461 Einzelphänomenen. Von diesem, auch die wahnhaften Personenverkennungen und akustischen Halluzinationen imperativer Stimmen miteinschließenden Bestand wurden 47% in den 216 Übergangssequenzen als Endphänomene erfaßt. Symptomatologisch differenziert gehen die jeweiligen Erfassungsanteile aus Tabelle 3 hervor.

Wenn auch im folgenden nur die zu Wahnwahrnehmungen hinführenden Phänomenfolgen zur Darstellung kommen, so bleibt im Blick auf die demonstrierten Anteile doch schon festzuhalten, daß sich in unserer Untersuchung nicht nur diese, sondern jede schizophrenietypische Erlebnisweise 1. Ranges durch bestimmte Basissymptome fundiert erwiesen hat [17].

Für die Wahnwahrnehmungen konnte in immerhin 41% eine Entwicklung ermittelt werden, die von noch mehr oder minder uncharakteristischen Defizienzerlebnissen ihren Ausgang nahm. Abgesehen von der im Bonner Untersuchungsinstrument den kognitiven Denkstörungen zugerechneten Sprachverständnisschwäche (C.1.6) gehörten sämtliche als *Ausgangserfahrungen* der

Tabelle 4. Häufigkeitsrangreihe der als Ausgangserfahrungen erfaßten kognitiven Wahrnehmungsstörungen

Kognitive Wahrnehmungsstörungen	BSABS-Kategorie	Übergangsreihen zu Wahnwahrnehmungen	
		n = 45	(100%)
1. Geräuschüberempfindlichkeit	(C.2.4)	22	(48,8%)
2. Verschwommen- und Trübsehen	(C.2.1)	18	(40,0%)
3. Wahrnehmungsveränderungen (incl. Farbveränd. an Gesicht u./o. Gestalt anderer)	(C.2.3)	16	(35,5%)
4. Mikro- u. Makropsien	(C.2.3)	16	(35,5%)
5. Veränderungen des Farbensehen	(C.2.3)	12	(26,6%)
6. Veränderungen von Gehörwahrnehmungen	(C.2.5)	11	(24,4%)
7. Photopsien	(C.2.2)	11	(24,4%)
8. Scheinbewegungen von Wahrnehmungsobjekten	(C.2.3)	10	(22,2%)
9. Spiegelphänomen	(C.2.3)	7	(15,5%)
10. Wahrnehmungsveränderungen auf olfaktorischem und gustatorischem Gebiet	(C.2.6)	6	(13,3%)
11. Partielles Sehen	(C.2.1)	6	(13,3%)
12. Metamorphopsien	(C.2.3)	5	(11,1%)
13. Herabsetzung des Farbensehens	(C.2.3)	4	(8,8%)
14. Passagere Blindheit	(C.2.1)	3	(6,6%)
15. Farbigsehen	(C.2.3)	3	(6,6%)
16. Lichtüberempfindlichkeit	(C.2.2)	3	(6,6%)
17. Auflösung der Geradlinigkeit gegenständlicher Konturen	(C.2.3)	3	(6,6%)
18. Sensorische Überwachheit	(C.2.8)	3	(6,6%)
19. Porropsie und Nachsehen	(C.2.3)	2	(4,4%)
20. Störungen der Schätzung von Entfernungen u. d. Größe von Gegenständen	(C.2.3)	2	(4,4%)
21. Doppelt-, Schief-, Schräg- und Verkehrtsehen	(C.2.3)	2	(4,4%)
22. Abnorm langes Haften akustischer Reize	(C.2.5)	2	(4,4%)
23. Taktile Wahrnehmungsveränderungen	(C.2.6)	2	(4,4%)
24. Geblendetsehen	(C.2.2)	1	(2,2%)
25. Fesselung (Bannung) durch Wahrnehmungsdetails	(C.2.9)	1	(2,2%)

Wahnwahrnehmungsentwicklung nachgewiesenen Basisphänomene der Subkategorie kognitiver Wahrnehmungsstörungen (C.2) an [7]. Dabei waren nahezu alle, in der Basissymptomskala voneinander differenzierte Einzelphänomene dieser Subkategorie auch in der Ausgangserfahrungsposition vertreten, wie das die Häufigkeitsrangreihe in Tabelle 4 zeigt.

Die Gesamtzahl von 171 im „Vorbereitungsfeld" [20, S. 53] der Wahnwahrnehmungen erfaßten Einzelphänomene deutet schon darauf hin, daß in der Regel ein ganzer Komplex aus unterschiedlichen kognitiven Wahrnehmungsstörungen am Anfang des jeweiligen Übergangs stand. Daher vollzog sich hier auch der Fortgang von noch völlig uncharakteristischen zu schon leidlich charakteristischen Basissymptomen mehr in Form des Zusammentritts einzelner Ausgangserfahrungen zu einer qualitativ eigenartigen Kombination. Hieran schloß sich in 77,8% der 45 Übergänge (35 Reihen) als erstes *Zwischenphänomen* ein Erlebnis nach Art jener Derealisations- oder allopsychischen Depersonalisationseindrücke an, die das Bonner Untersuchungsinstrument ebenfalls noch unter der Subkategorie kognitiver Wahrnehmungsstörungen (C.2.11) führt [6]. Die weiteren Entwicklungsschritte entsprachen dann durchweg dem von Conrad [3] angegebenen Dreistufenmodell und zwar genau in seiner von Huber u. Gross [12] durch die Gleichsetzung der ersten Wahnwahrnehmungsstufe mit der „vagen Wahnstimmung" und den „reinen Anmutungserlebnissen" im Sinne von Janzarik [15] modifizierten Form. Insgesamt sieht somit der prägnanztypische Übergangsreihenzusammenhang der Wahnwahrnehmungsentwicklung nach unseren Untersuchungsergebnissen folgendermaßen aus (s. Tabelle 5):

1. *Symptomentwicklungsbeginn:* Er setzt zumeist urplötzlich mit der Manifestation von bis dahin nicht bekannten Wahrnehmungsstörungen ein. Die durch sie bewirkten Veränderungseindrücke treten zu unterschiedlichen Kombinationen zusammen, deren Eigenartigkeit die Betroffenen mehr und mehr irritiert. Die gewohnte — optische, akustische, olfaktorische, gustatorische und taktile — Repräsentanz von Gegenständen, Mienen, Gesten und Verhaltensweisen in der äußeren Wahrnehmungswelt nimmt sich auf beängstigende Weise abgewandelt aus. Es folgt

2. ein initialer, im konventionellen Sinne noch *nicht psychotischer Symptomentwicklungsschritt:* Die Neu-, Anders- und Eigenartigkeit der basalen Wahrnehmungsveränderungen steigert sich und führt zusammen mit der sie von vornherein begleitenden affektiven Spannungserhöhung zu Phänomenen der allopsychischen Depersonalisation. Darin werden die einzelnen Wahrnehmungsveränderungserlebnisse zu einem Gesamteindruck zusammengefaßt, der sich generalisierend nun auch auf initial ungestört rezipierte Gegebenheiten überträgt. Im Ergebnis erscheint die alltäglich-vertraute Umgebung mehr oder weniger vollständig so, „als ob" sie gar nicht wirklich, sondern „unecht" sei. Hieran schließt sich

3. der Übertritt auf die *erste,* nun auch im herkömmlichen Sinne *psychotische Entwicklungsstufe* an: Die Steigerung der Eigenartigkeits- und Befremdlichkeitseindrücke und die Zuspitzung der mit ihnen einhergehenden Affektveränderungen zur Rat- und Fassungslosigkeit überwältigen gemeinsam die Erlebnismodalität des „als ob". Von nun an wird die „Echtheit" der umgebenden Wirklichkeit tatsächlich in Frage gestellt und der Wahnstimmungsverdacht gefaßt, daß mit ihr „etwas" noch Unbestimmtes, aber schon bedrohlich auf die eigene Person Bezogenes nicht stimmt. Der nächste Entwicklungsschritt führt

4. zu *Wahnwahrnehmungen der Stufe 2* mit weiterer Verdeutlichung des Eigenbezuges. Der umfassende Unechtheitsverdacht wird zu Erlebnissen der absichtsvollen Gestellt- oder andersweitigen Gemachtheit für die eigene Person

Tabelle 5. Prägnanztypischer Übergangsreihenzusammenhang der Wahnwahrnehmungsentwicklung

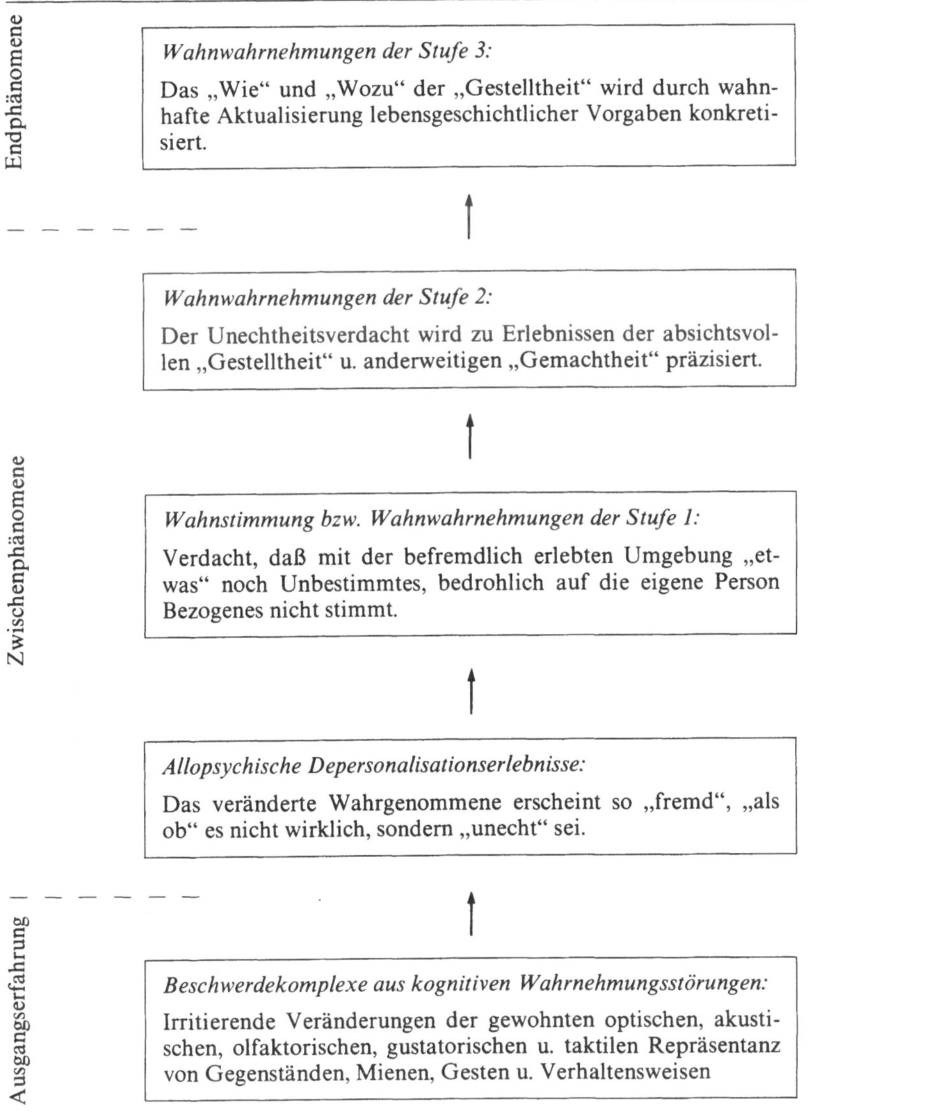

präzisiert. Nunmehr stellen die Betroffenen Überprüfungsbemühungen mit dem Ziel einer konkretisierenden „Aufdeckung" oder „Enträtselung" dessen an, was sich hinter der unheimlichen Außenweltabwandlung an Manipulationstechniken und Beeinflussungszwecken verbirgt. Sie führen schließlich im Zuge einer wahnhaften Aktualisierung lebensgeschichtlicher Vorgaben

5. zu den eigentlichen Endphänomenen, den *Wahnwahrnehmungen der Stufe 3:* Unter deutlicher Reduktion von Wahrnehmungskomplexität und Affektspannung tritt jetzt der endgültige „Durchblick" ein auf das „Wie" und „Wo-

zu" der Gestelltheit, die Hintergründe der „Inszenierung" oder des mit den Betroffenen betriebenen „Spiels". Als inhaltliche Bestimmung ihrer eigenbezüglichen Deutung steht er zu den initial wahrnehmungsstörungsfundierten Veränderungserlebnissen wie eine „Erklärung", die sich freilich einer einfach rationalistischen Betrachtungsweise entzieht.

Diskussion

Welche Bedeutung kommt diesem Resultat für die offenen Fragen der ätiologischen Forschung zu? Sie ist u. E. in dem zwingenden Verweis auf transphänomenale Basisstörungen [21—23] des normalpsychologischen Wahrnehmungsvorgangs als der eigentlichen Entstehungsgrundlage der erstrangigen Wahnphänomene zu sehen. Tatsächlich kann es inzwischen durch zahlreiche experimentalpsychologische Einzelergebnisse als gesichert gelten, daß die Informationsaufnahme bei schizophrenen Kranken durch attentional-perzeptive Störungen beeinträchtigt wird [19]. Dabei dürften die sensorischen Überempfindlichkeitserscheinungen, Intensitäts- und Qualitätsveränderungen am Anfang der Wahnwahrnehmungsentwicklung überwiegend mit Störungen der Selektion relevanter und der Hemmung irrelevanter Reize, der Aufrechterhaltung oder flexiblen Verlagerung einer fokussierten Verarbeitungsbereitschaft in Zusammenhang stehen. Die komplexeren unter den kognitiven Wahrnehmungsstörungen weisen dagegen mehr auf Beeinträchtigungen der Reizerkennung, -integration, -speicherung und somit auf Funktionsanomalien auch der Informationsverarbeitung hin. Denn erst diese kognitiven Prozesse im engeren Sinne sichern ja jene im Wahnwahrnehmungsvorfeld offensichtlich ebenfalls gestörte Wahrnehmungskonstanz für Form, Farbe, Größe und Entfernung im Außenraum [22, 23]. Der Einsatz attentional-perzeptiver Basisstörungen erklärt freilich nur die basalen Wahrnehmungsveränderungserlebnisse selbst und nicht auch die sie nach den Übergangsreihenbefunden so unzertrennlich begleitende affektive Spannungserhöhung. Darin muß man somit offenbar den Ausdruck noch einer zweiten, genauso elementaren Abwandlung sehen, die sich nicht einfach reaktiv auf die kognitiven Irritationen zurückführen läßt. Ähnlich hat auch Janzarik die kognitiven Wahrnehmungstörungen als „Phänomene der Substrataktivität" [16] aufgefaßt und den nach ihm „einem biologischen Geschehen noch am nächsten stehenden" [15, S. 84], für sich genommen genauso uncharakteristischen „Entgleisungen der seelischen Dynamik" beiseitegestellt.

Man wird sich fragen, ob denn dieser kognitiv-affektive Störungsprozeß auch noch den Übertritt in die Wahnstimmung und deren Fortentwicklung zu Wahnwahrnehmungen der Stufe 2 und 3 plausibel machen soll. Das kann er in der Tat, wenn man noch zwei weitere, in der Tabelle 6 mit angeführten Generierungsfaktoren in Rechnung stellt.

Den ersten haben wir *regressive Amalgamierung* genannt, weil die Verschmelzung der basalen Veränderungseindrücke mit einem phylo- und ontogenetisch älteren Bezugssystem der Wahrnehmung sein Charakteristikum ausmacht. Dieses Bezugssystem ist von Bilz [1] als „Subjekt-Zentrismus", von Conrad [3] als „solipsistisch-ptolemäische Einstellung", von Janzarik [15] als „im-

Tabelle 6. Schritte der Wahnwahrnehmungsentwicklung

Symptomentwicklungsschritte	Erlebnisabwandlung	Generierungsfaktoren
Konkretisierungsphase: 3. Schritt der Wahnwahrnehmungsentwicklung	Wahnwahrnehmungsstufe 3 ↑ Wahnwahrnehmungsstufe 2	*Reaktive Amalgamierung:* Bewältigungsreaktion
Externalisierungsphase: 2. Schritt der Wahnwahrnehmungsentwicklung	Wahnwahrnehmungsstufe 2 ↑ Wahnstimmung/Wahnwahrnehmungsstufe 1 ↑ Derealisationserlebnisse	*Regressive Amalgamierung:* Basisstörungsbedingter Anpassungsvorgang
Irritationsphase: 1. Schritt der Wahnwahrnehmungsentwicklung	Derealisationserlebnisse ↑ Kognitive Wahrnehmungsstörungen	*Prozeßaktivität:* Intensitätszunahme der basalen Informationsaufnahme- u. -verarbeitungsstörungen

pressiver Wahrnehmungsmodus", von Heinrich [8] als „enkletische Umweltkommunikation" jeweils etwas unterschiedlich gekennzeichnet worden. Daß sich jedoch ohne die Annahme eines solchen, zuerst von Jackson [14] und seinen Vorgängern beschriebenen Freilegungsvorgangs die Entstehung produktiv-psychotischer Erlebnisweisen nicht angemessen begreifen läßt, darin stimmen alle genannten und international noch viele weitere Autoren überein. Sein Zusammenhang mit dem kognitiv-affektiven Basisstörungsprozeß wäre im Blick auf den dargestellten Übergangsreihenzusammenhang unter dem folgenden phänomenal-transphänomenalen Doppelaspekt zu sehen: Phänomenal steigert sich mit anwachsender *Prozeßaktivität* [13, 18] die Intensität und Eigenartigkeit der basalen Veränderungserlebnisse bis zu dem Gesamteindruck hin, „als ob" so etwas überhaupt nur von außen bewirkt sein könnte. Die *Externalisierung* des Befremdlichen, sein tatsächlicher Rückbezug auf manipulative Außeneinflüsse wird demnach den Betroffenen gleichsam als einzige eindrucksadäquate Deutungsmöglichkeit geradezu nahelegt. Insoweit kommt die Reaktualisierung des eigenbezüglichen Bezugssystems offensichtlich einem *Anpassungsvorgang* gleich, der jene durch die Informationsaufnahme und -verarbeitungsstörungen plötzlich bewirkte Komplexitätserhöhung und die mit ihr einhergehende Angst reduziert. Von einer verständlichen, einfach psychogenen Bewältigungsreaktion muß man sie aber gleichwohl klar unterscheiden. Denn letztlich ist es doch der Zusammenbruch des normalpsychologischen Bezugssystems selber, der „strukturellen Gerichtetheiten" im Sinne von Janzarik [16] oder der „Erfahrungshierarchien" nach Broen [2], der die Freilegung der Eigenbeziehungstendenz erst möglich macht. Dieses kognitiv-intentionale Versagen würde somit einmal direkt-defizitär durch die Wahrnehmungsstörungsphänomene angezeigt und besäße in der „Entzügelung" des entwicklungsgeschichtlich älteren Bezugssystems dann noch eine weitere indirekte Repräsentanz.

Dagegen entsprechen die erkennbaren Eigenaktivitäten zur *Konkretisierung* der Beeinträchtigungstechniken und -zwecke wirklich weitgehend einer psychogenen *Bewältigungsreaktion.* Mit ihr wird das reaktualisierte, aus der „anthropologischen Matrix" [11, 12, 24] stammende Eigenbezugssystem inhaltlich durch persönlichkeitseigene, lebensgeschichtlich geprägte Bestände angereichert, so daß diesen Vorgang am besten der Begriff einer *reaktiven Amalgamierung* trifft.

Insgesamt zeigt das Untersuchungsergebnis unmißverständlich an, daß man den Unspezifitätseinwand eben nicht gegen jene den Basissymptomen zugeschriebene Fundierungsbedeutung ausspielen kann. Denn offenkundig gibt es tatsächlich einen „phänomenologisch fließenden" [11, S. 26] Übergang von der uncharakteristischen Defizienz zur schizophrenietypischen Produktivität, der sich — kurz gesagt — als regressiv-reaktiver Bewältigungsversuch eines letztlich genetisch-biologisch determinierten kognitiv-affektiven Störungsprozesses begreifen läßt.

Literatur

1. Bilz R (1962) Psychotische Umwelt. Enke, Stuttgart
2. Broen WE (1968) Schizophrenie. Research and theory. Academic Press, New York
3. Conrad K (1979) Die beginnende Schizophrenie. Versuch einer Gestaltanalyse des Wahns, 4. Aufl. Thieme, Stuttgart
4. Diagnostic and Statistical Manual of Mental Disorders (1980) 3rd ed (DMS III). American Psychiatric Association, Washington, DC
5. Gross G, Huber G (1985) Das Konzept der Basissymptome in der klinischen Anwendung. In: Janzarik W (Hrsg) Psychopathologie und Praxis. Enke, Stuttgart
6. Gross G, Huber G, Klosterkötter J, Linz M (1987) BSABS — Bonner Skala für die Beurteilung von Basissymptomen (Bonn Scale for the Assessment of Basic Symptoms). Springer, Berlin Heidelberg New York
7. Gross G, Klosterkötter J (1987) Wahrnehmungs- und Handlungsstörungen bei Schizophrenien. — (In diesem Buch)
8. Heinrich K (1965) Zur Bedeutung der Stammesgeschichte des menschlichen Erlebens und Verhaltens für Neurologie und Psychopathologie. Homo 16:65—77
9. Huber G (1961) Chronische Schizophrenie. Synopsis klinischer und neuroradiologischer Untersuchungen an defektschizophrenen Anstaltspatienten. Hüthig, Heidelberg
10. Huber G (1966) Reine Defektsyndrome und Basisstadien endogener Psychosen. Fortschr Neurol Psychiatr 34:409—426
11. Huber G (1983) Das Konzept substratnaher Basissymptome und seine Bedeutung für Theorie und Therapie schizophrener Erkrankungen. Nervenarzt 54:23—32
12. Huber G, Gross G (1977) Wahn. Eine deskriptiv-phänomenologische Untersuchung schizophrenen Wahns. Enke, Stuttgart (Forum der Psychiatrie, N.F. Bd. 2)
13. Huber G, Penin H (1968) Klinisch-elektroencephalographische Korrelationsuntersuchungen bei Schizophrenien. Fortschr Neurol Psychiatr 36:641—659
14. Jackson JH (1958) On post-epileptic states — a contribution to the comparative study of insanities. In: Taylor J (ed) Selected writings of John Hughlings Jackson, vol. 1. Basic Books, New York
15. Janzarik W (1968) Schizophrene Verläufe. Eine strukturdynamische Interpretation. Springer, Berlin Heidelberg New York
16. Janzarik W (1983) Basisstörungen. Eine Revision mit strukturdynamischen Mitteln. Nervenarzt 54:122—130

17. Klosterkötter J (1987) Basissymptome und Symptome 1. Ranges: Gibt es einen Zusammenhang? In: Huber G (Hrsg) Fortschritte in der Psychosenforschung? Schattauer, Stuttgart
18. Penin H, Gross G, Huber G (1982) Elektroencephalographisch-psychopathologische Untersuchungen in Basisstadien endogener Psychosen. In: Huber G (Hrsg) Endogene Psychosen: Diagnostik, Basissymptome und biologische Parameter. Schattauer, Stuttgart
19. Rey E-R, Oldigs J (1982) Ergebnisse einer experimentellen zweijährigen Untersuchung zu Störungen der Informationsverarbeitung Schizophrener. In: Huber G (Hrsg) Endogene Psychosen: Diagnostik, Basissymptome und biologische Parameter. Schattauer, Stuttgart
20. Schneider K (1987) Klinische Psychopathologie. 13. Aufl. Thieme, Stuttgart
21. Süllwold L (1977) Symptome schizophrener Erkrankungen. Uncharakteristische Basisstörungen. Springer, Berlin Heidelberg New York (Monographien aus dem Gesamtgebiete der Psychiatrie, Bd 13)
22. Süllwold L (1985) Schwach ausgeprägte Symptome. Wege zur Spezifität? In: Huber G (Hrsg) Basisstadien endogener Psychosen und das Borderline-Problem. Schattauer, Stuttgart
23. Süllwold L, Huber G (1986) Schizophrene Basisstörungen. Springer, Berlin Heidelberg New York Tokyo (Monographien aus dem Gesamtgebiete der Psychiatrie, Bd 42)
24. Weitbrecht HJ (1973) Psychiatrie im Grundriß, 3. Aufl. Springer, Berlin Heidelberg New York
25. Wing JK , Cooper JE, Sartorius N (1974) Measurement and classification of psychiatric symptoms. An introduction Manual of the PSE and Catego Program. Cambridge University Press, London

2.8 Sind negative und Basissymptome spezifisch für Schizophrenie?

CH. MUNDT und S. KASPER

Fragestellung

Die Bezeichnungen Basissymptome und Negativsymptome kennzeichnen einen psychopathologischen Phänomenbereich, der vor allem für die nichtproduktiven Stadien schizophrener Psychosen von Bedeutung ist. Die psychopathologische Deskription dieser Phänomenbereiche wurde durch die Arbeitsgruppen von Süllwold und Andreasen erarbeitet. Beide haben ein psychopathometrisches Instrument vorgelegt, das die quantitative Bestimmung dieser Symptome erlaubt. Die Deskriptionen beider Arbeitsgruppen haben über eine Symptominventarisierung hinaus grundlegende Bedeutung für aktuelle Hypothesenbildungen zur Genese der Schizophrenien erlangt. So werden die Basissymptome von der Arbeitsgruppe um Süllwold u. Huber (1986) als psychopathologischer Ausdruck biologischer Basisstörungen konzipiert, die biochemisch oder neurophysiologisch faßbar seien. Aus ihnen entwickele sich das Vollbild der produktiven schizophrenen Psychose. Das Konstrukt einer negativen Schizophrenie von Crow (1985) stützt sich auf die Beschreibung der Negativsymptome durch Andreasen (1982). Die herkömmliche Sicht, daß sich auf einen akuten Schub oder nach mehreren Rezidiven zunehmend ein „Defekt"-Zustand entwickeln könne, wurde in der Weise modifiziert, daß solche ungünstigen Verläufe den günstigen, nur rezidivierend verlaufenden gegenübergestellt und nun von negativer und positiver Schizophrenie gesprochen wurde, wobei sich beide nicht nur psychopathologisch, sondern auch biologisch voneinander unterscheiden sollen. Insbesondere für die weitere biologische Schizophrenieforschung hat dieses, der klinischem Realität mit ihren zahlreichen Übergängen zwischen den beiden Formen allerdings bisweilen Gewalt antuende Denkmodell, heuristische Vorteile.

Da also beide Deskriptionen zu Krankheitsmodellen für Schizophrenie konzeptualisiert wurden, gewinnen einige Hinweise auf diagnostische Unspezifität der zugrundeliegenden Symptomgruppen an Bedeutung. Es wurde deshalb das Vorkommen dieser Symptomgruppen an Kranken verschiedener psychiatrischer Diagnosekategorien und einer internistischen Diagnosegruppe untersucht — unter Mitverwendung weiterer kreuzvalidierender psychopathometrischer Instrumente.

Aktuelle Kernfragen in der Psychiatrie
Herausgegeben von F. Böcker und W. Weig
© Springer-Verlag Berlin Heidelberg 1988

Methode und Material

Das untersuchte Kollektiv umfaßt 80 Patienten, davon je 20 aus den Diagnosegruppen Schizophrenie, endogene Depression, Neurosen und Diabetes mellitus. Die Patienten wurden von den beiden Autoren in einem halbstandardisierten Interview exploriert, unmittelbar vor ihrer Entlassung von Station und nach Remission der Akutsymptomatik. Die klinischen Diagnosen wurden u. a. nach ICD überprüft und klassifiziert. Die Ersterkrankung mußte mindestens 5 Jahre zurückliegen. Von den verwendeten Meßinstrumenten soll hier vor allem berichtet werden über den Einsatz der zur Fremdbeurteilung dienenden Scale for the Assessment of Negative Symptoms (SANS; Andreasen 1982), des Selbstbeurteilungsinstrumentes Frankfurter Beschwerdefragebogen (FBF − Süllwold 1977) sowie am Rande noch über die Selbstbeurteilungsinstrumente Freiburger Persönlichkeitsinventar (FPI − R; Fahrenberg et al. 1983) und den Fragebogen zur Handlungs- und Lageorientierung (H-L; Kuhl 1983). Die Gruppenvergleiche wurden mit Kruskal-Wallis-Tests gerechnet. Für das Fremdbeurteilungsinstrument SANS wurden die Werte der beiden Untersucher bei einer Interraterreliabilität von $\varkappa = 0{,}66$ gemittelt. Für die Feststellung des Signifikanzniveaus wurde die α-Korrektur berücksichtigt.

Ergebnisse

Vergleicht man die Gesamt- und Subskalenscores der SANS in den 4 Diagnosegruppen (Abb. 1) miteinander, so zeigt sich, daß sowohl der Gesamt- wie alle

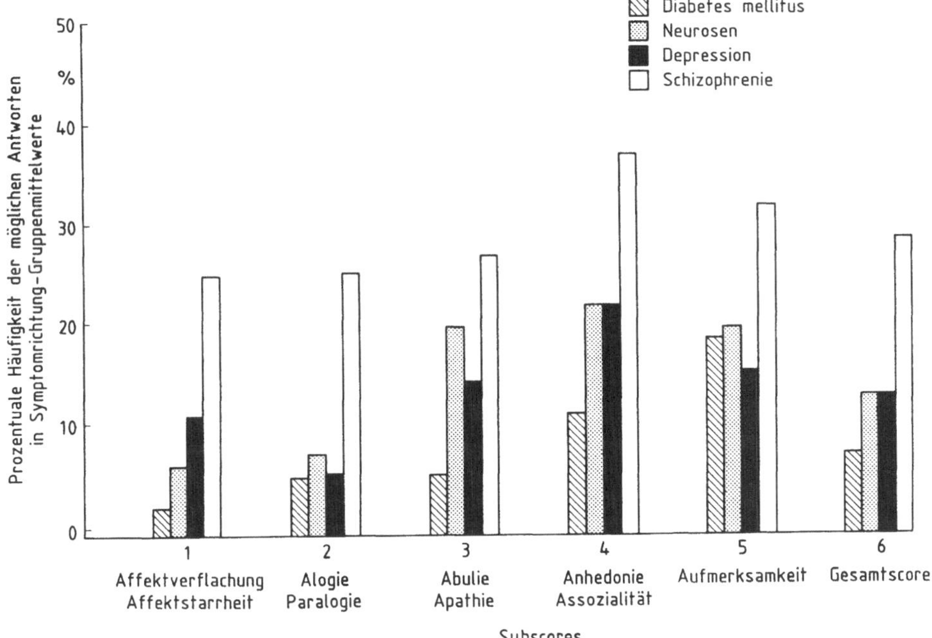

Abb. 1. Vergleich der Diagnosegruppen: SANS

Subscores bis auf 5 (Aufmerksamkeit) auf dem 1%-Niveau signifikant die Schizophrenen vom Rest der Diagnosegruppen trennen. Besonders prägnant stellt sich dies in der Graphik für die Subskala Alogie dar. Der FBF hingegen erreicht die höchsten Werte im Gesamtscore sowie in den Dimensionen und den Faktoren (Abb. 2) ausnahmslos bei der Diagnosegruppe der Neurosen. Signifikante Unterschiede ergeben sich bei den Faktoren 1, 3–5, 7 und dem Gesamtscore; allerdings nur für die mit ihren Werten am weitesten auseinanderliegenden Diagnosegruppen Neurosen und Diabetes mellitus. Auch die Darstellung der klassierten Häufigkeit für den Gesamtscore des FBF (Abb. 3) macht noch einmal deutlich, daß die Neurotikergruppe mit den höchsten Werten behaftet ist.

Im FPI zeigen die Schizophrenen selten Extremwerte (Abb. 4). Signifikante Unterschiede zwischen den Diagnosegruppen ergaben sich in den Subskalen 1, 6, 8, 12; keiner davon betrifft die Diagnosegruppe der Schizophrenen. In der Lebenszufriedenheit rangieren sie mit den Depressiven in der Mitte zwischen den unzufriedenen Neurotikern und den zufriedenen Diabetikern. In der Aggressivität teilen sie sich den Mittelplatz mit den Diabetikern, während die Extremwerte von Neurotikern und Depressiven bestimmt werden. Einzig in der körperlichen Belastung stufen sich Schizophrene am niedrigsten ein. Im Emotionalitätsscore liegen sie wiederum mit den Depressiven in der Mitte. Die Neurotiker des Kollektivs heben sich von den anderen Diagnosegruppen ab durch weniger Lebenszufriedenheit, höheres Aggressionsniveau, höhere körperliche Belastung und stärkere Emotionalität. Auch die Skala zur Handlungs- und Lageorientierung (Abb. 5) bringt keinen Signifikanzwert, der die Gruppe der Schizophrenen betreffen würde, einzig Subscore 6 trennt Neurotiker und Diabetiker.

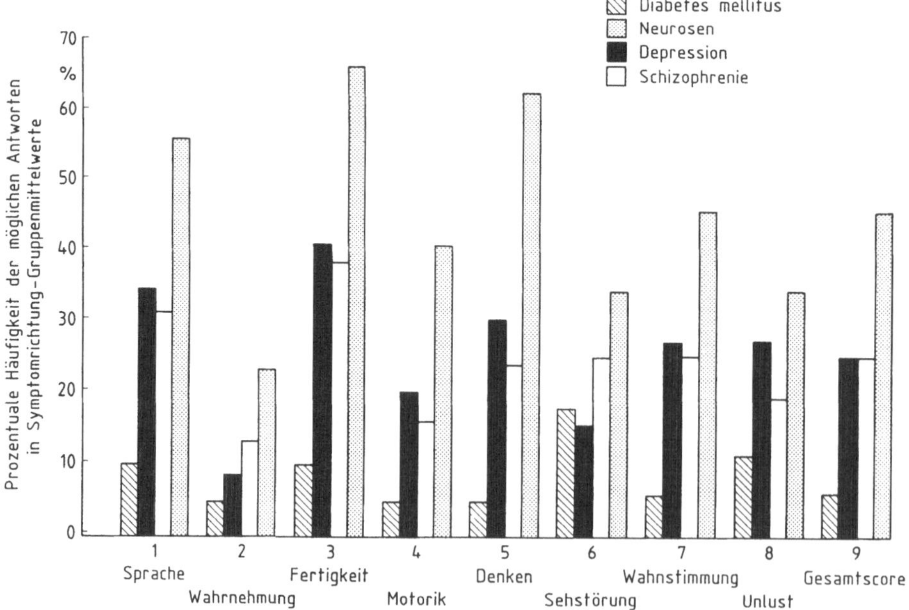

Abb. 2. Vergleich der Diagnosegruppen: FBF Faktoren

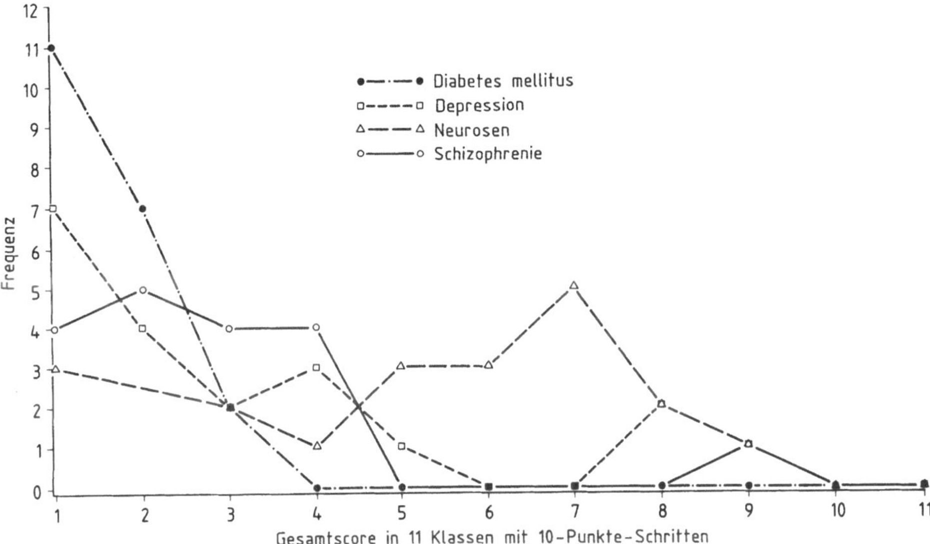

Abb. 3. Klassierte Häufigkeiten des Gesamtscores – FBF

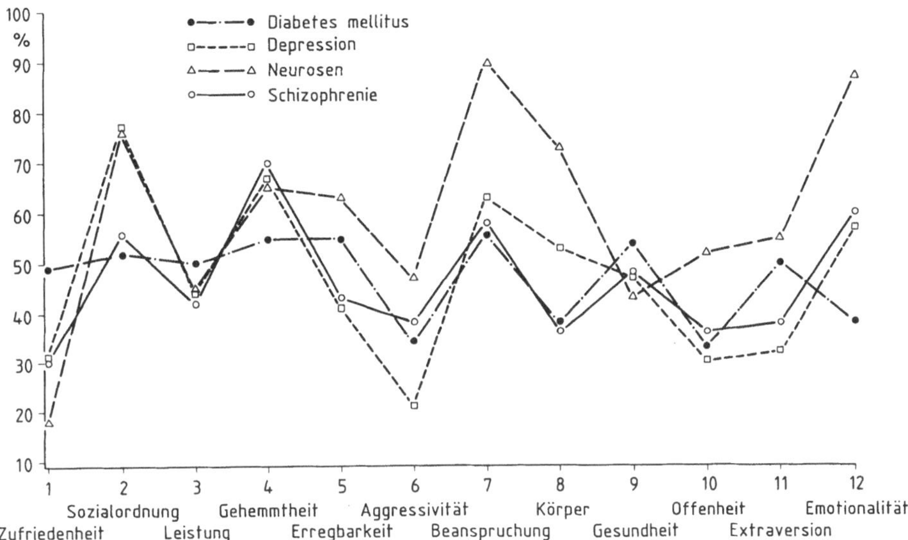

Abb. 4. FPI Gruppen- und Skalenvergleich, mittlere Prozentwerte gelöster Fragen

Diskussion

Auch in unserem Untersuchungsgut finden sich Basisstörungen mindestens genauso häufig bei neurotischen Patienten wie bei Schizophrenen. Wir können damit entsprechende Befunde von Awiszus (1980), Kryspin-Exner u. Lutterotti (1982), Rösler et al. (1985) und Teusch (1984) bestätigen. Wohl ist der FBF

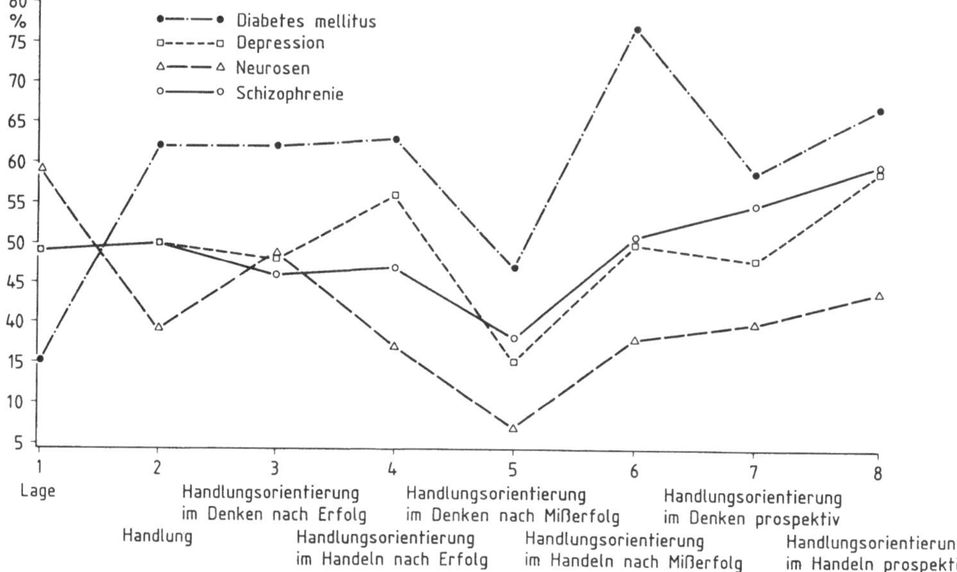

Abb. 5. Handlung, Lage, Gruppen- und Skalenvergleich, mittlere Prozentwerte gelöster Fragen

speziell für die Untersuchung Schizophrener konzipiert, reklamiert also gar keinen Validitätsanspruch für Anwendungsbereiche außerhalb dieser Diagnosegruppe. Dennoch stellt sich in Anbetracht der theoretischen Ausgestaltung der im FBF enthaltenen psychopathologischen Deskription zu einem Genese- und Krankheitsmodell der Schizophrenie die Spezifitätsfrage. Die SANS vermag unter diesem Aspekt besser zu bestehen, insbesondere mit Items, die diskrete Denkstörungen erfassen. Persönlichkeitsfaktoren oder die allgemeine Schwere der Erkrankung heben nicht die Schizophrenen, eher die Neurotiker heraus, wie die Ergebnisse des FPI und auch die hier nicht graphisch dargestellten des CGI zeigen, der lediglich die Diabetiker als weniger krank als die anderen Diagnosegruppen erscheinen ließ. Die Befunde bedürfen der weiteren Klärung, ob die mangelnde Differenzierungsfähigkeit des FBF und einiger Subscores der SANS deren psychopathologische Inhalte betrifft oder methodische Probleme der Informationsgewinnung.

Literatur

Andreasen NC (1985) Positive vs. negative schizophrenia: A critical evaluation. Schizophr Bull 11:380–389
Awiszus D (1980) Begriffliche Identifizierung sozialer Situationen durch Schizophrene. Psychol. Diss., Universität Frankfurt/M.
Crow TJ (1985) The two-syndrome concept: Origins and current status. Schizophr Bull 11:471–486
Fahrenberg J et al. (1983) Freiburger Persönlichkeitsinventar. Hogrefe, Göttingen
Kryspin-Exner J, Lutterotti R (1982) Clusteranalytische Untersuchungen über die Symptome des Frankfurter Beschwerdefragebogens. Neuropsychiatr Clin 1:29–41

Kuhl J (1983) Motivation, Konflikt und Handlungskontrolle. Springer, Berlin Heidelberg New York
Rösler M, Bellaire W, Hengesch G, Kiesling-Muck H, Carls W (1985) Die uncharakteristischen Basissymptome des Frankfurter Beschwerdefragebogens und ihre Beziehungen zu psychopathologischen Syndromen. Nervenarzt 56:259–264
Süllwold L (1977) Symptome schizophrener Erkrankungen. Uncharakteristische Basisstörungen. Springer, Berlin Heidelberg New York
Süllwold L, Huber G (1986) Schizophrene Basisstörungen. Springer, Berlin Heidelberg New York
Teusch L (1984) Ein kritischer Beitrag zur Diagnostik der sog. Basisstörungen mit dem Frankfurter Beschwerdefragebogen (FBF). In: Hopf A, Beckmann H (Hrsg) Forschungen zur biologischen Psychiatrie. Springer, Berlin Heidelberg New York Tokyo, S 309–315

2.9 Zum entwicklungsbiologischen Strukturprinzip schizophrener Erkrankungen — neurobiologische Aspekte und eigene Befunde*

J. Böning, F. Drechsler, M. Kropp und U. Milech

Einleitung

Die klinische Schizophrenieforschung berücksichtigt nur begrenzt hirnfunktionelle Reifungsvorgänge, obwohl das derzeitig favorisierte, auf M. Bleuler zurückgehende „Vulnerabilitäts- bzw. Diathese-Streß-Modell" (u. a. Ciompi, Huber, Zubin) derartige Perspektiven impliziert. Schließlich sind an genetisch determinierte homologe Hirnstrukturen gebundene Funktionssysteme und die ihnen zuordenbaren spezifischen Leistungen etwas Fundamentales in den ontogenetischen Determinationsstufen fortschreitender Strukturbildung [vgl. 6]. Sie können nur im Kontext von entwicklungsbiologischen Reifungs- und neuronalen Lernprozessen gesehen werden. Da das Gehirn als selbstregulierendes Organsystem strukturell-funktioneller Integrationsprozesse in Erscheinung tritt [17], gewinnen frühe Störfaktoren (u. a. Perinatalkomplikationen, soziale Unterstimulation) in diesem dynamischen Interaktionsprozeß von sich erst formierender innerorganismischer Struktur des Individuums und prägender sozialer Umwelt [13, 21] eine maßgebliche Bedeutung. Der sich hieraus ableitenden Forschungsstrategie des „High-risk"-Modells [Kinder schizophrener Mütter (Eltern) mit geburtstraumatischen Komplikationen und frühen sozialen Defiziten inklinieren besonders zu einer Schizophrenie] blieb aufgrund methodisch vielfach zu hoch angesetzter Beweishürden der durchschlagende Erfolg bislang zwar versagt. Jedoch ist das Konzept des „entwicklungsbiologischen Maturationsdefizits" [20] bzw. des „neurointegrativen Defizits" [8, 14], welches sich zu verschiedenen Phasen der Entwicklung und auf unterschiedlichen Funktionsebenen in mehr oder minder „weichen" Indikatorbefunden äußern kann, auch weiterhin ein allseits kompatibles und attraktives Modell.

Struktur- und funktionsgenetische Aspekte

Im Rahmen der wechselseitigen Interaktion von *stimulusabhängiger Hirnreifung* und *sozialer Erfahrung* präformieren sich auf der Ebene dendritisch-neuronaler Mikrostruktur vermutlich schon sehr früh über das Schlüsselphänomen neuronaler Plastizität und Bahnungsfähigkeit hirnfunktionelle Substrate von emotional-affektiven und kognitiven Strukturen und Modi. Bekanntlich befindet sich

---

* Herrn Prof. Dr. G. Huber in Verehrung nachträglich zum 65. Geburtstag gewidmet.

Aktuelle Kernfragen in der Psychiatrie
Herausgegeben von F. Böcker und W. Weig
© Springer-Verlag Berlin Heidelberg 1988

das menschliche Gehirn bei der Geburt noch im *Embryonalzustand* („physiologische Frühgeburt" nach Portmann) und bedarf einer postnatalen Reifungszeit von mehr als einem Jahr. Da sich die morphologische Feindifferenzierung am funktionstragenden synaptischen Netzwerk bis ans Ende des 2. Lebensjahres mit der inzwischen eingetretenen Sprachentwicklung nachweisen läßt [15], kommt Lernprozessen vom 2.–4. Lebensjahr (und wahrscheinlich bis in die Adoleszenz) eine besondere Bedeutung für die Musterbildung zentralnervöser Substrate zu. In der Ontogenese der neuronalen Organisation vollzieht sich die Funktionsdifferenzierung sowohl in der transcallösen Interhemisphärenabstimmung als auch in der funktionellen Organisiertheit der Hemisphärenlateralisation [7]. Intakte kommissurale Systeme scheinen für die Symmetrie bzw. geordnete „Aufgabenverteilung" der einzelnen Leistungen und letztlich auch für „psychische Stabilität" verantwortlich zu sein.

Die Dominanz einer Hemisphäre mit bestimmten Leistungspräferenzen ist deshalb auch keine absolute und kann beträchtliche Variationen aufweisen. Wenn auch die Händigkeit als indirekter, relativ grober Indikator für die Hemisphärenspezialisation in der ätiologischen Schizophrenieforschung lange etabliert ist, so sind einfache Korrelationen zur heterogenen Gesamtgruppe oder zu klinischen Subgruppen wenig sinnvoll und erklären bei Außerachtlassung wichtiger Selektionsfaktoren (s. S. 133) die widersprüchlichen Ergebnisse in der Literatur.

Nach genetischen Studien legt die „Right-shift"-Theorie nahe, daß die beim Menschen vorliegende Neigung zu Rechtshändigkeit durch einen Nebeneffekt eines Gens zustande kommt, welches zur Verankerung der Sprachfunktion in der linken Hemisphäre beiträgt und damit die Chance zu größerer Geschicklichkeit von rechter Hand und rechtem Auge vermehrt [1]. Fehlt dieses Gen oder treten in der beim männlichen Geschlecht besonders anfälligen Differenzierungsphase exogene Störfaktoren hinzu, unterbleibt die systematische Bevorzugung einer Seite. Mangelhafte Hemisphärenspezialisierung mit Einbuße an Organisiertheit zerebraler Funktionssysteme und Nichtrechtshändigkeit tendieren später ganz allgemein zu abnormer Erlebens- und Verhaltensweise, im Gegensatz zur diesbezüglichen geschlosseneren Gruppe der emotional stabileren Rechtshänder [9].

Obwohl unsere Kenntnisse über die *geschlechtsabhängig unterschiedlichen* neuronalen Organisationsvorgänge noch sehr begrenzt sind, scheinen postnatale Reifungsprozesse des für integrierte Funktions- und Leistungszuordnungen verantwortlichen Corpus callosum von ausschlaggebender Bedeutung zu sein und vom exogenen Erfahrungsinput abzuhängen [4]. Da die rechte Hemisphäre beim weiblichen Geschlecht zunächst nicht für eine bestimmte kognitive Funktion spezialisiert sein soll, stimmt dies gut mit der über einen längeren Zeitraum besser erhaltenen neuronalen Plastizität des jungen weiblichen Gehirns überein [12]. Letzteres ist auch später funktionell weniger asymmetrisch als das männliche ZNS und vermag hemisphärenbezogene kognitive Leistungsausfälle (z. B. posttraumatisch) besser zu kompensieren.

Sequentielle Traumatisierung und erworbene Vulnerabilität

In den letzten Jahren präzisierte morphometrische, histoneuropathologische, computertomographische und neurobiochemische Befunde zu Läsionsmustern im mediobasalen und limbischen Allokortex deuten bei der selektiven Vulnerabilität der gleichen Strukturen bezüglich hypoxämischer und viraler Noxen auf ein komplexes Beziehungsgeflecht ätiologisch-pathogenetisch konvergierender Faktoren und Befunde. In Einheit mit den sich aus mehreren prospektiv kontrollierten Längsschnittstudien an „High-risk"-Kindern ergebenden Befunden spricht dies nicht gegen die Möglichkeit einer symptomatischen limbischen Funktionsstörung.

Insbesondere die Ergebnisse der dänischen Arbeitsgruppe um Mednick u. Schulsinger haben *Schwangerschafts- und Geburtsbelastungen* einerseits und *elterliche Trennung* andererseits als die beiden Hauptbelastungsfaktoren für eine schizophrene Diathese wahrscheinlich gemacht. Aus gestuften Pfadanalysen zur Interaktion beider Faktoren ergab sich der Schluß, daß die körperlichen und aus der Erziehung stammenden Einflüsse hinsichtlich ihres Beitrags für die Schizophrenie zwei *voneinander unabhängige, getrennte Faktoren* darstellen [2]. Diese sequentielle Traumatisierungsmöglichkeit in funktionell wichtigen Hirnregionen könnte zu alterierten neuronalen Modulsystemen führen und mit einer verzögerten Ausreifung zentraler Informationsverarbeitungssysteme [5] einhergehen. Hierin würde sich die Forschungshypothese der neurointegrativen Dysfunktion widerspiegeln. Mittlerweile ist elektrophysiologisch und unabhängig von der Schizophrenieproblematik an prospektiv nachuntersuchten Risikokindern im Sinne des „Minimal-brain-dysfunction"-Konzeptes (MBD) eindrucksvoll nachgewiesen worden, wie gerade unter sozial ungünstigem Milieu eine Verzögerung der Hirnreifung selbst stattfindet [5]. Persistiert bei unzureichender neurobiologischer Nachreife eine nur begrenzt kompensierte, hirnfunktionelle Labilität, so könnte dieser neurophysiologische Vulnerabilitätsfaktor später auf alle möglichen somatischen und psychischen Stressoren innerorganismischer und exogener Art reagieren.

Eigene Untersuchungen

Auf diesem Hintergrund wurde folgende *Arbeitshypothese* formuliert: Individuen mit einem prä-, peri- oder postnatal aquirierten und bei sozialer Unterstimulation negativ verstärkten limbischen Funktionsdefizit stellen auch unabhängig von der genetischen Disposition einen *entwicklungsbiologischen Vulnerabilitätsmarker* für die Manifestation psychiatrischer Störungen *allgemein* und zumindest mancher schizophrener Psychosen im *besonderen* dar.

Unter Anwendung des alternativen reifungsbiologischen Paradigmas vom *Optimalitäts-* (Prechtl) bzw. *sequentiellen Traumatisierungsprinzip* soll bei Schizophrenen mit unterschiedlicher „Risikoanamnese" gefragt werden, ob mit einer elektrophysiologischen Funktionsdiagnostik anhand evozierter Potentiale sowie mit der Bestimmung von peripheren Lateralitätsmerkmalen und der Anwendung von testpsychologischen Verfahren eine Aussage zum Organisationsprinzip zentralnervöser Funktionsleistungen möglich ist.

Patienten und Methodik

Es wurden unausgelesen und prospektiv 40 *junge,* zu 85% chronisch schizophrene Kranke (RDC, DSM-III, ICD 9) im Alter von 20–37 Jahren (34 Männer, 6 Frauen) untersucht. Im semistrukturierten Anamnese-Interview mit beiden Eltern wurden anhand 220 standardisierter

Fragen und unter Berücksichtigung der Kriterien von Littmann u. Parmelee zu perinatalen Belastungsfaktoren sowie von Rutter u. Quinton zum Family-Adversity-Index die Bereiche Schwangerschaft, Geburtsverlauf, psychomotorische und soziale Entwicklung, schulisches Kontaktverhalten und soziales Milieu analysiert und für jeden Patienten ein Belastungs-Summenscore ermittelt. Post hoc wurde eine Extremgruppenaufteilung von Schizophrenen mit relativ risikofreier Anamnese und „high-risk"-Schizophrenen mit hohem Gesamtbelastungsscore vorgenommen, welche mindestens eine Perinatalkomplikation aufweisen mußten. Da mit einer Vigilanzabhängigkeit des Lateralisationsverhaltens elektrophysiologischer Aktivität ebenso zu rechnen ist wie mit andauernden Lateralitätsverschiebungen bei florider Psychopathologie und Neuroleptika eher pathologische Funktionsasymmetrien ausgleichen, waren aus *methodischen Gründen der Trait-Merkmalsstrategie* die einzelnen Untersuchungen im *psychopathologisch entaktualisierten Zustand* (FBF) und bei *adaptierter neuroleptischer Erhaltungsdosis* vorzunehmen.

Neurophysiologisch wurden unter labortechnisch standardisierten Bedingungen sowohl die frühen Komponenten (N 20, P 40, N 60) der nativen somatosensorisch evozierten Potentiale (SSEP) nach Reizung der Nn. mediani als auch nach elektrisch randomisierter Reiz-Reaktionszeit-Aufgabenstellung *frühe, mittlere und späte* Komponenten (P 40, N 120, P 300) der ereigniskorrelierten SSEP abgeleitet. Durch die simultane Ableitung über beiden somatosensorischen Kortexregionen (C3, P3, C4, P4) konnten auch temporospatiale und inter- sowie intrahemisphärale Aspekte bioelektrischer Signalverarbeitung verfolgt werden. Außerdem erfolgte unabhängig voneinander und blind die standardisierte Bestimmung der Hand-Auge-Präferenz und die Messung der Wahl-Reaktionszeiten (Licht-Ton-Shift). Zur quantitativen Erfassung subjektiver kognitiver Basissymptome wurde der Frankfurter Beschwerde-Fragebogen (FBF) nach Süllwold eingesetzt. Als Kontrollgruppe für die neurophysiologischen und testpsychologischen Daten dienten gesunde, altersangepaßte Medizinstudenten. Tabelle 1 gibt die beiden nach Alter, Bildungsniveau (GF, HAWIE), Krankheitsdauer, Erstmanifestationsalter und FBF-Gesamtprofil parallelisierten Schizophreniegruppen wieder, die sich nur hinsichtlich ihres anamnestischen entwicklungsbiologischen Risikofaktors (BRF-A) hochsignifikant voneinander unterscheiden. Auch bezüglich der psychopathologischen Subgruppen und familiärgenetischen Belastung mit „psychiatrischen Auffälligkeiten" wichen beide Gruppen nicht voneinander ab.

Ergebnisse und Diskussion

Die nativen SSEP beider Schizophreniegruppen weisen nur für die beiden frühen Komponenten unwesentlich verlängerte Latenzen ($p < 0{,}05$) im Vergleich zu Kontrollen auf und sind somit noch als biologische Varianz zu deuten. Da die frühen Nativkomponenten in funktionell engerem Bezug zu Strukturalterationen stehen als die ereigniskorrelierten Potentiale, könnte die leichte Verzöge-

Tabelle 1. Schizophreniekollektiv mit fehlendem (−) bzw. positivem (+) anamnestischen entwicklungsbiologischen Risikofaktor und Kontrollgruppe (***** $p < 0{,}00001$). 85% (sub-)chronischer Verlauf (> 2 Jahre) mit akuter Exazerbation (DSM III)

RDC/DSM III ICD-9	Alter 20−37 J.	IQ (GF) >95	K-Dauer Jahre	EM-Alter Jahre	FBF (Süllwold)	BRF-A Score	N	m	w
Schizophreniekollektiv (−)	27,6±4,9	115±6	5,3±3,6	22,0±4,4	20,8±14,8	3,6±1,3 *****	17	13	4
Schizophreniekollektiv (+)	27,3±5,4	113±6	5,6±4,1	22,3±4,8	20,6±15,8	11,7±3,8	23	21	2
Kontrollgruppe	26,6±4,5	121±4	−	−	−	−	15	8	7

Tabelle 2. Latenzen (ms) und Amplituden (μV) kognitiver SSEP-Wellen links (C_3) nach Reizung des rechten N. medianus

	P_{40}	N_{120}	P_{300}	$N_{120}-P_{170}$	$N_{250}-P_{300}$	N
Kontrollgruppe	$40,6\pm3,0$	$113\pm\ 7,2$	280 ± 29	$20,2\pm10,4$	$15,9\pm5,3$	15
Schizophrenie-kollektiv (−)	$43,4\pm4,5$ *	$125\pm\ 9,6$ ***	302 ± 28 *(*)	$9,7\pm\ 7,3$ **(*)	$18,8\pm8,9$	15
Schizophrenie-kollektiv (+)	$43,3\pm5,3$ *	$123\pm13,2$ ***	312 ± 50 *(*)	$16,4\pm8,6$ *(*)	$19,7\pm8,3$	21

* $p<0,05$,   *(*) $p<0,025$,   **(*) $p<0,0025$,   *** $p<0,001$

rung auch mit der mehrheitlich langfristigen Neuroleptikabehandlung in Verbindung stehen. Dagegen finden sich über allen vier Ableitestellen des somatosensorischen Kortex signifikant verlängerte Latenzen *aller* kognitiven Wellen (Tabelle 2). Unter Einschluß einer deutlichen Amplitudenreduktion gilt dies insbesondere für die N 120.

Dieser Komponente wird in jüngster Zeit zunehmende Bedeutung eingeräumt und sie stellt möglicherweise ein noch valideres psychophysiologisches Aufmerksamkeitskorrelat bei Informationsverarbeitungsprozessen dar als die P 300. Bedeutsam ist nämlich, daß die bei Kontrollen zur Auslösung der kognitiven Wellen getätigte Reizbeantwortungszeit kürzer ist (273 ± 33 ms) als die P-300-Latenz selbst (280 ± 29 ms). Dies läßt vermuten, daß die P 300 nicht den Höhepunkt, sondern bereits den Abschluß der gesamten, wahrscheinlich durch alle kognitiven Wellenkomponenten symbolisierten Informationsverarbeitung darstellt. Vorerst interpretieren wir weniger die verlängerten Latenzen N 120 und P 300 denn die Amplitudenreduktion der N 120 als *neurophysiologischen Indikator gestörter selektiver Informationsverarbeitungsprozesse*, und zwar weitgehend unabhängig vom psychopathologischen Zustand und der neuroleptischen Medikation. Blackwood et al. [3] haben nämlich zwischen primär unbehandelten und später mit Neuroleptika behandelten Schizophrenen keine signifikanten Latenzveränderungen und lediglich eine diskrete Amplitudenreduzierung beobachten können.[1]

Der angestrebte Differenzierungsversuch der beiden schizophrenen Subgruppen durch die Latenzen und Amplituden gelingt dagegen nicht. Jedoch lassen Einzelanalysen der inter- und intrahemisphäralen Erregungsübertragung bei den risikofreien Schizophrenen erkennen, daß die linke Hemisphäre sowohl schlechter sensorische Signale empfängt als auch diese schlechter intra- und interhemisphärisch weiterleitet. Dies kann im Hemisphärenvergleich mit der links verlängerten Nativlatenz N 20 ($p<0,05$) und den rechts höheren Amplituden der kognitiven Komponenten N 120 ($p<0,01$) und P 300 ($p<0,01$) auch quantifiziert werden. Neben dieser *elektrophysiologisch objektivierbaren linkshemisphärischen Dysfunktion* bei „reinen" Schizophrenen finden sich aber auch

---

[1] Signifikante Rangkorrelationen zwischen Höhe der Chlorpromazin-Äquivalenzdosis und sämtlichen neurophysiologischen Parametern lagen ebensowenig vor wie zu psychoexperimentellen Daten (s. S. 123 u. 124).

Hinweise für eine interhemisphärale Balancestörung. Dagegen ist bei der Risikogruppe eine sichere hemisphärische Lateralisationstendenz nicht zu erkennen. Hier dominiert eine vornehmlich interhemisphäral gestörte bioelektrische Signalverarbeitung. Dies läßt an eine ausgeprägte transcallöse Gleichgewichtsstörung der kommissuralen Systeme denken und stützt die Hypothese einer verminderten lateralen Organisation bestimmter Funktionsleistungen bzw. deren reduzierter Integriertheit.

Diese beiden Interpretationsansätze „als Ausdruck eines sich im Lateralisationsverhalten bekundeten Defizits der funktionellen Hirnreifung" [20] werden eindrucksvoll durch die Ergebnisse der manuellen und okulären Präferenzbestimmung und die Wahl-Reaktionszeitmessung gestützt. Sowohl die bei beiden Schizophreniegruppen geprüfte Verteilung von Nichtrechtshändern (primäre und „umgelernte" Linkshänder sowie Ambidexter als Gruppe zusammengefaßt) versus Rechtshändern ($\chi^2 = 5{,}07$, $p < 0{,}025$) als auch die Überprüfung der Äugigkeit ($\chi^2 = 5{,}97$, $p < 0{,}025$) und der gekreuzten Hand-Auge-Dominanz ($\chi^2 = 3{,}87$, $p < 0{,}05$) ergibt den Nachweis *signifikant vermehrter Nichtrechtshändigkeit, Linksäugigkeit und gemischter Hand-Auge-Dominanz bei den Schizophrenen mit der entwicklungsbiologischen Risikoanamnese.* Methodisch vergleichbare Ergebnisse fanden Shimizu et al. [16] bei 1774 Schizophrenen. Zwar bestand keine signifikante Differenz hinsichtlich der Prävalenz von Linkshändern und Ambidextern zwischen schizophrenen Kranken einerseits und Kontrollen andererseits, jedoch war die Rate der konvertierten Rechtshänder unter Schizophrenen höher als unter Normalen, und ebenso war die Inzidenz der primären Nichtrechtshänder unter Schizophrenen größer. Taylor et al. [19] reklassifizierten zwei große englische Händigkeitsstudien konträren Inhaltes nach einheitlichem Händigkeitsdesign, operationalisierter Diagnose, Alter, Geschlecht und fanden u. a. bei Schizophrenen einen signifikanten Trend von jungen linkshändigen Männern, aber eine signifikante Häufung von rechtshändigen Frauen. Die Interpretation dieser Befunde steht in voller Übereinstimmung mit dem Konzept früher entwicklungsbiologischer Differenzierungsstörungen von hirnfunktionellen Leistungssystemen.

Eine ätiopathogenetisch ähnliche Deutung im Sinne der „Response-Interference-Theorie" ist auch für unsere Meßergebnisse der Wahl-Reaktionszeiten zu diskutieren. Diese sollen ja das postulierte „modality-shift"-Paradigma als Indikator für zeitstabile Aufmerksamkeitsstörungen überprüfen. Bemerkenswerterweise unterscheiden sich aber Kontrollen (352 ± 71 ms) von risikofreien Schizophrenen (362 ± 101 ms) in ihrem Reaktionszeitverhalten *nicht*, jedoch hochsignifikant ($p < 0{,}005$) von Schizophrenen mit Risikobelastung (433 ± 120 ms), die ihrerseits von den risikofreien Schizophrenen diskriminiert werden ($p < 0{,}025$). Danach wäre die generalisierte Annahme, daß sowohl im Modell eines Filterdefektes als auch in dem der zeitlich verzögerten Informationsverarbeitung das Auftreten von Interferenzerscheinungen als Basis schizophrener Störungen der Informationsaufnahme und -verarbeitung zu sehen sei, zu relativieren und möglicherweise nur auf bestimmte Subgruppen zu beschränken.

Hypothesenlogisch eindrucksvoll sind die gefundenen Korrelationen zwischen einigen Subskalen des FBF und den Wahl-Reaktionszeiten. Bei den Schizophrenen als Gesamtgruppe korrelieren Schwäche der „selektiven Aufmerksamkeit" (r = 0,57, p < 0,0024) und „Verlust automatisierter Fertigkeiten" (r = 0,42, p < 0,016) mit schlechtem Reaktionszeitverhalten. Dies spricht einerseits für die gute Selbstwahrnehmung der Untersuchten, andererseits auch für die Validität dieser Subtests.

Innerhalb der beiden alternativ diskriminierten Schizophreniegruppen korreliert trotz geringer Fallzahl „selektive Aufmerksamkeit" und das Wahl-Reaktionszeitverhalten immer noch (jeweils p < 0,05). Der Subscore „Verlust automatisierter Fertigkeiten" korreliert indessen nur bei den schizophrenen Risikoträgern hochsignifikant mit schlechten Reaktionszeiten (r = 0,60, p < 0,009). Die Wahl-Reaktionszeiten könnten danach als objektives psychometrisches Korrelat von bestimmten Basissymptomen gelten. Da kognitive Basissymptome bzw. „substratnahe Basissymptome" (Huber) der Stufe I und II von Schizophrenen in weiten Bereichen den Teilleistungsstörungen bzw. dem „cognitiv impairment" bei MBD gleichen können, trifft Süllwolds Hypothesenmodell einer zentralen Basisstörung („Anfälligkeit funktioneller zerebraler Systeme durch Interferenz" [18]) für beide Ansätze zu. Ob aber eine z. B. von Huber diskutierte „Limbopathie" wirklich ein primär genetisch vermitteltes oder vielleicht nicht doch vielfach erst ein sekundär erworbenes Traitmerkmal schizophrener Verletzbarkeit ist, bleibt die zentrale Gretchenfrage.

Resümee

Unter einem theorienbezogenen und empirisch-experimentellen, multivariaten Vorgehen mit immer besserer Konstruktvalidität wird die Vermutung bestätigt, wonach schizophrene Verletzbarkeit keineswegs als ausschließlich genetisch bedingte Störung aufzufassen ist, sondern es bei vielen Schizophrenen auch strukturgenetisch erworbene Spielarten von Vulnerabilität geben kann. Damit wird die entwicklungsbiologische Perspektive erhärtet, welche schon Conrad in seiner ontogenetischen Sichtweise zum genetischen Strukturprinzip allgemeiner biologischer Gesetzmäßigkeiten als richtungsweisend erkannt hat [6]. Bei der Suche nach einer inhaltlichen Bestimmung von erworbener schizophrener Vulnerabilität zugrundeliegenden Störungsmustern werden nach eigenen Untersuchungen einige neurophysiologische (informationsverarbeitende Prozesse widerspiegelnde) Parameter, sowie bestimmte psychometrische und neuropsychologische Befundkonstellationen vorgestellt, die als *unspezifische* Vulnerabilitätsindikatoren bei schizophrenen Kranken mit entwicklungsbiologischem Reifungsdefizit zu diskutieren sind. Dennoch bleibt eine mit exakten naturwissenschaftliche Methoden arbeitende biologische Forschungsstrategie nach wie vor auf die „Transformation eines in Generationen gesammelten Erfahrungswissens" angewiesen [11]. Auch ist eine sich möglicherweise abzeichnende Untergruppe im schizophrenen Krankheitsspektrum natürlich die Geschichte eines ätiopathogenetisch orientierten Denkmodells. Darüber hinaus wird die erkenntnistheoretische Rückführung von hochkomplexen psychopathologischen Endphänomenen auf neurobiologische Basisprozesse noch ein auf lange Zeit gehegter Wunschtraum bleiben.

Literatur

1. Annett M (1981) The genetics of handedness. TINS 4:256−258
2. Beuhring T, Cudeck R, Mednick SA, Walker EF, Schulsinger F (1982) Vulnerability to environmental stress: High risk research on the development of schizophrenia. In: Neufeld RWJ (ed) Psychological stress and psychopathology. McGraw-Hill, New York
3. Blackwood DHR, Whalley LJ, Christie JE, Blackburn IM, St. Clair DM, McInnes A (1987) Changes in auditory P 3 event-related potential in schizophrenia and depression. Br J Psychiatry 150:154−160
4. Bleier R, Houston L, Byne W (1986) Can the corpus callosum predict gender, age, handedness, or cognitive differences? TINS 9:391−394
5. Cammann R, Göllnitz G, Cammann G, Heider B, Meyer-Probst B, Teichmann H (1985) Der Einfluß psychosozialer Risiken auf die Reifung der EEG-Hintergrundaktivität bei frühkindlich hirngeschädigten Kindern. Z Kinder Jugendpsychiatr 13:5−15
6. Conrad K (Hrsg) (1963) Der Konstitutionstypus, 2. Aufl. Springer, Berlin Göttingen Heidelberg
7. Etevenon P (1983) A model of intra- and interhemispheric relationship. In: Flor-Henry P, Cruzelier J (eds) Laterality and psychopathology. Elsevier, Amsterdam
8. Fish B (1984) Offspring of schizophrenics from birth to adulthood. In: Watt N, Anthony EJ, Wynne L, Rolf J (eds) High-risk research in schizophrenia. Cambridge Univ. Press, New York
9. Flor-Henry P, Cruzelier J (eds) (1983) Laterality and psychopathology. Elsevier, Amsterdam
10. Huber G (Hrsg) (1985) Basisstadien endogener Psychosen und das Borderline-Problem. Schattauer, Stuttgart
11. Janzarik W (1986) Geschichte und Problematik des Schizophreniebegriffes. Nervenarzt 57:681−685
12. Kelly DD (1985) Sexual differentiation of the nervous system. In: Kandel ER, Schwartz JH (eds) Principles of neural science. Elsevier, Amsterdam
13. Luria AR (1976) The neuropsychology of memory. Winston, Washington
14. Meehl PE (1962) Schizotaxia, schizotypy, schizophrenia. Am Psychol 17:827−838
15. Seitelberger F (1980) Das Gehirn und das Nervensystem im psychosomatischen Geschehen − Erkenntnisse der Forschung. Universitas 35:33−40
16. Shimizu A, Endo M, Yamaguchi N, Torii H, Isaki K (1985) Hand preference in schizophrenics and handedness conversion in their childhood. Acta Psychiatr Scand 72:259−265
17. Singer W (1986) The brain as a self-organizing system. Eur Psychiatr Neurol Sci 236:4−9
18. Süllwold L (1983) Integration psychologischer und psychopathologischer Forschungsergebnisse in das Gesamtkonzept der Schizophrenieforschung. In: Gross G, Schüttler R (Hrsg) Empirische Forschung in der Psychiatrie. Schattauer, Stuttgart, S 65−70
19. Taylor PJ, Dalton R, Fleminger JJ, Lishman WA (1982) Differences between two studies of hand preverence in psychiatric patients. Br J Psychiatry 140:166−173
20. Ulrich G, Otto W (1984) Intermittierend rechts-posterior betonte langsame Wellen (IRP) im EEG psychiatrischer Patienten und das theoretische Konstrukt des Maturationsdefizits. Nervenarzt 55:179−187
21. Wexler BE (1986) A model of brain function: Its implications for psychiatric research. Br J Psychiatry 148:357−362

2.10 Expressed Emotion (EE) und Vulnerabilität – Konzepte der zeitgenössischen Schizophrenieforschung: ihr gegenwärtiger wissenschaftlicher Status und ihre Relevanz für die Psychosenbehandlung

R. OLBRICH

Die Psychiatrie hat mit den in ihre Zuständigkeit fallenden Krankheiten (häufig) Phasenhaftes zum Forschungsgegenstand. In gewisser Weise imitiert sie aber auch diese Störungen, indem sie selbst in der inhaltlichen Ausrichtung ihrer Konzeptbildungen oft auch einen episodischen Verlauf zeigt. Diese Aussage gilt insbesondere für die wissenschaftliche Auseinandersetzung mit der Schizophreniegenese, bei der sich anlageorientierte Auffassungen und eine Sichtweise, die Umweltfaktoren favorisiert, im Sinne einer bipolaren Rhythmik seit jeher einander ablösten.

Die prominentesten Vertreter, die in unserer Zeit diese beiden Positionen repräsentieren, sind das Konzept der Expressed Emotion (EE) und dasjenige der Vulnerabilität.

Beginnen wir mit dem Konzept der Expressed Emotion, einem Ansatz, der der Umgebung des schizophren Erkrankten und hier speziell familiären Faktoren eine entscheidende Bedeutung beimißt. Das EE-Konzept geht auf den Engländer G. Brown zurück und nahm seinen Ausgang von Untersuchungen, in denen es um das Schicksal langjährig hospitalisierter psychiatrischer Patienten nach der Entlassung aus der Klinik ging (Brown 1959). Für Schizophrene ergab sich dabei ein überraschender Befund: Die Wiederaufnahmeraten fielen bei Entlassungen in die vergleichsweise engen Bindungen eines Elternhauses oder einer ehelichen Gemeinschaft deutlich höher aus als etwa bei Patienten, die in Untermiete lebten.

Brown interpretierte diese Ergebnisse dahingehend, daß das Zusammenleben in der Familie der weiteren Entwicklung einer schizophrenen Erkrankung nicht unbedingt förderlich sei. Die umfangreichen Bemühungen des Autors, Merkmale familiärer Interaktion mit Schädigungscharakter zu identifizieren, lassen sich hinsichtlich ihrer Resultate in den folgenden beiden Punkten resümieren:

1. Belastend für den Schizophrenen sind Kontakte, in denen affektiv Getöntes eine Rolle spielt, und zwar sowohl Mitteilungen kritischer Natur wie auch bemerkenswerterweise positive Äußerungen.
2. Bei der Übermittlung von Gefühlen sind nicht nur verbale Äußerungen von Belang. Eine kritische Einstellung etwa hat für den Patienten durchaus auch Brisanz, wo sie sich bei scheinbarer Harmlosigkeit der Wortwahl über Tonfall, Lautstärke, Stimmführung usw. artikuliert.

Aktuelle Kernfragen in der Psychiatrie
Herausgegeben von F. Böcker und W. Weig
© Springer-Verlag Berlin Heidelberg 1988

Dieser Aspekt war es, der der ganzen Forschungsrichtung mit der Bezeichnung „Expressed Emotion" ihren Namen gab.

Wir kommen nun zum Vulnerabilitätsmodell. Daß das Interesse der Psychiatrie für die Rolle dispositioneller Faktoren bei der Entwicklung einer psychotischen Reaktion in den letzten Jahren erneut in starkem Maße aufgekommen ist, dazu haben in erster Linie der Amerikaner J. Zubin und seine Mitarbeiter (1981) beigetragen. Wir wollen hier nur das betrachten, was im engeren Sinne das Zubinsche Modell konstituiert. Es sind die Vulnerabilität des Individuums, Stressoren und Moderatorvariablen.

In welcher Weise wird der Vulnerabilitätsterminus inhaltlich, d. h. hinsichtlich der zugrundeliegenden Störung bestimmt? Zubin definiert die hinter einer schizophrenen Verletzbarkeit stehende Störung als Schwellensenkung des Individuums. Die Absenkung bestehe gegenüber sozialen Reizen in Form von „Life events", die dadurch zu Stressoren werden und in der Lage sind, psychotische Geschehen (über im einzelnen nicht charakterisierte Zwischenschritte) auszulösen.

Die Ursache dafür, daß Umweltreize auf einem relativ niedrigen Stimulusniveau eine Psychosereaktion herbeiführen, soll in einem Defizit an Gegenregulationen zu sehen sein, die der Organismus üblicherweise bei Störungen seines Äuquilibriums in Gang bringt. Wo mit Streßbelastung einhergehende Stimulierung i. allg. auf eine Krise beschränkt bleibt, komme es beim vulnerablen Individuum aufgrund der fehlenden Gegensteuerung zu einer Ausweitung, die in einer produktiv-psychotischen Episode resultiere.

Neben der Vulnerabilität und den Stressoren gehören, wie bereits erwähnt, Moderatorvariablen zu den konstituierenden Größen des Zubinschen Modells. Zubin zieht im wesentlichen zwei Moderatorvariablen in Betracht, das soziale Netzwerk des Individuums und seine prämorbide Persönlichkeit. Das prämorbide Funktionsniveau bezieht sich dabei auf die Güte des Bewältigungsrepertoires für schwierige Lebenssituationen. Von derartigen Variablen hänge es ab, ob eine konfrontative Reizbedingung bei einem verletzbaren Individuum tatsächlich eine psychotische Episode auslöst.

Wie steht es um den derzeitigen wissenschaftlichen Status und die Praxisrelevanz von EE-Ansatz und Vulnerabilitätsmodell (s. auch die Synopsis Tabelle 1). Die konzeptuelle Größe „Expressed Emotion" erscheint mit der Entwicklung des Camberwell Family Interviews, eines einschlägigen Befragungsinstruments, hinreichend operationalisiert. Ihr Einfluß auf den Krankheitsverlauf Schizophrener im Sinne eines erhöhten Rezidivrisikos wurde in prospektiven Studien wiederholt belegt (u. a. Brown et al. 1972). Und es gibt empirische Hinweise dafür, daß Pharmakotherapie wie auch Eingriffe in den familiären Umgangsstil den negativen Folgen eines affektgeladenen Angehörigenverhaltens wirksam begegnen (s. Olbrich 1983).

Ungünstiger ist es um den Vulnerabilitätsansatz bestellt. Das Zubinsche Modell selbst ist in Teilbereichen kaum auf einem ausreichenden Operationalisierungsniveau angesiedelt; in der Literatur findet der Vulnerabilitätsterminus inzwischen eine sehr heterogene Verwendung. Modellprüfungen wurden bislang nicht durchgeführt. Entsprechend stehen Untersuchungen, die die Relevanz des Vulnerabilitätskonzepts für die Psychosenprophylaxe und -therapie

Tabelle 1. Vergleich der Konzepte „EE" und „Vulnerabilität"

	Expressed emotion	Vulnerabilität
Operationalisierung	ausreichend (siehe Camberwell Family Interview)	z. Zt. nicht ausreichend (unscharfe und heterogene Verwendung des Vulnerabilitätsbegriffs)
Empirische Fundierung	liegt vor (incl. Replikationsstudien)	steht noch aus
Klinisch-praktische Relevanz	liegt vor (f. Pharmako-Th., Patientenkontakt, Angehörigenintervention)	steht noch aus

belegen könnten, aus (s. Olbrich 1987). Insgesamt bleibt abzuwarten, ob der Vulnerabilitätsforschung in der gegenwärtigen Phase eines starken Interesses an anlageorientierten Konzepten ein dem EE-Ansatz vergleichbarer, qualitativer Sprung gelingt.

Literatur

Brown GW (1959) Experiences of discharged chronic schizophrenic patients in various types of living group. Milbank Mem Fund Q 37:105–131
Brown GW, Birley JLT, Wing JK (1972) Influence of family life on the course of schizophrenic disorders: A replication. Br J Psychiatry 121:241–258
Olbrich R (1983) Expressed Emotion (EE) und die Auslösung schizophrener Episoden: eine Literaturübersicht. Nervenarzt 54:113–121
Olbrich R (1987) Die Verletzbarkeit des Schizophrenen: J. Zubins Konzept der Vulnerabilität. Nervenarzt 58:65–71
Zubin J, Steinhauer SR (1981) How to break the logjam in schizophrenia: A look beyond genetics. J Nerv Ment Dis 169:477–492

2.11 Der ätiologische Zusammenhang zwischen emotionaler Familienatmosphäre und Rezidivraten bei schizophrenen Patienten*

G. Buchkremer, K. Stricker, A. Rook und H. Schulze-Mönking

Einleitung

Die seit einigen Jahrzehnten bestehende Diskussion um die ätiologische Bedeutung familiärer Interaktionsmuster für die Entstehung schizophrener Psychosen [1, 12, 19, 23] wurde durch die Arbeiten von Brown u. Rutter [3] und Vaughn u. Leff [27] neu entfacht. Erstmalig konnte der Zusammenhang zwischen dem Ausmaß der von den Angehörigen ausgedrückten Gefühle („EE" für „expressed emotions") und den Rezidivraten der Patienten empirisch nachgewiesen werden. Bei dem sog. EE-Index handelt es sich um einen Summenscore einer Fremdeinschätzungsskala, die sowohl kritisches und feindseliges Verhalten als auch emotionales Überengagement in Form von überprotektiven oder selbstaufopferndem Verhalten berücksichtigt. Bestimmt wird der EE-Index mit Hilfe eines aufwendigen Interviewverfahrens (CFI für Camberwell-Family-Interview), das mit den Angehörigen einzeln durchgeführt wird. Für die Einschätzung einer Familie als „high-EE" oder „low-EE" wird der EE-Index der Hauptbezugsperson (key-relative) herangezogen. Nach den Befunden von Vaughn u. Leff [27] haben Patienten aus High-EE-Familien ein 3- bis 4mal größeres Rückfallrisiko als solche aus low-EE-Familien. Geringe Kontaktdichte mit dem High-EE-Angehörigen und neuroleptische Medikation können eine protektive Funktion für diese Patienten haben [22].

Die Ergebnisse zur prognostischen Bedeutung des emotionalen Ausdrucksverhaltens konnten in den letzten Jahren im angloamerikanischen Raum mit unterschiedlicher Methodik mehrfach repliziert werden [2, 10, 28]. Um diese Befunde für eine Optimierung der Rezidivprophylaxe nutzen zu können, muß die Frage nach der Interpretation des Zusammenhangs zwischen EE und Rückfall beantwortet werden.

Folgende vier Erklärungshypothesen lassen sich dazu aufstellen (s. Tabelle 1):

1. Nach der *Reaktionshypothese* reagieren die Angehörigen mit hohem EE auf psychopathologische Verhaltensweisen des Patienten, die auf eine erhöhte Rückfallgefährdung hinweisen. Gegen diese Hypothese spräche, wenn sich keine Zusammenhänge zwischen dem psychischen Befund der Patienten und dem emotionalen Ausdrucksverhalten der einzelnen Angehörigen finden ließen.

---

* Diese Studie wurde vom Bundesministerium für Forschung und Technologie (BMFT) gefördert.

Aktuelle Kernfragen in der Psychiatrie
Herausgegeben von F. Böcker und W. Weig
© Springer-Verlag Berlin Heidelberg 1988

Tabelle 1. Erklärungshypothesen zum Zusammenhang zwischen emotionalem Ausdrucksverhalten der Angehörigen (*EE*) und erhöhter Rückfallhäufigkeit. (Die Pfeile geben die Richtung der angenommenen ursächlichen Einflüsse an)

Reaktionshypothese:	rückfall- ⟶ EE gefährdeter Patient
Kausalitätshypothese:	EE ⟶ erhöhte Rückfallhäufigkeit
Korrelationshypothese:	andere Faktoren ↙ ↘ EE erhöhte Rückfallhäufigkeit
Multikonditionale Hypothese:	andere Faktoren ↗ ↖ EE ⟷ erhöhte Rückfallhäufigkeit

2. Gemäß der *Kausalitätshypothese* verursacht ein bestimmtes emotional überengagiertes oder kritisches Ausdrucksverhalten der Angehörigen (bei hoher Kontaktdichte) einen Rückfall in die akute Psychose. Gegen diese Hypothese (zumindest als monokausale Annahme) spräche, wenn sich signifikante Beziehungen zwischen dem emotionalen Ausdrucksverhalten der Angehörigen und anderen Rückfallprädiktoren finden ließen. Für diese Hypothese spräche, wenn sich die Rückfallhäufigkeit durch (therapeutische) Veränderung des emotionalen Ausdrucksverhaltens der Angehörigen beeinflussen ließe.

3. Nach der *Korrelationshypothese* weisen sowohl das emotionale Ausdrucksverhalten der Angehörigen als auch das Rückfallrisiko der Patienten Beziehungen zu anderen den Krankheitsverlauf beeinflussenden Faktoren auf; der Zusammenhang zwischen dem EE-Index und der erhöhten Rückfallhäufigkeit wäre dann als Folge dieser mehr oder weniger zufälligen Beziehungen zu verstehen. Gegen diese Hypothese spräche, wenn sich keine Zusammenhänge zwischen dem emotionalen Ausdrucksverhalten der Angehörigen und anderen bereits bekannten Rückfallprädiktoren fänden.

4. Gemäß der *multikonditionalen* Hypothese besteht ein Wechselspiel zwischen den durch die Erkrankung geprägten Verhaltensweisen des Patienten, den Merkmalen der Angehörigen sowie verschiedener anderer Einflußfaktoren, wie etwa neuroleptische Medikation, Merkmale des Krankheitsverlaufs, soziales Netz oder Berufstätigkeit des Patienten.

Ziel der vorliegenden Untersuchung ist die Beantwortung der Frage, ob das emotionale Ausdrucksverhalten der Angehörigen abhängig ist von bestimmten Merkmalen des Patienten bzw. seiner Erkrankung und/oder von bestimmten Merkmalen der Angehörigen. Anhand dieser Ergebnisse sollen die vier obengenannten Hypothesen diskutiert werden.

Methodik

In einer vom BMFT geförderten Studie zur therapeutischen Angehörigenarbeit bei schizophrenen Patienten wurden die Familien von 99 nach DSM-III-Kriterien diagnostizierten schizophrenen Patienten aufgenommen. Zum Zeitpunkt der Erfassung befanden sich alle Patienten nach mindestens einjähriger Krankheitsdauer unter neuroleptischer Medikation in ambulanter Behandlung. Das mittlere Alter der 72 männlichen und 27 weiblichen Patienten betrug 30,5 Jahre (S = 13,4). Bei durchschnittlich 6,1 Jahren Krankheitsdauer (S = 4,4), lag die mittlere Zahl vorausgegangener Episoden bei 2,7 (S = 1,3). Der GAS-Wert als Maß für die psychosoziale Beeinträchtigung der Patienten betrug im Mittel 53,1 (S = 15,2). Insgesamt nahmen 151 Angehörige dieser Patienten an der Studie teil, darunter 15 Partner, 80 Mütter, 54 Väter und 2 Geschwister. Der EE-Index der Angehörigen wurde mit zwei Meßinstrumenten erfaßt: mit dem oben erwähnten Camberwell-Family-Interview (CFI) und dem in der Durchführung weniger aufwendigen Münsteraner Familienbogen [7]. Von den 151 beteiligten Angehörigen zeigte die Hälfte ein hohes Maß an ausgedrückten Emotionen (75 High-EE-Angehörige vs. 76 Low-EE-Angehörige, CFI-Einschätzung). 34 Angehörige wurden in der Subskala „Kritik" und 50 Angehörige in der Subskala „Emotionales Überengagement" als hoch eingeschätzt. Eine hohe Kontaktdichte zum Patienten (mit mehr als 35 h Blickkontakt pro Woche) war bei 67 Angehörigen gegeben.

Der in anderen Studien belegte Zusammenhang des EE-Indexes mit der Rückfallhäufigkeit der Patienten innerhalb von 9 Monaten bestätigte sich auch in der vorliegenden Studie [5]. Insgesamt hatten signifikant mehr Patienten aus High-EE-Familien stationär oder ambulant behandelte Rückfälle im Laufe von 9 und 15 Monaten.

Der psychische Befund der Patienten wurde nach dem AMDP-System erhoben und nach den Syndromen von Gebhardt et al. [13] ausgewertet. (Da bei keinem Patienten Bewußtseins- oder Orientierungsstörungen gefunden wurden, reduzierte sich das „psychoorganische Syndrom" auf das Syndrom: „Denkstörungen".)
   Außerdem wurden die Prognoseskalen nach Strauss-Carpenter [26] und nach Phillips sowie der Münsteraner Prognose-Score [24] verwendet. Zur Bestimmung der psychosozialen Beeinträchtigung wurde die Global Assessment Scale (GAS) [25] benutzt.

Ergebnisse

In den Tabellen 2 und 3 sind die Beziehungen zwischen dem emotionalen Interaktionsstil der Angehörigen einerseits und Merkmalen der Patienten, der Umwelt oder der Familie andererseits dargestellt. (Dabei wurden nur die CFI-Ergebnisse berücksichtigt, da sich im MFB keine hierzu abweichenden Befunde ergaben.) Das emotionale Ausdrucksverhalten der Familienmitglieder hängt nicht global mit der Schwere der Symptomatik, jedoch mit einzelnen psychopathologischen Syndromen zusammen (Tabelle 2). Akzessorische Symptome zeigen kaum statistisch bedeutsame Beziehungen zum EE-Index. Störungen des Antriebs oder des Denkens und das Hostilitätssyndrom hängen hingegen signifikant mit dem EE-Index zusammen. Der engste Zusammenhang ergibt sich beim Vergleich der Patienten, die eine neuroleptische Medikation zuverlässig einnehmen und den nichtcomplianten. Außerdem wurden verschiedene Prognoseskalen auf ihren möglichen Zusammenhang mit der emotionalen Familienatmosphäre untersucht. Weder in den Subskalen, die u.a. die Sozialkontak-

Tabelle 2. Patientenmerkmale und Interaktionsstil, n = 151 (phi- und pbis-Korrelationen)

	Kritik	Feind- seligk.	EOI[1]	EE- Index	Kontakt- dichte
Paranoidhall. Syndrom[2]	0.14[a]	0.21[b]	0.16[b]	0.07	0.12
Depressives Syndrom	0.20[b]	0.18[b]	0.10	0.07	0.19[b]
Hostilitätssyndrom	0.18[b]	0.24[c]	0.23[c]	0.19[b]	−0.11
Apathisches Syndrom	0.21[b]	0.26[c]	0.16[b]	0.14[a]	0.11
Denk- und Aufmerksamkeitsstörungen	0.18[b]	0.20[b]	0.18[b]	0.18[b]	0.08
Gesamtsymptomatik	0.15[a]	0.18[b]	0.17[b]	0.12	0.06
Zahl der Episoden	0.15[a]	0.06	−0.17[b]	0.02	0.15[a]
Global-Assessment-Score (GAS)	−0.12	−0.19[b]	−0.17[b]	−0.10	−0.16[b]
Arbeitszeit	−0.16[b]	−0.09	0.00	−0.06	−0.11
Neuroleptika-Compliance	0.00	−0.17[b]	−0.19[b]	−0.22[c]	0.08
Strauss-Carpenter-Prognoseskala	−0.08	−0.08	−0.14[a]	0.07	−0.07
Phillips-Skala	0.06	0.05	0.16[b]	0.09	−0.15[a]
Münsteraner Prognose-Score	0.18[b]	0.15[a]	0.09	0.11	−0.03

[a] p<0,1; [b] p<0,05; [c] p<0,01

[1] EOI: Emotional-Overinvolvement

[2] Der psychopathologische Befund wurde mit dem AMDP-System [13] erhoben

Tabelle 3. Familienkonstellation und Interaktionsstil, n = 135−150 (phi-Korrelationen)

	Kritik	Feind- seligk.	EOI	EE- Index	Kontakt- dichte
Mütter vs. Väter	−0.18[b]	0,00	−0.21[b]	−0.27[c]	−0.25[c]
Eltern vs. Ehepartner	0.20[b]	0,13	−0.17[b]	0.03	0.33[d]
Auftreten anderer psychiatrischer Erkrankungen in der Familie (ohne Ehepartner)	0.18[b]	0,08	0.05	0.18[b]	−

[a] p<0,1; [b] p<0,05; [c] p<0,01; [d] p<0,001

te und Arbeitsfähigkeit erfassen, noch im Gesamtscore ergaben sich signifikante Korrelationen zum EE-Index.

Die emotionalen Interaktionsstile der verschiedenen Angehörigen unterscheiden sich deutlich (Tabelle 3). Mütter haben gegenüber dem erkrankten Familienmitglied eine größere Kontaktdichte und zeigen ein stärkeres emotionales Ausdrucksverhalten als die Väter. Dies äußert sich bei den Müttern sowohl in häufigerer Kritik, als auch durch mehr überfürsorgliches und selbstaufopferndes Verhalten (EOI). Psychisch gestörtem Verhalten des Patienten gegenüber verhalten sie sich eher emotional überengagiert (EOI), die Väter hingegen zeigen vermehrte Kritik. (Detaillierte Ergebnisse bezüglich der Geschlechts- und Familienrollen werden an anderer Stelle dargestellt [8].)

Ehepartner verhalten sich ähnlich wie Väter. Sie sind fast nie emotional überengagiert (EOI), jedoch häufig kritisch dem Patienten gegenüber eingestellt. Auffallend ist ihre im Vergleich zu den Eltern höhere Kontaktdichte zum Erkrankten. Eltern, in deren Verwandtschaft (1. oder 2. Grades) weitere psychiatrische Erkrankungen bekannt sind, sind dem Kranken gegenüber emotional engagierter (EE-Index), insbesondere kritischer als andere Verwandte.

Diskussion

Im Gegensatz zu den Befunden von Leff u. Vaughn [22] fanden sich bei dieser Untersuchung erneut [7] signifikante Zusammenhänge zwischen dem emotionalen Interaktionsstil der Angehörigen und dem psychischen Befund der Patienten. Vor allem Minussymptomatik (Denk- und Antriebsstörungen), die von den Angehörigen nicht sofort als Krankheitszeichen erkannt wird, weist Beziehungen zum emotionalen Ausdrucksverhalten auf. Dies kann als ein Beleg für die *Reaktionshypothese* interpretiert werden. Apathisches Verhalten deuten Angehörige oft als Zeichen von „Faulheit" und „Opposition" und reagieren darauf ähnlich wie auf hostiles Verhalten mit starken Emotionen [4].

Die Reaktion auf die Krankheit ist abhängig von eltern- und geschlechtsrollenspezifischen Reaktionsweisen: Mütter reagierten auf psychisch gestörtes Verhalten allgemein emotional stärker als Väter. Die Ehepartner nehmen − wie in der Literatur mehrfach beschrieben [9, 16, 27] − eine Mittelstellung zwischen Müttern und Vätern ein. Wie die Väter verhalten sie sich selten emotional überengagiert. Sie sind jedoch bei einer hohen Kontaktdichte dem erkrankten Partner gegenüber kritischer als die Eltern.

Betrachtet man die geringe Varianz, die durch die Korrelationen zwischen dem emotionalen Ausdrucksverhalten der Angehörigen und dem psychischen Befund der Patienten aufgeklärt wird, so wird deutlich, daß die Reaktionshypothese sicher nur z. T. den Zusammenhang zwischen emotionaler Familienatmosphäre und Rückfall erklärt.

Es liegen z. Z. mehrere auf dem EE-Konzept basierende therapeutische Interventionsstudien vor, die von signifikant verminderten Rezidivraten nach Angehörigenarbeit berichten [6, 11, 15, 18, 20, 21]. Dies spricht für einen *kausalen Zusammenhang* zwischen den in der Familie ausgedrückten Gefühlen und der Rückfallhäufigkeit der Patienten.

In die gleiche Richtung weist der Befund, daß Angehörige, in deren Familie weitere psychiatrische Erkrankungen bekannt sind, einen höheren EE-Index haben, als die übrigen Angehörigen.

Dieser Befund bedarf noch einer genaueren Analyse. Es wäre ein Zusammenhang (im Sinne der Korrelationshypothese) zwischen genetisch bedingtem Rückfallrisiko und EE-Index denkbar [14, 17]. Plausibler erscheint jedoch folgende Erklärungshypothese: Die Erfahrungen der Angehörigen bei der Bewältigung psychiatrischer Störungen anderer Familienmitglieder (erlernte Copingstrategien) bestimmen ihre emotionalen Reaktionen auf die Erkrankung in einer für die schizophrenen Patienten ungünstigen Weise: Aufgrund ihrer Erfahrungen reagieren sie besonders kritisch, belasten dadurch zusätzlich den Patienten und begünstigen damit Rückfälle in das akute Krankheitsstadium.

Das emotionale Ausdrucksverhalten der Angehörigen ist weitgehend unabhängig von bekannten Rückfallprädiktoren (z. B. Arbeitsfähigkeit, Krankheitsverlauf, Sozialkontakte, Prognoseskalen). Dies spricht dafür, daß die in den Familien ausgedrückten Emotionen einen eigenständigen Rückfallprädiktor darstellen. Andererseits bestätigt der Befund, daß das emotionale Ausdrucksverhalten mit der Medikamentencompliance der Patienten zusammenhängt, in Grenzen auch die *Korrelationshypothese.*

Die gefundenden Zusammenhänge zwischen Interaktionsstil und Außenvariablen sprechen insgesamt gegen eine monokausale Interpretation des EE-Konzeptes. *Die multikonditionale Erklärungshypothese* erscheint als die angemessenste Beschreibung der Wirkung von emotionalem Ausdrucksverhalten auf den Krankheitsverlauf. Die relativ geringe Höhe der gefundenen Korrelationen zwischen EE-Index und Außenvariablen unterstreicht die Wichtigkeit der emotionalen Familienatmosphäre als selbständigem Rückfallprädiktor. Für die Rezidivprophylaxe bei Schizophrenen leitet sich daraus die Forderung ab, die Familien in Zukunft verstärkt in die Behandlung einzubeziehen.

Literatur

1. Bateson G, Jackson D, Haley J, Weakland JH (1969) Toward a theory of schizophrenia. Behav Sci 1:251
2. Brown GW, Birley JLT, Wing JK (1973) Influence of family life on the course of schizophrenic disorder, a replication. Br J Psychiatry 121:241−258
3. Brown GW, Rutter M (1966) The measurement of family activities and relationships. Hum Relat 19:241−263
4. Buchkremer G, Lewandowski L, Fiedler P (1982) Emotionale Interaktionsmuster in Familien schizophrener Patienten. Psycho [Suppl] 1:9−10
5. Buchkremer G, Rook A, Schulze-Mönking H, Stricker K (in Vorbereitung) Der emotionale Interaktionsstil der Angehörigen als Rückfallprädiktor bei schizophrenen Erkrankungen
6. Buchkremer G, Schulze-Mönking H (1986) Die Effizienz von therapeutischen Angehörigen- und Selbsthilfegruppen bei der Rezidivprophylaxe schizophrener Patienten. In: Böker W, Brenner HD (Hrsg) Bewältigung der Schizophrenie. Huber, Bern, S 113−120
7. Buchkremer G, Schulze-Mönking H, Lewandowski L, Wittgen C (1986) Emotional atmosphere in families of schizophrenic outpatients: Relevance of a practice-oriented assessment instrument. In: Goldstein MJ, Hand I, Hahlweg K (eds) Treatment of schizophrenia. Springer, Berlin Heidelberg New York Tokyo, pp 79−84
8. Buchkremer G, Stricker K, Rook A, Schulze-Mönking H (in Vorbereitung) Emotionaler Interaktionsstil und Familienkonstellation
9. Buddeberg C, Kesselring V (1978) Ehen Schizophrener − Struktur und Dynamik. Psychiatr Prax 5:118−126
10. Doane JA, Falloon IRH, Goldstein MJ et al. (1985) Parental affective style and the treatment of schizophrenia. Arch Gen Psychiatry 42:34−42
11. Falloon IRH, Boyd JL, McGill CW et al. (1982) Family management in the prevention of exacerbations of schizophrenia. N Engl J Med 306:1437−1440
12. Fromm-Reichmann F (1948) Notes on the development of the treatment of schizophrenics by psychoanalytic therapy. Psychiatry 11:263−273
13. Gebhardt R, Pietzcker A, Strauss A, Stoeckel M, Langer C, Freudenthal K (1983) Skalenbildung im AMDP-System. Arch Psychiatr Nervenkr 233:223−245
14. Goldstein MJ (1985) Family factors that antedate the onset of schizophrenia and related disorders: The results of a fifteen year prospective longitudinal study. Acta Psychiatr Scand 71 [Suppl 319]:7−18
15. Goldstein MJ, Rodnick EH, Evans JR, May PRA, Steinberg MR (1978) Drug and family therapy in the aftercare of acute schizophrenics. Arch Gen Psychiatry 35:1169
16. Hell D (1982) Ehen depressiver und schizophrener Menschen. Springer, Berlin Heidelberg New York
17. Hirsch SR (1979) Eltern als Verursacher der Schizophrenie. Nervenarzt 50:337−345

18. Hogarty GE, Anderson CM, Reiss DJ et al. (1986) Family psychoeducation, social skills training and maintenance chemotherapy in the aftercare treatment of schizophrenia. Arch Gen Psychiatry 43:633−642
19. Kasanin J, Knight E, Sage P (1934) The parent-child relationship in schizophrenia. J Nerv Ment Dis 79:249−263
20. Kuipers L, Sturgeon D, Berkowitz R, Leff JP (1983) Characteristics of expressed emotion: Its relationship to speech and looking in schizophrenic patients and their relatives. Br J Clin Psychol 22:257−264
21. Leff J, Kuipers L, Berkowitz R, Eberlein-Vries R, Sturgeon D (1986) Controlled trial of social intervention in the families of schizophrenic patients. In: Goldstein MJ, Hand I, Hahlweg K (eds) Treatment of schizophrenia. Springer, Berlin Heidelberg New York Tokyo, pp 153−170
22. Leff JP, Vaughn CE (1985) Expressed emotion in families. Guilford, New York
23. Lidz T (1958) Schizophrenia and the family. Psychiatry 21:21
24. Schulze-Mönking H, Rook A, Stricker K, Buchkremer G (1986) Der Münsteraner Prognose-Score. Psycho 12:395−396
25. Spitzer J, Endicott JE, Fleiss L (1976) The Global Assessment Scale. A procedure for measuring overall severity of psychiatric disturbances. Arch Gen Psychiatry 33:766−771
26. Strauss JS, Carpenter WT (1974) The prediction of outcome in schizophrenia. Arch Gen Psychiatry 31:37−42
27. Vaughn CE, Leff JP (1976) Influence of family and social factors on the course of psychiatric illness. Br J Psychiatry 129:125−137
28. Vaughn CE, Snyder KS, Jones S et al. (1984) Family factors in schizophrenic relapse: A replication in California of British research on expressed emotion. Arch Gen Psychiatry 41:1169−1177

2.12 Verlauf schizophrener Psychosen im Vergleich zu anderen endogenen Psychosen sowie Prädiktionsmöglichkeiten auf der Basis von Schizophrenie-Prognose-Skalen und operationalisierter Schizophreniekonzepte (RDC, DSM III)

H.-J. Möller, W. Schmid-Bode, C. Cording-Tömmel, M. Zaudig
und D. von Zerssen

Einleitung

Zum Verlauf und zur Prognostik schizophrener Erkrankungen wurden zahlreiche Untersuchungen durchgeführt (vgl. dazu die Literaturübersicht in Möller u. von Zerssen 1986). Die älteren Verlaufsuntersuchungen beziehen sich auf den Zeitraum vor Einführung der Neuroleptika und werden damit den durch Einführung der Neuroleptika veränderten Behandlungskonditionen nicht gerecht. Viele Untersuchungen – natürlich insbesondere die älteren – wurden ohne Anwendung standardisierter Untersuchungsinstrumente durchgeführt und entsprechen damit nicht dem heute zu fordernden methodischen Standard (Möller u. Benkert 1980; Möller u. von Zerssen 1986). Durch diese Probleme sind eine Reihe der Verlaufsstudien in ihrer Aussagefähigkeit eingeschränkt.

Im Rahmen einer größeren Arbeitsgruppe führten wir in den letzten Jahren Verlaufsuntersuchungen an einer Ausgangsstichprobe von ca. 240 ehemals in der klinischen Abteilung des Max-Planck-Instituts für Psychiatrie (MPIP) stationär behandelten Patienten durch (Abb. 1). Bei der Designplanung wurde insbesondere auf operationalisierte Diagnostik und standardisierte Erfassung der

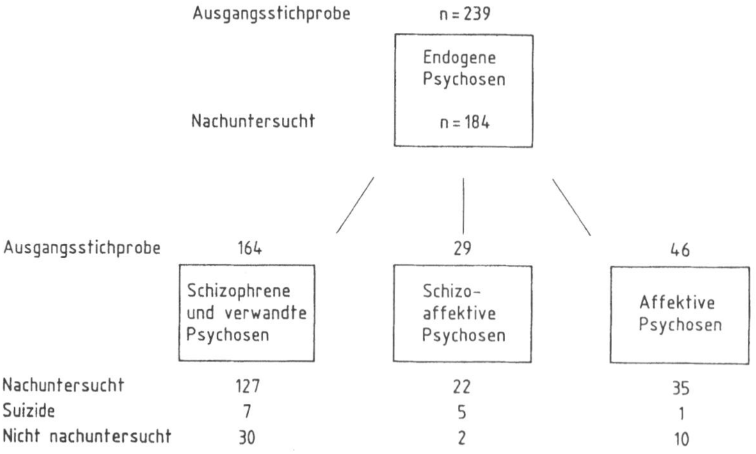

Abb. 1. Verteilung der Stichprobe nach ICD-Diagnostik

Aktuelle Kernfragen in der Psychiatrie
Herausgegeben von F. Böcker und W. Weig
© Springer-Verlag Berlin Heidelberg 1988

Psychopathologie und der sozialen Adaptation geachtet. Die in den Hauptelementen der standardisierten Beurteilung der Psychopathologie prospektiv angelegte Untersuchung erstreckte sich im wesentlichen auf drei Meßzeitpunkte: Aufnahme, Entlassung und Katamnese 5—8 Jahre nach Entlassung.

Auf die einzelnen methodischen Details sowie die Meßinstrumente kann hier aus Platzgründen nicht näher eingegangen werden (vgl. dazu Möller u. von Zerssen 1986; Möller et al., im Druck). Über 184 Patienten konnten für die statistische Evaluation ausreichende Daten erhoben werden; 15 Patienten waren verstorben (davon 13 durch Suizid), die restlichen Patienten verweigerten größtenteils die Untersuchung oder aber waren trotz intensiver Nachforschungsbemühungen unter Einbeziehung aller möglichen Informationsquellen nicht auffindbar. Der größte Teil der Stichprobe bestand aus Patienten mit schizophrenen Psychosen (n = 97). Die Untersuchung bot damit eine gute Möglichkeit, den mittelfristigen Verlauf von Patienten mit schizophrenen Psychosen unter den gegenwärtigen Behandlungsbedingungen im Vergleich zu anderen endogenen Psychosen zu analysieren und obendrein zu prüfen, welche Möglichkeiten der Prognostik unter den gegebenen relativ optimalen methodischen Voraussetzungen bestehen.

Verlauf schizophrener im Vergleich zu affektiven Psychosen

Die Patienten wurden vom behandelnden Arzt nach den ICD-Kriterien (ICD, 8. Rev., Degkwitz et al. 1975) diagnostiziert. Von der Hypothese ausgehend, daß die schizoaffektiven Psychosen unter Verlaufsgesichtspunkten den affektiven Psychosen näherstehen (Angst 1986), wurde diese Gruppe aber hier nicht den schizophrenen Psychosen subsumiert, sondern als separate Gruppe betrachtet (s. u.). Hingegen wurde die Gruppe der Schizophrenien (n = 97) mit der im klinischen Erscheinungsbild verwandten paranoiden und sonstigen Psychosen (ICD 297, 298.2, 298.3, 298.9) zusammengefaßt, wegen der bekannten Unsicherheiten in der diagnostischen und konzeptuellen Abgrenzung. Somit ergab sich eine Gruppe von insgesamt 127 Patienten.

Etwa die Hälfte dieser 127 Patienten kamen zur Indexaufnahme wegen der Erstmanifestation der Psychose, bei den anderen Patienten handelte es sich um eine Remanifestation der Psychose, wobei allerdings keine besonders chronifizierten Patienten eingeschlossen waren, da diese vorwiegend in den Landeskrankenhäusern versorgt werden. Aus Platzmangel können hier nur einige wenige Hauptergebnisse zum Verlauf und Zustand bei Katamnese beschrieben werden.

Unter der stationären Behandlung mit Neuroleptika kommt es, wie aus dem Vergleich der mit der Inpatient Multidimensional Psychiatric Scale (Lorr 1974; Hiller 1986) erhobenen Befunddaten bei Aufnahme und Entlassung zu ersehen ist (Abb. 2), zu einer ausgeprägten Reduktion produktiv-psychotischer Symptomatik. Dieses an sich erfreuliche Ergebnis, das ja aus vielen kontrollierten Untersuchungen zur Neuroleptikatherapie gestützt wird, darf allerdings nicht über die Tatsache hinwegtäuschen, daß bei einem Teil der Patienten der Erfolg der stationären Indexbehandlung unbefriedigend ist. So weisen z. B. etwa ein Vier-

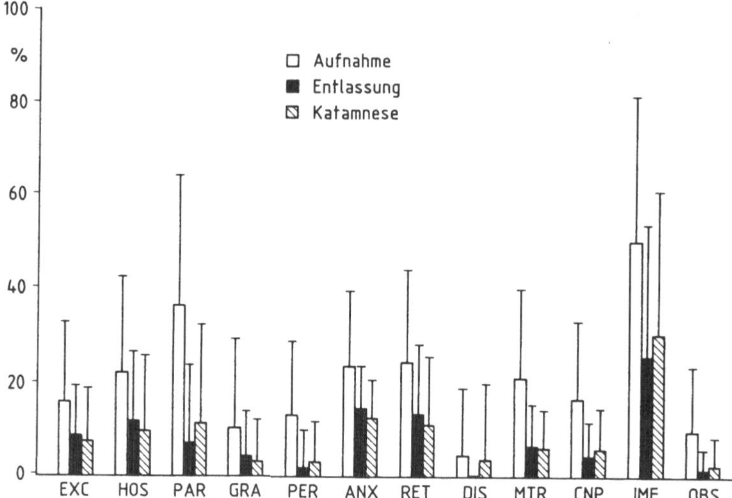

Abb. 2. Mittelwert und Standardabweichungen der IMPS-Syndromscores bei Patienten mit Schizophrenien und verwandten Psychosen (n = 127). *EXC* Euphorischer Erregungszustand, *HOS* Dysphorischer Erregungszustand, *PAR* Paranoides Syndrom, *GRA* Megalomanes Syndrom, *PER* Halluzinatorisches Syndrom, *ANX* Depressives Syndrom, *RET* Apathisches Syndrom, *DIS* Orientierungsstörungen, *MTR* Katatones Syndrom, *CNP* Formale Denkstörungen, *IMF* Erschöpfungszustand, *OBS* Phobisch-anankastisches Syndrom

tel unserer Patienten trotz z. T. mehrmonatiger Behandlung bei Entlassung aus der Klinikbehandlung noch eine paranoide Symptomatik auf, eine „Non-response"-Rate, die größenordnungsmäßig den Mitteilungen in der Literatur entspricht (Davis et al. 1980).

Etwa drei Viertel der Stichprobe konnte unter der gegenwärtigen Standardbehandlung (Neuroleptikatherapie, verbunden mit psychagogischen und milieutherapeutischen Maßnahmen) innerhalb von 3 Monaten aus der stationären Indexbehandlung entlassen werden, längere Hospitalisierungen waren selten. Etwa die Hälfte der Patienten bedurften im Fünfjahreszeitraum nach der Indexaufnahme einer oder mehrerer erneuter stationärer psychiatrischer Behandlungen. Diese dauerten insgesamt bei ca. einem Viertel aller Patienten länger als 6 Monate, bei ca. 10% länger als 1 Jahr. Diese Zahlen weisen, verbunden mit diesbezüglichen Ergebnissen aus anderen neueren katamnestischen Untersuchungen (vgl. Möller et al. 1982b), darauf hin, daß die stationären Behandlungszeiten unter den gegenwärtigen Versorgungsbedingungen im Vergleich zu früher eindeutig abgenommen haben und daß insbesondere langdauernde Hospitalisierungen die Ausnahme geworden sind.

Etwa ein Drittel aller Patienten fiel im Fünfjahreszeitraum nach Indexbehandlung wegen Arbeitsunfähigkeit oder vorzeitiger Berentung länger als 1 Jahr aus dem Arbeitsprozeß aus, was ebenfalls darauf hinweist, daß trotz Einführung der Neuroleptikatherapie mit ihren symptomsuppressiven und rezidivprophylaktischen Möglichkeiten die Erkrankung für einen Teil der Patienten noch immer erhebliche soziale Konsequenzen hat. Dabei ist zu bedenken, daß der aus kontrollierten Studien gut belegte rezidivprophylaktische Effekt einer Langzeittherapie mit Neuroleptika (Davis et al. 1980) unter den Gegebenheiten der normalen Versorgungssituation wegen unzureichender Compliance der Patienten – in unserer Studie führten mindestens 30% der Patienten die Neuroleptika-Langzeitbehandlung entgegen ärztlichem Anraten nicht durch – nur mit Einschränkungen zum Tragen kommt.

Unter diesem Aspekt ist es nicht verwunderlich, daß sich zum Katamnesezeitpunkt deutliche Störungen im psychopathologischen Bereich feststellen lassen. Im paranoid-halluzinatorischen Bereich ist die Symptomatik gegenüber dem Zustand bei Entlassung sogar verschlechtert, ebenso im Bereich neurasthenischer Symptomatik (Abb. 2). Auch das Ausmaß von Störungen der sozialen Adaptation in verschiedenen Lebensbereichen ist beträchtlich. Etwa die Hälfte der Patienten zeigte bei globaler Beurteilung mit der Global Assessment Scale (Spitzer et al. 1976), die psychopathologische Auffälligkeiten und Störungen der sozialen Adaptation zusammenfassend auf einer Skala von 1 – 100 (100 am günstigsten) einstuft, einen ungünstigen Zustand.

Insgesamt weisen diese und andere hier nicht aufgeführte Befunde darauf hin, daß schizophrene Psychosen auch unter den heutigen, insbesondere durch die Neuroleptikatherapie verbesserten Behandlungsmöglichkeiten eine schwere Erkrankung darstellen, mit starker Tendenz zu Rezidiven bzw. Chronifizierung der Symptomatik und erheblicher Beeinträchtigung der sozialen Adaptation. Andererseits sollte nicht vergessen werden, daß etwa die Hälfte der Patienten einen relativ günstigen Behandlungsverlauf hat, ein Aspekt der seit den berühmten Langzeitkatamnesen von Bleuler (1972) wiederholt in Follow-up-Untersuchungen bestätigt wurde. Ob die Zahl der günstigen Verläufe unter den gegenwärtigen Behandlungsbedingungen zugenommen hat, läßt sich aufgrund der unterschiedlichen Methodik in den früheren und den heutigen Untersuchungen schwer abschätzen. Soweit die mit einheitlicher Methodik durchgeführten Untersuchungen an sehr großen Patientenstichproben Zeiträume mit verschiedenen Standardbehandlungen umgreifen, ergeben sich Hinweise, daß sich seit Einführung der biologischen Therapieverfahren (Bleuler 1972) und seit Einführung der Neuroleptikatherapie (Huber et al. 1979; Achté 1980) die Prognose schizophrener Psychosen verbessert hat (Hogarty 1977; Möller et al. 1982a). Sehr deutlich wird beim Vergleich mit den schizoaffektiven Psychosen (nachuntersucht n = 22) und den affektiven Psychosen (nachuntersucht n = 35), daß die hier zusammengefaßte Gruppe der schizophrenen und verwandten Psychosen insgesamt einen wesentlich ungünstigeren Verlauf haben (Abb. 3 und 4). Dies entspricht den seit Kraepelin bestehenden konzeptuellen Vorstellungen über die schizophrenen Psychosen, die in neueren, verschiedene Gruppen endogener Psychosen vergleichenden Untersuchungen bestätigt werden konnten (Brockington 1980; Cutting et al. 1978; Grossmann et al. 1984; Post et al. 1971; Tsuang u. Dempsey 1979; World Health Organization 1979). Die neuen Behandlungsmöglichkeiten haben diesen prognostischen Unterschied zwischen schizophrenen und affektiven Psychosen also nicht aufgehoben. Besonders interessant ist, daß die schizoaffektiven Psychosen hinsichtlich des Verlaufes weitgehend den affektiven Psychosen gleichen, was der eingangs geäußerten Hypothese sowie einer Reihe von Befunden in der neueren Verlaufsforschung

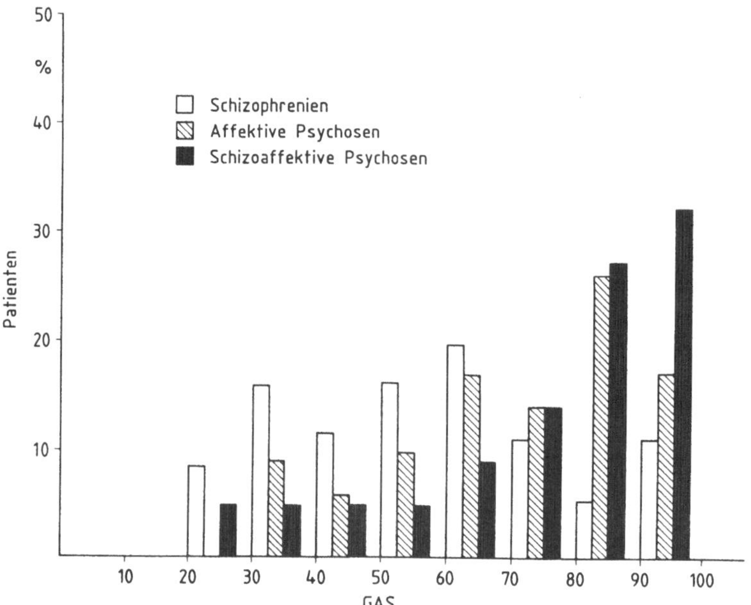

Abb. 3. Allgemeines Funktionsniveau (GAS, hoher Wert günstig) 5 – 8 Jahre nach Entlassung

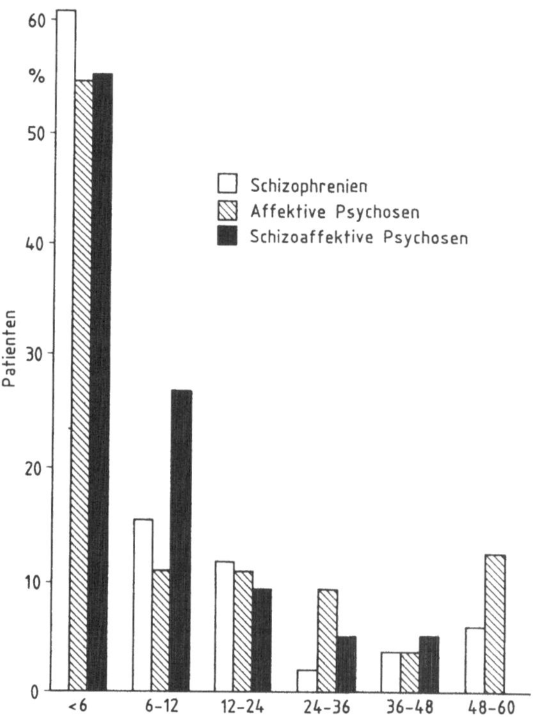

Abb. 4. Dauer beruflicher Desintegration (Arbeitsunfähigkeit oder vorzeitige Berentung) 5 Jahre nach Entlassung

entspricht (vgl. die Literaturzusammenstellung von Angst 1986; Marneros et al. 1986).

Prognostische Differenzierung zwischen Schizophrenen mit günstigem und ungünstigem Verlauf auf der Basis von Prognoseskalen

Aus der vielgestützten Erfahrung, daß Patienten mit schizophrenen Erkrankungen nur in etwa 50%, einen ungünstigen Zustand bei Nachuntersuchung nach kurz-, mittel- oder langfristigen Verläufen haben, die auch in unserer Untersuchung gestützt wurde, führt zu der seit jeher in der Katamneseforschung besonders berücksichtigten Frage, ob man durch bestimmte Merkmale zwischen Patienten mit günstigem und ungünstigem Verlauf differenzieren kann (vgl. dazu die Literaturübersicht bei Möller u. von Zerssen 1986). Unter dieser Fragestellung führten wir mit verschiedenen Methoden Prädiktoranalysen durch und setzten dabei eine Großzahl von soziodemographischen, anamnestischen, psychopathologischen und sonstigen Variablen in Beziehung zu verschiedenen „Outcome"-Kriterien. Diese Prädiktoranalysen wurden, dem historischen Gang der Gesamtuntersuchung folgend, die von vornherein auf Replikation bzw. Überprüfung angelegt war, an zwei Teilstichproben der Gesamtgruppe der 127 nachuntersuchten Patienten mit schizophrenen (ICD 295.0-6) und verwandten Psychosen durchgeführt (Möller et al. 1982a, c; Möller et al. 1986; Möller et al., im Druck). Aus Platzgründen können hier nur die wichtigsten Ergebnisse kurz dargestellt werden.

Es zeigte sich, daß zwar eine Reihe der in der Literatur beschriebenen Prädiktoren auch für den Verlauf der von uns untersuchten Patienten eine gewisse prognostische Bedeutung haben, daß diese größtenteils aber nicht sehr groß ist und häufig nur bestimmte „Outcome"-Kriterien betrifft. Einige dieser Einzelmerkmale erreichten nur in einer der beiden Untersuchungen prognostische Relevanz und ließen sich in der anderen Untersuchung nicht replizieren, was auf die auch aus der Literatur bekannte starke Stichprobenabhängigkeit derartiger Prädiktormerkmale hinweist. Unter dem Aspekt der Replizierbarkeit und dem Aspekt der prognostischen Kraft erwiesen sich die folgenden Merkmale als die wichtigsten: Persönlichkeitsänderung vor Indexaufnahme, Dauer beruflicher Desintegration (Arbeitsunfähigkeit und vorzeitige Berentung) während der 5 Jahre vor Indexaufnahme, Fehlen einer längerdauernden heterosexuellen Beziehung bei Indexaufnahme, unzureichende psychopathologische Besserung bei Entlassung, apathische Symptomatik bei Entlassung. Die meisten dieser Merkmale sind gut belegt in der Literatur zur Prognostik bei schizophrenen Psychosen.

Gegenüber Einzelmerkmalen erwies sich die Prognostik auf der Basis einiger der in der Literatur mitgeteilten Prognoseskalen als überlegen. In die Überprüfung einbezogen wurden sechs Skalen: die Gittelman-Klein-Skala, die Goldstein-Skala, die Phillips-Skala, die Vaillant-Skala, die Stephens-Skala und die Strauss-Carpenter-Skala (Möller et al. 1984a, b; Möller et al., im Druck; Möller u. von Zerssen 1986). Abgesehen von der Goldstein-Skala, die sich ebenso wie die Phillips-Skala und die Gittelman-Klein-Skala in ihrer Prognose

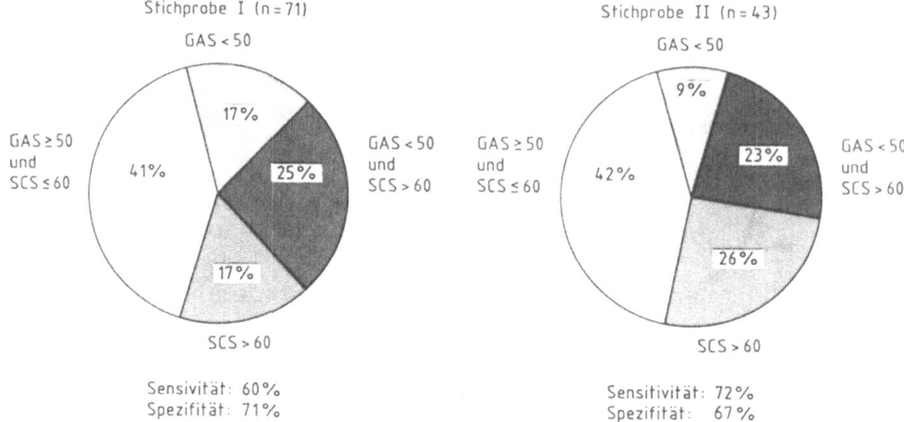

Abb. 5. Sensitivität und Spezifität der Vorhersage auf der Basis der Strauss-Carpenter-Skala bei einem „Cut-off"-Wert von > 60. GAS < 50: ungünstiger Globalzustand bei Katamnese. Im dunkelgrauen Feld sind die korrekt klassifizierten ungünstigen Fälle angegeben

lediglich auf Aspekte der prämorbiden sozialen Adaptation stützt, erreichten alle Prognoseskalen prognostische Relevanz für verschiedene „Outcome"-Kriterien. In der Tendenz waren die Ergebnisse für die erste und zweite Stichprobe in guter Übereinstimmung. Die größte prognostische Bedeutung unter dem Aspekt der Größe und Zahl signifikanter Korrelationen mit den „Outcome"-Kriterien ergaben sich für die Stephens-Skala, die Vaillant-Skala und die Strauss-Carpenter-Skala. Die Scores dieser Skalen waren in beiden Stichproben hochsignifikant korreliert mit nahezu allen „Outcome"-Kriterien, wobei die Höhe der Produkt-Moment-Korrelationen größtenteils zwischen $r = 40$ und $r = 50$ lag, was einem erklärten Varianzanteil von 16−25% entspricht.

Diese Ergebnisse sprechen dafür, daß aufgrund der genannten Prognoseskalen eine Subdifferenzierung der Gesamtstichprobe in eine Gruppe von Patienten mit günstigem und eine Gruppe von Patienten mit ungünstigem Verlauf möglich ist. Eine solche Subdifferenzierung ist unter verschiedenen wissenschaftlichen und klinisch-praktischen Fragestellungen von großer Relevanz. Die Ergebnisse dürfen nicht zu der Annahme verleiten, daß mit Hilfe der genannten Prognoseskalen eine Individualprognose möglich ist. Wie in Abb. 5 am Beispiel der Strauss-Carpenter-Skala gezeigt, sind die erreichten Sensitivitäts- und Spezifitätswerte für eine Individualprognose nicht ausreichend.

Die prognostische Relevanz verschiedener Schizophreniekonzepte: ICD-Diagnostik, RDC-Diagnostik, DSM-III-Diagnostik

Derzeit finden in der Psychiatrie insbesondere drei Diagnosesysteme breite Anwendung. Das von der WHO als international verbindlich erklärte ICD-System entspricht, was die funktionellen Psychosen betrifft, weitgehend den Traditionen der deutschsprachigen Psychiatrie. Um diagnostische Mängel, die sich aus der relativ globalen Beschreibung der Krankheitsbilder im ICD-Glossar

(Degkwitz et al. 1975) ergeben, zu reduzieren, wurden, insbesondere zum wissenschaftlichen Gebrauch, operationalisierte Diagnosesysteme eingeführt, bei denen die Diagnostik durch Anwendung strenger Einschluß- und Ausschlußkriterien zu erfolgen hat (Möller u. von Zerssen 1984b). Am gängigsten sind die Research Diagnostic Criteria – RDC (Spitzer et al. 1978) – und das DSM-III-System (American Psychiatric Association 1980), das gegenüber den RDC den Vorteil bietet, daß nicht nur affektive und schizophrene Erkrankungen einbezogen sind, sondern das Gesamtspektrum der psychiatrischen Erkrankungen. Bei dieser Operationalisierung wurden die diagnostischen Konzepte z. T. erheblich modifiziert, diesbezüglichen neuen Entwicklungen in der amerikanischen Psychiatrie folgend.

Vergleicht man die Schizophreniekonzepte der genannten Diagnosesysteme, so ergibt sich, daß im DSM-III-System ein sehr strenges Schizophreniekonzept vorgegeben wird, insbesondere dadurch, daß verlangt wird, daß die Erkrankung mindestens 6 Monate gedauert haben muß. Anderenfalls ist trotz des sonst gleichen Symptombildes eine „schizophreniforme Psychose" zu diagnostizieren. Außerdem besteht im DSM-III-System ein deutlicher Bias zugunsten der affektiven Psychosen, was gleichzeitig impliziert, daß die schizoaffektiven Psychosen nur als Restkategorie aufgefaßt werden und undefiniert bleiben. Das Schizophreniekonzept der RDC weicht deutlich davon ab. Es fehlen das 6-Monats-Kriterium und die beschriebene Tendenz in Richtung der affektiven Erkrankungen. Die Gruppe der schizoaffektiven Psychosen wird nicht nur als Restgruppe, sondern positiv definiert. Insofern ist das in der RDC dargestellte Konzept der schizophrenen Psychosen eher vergleichbar mit dem in der ICD beschriebenen Krankheitsbild der schizophrenen Psychosen. Allerdings impliziert auch das RDC-Konzept der Schizophrenien ein Zeitkriterium, und zwar 14 Tage. Insofern sind die oft nur sehr kurz dauernden schizophrenen Episoden, abweichend von den Gepflogenheiten der ICD, ggf. nicht als Schizophrenie diagnostizierbar.

Im Rahmen unserer Verlaufsuntersuchungen sollte geklärt werden, welche prognostischen Implikationen die Schizophreniekonzepte von RDC und DSM III im Vergleich zur ICD-Diagnostik haben. Zu diesem Zweck wurden die ursprünglich nach ICD diagnostizierten Patienten der in der Katamnese nachuntersuchten Gesamtgruppe endogener Psychosen von einem „outcome"-blinden Untersucher unter Berücksichtigung der RDC- und DSM-III-Kriterien nachdiagnostiziert. 87% der ICD-Schizophrenen (ICD 295.0 bis 295.6) wurden nach RDC ebenfalls als schizophren eingestuft. Bei der Diagnostik nach dem DSM-III-System erreichten nur 69% der ICD-Schizophrenen die Kriterien für die DSM-III-Schizophrenie, während 21% der ICD-Schizophrenen der Gruppe der schizophreniformen Erkrankungen nach DSM-III zugeordnet wurde, weil sie das Zeitkriterium von 6 Monaten nicht erfüllten.

Wie aus den eben angeführten Daten ersichtlich ist, besteht zwischen ICD-Diagnostik und RDC-Diagnostik bezüglich der Oberkategorien endogener Psychosen eine viel engere Übereinstimmung als zwischen IDC-Diagnostik und DSM-III-Diagnostik.

Die prognostische Bedeutung der einzelnen Schizophreniekonzepte wurde an mehreren Outcome-Kriterien geprüft. Hier werden nur die Ergebnisse be-

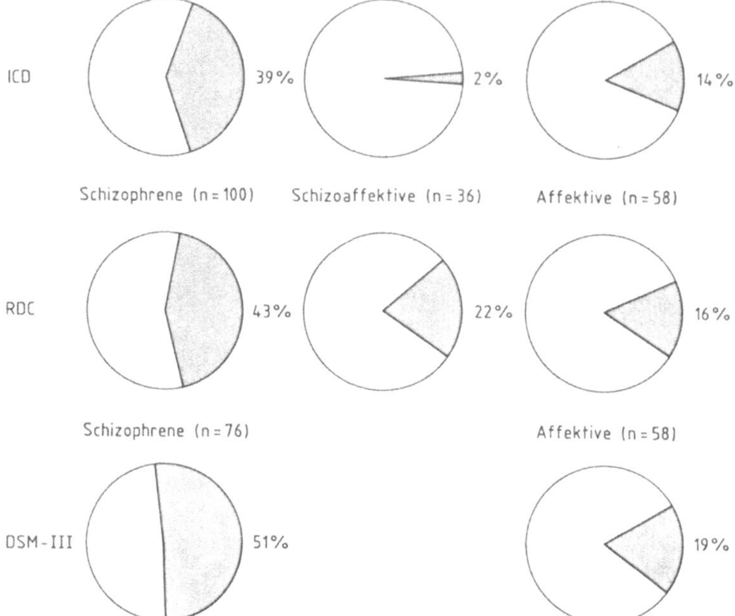

Abb. 6. Prognostische Bedeutung verschiedener Konzepte endogener Psychosen. Schraffiertes Feld bedeutet ungünstigen Globalzustand (GAS < 50) bei Katamnese

züglich des Globalzustandes bei Katamnese 5−8 Jahre nach der Indexerkrankung dargestellt. Dabei zeigte sich (Abb. 6), daß in allen untersuchten Diagnosesystemen die Diagnose Schizophrenie wesentlich häufiger mit einem ungünstigen Zustand bei Katamnese assoziiert ist, als die Diagnose affektive bzw. schizoaffektive Psychose, die hinsichtlich des Globalzustandes bei Katamnese nahezu vergleichbar sind. 39% der ICD-Schizophrenen hatten einen ungünstigen Globalzustand bei Katamnese 5−8 Jahre nach stationärer Behandlung, während dies nur bei 2% der schizoaffektiven und 14% der affektiven Psychosen zutraf. 43% der RDC-Schizophrenen wiesen einen ungünstigen Zustand bei Katamnese aus, nur 22% der RDC-schizoaffektiven und 16% der RDC-affektiven Psychosen. Die größte prognostische Bedeutung hinsichtlich eines ungünstigen Zustandes bei Katamnese zeigte die DSM-III-Diagnose Schizophrenie. Die so diagnostizierten Patienten hatten zu 51% einen ungünstigen Zustand bei Katamnese. Die DSM-III-affektiven Psychosen hatten demgegenüber nur zu 19% einen ungünstigen Zustand bei Katamnese, in die DSM-III-Restkategorie der schizoaffektiven Psychosen fielen nur 2 Patienten, so daß hierüber keine gruppenstatistischen Aussagen gemacht werden können. Faßt man die DSM-III-Schizophrenien und die DSM-III-schizophrenieformen Psychosen zusammen, so fällt der prognostische Vorteil des engen Schizophreniekonzeptes wieder weg: 42% der so diagnostizierten Patienten haben einen ungünstigen Zustand bei Katamnese.

Zusammenfassend läßt sich sagen, daß in allen drei Diagnosesystemen die Differenzierung endogener Psychosen in schizophrene Psychosen und affektive

Psychosen eine erhebliche prognostische Bedeutung besitzt in dem Sinne, daß als schizophren diagnostizierte Patienten viel häufiger einen ungünstigen Zustand bei Katamnese haben als die Patienten mit affektiven Psychosen. Dies ist besonders deutlich bei der DSM-III-Diagnose Schizophrenie, die u. a. wegen des Zeitkriteriums von 6 Monaten, offensichtlich eine besonders ungünstige Kerngruppe schizophrener Erkrankungen differenziert. Der diesbezügliche prognostische Wert der RDC-Diagnostik scheint der ICD-Diagnostik nicht wesentlich überlegen. Die schizoaffektiven Psychosen haben sowohl in der ICD-Diagnostik wie in der RDC-Diagnostik, prognostisch besonders günstige Implikationen, die es gerechtfertigt erscheinen lassen, diese Gruppe von der Gruppe der Schizophrenien herauszunehmen. Insgesamt sind die geschilderten Ergebnisse zum prognostischen Wert der operationalen Diagnostik schizophrener Psychosen gut vergleichbar mit den in der Literatur geschilderten Ergebnissen (Brockington et al. 1978; Halzer et al. 1981; Coryell u. Tsuang 1982).

Literatur

Achté KA (1980) Verlauf und Prognose schizophrener Psychosen in Helsinki. In: Schimmelpenning GW (Hrsg) Psychiatrische Verlaufsforschung. Methoden und Ergebnisse. Huber, Bern

American Psychiatric Association (APA) (1980) Diagnostic and statistical manual of mental disorders, 3rd edn (DSM III). Washington D.C.

Angst J (1986) The source of schizoaffective disorders. In: Marneros A, Tsuang MT (eds) Schizoaffective psychoses. Springer, Berlin Heidelberg New York Tokyo

* Bleuler M (1972) Die schizophrenen Geistesstörungen im Lichte langjähriger Kranken- und Familiengeschichten. Thieme, Stuttgart

Brockington JF, Kendell RE, Leff JP (1978) Definitions of schizophrenia: Concordance and prediction of outcome. Psychol Med 8:387–398

Brockington IF, Kendell RE, Weinwright S (1980) Depressed patients with schizophrenic or paranoid symptoms. Psychol Med 10:665–675

Coryell W, Tsuang MT (1982) DSM-III schizophreniform disorder. Comparison with schizophrenia and affective disorder. Arch Gen Psychiat Psychiatry 39:66–69

Cutting JC, Clare AW, Mann AH (1978) Cycloid psychosis: An investigation of the diagnostic concept. Psychol Med 8:637–648

Davis JM, Schaffer CB, Killian GA, Kinnard C, Chan C (1980) Important issues in the drug treatment of schizophrenia. National Institute of Mental Health: Special Report: Schizophrenia 1980

Degkwitz R, Helmchen H, Kockott G, Mombour W (1975) Diagnosenschlüssel und Glossar psychiatrischer Krankheiten. Deutsche Ausgabe der internationalen Klassifikation der WHO (ICD), 8. Rev., und des internationalen Glossars, 4. Aufl. Springer, Berlin Heidelberg New York

Grossmann LS, Harrow M, Lechert Fudala J, Meltzer HY (1984) The longitudinal course of schizoaffective disorders. A prospective follow-up study. J nerv Ment Dis 172:140–149

Helzer JE, Brockington IF, Kendell RE (1981) Predictive validity of DSM-III and Feighner definitions of schizophrenia. A comparison with Research Diagnostic Criteria and CATEGO. Arch Gen Psychiat 38:791–797

Hogarty GE (1977) Treatment and the course of schizophrenia. Schizophr Bull 3:587–599

Hiller W, Zerssen D von, Mombour W, Wittchen H-U (1986) Die IMPS. Beltz, Weinheim

Huber G, Gross G, Schüttler R (1979) Schizophrenie. Eine Verlaufs- und psychiatrische Langzeitstudie. Springer, Berlin Heidelberg New York

Lorr M (1974) Assessing psychotic behavior by the IMPS. In: Pichot P, Olivier-Martin R (eds) Psychological measurements in psychopharmacology. Modern problems in pharmacopsychiatry, Vol 7. Karger, Basel, pp 50–63

Marneros A, Rohde A, Deisten A, Risse A (1986) Schizoaffective disorders: The prognostic value of the affective component. In: Marneros A, Tsuang MT (eds) Schizoaffective psychoses. Springer, Berlin Heidelberg New York Tokyo

Möller HJ, Benkert O (1980) Methoden und Probleme der Beurteilung der Effektivität psychopharmakologischer und psychologischer Therapieverfahren. In: Biefang S (Hrsg) Evaluation in der Psychiatrie. Enke, Stuttgart, S 54−128

Möller HJ, Zerssen D von (1984) Klassifikation psychischer Störungen: Probleme und Verbesserungsmöglichkeiten aus der Sicht neuerer Forschungsergebnisse. In: Baumann U, Berbalk H, Seidenstücker G (Hrsg) Klinische Psychologie. Trends in Forschung und Praxis, Bd 6. Huber, Bern, S. 90−131

Möller HJ, Zerssen D von (1986) Der Verlauf schizophrener Psychosen unter den gegenwärtigen Behandlungsbedingungen. Springer, Berlin Heidelberg New York Tokyo

Möller HJ, Werner-Eilert K, Wüschner-Stockheim M, Zerssen D von (1982a) Relevante Merkmale für die 5-Jahres-Prognose von Patienten mit schizophrenen und verwandten Psychosen. Arch Psychiat Nervenkr 231:305−322

Möller HJ, Wüschner-Stockheim M, Werner-Eilert K, Zerssen D von (1982b) Verlauf schizophrener Psychosen unter gegenwärtigen Versorgungsstrategien: Ergebnisse einer 5-Jahres-Katamnese. In: Krypsin-Exner K, Hinterhuber H, Schubert H (Hrsg) Ergebnisse der psychiatrischen Therapieforschung. Schattauer, Stuttgart, S 37−59

Möller HJ, Zerssen D von, Werner-Eilert K, Wüschner-Stockheim M (1982c) Outcome in schizophrenic and similar paranoid psychoses. Schizophr Bull 8:99−108

Möller HJ, Scharl W, Zerssen D von (1984a) Störungen der prämorbiden sozialen Adaptation als Prädiktor für die Fünf-Jahres-Prognose schizophrener Psychosen. Nervenarzt 55:358−364

Möller HJ, Scharl W, Zerssen D von (1984b) Strauss-Carpenter-Skala: Überprüfung ihres prognostischen Wertes für das 5-Jahres-„outcome" schizophrener Patienten. Eur Arch Psychiatr Neurol Sci 234:112−117

Möller HJ, Schmid-Bode W, Wittchen H-U, Zerssen D von (1986) Outcome and prediction of outcome in schizophrenia: Results from the literature and from two personal studies. In: Goldstein MJ, Hand I, Hahlweg K (eds) Treatment of schizophrenia. Springer, Berlin Heidelberg New York Tokyo, pp 11−24

Möller HJ, Schmid-Bode W, Zerssen D von (1986) Prediction of long-term outcome in schizophrenia by prognostic scales: Value and comparison of different prognostic scales. Schizophr Bull 12:225−235

Möller HJ, Schmid-Bode W, Cording-Tömmel C, Wittchen H-U, Zaudig M, Zerssen D von (1987) Psychopathological and social outcome in schizophrenia vs. affective/schizoaffective psychoses and prediction of poor outcome in schizophrenia: Results from a 5−8 years follow-up. Acta Psychiat Scand (in press)

Post F (1971) Schizo-affective symptomatology in later life. Br J Psychiatry 118:437−445

Spitzer J, Endicott RL, Fleiss L (1976) The Global Assessment Scale. A procedure for measuring overall severity of psychiatric disturbances. Arch Gen Psychiatry 33:766−771

Spitzer J, Endicott JE, Robins E (1978) Research diagnostic criteria. Arch Gen Psychiatry 35:773−782

Tsuang MT, Dempsey GM (1979) Long-term outcome of major psychoses. II. Schizoaffective disorders compared with schizophrenia, affective disorders, and a surgical control group. Arch Gen Psychiatry 36:1295−1301

World Health Organization (1979) Follow-up study to the IPSS

2.13 Blickmotorische und psychopathologische Korrelate subjektiver „Basisstörungen" schizophren Kranker

W. Gaebel

Einleitung

Ausgehend von der Grundstörungsdiskussion zur Schizophrenie wurde das Konzept sog. „Basisstörungen" entwickelt. Nach Huber (1983) werden „substratnahe Basissymptome" als subjektiv erlebte Primärerfahrungen aufgefaßt, die die Basis der komplexen psychotischen Endsymptome darstellen und einem supponierten somatischen Substrat näher sind als jene. Zur Erfassung derartiger Phänomene ist das von Süllwold (1977) entwickelte Selbstbeurteilungsinstrument (Frankfurter Beschwerde-Fragebogen, FBF) am bekanntesten geworden. Vergleichende Untersuchungen mit diesem Instrument verweisen allerdings auf die fehlende nosologische Spezifität der damit abgebildeten Störungen (Simhandl et al. 1984; Rösler et al. 1985). Nach Teusch (1985) erfaßt der FBF eine nosologisch unspezifische „subjektive kognitive Störbarkeit". Abgesehen davon wurden objektive Verhaltenskorrelate derartiger Störungen bis auf wenige Ausnahmen (Hasse-Sander et al. 1982) bisher kaum untersucht.

Methodik

Im Rahmen einer explorativen Untersuchung zum visuomotorischen Verhalten schizophren Kranker wurde der FBF in seiner Version mit 103 Items (Süllwold 1977) als klinisches Meßinstrument mitgeführt. Die psychopathologische Fremdbeurteilung erfolgte mit der BPRS (Overall u. Gorham 1962). Diese Untersuchung bot die Möglichkeit, der Frage psychopathologischer und blickmotorischer Korrelate des FBF nachzugehen.

Die Patientenstichprobe bestand aus 20 ambulanten Patienten mit nach ICD-9 diagnostizierten schizophrenen Psychosen (Durchschnittsalter 36,9 ± 10,9 Jahre, 9 Männer, 11 Frauen). Bei 70% der Patienten lag der Krankheitsbeginn 5 Jahre und länger zurück. Die durchschnittliche neuroleptische Erhaltungsmedikation betrug 228,8 ± 181,5 mg CPZ/Tag.

In der experimentellen Untersuchungssituation saßen die Patienten in 2,27 m Augenentfernung einer 95,7 × 75,6 cm großen Leinwand gegenüber. Untersuchungsparadigmen waren eine 1minütige Punktfixation, Suchen eines Zielbuchstabens in einer Liste aus Distraktorbuchstaben sowie eine freie Bildbetrachtungsaufgabe (Gaebel et al. 1986; Gaebel et al. 1987). Die Aufzeichnung der Augenbewegungen erfolgte am rechten Auge nach der Pupillen-Korneal-Reflexionsmethode (Young u. Sheena 1975).

Aktuelle Kernfragen in der Psychiatrie
Herausgegeben von F. Böcker und W. Weig
© Springer-Verlag Berlin Heidelberg 1988

Bei dieser Technik werden am Bulbus erzeugte Reflexionen einer externen Infrarotlichtquelle von einer Videokamera aufgezeichnet. Die jeweilige Blickrichtung wird aus der räumlichen Differenz von Pupillen- und Kornealreflexion abgeleitet. Referenz aller Blickbewegungsmessungen ist eine personenspezifische Eichtabelle, die für jedes Individuum aus drei Eichmessungen an 20 Leuchtdioden extrapoliert wird. Die X- und Y-Koordinaten der jeweiligen Blickrichtung werden alle 20 ms auf der Basis dieser Eichtabelle berechnet. Die Meßgenauigkeit des Systems liegt bei 0,5° (System DEBIC 80).

Ergebnisse

Der mittlere FBF-Gesamtscore (19,8 ± 19,2) liegt über dem Vergleichswert einer von Süllwold (1977) untersuchten Normalgruppe (8,8 ± 10,3), jedoch deutlich unter dem einer Schizophreniegruppe mit eher symptomarmen, defektbildenden Verläufen (41,7 ± 21,1).

Tabelle 1 zeigt das Ergebnis von Korrelationsberechnungen zwischen FBF- und BPRS-Faktoren. Der FBF-Gesamtscore weist einen Zusammenhang ausschließlich mit dem BPRS-Faktor Angst/Depressivität auf, übereinstimmend mit AMDP-Befunden von Rösler et al. (1985). Wie auch bei Süllwold (1983) ergibt sich kein Zusammenhang mit dem BPRS-Faktor Anergie, der das Ausmaß an Defizienzsymptomatik charakterisiert. Auf BPRS-Itemebene korreliert der FBF-Gesamtscore mit Angst (r = 0,59, p < 0,01), Schuldgefühlen (r = 0,51, p < 0,05), Gespanntheit (r = 0,64, p < 0,01) und paranoiden Inhalten (r = 0,44, p < 0,05).

Süllwold (1983) berichtet ebenfalls über Beziehungen zwischen FBF-Gesamtscore und den BPRS-Items „Angst" sowie „Gespanntheit", darüber hinaus auch „Halluzinationen" und „ungewöhnliche Denkinhalte". Sie interpretiert diesen Zusammenhang mit mehr „akuten" Symptomen als Hinweis auf eine „Dekompensationsphase" („mehr als ein 'trait'"), die schwerere psychotische Entgleisungen vorbereitet oder jedenfalls prinzipiell möglich macht.

Als höchste Korrelation überhaupt fällt die zwischen dem FBF-Faktor „motorische Interferenz" und dem BPRS-Item „Gespanntheit" auf (r = 0,76,

Tabelle 1. Signifikante Pearson-Korrelationen zwischen FBF- und BPRS-Faktoren

	BPRS					
	Angst/ Depres.	Anergie	Denkstö- rungen	Aktivie- rung	Feindsel./ Mißtrauen	Total- score
FBF						
Automatismenverlust	0,56**				0,44*	0,44*
Gedankeninterferenz						
Motorische Interferenz				0,44*		
Wahnstimmung	0,53*					
Wahrnehmungsstörungen						
Sehstörungen						
Unlust			0,63**			
Gesamtscore	0,54*					

* p < 0,05; ** p < 0,01

p < 0,001), einem reinen Beobachtungsitem (Alpert 1985). Andererseits weisen sensorische Störungen kennzeichnende FBF-Faktoren wie „Wahrnehmungsstörungen" und „Sehstörungen", die im Basisstörungskonzept einen besonderen Stellenwert besitzen (Gross u. Huber 1972), zu keinem der BPRS-Items Beziehungen auf. Generell kann man festhalten, daß, wo sich Zusammenhänge ergeben, ausgeprägtere subjektive Störungen auch mit ausgeprägterer fremdbeurteilter Psychopathologie einhergehen. Ein spezifischer Zusammenhang zwischen FBF-Faktoren und BPRS-Items/Faktoren ist allerdings schwer zu erkennen.

Für die Punktfixation wurde u. a. die Latenz (Blickeinstellung) untersucht zwischen Beginn der Aufgabe und erstmaliger Fixation von mindestens 100 ms Dauer in einem definierten Fixationsfenster von 2° Durchmesser sowie die mittlere Fixationsdauer (Blickverharren) in diesem Fenster. Eine signifikant negative Korrelation zwischen dem FBF-Faktor „Sehstörungen" und der mittleren Fixationsdauer (r = 0,62, p < 0,01) zeigt nun, daß subjektiv wahrgenommene Sehstörungen objektiv mit der Unfähigkeit einhergehen, den Blick längere Zeit auf einen Punkt zu fixieren. Ein Einfluß der neuroleptischen Tagesdosis auf diese Beziehung konnte ausgeschlossen werden.

Abbildung 1 zeigt den wechselseitigen Zusammenhang zwischen „motorischer Interferenz", „Gespanntheit" und Fixationslatenz. Subjektiv wahrgenommene Störungen der motorischen Koordination sind danach psychopathologisch und verhaltensphysiologisch zu objektivieren.

Beim Suchvorgang zeigen Patienten mit ausgeprägterem FBF-Gesamtscore ein geringeres Pupillenspiel (r = 0,44, p < 0,05), das selbst wiederum zu einer schlechteren Suchleistung korrespondiert (r = 0,58, p < 0,01). Da das Pupillenspiel einen Indikator der kontrollierten Aufmerksamkeitsbelastung darstellt (Beatty 1982), verweisen diese Befunde auf die schlechtere Aufmerksamkeitsleistung von Schizophrenen mit ausgeprägteren Basissymptomen.

Analyse des Blickverhaltens während einer freien Bildbetrachtung (Binet-Bild) zeigt, daß unter den Schizophrenen zwei Wahrnehmungstypen prävalieren, die in Anlehnung an Silverman (1964) als „minimal scanner" und „extensive scanner" bezeichnet werden können (Gaebel et al. 1987). Ersterer ist durch längere Gesamtfixationsdauer und kürzeren Abstand zwischen Einzelfixationen, letzterer durch das gegenteilige Blickverhalten charakterisiert. „Extensive scanning" geht klinisch mit ausgeprägterer „Gespanntheit" einher (r = 0,50, p < 0,05).

Wie aus Tabelle 2 hervorgeht, zeigen Patienten mit ausgeprägteren Basisstörungen eher ein „extensive scanning", d. h. ein stärker exploratives Blickverhalten.

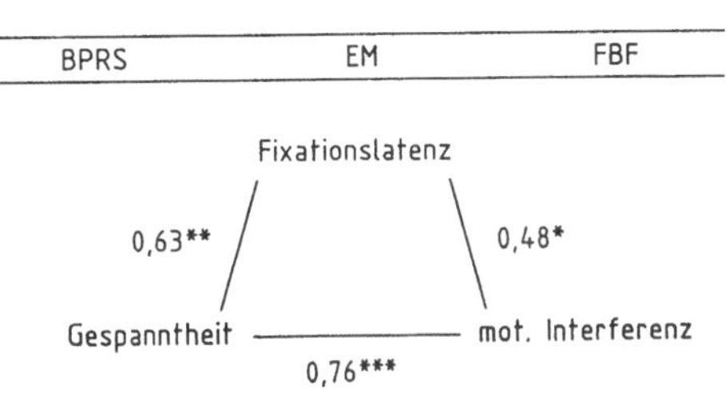

Abb. 1. Pearson-Interkorrelationen zwischen BPRS, Blickmeßparameter (EM) und FBF

Tabelle 2. Signifikante Pearson-Korrelationen zwischen FBF-Faktoren und Blickmeßparametern einer Bildbetrachtung

	GFD	MFA
Sprachstörungen	−0,51*	0,56**
Automatismenverlust	−0,50*	0,54*
Gedankeninterferenz	−0,46*	0,47*
Motorische Interferenz	−0,50*	0,52*
Wahnstimmung	−0,51*	0,52*
Wahrnehmungsstörungen		
Sehstörungen	−0,54*	0,49*
Unlust		
Gesamtscore	−0,51*	0,55*

* p<0,05; ** p<0,01
GFD: Gesamtfixationsdauer
MFA: mittlerer Fixationsabstand

Diskussion

Zusammengefaßt zeigen diese Befunde, daß ambulante Schizophrene mit ausgeprägteren Basissymptomen psychopathologisch schlechter remittiert sind und neben Angst/Depressivität mehr „akute" Symptomatik, insbesondere Gespanntheit, aufweisen. Spezifische Beziehungen zu einzelnen FBF-Faktoren sind schwer erkennbar, allerdings stehen Beschwerdefaktoren mit Bezug zu Denken, Sprechen und Handeln im Vordergrund, die von Süllwold (1983) als „Störung automatisierter Abläufe" zusammengefaßt werden.

Objektiv verhaltensphysiologisch korrespondiert zu dieser subjektiven Störung automatisierter Abläufe und zu Sehstörungen eine Exzitation blickmotorischen Verhaltens, ablesbar an stärkerer Blickunruhe und ausgeprägterem visuellen Explorationsverhalten. Damit ergeben sich Querverbindungen zu Befunden über Zusammenhänge zwischen gestörter Extremitätenmotorik und Denkstörungen (Manschreck u. Ames 1984). Im Hinblick auf die Bedeutung des dopaminergen Systems bei der Steuerung motorischen Verhaltens (Tucker u. Williamson 1984), ließe sich die Hypothese formulieren, daß zumindest einige Basissymptome und die ihnen korrespondierenden psychopathologischen und motorischen Auffälligkeiten auf eine (persistierende?) dopaminerge Hyperfunktion zurückgehen. Basissymptome und ihre objektiven Korrelate wären somit als „intermediäre" (d. h. zwischen „trait" und „state" vermittelnde) Vulnerabilitätsmarker aufzufassen (Nuechterlein u. Dawson 1984). Untersuchungen an unterschiedlichen nosologischen Gruppen in verschiedenen Verlaufsstadien sollten dieser Hypothese unter Einschluß objektiver Verhaltensdaten weiter nachgehen.

Literatur

Alpert M (1985) The signs and symptoms of schizophrenia. Compr Psychiatry 26:103−112
Beatty J (1982) Task-evoked pupillary responses, processing load, and the structure of processing resources. Psychol Bull 91:276−292
Gaebel W, Ulrich G, Frick K (1986) Eye movement research with schizophrenic patients and normal controls using corneal reflection-pupil center measurement. Eur Arch Psychiatr Neurol Sci 235:243−254
Gaebel W, Ulrich G, Frick K (1987) Visuomotor performance of schizophrenic patients and normal controls in a picture viewing task. Biol Psychiatry 22:1227−1237
Gross G, Huber G (1972) Sensorische Störungen bei Schizophrenen. Arch Psychiatr Nervenkr 216:119−130
Hasse-Sander I, Gross G, Huber G, Peters S, Schüttler R (1982) Testpsychologische Untersuchungen in Basisstadien und reinen Residualzuständen schizophrener Erkrankungen. Arch Psychiatr Nervenkr 231:235−249
Huber G (1983) Das Konzept subtratnaher Basissymptome und seine Bedeutung für Theorie und Therapie schizophrener Erkrankungen. Nervenarzt 54:23−32
Manschreck TC, Ames D (1984) Neurologic features and psychopathology in schizophrenic disorders. Biol Psychiatry 19:703−719
Nuechterlein KH, Dawson ME (1984) A heuristic vulnerability/stress model of schizophrenic episodes. Schizophr Bull 10:300−312
Overall JE, Gorham DR (1962) The brief psychiatric rating scale. Psychol Rep 10:799−812
Rösler M, Bellaire W, Hengesch G, Kiesling-Muck H, Carls W (1985) Die uncharakteristischen Basissymptome des Frankfurter-Beschwerde-Fragebogens und ihre Beziehungen zu psychopathologischen Syndromen. Nervenarzt 56:259−264
Silverman J (1964) The problem of attention in research and theory in schizophrenia. Psychol Rev 71:352−379
Simhandl C, Rogan M, Lesch OM, Musalek M, Strobl R (1984) Wertigkeit von Fremd- und Selbstbeurteilungsskalen bei chronisch Schizophrenen. Nervenarzt 55:371−377
Süllwold L (1977) Symptome schizophrener Erkrankungen − uncharakteristische Basisstörungen. Springer, Berlin Heidelberg New York
Süllwold L (1983) Subjektive defizitäre Störungen bei schizophren Erkrankten. In: Brenner H-D, Rey E-R, Stramke W-G (Hrsg) Empirische Schizophrenieforschung. Huber, Bern, S 168−181
Teusch L (1985) Substratnahe Basisstörungen oder nosologisch vieldeutige subjektive kognitive Störbarkeit? Nervenarzt 56:165−169
Tucker DM, Williamson PA (1984) Asymmetric neural control systems in human self-regulation. Psychol Rev 91:185−215
Young LR, Sheena D (1975) Methods and designs − survey of eye movement recording methods. Behav Res Ther 7:397−429

2.14 Temporale Hypoplasien im Computertomogramm Schizophrener

B. BOGERTS

Nach den derzeit gültigen Klassifikationsschemata psychiatrischer Erkrankungen darf eine sog. endogene Psychose (Schizophrenie, Zyklothymie) nur dann diagnostiziert werden, wenn keine hirnmorphologischen Alterationen vorliegen. Demnach klingt die im Titel dieses Beitrages implizierte Feststellung von temporalen Hypoplasien bei Schizophrenen paradox.

Dieser Widerspruch existiert aber nur scheinbar. Für die Entwicklung des Krankheitskonzeptes der endogenen Psychosen war es von ausschlaggebender Bedeutung, daß es in der ersten Hälfte dieses Jahrhunderts nicht gelang, allgemein anerkannte pathomorphologische Substrate in Gehirnen Schizophrener nachzuweisen. Seit Einführung der Computertomographie in die Psychiatrie und neuer morphometrisch-statistischer Verfahren in die Neuroanatomie und Neuropathologie gerät aber der tradierte Endogenitätsbegriff immer mehr ins Wanken.

In den letzten 10 Jahren konnte durch etwa 60 computertomographische Studien nachgewiesen werden, daß viele Schizophrene mäßige Erweiterungen der inneren Liquorräume haben. Dieser Befund bestätigt ältere pneumenzephalographische Untersuchungen und kann mittlerweile als der am besten gesicherte biologische Parameter bei Schizophrenien angesehen werden [1, 4, 8].

Liquorraumerweiterungen sind nicht schizophreniespezifisch; auch bei degenerativen Hirnerkrankungen liegen sie vor. Charakteristisch für diese Erkrankungen ist, daß der Hirnsubstanzverlust in bestimmten Hirnarealen besonders stark ausgeprägt ist und daß die klinisch-neurologische Symptomatik auf eine Funktionsminderung der betroffenen Hirnteile zurückgeführt werden kann. Auch bei Schizophrenien ist die Frage naheliegend, ob der mit der Ventrikelerweiterung einhergehende Hirnsubstanzverlust durch einen mehr fokalen Parenchymmangel in bestimmten Hirnsystemen verursacht ist und ob die klinische Symptomatik hierdurch zumindest teilweise erklärt werden kann.

Zur Beantwortung dieser Frage bestimmten wir in möglichst vielen CT-Schichten die Fläche aller kortikalen Sulci in beiden Hemisphären, getrennt nach Frontal- und Parietookzipitalregion, sowie die Fläche aller Ventrikel von 54 schizophrenen Patienten (25 Männer, 29 Frauen; Alter 18−65 Jahre, Mittel 40,9 Jahre; ICD 9, 295.0-6) im Vergleich zu 54 alters- und geschlechtsgleichen Kontrollfällen (neurologische Patienten mit peripherem Schwindel, peripheren Sehstörungen, Commotio, Schädelprellungen). Alle CTs wurden mit dem gleichen Gerät (Philipps „Tomo-Scan 300", Gerät der 3. Generation) 1984 und 1985 durchgeführt.

Eine detaillierte Beschreibung der von uns angewandten planimetrischen Technik und eine ausführliche Meßfehlerdiskussion s. bei Bogerts et al. [4].

Aktuelle Kernfragen in der Psychiatrie
Herausgegeben von F. Böcker und W. Weig
© Springer-Verlag Berlin Heidelberg 1988

Ausgewertet wurden: die VBR (maximale Fläche der Seitenventrikel in Prozent der zugehörigen Gesamthirnfläche), die relative Gesamtfläche aller frontalen und aller parietookzipitalen Sulci, die relative Gesamtfläche der Interhemisphärenspalte, die relative Fläche des hauptsächlich von der seitlichen Hirnfurche gebildeten temporalen Subarachnoidalraumes auf 4 Ebenen. In der obersten temporalen Ebene (Ebene 1) wurde im wesentlichen der Ramus ascendens der seitlichen Hirnfurche ausgemessen, der in dem an den Temporallappen angrenzenden Teilen des Frontallappens liegt; in den beiden mittleren Ebenen (Ebene 2 und 3) wurde die gesamte Fläche der seitlichen Hirnfurche planimetriert; auf der unteren Ebene (Ebene 4) wurde der um den Pol des Temporallappens liegende basale Subarachnoidalraum der mittleren Schädelgrube ausgemessen. Alle relativen Flächen wurden in Prozent der Gesamthirnfläche der VBR-Ebene angegeben (nähere anatomische und rechnerische Einzelheiten s. bei Bogerts et al. [4]). Außerdem wurde der maximale Durchmesser des 3. Ventrikels und die maximale Fläche des 4. Ventrikels ausgemessen.

Die Ergebnisse sind in Tabelle 1 dargestellt. Die Seitenventrikel (VBR) und der 3. Ventrikel sind um 32% bzw. 25% signifikant erweitert, wohingegen der 4. Ventrikel unverändert ist. Die relative Gesamtfläche der frontalen Sulci ist links und rechts um etwa 40% signifikant erweitert; die Sulci der parietalen und

Tabelle 1. Meßwerte der inneren Liquorräume, der relativen Gesamtfläche der kortikalen Sulci, der relativen Fläche der Interhemisphärenspalte und der relativen Fläche der seitlichen Hirnfurche (*1* oben, *2* Mitte oben, *3* Mitte unten, *4* unten)

		$\bar{x}$ (s) n Kontrollfälle	$\bar{x}$ (s) n Schizophrene	Diff. in % (K = 100%)	p-Wert
VBR		6,34 (2,83) 53	8,38 (2,92) 53	+ 32	0,001*
max. Weite 3. Ventrikel[a] (mm)		4,00 (2,02) 44	4,98 (2,15) 47	+ 25	0,028*
max. Fläche 4. Ventrikel[a] (mm²)		139 (51) 52	134 (62) 51	− 3	0,675
Kortikale Sulci:					
− frontal	li	1,99 (1,91) 51	2,79 (2,39) 53	+ 40	0,042*
	re	1,65 (1,21) 51	2,24 (2,01) 53	+ 46	0,018*
− parietal +	li	2,24 (1,90) 51	2,64 (2,31) 53	+ 17	0,334
occipital	re	2,15 (1,81) 51	2,80 (2,20) 53	+ 29	0,097
Interhemisphärenspalte:		1,34 (1,73) 51	2,45 (2,92) 53	+ 83	0,019*
Seitliche Hirnfurche:					
− Ebene 1	li	2,24 (2,72) 54	7,47 (9,10) 51	+ 233	0,0001***
	re	2,36 (3,99) 54	3,35 (5,20) 51	+ 42	0,28
− Ebene 2	li	6,52 (6,11) 52	12,01 (7,77) 48	+ 84	0,0002***
	re	5,24 (5,57) 52	8,06 (8,28) 48	+ 54	0,047*
− Ebene 3	li	6,90 (4,91) 51	12,33 (7,05) 50	+ 79	0,0001***
	re	5,89 (4,67) 51	10,78 (7,23) 50	+ 84	0,0001***
− Ebene 4	li	4,37 (3,75) 52	8,75 (9,75) 46	+ 102	0,003**
	re	4,12 (4,69) 52	8,06 (9,56) 46	+ 96	0,01**

[a] Meßwerte ohne Umrechnung auf Originalgröße
* p < 0,05; ** p < 0,01; *** p < 0,001 (*t*-Test)

okzipitalen Region, die zusammen ausgewertet wurden, weisen links und rechts keine signifikanten Veränderungen auf. Die Interhemisphärenspalte war bei den Schizophrenen um 83% weiter. Der temporale Subarachnoidalraum war auf den Ebenen 1−4 links um 79−233%, rechts um 42−96% mit den höchsten Signifikanzgraden erweitert.

Die regionale Verteilung der Liquorraumerweiterung zeigt, daß bei Schizophrenen kein allgemeiner, alle Hirnregionen gleichmäßig betreffender Hirnsubstanzmangel vorliegt, sondern daß besondere lokale Schwerpunktbildungen in beiden Temporalregionen und in parasagittalen Strukturen bestehen. Diese Hirnregionen werden überwiegend von limbischen und paralimbischen Strukturen gebildet. Die wichtigsten limbischen Teile des Endhirns, die Hippocampusformation, der Mandelkern und die Regio entorhinalis, befinden sich im vorderen und medialen Temporallappen. In den letzten 3 Jahren konnten vier Forschergruppen unabhängig voneinander durch morphometrische Untersuchungen von postmortem-Gehirnen Schizophrener nachweisen, daß in diesen Strukturen Parenchymmängel [1, 2, 6, 10], verminderte Nervenzellzahlen [7, 10] und pathologische Zellanordnungen [11] vorliegen. Daneben gibt es einige neuere mit qualitativer Methodik durchgeführte postmorten-Studien, die Hinweise auf morphologische Veränderungen in limbischen Endhirnstrukturen geben [9, 19].

Die die seitliche Hirnfurche begrenzende vordere Temporalregion und der die vordere Interhemisphärenspalte umgebende frontale parasagittale Kortex stehen in direkter afferenter oder efferenter Verbindung zum Mandelkern, Hippocampus und der Regio entorhinalis und werden deshalb als paralimbischer Kortex bezeichnet. In diesem liegen supramodale sensorische Assoziationsareale, in denen Informationen aller Sinnesmodalitäten nach Durchlaufen des primären und sekundären sensorischen Assoziationskortex konvergieren und auf einer hohen neuronalen Ebene integriert und assoziiert werden. Die für Schizophrene typischen Störungen der höheren integrativen und assoziativen Hirnleistungen können gut mit einer Dysfunktion dieser paralimbischen Strukturen erklärt werden [2, 4, 5].

Die im vorderen und medialen limbischen Temporallappen gelegene Hippocampusformation, der Mandelkern und die Regio entorhinalis spielen eine wichtige Rolle bei Ausfilterung unrelevanter Reizkonstellationen („sensory gating"). Diese drei Strukturen nehmen anatomisch und funktionell eine Vermittlerrolle zwischen neokortikal-kognitiven und hypothalamisch-emotionalen Aktivitäten ein und sind somit zuständig für die adäquate emotionale Kategorisierung der Sinneswahrnehmungen und für eine situationsadäquate Kontrolle der von der neuronalen Aktivität des Septum-Hypothalamus-Bereiches abhängigen archaischen Trieb- und Emotionalsphäre. Die schizophrenietypische Reizüberflutung, die falsche emotionale Wertung der äußeren Realität und situationsinadäquates Freiwerden desorganisierter elementarer Triebe und Emotionen dürften auf eine Störung limbischer und paralimbischer Hirnfunktionen zurückzuführen sein [2, 4, 5].

Ursprünglich nahmen wir in Analogie zu den bekannten degenerativen Hirnerkrankungen auch bei Schizophrenien einen atrophischen Prozeß, d.h. einen fortschreitenden Untergang von Hirngewebe an [3]. Diese Auffassung kann aber nicht aufrecht erhalten werden, da in den meisten CT-Studien keine (alterskorrigierte) Korrelation zwischen Ventrikelweite und Krankheitsdauer festgestellt werden konnte [8]. Auch die Weite fast aller von uns im CT ausgemessenen äußeren Liquorräume korrelierte nicht mit der Krankheitsdauer [4]. Daraus folgt, daß das Hirnsubstanzdefizit bei oder schon vor Beginn der schizophrenietypischen Symptome — möglicherweise seit frühester Kindheit — so ausgeprägt ist wie nach langer Krankheitsdauer. Die fehlende Progredienz der Liquorraumerweiterung macht auch Neuroleptika- oder Hospitalisierungseffekte als Ursachen unwahrscheinlich.

Gegen das Vorliegen eines fortschreitenden Unterganges von Hirngewebe spricht auch das Fehlen von Gliosen. Frühere Berichte über Gliosen in bestimmten Hirnarealen Schizophrener [19] konnten durch mehrere morphometrisch-statistische Untersuchungen nicht bestätigt werden [17]. Da nur nach der Geburt auftretende Hirnschädigungen mit einer absoluten oder relativen Gliose einhergehen, muß man als Ursache des fokalen Hirnsubstanzmangels Schizophrener eine prä- oder perinatale Hirnschädigung, eine Hirnentwicklungsstörung oder eine hereditär-konstitutionell bedingte Minderanlage annehmen. Das gehäufte Vorkommen prolongierter perinataler Hypoxien bei später an Schizophrenie erkrankten Individuen [13] und die besonders hohe Vulnerabilität limbischer Endhirnteile (z. B. des Hippocampus) gegen perinatalen Sauerstoffmangel, sprechen für eine perinatale Genese, wenigstens bei einem Teil schizophrener Patienten.

Wenn bei Schizophrenen eine Hypoplasie, d. h. ein seit Geburt bestehender, nichtprogredienter Hirnsubstanzmangel vorliegt, dann stellt sich die Frage, warum die typischen Symptome erst nach der Pubertät auftreten, im Alter an Intensität eher abnehmen, phasenweise auftreten und durch Streß provoziert werden können. Eine Erklärungsmöglichkeit besteht darin, daß vorgeschädigte limbische Strukturen nur in einer vulnerablen Lebensphase zwischen Pubertät und Senium unter dem Einfluß alters- und streßabhängiger Faktoren dekompensieren. Danach können Hypoplasien limbischer Strukturen als sog. „trait marker" angesehen werden, die die Basis für eine besondere Vulnerabilität für zusätzliche schizophrenieauslösende Faktoren darstellen.

Ein solcher auslösender streßabhängiger Faktor könnte Dopamin sein, das im mesolimbischen und mesokortikalen System in Streßsituationen freigesetzt wird [20] und die neuronale Aktivität des Hippocampus hemmt [16]. Auch Gonadosteroide könnten solche zusätzlichen Faktoren sein, da sie in der Altersstufe, in der Schizophrenien auftreten, die höchsten Konzentrationen haben und im Hirn selektiv die Aktivität limbischer Strukturen beeinflussen [12].

Ein besonders wichtiger alters- und streßabhängiger Faktor, der die Funktion limbischer Strukturen beeinträchtigt, scheint das Kortisol zu sein. Die Konzentrationen der intrazerebralen Kortikoidrezeptoren steigen bis zur Pubertät an [14], und fallen danach mit zunehmendem Alter ab [18]. Kortisol, dessen Serum- und Hirnkonzentration in Streßsituationen ansteigt, bewirkt eine nachhaltige Hemmung der hippocampalen Pyramidenzellen [15, 18].

Die Annahme, daß Substanzen wie Dopamin, Gonadosteroide, Glukokortikoide und limbische Kortisolrezeptoren den Krankheitsverlauf bestimmen, indem sie im mittleren Lebensalter und in Streßsituationen durch eine neuronale

Hemmung vorgeschädigter oder minderentwickelter limbischer Endhirnstrukturen eine Dekompensierung von deren Funktion und dadurch die Psychose herbeiführen, schließt andere denkbare Faktoren nicht aus. Die Aufklärung der Interaktion zwischen limbischen Strukturdefekten und endokrinologischen Faktoren in der Pathophysiologie schizophrener Erkrankungen dürfte ein wichtiger Aspekt künftiger biologisch-psychiatrischer Forschung sein.

Literatur

1. Bogerts B (1984) Zur Neuropathologie der Schizophrenien. Fortschr Neurol Psychiat 52:428−437
2. Bogerts B (1985) Schizophrenien als Erkrankungen des limbischen Systems. In Huber G (Hrsg) Basisstadien endogener Psychosen und das Borderline-Problem. Schattauer, Stuttgart
3. Bogerts B (1986) Hirnatrophische Prozesse bei Schizophrenen − ein quantitativer Vergleich mit Parkinson- und Huntington-Erkrankung. In: Keup W (Hrsg). Biologische Psychiatrie. Springer, Berlin Heidelberg New York Tokyo, pp 170−175
4. Bogerts B, Wurthmann C, Piroth HD (1987) Hirnsubstanzdefizit mit paralimbischem und limbischem Schwerpunkt im CT Schizophrener. Nervenarzt 58:97−106
5. Bogerts B, Wurthmann C (1986) Welche Hirnfunktionen sind bei Schizophrenen gestört? Versuch einer biologischen Validierung der pathogenetischen Grundformel Heinrichs. In: Kretschmar C (Hrsg) Fragen zur Schizophrenie. (im Druck)
6. Brown R, Colter N, Corsellis JAN, Crow TJ, Frith CD, Jagoe R, Johnstone EC, Marsh L (1986) Postmortem evidence of structural brain changes in schizophrenia. Differences in brain weight, temporal horn area and parahippocampal gyrus compared with affective disorder. Arch Gen Psychiatry 43:36−42
7. Falkai P, Bogerts B (1986) Cell loss in the hippocampus of schizophrenics. Eur Arch Psychiatr Neurol Sci 236:154−161
8. Goetz KL, Kammen DP van (1986) Computerized axial tomographic scans and subtypes of schizophrenia. J Nerv Ment Dis 174:31−41
9. Jakob H, Beckmann H (1986) Prenatal developmental disturbances in the limbic allocortex in schizophrenics. J Neural Transmiss 65:303−326
10. Jeste DV (1986) Hippocampal pathology in neuropsychiatric illness. Vortrag auf dem 139. Annual Meeting of the American Psychiatric Association, Washington
11. Kovelmann JA, Scheibel AB (1984) A neurohistological correlate of schizophrenia. Biol Psychiatry 19:1601−1621
12. McEwen BS, Davis PG, Parsons B, Pfaff DW (1979) The brain as a target for steroid hormone action. Ann Rev Neurosci 2:65−112
13. McNeil TF (1987) Perinatal factors in the development of schizophrenia. In: Helmchen H, Henn FA (eds) Biological perspectives in schizophrenia. Dahlem Konferenzen (im Druck)
14. Meaney MJ, Sapolski RM, McEwen BS (1985) The development of the glucocorticoid receptor system in the rat limbic brain. I. Ontogeny and autoregulation. Develop Brain Res 18:159−164
15. Nyakas CS, DeKloet ER, Veldhuis HD, Bohus B (1983) Hippocampal corticosterone receptors and novelty-induced behavioral activity: effect of kainic acid lesion in the hippocampus. Brain Res 288:219−228
16. Pockett S (1985) Dopamine changes the shape of action potentials in hippocampal pyramidal cells. Brain Res 342:386−390
17. Roberts GW, Colter N, Lofthouse R, Bogerts B, Zech M, Crow TJ (1986) Gliosis in schizophrenia: A survey. Biol Psychiatry 21:1043−1050
18. Sapolski RM, Krey LC, McEwen BS (1983) Corticosterone receptors decline in a site-specific manner in the aged rat brain. Brain Res 289:235−240
19. Stevens JR (1982) Neuropathology of schizophrenia. Arch Gen Psychiatry 39:1131−1139
20. Thierry AM, Tassin JP, Blanc G, Glowinski J (1976) Selective activation of the mesocortical DA system by stress. Nature 263:242−243

2.15 Zur Ätiologie psychogener Erkrankungen

W. TRESS

Mein Beitrag ist nur für ein erstes Lesen tautologisch betitelt und hätte genauso gut, wenn auch recht umständlich, lauten können: „Zur Ätiologie psychoneurotischer, konversionsneurotischer, psychovegetativer, somato-psychosomatischer und charakterneurotischer Erkrankungen". Für dieses Spektrum seelischer Störungen wäre der Oberbegriff der Neurosen nosologisch und jener der psychoreaktiven Störungen in der Tat ätiologisch zu eng, weshalb die Wendung von den psychogenen Erkrankungen eine gangbare Alternative zu bieten scheint. Meint doch „psychogen" nichts anderes als „im wesentlichen seelisch bedingt", läßt aber die positive Bedeutung noch offen.

Zunächst sei auf der Ebene der Phänomene an den Tatbestand erinnert, daß psychogen kranke Menschen nicht trennscharf neben solchen Personen stehen, die in klinisch-pragmatischem Sinne von derlei Störungen frei sind (vgl. Häfner 1978; Schepank 1986). Hierin unterscheiden sich seelisch bedingte Erkrankungen kategorial von den Psychosen. Man hat ein Delir, oder man hat keines. Der Schweregrad psychogener Störungen dagegen variiert sowohl synchron als auch diachron auf einer kontinuierlichen Übergangsreihe von klinisch desolaten Bildern am einen Pol bis zu guter seelischer Gesundheit am anderen. Dieser unbestrittene Tatbestand trägt eine zwar selbstverständliche, indes nur selten ausformulierte Konsequenz in sich: Wir müssen nämlich dem psychogen Kranken nicht nur im ärztlich-humanen Sinn, sondern auch in seiner besonderen Pathologie entgegentreten als einem von uns.

Anders als der schizophrene oder der delirante ist der neurotische Mensch auch *in seiner besonderen Erkrankung* einer wie wir selbst. Wir begreifen ihn in genau der Verstehens- und Erklärensweise, in der wir uns und unseresgleichen in unserem Befinden und Erleben, in unserem Tun und Lassen verstehen und erklären.

Von Geburt an entwickelt sich die Person entlang den biographischen Szenen ihrer zuerst rein leiblichen und später auch seelischen Erfahrungen im zwischenmenschlichen Umgang. Die neurotische Person verstrickt sich darin. All dies ereignet sich in den Grenzen eines Spielraums, den der menschliche Organismus vorgibt und den die Sozietät weiter entfaltet. Die dafür maßgeblichen biologischen Gesetzmäßigkeiten und sozialen Strukturen können wir objektiv beforschen. – Hierauf möchte ich zunächst eingehen und versuchen, anhand weniger ausgewählter Beispiele die Möglichkeiten und Grenzen biologischer und sozialempirischer Forschung für unser Verständnis vom Entstehen psychogener Störungen aufzuzeigen. Dann werde ich mit einigen Bemerkungen auf neuere Befunde der klinisch-biographischen Methode eingehen, um anschlie-

Aktuelle Kernfragen in der Psychiatrie
Herausgegeben von F. Böcker und W. Weig
© Springer-Verlag Berlin Heidelberg 1988

ßend eine positive Bestimmung des Psychogeniebegriffs zu wagen. Den Schluß bilden Anmerkungen zur Prävention.

Zunächst also *die erbgenetisch-konstitutionelle Seite psychogener Erkrankungen.* Ihr Gewicht hat die klassische Psychiatrie bis zu Kurt Schneider überbewertet, einseitig und mit therapeutischer Resignation. Der Umstand selbst steht als Ergänzungsreihe von Erbe und Umwelt auch für die Psychoanalyse außer Zweifel (S. Freud 1916/17). – So kann etwa die psychosomatische Forschung in Tierexperimenten den Einfluß ererbter Dispositionen belegen, deren Wechselspiel mit einer zunächst nur angetroffenen Umwelt Gesundes und Krankes hervorbringt. Kreuzt man Rattenweibchen, die spontan einen arteriellen Hochdruck zeigen, mit normotensiven Rattenmännchen, dann verhält sich der Blutdruck der Nachkommenschaft zunächst unauffällig (vgl. Weiner 1986). Arterielle Hypertension tritt in der zweiten Generation erst auf, wenn die Tiere eine Serie von Schockvermeidungsexperimenten durchlaufen haben. Die nichtgeschockten Geschwister mit ähnlichen Anlagen bleiben ebenso frei von pathologischen Blutdruckwerten wie geschockte Artgenossen ohne erbliche Hochdruckbelastung. Ein Beispiel für zwar nicht genetische, aber doch konstitutionelle, intrauterin erworbene Dispositionen ist die Hyperaktivität und Neigung zu aggressivem Sozialverhalten sowohl bei noch in utero virilisierten weiblichen Tieren als auch im Naturexperiment des adrenogenitalen Syndroms bei Frauen (vgl. Money u. Erhardt 1972).

Die Bedeutung hereditärer Grundlagen psychogener Syndrome leuchtet gerade im Bereich der psychosomatischen Medizin unmittelbar ein. Bereits der Modellfall erhöhter Aggressivität nach intrauteriner Virilisierung aber leitet über zum Feld der Psychoneurosen und Charakterpathologien, aus dem die erbgenetische Betrachtungsweise ebenfalls nicht wegzudenken ist (vgl. Hoffmann 1986; Tölle 1986; Zepf 1986). Auch die Theorie der Psychoanalyse, die doch von der inneren Erlebnisgeschichte des Subjektes handelt, ist, wie Bräutigam (1985) hervorhebt, offen für angeborene Bedingungen und Begrenzungen. Eltern von mehr als einem Kind wissen um die mitgeborenen, teilweise schon vorgeburtlich auffälligen Unterschiede in den Aktivitätsmustern ihrer Kinder. Ausführliche Längsschnittuntersuchungen von Thomas u. Chess (z.B. 1977, 1984; Chess u. Thomas 1984) zeigen, wie derlei „individual patterns of reactivity" oder schlicht „Temperamentsunterschiede" bereits kurz nach der Geburt den Umgang von Mutter und Kind bestimmen und in hohem Maße auf soziales Problemverhalten im späteren Leben hinweisen können.

Wegen ihrer allgemeinen Bekanntheit sei nur erinnert an die Arbeiten von Schepank (1974) und Heigl-Evers (Heigl-Evers u. Schepank 1980/82), die mittels Konkordanzanalysen an eineiigen und zweieiigen Zwillingen eindeutig das Gewicht erblicher Belastungen auch für die klassischen psychoneurotischen Erkrankungen nachweisen konnten. Die Methode der Diskordanzanalyse belegt aber auch die Bedeutung der Umweltfaktoren, insbesondere frühkindlicher Belastungen, die über die Stärke psychoneurotischer Manifestationen von gengeprägten Anlagen entscheiden. Danach fördern besonders die folgenden Aspekte das Entstehen von Neurosen: emotionale Ablehnung des Kindes seitens seiner primären Umwelt, das Fehlen wesentlicher Bezugspersonen, frühe orale Frustrationen, unvollständige Familien und problematische Geschwisterkonstellationen.

Mit den letzten Sätzen habe ich meine höchst unvollständigen Andeutungen zu den biologischen Grundlagen psychogener Erkrankungen schon verlassen und mich der *klinisch-sozialempirischen* Forschungstradition zugewandt, die sich über Jahrzehnte hinweg im Verständnishorizont der Psychoanalyse bewegte (z.B. Schwidder 1972). So galten etwa die erschütternden Erhebungen von R. Spitz (1945, 1967) den Auswirkungen mangelnder Zuwendung und Stimulation auf die Entwicklung von Säuglingen und Kleinkindern in psychologisch schlecht geführten Heimen. Waren die Kinder länger als 3 Monate von den Müttern getrennt, trugen sie irreversible Schädigungen davon. Hierzu korrespondiert, daß die nachgeburtliche Ausreifung angelegter Hirnstrukturen auf anregende Lernmöglichkeiten in der Umwelt angewiesen ist (Shapiro u. Vukovich 1970). Als Entwicklungspsychologe spricht Spitz von dem ursprünglichen emotionalen Grundbezug als einer Brücke, die sich zwischen Säugling und Pflegeperson herstellen muß, um einen ersten averbalen und später verbalen Austausch zu ermöglichen (vgl. Sander 1975). Schwere Versagungen gefährden diesen Brückenschlag. – Einen verwandten Aspekt meint die Metapher von den unausgereiften „Puffereigenschaften" ganz junger Organismen (Müller-Braunschweig 1975), die ihren Erregungen noch stärker ausgesetzt sind, weshalb psychische Eindrücke und ihre neurophysiologischen Korrelate strukturell stärkere Spuren hinterlassen als spätere Erfahrungen (vgl. A. Freud 1971; Dührssen 1976). Mit allem Nachdruck ist an dieser Stelle auch auf das nur ungenügend rezipierte (Hoffmann 1986b) Lebenswerk von John Bowlby (1951, 1969, 1973, 1980) zu verweisen, dessen empirisch untermauerte „ethologische Bindungstheorie" von der primären Bezogenheit des Säuglings- und Kleinkindes auf seine Mutter ausgeht. In ihrer Abhängigkeit von diesem Primärbezug werden die Kinder durch vorzeitige Trennungen und unerträglichen Kummer oft real und keineswegs nur in ihren triebprojektiven Phantasien und Träumen beschädigt und verletzt.

Deprivationsstudien aus neuerer Zeit (Meierhofer u. Keller 1974; Tizard u. Hodges 1978) an materiell gut versorgten Heimkindern lassen keinen Zweifel an tiefgreifenden Beeinträchtigungen der kindlichen Persönlichkeitsentwicklung infolge längerer Heimaufenthalte. Kompensatorische Maßnahmen haben nur im 1. Lebensjahr Aussicht auf völligen Erfolg. Studien, die derlei zu widerlegen behaupten, kranken regelmäßig an mangelhafter Psychodiagnostik, etwa wenn der Indikator des Lebenserfolges lediglich darin gesehen wird, daß der Betroffene nicht mit den sozialen Institutionen in Konflikt gerät. Die Fähigkeit zu intimer Partnerschaft oder der psychosomatische Status ehemaliger Heimkinder wird von den Ideologen des „elastic mind movement" nie hinreichend beachtet.

Heute umfaßt der Begriff der Deprivation auch überdauernde psychosoziale Irritationen während der Kindheit (Langmeier u. Matejcek 1977). Dabei ist die Familienkonstellation als wirksamste Variable für die Entstehung von psychogenen Störungen anzusehen (Langenmayr 1978). Starkes Gewicht kommt dem endgültigen Verlust von Elternfiguren zu, aber auch dem längerfristigen Verschwinden einer Bezugsperson aus dem Lebensraum des Kindes. In diesem Zusammenhang ist der affektive Umgang innerhalb der Familie vor und nach Trennungen von schicksalhafter Bedeutung.

Erst kürzlich beleuchtete Dührssen (1984) in ihrer wegweisenden Arbeit über kindliche Risikofaktoren für psychogene Krankheiten des Erwachsenen die Auswirkungen mehr oder weniger tiefgreifender seelischer Traumatisierungen im Kindesalter. An einer klinischen Stichprobe fand sie als psychosoziale Risikodispositionen der Kindheit: Geburtsstatus, Alter und Gesundheit der Eltern, Stellung in der Geschwisterreihe, Verlust wichtiger Bezugspersonen, sozioökonomische familiäre Belastungen und Beeinträchtigungen sowie erhöhte Konflikthaftigkeit in der Familie. Der eigentlich aufregende Befund ergibt sich beim Vergleich der klinischen Stichprobe mit einer Kontrollgruppe, die sich selbst als seelisch gesund versteht. Für diese Kontrollgruppe gelten nämlich exakt die selben Zusammenhänge, wenn auch die Schwere biographischer Belastungen und die aktuellen Symptomprofile nicht das auffällige Niveau der klinischen Patienten erreichen.

Ab Mitte der 60er Jahre geriet auch in Deutschland die psychoanalytische Krankheitslehre — nicht ohne eigenes Zutun — mehr und mehr in den Verruf des allzu Spekulativen. Im Zuge verhaltenstheoretischer Konzeptbildungen gewann statt dessen das Paradigma der Streßforschung weite Beachtung. Wer nicht psychophysiologisch arbeitete, der untersuchte jetzt den ätiologisch gemeinten Einfluß kritischer Lebensereignisse auf die Entstehung aller möglichen Krankheitsbilder nicht nur in der psychologischen, sondern auch in der somatischen Medizin. Die zunächst beinahe ausschließlich im Querschnitt durchgeführten Untersuchungen erbrachten monoton positive Befunde: Life-events häufen sich regelmäßig bei frisch erkrankten Menschen. Während der Slogan, Streß mache krank, bald zum small-talk verkam, hoben kritische Stimmen (z. B. Henderson et al. 1981) hervor, daß massenstatistische Zusammenhänge zwischen belastenden Lebensereignissen und nahezu jeder Form von Krankheit zwar eindeutig bestehen, sie aber nur einen entmutigend kleinen Teil der Verläufe erklären, so daß der Kliniker für seine Arbeit mit dem einzelnen Patienten hieraus weder prophylaktischen noch therapeutischen Nutzen ziehen kann. In dieser prekären Situation für das Streßparadigma und die sozialempirische Life-event-Forschung kommt Flankenhilfe von den Konzepten der Bewältigungsmechanismen und der sozialen Unterstützung, eingebettet in soziale Netzwerke. Spätestens ab 1980 waren „Coping" und „Social support" die neuen Parolen.

Heute präsentiert sich die *Life-event-, Coping- und Social-support-Forschung* komplexer denn je, aber sehr weit davon entfernt, klare Antworten zur Ätiologie irgendwelcher Störungen zu geben, auch nicht der psychogenen. Der aktuellste Trend aber ist spannend, und der in der Tradition erzogene Kliniker wird ihn nicht ohne Zufriedenheit beobachten. Welche Ereignisse nämlich zum pathogenetisch relevanten Life-event geraten und welche Quellen und Qualitäten zwischenmenschlichen Austauschs zur sozialen Unterstützung, das scheint mittlerweile ganz besonders von der Persönlichkeit, von subjektiven Besonderheiten im Erleben und Handeln eines Betroffenen abzuhängen, von Größen mithin, die noch vor einer Dekade im Geruch der Vorwissenschaftlichkeit standen. Der Psychoanalytiker kann nur zustimmen, wenn beispielsweise Dohrenwend u. Dohrenwend (1981) die Persönlichkeit als ein Konstrukt erachten, in welchem die Einflüsse früherer Life-events aufgehoben bleiben. Nach langem Exil fand somit auch die biographische Dimension psychogener Erkrankungen wieder Aufnahme in den offiziellen Kanon sozialempirischer Forschungsmethoden.

In die genannte Richtung weist auch ein epidemiologischer Befund aus der eigenen Arbeitsgruppe (Schiessl 1987). So steht bei einer Stichprobe von 600 repräsentativen Bürgern der Stadt Mannheim im Alter zwischen 25 und 45 Jahren der Schweregrad psychogener Syndrome unter dem additiven Einfluß von kritischen Lebensereignissen in der Gegenwart und hohen frühkindlichen Belastungen.

Demzufolge sorgt eine glückliche Kindheit und eine geringe gegenwärtige Lebensbelastung mit einem Erkrankungsrisiko von nur 10% für die besten Aussichten auf seelische Gesundheit, während eine schwere Kindheit bei gleichzeitig hoher aktueller Belastung ein 70%iges Risiko für psychogene Erkrankungen bedeutet.

Wie früher schon Ernst Lindemann (zusammenfassend 1985), so hebt auch Paulley (1976, 1983, 1986) in seinen Arbeiten hervor, daß wie immer konzipierte Lebensereignisse erst im selektiven Erleben des betroffenen Subjekts belastend werden, durch den Akt der subjektiven Sinnentnahme (Straus 1930) also. Die pathogenetische Dynamik vermeintlich einfacher psychogener Reaktionen auf Berentung, Krankheit, Todesfälle oder ähnliche Verluste, aber auch auf scheinbar positive Veränderungen, beruht ätiologisch sehr oft auf ungelösten Ambivalenzkonflikten und alten, aber unverarbeiteten Verlusten, auf ambivalenzbesetzten Traumen also, die im bisherigen Lebensarrangement ausbalanciert waren, anläßlich eines kritischen Lebensereignisses aber wieder schmerzlich an die Oberfläche drängen. Diese ätiologisch primäre, nämlich entwicklungsgeschichtliche Perspektive hat die Life-event-Forschung in positivistischer Manier allzu lange vernachlässigt. Dabei weiß auch die Psychophysiologie längst, daß vorzeitige Trennungen die biologischen Autoregulationen beschädigen. Dann verbleiben die physiologischen Funktionen psychosomatischer Patienten, die in ihrer Persönlichkeit so infantil, abhängig und alexithym erscheinen, unter der Steuerung symbiotischer Lebensformen. Entfällt der zentrale Partner, so entgleisen auch die Körperprozesse (Hofer 1984; Weiner 1984, 1986). Im Zuge pathologischer Trauer reduzieren sich die Funktionen von T-Lymphozyten, während die Rate der Autoimmunerkrankungen zunimmt (Paulley 1976). Unumstritten schaffen inadäquate Trennungserfahrungen der Frühkindheit Prädispositionen für spätere depressive Erkrankungen, die sich — auch im Tierexperiment — erst unter sozialen Belastungen manifestieren (Suomi 1983; Wadsworth 1984; Quinton et al. 1984).

Die Zukunft der sozialempirischen Geneseforschung im Bereich der psychogenen Erkrankungen gehört den *modellgestützten Longitudinalstudien an Risikogruppen*, die möglichst unausgelesen, aber spezifisch belastet sein müssen. Reiche Früchte trägt dabei das *Konzept der protektiven Faktoren* (Murphy u. Moriarty 1976; Rutter 1985, Farran u. Cooper 1986; Tress 1986 a, b), welches den Risikobegriff kontrapunktiert, so etwa in der epochalen, schon seit 30 Jahren laufenden Erhebung auf Kauwai, einer hawaiianischen Insel (vgl. aber auch: Farran u. Cooper 1986). Dort begleiten Werner u. Smith (1982; Werner 1986) den Lebensweg ihrer Probanden von Geburt an. Die damaligen Kinder und heutigen Erwachsenen entstammen in ihrer großen Mehrheit sozioökonomisch und bildungsmäßig stark benachteiligten Bevölkerungsschichten. Erwartungsgemäß scheiterte die soziale und persönliche Entwicklung derer, die schon in den ersten beiden Lebensjahren hohen biologischen, familiären und sozioökonomischen Belastungen ausgesetzt waren.

Dennoch erreichte ein gewisser Anteil hochbelasteter Kinder erstaunliche körperliche, geistige, seelische und soziale Reife. Ihre Biographien enthalten als protektive Faktoren, die dem hohen Grundrisiko entgegenwirken: nachhaltige Zuwendung zum Säugling in den ersten Lebensmonaten und eine positive Beziehung der leiblichen Eltern zum Kind, Präsenz zusätzlicher Pflegepersonen neben der Mutter, Zuwendung durch ältere Geschwister und Großeltern, die dosierte Beschäftigung der Mutter außerhalb des Hauses, Verfügbarkeit von Gleichaltrigen und Nachbarn zur emotionalen Unterstützung und schließlich klare Strukturen und Regeln in Haushalt und Familie, kurzum: einen übersichtlichen und sicheren Lebensrahmen mit starken und guten menschlichen Bindungen. Hieraus erwächst eine positive Grundeinstellung zum Leben überhaupt und eine hohe Elastizität („resilience") gegenüber auch extremen Schicksalsschlägen. Das beweisen ebenfalls die Überlebenden der Vernichtungslager (Antonovsky 1979; Keilson 1979).

Eine eigene epidemiologische Untersuchung (Tress 1986 a, b) verglich im Detail die frühkindlichen Lebensbedingungen von solchen Erwachsenen, die als Kinder allesamt schwere psychosoziale Belastungen durchzustehen hatten. Die eine Gruppe war heute völlig gesund, die andere schwer krank. Es ergaben sich zwei entscheidende Bedingungen der Vorschulzeit, die als protektive Faktoren gegen spätere psychogene Erkrankung schützen: Im Wortsinn von fundamentaler Bedeutung ist die enge Bezogenheit des Kindes auf eine geliebte und liebende Person, die während der überwiegenden Zeit des Vorschulalters verläßlich erreichbar gewesen sein muß. Zur Hälfte waren es die leiblichen Mütter, gefolgt von den Großmüttern und anderen Verwandten, die dem Kind diese primäre emotionale und in zweiter Linie instrumentelle Stütze gewährten, ohne die in keinem Fall psychosoziale und/oder psychosomatische Gesundheit im Erwachsenenalter möglich war. − Beinahe genauso entscheidend für die spätere seelische Gesundheit erwies sich überraschenderweise für diese Gruppe mit schwerer Kindheit das Fehlen des Vaters. Vermutlich bleibt das Kind von vielfältigen Zwistigkeiten und destruktiven innerfamiliären Streitereien verschont, wenn es nur mit einem Elternteil zusammenlebt, ganz überwiegend mit der Mutter. Unter allgemein schlechten psychosozialen Rahmenbedingungen reduziert eben eine dann auch durchgängig schlechte Elternbeziehung die wenigen Ressourcen des Kindes, etwa die Chance, ein liebevoll tragendes Verhältnis zur erwähnten Bezugsperson zu entwickeln und für sich zu nützen (vgl. Rutter u. Quinton 1984). Am gleichen Umstand mag es liegen, daß auch Geschwister in engem Altersabstand die Aussichten auf spätere Gesundheit reduzieren.

„Stellt die Frühkindheit die Weichen?" (Ernst u. von Luckner 1985), so die Titelfrage eines vielbeachteten Buches. Einige Weichen schraubt die Kindheit sicherlich fest, andere werden auf Dauer verbogen und unpassierbar, auf jeden Fall aber vermittelt die Kindheit Strategien des Gleisbaues und der Reparatur, der Streckenführung und -vernetzung. Und dieser kognitive wie emotionale Erwerb des frühen Lebens ist in beachtlichem Maße nachhaltig störbar. Die gegenwärtige Diskussion stellt den psychosozialen und psychosomatischen Status praesens des Menschen ganz in das Einflußfeld der Gegenwart. Auf diese jedoch wirken Vergangenheit und Heredität. Dabei entwickelt sich eine dynamische Konstellation multipler interaktiver und kumulativer Ressourcen, Stressoren und Protektivfaktoren auf der Basis und vor dem Hintergrund ökonomischer und soziohistorischer Rahmenbedingungen und ihres Wandels.

Die sozialempirische Ätiologieforschung auf dem Gebiet der psychogenen Erkrankungen hat wichtige Befunde vorzuweisen und verspricht weitere für die Zukunft (Baker u. Mednick 1984). Zugleich aber dürfen wir die prinzipielle Begrenztheit ihrer Großprojekte nicht übersehen. Überwiegend und notwendig konzentriert man sich auf möglichst harte Befunde wie Altersabstand zu den Eltern, Stellung in der Geschwisterreihe, Heimaufenthalte, Scheidungen usf., deren unmittelbare ätiologische Bedeutung auch im Falle hochsignifikanter Zusammenhänge mit seelischer Gesundheit und Krankheit noch zu klären bleibt. Die Problemdiskussion geht dahin, den üblichen sozialempirischen Variablen der Geneseforschung einen theoretischen Stellenwert ähnlich den genetischen Markern in den biologischen Modellen zuzuschreiben. So dürften hinter den harten, leicht zu erfassenden facts psychologische Wirkmomente stehen, die zwar mit jenen hoch korrelieren, aber der gängigen Interviewmethode nur mittelbar zugänglich sind, etwa familiäre Unruhen im Umfeld von Scheidungen bei Verlust der Väter und beginnender Berufstätigkeit der Mütter.

In diesem Bereich der eher weichen, emotional-interaktionalen und atmosphärischen Zusammenhänge und Bedeutungen bringt uns die *klinisch-psychotherapeutische Forschung* methodisch weiter. Gerade die Psychoanalyse der vergangenen 30 Jahre hat dazu beachtliche Erkenntnisse beigesteuert. Ohne dies hier auf knappem Raum entfalten zu können, nenne ich nur die miteinander verflochtenen Errungenschaften im Umkreis der Objektbeziehungstheorien, der Entwicklungslehre von den Krisen der Individuation (Mahler et al. 1975), besonders den heiklen Schritt von einer dyadischen in eine triadische Beziehungsform (vgl. Rotmann 1978; Ermann 1985), ferner die Konzepte der ich-strukturellen Defizite, der Borderlinepathologie, die Narzißmustheorien und die zu alledem gehörenden Erweiterungen und Neuerungen der psychoanalytischen Begegnungsfähigkeit im Rahmen modifizierter Behandlungsarrangements. In dem Maße, in dem die Psychoanalyse ihre neoklassische Periode US-amerikanischen Gepräges überwindet, relativiert sie die Libidotheorie und entmystifiziert das metapsychologische Credo, wonach alle Formen der Pathologie ödipale Triebabwehrkonflikte seien. Parallel dazu etablierte sich gleichwertig und ergänzend die Lehre von den strukturellen Entwicklungsdefiziten. Genannt seien die englischen Objektbeziehungstheoretiker Balint, Winnicott, Fairbairn und Guntrip (vgl. Kutter 1982) und ihr Begriff der Grundstörung als einem Nichtzueinanderpassen von Kind und Pflegeperson, woraus ein basales Gefühl von Nicht-gut-sein und narzißtische Wut entspringen, mit überdauernden dysfunktionalen Konsequenzen (auch für die neuronale Organisation), was wir als frühen Entwicklungsdefekt der Ich-Struktur diagnostizieren (Blanck u. Blanck 1980; Gedo 1979). Im deutschen Sprachraum trat in erster Linie Fürstenau (1979) mit eigenständigen Entwürfen hervor.

Neben diagnostischen und behandlungstechnischen Innovationen (Thomä u. Kächele 1986) hat diese Entwicklung der Ätiologielehre emotional-interaktionale und atmosphärische Sachverhalte im Kontext der aktuellen therapeutischen Situation von Übertragung und Gegenübertragung (Tress 1987) erschlossen. Darin erscheint die Entstehung von insbesondere präödipalen Störungen in ganz neuem Licht. In der therapeutischen Begegnung erfahren wir emotionale Verunsicherungen, existentielle Bedrohungen, den Kampf um Abgrenzung und Integration, die gleichzeitige Sehnsucht nach Liebe und deren Umschlag in paranoide Ängste vor invasiven Übergriffen und können dies mit angemessener Methodik auch objektivieren (Tress 1985). Dem Patienten selbst fehlt für diese verbliebene Kindlichkeit in seinem Befinden, Erleben und Verhalten die Sprache. Er äußert vielleicht pseudoödipales Konfliktmaterial. Schauplatz seiner Traumatisierung und seiner Defizienz aber bleibt vornehmlich seine vorsprachliche, vegetative Leiblichkeit, bleibt die Biographie seines subjektiven Leibes. Hierzu hat die Psychoanalyse dank ihres unmittelbaren Umgangs mit dem Patienten in der therapeutischen Begegnung, welche oft genug erstmalig die fundamentale affektive Szene symbolisiert und verwortet, einen reichen, qualitativen Beitrag zu leisten. Die empirische Beobachtung muß dann klären, zu welchen Entwicklungsphasen jene qualitativen Befunde gehören. Dabei ergibt sich etwa, wie die psychoanalytischen Konzepte der „frühen und frühesten Störungen" die Bedeutung des 1. Lebensjahres in extremer Weise überschätzen (Hoffmann 1986b). Sie blenden dabei die Verletzlichkeit des Kindes im 2. und 3. Jahr aus, um sogleich zur ödipalen Konstellation im 4. und 5. Jahr zu springen. Eine tiefgreifende ist aber nicht unbedingt eine ganz frühe Störung. Die nicht ausbleibende Ironie gegenüber solch unsachgemäßer Betonung frühester, allerfrühester und sogar vorgeburtlicher Beschädigungen läuft ihrerseits wieder Gefahr, auch den qualitativen Ertrag neuerer psychoanalytischer Ätiologiemodelle zu entwerten, obwohl wir gerade dort Entscheidendes über die unmittelbaren ätiologischen (und pathogenetischen) Momente für die Entwicklung psychogener Krankheiten des sozialen Leibwesens Mensch erfahren können. Denn in die Semantik der Affekte sind die Erfahrungen der frühen Jahre encodiert. Und dort überdauern sie ein ganzes Leben lang, um vielleicht doch einmal dechiffriert zu werden. So stehen die Affekte an der Kreuzung historischer und biologischer Zugangsweisen (Krause 1983, 1984; Modell 1984).

Am Ende unseres ätiologischen Streifzugs will ich an der Frage nicht vorbeigehen, was denn „psychogen" auch positiv bedeutet. War doch von „seelisch" oder gar von „intrapsychisch" nirgends die Rede. Diese Begriffe setzen nämlich zum einen bereits ein recht hohes Entwicklungsniveau voraus, zum anderen aber haben sie auch eine beachtliche Entlastungsfunktion. Fallen doch innerseelische Vorgänge am ehesten in die Verantwortung des jeweiligen Subjektes. Mir aber war wichtig zu zeigen, wie alle seelische Struktur, alle neurotischen Konflikte und intrapsychischen Prozesse, die gesunden wie die pathologischen, von dem leiblich-affektiven Erleben des Säuglings und Kleinkindes im Zusammenleben mit seinen Primärpersonen ausgehen. Dieses leibnahe, affektive Sozialerleben ist als eine frühe Matrix zweifelsfrei von hereditären Dispositionen geprägt (Papousek u. Papousek 1982). Die Erwachsenen aber sind es, welche die objektive Wirklichkeit dieser schicksalbestimmenden kindlichen

Welt gestalten, und dazu meinte Bowlby, „daß es nirgends raucht, wo nicht auch ein Feuer ist" (1973) und daß ein unreifes Verhalten meist die legitime Konsequenz bitterer Erfahrungen sei, die sich auch hinter einer Verwöhnungsgenese verstecken können. Mit Ausnahme der akuten Belastungssituationen, der Aktualneurosen im Sinne Freuds, sind also psychogene Störungen ätiologisch betrachtet in erster Linie erlebnisbedingte Entwicklungsstörungen während der primären Sozialisation. Sie entspringen über weite Strecken dem sprachfreien und dafür leib- und emotionsnahen Umgang der Eltern und Pflegepersonen mit den ihnen anvertrauten Kindern. Konsequenterweise verbleiben die Traumatisierungen, die Spuren der Entbehrungen und der strukturellen Mängel überaus häufig im Bereich des Körpers und des sozialen Handelns. Nur dort, wo die Prozesse der Erlebnisverarbeitung das Niveau des Symbolischen erreichen konnten, begegnen wir zusätzlich und nur ganz selten ausschließlich den psychoneurotischen Symptombildungen. Erst in zweiter Linie rühren einige Formen psychogener Störungen *nicht nur pathogenetisch*, sondern eben *auch ätiologisch* daher, daß im Zuge eines allzu raschen, unvorbereiteten Wandels des individuellen oder auch soziokulturellen Rahmens der Lebensweg eines Menschen auf ein Terrain abirrt (Hoffmann 1983), für das auch eine ausreichend gute Kindheit nicht wappnen konnte. Auch dann aber bleibt das Frühere im Späteren aufgehoben, etwa wenn ältere Menschen an den psychosozialen und körperlichen Umständen ihrer Lebensphase seelisch erkranken, weil unsere Profit- und Progress-Gesellschaft keine Kultur des Alterns entwickelt hat.

Am Ende dieses Überblicks nun liegen die *Prinzipien der primären Prophylaxe* psychogener Erkrankungen offen zutage (vgl. Schepank 1984): Eine in hohem Maße verläßliche, liebevolle und strukturgebende Zuwendung, ein solcher bedingungslos offener, ruhiger Hafen bewahrt ein Kind auch trotz heftiger Lebensstürme weitgehend davor, daß der ätiologische Keim psychogener Krankheit seine kleine Person befällt. Eine simple Erkenntnis, deren Realisierung immer wieder an der bereits vorhandenen hohen Prävalenz psychogener Krankheit scheitert. Seelisch kranke Betreuer müssen die von ihnen abhägigen Kleinkinder zwangsläufig traumatisieren. Deshalb lautet das allererste Gebot der Prophylaxe, daß wir jetzigen und zukünftigen seelisch kranken Eltern und Erziehern zu einer sachgerechten Psychotherapie verhelfen.

Literatur

Antonovsky A (1979) Health, stress, and coping. New perspectives on mental and physical well-being. Jossey-Bass, San Francisco
Baker R, Mednick B (1984) Influences on human development. Kluwer/Nijhoff, Boston
Blanck E, Blanck R (1980) Ich-Psychologie, Teil II: Psychoanalytische Entwicklungspsychologien. Klett-Cotta, Stuttgart
Bowlby J (1951) Mütterliche Zuwendung und geistige Gesundheit. Kindler, München 1973
Bowlby J (1969) Bindung. Eine Analyse der Mutter-Kind-Beziehung (Attachment and loss, Vol I). Kindler, München 1975
Bowlby J (1973) Trennung. Psychische Schäden als Folgen der Trennung von Mutter und Kind (Attachment and loss, Vol II). Kindler, München 1976

Bowlby J (1980) Verlust, Trauer und Depression (Attachment and loss, Vol III). Fischer, Frankfurt/M. 1983

Bräutigam W (1985) Reaktionen, Neurosen, abnorme Persönlichkeiten, 5. Aufl. Thieme, Stuttgart

Bräutigam W, Christian P (1985) Psychosomatische Medizin, 4. Aufl. Thieme, Stuttgart

Chess S, Thomas A (1984) Origins and evolution of behavior disorders: From infancy to early adult life. Brunner & Mazel, New York

Dohrenwend BS, Dohrenwend BP (1981) Life stress and illness: Formulation of the issue. In: Dohrenwend BS, Dohrenwend BP (eds) Stressful life events and their contexts. Prodist, New York, pp 1−27

Dührssen A (1958) Heimkinder und Pflegekinder in ihrer Entwicklung, 2. Aufl. Vandenhoeck u. Ruprecht, Göttingen

Dührssen A (1976) Die Bedeutung der frühen Kindheit für spätere Krankheitsentwicklung. In: Jores A (Hrsg) Praktische Psychosomatik. Huber, Bern

Dührssen A (1984) Risikofaktoren für die neurotische Krankheitsentwicklung. Z Psychosom Med Psychoanal 30:18−42

Ermann M (1985) Die Fixierung der frühen Triangulierung. Forum Psychoanal 1:93−110

Ernst C, Luckner N von (1985) Stellt die Frühkindheit die Weichen? Enke, Stuttgart

Farran D, Cooper D (1986) Psychosocial risk: Which early experiences are important for whom? In: Farran D, McKinney J (eds) Risk in intellectual and psychological development. Academic Press, New York, pp 187−226

Freud A (1971) Wege und Irrwege in der Kinderentwicklung. Huber/Klett, Bern/Stuttgart

Freud S (1916/17) Vorlesungen zur Einführung in die Psychoanalyse. GW XI, Imago, London

Fürstenau P (1979) Zur Theorie psychoanalytischer Praxis. Klett-Cotta, Stuttgart

Gedo JE (1979) Beyond interpretation. Int Univ Press, New York

Häfner H (1978) Einführung in die Psychiatrische Epidemiologie. In: Häfner H (Hrsg) Psychiatrische Epidemiologie. Springer, Berlin Heidelberg New York, pp 1−56

Heigl-Evers A, Schepank H (Hrsg) (1980/82) Ursprünge seelisch bedingter Krankheiten. Vandenhoeck u. Ruprecht, Göttingen

Henderson S, Byrne D, Duncan-Jones P (1981) Neurosis and social environment. Academic Press, Sidney

Hofer M (1984) Relationships as regulators: A psychobiological perspective on bereavement. Psychosom Med 40:183−197

Hoffmann SO (1986a) Die Ethologie, das Realtrauma und die Neurose. Z Psychosom Med Psychoanal 32:8−26

Hoffmann SO (1986b) Die sogenannte frühe Störung. Prax Psychother 31:179−190

Hoffmann SO (1986) Psychoneurosen und Charakterneurosen. In: Kisker H et al. (Hrsg) Psychiatrie der Gegenwart, Bd I. Springer, Berlin Heidelberg New York Tokyo

Hoffmann SO, Hochapfel G (1983) Die Bedeutung der nicht triebkonflikthaften Internalisierungen (Identifizierungen) für die Entstehung von Neurosen. Jb Psychoanal 15:100−114

Hoffmann SO, Hochapfel G (1984) Einführung in die Neurosenlehre und Psychosomatische Medizin, 2. Aufl. Schattauer, Stuttgart

Keilson H (1979) Sequentielle Traumatisierung bei Kindern. Enke, Stuttgart

Krause R (1983) Zur Psycho- und Ontogenese des Affektsystems. Psyche 37:1016−1043

Krause R (1984) Psychoanalyse als interaktives Geschehen. In: Baumann U (Hrsg) Psychotherapie: Makro-/Mikroperspektive. Hogrefe, Göttingen, S 146−158

Kutter P (Hrsg) (1982) Psychologie der zwischenmenschlichen Beziehungen: Psychoanalytische Beiträge zu einer Objektbeziehungspsychologie. Wissenschaftliche Buchgesellschaft, Darmstadt

Langenmayr A (1978) Familienkonstellation, Persönlichkeitsentwicklung, Neurosenentstehung. Hogrefe, Göttingen

Langmeier J, Matejcek Z (1977) Psychische Deprivation im Kindesalter. Urban u. Schwarzenberg, München

Lindemann E (1985) Jenseits von Trauer. Vandenhoeck u. Ruprecht, Göttingen

Mahler M et al. (1975) Die psychische Geburt des Menschen − Symbiose und Individuation. Fischer, Frankfurt/M. 1978

Meierhofer M, Keller W (1974) Frustration im frühen Kindesalter, 3. Aufl. Huber, Bern
Modell A (1984) Psychoanalysis in a new context. Int Univ Press, New York
Money J, Erhardt A (1972) Man and woman, boy and girl. J Hopkins Univ Press, Baltimore
Müller-Braunschweig H (1975) Die Wirkung der frühen Erfahrung. Das erste Lebensjahr und seine Bedeutung für die psychische Entwicklung. Klett, Stuttgart
Murphy L, Moriarty A (1976) Vulnerability, coping, and growth. Yale University Press, New Haven
Papousek H, Papousek M (1982) Die Rolle der sozialen Interaktion in der psychischen Entwicklung und Pathologie von Entwicklungsstörungen. In: Nissen G (Hrsg) Psychiatrie des Säuglings- und des frühen Kindesalters. Huber, Bern
Paulley J (1976) Psychological management of multiple sclerosis. Psychother Psychosom 27:26−40
Paulley J (1983) Pathological mourning: A key factor in the pathogenesis of autoimmune disorders. Psychother Psychosom 40:181−190
Paulley J (1986) Psychosomatic medicine: A forward look. In: Lacey J, Sturgeon D (eds) Proceedings of the 15th European Conference on Psychosomatic Research. Libbey, London, pp 6−12
Quinton D, Rutter M, Liddle C (1984) Institutional rearing, parenting difficulties, and martial support. Psychol Med. 14:102−124
Rotmann M (1978) Über die Bedeutung des Vaters in der „Wiederannäherungs-Phase". Psyche 32:1105−1147
Rutter M (1985) Resilience in the face of adversity. Protective factors and resistence to psychiatric disorder. Br J Psychiatry 147:598−611
Rutter M, Quinton D (1984) Parental psychiatric disorder: Effects on children. Psychol Med 14:853−880
Sander L (1975) Infant and caretaking environment. In: Anthony E (ed) Explorations in child psychiatry. Holt, Reinhardt & Winston, London, pp 129−166
Shapiro S, Vukovich K (1970) Early experience effects upon cortical dendrites. Science 167:292−294
Schepank H (1974) Erb- und Umweltfaktoren bei Neurosen. Springer, Berlin Heidelberg New York
Schepank H (1984) Neurosenprävention als ärztliche und gemeinschaftliche Aufgabe. In: Rudolf GA, Tölle R (Hrsg) Prävention in der Psychiatrie. Springer, Berlin Heidelberg New York Tokyo, S 122−129
Schepank H (1986) Epidemiologie psychogener Störungen. In: Kisker KP et al. (Hrsg) Psychiatrie der Gegenwart, Bd I. Springer, Berlin Heidelberg New York Tokyo
Schepank H et al. (1984) Das Mannheimer Kohortenprojekt. Die Prävalenz psychogener Erkrankungen in der Stadt. Z Psychosom Med Psychoanal 30:43−61
Schepank H et al. (1987) Psychogene Erkrankungen der Stadtbevölkerung. Springer, Berlin Heidelberg New York Tokyo
Schiessl N (1987) Life-events. In: Schepank H et al. (Hrsg) Psychogene Erkrankungen der Stadtbevölkerung. Springer, Berlin Heidelberg New York Tokyo
Schwidder W (1972) Klinik der Neurosen. In: Kisker KP et al. (Hrsg) Psychiatrie der Gegenwart, Bd II/1. Springer, Berlin Heidelberg New York, S 351−467
Spitz R (1945) Die Entstehung der ersten Objektbeziehungen, 3. Aufl. Klett, Stuttgart 1973
Spitz R (1967) Vom Säugling zum Kleinkind. Klett, Stuttgart
Straus E (1930) Geschehnis und Erlebnis. Springer, Berlin
Suomi S (1983) Models of depression in primates. Psychol Med 13:465−468
Thomä H, Kächele H (1986) Das therapeutische Paradigma der Psychoanalyse − Seine Erweiterungen und Vertiefungen in den letzten Jahren. In: Kisker KP et al. (Hrsg) Psychiatrie der Gegenwart, Bd. I. Springer, Berlin Heidelberg New York Tokyo
Thomas A, Chess S (1977) Temperament and development. Brunner & Mazel, New York
Thomas A, Chess S (1984) Genesis and evolution of behavioral disorder: From infancy to early adult life. Am J Psychiatry 141:1−9
Tizard B, Hodges J (1978) The effects of early institutional rearing on the behaviour problems and affectional relationships of eight year-old children. J Child Psychol Psychiatry 19:99−118

Tölle R (1986) Persönlichkeitsstörungen. In: Kisker KP et al. (Hrsg) Psychiatrie der Gegenwart, Bd I. Springer, Berlin Heidelberg New York Tokyo, pp 151 – 188

Tress W (1985) Psychoanalyse als Wissenschaft. Psyche 39:385 – 412

Tress W (1986a) Die positive frühkindliche Bezugsperson. Psychother Med Psychol 36:51 – 57

Tress W (1986b) Das Rätsel der seelischen Gesundheit. Traumatische Kindheit und früher Schutz gegen psychogene Störungen. Vandenhoeck & Ruprecht, Göttingen

Tress W (1987) Die intentionale Beschreibung als Grundlage psychoanalytischer Erkenntnis. Psychoth Med Psychol 37:133 – 141

Wadsworth M (1984) Early stress and associations with adult health, behaviour, and parenting. In: Rutter M (ed) Stress and disability in childhood. Weight, Bristol 1985

Weiner H (1975) Zentralnervöse Kontrollmechanismen und Krankheitsentwicklung: Ihre Bedeutung für die psychosomatische Medizin. Psychother Med Psychol 35:310 – 314

Weiner H (1984) Blick in die Zukunft der psychosomatischen Medizin. Psychother Med Psychol 34:171 – 178

Weiner H (1986) The need for psychosomatic medicine today. In: Lacey J, Sturgeon D (eds) Proceedings of the 15th European Conference on Psychosomatic Research. Libbey, London, pp 6 – 12

Werner E (1986) A longitudinal study of perinatal risk. In: Farran D, McKinney J (eds) Risk in intellectual and psychosocial development. Academic Press, New York, pp 3 – 56

Werner E, Smith R (1982) Vulnerable but invincible: A study of resilient children. McGraw-Hill, New York

Zepf S (1986) Klinik der psychosomatischen Erkrankungen. In: Kisker KP et al. (Hrsg) Psychiatrie der Gegenwart, Bd I. Springer, Berlin Heidelberg New York Tokyo, S 63 – 102

2.16 Zur Diagnostik von Borderline- und narzißtischen Persönlichkeitsstörungen in der Adoleszenz und Spätadoleszenz

J. Wiesse

Einleitung

Die Integration psychischer Störungen der Adoleszenz in eine Psychopathologie zwischen Kindheit und Erwachsenheit erscheint weithin noch ungelöst; insbesondere gilt dies für eine entsprechende Nosologie mit voneinander abgrenzbaren und überprüfbaren Krankheitseinheiten, wie sie eine an Deskription und Phänomenologie orientierte Psychiatrie fordert. Sichere neurosenpsychologische Konstrukte und Konzeptualisierungen von Psychosen und Persönlichkeitsstörungen konnten sich bislang kaum durchsetzen. Adoleszenzspezifische Syndrome wie sie von Meyer (1972), Remschmidt (1975) und Nissen (1980) in Anlehnung an psychoanalytische Kategorienbildungen beschrieben wurden, sind bedeutsam für den klinischen Alltag und haben ihre heuristische Bedeutung im Versuch psychostruktureller Besonderheiten psychischer Störungen von Jugendlichen zu verstehen und modifizierte psychotherapeutische Verfahren zu entwickeln; die Überprüfung dieser Syndrome im Hinblick auf Reliabilität und Validität ist jedoch entsprechend erschwert. Eine Ursache für genannte Schwierigkeiten mag die psychobiologische Entwicklungsdynamik dieses Lebensabschnittes sein, die psychische Phänomene, vor allem wenn sie Ausdruck einer Erkrankung sind, nur schwerlich systematischen Beschreibungen zugänglich macht.

So waren die Bemühungen von Rutter et al. (1976) sowie von Remschmidt et al. (1977) im Rahmen der ICD 9 zu operationalisierbaren Kriterien für Erkrankungen des Kindes- und Jugendalters zu gelangen, darauf ausgerichtet, Phänomene einer Erkrankung nicht auf einer, sondern auf 5 Dimensionen zu beschreiben. Vor allem die Achsen für Entwicklungsstand und psychosoziale Situation sind ein entscheidender Gewinn für die Klassifikation. Auch die multidimensionale Diagnostik im DSM III ist demnach ein Vorteil für die Klassifikation im Kindes- und Jugendalter, zumal spezifische Störungen aus beiden Lebensabschnitten aufgeführt sind. Darüber hinaus finden sich im DSM III in Form der narzißtischen (301.81) und Borderline-Persönlichkeitsstörungen (301.83) Krankheitsbilder, die aufgrund ihrer symptomatischen Ausgestaltung und ihres unverkennbar psychodynamischen und damit entwicklungspsychologischen Hintergrundes für Adoleszenz und Spätadoleszenz besonders geeignet erscheinen. Tabelle 1 gibt einen Überblick über beide Störungsmuster.

Für die Diagnose einer Borderline-Persönlichkeitsstörung müssen mindestens 5 der aufgeführten Merkmale als Persönlichkeitszüge vorliegen, wobei bei Personen unter 18 differentialdiagnostisch eine Identitätsstörung auszuschlie-

Aktuelle Kernfragen in der Psychiatrie
Herausgegeben von F. Böcker und W. Weig
© Springer-Verlag Berlin Heidelberg 1988

Tabelle 1. Kriterien für die Diagnosen Borderline- und narzißtische Persönlichkeitsstörungen im DSM III

Borderline- Persönlichkeitsstörungen	Narzißtische Persönlichkeitsstörungen
1. Impulsivität oder Unberechenbarkeit des Verhaltens (potentielle Selbstschädigung)	1. Übertriebenes Gefühl des Selbstwertes
2. Instabile, aber intensive zwischenmenschliche Beziehungen	2. Beschäftigung mit Phantasien von grenzenlosem Erfolg
3. Unangemessener Zorn oder chronische Gereiztheit	3. Exhibitionismus
4. Anzeichen von Identitätsunsicherheit	4. Kühle Gleichgültigkeit oder Gefühle von Scham und Demütigung
5. Affektive Instabilität mit Stimmungsschwankungen	5. a) Erwartung besonderer Vergünstigung
6. Große Schwierigkeiten mit dem Alleinsein	b) Zwischenmenschliche Ausbeutung
7. Selbstbeschädigungshandlungen	c) Beziehungen, die zwischen den Extremen von Idealisierung und Entwertung schwanken
8. Chronische Gefühle von Leere und Langeweile	d) Mangel an Empathie

ßen ist. Bei den narzißtischen Persönlichkeitsstörungen sind wenigstens 2 Merkmale für Beeinträchtigungen der zwischenmenschlichen Beziehungen erforderlich. – Vor allem Borderline-Erkrankungen wurden im Hinblick auf Symptomatologie und Psychodynamik der Jugendlichen von Masterson (1972) und Kernberg (1978) beschrieben; die im DSM III deskriptiv-phänomenologischen Kriterien fanden in Arbeiten von McManus et al. (1984) und Simon (1984) über Borderline-Jugendliche ihren Niederschlag. Doch fehlt es an ausreichenden Hinweisen für die sichere Abgrenzbarkeit beider Diagnosen für das Jugendalter, ebenso wie an einer genetischen und biologischen Begründbarkeit.

Phänomenologie von Borderline- und narzißtischen Persönlichkeitsstörungen

Wir haben im Jahre 1985 in unserer Abteilung 122 stationäre und 318 ambulante Patienten zwischen 13 und 23 Jahren nach ICD bzw. nach multiaxialem Klassifikationsschema (MAS) klassifiziert und darüber hinaus die Achse II des DSM III zur Diagnostik von Persönlichkeitsstörungen angewandt. Im folgenden wird vor allem auf die Ergebnisse bezüglich der Persönlichkeitsstörungen, insbesondere den narzißtischen und Borderline-Persönlichkeitsstörungen eingegangen, wie sie sich auf der Achse II des DSM III abbilden.

In unserer Ambulanz ließ sich bei 25,9% der ambulanten Patienten eine Störung der gesamten Persönlichkeit, im stationären Bereich bei 27%, also annähernd ebensoviel feststellen. Die DSM-III-Merkmale für Borderlinepersönlichkeiten waren bei 6,9% der ambulanten und 17,5% der stationären Patienten, die Kriterien für die narzißtische Persönlichkeitsstörung waren bei 16,3% der ambulanten und 7,8% der stationären Patienten erfüllt, eine Verteilung, die darauf hinweist, daß Borderline-Patienten als schwerer erkrankt und einer stationären

Behandlung bedürftiger galten. Einzelne Borderline- und narzißtische Symptome kamen bei der gesamten Patientengruppe häufig vor; beide Störungsbilder unterschieden sich demnach voneinander, von den übrigen Persönlichkeitsstörungen (301.70) und vor allem den Identitätsstörungen (313.82) vorwiegend durch die quantitative Verteilung der Symptome. Zu einem ähnlichen Ergebnis kamen auch Modestin u. Toffler (1985) bei erwachsenen Patienten. Bei beiden Pathologien ließ sich keine Abhängigkeit vom Geschlecht feststellen. Die gleichzeitige Vergabe von Borderline- und Narzißmusdiagnose war selten, so daß ihre Abgrenzbarkeit gut möglich erscheint. Eine deutliche Abhängigkeit bestand jedoch zwischen Identitätsstörung und narzißtischen Persönlichkeitsstörungen, im Gegensatz zur Feststellung im DSM III, daß Identitätsstörungen als häufige Vorboten von Borderline-Störungen zu verstehen seien. Sowohl für die Borderline-Symptome als auch für die Population der Patienten mit Borderline-Persönlichkeitsstörungen ergab sich eine Altersabhängigkeit mit einer deutlichen Zunahme jenseits des 17. Lebensjahres und einer Abnahme nach dem 21. Lebensjahr, unabhängig von der Altersverteilung unserer Stichprobe. Dies könnte ein Hinweis für eine höhere Gefährdung in der Spätadoleszenz sein. Ein Zusammenhang zwischen Borderline-Symptomen und depressiven Störungen ließ sich nicht feststellen, erstaunlich häufig waren jedoch Suizidversuche mit narzißtischer Symptomatik und entsprechender Persönlichkeitsstörung vergesellschaftet. Schizotypische Persönlichkeitsstörungen (301.22) wurden bei unseren Patienten nahezu immer als Nebendiagnose der Borderline-Störung hinzugefügt, was sie als Krankheitseinheit für das Jugendalter immerhin zweifelhaft erscheinen läßt.

Eine sichere Relevanz beider Diagnosen für das Jugendalter kann sich aus einer solchen Untersuchung nicht ergeben, dennoch kann sie Hinweis für ihre Brauchbarkeit und die Notwendigkeit weiterer Überprüfung sein. Auf die Problematik der Zuordnung von Borderline- und narzißtischen Symptombildern zur Gruppe der Persönlichkeitsstörungen im DSM III und damit auf die grundlegenden Schwierigkeiten der diagnostischen Abgrenzung auf der Basis von Persönlichkeitstypologien haben Köhler u. Sass (1986) eingedenk der Psychopathologielehre von Kurt Schneider (1962) hingewiesen. Für das Jugendalter trifft dies um so mehr zu, da Persönlichkeitsstörungen als Ausdruck langanhaltender Erlebens- und Verhaltensstile allenfalls im Borderlinebereich und sehr viel schwieriger bei narzißtischen Störungen zu diagnostizieren sind. Begriffe wie Borderline- und narzißtischer Zustand als Ausdruck einer vorübergehenden Dekompensation der Persönlichkeit könnte die Anwendung dieser Diagnosen auf das Jugendalter deutlich erleichtern.

Psychodynamik

Beim Versuch einer psychostrukturellen Interpretation von narzißtischen und Borderline-Syndromen in der Adoleszenz ist von der These auszugehen, daß es sich bei beiden um mehr oder weniger tiefgreifende Störungen im Bereich des Selbst im Sinne Hartmanns (1972) handelt, die in unterschiedlichem Ausmaß alle psychischen Instanzen und die Objektbeziehungen beeinträchtigen.

Narzißtische Störungen

Bei narzißtischen Störungen in der Adoleszenz findet sich ein Mangel im Selbst, der durch die Entwicklung eines grandiosen Selbst, die Neigung zur Fusion in zwischenmenschlichen Beziehungen und durch Spiegelbeziehungen ausgeglichen wird. Narzißtische Störungen, wie sie Kohut (1978) beschrieb, lassen sich auch im Jugendalter vom sog. normalen Narzißmus ableiten, der sich nicht ausreichend entwickeln konnte, weil die Patienten als Kleinkinder überbehütet wurden oder es ihnen an der nötigen Bestätigung fehlte, was in eine sekundäre narzißtische Kränkung und Resignation führte. In der Adoleszenz, in der es zu einem Wandel in Physiologie und Körperbild, psychischen und kognitiven Strukturen kommt, die das gesamte Selbst ausmachen, wird das Drama in der frühen Entwicklung des Narzißmus leicht wiederbelebt.

Diese Adoleszenten haben ein konsistentes Ich und können durchaus Beziehungen aufnehmen. Sie leiden aber unter ihrem mangelnden Selbstgefühl. Da sie ihren Körper nicht ausreichend narzißtisch besetzen können, sind sie kaum in der Lage ein entsprechendes Gefühl von Lust und Wohlbefinden zu entwickeln. Manches Mal klagen sie über eine Vielfalt psychosomatischer Störungen, die leicht als Manifestation hysterischer Verhaltensweisen mißverstanden werden können. Da nicht genügend narzißtische Information für das gesamte Selbst zur Verfügung steht, können diese Jugendlichen nicht mit ihren Gefühlen in Verbindung treten und nicht mit ihnen umgehen. Sie beklagen, von Stimmungen wie Trauer, Enttäuschung, Ärger und Zorn überfallen zu werden und mißtrauen Gedanken von Zufriedenheit und Wohlbefinden.

Borderline-Störungen

Jugendliche Patienten mit Borderline-Erkrankungen unterscheiden sich von denen mit narzißtischen Störungen vor allem dadurch, daß sie schwerer erkrankt sind. Bei ihnen läßt sich eine erhebliche Ich-Pathologie feststellen, und sie leiden unter einer Neigung zur Ich-Fragmentation. Bei Jugendlichen mit Borderline-Störungen gibt es eine Geschichte ihrer Erkrankung von der frühen Kindheit bis zur Adoleszenz, Intervalle von Symptomfreiheit und Wohlbefinden waren ihnen beinahe nie vergönnt. Sie konnten nicht wie andere Kinder Wärme und Anregung erfahren, und es gelang ihnen auch nicht, ihre Mütter dazu zu motivieren, ihnen die notwendige emotionale Aufmerksamkeit zu geben. Die Folge ist, wie Mahler (1972) eingehend beschreibt, eine unvollkommene Lösung und Individuation in den frühen Lebensmonaten. Zum Auftreten von Borderline-Erkrankungen in der Adoleszenz, der Zeit einer neuerlichen zweiten Loslösung und Individuation kommt es nach Meinung von Masterson (1972) deshalb, weil die Jugendlichen an das Scheitern ihrer frühen ersten Individuation fixiert sind. So entsteht, wie Kernberg (1978) bei seinen Patienten berichtet und wie dies auch für Jugendliche zutrifft, eine schwerwiegende Störung des Kontaktes zu anderen Menschen. Die Spaltung in gute und böse Objekte ist die Folge des drohenden Verlustes sicherer Ich-Grenzen und der Tendenz zu einer vollkommenen Fusion mit dem Objekt. Dies macht verständlich, daß der Beginn oder erneute Beginn von Borderline-Symptomen bei Jugendlichen sehr häufig an reale oder vermeintliche Trennungssituationen geknüpft ist.

Bei der Frage, warum die Spätadoleszenz Auslöser von Borderline-Störungen sein könnte, was aufgrund unserer eigenen Ergebnisse zu vermuten ist und worauf eine Reihe von Autoren – vor allem Laufer (1980) und Rinsley (1965) – hinweisen, ist auf der einen Seite der Neuerwerb von Unabhängigkeit zu nennen – Trennungssituationen sind entscheidende Konflikte für Borderline-Persönlichkeiten – und auf der anderen Seite die Notwendigkeit der Wiederannäherung an die Elternbilder als Abschluß von Trennung und Individuation. Unvollkommene Trennungsversuche zu Beginn und ausgebliebene Entwicklungen zur Autonomie im Verlauf der Adoleszenz können in eine Wiederannäherungskrise führen, in deren Folge Verschmelzungsängste und Verlassenheitsgefühle zu der Vielfalt von Borderline-Symptomen führen.

Hierzu eine klinische Vignette:

Sabine ist 17 Jahre alt, sie wurde uns vorgestellt, weil sie sich seit einer Reihe von Wochen bei Lehrern und bei der Polizei des Drogenabusus und des Dealens bezichtigt, sich auf der Toilette der Schule die Pulsadern aufzuschneiden versuchte und seit Jahren in der Nachbarschaft Schauermärchen über die eigene Familie erzählt. Während der klinischen Behandlung, die aufgrund zunehmenden Agierens der Patientin notwendig wird, kommt es immer wieder nach geringen Zurückweisungen zu autoaggressiven Handlungen wie Verletzung mit scharfen Gegenständen, Verschlucken von Glasscherben und ähnlichem. In den Gesprächen hat der Therapeut oft den Eindruck, 2 vollkommen verschiedene Gegenüber vor sich zu haben. Von Stunde zu Stunde scheint die Identität der Patientin zu wechseln, freundlich, sympathisch, zugewandt oder zurückgezogen, enttäuscht, mißtrauisch und gefügig. Die Patientin selbst hat zu diesen verschiedenen Identitäten kaum Zugang; im Verlauf der Therapie scheint es ihr allmählich zu gelingen, sich wenigstens dieser verschiedenen Selbste zu erinnern, wenn sie verwundert auf ihre Verletzungen blickt und sich vorstellen kann, daß diese etwas mit ihr zu tun haben.

Psychotherapie und Prognose

Bei Jugendlichen mit *narzißtischen Störungen* scheint es nicht zu einer wirklichen Übertragung zu kommen. Sie sind nur imstande den Psychotherapeuten, wie in jeder ihrer zwischenmenschlichen Beziehungen als idealisiertes Objekt, als Spiegelbild zu verstehen. Die Therapie bei Patienten mit solchen Störungen, die in der Entwicklung ihrer Autonomie beeinträchtigt sind, hat demnach vor allem zum Ziel, ein funktionierendes Selbst aufzubauen, das so ausgeglichen wie möglich ist. Oft ist es notwendig, vorübergehend oder dauerhaft stützende Parameter in den psychotherapeutischen Prozeß einzuführen, die das Ich zu einer dauerhaften Beziehung mit dem Therapeuten befähigen sollen. Parameter können Spiele, wie Berna (1976) sie vorschlägt, aber auch Spaziergänge, wie von Zulliger (1970) geschildert, oder das Zeichnen und Rollenspiele sein.

Jugendliche mit *Borderline-Störungen* wehren sich in ihrer Regression mit pathologischen Abwehrmechanismen, negativen Übertragungen und magischen Erwartungen gegen die Ablösung von ihren primären Liebesobjekten, den Eltern. Der Psychotherapeut hat die Doppelfunktion Hilfs-Ich und Objekt zugleich zu sein. Das Ziel bei Borderline-Patienten ist zunächst ein tragfähiges

Arbeitsbündnis herzustellen, das eine Spaltung des Ichs, in das der Regression und in das der Autonomie erlaubt. Letztendlich wird es von der Ich-Stärke des Jugendlichen und der Fragmentationsbereitschaft seines Ichs abhängen, wie erfolgreich eine Therapie sein kann.

Bezüglich der *Prognose* beider Pathologien finden sich für das Jugendalter in der Literatur nur vage Angaben, die über die Feststellung, daß narzißtische Störungen einen günstigeren und Borderline-Störungen einen ungünstigeren Verlauf haben, kaum hinausgehen.

Das Ergebnis der ambulanten Behandlung bei 22 Patienten aus den Jahren 1975 und 1976 der kinderpsychiatrischen Poliklinik der FU Berlin im Alter von 13–19 Jahren mit Borderline-Störungen, die allerdings nicht nach den operationalisierten Kriterien des DSM III, sondern nach den Hypothesen von Masterson und Kernberg definiert wurden, war 3–5 Jahre nach Beendigung der Therapie bei 7 Patienten unbefriedigend, es waren entweder erneute psychotherapeutische Interventionen notwendig oder sie verharrten in anhaltenden Beziehungsstörungen. Darüber hinaus ließ sich im Rückblick auf diese Patientengruppe eine deutliche Verschlechterung der Prognose des Borderline-Syndroms bei einem Krankheitsbeginn nach dem 17. Lebensjahr vermuten, da 6 der 7 unbefriedigend behandelten Jugendlichen 17 Jahre und älter waren, während bei den erfreulichen Ergebnissen 10 Patienten 16 Jahre und jünger waren. Dieses Ergebnis, das der empirischen Überprüfung bedarf, steht im Gegensatz zu der immer wieder geäußerten Meinung, daß die Prognose psychischer Störungen in der Adoleszenz um so günstiger sei, je früher die Erkrankung begänne.

Zusammenfassung

Im vorangegangenen wurden die Thematik der Borderline- und narzißtischen Störungen auf einer phänomenologischen und psychodynamischen Ebene abgehandelt und therapeutische und prognostische Anmerkungen hinzugefügt. Es besteht der Eindruck, daß sich beide Pathologien sehr viel eher als andere spezifische Adoleszenzsyndrome auf diesen im psychobiologischen Sinne so fulminant verlaufenden Lebensabschnitt anwenden lassen. Eine weitere Klärung, vor allem im Hinblick auf die Reliabilität und die Validität der beiden Diagnosen sollte die Untersuchung von Coping- und Abwehrstrategien bei solchermaßen erkrankten Jugendlichen erbringen, wie sie von Lazarus (1981) unter dem Aspekt der Streßforschung und von Olbrich (1981) im entwicklungspsychologischen Sinne formuliert wurden. Dabei wäre neben der Abgrenzung von anderen Störungsmustern vor allem die Untersuchung von entsprechenden gesunden Kontrollgruppen notwendig.

Literatur

American Psychiatric Association (1980) Diagnostic and Statistical Manual of Mental Disorders, 3rd edn. Washington
Battegay R (1983) Narzißmus. Z Psychosom Med 29:209–233
Berna J (1976) Die Verbalisierung in Erziehung und Kinderanalyse. In: Biermann G (Hrsg) Handbuch der Kinderpsychotherapie, Bd III, Reinhardt, München
Degkwitz R, Helmchen H, Kockott S, Mombour W (1979) Diagnosenschlüssel und Glossar psychiatrischer Krankheiten – ICD 9. Revision. Springer, Berlin Heidelberg New York

Giovacchini PL (1978) The borderline aspects of adolescence and the borderline state. In: Feinstein SC, Giovacchini PL (eds) Adolescent psychiatry, Vol VI. University Press, Chicago

Gunderson JG, Singer MT (1975) Defining borderline patients; an overview. Am J Psychiatry 132:1−10

Hartmann H (1972) Ich-Psychologie. Studien zur psychoanalytischen Theorie. Klett, Stuttgart

Hoffmann SO (1985) Können wir mit dem DSM III leben? Forum Psychoanal 1:320−323

Kernberg OF (1978) The diagnosis of borderline conditions in adolescence. In: Adolescent psychiatry, Vol VI. University Press, Chicago

Kohut H (1978) Narzißmus. Suhrkamp, Frankfurt

Laufer M (1980) Zentrale Onaniephantasie, definitive Sexualorganisation und Adoleszenz. Psyche 34:365−384

Lazarus RS (1981) Streß und Streßbewältigung − ein Paradigma. In: Filip SH (Hrsg) Kritische Lebensereignisse. Urban & Schwarzenberg, München

Lempp R (1981) Adoleszenz. Huber, Bern

Mahler M (1972) Symbiose und Individuation. Klett, Stuttgart

Masterson JF (1972) Treatment of the borderline adolescent: A developmental approach. New York, Wiley

McManus M et al. (1984) Assessment of borderline symptomatology in hospitalized adolescents. Z Child Psychiatry 23:685−694

Meyer JE (1972) Psychopathologie und Klinik des Jugendalters. In: Kisker KP et al. (Hrsg) Psychiatrie der Gegenwart, Bd II. Springer, Berlin Heidelberg New York

Modestin J, Toffler G (1985) Borderline-Pathologie bei hospitalisiaten Persönlichkeitsstörungen. Nervenarzt 56:673−681

Nissen G (1980) Konflikte und Krisen in der Pubertät und Adoleszenz. In: Harbauer H et al. (Hrsg) Lehrbuch der speziellen Kinder- und Jugendpsychiatrie. Springer, Berlin Heidelberg New York

Olbrich E (1981) Normative Übergänge im menschlichen Lebenslauf: Entwicklungskrisen oder Herausforderungen? In: Filip SH (Hrsg) Kritische Lebensereignisse. Urban & Schwarzenberg, München

Remschmidt H (1975) Neuere Ergebnisse zur Psychologie und Psychiatrie der Adoleszenz. Z Kinder Jugendpsychiatr 3:67−101

Remschmidt H (1985) Klassifikation kinder- und jugendpsychiatrischer Erkrankungen und Störungen. In: Remschmidt H, Schmidt MH (Hrsg) Kinder- und Jugendpsychiatrie in Klinik und Praxis, Bd II. Thieme, Stuttgart

Remschmidt H, Schmidt MH, Klicpera C (1977) Multiaxiales Klassifikationsschema für psychiatrische Erkrankungen im Kindes- und Jugendalter nach Rutter, Shaffer und Sturge. Huber, Bern

Rinsley DB (1965) Intensive psychiatric hospital treatment of adolescence. An object relations view. Psychiatr Q 39:405−423

Rutter M, Shaffer D, Sturge C (1976) A guide to a multiaxial classification scheme for psychiatric disorders in childhood and adolescence. Institut of Psychiatry, London

Sass H (1986) Zur Klassifikation der Persönlichkeitsstörungen. Nervenarzt 57:193−203

Sass H, Köhler K (1983) Borderline-Syndrome: Grenzgebiet oder Niemandsland? Nervenarzt 54:221−230

Simon JI (1984) The borderline syndrome in adolescents. Adolescence 75:505−520

Spitzer RL, Endicott J (1979) Justification for separating schizotypical and borderline personality disorders. Schizophr Bull 5:95−100

Schneider K (1962) Klinische Psychopathologie, 6. Aufl. Thieme, Stuttgart

Schuster P, Strotzka H (1985) DSM III und die Psychoanalyse: Diskussionsbeitrag zu Harvey Bluestone's Aufsatz − eine Gegenposition. Forum Psychoanal 1:157−160

Tölle R (1986) Persönlichkeitsstörungen. In: Kisker KP et al. (Hrsg) Psychiatrie der Gegenwart, Bd I. Springer, Berlin Heidelberg New York Tokyo

Wöller W, Huppertz BJ (1984) Borderline − eine diagnostische Einheit. Fortschr Neurol Psychiatry 52:338−345

Zulliger H (1976) Die Spaziergang-Behandlung − eine Form des psychotherapeutischen Umgangs mit gefährdeten Jugendlichen. In: Biermann G (Hrsg) Handbuch der Kinderpsychotherapie, Bd III. Reinhardt, München

3 Rehabilitation – Versorgung – Therapie

3.1 Wie weit ist der Begriff „Rehabilitation" in der Psychiatrie angemessen?

M. von Cranach

Einleitung

Einleitend zu dem Schwerpunktthema Rehabilitation möchte ich die Schwierigkeiten, die die Psychiatrie mit diesem Begriff hat, aufzeigen. In der Literatur wird in letzter Zeit zunehmend auf die Schwierigkeiten hingewiesen, die unser Fach in der alltäglichen Versorgungspraxis mit einem Rehabilitationsbegriff hat, der allzu sehr an den Bedürfnissen körperlich Behinderter orientiert ist. Auch Herr Böcker hat in seinem Einleitungsreferat zu dieser Tagung darauf hingewiesen. Diese Schwierigkeiten treten nicht nur bei der Durchführung rehabilitativer Maßnahmen auf, sondern auch schon im Vorfeld beim Aufbau neuer Versorgungsstrukturen, da der Rehabilitationsbegriff der Kostenträger rehabilitativer Leistungen in der Bundesrepublik vielen Bedürfnissen unserer Patienten nicht gerecht wird.

Das Thema ist von großer Aktualität. Die im Anschluß an den Enquete-Bericht eingeleiteten Reformbemühungen haben die psychiatrische Landschaft innerhalb eines Jahrzehntes deutlich verändert. Der Aufbau von ca. 100 Abteilungen an allgemeinen Krankenhäusern, die Entwicklung extramuraler Einrichtungen sowie die Strukturverbesserung und Verkleinerung der psychiatrischen Großkrankenhäuser sind Beispiele dafür. Bei näherer Betrachtung ist jedoch festzustellen, daß ein Großteil dieser Bemühungen auf die Verbesserung der akutpsychiatrischen Versorgung gerichtet war, dagegen hat sich im Bereich der Versorgung chronisch Kranker wesentlich weniger getan. Drei Patientengruppen sind hiervon betroffen:

a) die große Gruppe der älteren Langzeitpatienten in den psychiatrischen Krankenhäusern („old long stay"), die aufgrund der mangelnden Versorgung in den letzten Jahrzehnten in den psychiatrischen Krankenhäusern langfristig hospitalisiert wurden und für die entweder extra- oder intramural humanere und autonomiefördernde Lebensbedingungen zu schaffen sind. Zu diesen Patienten gehört auch die Großgruppe der Heimpatienten, für die die Psychiatrie weiterhin verantwortlich ist.

b) Die kleinere Gruppe der besonders schwierigen neuen Langzeitpatienten („new long stay"), also Patienten für die, trotz der zwischenzeitlich verbesserten therapeutischen Bedingungen, keine Alternativen außerhalb des Krankenhauses gefunden wurden sowie

c) die große Gruppe der chronisch behinderten Patienten, die immer wieder stationärer Behandlung bedürfen und in existierende Rehabilitationsstrukturen

Aktuelle Kernfragen in der Psychiatrie
Herausgegeben von F. Böcker und W. Weig
© Springer-Verlag Berlin Heidelberg 1988

nicht hineinpassen, oder an diesen immer wieder scheitern (sog. Drehtürpatienten, „new long term").

Erfreulicherweise wird in den letzten Jahren zunehmend auf die Bedürfnisse dieser Patientengruppen hingewiesen, und der Erfolg unserer psychiatrischen Reformbemühungen wird daran zu messen sein, welche Wege wir mit diesen Patienten beschreiten.

Ein besonders aktueller Anlaß, sich mit dem Rehabilitationsbegriff in der Psychiatrie zu befassen, ist der im Anschluß an das „große Modellprogramm" Psychiatrie gefaßte Beschluß, in allen Bundesländern Modelleinrichtungen zur psychiatrischen Rehabilitation aufzubauen („Anforderungsprofil für eine neue Rehabilitationseinrichtung"). Dieses von Kostenträgern der psychiatrischen Rehabilitation sowie Psychiatern aufgestellte Anforderungsprofil macht die Schwierigkeiten deutlich, die auftreten, wenn ein Kompromiß zwischen den an den Bedürfnissen körperlich Behinderter orientierte Rehabilitationskonzepte der Kostenträger mit den tatsächlichen Bedürfnissen psychisch Behinderter gefunden werden muß.

Im folgenden sollen daher einige besondere Aspekte der Rehabilitation in der Psychiatrie dargestellt werden und abschließend einige Thesen aufgestellt werden, die die Rehabilitation in unserem Fach im Gegensatz zur Rehabilitation im somatischen Bereich charakterisieren.

Zwei Definitionen des Rehabilitationsbegriffes

Noch in den 50er Jahren bildete die Wiederherstellung der Erwerbsfähigkeit den Kern des Rehabilitationsbegriffes. Diese Einengung auf die berufliche Wiedereingliederung wurde in den darauffolgenden Jahren allmählich zugunsten einer umfassenderen Zieldefinition rehabilitativer Maßnahmen verlassen, unter Einbeziehung weiterer sozialer Aspekte des Daseins sowie auch der subjektiven Lebenszufriedenheit.

Blumenthal u. Jochheim (1976) haben Rehabilitation folgendermaßen definiert: „Die Rehabilitation ist ein umfassender und einheitlicher Prozeß, in dem ein körperlich, seelisch, geistig und sozial bleibend oder langfristig Behinderter ... mit differenzierten und fachgerechten Hilfen der Gesellschaft *lernt*, seine Behinderung zu beheben oder zu verringern und soweit wie möglich durch Entfaltung verbliebener Fähigkeiten und Begabungen auszugleichen, sowie eine der bleibenden Behinderung angepaßte Stellung in der Gesellschaft und wenn möglich im Arbeitsleben, wieder einzunehmen."

Dieser Definition soll eine psychiatrisch orientierte Definition von Bennett (1978) gegenübergestellt werden: „Rehabilitation ist der Prozeß des Helfens einer körperlich oder psychisch behinderten Person, den besten Gebrauch seiner Behinderungen und Fertigkeiten zu machen, um auf dem bestmöglichen Niveau in einem sozialen Kontext zu leben."

Die Gegenüberstellung dieser beiden Definitionen, einer allgemeinen und einer psychiatrisch orientierten Definition, bringt einige grundlegende Unterschiede zutage, die näher betrachtet werden sollen. Während es in der allgemeinmedizinischen Definition heißt „der Behinderte lernt ...", heißt es in der psychiatrisch beeinflußten Definition „dem Behinderten wird geholfen". Lernen ist ein aktiver Prozeß des Erwerbs von Kenntnissen und Fertigkeiten. Es ist ein zeitlich umschriebener Prozeß, auf instrumentellem Wege erreichbar, der Lernerfolg ist meßbar und das Gelernte im Sinne der Generalisierung auf viele Situationen übertragbar, es setzt aktive Mitarbeit voraus, ja, darüber hinaus wird dem Betroffenen die Verantwortung übertragen, ob er etwas lernt oder nicht. Die Rehabilitation körperlich Behinderter baut ja auf diesen Prinzipien auf. Konzentriert in besonderen Einrichtungen, z. B. Berufsförderungswerke, wird dem Behinderten mit hochdifferenzierten Techniken in einer umschriebenen Zeitspanne ein Lernangebot gemacht. Aufgrund seiner meist intakten Lernfähigkeit wird er in der Regel mit mehr oder weniger Erfolg das Gelernte nach Rückkehr in sein ursprüngliches soziales Netz adäquat anwenden. *Helfen* dagegen beinhaltet mehr. Man hilft solange jemand Hilfe braucht, es ist ein langwieriger offener Prozeß, der sich an die Bedürfnisse des individuellen Behinderten anpassen muß. Lernen kann nicht jeder, jedem kann jedoch geholfen werden. Betont man den Lernaspekt, so werden die bevorzugt werden, die am besten lernen können, in anderen Worten, die die beste Prognose haben. Stellt man den Aspekt des Helfens in den Vordergrund, ist jeder Betroffene rehabilitationsfähig.

Ein weiterer hervorzuhebender Unterschied zwischen beiden Definitionen liegt im angestrebten Ziel der Rehabilitationsbemühungen. Jochheim spricht von der Einnahme einer „Stellung in der Gesellschaft". Aus zahlreichen Untersuchungen sowie aus der täglichen Praxis ist uns bekannt, wie spärlich die Knoten und wie weit die Maschen des sozialen Netzes für psychisch kranke Behinderte sind. Ein Großteil der rehabilitativen Praxis in der Psychiatrie besteht darin, anders als im somatischen Bereich, die Knoten des Netzes zu stärken und zu vermehren, d. h. Einfluß auf die soziale Umwelt zu nehmen und diese an die Bedürfnisse der Behinderten anzupassen. Zum Teil sind wir aufgefordert, neue, künstliche Maschen einzuknüpfen, um das Netz tragfähig zu machen, denken wir an beschütztes Wohnen, Patientenclubs, Laienhelfer, organisierte Freizeitaktivitäten usw. Es kann schon ein Rehabilitationserfolg sein, wenn ein jahrelang hospitalisierter Patient in einer beschützten Wohnung lebt, einige Stunden in der Woche in einer patienteneigenen Firma beschäftigt ist, im Rahmen des Patientenclubs eine Urlaubsreise macht und einmal in der Woche seine, einer Angehörigengruppe angeschlossenen Eltern besucht. Die Schaffung und Aufrechterhaltung eines solches sozialen Netzwerkes erfordert spezielle Kenntnisse und große Mühe. Anders als im somatischen Bereich ist die Beeinflussung des sozialen Umfeldes ein Schwerpunkt rehabilitativer Arbeit in der Psychiatrie. Aus der Sicht der rehabilitativen Psychiatrie ist die Gesellschaft nicht etwas Statisches, dem der Behinderte anzupassen ist, sondern selbst beeinflußbar und an die Bedürfnisse der Behinderten anpassungsfähig. Daraus folgt auch, daß psychiatrische Rehabilitation vor Ort im sozialen Feld, im Lebensraum des Behinderten stattfinden muß und nicht in einer gesonderten Institution. Psychiatrische Rehabilitation ist gleichermaßen ein Prozeß der Anpassung des einzelnen Behinderten an seine Umwelt sowie die Beeinflussung der Umwelt an den Behinderten. Die wenigen gut dokumentierten und empirisch überprüften Rehabilitationsmodelle, z.B. die Untersuchungen von Ciompi et al. (1977) oder die Untersuchungen von Wing u. Harley (1972) in Camberwell sind allesamt gemeindenahe Rehabilitationsbemühungen.

Ein weiteres Argument für die Durchführung von Rehabilitationsmaßnahmen vor Ort ist die Tatsache, daß chronisch psychisch Kranke, insbesondere schizophrene Patienten, aufgrund spezifischer Lernstörungen große Schwierigkeiten haben, Gelerntes von einem Kontext auf einen anderen Kontext zu transferieren. So zeigten beispielsweise die Token-economy-Untersuchungen der 60er und frühen 70er Jahre, daß das in einer künstlichen Trainingssituation gelernte Verhalten bei Veränderungen des Kontextes wieder verschwand.

Ein weiterer spezifischer Aspekt der psychiatrischen Rehabilitation ist die Schwierigkeit der Abgrenzung von Therapie und Rehabilitation. Das der allgemeinmedizinischen Rehabilitation zugrundeliegende Modell, daß eine Erkrankung zu einer *Schädigung* führt, diese zu einer *funktionalen Störung* und diese wiederum zu *Störungen in der Ausübung bestimmter sozialer Rollen,* ermöglicht Schwerpunktsetzungen. Beseitigung der Krankheitssymptome und Behandlung der unmittelbaren Krankheitsschäden fällt in den Aufgabenbereich der *kurativen* Medizin, während die Beseitigung oder Bewältigung der funktionalen Störung und das Anpassen an alte oder neue soziale Rollen zu den Aufgaben der *rehabilitativen Medizin* gehört. Dieses Modell hat ja auch dazu geführt, daß kurative und rehabilitative Einrichtungen in unserem Versorgungssystem örtlich, zeitlich und organisatorisch voneinander getrennt sind. Es ist in unserem Fach oft unmöglich zu unterscheiden, ob eine bestimmte Verhaltensweise unmittelbares Krankheitszeichen oder eine sekundäre funktionale Störung ist. Rückzug, Sprachverarmung, Erregung beispielsweise, können unmittelbare Symptome oder sekundäre Fehlanpassungen sein und müssen deshalb gleichzeitig Gegenstand therapeutischer und rehabilitativer Maßnahmen sein. Hinzu kommt, daß in unserem Fach in ganz besonderer Weise rehabilitative Maßnahmen nicht nur die Krankheitsfolgen, sondern ebenso den symptomatischen Krankheitsverlauf beeinflussen. Als Beispiel seien hier die Untersuchungen von Wing (1983) aufgeführt, die zeigen, wie eine überstimulierende oder unterstimulierende rehabilitative Atmosphäre Krankheitssymptome provozieren kann. Daraus ist die Schlußfolgerung zu ziehen, daß rehabilitative Maßnahmen in der Psychiatrie auch zeitlich und organisatorisch mit kurativen Maßnahmen verbunden sein müssen.

Schlußfolgerungen

Ausgehend von diesen Überlegungen sollen als Anreiz zur Diskussion thesenartig einige Behauptungen aufgestellt werden, die die Sonderstellung der Rehabilitation in der Psychiatrie gegenüber der somatischen Medizin hervorheben:

1. Psychiatrische Rehabilitation muß sozusagen „in vivo" geschehen, d.h. im realen sozialen Umfeld des Patienten, sie muß eine *gemeindenahe Rehabilitation* sein.

2. Psychiatrische Rehabilitation muß im weitaus größeren Umfang als Rehabilitation im somatischen Bereich das soziale Umfeld an die Behinderung anpassen, eine weitere Begründung, daß sie „vor Ort" geschehen muß.

3. Psychiatrische Rehabilitation ist nicht nur dann sinnvoll, wenn eine hohe Wahrscheinlichkeit der Wiedereingliederung Voraussetzung für ihre Anwendung ist.

4. Psychiatrische Rehabilitation muß gestuft sein, d. h. sie muß es erlauben, daß der Behinderte auf jeder Stufe sich ausruhen und auch verweilen kann.

5. Psychiatrische Rehabilitation ist kein zeitlich umschriebener Lernprozeß, sondern ein langwieriger Prozeß, in dem in individuell unterschiedlicher Zusammensetzung Lernen, Helfen und Pflegen wichtige Bestandteile sind.

6. Psychiatrische Rehabilitation und psychiatrische Behandlung sind unentwirrbar miteinander verbunden, sie müssen örtlich, zeitlich und organisatorisch gemeinsam durchgeführt werden.

Psychiatrische Rehabilitation sollte in diesem umfassenden Sinne verstanden werden. Solange aber Rehabilitation im Sinne der Sozialgesetzgebung mit dem Schwerpunkt der Erwerbsfähigkeit und der umschriebenen Förderung verstanden wird, wird es schwierig sein, sinnvolle Rehabilitationsstrukturen in unserem Versorgungssystem zu schaffen.

Literatur

Bennett D (1978) Social forms of psychiatric treatment. In: Wing JK (ed) Schizophrenia: Towards a new synthesis. Academic Press, London
Blumenthal W, Jochheim KA (1976) Begriff, Abgrenzung, interdisziplinäre Zusammenarbeit der medizinisch-sozialen Rehabilitation. In: Blohmke M et al. (Hrsg) Handbuch der Sozialmedizin, Bd III. Enke, Stuttgart, S 574−601
Ciompi L, Agué C, Dauwalder JP (1977) Ein Forschungsprogramm für die Rehabilitation psychisch Kranker. 1. Konzepte und methodologische Probleme. Nervenarzt 48:12−18
Wing JK (1983) Schizophrenia. In: Watts FN, Bennett DH (eds) Theory and practice of psychiatric rehabilitation. Wiley, New York
Wing JK, Harley AM (eds) (1972) Evaluating a community psychiatric service: The Camberwell Register 1964−1971. Oxford University Press, London

3.2 Terminologie und Instrumentarium der psychiatrischen Rehabilitation

K.-A. Jochheim

Asmus Finzen hat in seiner 1985 veröffentlichten Darstellung über die Reformpsychiatrie in erfreulich aufrichtiger Form über den Aufbruch berichtet, der aus der klassischen Anstaltspsychiatrie ein Netz mit sehr unterschiedlichen, für spezifische Patientenbedürfnisse entwickelten Dienste begünstigt hat. Das Ergebnis ist eine deutliche Reduktion der benötigten Krankenhausbetten und eine Entwicklung von komplementären Diensten für ganz unterschiedliche Gruppen psychisch Behinderter und unterschiedlichen Betreuungsbedarf. Allerdings ist dieser Aufbruch nicht nur durch die veränderten Therapiemöglichkeiten mitbedingt gewesen, sondern auch − ähnlich wie in Italien − von einer ideologischen Welle getragen worden, die psychische Erkrankungen weniger als medizinisches sondern eher als psychosoziales Problem einordnen wollte und folgerichtig den ärztlichen Anteil am Therapieplan und an den wohnortnahen psychiatrischen Einrichtungen weitgehend ausgeschaltet wissen wollte. Das Ergebnis hat sich dann auch rasch an der mangelhaften Beteiligung der Sozialversicherung an derartigen Therapiemodellen ablesen lassen, deren Leistungen nicht mehr als solche in einem Krankenhaus nach § 184 oder 184a RVO angesehen werden konnten. Die nicht mehr ärztlich verordneten Therapien, sondern die Therapieangebote in solchen komplementären Einrichtungen sind daher von den Resourcen der gesundheitlichen Versorgung in der Regel nicht mitfinanziert worden. Die psychiatrischen Kliniken andererseits haben wiederum vielfach ihr Rehabilitationsinstrumentarium im Interesse einer nur kurzen Verweildauer reduziert oder völlig abgebaut, so daß psychisch Kranke mit längerfristigen Verläufen in der Regel ohne strukturiertes rehabilitatives Angebot zum Rentenantrag veranlaßt wurden. Dabei ließ sich die allgemeine Erfahrung sehr deutlich auch bei genauerer Untersuchung bestätigen, daß nämlich im Gefolge einer mehrmonatigen Erkrankung an einer endogenen Psychose mit entsprechender Langzeitbehandlung durch Psychopharmaka eine erhebliche Einschränkung des Arbeitstempos und der Ausdauerleistung nahezu die Regel ist (Deimel u. Lohmann 1983).

Die schrittweise Steigerung der körperlichen Leistungsfähigkeit durch Bewegungstherapie und Sport sowie die Ausweitung von Konzentration und Ausdauer im Rahmen einer Arbeitstherapie und Belastungserprobung haben sich als notwendige Vorbereitungen sowohl für eine unmittelbare Rückkehr in ein noch bestehendes Beschäftigungsverhältnis als auch für die Anknüpfung an die von der Arbeitsverwaltung zu finanzierenden beruflichen Leistungen zur Rehabilitation erwiesen.

Aktuelle Kernfragen in der Psychiatrie
Herausgegeben von F. Böcker und W. Weig
© Springer-Verlag Berlin Heidelberg 1988

Tabelle 1. Leistungen zur Rehabilitation. (aus BAR 1984)

1. Medizinische Leistungen

   insbesondere
   - ärztliche und zahnärztliche Behandlung
   - Arznei- und Verbandmittel
   - Heilmittel einschl. Krankengymnastik, Bewegungs-, Sprach- und Beschäftigungstherapie
   - Körperersatzstücke, orthopädische und andere Hilfsmittel
   - Belastungserprobung und Arbeitstherapie, auch in Krankenhäusern, Kur- und Spezialeinrichtungen

2. Berufsfördernde Leistungen

   insbesondere
   - Hilfen zur Erhaltung oder Erlangung eines Arbeitsplatzes
   - Berufsfindung, Arbeitserprobung und Berufsvorbereitung
   - berufliche Anpassung, Ausbildung, Fortbildung und Umschulung
   - sonstige Hilfen zur Förderung einer Erwerbs- oder Berufstätigkeit auf dem allgemeinen Arbeitsmarkt oder in einer Werkstatt für Behinderte

3. Leistungen zur allgemeinen sozialen Eingliederung

   insbesondere Hilfen
   - zur Entwicklung der geistigen und körperlichen Fähigkeiten vor Beginn der Schulpflicht
   - zur angemessenen Schulbildung einschl. der Vorbereitung hierzu
   - für Behinderte, die nur praktisch bildbar sind, zur Ermöglichung einer Teilnahme am Leben in der Gemeinschaft
   - zur Ausübung einer angemessenen Tätigkeit, soweit berufsfördernde Leistungen nicht möglich sind
   - zur Ermöglichung und Erleichtung der Verständigung mit der Umwelt
   - zur Erhaltung, Besserung und Wiederherstellung der körperlichen und geistigen Beweglichkeit sowie des seelischen Gleichgewichts
   - zur Ermöglichung und Erleichtung der Besorgung des Haushalts
   - zur Verbesserung der wohnungsmäßigen Unterbringung
   - zur Freizeitgestaltung und zur sonstigen Teilnahme am gesellschaftlichen und kulturellen Leben

4. Ergänzende Leistungen

   insbesondere
   - Übergangsgeld, Krankengeld, Verletztengeld, Versorgungskrankengeld
   - sonstige Hilfen zum Lebensunterhalt
   - Beiträge zur gesetzlichen Kranken-, Unfall- und Rentenversicherung sowie zur Bundesanstalt für Arbeit
   - Übernahme der mit einer berufsfördernden Leistung zusammenhängenden Kosten
   - Übernahme der Reisekosten
   - Behindertensport in Gruppen unter ärztlicher Betreuung
   - Haushaltshilfe

Das zur Zeit von der Sozialgesetzgebung zur Verfügung stehende Arsenal rehabilitativer Leistungen läßt sich an Hand des Wegweisers für Ärzte (BAR 1984) in Tabelle 1 rasch vergegenwärtigen. Es handelt sich aus dem Katalog medizinischer Leistungen vor allen Dingen um die *medikamentöse Behandlung,* die *Krankengymnastik und Bewegungstherapie, die Beschäftigungstherapie* sowie die *Belastungserprobung* und *Arbeitstherapie.* Mit Hilfe dieses Leistungskatalogs ist es häufig schon möglich, die Rückkehr an den bisherigen Arbeitsplatz vorzubereiten. Als Ergänzung kann man sogar die Belastungserprobung an den bisherigen Arbeitsplatz verlegen und während dieses Zeitraumes noch Übergangsgeld in Anspruch nehmen oder mit Hilfe des § 193 Abs. 2 der RVO eine stufenweise Arbeitsaufnahme mit der Krankenversicherung vereinbaren. Zu einem solchen Plan sind allerdings die Zustimmung des Arbeitgebers und des Betroffenen selbst erforderlich, er kann bis zu 6 Monate über verkürzte Arbeitszeiten bis hin zur Wiedererlangung der Arbeitsfähigkeit ausgedehnt werden. Besteht kein solches Arbeitsverhältnis mehr, kann auch eine befristete Probebeschäftigung von 3 Monaten Dauer zu Lasten des Arbeitsamtes einen solchen Einstieg unmittelbar an den Arbeitsplatz erleichtern.

Nach Abschluß der medizinischen Maßnahmen zur Rehabilitation sind dann ganz unterschiedliche Leistungen zur beruflichen Eingliederung verfügbar.

Berufsbildungswerke und Berufsförderungswerke als überbetriebliche Einrichtungen der beruflichen Eingliederung sind in den letzten Jahren immer wieder auf die Übernahme beruflicher Förderungsmaßnahmen auch für psychisch Behinderte angesprochen worden. Sie haben sich bisher nur vereinzelt zu solchen Versuchen bereit gefunden, z. T. wegen ungünstiger Erfahrungen mit unzureichend medizinisch vorbereiteten Rehabilitanden, z. T. wegen unzureichender fachlicher Kompetenz sowohl bei den Ausbildern als auch bei den begleitenden Diensten der Medizin, der Psychologie und der Sozialarbeit. Dabei bietet der Katalog der Rehabilitationsleistungen eine Fülle von Stufen, die auch für psychisch Behinderte erreichbar wären, wenn im Rahmen der medizinischen Leistungen die entsprechenden Voraussetzungen geschaffen würden.

Es handelt sich zunächst einmal um die *Berufsfindung und Arbeitserprobung*, die bei Erwachsenen mit beruflicher Vorerfahrung eine Zeit von 2−4 Wochen umfaßt und z. Z. vorwiegend in Langensteinbach und in Heidelberg durchgeführt wird. Für Jugendliche ist diese Frist auf 3 Monate ausgedehnt. Bei deutlich schwächerem Leistungsvermögen als es für eine Ausbildung in einem Berufsbildungs- oder Berufsförderungswerk erforderlich ist, können *Trainingsmaßnahmen* in einer Werkstatt für Behinderte von einer 2jährigen Dauer angeregt werden. Zwischen diesen beiden Alternativen mit sehr unterschiedlichem Eingangsniveau sind *Grundausbildungslehrgänge und Förderlehrgänge*, insbesondere für schulentlassene, noch nicht berufsreife Rehabilitanden von der Arbeitsverwaltung verfügbar. Das Instrumentarium, das hier im Groben geschildert wurde, ist in etwas abgewandelter Form bereits im Rahmen der Mannheimer Starthilfe (Dombrawe 1986) näher beschrieben worden.

Wenn bisher für die psychisch Behinderten offenbar die seit 1974 geltenden rechtlichen Möglichkeiten zur Rehabilitation institutionell nur unzureichend zur Verfügung standen, so ist dies z. T. Schuld der psychiatrischen Einrichtungen selbst, die sich des medizinischen Anteils solcher Maßnahmen nicht ausreichend bedient haben. Zum Teil ist es aber auch durch den Widerstand der Kostenträger bedingt, Maßnahmen, die im Grunde schwerlich voneinander getrennt werden können, nur in Einrichtungen anzubieten, die für psychisch Behinderte nicht ohne weiteres zugänglich waren. Es ist daher erst kürzlich eine Einigung zwischen der Bundesregierung und den Sozialversicherungsträgern dahingehend erfolgt, Rehabilitationspläne für psychisch Behinderte in zwei

Phasen zur Verfügung zu halten und zwar im ersten Jahr in Übergangseinrichtungen, finanziert durch Rentenversicherung und Krankenversicherung, eine Trainingsphase mit Belastungserprobung bereitzustellen und in einem zweiten Teil die Anknüpfungspunkte in Werkstätten für Behinderte aufzubauen, die speziell für den Personenkreis der psychisch Behinderten Förderungsangebote und Förderungsschritte in Berufsrichtungen ermöglichen, die diesem Personenkreis eine echte Chance der Eingliederung eröffnet (Kulenkampff et al. 1986). Ein ähnliches Strukturmuster ist inzwischen, wie Rudas (1986) überzeugend mitgeteilt hat, in Wien entstanden, wo bei etwa 1½ Mio. Einwohnern ein Landeskrankenhaus in acht Regionen aufgeteilt worden ist, die wiederum in der jeweiligen Stadtteilregion psychosoziale Stationen mit Wohnplätzen und Tagesklinik, einschließlich Familienberatung und mobile Einsätze, verfügbar haben. Zu diesen psychosozialen Diensten gehören Fachärzte, Psychologen, Krankenpfleger und Sozialarbeiter sowie Beschäftigungstherapeuten, insgesamt jeweils etwa 15 Personen. Als Rechtsform ist eine nichtbettenführende Krankenanstalt (Ambulanz) gewählt worden, die unter der Leitung eines Chefarztes steht. Für die Nachtzeit ist zentral eine Krisenintervention mit Möglichkeiten zum mobilen Einsatz vorgesehen. Schließlich wird, wiederum zentral, für die gesamte psychosoziale Versorgung eine GmbH, verbunden mit der Handelskammer, mit 160 beruflichen Rehabilitationsmöglichkeiten vorgehalten. Wir finden also daß die Strukturierung der Rehabilitation für psychisch Kranke in verschiedenen Ländern verschiedene Formen gefunden hat, die jedoch ähnliche Elemente benötigen und jeweils in das am Ort herrschende soziale Netz einzupassen sind.

Literatur

BAR (1984) Rehabilitation Behinderter: Wegweiser für Ärzte. Deutscher Ärzteverlag, Köln
Deimel H, Lohmann S (1983) Zur körperlichen Leistungsfähigkeit von schizophren erkrankten Patienten. Rehabilitation 22:81−85
Dombrawe H (1986) Berufliche Rehabilitation für psychisch Behinderte; die Mannheimer Starthilfe zur Schaffung von rehabilitativen Resourcen in Betrieben. Rehabilitation 25:53−58
Finzen A (1985) Das Ende der Anstalt. Psychiatrie-Verlag, Bonn
Rudas S (1986) Veränderungen der psychiatrischen Versorgung. Ergebnisse einer Psychiatriereform aus der Sicht der Planung, Koordination und evaluierenden Verlaufsbeobachtung. Österreichische Krankenhauszeitung 27:349−366

3.3 Psychiatrische Rehabilitation im Zusammenspiel von Krankenhaus und komplementären Einrichtungen

W. WEIG

Möglichkeiten, Probleme und Besonderheiten von Rehabilitation in der Psychiatrie lassen sich am anschaulichsten im konkreten Beispiel erkennen. Dieser Beitrag beschreibt Erfahrungen beim Aufbau rehabilitativ-sozialpsychiatrischer Versorgungsangebote im Raum Bayreuth. Vorangestellt sei ein Abriß der lokalen Psychiatriegeschichte.

Zu Beginn des vorigen Jahrhunderts gehörte Bayreuth nach dem Aussterben der fränkischen Hohenzollern und vor der endgültigen Angliederung an Bayern kurze Zeit zu Preußen. Sanitätsrat Langermann war vorübergehend Leiter des Irrenhauses in Bayreuth. Er richtete hier die erste sog. psychische Heilanstalt des deutschen Sprachraumes ein. Die Befreiung der Geisteskranken von unnötigen Beschränkungen und ein optimistisches therapeutisches Engagement waren erklärte Absicht. Langermann hat darüber 1805 in der „Zeitschrift für Psychiatrie" berichtet.

Von dieser Pioniertat führt durchaus eine Linie zur Psychiatriereform der letzten Jahre, wenn auch mit vielen Unterbrechungen und Verwerfungen. Die schlimmste dieser Verwerfungen ist eng mit Bayreuth verbunden. Die Stadt war während des Dritten Reiches eine Hochburg der nationalsozialistischen Bewegung, Gauhauptstadt der Bayerischen Ostmark und Austragungsort der von Hitler geschätzten Wagner-Festspiele. Dieser Bezug hat übrigens zu einer Unterbrechung der Geschichte institutioneller Psychiatrie in Bayreuth geführt, weil den damaligen Machthabern die unmittelbare Nähe der Heil- und Pflegeanstalt zum Festspielhaus offenbar unerträglich schien und das Krankenhaus deshalb 1940 geschlossen wurde. Ein Großteil der Patienten wurde damals nach Ansbach, Erlangen und Kutzenberg verlegt, wo sich das Schicksal vieler der Betroffenen verliert [3].

Doch nun zu einem kleineren historischen Maßstab: Die im folgenden geschilderten Entwicklungen haben sich in den letzten etwa 10 Jahren ergeben. Brennpunkt der Psychiatriereform war, wie anderswo auch, am Anfang das psychiatrische Krankenhaus. Zunächst galt es menschenwürdige Lebensbedingungen für die Patienten herzustellen und elementare Therapiebedingungen zu schaffen.

Eine Verringerung der Patientenzahl von fast 1500 in den 60er Jahren schrittweise bis zum heutigen Stand von etwa 800, die bauliche Sanierung der Stationen, Ausstattung mit den nötigsten persönlichen Gegenständen und Möbeln, quantitative und qualitative Verbesserung des Stellenplanes waren — wie in vielen vergleichbaren Häusern — erste entscheidende Schritte.

Die Öffnung zahlreicher Stationen, die schrittweise weitgehende Aufhebung der Geschlechtertrennung und die Differenzierung der Stationen nach un-

Aktuelle Kernfragen in der Psychiatrie
Herausgegeben von F. Böcker und W. Weig
© Springer-Verlag Berlin Heidelberg 1988

ter sinnvollen therapeutischen Gesichtspunkten definierten Patientengruppen brachten schon deutliche Bewegung. In einem kaum vorhersehbaren Ausmaß gelang die Aktivierung vorher als stumpf geschilderter Patienten — freilich wurde gelegentlich sich regendes Leben als Aufsässigkeit interpretiert —, Aggressionshandlungen wurden seltener, und der Verbrauch an sedierenden Medikamenten konnte gesenkt werden. Wir konnten dies am Beispiel einer Station für geistig behinderte Patienten empirisch nachweisen.

Unser Bestreben war es nun, die neugewonnenen Möglichkeiten zu nutzen, konkrete, zielgerichtete und Hoffnung schaffende therapeutische und rehabilitative Angebote zu entwickeln und in der Praxis zu erproben. Wir setzten mit diesem Anliegen bei den Langzeitstationen, in bisher eher vernachlässigten Bereichen, an. Auch im Rückblick halten wir diese Gewichtung für richtig und bedeutsam.

Es galt die Arbeit mit Langzeitkranken im Bewußtsein der Mitarbeiter von dem Geruch des „Zweitklassigen" zu befreien und zu dem zu machen, was es nach unserer Überzeugung ist, nämlich einer besonders anspruchsvollen, aber auch besonders ansprechenden Aufgabe.

So standen in der ersten Zeit die Schaffung handlungsfähiger und handlungsbereiter therapeutischer Teams, die äußere und innere Milieugestaltung auf den Stationen sowie Öffentlichkeitsarbeit zum Abbau von Vorurteilen einschließlich des Aufbaues von Laienhilfeaktivitäten im Vordergrund.

Wir lernten Langzeitpatienten kennen, die seit vielen Jahren auf Stationen nahezu vergessen worden waren, keinerlei Bezugspersonen mehr hatten und bei denen manchmal auch keiner mehr recht wußte, warum sie überhaupt im Krankenhaus waren. Für diese Zielgruppen von Patienten richteten wir zunächst eine spezielle Rehabilitationsstation ein. Angestrebtes Ziel war dort der Abbau der durch langjährige Hospitalisation eingetretenen Veränderungen. Eine anregende, Individualität fördernde Milieugestaltung, allmähliche Übernahme eigener Verantwortung, umfassendes lebenspraktisches Training und womöglich vorbereitende Schritte zu einer beruflichen Rehabilitation kennzeichneten die Arbeit. Für einen Großteil der auf die Station übernommenen Langzeitpatienten führte dieser Weg definitiv aus dem Krankenhaus heraus.

Zunehmend kamen auf die Rehabilitationsstationen nun auch Patienten mit wesentlich kürzerer vorausgegangener Hospitalisierungsdauer, jedoch Defiziten und Gefährdungen im Bereich der sozialen Kompetenz und alltäglicher lebenspraktischer Fähigkeiten, um durch entsprechende Förderung eine Dauerhospitalisierung zu vermeiden. Bis zu 2 Jahre nach Einrichtung der Station konnten wir die bis dahin von dort entlassenen 202 Patienten katamnestisch verfolgen. Über 54 ehemalige Patienten gewannen wir ausreichende Angaben. Von diesen 54 waren 43 befriedigend sozial eingegliedert und kamen mit dem Alltagsleben zurecht, nur 14 hatten allerdings Arbeit gefunden [5].

Dieses Ergebnis ermutigte uns zwar, zunehmend unzufrieden machte uns aber die Einsicht, daß wir bisher keine spezifischen therapeutischen Angebote für Patienten mit ausgeprägten psychopathologischen Störungsbildern hatten.

In der Folgezeit versuchten wir deshalb für definierte Gruppen von Patienten solche Angebote zu erarbeiten. Erwähnt sei hier eine Station für schizophrene Patienten mit ausgeprägter sog. Minussymptomatik und chronischem Verlauf. Auf dieser Station haben wir, ausgehend vom Konzept der kognitiven Basisstörungen der Schizophrenie unter Berücksichtigung der Ergebnisse der Expressed-Emotion-Forschung und anderer verwandter Ansätze (Übersicht in [2]), versucht, äußere Gegebenheiten der Station und die Struktur des Umgangs mit den Patienten ganz den Erfordernissen anzupassen.

Wir haben ferner die Arbeit mit dem kognitiven Training nach Brenner [2] intensiv eingeführt. Bei dieser im ganzen recht ermutigenden Arbeit ist uns besonders deutlich geworden, welcher Stellenwert der äußeren Umgebung und dem alltäglichen Umgang mit dem Patienten, die ja rund um die Uhr wirksam werden, gegenüber nur punktuell zeitlich ganz umgrenzten Aktivitäten, wie etwa einer exklusiven Einzelpsychotherapie oder einer ausschließlich medikamentösen Behandlung, zukommt.

Aus unseren Erfahrungen auf dieser Station leiten wir aber auch Zweifel ab am Wert unspezifischer Gesprächsgruppen und unkritischer Aktivierung chronisch psychisch kranker Patienten, die gar zu häufig zu Überforderungen und zu neuen Exazerbationen produktiv psychotischer Phänomene führen.

Eine weitere, besonders problematische und häufig vernachlässigte Gruppe von Langzeitpatienten sahen wir in den vorwiegend männlichen Bewohnern der Station für den Maßregelvollzug nach § 63 StGB. Eine Untersuchung des Schicksals von 143 Maßregelvollzugspatienten, die wir 1980 durchgeführt haben, zeigte erschreckende Ergebnisse. Mehrere der Betroffenen waren wegen geringfügiger Straftaten mehr als 20 Jahre im Krankenhaus [1]. Rehabilitative Bemühungen bei dieser Personengruppe stießen zunächst auf erhebliche Bedenken seitens der zuständigen Juristen. Mit der Zeit gelang es aber doch, Vertrauen zu gewinnen und Rehabilitationskonzepte zu entwickeln, ohne daß bisher spektakuläre Sicherheitseinbußen hätten in Kauf genommen werden müssen.

Relativ groß ist der Anteil von Sexualstraftätern unter den Maßregelvollzugspatienten. Eine gezielte Befassung mit der sexuellen Delinquenz war jedoch in der Vergangenheit nicht erfolgt.

Wir arbeiten seit etwa 2 Jahren in einer wechselnden Patientengruppe mit einem vorwiegend verhaltenstherapeutischen, teilweise tiefenpsychologisch fundierten Therapieprogramm zur Behandlung der sexuellen Delinquenz in Anlehnung an das von der Hamburger Arbeitsgruppe um Schorsch entwickelte Konzept [4].

Die bisherigen Erfahrungen der Arbeit sind ermutigend, haben uns die sexuelle Delinquenz auch in einem neuen Licht sehen lassen. Auffallend ist der häufige Hintergrund von Uninformiertheit, geringer sozialer Kompetenz, Defiziten im Aufbau und der Unterhaltung zwischenmenschlicher Beziehungen.

Über unsere Bemühungen zur Rehabilitation geistig behinderter Menschen, die nach wie vor einen nicht unerheblichen Anteil unter den Langzeitkranken darstellen, liegt ein gesonderter Bericht vor (s. Kap. 4.5).

Der Ausbau der Beschäftigungs- und Arbeitstherapie, die immerhin dasjenige therapeutische Angebot ist, das neben einer medikamentösen Einstellung die meisten Patienten in psychiatrischen Krankenhäusern erreicht, zu einem brauchbaren und gezielt einsetzbaren Therapeutikum ist uns ein weiteres, noch keineswegs voll verwirklichtes Anliegen.

Diese Streiflichter mögen einen Eindruck von dem geben, was wir unter Rehabilitation von Langzeitpatienten verstehen gelernt haben.

Mehr und mehr wurde uns aber bewußt, daß eine strikte Trennung — hier Langzeitpsychiatrie mit rehabilitativem Anspruch, dort Akutpsychiatrie mit vorwiegend symptomorientiertem Ansatz — verhängnisvoll werden kann. Zur Vermeidung von Hospitalisierungserscheinungen, aber auch unnötig langer Behandlungen, ist vielmehr bei vielen Patienten ein rehabilitativer Ansatz schon von der Aufnahme an erforderlich.

In einer empirischen Untersuchung konnten wir zeigen, daß eine an sich vermeidbare Wiederaufnahme von Patienten zur stationären Behandlung innerhalb 1 Jahres nach Entlassung am ehesten dann zu erwarten war, wenn die stationäre Behandlung allein auf Symptombeseitigung gerichtet war und Fragen der sozialen Kompetenz und Lebensumstände des Patienten außer acht gelassen wurden [6].

Eine Tag- und Nachtklinik und eine derzeit im Aufbau befindliche Institutsambulanz vervollständigen die Angebote, die unser Krankenhaus zur Rehabilitation zu machen hat.

Rehabilitation ist jedoch nur denkbar, wenn außerhalb des Krankenhauses Lebensmöglichkeiten für die entlassenen Menschen existieren. Vielleicht selbstverständlich, aber doch zu wenig erwähnt ist das große Unterstützungspotential, das Familien, Freunde und Nachbarn, aber auch Arbeitskollegen und Vorgesetzte, Lehrer, Pfarrer und andere engagierte Personen — mit einem Schlagwort: das „soziale Netzwerk" — darstellen.

Ebenfalls selbstverständlich ist der hohe Stellenwert der ambulanten ärztlichen Betreuung durch Hausärzte und niedergelassene Nervenärzte und Psychiater. Es sei hier ausdrücklich erwähnt: In der Zusammenarbeit mit all diesen hilfreichen Menschen, in der Förderung und Unterstützung des Engagements auch von Laien und Bezugspersonen der Patienten, sehen wir eine wichtige Aufgabe.

Trotzdem hat sich gezeigt, daß viele psychisch Kranke ohne organisierte und institutionalisierte Hilfe des sog. komplementären Bereichs außerhalb des Krankenhauses nicht gut leben können. Eine Anlaufstelle für Hilfesuchende in unserer Region ist die Beratungsstelle für psychisch Kranke (sozialpsychiatrischer Dienst). Zum einen übernimmt dieser Dienst die Funktion eines offenen Patientenclubs und weitgehend die einer Tagesstätte, in der sich die Betroffenen, häufig ehemalige Patienten des Krankenhauses, regelmäßig treffen und Freizeitaktivitäten wahrnehmen können. Zum anderen — und wie ich meine, noch erheblich ausbaufähig — kann die Beratungsstelle im Sinne einer recht verstandenen psychiatrischen Sozialarbeit als Hilfe zur Selbsthilfe Einzelfallarbeit leisten und zu im engeren Sinne therapeutischen Möglichkeiten hin vermitteln und motivieren.

Einen wichtigen Beitrag zur psychiatrischen Rehabilitation leisten die drei in unserer Region bestehenden Übergangseinrichtungen für psychisch Kranke. Problematisch ist hier allerdings der zeitlich befristete Übergangscharakter, der den tatsächlichen Erfordernissen der Betroffenen nicht immer gerecht wird.

Die entscheidende Hilfe, die es vielen chronisch psychisch Kranken ermöglicht, außerhalb des Krankenhauses zu leben, ist nach unserer Erfahrung die

Einrichtung therapeutischer Wohngemeinschaften. Wir haben derzeit in Bayreuth vier Wohngemeinschaften mit etwa 25 Plätzen sowie außerhalb der Stadt in der Fränkischen Schweiz noch eine größere ländliche Wohngemeinschaft zur Verfügung. Vier Sozialarbeiter sind hauptamtlich, eine Reihe engagierter Laien ehrenamtlich in der Betreuung dieser Wohngemeinschaften tätig.

Neben Wohnung und Freizeitgestaltung ist für viele chronisch psychisch Kranke die Vermittlung einer angemessenen Arbeit eine reale Möglichkeit und ein großes Anliegen. Auf die Problematik der Werkstätten für Behinderte, die nach unserer Erfahrung psychisch Kranke so gut wie nicht und auch geistig Behinderte mit stärkeren Verhaltensstörungen nur unter großen Schwierigkeiten integriert, wird an anderer Stelle eingegangen.

Ein Modell zur Eingliederung psychisch behinderter Menschen an normalen Arbeitsplätzen, das wir entwickelt haben, geht vom Konzept der Leiharbeit aus und bezieht eine nachgehende Betreuung am Arbeitsplatz durch fachkundige Kräfte ein. Die Verwirklichung dieses Projektes steht bevor.

Auch beim sozialpsychiatrischen Dienst ist durch den Einsatz eines Arbeitsassistenten ein Ansatzpunkt zur nachgehenden Betreuung am Arbeitsplatz geschaffen worden. Für eine Reihe in ihrer Selbständigkeit stark eingeschränkter Patienten ist das Wohn- und Pflegeheim Münchenreuth mit landwirtschaftlichem Betrieb und Arbeitstherapie eine vernünftige und subjektiv akzeptierte Alternative.

Ein Überblick über die in Oberfranken bestehenden psychiatrischen Versorgungseinrichtungen und einige statistische Daten sind diesem Beitrag angefügt [7].

In einem derart komplexen psychiatrischen Versorgungsangebot hat, wie wir meinen, das Krankenhaus einen wichtigen Platz, auch im Sinne einer Koordinationsfunktion. Das psychiatrische Krankenhaus kann auch trotz aller bekannten Schwierigkeiten, die vor allem auf personellen Engpässen beruhen, wichtige Beiträge zur Versorgungsforschung leisten.

Einige unserer Beiträge aus den letzten Jahren habe ich erwähnt, darüber hinaus sind in den letzten Jahren in unserem Hause zu Fragen auch der psychiatrischen Rehabilitation eine Reihe von Dissertationen entstanden. Über solche eigenen Beiträge zur Forschung hinaus muß das psychiatrische Krankenhaus mit der Wissenschaft, insbesondere auch der Grundlagenforschung in ständiger lebendiger Verbindung bleiben, deren Erkenntnisse aufnehmen und auf ihre Anwendbarkeit in der praktischen Patientenversorgung untersuchen. Nur so ist gewährleistet, daß wissenschaftlicher Fortschritt den Betroffenen ohne Verzögerung zugute kommt und therapeutische und rehabilitative Angebote auf der Höhe der Zeit sind.

Zum Abschluß möchte ich noch auf einige Problempunkte und Defizite hinweisen, die uns zunehmend bewußt geworden sind: Wir mußten lernen, daß realistischerweise nicht für alle Langzeitpatienten die Entlassung aus dem psychiatrischen Krankenhaus möglich und wohl auch nicht anzustreben ist. Wir mußten erfahren, daß auch neue Langzeitpatienten, wenn auch in geringerem Umfang als früher, nachwachsen. Das psychiatrische Krankenhaus wird sich also darauf einzustellen haben, für eine gewisse Zahl von Menschen auch Dauerlebensraum zu sein. Für einige Gruppen von Patienten, ich denke insbesondere an schwer hirnorganisch gestörte Menschen, psychisch Alterskranke und sog. depravierte Alkoholkranke, hinkt die Entwicklung angemessener Lebensmöglichkeiten und therapeutischer Aktivitäten, wohl nicht nur in unserem Hause, noch hinterher.

Besonders belastend ist für uns immer wieder der Umgang mit einer Vorstellung von Rehabilitation, die — angelehnt an Erfahrungen aus der Körpermedizin — von einem zeitlich umgrenzten und dann irgendwann abgeschlossenen Stufenplan mit dem Ziel der wiedererreichten vollen Funktionsfähigkeit ausgeht. Wir meinen, daß dies für die Mehrheit psychisch Kranker nicht der Realität entspricht. Statt zeitlich begrenzter, aufwendiger Maßnahmen benötigen viele Betroffene eher langfristige flexible punktuelle Hilfsangebote. In diesem Zusammenhang ist auch der Begriff „Rehabilitation" zu problematisieren, bisher gibt es allerdings wohl kein besseres Wort, das an dessen Stelle treten könnte.

Auch sonst sind die in diesem Zusammenhang verwendeten Termini nicht immer eindeutig und unproblematisch — ich denke nur an das Stichwort „Sozialpsychiatrie". Das richtige Wort für eine mehrdimensionale ganzheitliche und letztlich ganz pragmatisch an den Lebensmöglichkeiten orientierte Psychiatrie ist wohl noch nicht gefunden.

Es geht hier auch um eine Psychiatrie, die den Spannungsbogen von einer möglichst vielfältigen theoretischen Fundierung, einschließlich philosophisch-antropologischer Metawissenschaft bis hin zur tätigen Sorge um das Alltägliche und scheinbar Triviale aushält und ausfüllt.

Dann kommt die Beschränkung und Bedrohung unserer Arbeit durch Personalknappheit, Kostendämpfung, manchmal unzureichende und vielleicht weiter schrumpfende Finanzierungsmöglichkeiten hinzu.

Freilich können solche tatsächlichen oder vermeintlichen Probleme schnell zum Vorwand für den mangelnden Einsatz von Phantasie und Engagement werden. Wir haben erfahren, daß sich hier auch durch die Ausschöpfung bestehender, aber teilweise weniger bekannter sozialrechtlicher Möglichkeiten eine Menge erreichen läßt.

Vielleicht konnte ich mit unserem Beispiel zeigen, wie vielschichtig, wie komplex und vernetzt die Probleme sind und dann auch die Lösungen aussehen müssen, die so flexibel und individuell wie möglich sein müssen, aber auch nicht ohne organisatorische Rahmenbedingungen auskommen.

Anhang

Aufbau eines gemeindenahen psychiatrischen Versorgungssystems in Oberfranken — Übersicht (modifiziert nach [7]):

Der *Bezirk Oberfranken* als einer der 7 bayerischen Bezirke ist eine Gebietskörperschaft mit dem Recht, überörtliche Angelegenheiten, die über die Zuständigkeit oder das Leistungsvermögen der Landkreise und kreisfreien Städte hinausgehen und deren Bedeutung über das Gebiet des Bezirks nicht hinausreicht, im Rahmen der Gesetze selbst zu ordnen und zu verwalten.

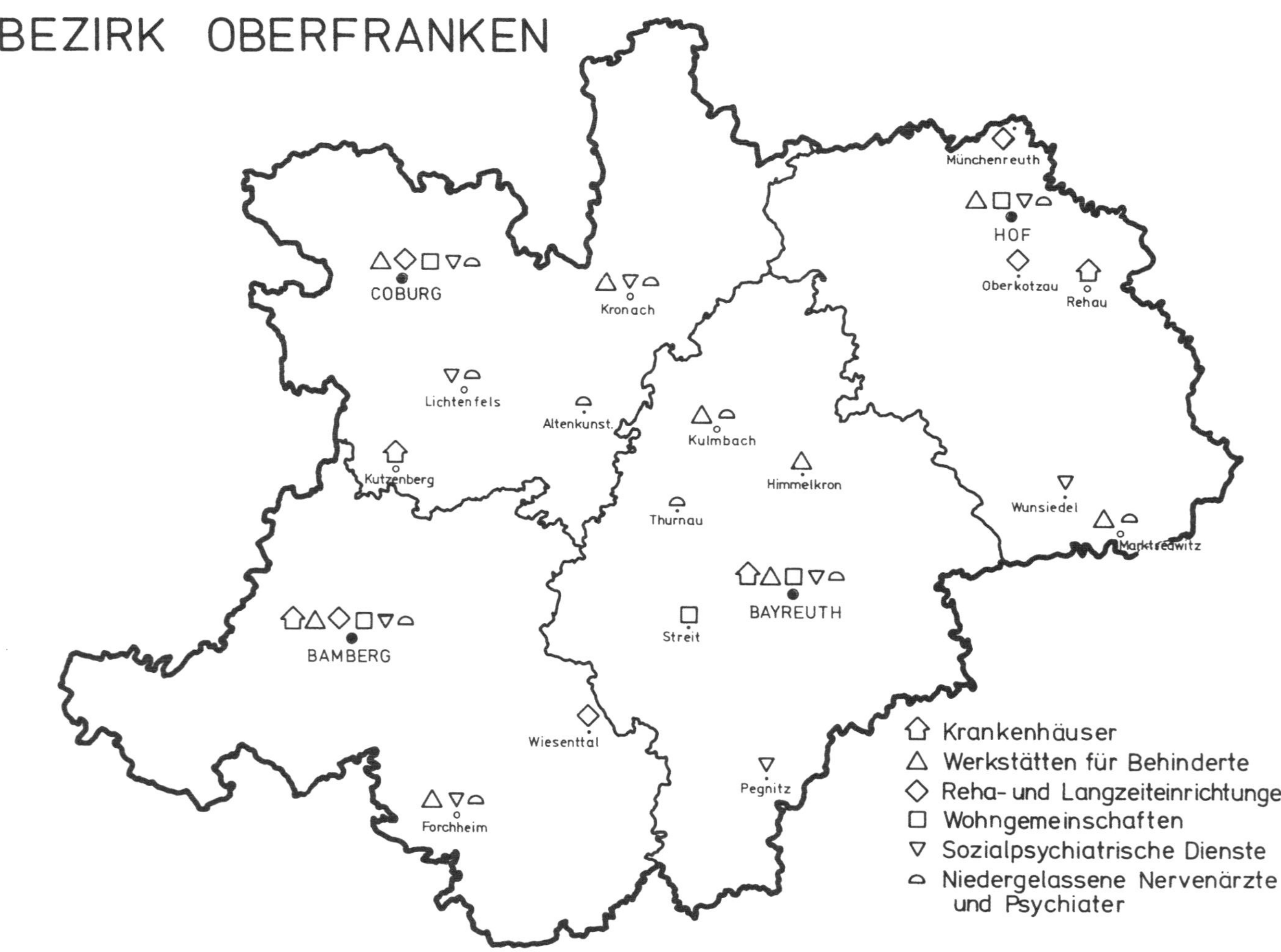
BEZIRK OBERFRANKEN
Münchenreuth
HOF
Oberkotzau
Rehau
Wunsiedel
Marktredwitz
Himmelkron
BAYREUTH
Kulmbach
Thurnau
Streit
Pegnitz
Kronach
Altenkunst.
Wiesenttal
Lichtenfels
Forchheim
Kutzenberg
COBURG
BAMBERG
Krankenhäuser
Werkstätten für Behinderte
Reha- und Langzeiteinrichtungen
Wohngemeinschaften
Sozialpsychiatrische Dienste
Niedergelassene Nervenärzte
und Psychiater

Als dritte kommunale Ebene nach den Gemeinden und den Landkreisen und kreisfreien Städten schafft, unterhält, betreibt oder unterstützt er in den Grenzen seiner Leistungsfähigkeit Einrichtungen, die für das wirtschaftliche, soziale und kulturelle Wohl seiner Einwohner notwendig sind.

Zu den Pflichtaufgaben des Bezirks gehört es, stationäre und teilstationäre Einrichtungen für Psychiatrie und Neurologie, für Suchtkranke sowie für Seh-, Hör- und Sprachbehinderte etc. zu unterhalten und zu betreiben. Der Bezirk ist überörtlicher Träger der Sozialhilfe.

Darüber hinaus schützt er Gewässer und Baudenkmäler, fördert Kunst, Kultur, Brauchtum, Tracht und Mundart.

Bezirksgebiet: 7231 km²
4 kreisfreie Städte, 9 Landkreise, 210 Gemeinden
Einwohnerzahl: 1 038 726.

Die psychiatrische Versorgung in Oberfranken wurde bis ca. 1970 von wenigen in den größeren Städten der Region niedergelassenen Nervenärzten und den psychiatrischen Krankenhäusern in Bayreuth (mit Außenstelle Kutzenberg) und Bamberg geleistet.

Im Gefolge von Psychiatrie-Enquete und Bayerischem Landesplan zur Versorgung psychisch Kranker und psychisch Behinderter kam es dann zum Aufbau differenzierter und regional gestreuter Einrichtungen.

Das Zusammenwirken unterschiedlicher Träger und einige Modifikationen der Einrichtungstypen ermöglichen ein Versorgungsangebot, das der Struktur der Region (vorwiegend kleinstädtische und ländliche Gebiete, große Entfernung zu Ballungsräumen) gerecht wird.

Hinsichtlich der psychiatrischen Versorgungsplanung ist Oberfranken in 4 etwa gleichgroße Standardversorgungsgebiete eingeteilt. Diese orientieren sich an den Einzugsgebieten der 4 möglichen Oberzentren: Bayreuth, Bamberg, Coburg und Hof.

Die Einwohnerzahl der 4 Standardversorgungsgebiete entspricht mit je etwa 250000 exakt den Vorgaben der Enquete. Stationäre Behandlungsangebote sind in 3 Standardversorgungsgebieten bereits in Betrieb (Bayreuth: Nervenkrankenhaus Bayreuth; Bamberg: Nervenklinik St. Getreu; Coburg: Bezirkskrankenhaus Kutzenberg), im Standardversorgungsgebiet Hof ist ein weiteres Bezirkskrankenhaus in Rehau in Bau.

Auch ambulante und komplementäre Einrichtungen sind in allen 4 Gebieten vorhanden.

Da die Grenzen der Standardversorgungsgebiete für die Hilfesuchenden durchlässig sind, ergeben sich auch zunehmende Möglichkeiten freier Arzt- und Krankenhauswahl.

Das Nervenkrankenhaus Bayreuth erfüllt darüber hinaus überregionale Aufgaben, insbesondere in der Versorgung Schwerkranker sowie psychisch oder geistig schwer behinderter Patienten. Die adäquate Versorgung dieser besonders zuwendungsbedürftigen Patienten erfordert besonders differenzierte Einrichtungen, wie sie nur im Schwerpunktkrankenhaus vorgehalten werden können. Zu den überregionalen Aufgaben zählen auch die forensische Psychiatrie sowie die Kinder- und Jugendpsychiatrie.

Der Aufbau des Versorgungssystems ist noch nicht abgeschlossen. Lücken bestehen z. B. im Bereich adäquater Wohn- und Betreuungsmöglichkeiten für psychisch Alterskranke und chronisch Alkoholkranke sowie bei differenzierten Arbeitsmöglichkeiten für psychisch Behinderte.

Die 4 regionalen Versorgungsgebiete
1) Stadt- und Landkreis Hof, Landkreis Wunsiedel
2) Stadt- und Landkreis Bayreuth, Landkreis Kulmbach
3) Stadt- und Landkreis Coburg, Landkreis Lichtenfels und Kronach
4) Stadt- und Landkreis Bamberg, Landkreis Forchheim

Krankenhäuser	*Zahl der psychiatrischen Betten*
Nervenkrankenhaus Bayreuth	947
Bezirkskrankenhaus Kutzenberg	197
St. Getreu Bamberg	260
Bezirkskrankenhaus Rehau (im Bau)	212 (geplant)

Niedergelassene Nervenärzte und Psychiater, die an der kassenärztlichen Versorgung teilnehmen

Altenkunstadt	1	Hof	3
Bamberg	7	Kulmbach	1
Bayreuth	5	Lichtenfels	1
Coburg	3	Marktredwitz	1
Forchheim	3	Thurnau	1
Kronach	1		

Sozialpsychiatrische Dienste
Bamberg mit Außenstelle Forchheim
Bayreuth mit Außenstelle Pegnitz
Coburg
Kronach mit Außenstelle Lichtenfels
Hof mit Außenstelle Wunsiedel

Wohngemeinschaften		*Zahl der Plätze*
Bamberg	2 WG	8
Bayreuth mit Außenstelle Streit	5 WG	47
Coburg	4 WG	20
Hof	1 WG	4

Werkstätten für Behinderte	*Zahl der Plätze*
Bamberg	350
Bayreuth	220
Coburg	200
Forchheim	100
Himmelkron	200
Hof	200
Kronach	100
Kulmbach	80
Marktredwitz	60

Rehabilitationseinrichtungen	*Zahl der Plätze*
Übergangsheim Bamberg	17
Übergangsheim Coburg	21
Übergangsheim Oberkotzau	30

Langzeiteinrichtungen	*Zahl der Plätze*
Wohn- und Pflegeheim Münchenreuth	93
Pflegeheim Wiesenttal	55

Quellen:
Bezirksordnung für den Freistaat Bayern
Bayerisches Landesvermessungsamt München:
Topographische Karte von Bayern, Maßstab 1:100000
Bezirk Oberfranken, Sozialhilfeverwaltung, Bayreuth:
Übersicht über Einrichtungen zur psychiatrischen Versorgung in Oberfranken
Kassenärztliche Vereinigung Bayerns, Bezirksstelle Oberfranken, Bayreuth:
Niederlassungsorte von Nervenärzten und Psychiatern in Oberfranken
(Stand: August 1986)

Literatur

1. Böcker F, Weig W (1980) Untersuchung zu Grund und Dauer der Unterbringung psychisch kranker Rechtsbrecher. In: Lungershausen E, Wörz R (Hrsg) Zeitfragen der Psychiatrie, Bd 3. Günzburg, S 74—91
2. Brenner HD, Rey E-R, Stramke WG (Hrsg) (1983) Empirische Schizophrenieforschung. Huber, Bern
3. Köhler W (o.J.) Zur Geschichte der Psychiatrie in Bayreuth. Manuskript, Bayreuth
4. Schorsch E, Galledary C, Haag A, Hauch M, Lohse H (1984) Perversion als Straftat. Springer, Berlin Heidelberg New York Tokyo
5. Weig W (1982) Rehabilitation in einem psychiatrischen Versorgungsgebiet — Erste Ergebnisse katamnestischer Untersuchungen. Referat beim Kongreß DGMPP, Bayreuth, 30. 10. 1982
6. Weig W (o.J.) Untersuchungen zur kurzfristigen Wiederaufnahme von Patienten in stationäre psychiatrische Behandlung. Manuskript, Bayreuth
7. Weig W, Meisel D (1986) Aufbau eines gemeindenahen psychiatrischen Versorgungssystems in Oberfranken. Posterdemonstration beim Kongreß der DGPN Bayreuth 1986

3.4 Rehabilitative Psychiatrie um die Jahrhundertwende — ein Lehrbeispiel für heutige Entwicklungstendenzen?

D. LORENZEN

„Sozialpsychiatrisch" orientierte Mitarbeiter in psychiatrischen Institutionen und psychiatrisch interessierte Laien sind häufig der Meinung, eine allgemein akzeptierte, patientenorientierte Versorgung psychisch Kranker gebe es in Deutschland erst seit der Etablierung sozialpsychiatrischen Gedankenguts in die Psychiatrie seit Ende der 60er Jahre, die Entwicklung psychiatrischen Wissens und die Humanisierung des Umgangs mit psychisch Kranken sei ein kontinuierlicher historischer Prozeß — vom Schlechteren zum Besseren — wobei erst die „Sozialpsychiatrie" unserer Tage mit alten Vorurteilen „aufgeräumt" habe, erst sie habe die „wahren" Bedürfnisse psychisch Kranker entdeckt.

Es ist nicht zu bestreiten, daß ökonomische und gesellschaftliche Bedingungen, wie sie in bestimmten Zeitabschnitten vorherrschend waren, auch die Art und Weise beeinflußt hat, wie man mit „Nichtnormalem" umging, wie man es ausgrenzte bzw. zu integrieren versuchte; hinzu kommt aber ein weiterer Faktor, der der Einfachheit halber mit dem Schlagwort der „humanitären Einstellung" umschrieben werden soll. Es gibt eine Reihe von Beispielen, die uns zeigen, daß man mit psychisch Kranken auch in einer Art und Weise umgehen konnte, die gerade nicht den vorherrschenden allgemeingesellschaftlichen Grundbedingungen entsprach.

Diese These soll an der Darstellung der Verhältnisse in einer psychiatrischen Anstalt um die Jahrhundertwende, der Königlichen Heilanstalt Weinsberg bei Heilbronn, geprüft werden.

Aus dem Württembergischen Staatsarchiv in Ludwigsburg und aus dem Archiv des Psychiatrischen Landeskrankenhauses Weinsberg sind eine Reihe von Dokumenten überliefert, die sich mit der Planung und dem Bau einer neuen Heilanstalt in Nordwürttemberg beschäftigen. Dabei geht es einmal um Überlegungen zum Standort der neuen Anstalt (in der Nähe einer größeren Stadt, nicht mehr als eine halbe Stunde Fußweg zur nächsten Bahnstation), die auch heute noch als guter Kompromiß einer gemeindenahen Psychiatrie in einer ländlichen Region gelten kann und die zumindest beweisen, daß man sich bei der Entscheidung für einen bestimmten Standort „etwas gedacht" hatte und dabei durchaus zielbewußt vorging.

Man machte sich ferner Gedanken über die bauliche Gestaltung der neuen Anstalt und entschied sich für das damals Modernste, das sog. „Pavillonsystem", das den Patienten, der Schwere ihrer Erkrankung gemäß, optimale Unterbringungsmöglichkeiten bot. Auch dabei scheint man sich mehr gedacht zu haben als in der heutigen Zeit, in der man erst langsam wieder zu akzeptieren

Aktuelle Kernfragen in der Psychiatrie
Herausgegeben von F. Böcker und W. Weig
© Springer-Verlag Berlin Heidelberg 1988

lernt, welche Bedeutung die Umgebung, das Milieu, für die Genesung kranker Menschen hat.

Schließlich fällt auf, wie luxuriös für die damaligen Verhältnisse die Krankenstationen geplant wurden. In welchem Haushalt gab es um 1900 in ländlichen Gebieten fließendes Wasser – in der Weinsberger Anstalt gab es sogar fließendes warmes Wasser –, wo gab es damals eine Zentralheizung, wo elektrische Beleuchtung? Die Diskrepanz zwischen dem, was die Patienten von zu Hause gewohnt waren und dem, was sie in der Anstalt vorfanden, muß sehr groß gewesen sein.

Nun sind das alles nur Äußerlichkeiten, die – heute ist es nicht anders – nicht unbedingt für die Güte der Behandlung und für die Heilungs- bzw. Entlassungschancen der Patienten sprechen müssen. Im folgenden soll deshalb kurz dargestellt werden, in welcher Art und Weise die Patienten in der Königlichen Heilanstalt Weinsberg (untersucht wurde das Jahr 1910) betreut und behandelt wurden.

1910 wurden 74 Männer und 63 Frauen aufgenommen. Über die Hälfte war ledig, was schon damals zu Diskussionen Anlaß gab, ob ledige Personen eher erkranken als verheiratete bzw. ob die Erkrankung bedingt, daß die Betroffenen ledig bleiben.

Das Aufnahmealter lag vorwiegend zwischen 21 und 40 Jahren. Für 64,4% der im Jahre 1910 aufgenommenen Patienten war und blieb dies der einzige Aufenthalt. Im Vergleich zu heutigen Verhältnissen ist das ein recht gutes Ergebnis: Aufnahmen 1985 55% Erst- und 45% Wiederaufnahmen, allerdings mit Einschluß der Neurologischen Abteilung. Von den 1910 aufgenommenen Patienten verblieben 45,2% weniger, 54,8% länger als 1 Jahr in Weinsberg. Hier ist doch ein ganz erheblicher Wandel eingetreten: Bei den im Jahre 1985 aus dem PLK Weinsberg entlassenen Patienten hatten sich nur 2% der Patienten länger als 1 Jahr in der Klinik befunden. Interessant ist die Gegenüberstellung der Diagnosen in den Jahren 1910 bzw. 1985:

Idiotie u. Imbezillität/Oligophrenien	3%/3%
Alkoholische Geistesstörungen/Suchterkrankungen	8%/34%
Dementia praecox/Schizophrenien	39%/14%
Affektive Psychosen/Affektive Psychosen	28%/12%
Degenerative Psychosen/–	5%/–
Senile Psychosen/Gerontopsychiatrische Erkrankungen	5%/10%
Progressive Paralyse/–	5%/–
Epilepsie/Hirnorganische Anfallsleiden	4%/3%
–/Persönlichkeitsstörungen	–/8%
–/Neurosen	–/7%
–/Psychosomatische Erkrankungen	–/3%
Sonstige Erkrankungen	3%/6%
Gesamtaufnahmen	137/3514

Die „Anstaltsbehandlung" war nach Auffassung der damaligen Ärzte das „wichtigste Heil- und Behandlungsmittel Geisteskranker" und mußte „daher bei fast allen Psychosen als Regel aufgestellt werden". Kranke, die man aus Scheu oder Unwissenheit nicht in die Anstalt bringe, erlitten unnötige Schäden und außerdem sei eine Genesung um so wahrscheinlicher, je früher eine Aufnahme erfolge. Als hauptsächliche Indikationen für eine Anstaltsaufnahme galten „Gemeingefährlichkeit, Selbstmordgefahr, Pflegebedürftigkeit und Gefährdung der Familienverhältnisse" (Weygandt 1902).

Die Kranken wurden zumeist in einem außerordentlich erregten oder körperlich sehr verwahrlosten Zustand in die Anstalt gebracht. Man findet in den Krankengeschichten häufig Schilderungen über das Vorleben der Patienten, die z.T. die erschreckenden Verhältnisse, in denen manche Patienten vor ihrer Anstaltsaufnahme gelebt hatten, offenbaren. Zweifellos fanden viele von ihnen in der Anstalt eine Zuflucht, in der sie zumindest mehr Freundlichkeit und Verständnis erfuhren als draußen in der „Freiheit" (vgl. Ernst 1983).

Ärzte und therapeutisches Personal der Königlichen Heilanstalt Weinsberg unterlagen dem „Statut der Staatsirrenanstalten in Württemberg", in dem u.a. auch zur Behandlung und Verpflegung der Kranken Stellung genommen wird:

Die möglichst sorgfältige und menschenfreundliche Behandlung der Kranken bildet die erste Pflicht aller Beamten und Bediensteten der Anstalt ...

Jede Mißhandlung der Kranken ist durchaus verboten. Dagegen ist im gesamten Dienst auf genaue Einhaltung der Ordnung streng zu halten ... Die Verköstigung ist in genügender Menge nach Maßgabe der hierüber erlassenen Bestimmungen in guter und gesunder Beschaffenheit und reinlicher Zubereitung zu reichen ...

Auf körperliche Reinlichkeit der Kranken, auf Sauberkeit in Kleidung, Betten und in allen Räumen, ebenso auf gehörige Lüftung, ist sorgfältig Bedacht zu nehmen ...

Die Kranken aus den verschiedenen Pflegeklassen haben gleichen Anteil an allen Heilmitteln und auf alle soll derselbe Fleiß und dieselbe Aufmerksamkeit des Arztes verwendet werden ...

Zur Besichtigung der Anstalt und der zu ihr gehörigen Gärten und Höfe ist die Erlaubnis der Direktion erforderlich, welche, falls nicht bloß Neugier, sondern wirkliches Interesse vorliegt, in der Regel nicht versagt werden wird. Es ist aber darauf zu achten, daß durch die Besucher keinerlei Belästigung der Kranken und Störung des Betriebs hervorgerufen wird. Den Angehörigen oder gesetzlichen Vertretern der Pfleglinge ist der Besuch derselben, sofern nicht gewichtige ärztliche Gründe dagegen sprechen, jederzeit gestattet ...
(Statut der Staatsirrenanstalten in Württemberg von 1899).

Es stellt sich natürlich die Frage, inwieweit diese Vorschriften und Gebote auch in der täglichen Praxis zur Anwendung gelangten. Hier spricht nun alles dafür, daß den Weinsberger Patienten eine nichtrestriktive und freundliche Behandlung (nach den damaligen Maßstäben) zuteil wurde: Die Grundsätze des „nonrestraint-system", für die zu Zeiten Griesingers noch gekämpft werden mußte, waren zu selbstverständlichen Grundbedingungen bei der Behandlung und Pflege psychisch Kranker geworden (vgl. Griesinger 1872). Die zentralen Begriffe des Umgangs mit den Kranken waren danach Akzeptanz, Individualität, Zwanglosigkeit, Freiheitsgewährung und Wohltätigkeit.

Bettbehandlung

Die Bettbehandlung entwickelte sich bis zur Jahrhundertwende zu der wichtigsten Heilmaßnahme bei akuten Psychosen, nachdem man neben jahrelangen Erfahrungen über eine beruhigende Wirkung auf den Zustand der Kranken auch von einer Annäherung des Anstaltscharakters an den allgemeiner Krankenhäuser berichten konnte:

Es stellte sich heraus, daß die auffallenderen Krankheitserscheinungen dadurch fast durchweg günstig beeinflußt wurden. Die Verstimmten fühlten sich frei; die Erregten beruhigten sich; die Widerstrebenden wurden zugänglicher; das Körpergewicht hob sich. Mit einleuchtender Klarheit zeigten diese Erfahrungen dem Arzte, daß auch das kranke Gehirn wie jeder andere leidende Teil unseres Körpers vor allem der Ruhe bedarf (Kraepelin 1918).

Allerdings sind Unterschiede in der Anwendungshäufigkeit der Bettbehandlung festzustellen: Die Patienten mit der Diagnose „Dementia praecox" verblieben regelmäßiger und länger im Bett als diejenigen mit der Diagnose „affektive Psychose", während letztere häufiger „ab und zu" in Bettbehandlung waren, was aufgrund ihres periodischen Krankheitsverlaufs auch einleuchtend ist. Bei der Durchführung der Bettbehandlung sollte nach den ersten Wochen der Ruhigstellung des Patienten eine Phase der Aktivierung einsetzen, in der man die Kranken im Bett beschäftigte.

Durch die Bettbehandlung änderte sich die Atmosphäre der Irrenanstalten in die Richtung allgemeiner Krankenhäuser. Die Ruhe in den Abteilungen schuf den Boden für weitere neue Behandlungsansätze. So schränkte man die Bettbehandlung schon 10 – 15 Jahre später stark ein, da das Vorbild der Simonschen Arbeitstherapie (Simon 1929) gezeigt hatte, daß viel mehr Kranke beschäftigungsfähig waren als man bisher angenommen hatte.

Freiluftbehandlung

Der Aufenthalt im Freien gehörte zu den weiteren therapeutischen Mitteln der Irrenanstalten. Für die Patienten der offenen Abteilungen und diejenigen der geschlossenen, die nicht in Bettbehandlung gehalten wurden, war die regelmäßige Benutzung der Gärten und Veranden selbstverständlich. Spiele im Freien und Spaziergänge waren Teil des Anstaltsprogramms; den therapeutischen Nutzen hielt man für unbestritten.

In Weinsberg schien man von dieser Behandlungsweise besonders überzeugt zu sein. Man verbrachte immer mehr Kranke ins Freie und verbesserte dadurch die Situation in den geschlossenen Abteilungen:

Bei diesen günstigen Erfahrungen haben wir dann auch im Winter wenigstens auf der Männerabteilung an allen sonnigen Tagen die Freiluftbehandlung fortgesetzt, was sich gut zu bewähren schien. Freilich sind die Einrichtungen für die Lagerung im Freien an den meisten unserer Krankenhäuser noch sehr verbesserungsbedürftig (Jahresbericht 1910).

. Bei den im Jahre 1910 aufgenommenen Patienten wird in immerhin 46 Krankengeschichten der Aufenthalt im Freien erwähnt. Diese Zahl bezieht sich auf solche Patienten, die in Bettbehandlung gehalten wurden, da die Garten- und Verandabenutzung für die anderen Kranken selbstverständlich war und in deren Krankengeschichten meistens nicht erwähnt wurde.

Hydrotherapie

Zu einer der wichtigsten Behandlungsmethoden entwickelte sich um die Jahrhundertwende die Anwendung warmer Bäder. Man unterschied je nach Länge zwischen prolongierten und Dauerbädern. Eine Wasserbehandlung hatte es schon in früheren Zeiten gegeben, aber nun schätzte man Sinn und Einsatzweise ganz anders ein:

> Vergleicht man diese Verwendung der Bäder mit der Wasserbehandlung in früheren Zeiten, so wird man leicht erkennen, daß schon die Absicht, die in der heutigen Verabreichung von Bädern liegt, von der ehemals üblichen Art gründlich verschieden ist: Einst ein raffiniert erdachtes Schreck- und Schockinstrument, jetzt jedoch ein auch sonst erprobtes, bewährtes und beliebtes Beruhigungsmittel (Adam 1928).

Von 104 im Jahre 1910 aufgenommenen Patienten erhielten 62, das ist mehr als die Hälfte, Bäder. Von diesen 62 verbrachten 43 Patienten 1–5 h täglich oder periodisch (bei Erregungszuständen) im Bad, während die übrigen 19 regelrechte Dauerbäder (länger als 6 h über Tage, Wochen und Monate) erhielten.

Medikamentöse Therapie

Der Gebrauch von Arzneimitteln in der Irrenanstalt erfreute sich i. allg. keiner großen Beliebtheit und kam nur dann zur Anwendung, wenn alle Beruhigungsversuche (vor allem Bettruhe und Bäder) versagten. Vor einer zu leichtsinnigen Arzneimittelverordnung wird jedoch ausdrücklich gewarnt:

> Die chemische Industrie ist die gefährlichste Versucherin des Arztes. Vollkommeneres als das Vorhandene wünscht er wohl immer – und wie schnell ist sie in ihren Versprechungen und mit sogenannten Neuerungen zur Stelle. Nur da, wo der ausgiebige physiologische Versuch, der sich auf alles ausdehnte, wo Kontrolle des Stoffwechsels, der Organfunktionen, der Beeinflussung der Hirntätigkeiten usw. zuverlässig die Unschädlichkeit an erster Stelle dartat, kann dem Arzt die Berechtigung erwachsen, auf die evtl. günstige Beeinflussung bestehender Schäden durch das neue Hilfsmittel sein Augenmerk zu richten. Aber wie verschwindend klein ist die Zahl der nur halbwegs durchkontrollierten Arzneistoffe, obwohl dauernd auf Rezeptverordnung unzählige aus den Apotheken wandern (Diehl 1911).

In der Königlichen Heilanstalt Weinsberg verwendete man die üblichen Schlaf- und Beruhigungsmittel, wie Veronal, Trional, Paraldehyd, Opium, Morphium, Dormiol, Hyoscin, Chloralhydrat, Digalen u. a. Brom zeigte bei Epileptikern recht gute Erfolge. 1910 bekamen von 104 aufgenommenen Patienten 55 Medikamente, allerdings nur 20 über längere Zeit und regelmäßig, 35 selten oder ab und zu (bei Erregungszuständen).

Zwangsmittel und Isolierung

Unter Zwangsmitteln verstanden unsere psychiatrischen Vorfahren in Weinsberg feuchte Packungen. Ansonsten waren keine mechanischen Beschränkungen gestattet.

Die feuchten Wickel — als einzige mechanische Beschränkung nur selten und ungern in Weinsberg angewendet — wurden meist in Verbindung mit Dauerbädern verordnet, wenn diese allein dem Patienten keine Beruhigung brachten. Bei den Aufnahmen des Jahres 1910 kam es innerhalb von 4 Jahren nur bei 12 Patienten zur Anwendung feuchter Packungen, worin sie unter ständiger Beaufsichtigung maximal 1—2 h verblieben und bei Widerstreben sofort herausgeholt werden mußten. Außerdem wurden die Kranken meist nur einmal, in Ausnahmefällen höchstens bis zu dreimal, dieser Behandlung ausgesetzt, was negative Wirkungen (anstatt Beruhigung Steigerung der Erregung, Entstehen von Angst u.ä.) weitgehend verhinderte und mit dem Prinzip der „freien Behandlung" noch zu vereinbaren war.

Die Isolierung, die Griesinger (1872) noch als Mittel beschreibt, das im Sinne des „non-restraint-system" bei erregten Kranken Zwangsmaßnahmen vermeiden helfe, entwickelte sich bis zur Jahrhundertwende zu einem Streitpunkt in der Psychiatrie. Die Schäden der Dauerisolierungen, wie Vereinsamung, Verwahrlosung etc., waren bekannt; aber nun wollte man auch den nur kurzzeitigen Isolierungen keine Berechtigung mehr zusprechen.

In Weinsberg entschied man sich dennoch für den Bau von Isolierzimmern. In den ersten Jahren konnte man aber auf ihren Gebrauch verzichten und erst im Jahresbericht von 1908 wird von seltenen und vorübergehenden Isolierungen berichtet, die sich durch die Anhäufung von unruhigen Kranken nicht mehr verhindern ließen. Auch in den weiteren Jahren bis 1914 isolierte man nur in vereinzelten Fällen.

Arbeits- und Beschäftigungstherapie

Um die Jahrhundertwende zählte die Arbeits- und Beschäftigungstherapie neben der Bett- und Bäderbehandlung zu den wichtigsten allgemein anerkannten Heilmitteln der Psychiatrie. Es bildeten sich nach und nach einige Grundregeln für die Anwendung von Arbeit und Beschäftigung als Therapie heraus. Zunächst einmal war die Voraussetzung zum Gelingen der Behandlung der freie Wille des Kranken, sich zu beschäftigen. Es sei nutzlos, ihn zu zwingen. Dagegen könne man durch wiederholte Aufforderungen und durch Belohnung und Anreizen zum Ziel kommen. Außerdem sei auf eine stufenweise Durchführung der Arbeits- und Beschäftigungstherapie — von leichteren zu schwereren Arbeiten und von kürzerer zu längerer Arbeitszeit — zu achten. Als notwendig erachtete man auch ausreichende Erholungspausen und Unterhaltungsangebote nach der Arbeit. Überhaupt sollte nie der Eindruck entstehen, daß die Kranken als Arbeitskräfte ausgebeutet würden. Deshalb sei bei allen Arbeiten, die der Ökonomie der Anstalt zugute kamen, der Schwerpunkt nicht auf den Wert der Beschäftigung zu legen, sondern vorrangig auf den Wert für den Patienten selbst. Nach und nach entwickelte sich ein breites Arbeitsangebot.

Es muß aber vermerkt werden, daß die Arbeitslust der Kranken durchschnittlich sehr gering war und die Möglichkeit, auch ohne irgendwelche Arbeitsleistung verhältnismäßig behaglich dahinleben zu können, doch viele Kranke zum Nichtstun verführt. Da entsprechend der freien Behandlung keine Nötigung zur Arbeit ausgeübt wird und bei der Güte der gewöhnlichen Beköstigung die Kostzulagen keinen besonderen starken Anreiz bieten, da von den Unterhaltungen und den wenigen Genußmitteln, die bei völligem Ausschluß des Alkohols gereicht werden können, auch die arbeitsunlustigen Kranken nicht ausgeschlossen werden, wirkt als Ansporn zur Arbeit neben der ärztlichen Aufmunterung in der Hauptsache nur das gute Beispiel der anderen Pfleglinge, welches natürlich bei der Verringerung der Zahl der beschäftigten Kranken weniger wirksam wird. Es scheint auch, daß die durch den Umfang der Arbeit bedingte Selbständigkeit der Arbeitsbetriebe und die mangelnde Neigung einzelner Werkführer zur Beteiligung an den Aufgaben der Krankenpflege ungünstig wirken (Jahresbericht 1913).

Fazit

Unser Rückblick auf die ersten Jahre der Weinsberger Heilanstalt läßt eine erstaunlich humanitäre Einstellung zu den Kranken erkennen. Der Umgang mit den Patienten beruhte auf dem sog. „non-restraint-system" mit der Forderung nach größtmöglicher Bewegungsfreiheit (keine Gitter, absoluter Verzicht auf mechanische Beschränkungen) und auf der konsequenten Anwendung rein therapeutischer Maßnahmen. Von einer Verwahrpsychiatrie im üblichen Sinne kann man daher keinesfalls sprechen.

So zeigt sich ein insgesamt erfreuliches Bild, das im Verlaufe der Jahre allerdings durch die Zunahme der sog. unheilbar Kranken und die im Grunde minimalen therapeutischen Möglichkeiten der damaligen Zeit mehr und mehr getrübt wurde.

Unter diesen Umständen ist es bewunderungswürdig, wie man trotzdem am Prinzip der möglichst freien Behandlung festhielt. Der Direktor war nicht bereit, die Patienten in ihrer Bewegungsfreiheit einzuschränken, um eventuelle Entweichungen zu verhindern, die doch des öfteren zu beklagen waren. Gerade bei der damals in Mode kommenden Bett- und Bäderbehandlung kann man sich gut vorstellen, wie schwierig es gewesen sein muß, die Kranken ruhigzuhalten. Dennoch kamen keinerlei Zwangsmittel zur Anwendung, wie man sie aus früherer (z. B. Zwangsstuhl) oder aus späterer Zeit (z. B. Zwangsjacke) kennt. Bemerkenswert ist ferner die intensive Kontrolle durch die vorgesetzte Behörde in Stuttgart (häufige, aber unangemeldete Visitationen, bei denen auch die Patienten ihre Klagen vorbringen konnten), die sicherstellen sollten, daß trotz dieser doch sehr schwierigen Umstände das Betreuungsniveau erhalten blieb und aufkommende Mißstände sofort erkannt und behoben werden konnten. Nun hat sich „Psychiatrie" damals durchaus nicht im luftleeren Raum abgespielt. Behandlungs- und Unterbringunsmethoden, insbesondere die Problematik der zwangsweisen Behandlung psychisch Kranker, waren damals erbittert diskutierte Streitpunkte in psychiatrischen Fachkreisen und in der Öffentlichkeit. Immer wieder wurde auf Mißstände i. allg. und auf vermeintlich widerrechtlich in Irrenanstalten verbrachte Menschen im einzelnen hingewiesen. Zum Zwecke der Durchsetzung einer Psychiatriereform wurde der „Deutsche Verein für Irrenrechtsreform" gegründet, der eine eigene Zeitschrift herausgab und in Anspruch und Zielen mit unserer „Deutschen Gesellschaft für Soziale Psychiatrie" durchaus zu vergleichen ist.

Im ganzen zeigt sich also das lebendige Bild einer Wissenschaft, in der kontrovers diskutiert wurde, die in aller Munde war, aus der in kurzen Abständen neue Erkenntnisse über Entstehung, Verlauf und Prognose psychischer Erkrankungen kamen und in der darauf aufbauende therapeutische Verfahren wie Modeerscheinungen wechselten.

Die geschilderten Beispiele für die therapeutische Arbeit einer deutschen Heilanstalt um die Jahrhundertwende bedürfen keines weiteren Kommentars; sie sprechen für sich. Sie regen allerdings zum Nachdenken über unser heutiges Verständnis von Psychiatrie an und sind ggf. auch lehrreich für das, was wir in der Zukunft zu erwarten haben:

1. Psychiatrische Institutionen sind nicht an sich therapiefeindlich; sie werden von unfähigen Mitarbeitern und entsprechend von vorgesetzten Behörden erst dazu gemacht.

2. Eine patientenorientierte Betreuung, therapeutischer Elan, hängt immer von einem bzw. wenigen ab, die durchsetzungsfähig und mit entsprechenden Machtbefugnissen ausgestattet sein müssen. Optimale Verhältnisse haben wir dann, wenn solche Leute sowohl im Krankenhaus selbst als auch in der vorgesetzten Behörde tätig sind.

3. Gute Psychiatrie hängt nur z.T. von baulichen Verhältnissen und therapeutischen Programmen ab. Im Mittelpunkt steht immer die humanitäre Einstellung der psychiatrisch Tätigen.

4. Eine behandlungsorientierte rehabilitative Psychiatrie hängt nicht allein vom Fortschritt der medikamentösen Behandlung ab. Gute Psychiatrie gibt es auch ohne Medikamente; schlechte Psychiatrie auch trotz (bzw. wegen) der Medikamente.

5. Viele therapeutische Verfahren sind Modesache. Ein guter Kern, der in allen therapeutischen Ansätzen stecken mag, wird im Verlaufe der Zeit leicht zu einem Allheilmittel stilisiert und damit pervertiert. Das war um die Jahrhundertwende mit der Betten- und Bäderbehandlung so, später bei der Elektrokonvulsionsbehandlung, heute möglicherweise bei der medikamentösen Behandlung bzw. bei bestimmten psychotherapeutischen Verfahren. Vielleicht sollte man einmal darüber nachdenken, welche unserer heutigen Behandlungsverfahren in 100 Jahren noch allgemein akzeptiert sind und über welche unsere psychiatrischen Nachfahren sich vermutlich lustig machen werden.

6. Die Zu- bzw. Abwendung zu bzw. von bestimmten gesellschaftlichen Grundfragen – und dazu gehört auch der Umgang mit psychisch Kranken – verläuft schub- bzw. wellenförmig. Im Hinblick auf unsere eigene psychiatrische Zukunft sollten wir uns mehr Gedanken darüber machen, von welchen gesellschaftlichen oder politischen Bedingungen ein solcher Verlauf abhängig ist, damit wir rechtzeitig bemerken, wenn es wieder in ein Wellental hinabgeht.

Literatur

Adam HA (1928) Über Geisteskrankheiten in alter und neuer Zeit. Ein Stück Kulturgeschichte in Wort und Bild. Rath, Regensburg

Diehl A (1911) Erfahrungen über einige Arzneimittel in der Hand eines Nervenarztes. Monatsschr Psychiatr Neurol 29:450–471

Ernst K (1983) Geisteskrankheit ohne Institution. Eine Feldstudie im Kanton Fribourg aus dem Jahre 1875. Schweiz Arch Neurol Neurochir Psychiatr 133:239–262

Griesinger W (1872) Psychiatrische Abhandlungen, Bd 1. Berlin. (Unveränderter Nachdruck Amsterdam: Bonset, 1968)

Königliche Heilanstalt Weinsberg: Jahresberichte 1910, 1913

Kraepelin E (1918) Hundert Jahre Psychiatrie. Ein Beitrag zur Geschichte menschlicher Gesittung. Springer, Berlin

Simon H (1929) Aktivere Krankenbehandlung in der Irrenanstalt. De Gruyter, Berlin

Statut der Staatsirrenanstalten in Württemberg von 1899

Weygandt D (1902) Atlas und Grundriß der Psychiatrie. In: Lehmanns Medizinische Handatlanten, Bd 27. J. F. Lehmann, München

3.5 Dosierung von Neuroleptika

S. Sieberns

Seit der Einführung der Neuroleptika 1952 wurde eine große Anzahl psychotischer Patienten neuroleptisch behandelt. Trotzdem ist die Frage, in welcher Dosierung Neuroleptika im Einzelfall anzuwenden sind, noch immer nicht ausreichend wissenschaftlich begründet zu entscheiden (McIntyre u. Gershon 1985).

Die Höhe der neuroleptischen Dosierung wird seit der Einführung des Chlorpromazins diskutiert und unterschiedlich gewertet. Delay u. Deniker (1971) empfahlen 1952 zur Behandlung von Patienten mit akuten schizophrenen Syndromen eine Dosierung von 100 – 150 mg Chlorpromazin täglich. Schon 1953 wurden von Staehelin u. Kielholz sowie 1954 von Labhardt Dosierungen von 300 – 500 mg Chlorpromazin genannt. Kurze Zeit später wurden bereits Dosierungen bis zu 5 g täglich angewendet (Carillo Broatch).

In der Folgezeit wurden Begriffe wie „neuroleptische Digitalisierung" (Müller 1962), „Rapid Digitalization" (Donlon u. Tupin 1974), „schnelle Neuroleptisierung", „Hochdosierung" und „Megadosierung" (Donlon 1976; Malm u. Dencker 1980) im Vergleich zur „Standarddosierung" oder „Erhaltungsdosis" verwendet. Die Definition dieser Begriffe fällt heute noch schwer und ist uneinheitlich. So unterliegt die sog. „Standarddosierung" – die auf den von den Herstellern angegebenen Durchschnittsdosierungen beruhen (Donlon 1976) – einem ständigen Wandel. Es betrugen z. B. die Angaben für die Durchschnittsdosierung von Fluanxol noch 1972 bei Patienten mit paranoid-halluzinatorischer Schizophrenie bis zu 3 mg täglich, während heute weitaus höhere Dosierungen empfohlen werden. So liegt die durchschnittliche wirksame Tagesdosis zur Behandlung akuter schizophrener Syndrome bei 20 – 60 mg Fluanxol.

Ziel der hochdosierten Anwendung von Neuroleptika war eine Steigerung der Effizienz, die nach den Ergebnissen kontrollierter Studien bis 1970 zwischen 60 und 80% lag (Platz u. Hinterhuber 1981). Durch die tatsächliche oder vermeintliche Zunahme später extrapyramidaler Hyperkinesen, die u. a. auf die längerfristige hochdosierte Anwendung von Neuroleptika zurückgeführt wird, ist die Dosierung der Neuroleptika Anfang dieses Jahrzehnts erneut in den Mittelpunkt des Interesses gerückt worden (Baldessarini u. Davis 1980).

Ich möchte jetzt auf einige für die Dosierung von Neuroleptika wichtige Bedingungen eingehen. Voraussetzung für die Wirksamkeit und Verträglichkeit eines Neuroleptikums ist dessen Konzentration an den jeweiligen Rezeptoren. Die aber ist abhängig von zahlreichen, teilweise substanzspezifischen, biochemischen, pharmakogenetischen und pharmakokinetischen Faktoren, wie z. B.

Aktuelle Kernfragen in der Psychiatrie
Herausgegeben von F. Böcker und W. Weig
© Springer-Verlag Berlin Heidelberg 1988

Affinität der Substanz zu bestimmten Rezeptoren. interindividuelle Unterschiede in der Metabolisierung, die verabreichte Dosis, Eiweißbindung, Verteilung und Ausscheidung, also von der Bioverfügbarkeit.

Neuroleptika beeinflussen verschiedene Transmittersysteme, wie das dopaminerge, α-adrenerge, cholinerge, serotonerge, histaminerge und Gaba-erge System (Tabelle 1). Die Unterschiede in den Wirkungsspektren der Neuroleptika könnten mit differenten zentralen Angriffspunkten erklärt werden. So haben Richelson (1984), Hyttel (1978, 1982), Hyttel et al. (1983), Ungerstedt et al. (1985), Ljungberg (1986) und Jenner (1986) eine unterschiedliche Bindungsaffinität der verschiedenen Neuroleptika an die postsynaptischen D_1- und D_2-Rezeptoren gefunden, die eine Klassifizierung der Dopaminrezeptoren in die Subtypen D_1 und D_2 ermöglichen (Tabelle 2). Die Blockade der postsynaptischen D_2-Rezeptoren — besonders im Nucleus caudatus — scheint wesentlich für die antipsychotische Wirksamkeit, aber auch für einen Teil der Nebenwirkungen der Neuroleptika zu sein, während eine Beeinflussung der D_1-Rezeptoren möglicherweise eine „supersensitivity" des dopaminergen Systems verhindert bzw. erschwert. Die Supersensitivität der Dopaminrezeptoren scheint eine wesentliche Mitursache später extrapyramidaler Hyperkinesen und verantwortlich für die Reboundpsychosen zu sein (Chouinard 1982). Damit können auch die Wirkungsmechanismen der typischen und atypischen Neuroleptika und mögliche Unterschiede bei der Häufigkeit tardiver Dyskinesien erklärt werden. Die Butyrophenone blockieren offensichtlich nur die postsynaptischen D_2-Rezeptoren, während Phenothiazine schwach den D_1- und stärker den D_2-Rezeptor und die Thioxanthene beide Dopaminrezeptoren gleich stark blockieren. Cis-Flupentixol ist z.B. ein potenter Blocker beider Rezeptoren. Daneben erscheint die unterschiedliche Beeinflussung des cholinergen und Gaba-ergen Systems durch

Tabelle 1. Nebenwirkungen und Arzneimittelinteraktionen von Neuroleptika durch Rezeptorblockade. (Nach Richelson, 1985)

Rezeptorblockade	Nebenwirkung/Interaktion
antidopaminerg	extrapyramidal-motorische Bewegungsstörungen, Dyskinesie, Parkinsonismus, Akathisie, tardive Dyskinesie, Rabbit-Syndrom, endokrine Effekte (Prolaktin-Erhöhung) = Galaktorrhoe, Gynäkomastie, Menstruationsstörungen, sexuelle Dysfunktion
antimuskarinerg (anticholinerg)	Akkommodationsstörungen, Exazerbation von Engwinkelglaukom, Mundtrockenheit, Sinustachykardie, Konstipation, Harnretention, Sprachstörungen, Gedächtnisstörungen
antihistaminerg (H_1)	Sedation, Benommenheit, Hypotension (?), Gewichtszunahme (?), Potenzierung zentraldämpfender Pharmaka
anti-α_1-adrenerg	posturale Hypotension (Orthostasesyndrom), Schwindel, Potenzierung von Prazosin
anti-α_2-adrenerg	Blockade der antihypertensiven Wirkung von Clonidin, Guanabenz und Methyldopa

Tabelle 2. Folgewirkungen Neuroleptika-bedingter Blockade des dopaminergen Systems

D_1-Rezeptoren	D_2-Rezeptoren	
	D_2A	D_2B
1. Nicht reversibel durch Anticholinergika (weniger Wirksamkeit der APM)	1. Antipsychotische Wirkung	1. Stärkere EPS
2. Keine Supersensitivität (weniger oder keine TD)	2. Weniger EPS	
3. Keine Toleranz	3. Stärkere Prolaktinfreisetzung	
4. Geringere Prolaktinfreisetzung	4. Wirkung auf serotonerges System	
5. Mehr akute EPS (in Relation zu 1 u. 2)		

Butyrophenone	$D_2A + D_2B$
Sulpirid	D_2A
Thioxanthene	D_1 (40%) $+ D_2A$ u. D_2B
Phenothiazine	D_1 (10 – 20%) $+ D_2A$ u. D_2B

die einzelnen Neuroleptika wichtig für die Wirksamkeit, besonders aber auch für die Verträglichkeit. Das weitgehende Fehlen extrapyramidaler Reaktionen bei guter antipsychotischer Wirksamkeit von Clozapin wird erklärt mit schwacher D_2-Aktivität und deutlicher Blockade cholinerger Rezeptoren im Striatum. Clozapin besitzt in dieser Hinsicht eine gewisse Ähnlichkeit mit Thioridazin.

Neuroleptika liegen im Plasma in ungebundener freier Form und in Eiweißbindung vor. Die Bindung an Plasmaproteine ist bei den meisten Neuroleptika hoch. Proteingebundene Neuroleptika durchdringen nicht die Zellmembran und passieren damit auch nicht die Blut-Hirn- oder die Plazentaschranke. Für die Wirkung eines Neuroleptikums ist das Verhältnis von proteingebundenen und nichtproteingebundenen Anteilen wichtig. Die Höhe der Proteinbindung beeinflußt auch die Wirkungsdauer. Neuroleptika-Proteinkomplexe werden nicht metabolisiert. Die Proteinbindung hat also eine gewisse Speicherfunktion. Die frei im Plasma gelöste Neuroleptikafraktion ist difundibel, pharmakologisch aktiv und kann metabolisiert und ausgeschieden werden. Sie steht mit der pharmakologisch inaktiven proteingebundenen Fraktion im Gleichgewicht. Die Proteinbindung ist reversibel und abhängig von der Plasmakonzentration der ungebundenen Fraktion. Nimmt diese ab, so wird das Gleichgewicht durch Freisetzung aus dem proteingebundenen Anteil wieder hergestellt. Die Absorptionsgeschwindigkeit und die Verteilungshalbwertszeit bestimmen den Wirkungseintritt und teilweise auch die Nebenwirkungen. Die Eliminationsgeschwindigkeit wird in der sog. Eliminationshalbwertszeit ausgedrückt. Sie gibt an, wann ein bestimmtes Medikament zu 50% aus einem Kompartiment eliminiert wird. Diese Größe erlaubt eine Aussage über die Wirkungsdauer eines bestimmten Medikamentes und ist für eine bestimmte Substanz und für einen bestimmten Organismus konstant. Von Bedeutung ist, ob die Eliminationshalbwertszeit nach einmaliger Gabe oder Dauertherapie bestimmt wird. Im ersten Fall wird sie in starkem Maße von der Verteilung des Pharmakons in die verschiedenen Kompartimente bestimmt, während sich bei chronischer Gabe ein Steady state, d. h. ein Gleichgewicht zwischen Zufuhr und Ausscheidung der Substanz eingestellt hat. Ein Steady state oder Fließgleichgewicht wird nach etwa 5 Eliminationshalbwertszeiten erreicht.

Die Korrelation der Plasmakonzentration mit der klinischen Wirksamkeit der Neuroleptika, d. h. das sog. therapeutische Fenster ist mit sehr kontroversen Ergebnissen in den letzten Jahren von mehreren Arbeitskreisen untersucht worden. Die Höhe der Plasmakonzentration zeigt bei gleicher Dosierung der Neuroleptika große interindividuelle Unterschiede bis um den Faktor 40.

Gründe für diese hohen Schwankungen in der Plasmakonzentration von Neuroleptika bei gleicher Dosierung sind die großen Unterschiede in der interindividuellen Bioverfügbarkeit (Tabelle 3), pharmakogenetisch bedingte Unterschiede in den Metabolisierungsraten, Geschlecht, möglicherweise auch Körpergewicht, der Abbau des Neuroleptikums zu neuroleptisch aktiven Metaboliten mit anderer Pharmakokinetik (z. B. Haloperidol/Hydroxyhaloperidol), Interaktionen mit anderen Medikamenten und Nahrungsmitteln und die Vormedikation bzw. der Applikationsweg. So unterliegt der First-pass-Metabolismus von Patient zu Patient erheblichen Unterschieden. Außerdem kann das Alter der Patienten die Plasmawerte beeinflussen. Tune (1980) erwähnt relativ höhere Plasmakonzentrationen bei Patienten über 55 Jahren. Von zahlreichen Nahrungsmitteln, wie Kaffee, Tee, Fruchtsäften und Milch ist bekannt, daß sie die Resorption der Neuroleptika u. a. durch Bildung schwerlöslicher Komplexe beeinflussen können, aber auch wie Koffein Neuroleptika an den Rezeptoren verdrängen (Mikkelsen 1978; Cheeseman u. Neal 1981; Lasswell et al. (1984). McCreadie et al. (1984) konnten signifikante Unterschiede in der Höhe der Plasmakonzentration abhängig von der Vormedikation, aber auch vom Applikationsweg nachweisen. Pimozide z. B. erniedrigte und oral gegebenes Flupentixol erhöhte die nachfolgenden Haloperidolspiegel jeweils signifikant. Haloperidol, Fluphenazin, Chlorpromazin und Zuclopenthixol sind Neuroleptika, die in den vergangenen Jahren von mehreren Arbeitsgruppen hinsichtlich der Korrelation Plasmakonzentration/klinische Wirksamkeit untersucht worden sind

Tabelle 3. Orale Bioverfügbarkeit verschiedener Neuroleptika in Prozent

Neuroleptikum	Orale Bioverfügbarkeit in %	Untersucher
Levomepromazin	53 (33 – 74)	Dahl (1976)
Perphenazin	39 (15 – 99)	Hansen et al. (1976)
Sulpirid	36 (14 – 63)	Wiesel et al. (1980)
Zuclopenthixol	44	Unveröffentl. Mitteilung – Lundbeck (1985)
Cis-(Z)-Flupenthixol	55 (48 – 60)	Jørgensen (1980)
Haloperidol	50 (30 – 59) 60 (44 – 74)	Forsman et al. (1976)
Bromperidol	ca. 50	Tischio et al. (1981)

Tabelle 4. Korrelation zwischen Haloperidol-Plasmakonzentration und klinischer Besserung. (Nach Ortiz u. Gershon 1986)

Studie	Dosierung	Behand-lungsdauer (Wochen)	Patienten-zahl	Therap. Bereich d. Plasmakonz. (ng/ml)
Smith et al.	fix	3	26	5 − 14
Magliozzi et al.	variabel	3	17	8 − 17,7
Mavroides et al.	fix	2	13	4,2 − 11
Extein et al.	variabel	4	18	5 − 15
Potkin et al.	fix	6	43	4 − 26
Smith et al.	fix	3	27	7 − 17
Miller et al.	variabel	3	21	15 − 40
Smith et al.	fix	3	34	6,5 − 16,5

(Tabelle 4). Diese Untersucher fanden einen deutlichen Zusammenhang zwischen Haloperidol-Plasmakonzentration und Wirksamkeit.

Zahlreiche Publikationen aus dem französischen und angelsächsischen Sprachraum über die hochdosierte Anwendung von Neuroleptika haben im vergangenen Jahrzehnt bei uns und auch in anderen Ländern zur hochdosierten Anwendung von Neuroleptika geführt. Sie waren aber auch Anlaß dafür, daß besonders in Skandinavien, aber auch in der Bundesrepublik Deutschland, einige methodisch besser angelegte Studien zu diesem Fragenkomplex durchgeführt worden sind. Von besonderem Interesse war bei diesen Untersuchungen, ob durch die hochdosierte Therapie mit höherpotenten Neuroleptika ein günstigerer Verlauf der Psychose und damit auch eine Verkürzung der Behandlungszeit und der Aufenthaltsdauer in der Klinik erreicht werden könne. In den Untersuchungen bis 1976 wurde dies überwiegend bejaht. Eine genaue Durchsicht dieser Arbeiten offenbart aber eine Reihe methodischer Fehler.

1. Bei diesen Studien ist nicht immer eine Standarddosierung mit einer Hochdosierung verglichen worden.

2. Kontrollgruppen erhielten häufig Neuroleptika in Dosierungen, die unter der Standarddosierung lagen.

3. Die Zuteilung der Patienten zu den einzelnen Behandlungen erfolgte nur sehr selten unter dem Aspekt der Vergleichbarkeit hinsichtlich Schwere der Erkrankung und möglicher Therapieresistenz.

4. Auch das Alter der Patienten und die Dauer der Erkrankung blieben nicht selten unberücksichtigt. Auf die Bedeutung des Alters der Patienten und die Erkrankungsdauer für die Hochdosierung von Neuroleptika machten Gardos et al. (1973) aufmerksam. Sie konnten nachweisen, daß mit der hochdosierten Anwendung von Neuroleptika bei therapieresistenten Schizophrenen die günstigsten Ergebnisse dann erreicht wurden, wenn die Patienten unter 40 Jahre alt und weniger als 10 Jahre lang erkrankt waren.

5. Von einigen Untersuchern wurden unzulässigerweise die Ergebnisse der hochdosierten Anwendung von Neuroleptika bei chronisch schizophrenen Patienten auf solche mit einer akuten Schizophrenie übertragen.

6. In zahlreichen Arbeiten fehlten Kontrollgruppen.

Seit 1980 sind mehrere Studien zur hochdosierten Anwendung von Neuroleptika vorgelegt worden, die eher heutigen Ansprüchen genügen.

Zu erwähnen sind die Studien von Bjørndal et al. (1980), Dencker et al. (1981), Rimón et al. (1981), Tegeler et al. (1982) und Neborsky et al. (1981). Die Ergebnisse dieser Untersuchungen zeigten keine Überlegenheit der Hochdosierung gegenüber der Standarddosierung.

In einer offenen, multizentrisch angelegten Studie (Sieberns 1986) sollte versucht werden, die zur schnellen Remission akuter psychotischer Symptome notwendige Dosierung von Benperidol in Abhängigkeit von der Schwere der Erkrankung, Begleitmedikation und Verträglichkeit zu ermitteln. Einbezogen wurden 313 Patienten mit verschiedenen schizophrenen Syndromen im Alter zwischen 17 und 86 Jahren, die auf Aufnahmestationen von 29 psychiatrischen Landes- und Bezirkskrankenhäusern behandelt wurden. Die Patienten erhielten täglich weniger als 9 bis mehr als 100 mg Benperidol. Die Durchschnittsdosen lagen bei männlichen Patienten bei 27 mg und bei Frauen bei 33 mg Benperidol täglich. Bei der Auswertung der Ergebnisse konnte keine Korrelation zwischen der Schwere der Erkrankung und der Dosierung von Neuroleptika und auch nicht zwischen Höhe der Dosierung und Verträglichkeit gefunden werden. Es bestand aber ein signifikanter Zusammenhang zwischen Höhe der Dosierung, Nebenwirkungen und dem behandelnden Arzt. Hier ist allerdings zu berücksichtigen, daß die Zuwendung durch Arzt und Pflegepersonal sowie eine weitere stützende Therapie nicht erfaßt worden sind.

Carpenter (1986) beklagt in einer neuen Arbeit eine Anzahl von Ursachen, die den Arzt veranlassen, Neuroleptika zu häufig, zu hoch dosiert und über einen zu langen Zeitraum zu verordnen. Unter anderem ist dafür die Vielzahl von verschiedenen Dosierungsempfehlungen verantwortlich.

Untersuchungen zur rezidivprophylaktischen Wirksamkeit mit niedrig dosierten Depotneuroleptika sind besonders von der Arbeitsgruppe um Kane und Rifkin, aber auch von Johnson durchgeführt worden (Tabelle 5). Kane et al. (1979, 1983) haben in breit angelegten und doppelblind durchgeführten Studien die Wirksamkeit und die Verträglichkeit von Fluphenazindecanoat in niedriger Dosierung von 1,25 − 5,00 mg alle 2 Wochen mit einer Standarddosierung von 12,5 − 50 mg alle 2 Wochen bei ambulanten Patienten verglichen. Die Rezidivrate bei einer Beobachtungsdauer von 1 Jahr betrug für die niedrige Dosierung 56% und für die Standarddosierung 7%. Trotz dieser signifikant höheren Rezidivrate unter der niedrigen Dosierung sahen die Untersucher im Hinblick auf die Lebensqualität der Patienten einen Vorteil. Die Rezidive ließen sich durch die Anhebung der Dosierung relativ leicht und in vielen Fällen auch ohne stationäre Wiederaufnahme behandeln. Bei diesen Patienten fanden sich signifikant weniger Zeichen für die Entwicklung einer tardiven Dyskinesie als bei denen, die mit einer Standarddosierung behandelt worden waren. Marder et al. (1984) hatten den Eindruck, daß Patienten mit tardiver Dyskinesie höhere Plasmakonzentrationen als Patienten ohne tardive Dyskinesie bei gleichem Neuroleptikum und gleicher Dosierung haben. In einer 1984 vorgelegten Untersuchung kommt Kane zu dem Ergebnis, daß nach Gabe von 2,5 − 10 mg Fluphenazindecanoat alle 14 Tage die Rezidivrate nach einer Beobachtungszeit von 1 Jahr auf 20% gesenkt werden konnte. Übersichten über die Ergebnisse der

Tabelle 5. Neuroleptische Dosierung und Rezidivprophylaxe

Neuroleptikum	Patientenzahl/ Diagnose/Methode	Dosierung	Dauer	Rezidivhäufigkeit	Beurteilung	Untersucher
Fluphenazindecanoat	57 Pat. chron. Schizophrenie (amb.) offen	1,25 mg − 5 mg/ 14 Tage	6 Monate	9 Pat. vorzeitig abgebrochen 15 Pat. Rezidiv (26%)		Kane et al. (1979)
Fluphenazindecanoat (Plazebo)	16 Pat. chron. Schizophrenie (amb.) doppelblind gegen Plazebo (8 Pat.)	1,25 − 5 mg/ 14 Tage	6 Monate	Fluphenazin 2 Pat. Plazebo 7 Pat.		Kane et al. (1979)
Fluphenazindecanoat	126 Pat. chron. Schizophrenie (amb.) doppelblind	1,25 − 5 mg vs. 12,5 − 50 mg/ 14 Tage	1 Jahr	56% vs. 7%	Niedrige Dosis = deutlich weniger EPMS, weniger Frühzeichen von TD − Bessere Lebensqualität Rezidive leicht	Kane et al. (1983)
Fluphenazindecanoat	50 Pat. chron. Schizophrenie (amb.)	5 mg vs. 25 mg/14 Tage			Niedrige Dosis = weniger Akathisie, Verlangsamung, EPMS	Marder et al. (1984)
Fluphenazindecanoat		durchschnittl. 4 mg vs. 20 mg/14 Tage	1 Jahr	23% vs. 25%	Niedrige Dosis = deutlich weniger Parkinsonoid, Akinese	Hogarty (1984)
Fluphenazindekanoat		2,5 − 10 mg/ 14 Tage	1 Jahr	20%	4 − 5 mg rezidivprophyl. wirksame Mindestdosis Fl. alle 14 Tage	Kane et al. (1984)
Fluphenazindekanoat (Plazebo)	28 Pat. Zustand nach 1. schizophr. Episode	12,5 − 50 mg/ 14 Tage oder 5 − 20 mg Flup. oral/tägl. oder Plazebo	1 Jahr Follow up 3,5 Jahre	11 Pat. Neuroleptika kein Rezidiv 17 Pat. Plazebo = 7 18 Pat. 2. Schub 14 Pat. 3. Schub		Kane et al. (1982)

Untersuchungen zum Vergleich Niedrigdosierung:Standarddosierung sind von van Putten u. Marder (1986) und von Kane et al. (1986) erschienen.

Die von zahlreichen Untersuchern vorgelegten Befunde zur Dosierung und Wirksamkeit von Neuroleptika lassen erkennen, daß eine Standarddosierung nicht festgelegt werden kann. In jedem Einzelfall muß sich an eine wirksame Dosierung herangetastet werden.

Bei vorsichtiger Bewertung der bisher zur Dosierung von Neuroleptika bekannten Literatur läßt sich zusammenfassend sagen, daß sich zur Therapie akut schizophrener Syndrome mittlere und höhere Dosierungen der verschiedenen Neuroleptika bewährt haben. Diese Behandlung sollte i. allg. nicht länger als über einen Zeitraum von 10−14 Tagen durchgeführt werden. Zur Stabilisierung der Remission und zur Rezidivverhütung muß im Interesse der Patienten die geringstmögliche Dosierung angewendet werden.

Literatur

Baldessarini RJ, Davis JM (1980) What is the best maintenance dose of neuroleptics in schizophrenia. Psychiatry Res 3:115−122

Bjørndal N, Bjerre M, Gerlach J, Kristjansen P, Magelund G, Oestrich IH, Waehrens J (1980) High dosage haloperidol therapy in chronic schizophrenic patients: A double-blind study of clinical response, side effects, serum haloperidol, and serum prolactin. Psychopharmacology 67:17−23

Carpenter W (1986) Early targeted pharmacotherapeutic intervention in schizophrenia. J Clin Psychiatry 47:23−29

Cheeseman HJ, Neal MJ (1981) Interaction of chlorpromazine with tea and coffee. Br J Pharmacol 12:165−169

Chouinard G (1982) Neuroleptic-induced supersensitivity psychosis. In: De Veaugh-Geis J (eds) Tardive dyskinesie and related involuntary movement disorders. John Wright, Boston

Dahl SG (1976) Pharmacokinetics of methotrimeprazine after single and multiple doses. Clin Pharmacol Ther 19:435−442

Delay J, Deniker P (1971) Méthodes chimicothérapiques en psychiatrie. Les nouveaux médicaments psychotropes, Vol 1. Masson, Paris, p 189

Dencker SJ, Enoksson P, Johansson R, Lundin L, Malm U (1981) Late (4−8 years) outcome of treatment with megadoses of fluphenazine enanthate in drug-refractory schizophrenics. Acta Psychiatr Scand 63:1−12

Donlon PT (1976) High dosage neuroleptic therapy. Int Pharmacopsychiatry 11:235−245

Donlon PT, Tupin JP (1974) Rapid 'digitalization' of decompensated schizophrenic patients with anti-psychotic agents. Am J Psychiatry 131:310−312

Extein J, Augusthy KA, Gold MS et al. (1982) Plasma haloperidol levels and clinical response in acute schizophrenia. Psychopharmacol Bull 21:59−61

Forsman A, Öhman R (1976) Pharmacokinetic studies on haloperidol in man. Curr Ther Res 20:319−336

Gardos G, Cole JO, Orzack MH (1973) The importance of dosage in antipsychotic drug administration. Psychopharmacologia 29:221−230

Hansen CE, Christensen TR, Elley J et al. (1976) Clinical pharmacokinetic studies of perphenazine. Br J Clin Pharmacol 3:915−923

Hogarty GE (1984) Depotneuroleptics: The relevance of psychosocial factors − a United States prospective. J Clin Psychiatry 45:36−42

Hyttel J (1978) A comparison of the effect of neuroleptic drugs on the binding of ^{3}H-haloperidol and ^{3}H-cis(Z)-flupenthixol and on adenylate cyclase activity in rat striatal tissue in vitro. Prog Neuro-Psychopharmacol Biol Psychiatry 2:329−335

Hyttel J (1982) Preferential labelling of adenylate cyclase coupled dopamine receptors with thioxanthene neuroleptics. In: Kohsaka M et al. (eds) Advances in the biosciences, advances in dopamine research. Pergamon Press, Oxford

Hyttel J, Christensen AV, Arnt J, Svendsen O (1983) Neuroleptics. New experimental findings on receptor mechanisms, antipsychotic effect and dyskinesia. Clopixol-Symposion. Eigenverlag, Lundbeck AG Zürich

Jenner P (1986) Dopamine D-1 and D-2 receptor in brain – clinical implication. In: Rafaelsen OJ, Christensen AB (eds) What can basic biological do for the treatment of acute psychosis? Eigenverlag, Lundbeck AG Kopenhagen

Johnson DAW (1984) Observations on the use of long-acting depotneuroleptic injections in the maintenance therapy of schizophrenia. J Clin Psychiatry 5:13−21

Jørgensen A (1980) Pharmacokinetic studies in volunteers of intravenous and oral cis(Z)-flupentixol and intramuscular cis(Z)-flupentixoldecanoate in viscoleo. Eur J Clin Pharmacol 18:355−360

Kane JM (1984) Dosage reduction strategies in the long-term treatment of schizophrenia. In: Kane JM (ed) Drug maintenance strategies in schizophrenia. American Psychiatric Press, Washington, D.C.

Kane JM, Rifkin A, Quitkin F et al. (1979) Low dose fluphenazine decanoate in maintenance treatment of schizophrenia. Psychiatry Res 1:341−348

Kane JM. Rifkin A, Quitkin F et al. (1982) Fluphenazine vs. placebo in patients with remitted, acute first-episode schizophrenia. Arch Gen Psychiatry 39:70−73

Kane JM, Rifkin A, Woerner M, Reardon G, Sarantakos S, Schiebel D, Ramos-Lorenzi J (1983) Low-dose neuroleptic treatment of outpatient schizophrenics. Arch Gen Psychiatry 40:893−896

Kane JM, Woerner M, Sarantakos S (1986) Depot neuroleptics: A comparative review of standard, intermediate, and low-dose regimens. J Clin Psychiatry 47:30−33

Labhardt FD (1954) Largactiltherapie bei Schizophrenien und anderen psychotischen Zuständen. Schweiz Arch Neurol Neurochir Psychiatr 73:309

Lasswell WL, Weber SS, Wilkins JM (1984) In vitro interaction of neuroleptics and tricyclic antidepressants with coffee, tea, and gallotannic acid. J Pharmacol Sci 73:1056−1058

Ljungberg T (1986) The dopamine theory – Where are we today? In: Rafaelsen OJ, Christensen AV (eds) What can basic biological do for the treatment of acute psychosis? Eigenverlag, Lundbeck AG Kopenhagen

Magliozzi J, Hollister LE, Arnold KV et al. (1981) Relationship of serum haloperidol levels to clinical response in schizophrenic patients. Am J Psychiatry 138:365−367

Malm U, Dencker SJ (1980) Die Behandlung von akuten Psychosen mit Flupenthixol. In: Kryspin-Exner K, Hinterhuber H, Schubert H (Hrsg) Therapie akuter psychiatrischer Syndrome. Schattauer, Stuttgart

Marder SR, Putten T van, Mintz J et al. (1984) Costs and benefits of two doses of fluphenazine. Arch Gen Psychiatry 41:1025−1029

Mavroidis ML, Hirschowitz J, Kenter J et al. (1983) Clinical response and plasma haloperidol levels in schizophrenia. Psychopharmacology 81:354−356

McCreadie RG, Mackie M, Wiles DH, Jørgensen A, Hansen V, Mezies C (1984) Within-individual variation in steady state plasma levels of different neuroleptics and prolactin. Br J Psychiatr 144:625−629

McIntyre IM, Gershon S (1985) Interpatient variations in antipsychotic therapy. J Clin Psychiatry 46:3−5

Mikkelsen EJ (1978) Caffeine and schizophrenia. J Clin Psychiatry 39:732−736

Miller DJ, Hershey LA, Duffy JP et al. (1984) Serum haloperidol concentrations and clinical response in acute psychosis. J Clin Psychopharmacol 4:305−310

Müller H (1962) Die Bedeutung der Psychotonika für die Praxis. Prakt Arzt 16:323

Neborsky R, Janowsky D, Munson E, Depry D (1981) Rapid treatment of acute psychotic symptoms with high- and low-dose haloperidol. Arch Gen Psychiatry 38:195−199

Ortiz A, Gershon S (1986) The future of neuroleptic psychopharmacology. J Clin Psychiatry 47:5 (Suppl)

Platz T, Hinterhuber H (1981) Die hochdosierte Neuroleptikatherapie. Pharmacopsychiatria 14:141−147

Potkin SG, Shen Y, Zhou S et al. (1985) Does a therapeutic window for plasma haloperidol exist? Preliminary chinese data. Psychopharmacol Bull 21:59−61

Putten T van, Marder SR (1986) Low-dose treatment strategies. J Clin Psychiatry 47:12−16

Richelson E (1984) Neuroleptic affinities for human brain receptors and their use in predicting adverse effect. J Clin Psychiatry 45:331−336

Richelson E (1985) Pharmacology of neuroleptics in use in the United States. J Clin Psychiatry 46:8−14

Rimón R, Averbuch I, Rozick P et al. (1981) Serum and CSF levels of haloperidol by radioimmunoassay and radioreceptor assay during high-dose therapy of resistant schizophrenic patients. Psychopharmacology 73:197−199

Sieberns S (1986) Akut-Behandlung schizophrener Psychosen mit Benperidol. Krankenhausarzt 59:925−930

Smith RC, Baumgartner R, Burd A et al. (1985) Haloperidol and thioridazin drug levels and clinical response in schizophrenia: Comparison of gas-liquid chromatography and radioreceptor drug level assays. Psychopharmacol Bull 21:52−58

Smith RC, Baumgartner R, Misra CH et al. (1984) Haloperidol. Plasma levels and prolactin response as predictors of clinical improvement in schizophrenia: Chemical vs. radioreceptor plasma assays. Arch Gen Psychiatry 41:1044−1049

Smith RC, Vroulis G, Shvartsburd A et al. (1983) RBC and plasma levels and clinical response in schizophrenia. Am J Psychiatry 139:1054−1056

Staehelin JE, Kielholz P (1953) Largatil, ein neues vegetatives Dämpfungsmittel bei psychischen Störungen. Schweiz Med Wochenschr 25:581

Tegeler J, Lehmann E, Quadbeck H et al. (1982) Experimenteller Vergleich niedriger und hoher Haloperidol-Dosen in der Behandlung akut schizophrener Patienten. Arzneimittelforsch 32:887−888

Tischio J, Hetyei N, Patrick J, Killinger J (1981) Determination of bromperidol in human plasma by radioimmunoassay (RIA) methodology. Clin Chem Abstr 27:403

Tune LE (1980) Haloperidol drug level monitoring: Pharmacokinetic and methodologic considerations with special emphasis on radioreceptor assay techniques. In: Ayd FJ (eds) Haloperidol update: 1958−1980. Ayd Medical Communications, Baltimore, Md.

Ungerstedt U, Herrera-Marschitz M, Forster C (1985) Neuroleptic drugs and their action of different neuronal pathways. J Clin Psychiatry 46:34−37

Wiesel FA, Alfredsson G, Ehrnebo M, Sedvall G (1980) The pharmacokinetics of intravenous and oral sulpiride in healthy human subjects. Eur J Clin Pharmacol 17:385−391

3.6 Pharmakogene Behinderung: Zur Problematik der Pharmakotherapie in der Rehabilitation

J.-H. MAUTHE

Einleitung

Der Begriff „Behinderung", der im Zusammenhang mit psychischen Störungen wohl erst seit dem Ende des 2. Weltkrieges gebräuchlich ist (Schwarz u. Michael 1977), ist nicht genuin medizinisch: Er bezeichnet eine Schwäche in der Beziehung zwischen Individuum und Umwelt, die wir als Mangel an sozialer Teilhabefähigkeit beschreiben und von der „Benachteiligung", verstanden als vorenthaltene soziale Teilhabemöglichkeit, zumindest theoretisch, abgrenzen können. Von Behinderungen ist in den letzten Jahrzehnten in der sozialpolitischen, sozialrechtlichen und sozialpsychiatrischen Diskussion immer wieder die Rede gewesen, wobei die Begriffe jedoch unterschiedlich definiert worden sind. Im Bereich der Psychopharmakotherapie ist die Bezeichnung bisher nicht üblich, obgleich jedem Therapeuten die Tatsache geläufig ist, daß bestimmte pharmakogene Störungen sich psychosozial nachteilig auswirken. Dennoch ist die Betrachtung interaktioneller Beeinträchtigungen durch die Therapie mit Psychopharmaka eher ungewohnt, da in diesem erweiterten Blickfeld nicht allein Zielsymptome oder körperlich unerwünschte Begleitwirkungen, die es zu beseitigen gilt, erscheinen, sondern eine Art Zielbild auftaucht, das die Veränderungen des Kranken in seiner Umgebung umfaßt, und das es daher gleichsam derart therapeutisch zu restaurieren gilt, daß es auf alle wieder vertraut wirkt.

Medizinische Aspekte

Bekanntlich haben sich die psychiatrischen Therapiemöglichkeiten seit der Einführung von Chlorpromazin vor über 30 Jahren erheblich erweitert. Die Kritik an der Praxis der Psychopharmakotherapie hat in jüngerer Zeit jedoch erheblich zugenommen, wobei es auch an globalen Abweisungen nicht gefehlt hat. Ein Grund hierfür mag gewesen sein, daß der Anteil an kritisch-abwägenden Darstellungen zur Psychopharmakotherapie (Blankenburg 1982; Böker et al. 1982; Böker u. Brenner 1983; Modestin 1983) relativ gering geblieben ist. Der Orientierungsschwerpunkt in der Behandlung mit psychotropen Substanzen liegt nach wie vor darin, Zielsymptome zu beseitigen und die (im wesentlichen körperlich erfaßten) unerwünschten Substanzwirkungen gering zu halten. Immerhin treten Nebenwirkungen aller Schweregrade bei Neuroleptika, Antidepressiva und Lithiumsalzen bei 40–60% aller Patienten auf (Grohmann et al. 1984). Zwar ist auch mehrfach isoliert über psychische Störungen durch Arz-

Aktuelle Kernfragen in der Psychiatrie
Herausgegeben von F. Böcker und W. Weig
© Springer-Verlag Berlin Heidelberg 1988

neimittel berichtet worden (Helmchen u. Hippius 1967; Hippius 1976; Johnson 1981), wobei jedoch psychopathologisch geläufige Psychosyndrome, wie amentiell-delirante oder depressive Störungen, weniger indessen das subjektive Erleben oder gar interaktionelle Behinderungen, im Mittelpunkt standen. Berichte über Selbstapplikationen haben das individuelle Erleben deutlicher werden lassen, so sind beispielsweise nach der Injektion von 5 mg Haloperidol merkliche Beeinträchtigungen im Sinne einer Denk- und Bewegungsverlangsamung, innerer Unruhe und Antriebsminderung beschrieben worden (Belmaker u. Wald 1977). Testpsychologisch wurden Reaktionsverzögerungen und Verlangsamungen der Motorik und des Denkens unter der Behandlung mit Lithiumsalzen dargestellt (Linnoila et al. 1974; Judd et al. 1977); auf Arnold geht die Formulierung des „automatenhaften Daseins unter Lithiumbehandlung" zurück (Arnold 1974). Deutliche Beziehungen zwischen dysphorischen Reaktionen, der Ablehnung der Medikamente und dem Auftreten extrapyramidalmotorischer Symptome, insbesondere einer Akathisie, konnten in den letzten Jahren dargestellt werden (van Putten 1974; van Putten u. May 1978). Umfassend haben sich Böker et al. (1982) mit den subjektiven Neuroleptikawirkungen auseinandergesetzt und herausgestellt, daß – zumindest in der akuten Phase – die Therapie mit diesen Substanzen im Gesamterleben der Patienten eine gewichtige Rolle einnimmt, interaktionelle Aspekte sind in dieser Arbeit allerdings nicht ausführlicher diskutiert worden.

Mit diesen wenigen Verweisen sind die medizinischen Aspekte des Problemkreises Pharmakotherapie und psychosoziale Beeinträchtigung nur kursorisch darzustellen; sie genügen jedoch als Belege für die Notwendigkeit einer intensiveren Auseinandersetzung mit dieser Thematik aus psychiatrischer Sicht.

Sozialwissenschaftliche Aspekte

Sozialpsychiatrische und soziologische Forschungsansätze haben naturgemäß die Beziehung zwischen Individuum und Umwelt zum Gegenstand gleich welcher modellhafter Vorentwürfe sie sich bedienen, um beispielsweise die Entstehungszusammenhänge von Erkrankungen, Verhaltensforderungen oder Vorurteilsbildungen darzustellen. Diese Forschungsfelder sind umfassend bearbeitet worden, so daß wenige Hinweise genügen können: Im Hinblick auf die Vorurteilsbildung wurde u. a. darauf hingewiesen, daß psychisch Kranke an sich vermutlich nicht als derart „bedrohlich" erlebt werden, wie dies häufig angenommen werde, jedoch sei die Distanz zu psychisch Behinderten größer als zu akut kranken Patienten (Crocetti et al. 1974). Andere haben sich zwar weniger optimistisch geäußert, jedoch betont, daß weniger die Aufklärung über psychische Erkrankungen wesentlich sei, als die tatsächliche Erfahrung, daß psychisch Kranke normale Rollenverpflichtungen übernehmen können (Rabkin 1974). Das Problem der „Selbstpräsentation" ist von Farina et al. originell, wenn auch methodisch sicher nicht unangreifbar dargestellt worden: Versuchspersonen, die als psychisch Kranke deklariert worden waren, wurden bei der Arbeitssuche eher abgelehnt, wenn sie sich auch erkennbar „unruhig" und „gespannt" gaben (Farina et al. 1973). Dies entspricht jedoch auch der praktischen Erfahrung, wonach Rehabilitanden, die sich tatsächlich auffällig verhalten, am ehesten Vermittlungsschwierigkeiten haben. Anthony hat die sich aus dieser Erfahrung ergebende Forderung, abnorme Verhaltensweisen soweit als möglich abzubauen, mit dem Begriff „Stigma-Reduction" bezeichnet (Anthony 1980). Dies läßt sich im übrigen auch ethologisch begründen: So bestehe eine „angeborene" Neigung zur Bildung von Vorurteilen gegenüber auffälligen Außenseitern, wobei das Distanzverhalten jedoch durch das nähere Kennenlernen des anderen normalisiert werden könne (Neumann 1977). In Einzelfallbeobachtungen ist eindrücklich dargestellt worden, daß auch wenig dramatische und medizinisch praktisch unbedeutende Verhaltensauffälligkeiten zu interaktionellen Behinderungen führen können: So ist der Fall einer Patientin erwähnt worden, die wegen eines Tremors den, ohnedies geringen, Kontakt zu ihren Arbeitskollegen weiter verringerte (Hack u. Angermeyer 1979).

Diese wenigen Feststellungen stützen die Auffassung, daß die Beseitigung von Zielsymptomen und die Reduktion unerwünschter Begleitwirkungen nur einen Teil der pharmakotherapeutischen Aufgabe darstellen können. Der rein medizinische Ansatz ist allerdings verführerisch, insofern er die Psychiatrie als medizinische Disziplin stabilisiert hat. Er hat aber auch dazu geführt, daß in einer Art „Milligramm-Fetischismus" beständig und recht abstrakt über Substanzmengen berichtet worden ist, kaum aber über die Erlebnisweisen der Patienten und deren Fähigkeit, selbständig auch mit geringen Medikamentendosen umzugehen. Indessen könnte die Flut von Veröffentlichungen zum Problem der tardiven Dyskinesien, die sich aus der Dramatik der Syndrome allein nicht erklären läßt, auf eine kritischere Einstellung schließen lassen und die Vermutung begründen, daß viele unter uns Psychiatern durch die Tatsache irritiert worden sind, daß doch Schädigungen durch die Neuroleptikatherapie eintreten können, und dies auch noch als — weniger subjektiv als interaktionell — behindernde Verhaltensauffälligkeiten. Dennoch bleibt unstreitig, daß der Eingriff mit Psychopharmaka in die psychotisch erschütterte Erlebnis- und Beziehungssphäre in vielen Fällen zu einer subjektiv stark entlastenden Reduktion der krankhaft erscheinenden Zielsymptome führt, er kann aber auch und gleichzeitig neue subjektive Unsicherheit schaffen, Bewältigungsversuche erschweren und interaktionelle Schwierigkeiten und Konflikte hervorrufen.

Unter der pharmakotherapeutischen Zielvorstellung, die Vertrautheit des Patienten mit sich und seiner Umgebung und die Vertrautheit der Umgebung mit der Person und den Verhaltensweisen des Betroffenen zu restaurieren und zu stabilisieren, sollten diejenigen Faktoren besonders berücksichtigt werden, die diese Fähigkeit zur sozialen Teilhabe reduzieren können.

Behinderungsfaktoren

In einer ersten groben Unterteilung erscheinen pharmakogene Behinderungen einerseits durch substanzeigene Faktoren und andererseits durch Mängel in der Verordnungsweise begründbar.

Was im makrosozialen Bereich für das Verhältnis zwischen Psychiatrie und ihren medizinischen Nachbardisziplinen gilt, scheint als Schwierigkeit in der Arzt-Patient-Beziehung wieder auf: Der Arzt, den Blick auf überpersonale Symptome und Prozeßaktivitäten gerichtet, verordnet die Medikamente und sucht dabei die optimale Einstellung; der Patient erwartet passiv-rezeptiv, die Verordnung eines Mittels, das hilft. Wenn es aber zutrifft, daß psychiatrische Therapie immer auch Psychotherapie ist, so muß dies ein Stück weit danebengehen: Unter dem Druck, die Symptomatik medikamentös zu beseitigen, wird die Medikation vielfach immer komplexer und ist – sofern die Zusammensetzung überhaupt pharmakologisch begründbar ist – nur noch vom Fachmann zu durchschauen, der seinerseits nicht selten zwar biologisch mögliche, aber lebensfremde „Einstellungen" entwickelt, wie etwa die Verordnung von 3 × 12 Tropfen eines hochpotenten Neuroleptikums in Kombination mit zwei stärker sedierenden bzw. anticholinerg wirkenden Substanzen der gleichen Medikamentengruppe für einen Patienten, der als Montagearbeiter beschäftigt ist. Der in Tabelle 1 als behindernd erwähnte Mangel an Information bezieht sich nicht auf die Aufklärung über mögliche gravierende Nebenwirkungen; er meint gerade den Umstand, daß man sich darauf beschränkt. Der Patient sollte dagegen in die Lage kommen, die Wirkung verschiedener Dosierungen des – meist ungeliebten – Medikaments zu kennen, und instandgesetzt werden, die Dosierung, innerhalb einer gewissen Bandbreite, selbst vorzunehmen. Der Patient ist erst dann eigentlich in die Behandlung einbezogen, wenn er das Gefühl hat, auch die medikamentöse Behandlung zu einem gewissen Teil selbst „in der Hand zu haben". Für psychotisch Ich-Gestörte ist dies ein Punkt, an dem sich der Behandlungserfolg entscheiden kann.

Eine Auflistung der Substanzfaktoren, die die soziale Teilhabefähigkeit im Sinne einer pharmakogenen Behinderung reduzieren können, muß stärker noch als die Darstellung der Verordnungsproblematik kursorisch bleiben (Tabelle 2). Es wird der Versuch einer Einteilung nach Schweregraden der interaktionellen Beeinträchtigung durch Substanzfaktoren unternommen, der sicher nur eine vorläufige Orientierung bieten kann. Immerhin muß schon bei den einfachen Verhaltens- und Befindlichkeitsveränderungen – je nach psychosozialer Situation – mit mehr oder weniger ausgeprägten Behinderungen gerechnet werden, je nachdem ob die Umgebung solche Auffälligkeiten noch als tolerable Eigen-

Tabelle 1. Behinderungen durch Verordnungsfaktoren

1. Komplexe Medikation
   - durch gleichsinnig wirkende Pharmaka
   - durch gegensinnig wirkende Pharmaka
   - durch überhöhte Dosen
   - durch zu häufige Dosierung
   - durch verschiedene oder unpassende Applikationsformen

2. Mangelnde Information
   - des Patienten über subjektive und interaktionelle Störungen
   - des Arztes über entsprechende Störungen des Patienten

Tabelle 2. Behinderungen durch Substanzfaktoren

- Einfache Verhaltens- und Befindlichkeitsveränderungen
  (z.B. Verlangsamung, Tremor, Polydipsie, Müdigkeit)
- Veränderungen des Erscheinungsbildes
  (z.B. Akathisie, TD, Parkinsonoid, Gewichtszunahme)
- Veränderungen des Persönlichkeitsbildes
  (z.B. Verstimmung, Apathie, Libidoverlust, Kreativitätsmangel)
- Abwandlungen des Realitätsbezuges
  (z.B. paranoide Syndrome, amentiell-delirante Syndrome, „Realitätsdurchbrüche")

---

art hinnimmt oder aber als Ausdruck eines fortbestehenden oder gar fortschreitenden Krankheitsprozesses ansieht.

Auf die enge Beziehung zwischen dysphorischer Reaktion, Weigerung der Medikamenteneinnahme und Akathisie ist hingewiesen worden. Die Akathisie scheint demnach eine für den Patienten — im Gegensatz zu tardiven Dyskinesien (TD) — eine sehr störende Nebenwirkung zu sein, ähnlich den, zumeist als quälend geschilderten und pathogenetisch möglicherweise verwandten „restless-legs"-Syndromen. Die interaktionelle Störung durch TD ist, je nach sozialem Kontext, gering bis sehr erheblich: Noch stärker als beispielsweise Tremor oder Müdigkeit werden diese häufig bizarr anmutenden unwillkürlichen Veränderungen des — zumeist — mimischen Erscheinungsbildes als Ausdruck der weiterbestehenden seelischen Störung verstanden. Manche beruflichen und sozialen Tätigkeitsfelder können dadurch verschlossen werden: So ist es wohl kaum vorstellbar, daß ein Patient mit starker perioraler Unruhe und Schmatzbewegungen am Schalter einer Bank tätig bleiben oder gar werden kann. Das medikamentöse parkinsonähnliche Syndrom wirkt auf viele, insbesondere auf jüngere und solche Patienten erschreckend, die ohnedies über Körperveränderungsgefühle klagen. Ähnlich irritiert äußern sich häufig die Angehörigen, die nicht selten besorgt darauf hinweisen, daß der Patient „noch schlechter aussieht" als zu Beginn der Behandlung.

Es liegt auf der Hand, daß sich die unter „Veränderungen des Persönlichkeitsbildes" genannten affektiven, dynamischen und kognitiven Mängel subjektiv belastend und handlungsbegrenzend auswirken.

Als Abwandlungen des Realitätsbezuges werden hier zunächst „klassische" psychopathologische Phänomene genannt, die durch Medikamente hervorgerufen werden können. Die Gefahr des „Realitätsdurchbruchs" ist offenbar vor allem dort groß, wo produktiv-psychotische Symptome auch einen restitutiven Charakter haben, so daß in diesen Fällen besonders kritisch bedacht werden muß, daß eine zu rasche und radikale Symptomunterdrückung die Möglichkeit des Patienten, sich allmählich und konstruktiv mit dieser (erneuten) Veränderung seiner inneren und äußeren Realität auseinanderzusetzen, verstellen kann.

Diese schematische Auflistung ist, um praktisch brauchbar zu werden, sicher zu ergänzen um differenzierte quantitative Feststellungen: So wäre es z.B. wichtig zu wissen, welches Ausmaß an allgemeiner Unruhe oder Zittern — beispielsweise bei einem Vorstellungsgespräch — noch als nicht krankhafte „Nervosität" hingenommen und ab wann die Umgebung mit Mißtrauen und Zurückweisung auf ein auffällig gewordenes Verhalten reagiert.

Tabelle 3. Forderungen an die Psychopharmakotherapie

- Die Medikation sollte „einfach" sein
- Der Patient sollte den Einnahmezeitpunkt weitgehend selbst bestimmen
- Der Patient sollte die Wirkungen verschiedener Dosierungen kennen
- Der Patient sollte einen „Dosierungsspielraum" ausfüllen können (Ausnahme: z.B. Lithium)
- Die Pharmakotherapie ist erst dann optimal, wenn sie der Umgebung nicht auffällt
- Die „Einstellung" auf ein Pharmakon ist erst dann gelungen, wenn das Selbstbild nicht gestört und das Coping-Verhalten nicht behindert werden

Wenn also die Zielvorstellung der Psychopharmakotherapie letztlich die Wiederherstellung und Stabilisierung der Vertrautheit des Patienten und seiner Umgebung mit dessen Erlebnissen und Verhaltensweisen ist, so sind zusammenfassend und abschließend die in Tabelle 3 aufgelisteten Forderungen begründbar und notwendig.

Schlußbemerkung

Das Problem der subjektiven, sichtbaren und interaktionell behindernden Nebenwirkungen der Psychopharmakotherapie ist bisher nicht genügend bearbeitet worden. Dieser Versuch, ein Zielbild zu bestimmen, das pharmakotherapeutisch anvisiert werden sollte, muß daher ebenso skizzenhaft bleiben wie die schematische Auflistung von Verordnungs- und Substanzfaktoren, die sich negativ auf die soziale Teilhabefähigkeit, also behindernd, auswirken. Die biologische „Potenz" eines Pharmakons ist eine Sache, die Akzeptanz durch den Patienten eine andere und vielleicht gewichtigere. Möglicherweise liegt darin ein Grund für den Umstand, daß das seit Jahren aus dem allgemeinen Handel genommene Neuroleptikum „Clozapin" heute − soweit dies bekannt ist − häufiger verordnet wird denn je: Schon in den ersten Untersuchungen hatte sich gezeigt, daß diese Substanz subjektiv gut vertragen wird und kaum behindernde Nebenwirkungen in dem hier beschriebenen Sinne entfaltet (Mauthe et al. 1980).

Gerade weil nicht zu erwarten ist, daß das derzeitige pharmakotherapeutische Spektrum in absehbarer Zeit um Substanzen erweitert werden wird, die besser akzeptiert werden und die psychosozialen Bezüge des Patienten weniger stören, sollten die möglichen negativen Auswirkungen der Verordnung von Psychopharmaka auf die Lebens- und Erlebniswelt des Betroffenen besonders kritisch geprüft werden. Möglicherweise ist, um es akzentuiert zu formulieren, nach dem Stand der Dinge in manchen Fällen ein wenig Wahn eher hinzunehmen als ein wenig Akathisie.

Literatur

Anthony WA (1980) The principles of psychiatric rehabilitation. University Park Press, Baltimore

Arnold OH (1974) Weitere Beobachtungen zum „automatenhaften Dasein" unter Lithium-Langzeittherapie. Arzneimittelforsch 24:1125−1127

Blankenburg W (1982) Kritik der modernen Pharmakotherapie. In: Tellenbach H (Hrsg) Symposion Salzburg 1979. Enke, Stuttgart

Belmaker H, Wald G (1977) Haloperidol in normals. Br J Psychiatry 131:222−223

Böker W, Brenner HD (1983) Selbstheilungsversuche Schizophrener. Nervenarzt 54:578−589

Böker W, Brenner HD, Alberti L (1982) Untersuchung subjektiver Neuroleptikawirkung bei Schizophrenen. Therapiewoche 32:3411−3421

Crocetti GM, Spiro HR, Siassi I (1974) Contemporary attitudes toward mental illness. University of Pittsburgh Press, London

Farina A, Felmer RD, Bondreau LA (1973) Reactions of workers to male and female mental patient job applications. J Cons Psychol 41:363−372

Grohmann R, Hippius H, Müller-Oerlinghausen B et al. (1984) Assessment of adverse drug reactions in psychiatric hospitals. Eur J Clin Pharmacol 26:727−734

Hack I, Angermeyer M (1979) Rehabilitation durch Arbeit. Eine qualitativ-empirische Studie zur Arbeitssituation von Patienten einer sozialpsychiatrischen Ambulanz. Beltz, Weinheim

Helmchen H, Hippius H (1967) Die unerwünschten psychischen Wirkungen der Psychopharmaka. Internist 8:336−344

Hippius H (1976) Psychische Störungen. In: Heintz R (Hrsg) Erkrankungen durch Arzneimittel, Diagnostik, Klinik, Pathogenese, Therapie. Thieme, Stuttgart

Johnson DAW (1981) Drug-induced psychiatric disorders. Drugs 22:57−69

Judd LL, Hubbard D, Janowsky DS, Huey LY, Takahasahi KI (1977) The effect of lithium carbonate on the cognitive functions of normal subjects. Arch Gen Psychiatry 34:355−357

Linnoila N, Saario I, Maki M (1974) Effect of treatment with diazepamov lithium and alcohol on psychomotor skills related to driving. Eur J Clin Pharmacol 7:337−342

Mauthe JH, Rether H, Winter E (1980) Die erzwungene Neuroleptikaumstellung − zur Problematik der Therapie mit Clozapin. Arzneimittelforsch 30:1209

Modestin J (1983) 30 Jahre Neuroleptika − Zeit zur kritischen Auseinandersetzung. Dtsch Med Wochenschr 108:1446−1451

Neumann GV (1977) Vorurteile und Negativeinstellungen Behinderten gegenüber, Entstehungen und Möglichkeiten des Abbaus aus der Sicht der Verhaltensbiologie. Rehab Lit 16:101−196

Putten T van (1974) Why do schizophrenic patients refuse to take their drugs? Arch Gen Psychiatry 31:67−72

Putten T van, May PRA (1978) 'Akinetic depression' in schizophrenia. Arch Gen Psychiatry 35:1101−1106

Rabkin I (1974) Public attitudes toward mental illness. A review of the literature. Schizophr Bull 10:9−33

Schwarz R, Michael J (1977) Zum Konzept von (psychischer) Behinderung. Nervenarzt 48:656−662

3.7 Medikamenten- und krankheitsbedingte Sexualstörungen bei Patienten mit Schizophrenie – Schlußfolgerungen für die Rehabilitation?

G. ESCHMANN-MEHL und L. TEUSCH

Einleitung

Seit Einführung der modernen Psychopharmaka in den 50er Jahren zur Behandlung von Psychosen sind Sexualstörungen bei psychotischen Patienten immer wieder berichtet worden [8–10]. Doch auch schon in der Vorpsychopharmakaära sind einzelne Veränderungen der Sexualität beschrieben worden [2]. In den letzten Jahren häuften sich jedoch die Übersichtsartikel, Fallberichte und Auflistungen über Antipsychotika, bei denen Störungen des sexuellen Erlebens und Empfindens auftraten [1, 5, 11].

Eine wichtige Aufgabe und Ziel von Untersuchungen ist es, festzustellen, inwieweit eine Differenzierung zwischen der durch die Krankheit bzw. das dadurch veränderte Erleben und der durch die Einnahme von Psychopharmaka hervorgerufenen Veränderungen und Störungen im Sexualbereich möglich ist und therapeutisch Ansatzpunkte bestehen bzw. erarbeitet werden können.

Untersuchungskollektive und Methodik

Die vorliegende Untersuchung soll hierzu einen Ansatz liefern. Als erster Schritt systematischer Untersuchungen der Störungen in den verschiedenen Teilbereichen der Sexualität Schizophrener entwarfen wir einen 2teiligen, halbstandardisierten Sexualfragebogen für männliche und weibliche Probanden [4].

Der erste Teil des Fragebogens bestand in der Erhebung einer allgemeinen Sexualanamnese.

Bei den männlichen Teilnehmern wurden zunächst Erkrankungen in der Kindheit, speziell solche, die Sexualfunktionen beeinträchtigen können, wie z. B. Mumps, erfragt. Fragen nach Geschlechtskrankheiten und Operationen im Bereich der Geschlechtsorgane schlossen sich an. Die Zeit des ersten Samenergusses, die Häufigkeit nächtlicher Pollutionen, einer morgendlichen Gliedsteife, der Durchführung von Selbstbefriedigung, die Frequenz des Geschlechtsverkehres, dessen Bewertung, die Orgasmusfähigkeit beim Geschlechtsverkehr sowie die Konstanz bzw. Häufigkeit des Wechsels der GV-Partner wurden erfragt. Auch der Nikotin- und Alkoholgenuß als Beeinträchtigungsfaktoren der Sexualität interessierten. Frühere stationäre psychiatrische Behandlungen und deren Dauer sowie der Zeitpunkt der Erstmanifestation der psychischen Störung und die Dauer einer Psychopharmakotherapie wurden erfragt. In einem

Aktuelle Kernfragen in der Psychiatrie
Herausgegeben von F. Böcker und W. Weig
© Springer-Verlag Berlin Heidelberg 1988

weiteren Teil des Fragebogens sollten Veränderungen an den Geschlechtsorganen, im sexuellen Lustempfinden, in der Reaktionsfähigkeit auf körperliche Reize, der Erektionsfähigkeit, bei der Ejakulation und in der Orgasmusfähigkeit erfaßt werden.

Der Fragebogen für Frauen war entsprechend gegliedert und enthielt geschlechtsspezifische Fragen zu Menarche, Monatsblutung, Schwangerschaftsunterbrechungen und Geburten. Veränderungen im Bereich der Geschlechtsorgane, der Monatsblutung, der sexuellen Erregbarkeit, dem Ansprechen auf körperliche Reize, dem sexuellen Lustempfinden, der Selbstbefriedigung, dem Geschlechtsverkehr und der Orgasmusfähigkeit wurden entsprechend erfragt.

Bisher wurden mit diesem Fragebogen 3 verschiedene Untersuchungskollektive befragt (Tabelle 1): Gruppe 1 bestand aus 21 schizophrenen Patienten in der subakuten Phase der Erkrankung. Gruppe 2 umfaßte zum Vergleich 22 Neurosepatienten. In einer 3. Gruppe wurden 22 Normalpersonen, Medizinstudenten, die bisher nie in psychiatrischer oder psychotherapeutischer Behandlung standen, untersucht. Die Neurosepatienten befanden sich in einer vergleichbar langdauernden stationären Psychotherapie im Vergleich zu den schizophrenen Patienten, wurden jedoch nicht mit Psychopharmaka behandelt. Die Befragung der Patienten fand jeweils durch die behandelnden Ärzte statt, da die Detailliertheit der Fragen eine Vertrautheit zwischen Untersucher und Proband erforderlich machte. Die Auswertung der Fragebögen erfolgte durch die Versuchsleiter.

Tabelle 1. Untersuchungskollektive der mit unseren Sexualfragebögen untersuchten Probanden

Patienten	♂	♀	insges.
Schizophrene	n = 9	n = 12	n = 21
Alter (∅, J.)	28,1	32,8	30,5
Neurotiker	n = 6	n = 16	n = 22
Alter (∅, J.)	34,7	34,7	34,7
Normalpersonen	n = 12	n = 10	n = 22
Alter (∅, J.)	25,2	25,7	25,5

Tabelle 2. Psychiatrische Anamnese der schizophrenen Patienten unserer untersuchten Stichprobe

	♂	♀	insges.
Erstmanifestation (%)	22,2	16,7	19,5
Dauer der Hospitalisierung insgesamt (%)			
6–12 Monate	33,3	83,3	58,3
1– 2 Jahre	33,3	16,7	25,0
> 2 Jahre	11,1	0,0	5,6
Dauer der neuroleptischen Medikation (%)			
6–12 Monate	22,2	58,3	40,3
1– 2 Jahre	55,6	16,7	36,2
> 2 Jahre	22,2	25,0	23,6

Nur ein kleiner Prozentsatz der schizophrenen Patienten (ca. 20%) waren ersterkrankt. Der überwiegende Teil der weiblichen und männlichen Schizophrenen war seit Jahren krank und wies eine Hospitalisierungsdauer von insgesamt ½ – 2 Jahren auf (Tabelle 2). Der größte Teil der weiblichen schizophrenen Patienten hatte bisher ½ – 1 Jahr lang eine neuroleptische Therapie erhalten, bei den männlichen Schizophrenen lag die Behandlungsdauer überwiegend bei 1 – 2 Jahren. Alle weiblichen schizophrenen Patienten erhielten bereits vor der jetzigen stationären Aufnahme Neuroleptika, bei den männlichen Schizophrenen war etwa ein Viertel der untersuchten Gruppe bisher unbehandelt.

Ergebnisse

Erstaunlich war, daß bei den männlichen schizophrenen Patienten Operationen im Genitalbereich häufiger vorkamen als in den beiden zum Vergleich herangezogenen Kollektiven. Die morgendliche Gliedsteife war weniger häufig ausgeprägt [Schizophrene (S): 22,2% – Neurosepatienten (Ne): 66,7% – Normalpersonen (No): 58,3%], ebenso kamen nächtliche Samenergüsse seltener vor (Kein Samenerguß: S: 88,9% – Ne: 16,7% – No: 66,7%). Bei den Patienten, die bisher bereits Geschlechtsverkehr ausgeübt hatten, führten im Gegensatz bis zu 75% der Vergleichskollektive nur ein Viertel häufiger als einmal pro Woche Geschlechtsverkehr aus. Davon berichteten nur ein Drittel, stets einen Orgasmus zu erleben (Ne: 80% – No: 90%). Bis auf 1 Patienten berichteten die Schizophrenen über eine oder mehrere Veränderungen im Sexualbereich. Der Patient, der keine Veränderungen angab, wirkte im Gespräch wenig beteiligt und deutlich abwehrend. Die überwiegende Zahl der männlichen schizophrenen Patienten gab eine Veränderung des sexuellen Lustempfindens an (Ne: 16,7% – No: 8,3%). Im Gegensatz zu den Neurosepatienten und dem Normalkollektiv, die über nur geringfügige oder keine Veränderungen bei der Erektion, Ejakulation und der Orgasmusfähigkeit berichteten, gaben jeweils mehr als die Hälfte der befragten schizophrenen Patienten deutliche Veränderungen an. Auch die Ansprechbarkeit auf körperliche Reize hatte stark abgenommen (Tabelle 3 und 4).

Tabelle 3. Angaben der männlichen Untersuchten im Sexualfragebogen

	Schizophrene Patienten n = 9	Neurose-patienten n = 6	Normal-personen n = 12
Durchschnittsalter (Jahre)	28,1	34,7	25,2
Häufigkeit von			
Operationen im Geschlechtsbereich	33,3	16,7	16,7
nächtlichen Samenergüssen	11,1	83,3	33,3
morgendlicher Gliedsteife (> 1/Woche)	22,2	66,7	58,3
Geschlechtsverkehr (nie)	33,3	16,7	16,7
Geschlechtsverkehr (> 1/Woche)	25,0	60,0	77,7
Orgasmus beim Geschlechtsverkehr (immer)	33,3	80,0	90,0

Tabelle 4. Angaben der männlichen Untersuchten im Sexualfragebogen

	Schizophrene Patienten n = 9	Neurose- patienten n = 6	Normal- personen n = 12
Häufigkeit von Veränderungen (%)			
auf körperliche Reize	55,6	16,7	8,3
in der Libido	77,8	16,7	8,3
in der Erektionsfähigkeit	55,6	0,0	0,0
in der Ejakulationsfähigkeit	66,6	0,0	0,0
beim Orgasmus	66,7	0,0	10,0

Tabelle 5. Angaben der weiblichen Untersuchten im Sexualfragebogen

	Schizophrene Patienten n = 12	Neurose- patienten n = 16	Normal- personen n = 10
Durchschnittsalter (Jahre)	32,8	34,7	25,7
Häufigkeit von (%)			
verheirateten Personen	58,3	31,3	40,0
Geburten	58,3	56,3	20,0
Masturbation (nie)	41,7	18,7	20,0
Geschlechtsverkehr (nie)	0,0	0,0	10,0
Geschlechtsverkehr (> 1/Woche)	87,5	25,0	90,0
Orgasmus beim Geschlechtsverkehr (immer)	58,3	14,3	30,0

Tabelle 6. Angaben der weiblichen Untersuchten im Sexualfragebogen

	Schizophrene Patienten n = 12	Neurose- patienten n = 16	Normal- personen n = 10
Häufigkeit von Veränderungen (%)			
auf körperliche Reize	41,7	50,1	20,0
in der Libido	41,7	82,3	30,0
im Menstruationszyklus	66,7	43,8	10,0
in der Erregungsfähigkeit	33,3	25,0	20,0
im Geschlechtsverkehr	58,3	85,7	10,0
in der Orgasmusfähigkeit während des Geschlechtsverkehrs	33,3	42,9	20,0

Bei den weiblichen schizophrenen Patienten waren mehr als die Hälfte verheiratet und hatten bereits 1–2 Kinder geboren. Etwa 40% gaben an, bisher nie Selbstbefriedigung durchgeführt zu haben (Ne: 18,7% – No: 20%). Mehr als die Hälfte der schizophrenen Patientinnen gab an, bei jedem Geschlechtsverkehr einen Orgasmus zu erleben (Tabelle 5).

Zwei Drittel der schizophrenen Frauen berichteten über Menstruationsstörungen (Ne: 43,8% – No: 10%); ein Drittel gab Veränderungen in der Erregbarkeit an (Ne: 25% − No: 20%). Etwa im gleichen Prozentsatz wie die Neurosepatientinnen (S: 41,7% − Ne: 50,1%) berichteten sie über eine Veränderung in der Ansprechbarkeit auf körperliche Reize. Jedoch nur 41,7% berichteten über Veränderungen in der Libido (Ne: 82,3% − No: 30%). Auch gab nur ein Drittel der schizophrenen Patientinnen eine Abnahme der Orgasmusfähigkeit beim Geschlechtsverkehr an (Ne: 42,9%) (Tabelle 6).

Diskussion

Wie frühere Umfragen gezeigt haben, berichten schizophrene Patienten von sich aus eher selten über Sexualstörungen unter Psychopharmakatherapie [6, 13]. Bei gezielten Studien wurden häufig zudem nur Einzelaspekte der Sexualität herausgegriffen [14−17]. Deshalb wurde ein Fragebogen erarbeitet, der alle Teilbereiche der normalen Sexualität bzw. deren Veränderungen erfassen sollte. Die Auswertung zeigt in Übereinstimmung mit der Literatur deutliche Veränderungen der sexuellen Appetenz, des sexuellen Erlebens und des sexuellen Verhaltens bei schizophrenen Frauen und Männern im Gegensatz zu Normalpersonen und neurotischen Patienten [7, 17].

Männliche Schizophrene zeigen im Vergleich zu Neurotikern und Normalpersonen eine veränderte prämorbide Sexualanamnese. Auch schon vor Manifestwerden der schizophrenen Erkrankung gaben sie an, seltener sexuelle Erlebnisse (z. B. nächtliche Samenergüsse, morgendliche Gliedsteife) gehabt zu haben. Immerhin berichtete auch ein Drittel der untersuchten Patienten, noch nie sexuelle Erfahrungen mit Partnern gewonnen zu haben. Es stellt sich dabei die Frage, ob dies Hinweise für eine gestörte sexuelle Entwicklung sind, die bei bereits primär gestörter Persönlichkeit bzw. Persönlichkeitsentwicklung im Vorfeld der manifesten schizophrenen Symptomatik auftritt. Zu berücksichtigen ist jedoch, daß es sich bei der untersuchten Stichprobe um ein kleines Kollektiv handelte, so daß die festgestellten Auffälligkeiten sich bei größerem Kollektiv als Artefakt erweisen könnten. Inwieweit die höhere Häufigkeit von Operationen im Genitalbereich eine spezifische Aussage über eine gestörte sexuelle Entwicklung zuläßt, muß ebenso offen bleiben. Es liegt näher, diese Feststellung als am ehesten stichprobenbedingt einzuordnen.

Auch wenn man die Randbedingungen berücksichtigt (offene stationäre Behandlung mit freiem Ausgang und Wochenendbeurlaubungen), die sexuelles Verhalten einschränken, sind die Ergebnisse bestürzend. Bis auf einen unkritischen und abwehrenden Patienten, dessen Ergebnisse nur unter Vorbehalt verwertet werden können, hatten alle schizophrenen Männer einschneidende Veränderungen der Sexualität und des sexuellen Erlebens erfahren: Veränderungen auf körperliche Reize, in der Libido, in der Erektions- und Ejakulationsfähigkeit und beim Orgasmus. Dies wird sicherlich für die meisten Patienten sehr belastend sein, auch wenn manche Patienten sich durch ausbleibende sexuelle Impulse eher entlastet fühlen [3].

Bei weiblichen Schizophrenen erscheint es weitaus schwieriger, sexuelle Störungen zu erfassen [12]. In unserer Studie beschrieben sich die schizophrenen Frauen in der nichtpsychotischen Zeit als sexuell aktiv und ungestört. Während der psychotischen Erkrankung und der Behandlung mit Neuroleptika berichten sie über auffallend geringe Veränderungen im sexuellen Erleben und Verhalten gegenüber den Vergleichskollektiven. Eine deutliche Störung wurde lediglich im Bereich des Menstruationszyklus angegeben.

Einige Antworten, z. B. etwa die Tatsache, daß mehr als die Hälfte der untersuchten schizophrenen Frauen angaben, immer beim Geschlechtsverkehr zum Orgasmus zu kommen, ließen auf eine Tendenz zur Dissimulation von Störungen schließen. Ihnen scheint es besonders schwer zu fallen, Einschränkungen im intimen Bereich einzugestehen. So wurde auch in den Untersuchungsgesprächen ein starker Druck spürbar, sexuell vollwertig zu sein und sich anderen gegenüber so darzustellen.

Demnach scheint es besonders wichtig, den auch im medizinischen und psychiatrischen Bereich noch heute tabuisierten Bereich der Sexualität und deren Störungen innerhalb der rehabilitativen Behandlung von Schizophrenen anzusprechen. Insbesondere erscheinen auch Gespräche mit dem Patienten und dessen Partner notwendig, um bei beiden Verständnis für die jeweiligen Veränderungen und die Reaktion des anderen hierauf zu gewinnen.

Erschwerend ist jedoch der Mangel an verläßlicher Information über die Ursachen von sexuellen Störungen und demzufolge die fragliche Prognose derartiger Störungen bzw. die fehlende Möglichkeit konkreter Hilfestellung. Das Ziel der weitestgehenden Restitutio ad integrum beinhaltet auch Behandlung der auftretenden sexuellen Funktionsstörungen. Dazu erscheinen unter der Hypothese, daß die schizophrenen Erkrankungen mit sexuellen Störungen einhergehen könnten, Untersuchungen bei größeren Kollektiven notwendig, in Verbindung mit Longitudinalstudien.

Wenn man annimmt, daß ein krankheitsbedingter Vitalitätsverlust mit sexuellen Funktionsstörungen einhergeht oder zur Abnahme sexueller Funktionen führt, müßten sich hierfür Anhaltspunkte bei Longitudinaluntersuchungen ambulanter Patienten finden lassen, die in ihr normales Leben eingebunden sind und in Partnerschaft leben. Um die Begleiteffekte der Pharmakatherapie besser einschätzen zu können, sind Untersuchungen mit biologischen Markern notwendig, die Hinweise auf gestörte Regelkreise geben könnten. Dies scheint insbesondere wichtig, da von vielen Patienten die Medikation ausschließlich für die sexuellen Veränderungen verantwortlich gemacht wird, was die Compliance der Einnahme der Medikamente gefährdet.

Bislang bleibt dem Arzt nur die Möglichkeit, auf Besserung der sexuellen Funktionsstörungen im weiteren Krankheitsverlauf des Patienten zu hoffen, versuchsweise die neuroleptische Medikation umzustellen oder u. U. abzusetzen bzw. der Versuch, in den bisher bekannten biologischen Regelkreis ex juvantibus mit Medikamenten einzugreifen oder eine Partnerberatung unter Berücksichtigung der Behinderung des Kranken durchzuführen.

Literatur

1. Blair JH, Simpson GM (1966) Effect of antipsychotic drugs on reproductive functions. Dis Nerv Syst 27:645–647
2. Bleuler M (1954) Endokrinologische Psychiatrie. Thieme, Stuttgart
3. Buddeberg C, Furrer H (1986) Sexuelle Schwierigkeiten schizophrener Patienten. Zentralbl Neurochir 245:671
4. Eschmann G, Teusch L (1985) Alterations of sexuality during psychiatric illness and under psychotropic medication. Proc. of the South-East Europ. Neuropsychiatric Conf., Halkidiki, Greece, pp 544–550
5. De Wied D (1967) Chlorpromazine and endocrine function. Pharmacological reviews 19:251–258
6. Friedman S, Harrison G (1984) Sexual histories, attitudes, and behavior of schizophrenic and "normal" women. Arch Sex Behav 13:555–567
7. Greenberg HR (1971) Inhibition of ejaculation by chlorpromazine. J Nerv Ment Dis 152:364–366
8. Martin-du-Pan R (1978) Neuroleptiques et dysfonctions sexuelles chez l'homme. Arch Suisse Neurol Neurochir Psychiat 122:285–313
9. Mitchell JE, Popkin MK (1982) Antipsychotic drug therapy and sexual dysfunction in men. Am J Psychiatry 139:633–637
10. Nestoros JN, Lehmann HE, Ban TA (1980) Neuroleptic drugs and sexual dysfunction in schizophrenia. Mod Probl Pharmakopsychiatr 15:111–130
11. Pommé B, Girard J, Debost (1965) Troubles de la sexualité et medications psychotropes. Ann Med Psychol 123:551–562
12. Raboch J (1984) The sexual development and life of female schizophrenic patients. Arch Sex Behav 13:341–349
13. Shen WW, Sata LS, Hofstatter L (1984) Thioridazine and understanding sexual phases in both sexes. Psychiatr J Univ Ottawa 9:187–190
14. Simpson GM, Pi EH, Sramek JJ (1981) Adverse effects of antipsychotic agents. Drugs 21:138–151
15. Story NL (1974) Sexual dysfunction resulting from drug side effects. J Sex Res 10:132–149
16. Strauß B, Gross J (1984) Psychopharmaka-bedingte Veränderungen der Sexualität – Häufigkeit und Stellenwert in der psychiatrischen Praxis. Psychiatr Prax 11:49–55
17. Strauß B, Gross J (1984) Auswirkungen psychopharmakologischer Behandlung auf die sexuellen Funktionen. Fortschr Neurol Psychiatr 52:293–301

3.8 Die arbeitstherapeutische Werkstatt: Chance zur Integration medizinischer, beruflicher und psychosozialer Rehabilitation schizophrener Langzeitpatienten

I. Steinhart und B. Terhorst

Rehabilitation psychisch Kranker ist ein kontinuierlicher, den Krankheitsverlauf sowie die aktuelle Befindlichkeit und Leistungsfähigkeit des einzelnen stets von neuem einbeziehender Prozeß. Alle notwendigen therapeutischen Maßnahmen müssen in diesen Prozeß integriert und patientenorientiert auf sich verändernde Bedürfnisse bezogen sein, ohne daß durch ein ständiges Hin und Her das Prinzip der Kontinuität unterbrochen wird. Somit kann nach unserem Verständnis Rehabilitation nicht an einen Platz in einer Übergangseinrichtung oder an ein Bett auf einer Reha-Station und ebenfalls nicht an einen vom Kostenträger festgesetzten Zeitrahmen gekoppelt werden.

Leider sind wir von der Umsetzung dieser Forderung hierzulande noch weit entfernt. So beginnt die Rehabilitation eines psychisch kranken Menschen i. allg. erst im Anschluß an eine medizinische – zumeist stationäre – Behandlung. Sie gliedert sich in zeitlich festgelegte, jeweils an andere Finanzierungsmodalitäten gekoppelte, Phasen mit unterschiedlichen Anteilen an medizinischen, psychosozialen und arbeitstherapeutischen Hilfen. Insgesamt werden von den Betroffenen Fortschritte auf einer an gesellschaftlichen Normen orientierten Stufenleiter erwartet, oder sie fallen aus der entsprechenden Maßnahme heraus in ein mehr oder weniger dicht gefügtes Netzwerk anderer Hilfsmöglichkeiten. Dieses einlinige Stufenrehabilitationsmodell mit seinem schwarzweißen Erfolgs- bzw. Mißerfolgsschema hat in den letzten Jahren trotz massiver Kritik weitgehend den psychiatrischen Alltag bestimmt. Die bestehenden Finanzierungsströme garantieren diesem Modell auch heute noch das Überleben. Als eine Konsequenz dieses Rehabilitationsverständnisses sind hochspezialisierte Rehabilitationszentren entstanden, oft weitab vom sozialen Bezugsrahmen der Betroffenen. Damit ist Rehabilitation, und hier vor allem die berufliche Rehabilitation, zu etwas Besonderem, ja Außergewöhnlichem geworden. Die damit häufig verbundene Ausgliederung der beruflichen Rehabilitation aus dem Gesamt der therapeutischen Maßnahmen und Hilfen ist sicherlich durch die konjunkturelle Entwicklung der vergangenen Jahre begünstigt worden. Mit der Aufwertung der Arbeit veränderte sich der Wert der beruflichen Rehabilitation. Steigende Erwartungen an die Arbeitnehmer führten zu höheren Ansprüchen an Qualität und Inhalt beruflicher Rehabilitationsmaßnahmen.

Auf dem Hintergrund dieser Entwicklung wurde die arbeitstherapeutische Werkstatt der Abteilung für Sozialpsychiatrie vor 8 Jahren gegründet. Unsere Werkstatt bietet als Offsetdruckerei 15 psychisch Kranken (Arbeits-)Plätze unterschiedlicher Art an. Die Arbeitszeit beträgt 29,5 h in der Woche. Auf dem

Aktuelle Kernfragen in der Psychiatrie
Herausgegeben von F. Böcker und W. Weig

freien Arbeitsmarkt akquirierte Auftragsarbeiten werden von den ersten Kundengesprächen und der Bestellung über den Fotosatz, die Montage, die Druckplattenerstellung und den Druck bis hin zu Versand, Auslieferung und dem Rechnungswesen durchgeführt. Der jährliche Umsatz beträgt z. Zt. etwa 200 000 DM, wovon u. a. die Anwesenheits- und Leistungsprämien der psychisch kranken Mitarbeiter (max. 60,– DM pro Woche) sowie das Gehalt eines therapeutischen Mitarbeiters bezahlt werden. Die geschäftliche Seite wird über einen Hilfsverein abgewickelt. Die Räume und Maschinen sowie die Stelle eines Werkstattleiters werden von der Freien Universität zur Verfügung gestellt.

Die Werkstatt war anfangs in erster Linie als kleine, gemeindenahe Struktur mit einem unspezifischen Arbeitstraining konzipiert, um einerseits den psychisch Kranken in seinen gewohnten Lebenszusammenhängen zu belassen und andererseits die Kontinuität begleitender medizinischer, psychologischer und sozialer Rehabilitationsmaßnahmen zu gewährleisten. Dies bedeutete den bewußten Verzicht auf eine spezialisiertere Einrichtung, die – in einem überregionalen Einzugsgebiet – Repro- und Druckfachleute ausbilden könnte. Historisch gesehen hat sich die Werkstatt im Jahre 1978 aus der Arbeitstherapie unserer Tagesklinik entwickelt, nachdem insbesondere durch die veränderte Situation auf dem allgemeinen Arbeitsmarkt die Vermittlung geeigneter Arbeitsplätze immer schwieriger geworden war. Belastungserprobung und Arbeitstraining in der Werkstatt sollten eine Arbeitsaufnahme auf dem allgemeinen Arbeitsmarkt besser vorbereiten und durch zuverlässigere und speziellere Aussagen über die Arbeitsfähigkeit eine gezieltere Vermittlung ermöglichen. Darüber hinaus wollten wir sinnvolle Alternativen für die berufliche Rehabilitation psychisch Kranker und neue Formen beschützter Dauerarbeitsplätze suchen.

Alle genannten Punkte beinhalteten den Wunsch nach einer Verbesserung der beruflichen Rehabilitation bzw. nach dem Aufbau einer Alternative zu den bestehenden beschützten Werkstätten (WfB), die von ihren Rahmenbedingungen für geistig Behinderte konzipiert wurden und den speziellen Anforderungen psychisch Kranker nicht genügend Rechnung trugen.

Über die bei der Planung intendierten Funktionen – berufliche Rehabilitation und beschützte Arbeit – hinaus haben wir im Laufe der Zeit die arbeitstherapeutische Werkstatt für andere therapeutische Zielsetzungen benutzt. Im Grunde nichtarbeitsfähigen Patienten wurde der feste Rahmen der Werkstatt zur Strukturierung ihres Tagesablaufs und zur Entlastung ihres sozialen Umfeldes angeboten. Da der Arbeitstätigkeit in diesem Zusammenhang keine besondere Bedeutung zukommt, könnte man den Aufenthalt in der Werkstatt auch als Freizeitangebot oder eine Art von Tagesstätte bezeichnen. Bei einem solchen Aufenthalt sind die sozialen Kontakte, die Pausen, die Zuwendung durch die therapeutischen Mitarbeiter und die Gruppe wichtiger als die reine Arbeitsleistung. Für andere, z. T. schwer gestörte und akut kranke Patienten haben wir die Werkstatt – vor allem in Krisensituationen – als eine soziotherapeutisch akzentuierte Behandlungsinstitution im Sinne einer Tagesklinik benutzt. Es handelte sich zumeist um psychisch Kranke, für die aus unterschiedlichen Gründen eine Aufnahme in die Tagesklinik therapeutisch nicht sinnvoll erschien.

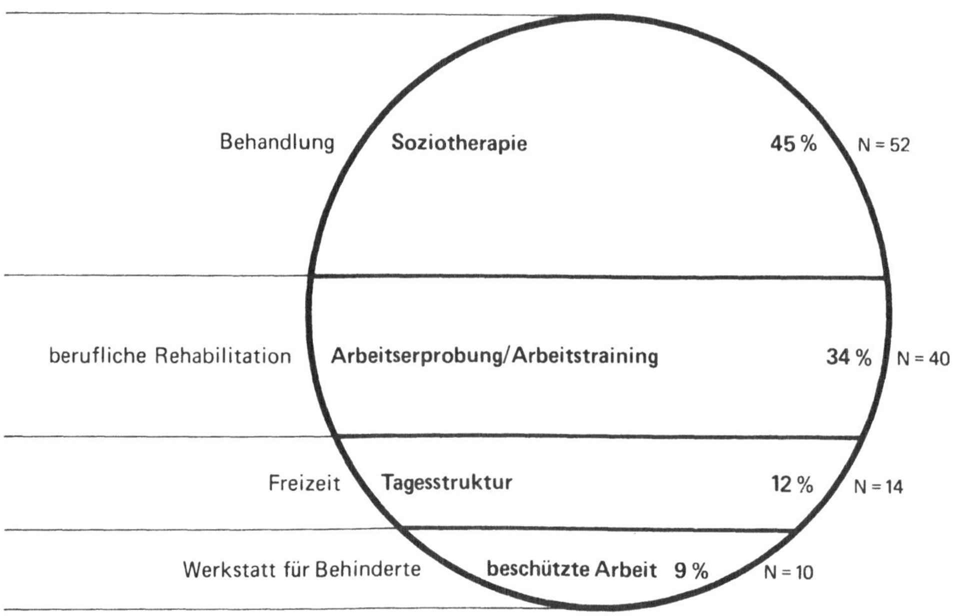

Abb. 1. Funktionen der arbeitstherapeutischen Werkstatt (n = 116, Aufnahmen 1978 – 1981)

In Abb. 1 haben wir diese Entwicklung noch einmal zusammengefaßt. Außerhalb des Kreises wurden unterschiedliche Zielsetzungen, Aufgaben und Funktionen von Arbeitsangeboten für psychisch Kranke aufgelistet, während innerhalb des Kreises alle von uns mit der arbeitstherapeutischen Werkstatt realisierten Teilaspekte stehen. Im Rahmen unserer Begleitforschung haben wir alle psychisch Kranken, die in den Jahren 1978 – 1981 in der Werkstatt gearbeitet haben, anhand eines sehr differenzierten Kategorienschemas hinsichtlich der von uns intendierten Zielvorstellungen zum Zeitpunkt der Werkstattaufnahme gruppiert und somit den im Kreis abgebildeten Funktionen zugeordnet. Für dieses retrospektive Rating wurden die zuständigen Therapeuten und der Werkstattleiter befragt sowie die entsprechenden Einträge in der Krankengeschichte analysiert.

Die Zuordnung aller 116 Aufnahmen aus dem Dreijahreszeitraum zeigte ein überraschendes Ergebnis: Die Funktion der soziotherapeutischen Behandlung im Sinne einer Tagesklinik steht mit 45% an der Spitze der Aufnahmen, während die ursprünglich intendierten Angebote Arbeitstraining, Arbeitserprobung, beschützte Arbeit deutlich seltener genutzt wurden. Der in dem auf berufliche Rehabilitation ausgerichteten Setting ebenfalls nicht geplanten Tagesstättenfunktion wurden immerhin 12% der Aufnahmen zugeordnet. Eine Analyse aller im breitgefächerten und EDV-gestützten Dokumentationssystem der Abteilung verfügbaren Daten konnte bestätigen, daß unterschiedliche Patientengruppen – gemessen an ausgewählten sozialen und klinischen Merkmalen – den Funktionen zugeordnet wurden und daß Schwerpunktsetzungen der begleitenden medizinischen sowie soziotherapeutischen Maßnahmen in differenzierter Weise erfolgten.

Neben dieser Chance, unterschiedliche Angebote „unter ein Dach" zu integrieren, beinhaltet eine solche Entwicklung auch Gefahren: Produktivität und Wirtschaftlichkeit könnten leiden, so daß das finanzielle Risiko schwerer kalkulierbar wird. Der Wert der Arbeit und das spezifische Arbeitsmilieu sind unter diesen Bedingungen schwer zu erhalten. Die Werkstattleiter müssen stets viel für die Arbeitsatmosphäre tun, um ein Abgleiten in rein medizinische Behandlungsstrukturen oder Freizeitangebote zu verhindern. In zu diesem Themenkreis mit Patienten durchgeführten narrativen Interviews wurde deutlich, daß die psychisch kranken Mitarbeiter der Werkstatt genau diese Ambivalenz zwischen Behandlung einerseits und einem Wirtschaftsbetrieb andererseits spüren und den Werkstattleiter − auch je nach ihrem subjektiven Befinden − mal als Chef, mal als Therapeut wahrnehmen. Trotzdem wurde die Werkstatt in allen Interviews eher als ein Platz zum Arbeiten und weniger als therapeutische Einrichtung definiert.

Angesichts der dargestellten Möglichkeiten, das Medium Arbeit und das spezifische Milieu der Werkstatt in bezug auf ganz unterschiedliche Bedürfnisse und Zielsetzungen zu nutzen, erhebt sich die Frage, inwieweit diese Flexibilität des Werkstattangebots über die primäre Zuordnung zu einer Funktionsgruppe hinaus genutzt wird. Im Sinne der bei psychisch Kranken bzw. Behinderten angestrebten Betreuungskontinuität sind häufige institutionelle Wechsel aufgrund von Schwankungen des Leistungsvermögens und der Behandlungsbedürftigkeit zu vermeiden. Die unterschiedlichen Angebote im Rahmen der Werkstattbehandlung bieten die Chance, auch Patienten mit zeitweilig stark reduziertem Leistungsvermögen und/oder veränderter Rehabilitationsperspektive innerhalb eines stabilen Milieus und durch dieselben Personen weiterzubetreuen.

Eine empirische Analyse der Bewegungen zwischen den einzelnen Funktionsgruppen konnte zeigen, daß die Möglichkeit eines werkstattinternen Wechsels häufig genutzt wird. Von 63 im Jahre 1985 in die Werkstatt aufgenommenen Patienten haben ein Drittel mindestens einmal die Gruppenzugehörigkeit gewechselt. Aufgrund der von uns durchgeführten Auszählung kann man sagen, daß Wechsel in nahezu alle Richtungen stattfinden. Besonders häufig wurde die Möglichkeit genutzt, Patienten in Krisensituationen und Zeiten erhöhter psychischer Instabilität durch einen Wechsel aus allen Funktionsgruppen in die soziotherapeutische Behandlung und dic damit verbundene Rücknahme der Arbeitsanforderungen zeitweilig zu entlasten. Die praktischen Erfahrungen haben gezeigt, daß manche Krisen durch ein Mehr an medizinischer und sozialer Betreuung innerhalb der Werkstatt bewältigt werden können. Die vielfältigen Wechsel zwischen den einzelnen Gruppen mit jeweils unterschiedlichen Anteilen von medizinischen, sozialen und arbeitstherapeutischen Hilfen verdeutlichen, daß Institutionen beruflicher Rehabilitation weder dem Behandlungsgeschehen nachgeordnet noch als funktionell abgetrennte Einheiten gesehen werden müssen. Selbst innerhalb einer relativ kleinen Institution wie unserer arbeitstherapeutischen Werkstatt sind Möglichkeiten gegeben, flexibel mit den sowohl intra- als auch interindividuell verschiedenen Leistungsmöglichkei-

ten und Perspektiven psychisch kranker Menschen umzugehen. Entscheidend
erscheint uns hierbei die damit gegebene Möglichkeit, über eine Integration unterschiedlicher Rehabilitationshilfen Patienten gemäß ihrer jeweiligen Krank-
heitssituation optimal fordern und fördern zu können. So kann einem Wechsel
des institutionellen Bezugsrahmens aufgrund zeitweiliger Überforderungs- und
Belastungssituationen entgegengewirkt werden.

3.9 Die Bedeutung poststationärer Arbeitsbedingungen für die psychische Gesundheit stationär behandelter psychiatrischer Patienten *

R. Vogel, V. Bell, S. Blumenthal, N.-U. Neumann und R. Schüttler

Einleitung und Problemstellung

Die anhaltend schlechte Beschäftigungslage hat zur Folge, daß es psychisch Kranken und Behinderten immer seltener gelingt, sich am Erwerbsleben zu beteiligen. Neuere Untersuchungen (Wedekind 1986; Vogel et al. 1986) verweisen auf eine Erwerbslosenrate von 50−70%. Dabei ist nahezu das gesamte Spektrum psychiatrischer (Krankenhaus-)Patienten betroffen. Der damit verbundene Problemdruck hat bei den Therapeuten zu unterschiedlichen Reaktionen geführt. Die einen bemühen sich vermehrt um Möglichkeiten und Hilfen zur Wiedereingliederung, weil ihnen angesichts des verstärkten Mangels an Arbeit deren Bedeutung größer denn je erscheint. Andere wiederum verweisen auf die gleichzeitig gestiegenen höheren Anforderungen an die Erwerbstätigen und die damit verbundenen höheren Belastungen und entwickeln Arbeitskonzepte, die dem Freizeitbereich verstärkte Aufmerksamkeit zuwenden. Für beide Reaktionsformen gibt es gute Argumente, da Arbeit sowohl für die psychische Gesundheit förderliche (Jahoda et al. 1975; Brinkmann 1978; Brenner 1973, 1976, 1979; Feuerlein 1979; Frese u. Mohr 1978; Wacker 1978; Frese 1978; Büchtemann 1984), als auch abträgliche Funktionen besitzt (Kornhauser 1965; Gleiss et al. 1973; Abholz 1970, 1973; Rudolph 1974; Bolm 1980; Weiss 1984; Link u. Dohrenwend 1985). Allerdings muß man kritisch anmerken, daß eine Auseinandersetzung mit dieser Problematik auf der Ebene der obigen Untersuchungen nur theoretisch-abstrakte Schlußfolgerungen zuläßt. Dies liegt vor allen Dingen daran, daß für psychiatrische Patienten fast keine entsprechenden Angaben vorliegen (Friessem 1980) und mit wenigen Ausnahmen (Hack u. Angermeyer 1979) bislang nicht der Versuch unternommen wurde, das unverbundene Nebeneinander der beiden Ansätze empirisch aufzulösen. Darüber hinaus ist davon auszugehen, daß die den skizzierten Argumentationen zugrundeliegenden Forschungsergebnisse − dies gilt in besonderem Maße für die gesundheitlichen Auswirkungen von Arbeitslosigkeit − nicht ausreichend gesichert und vor allen Dingen wenig verallgemeinerungsfähig sind (Büchtemann 1985).

---

* Mit Unterstützung der Deutschen Forschungsgemeinschaft (DFG) im Rahmen des Sonderforschungsbereiches 129 („Psychotherapeutische Prozesse") der Universität Ulm, Projekt A 1.

Aktuelle Kernfragen in der Psychiatrie
Herausgegeben von F. Böcker und W. Weig
© Springer-Verlag Berlin Heidelberg 1988

Diese Problematik war Anlaß der vorliegenden Arbeit, in deren Rahmen folgende Fragen bearbeitet wurden:

1. Wie reagieren ehemals psychiatrische Krankenhauspatienten auf Erwerbslosigkeit?
2. Wie reagieren ehemals psychiatrische Krankenhauspatienten auf potentiell belastende Arbeitsbedingungen?
3. Gibt es Hinweise auf krankheitsspezifische Reaktionen?

Stichprobe und Meßmethoden

Die Stichprobe bildeten 230 Patienten, die im Verlauf des Jahres 1979 erstmals in einer psychiatrischen Einrichtung (Bezirkskrankenhaus Günzburg) stationär behandelt worden waren und 1 Jahr nach ihrer Entlassung wiederholt befragt werden konnten. Dabei handelte es sich ausschließlich um Personen, die vor ihrer Aufnahme zumindest zeitweise einmal erwerbstätig waren und für die Zeit nach ihrer Entlassung wieder eine Erwerbstätigkeit anstrebten (Erwerbspersonen). In diagnostischer Hinsicht gab es außer der Gruppe der Minderbegabungen keine Ausschlüsse. Für die vorliegende Analyse wurden die klinischen Diagnosen zu fünf relativ homogenen diagnostischen Gruppierungen zusammengefaßt. Im einzelnen unterschieden wir organisch-psychiatrische Erkrankungen, schizophrene Erkrankungen, affektiv-psychotische Erkrankungen, neurotische und Persönlichkeitsstörungen sowie Suchterkrankungen.

Als Reaktion der Patienten untersuchten wir gesundheitliche Auswirkungen im *psychischen* Erlebnisbereich. Dazu verwendeten wir die deutsche Version der Present State Examination von Wing et al. (1973). Dabei bezogen wir uns auf die Veränderung des klinischen Gesamtbildes zwischen dem Entlassungs- und dem Katamnesezeitpunkt.

Ausmaß und Struktur poststationärer Erwerbslosigkeit explorierten wir auf der Grundlage eines halbstrukturierten Interviews über den Berufsverlauf zwischen den Jahren 1979 und 1980.

Als potentiell belastende Arbeitsbedingungen erhoben wir objektive Bedingungen, die im Rahmen der Organisation und dem Inhalt einer Tätigkeit (z. B. Akkord-, Schichtarbeit, starker Zeitdruck) sowie deren Umgebung (z. B. Lärm, Kälte, Hitze) auftreten können und die Wahrscheinlichkeit einer psychischen Störung erhöhen. Befragungsgegenstand war der vom Zeitpunkt der Katamnese aus gesehen letzte Arbeitsplatz.

Ergebnisse

Poststationäre Erwerbslosigkeit

Insgesamt waren 43,5% aller entlassenen Patienten zwischen 1979 und 1980 zumindest kurzfristig einmal von Erwerbslosigkeit betroffen. Die durchschnittliche Dauer der Erwerbslosigkeit betrug 14 Wochen. Für 18% der Patienten erstreckte sich die Erwerbslosigkeit auf das gesamte Jahr.

Wie Tabelle 1 zeigt, hatte diese Erfahrung negative Auswirkungen auf den psychischen Gesundheitszustand der Betroffenen. Dies gilt in besonderem Umfang für Patienten, die wegen einer organisch bedingten Erkrankung stationär

Tabelle 1. Zusammenhang zwischen der Dauer der Erwerbslosigkeit und der Veränderung des poststationären klinischen Zustandsbildes in Abhängigkeit von der diagnostischen Zuordnung (Partialkorrelation $\hat{R}$)[a]

	Veränderung des psychopathologischen Zustandsbildes				
	Organisch psychische Erkrankungen	Affektive Psychosen	Schizophrene Erkrankungen	Neurosen/ Persönlich- keitsstörungen	Sucht- kranke
Dauer der Erwerbslosigkeit	0,54	0,26	0,16	0,15	0,13

[a] $\hat{R}$ beschreibt die Stärke des linearen Zusammenhanges zwischen der Dauer der Erwerbslosigkeit im Berichtszeitraum und dem klinischen Zustandsbild zum Zeitpunkt der Katamnese, unabhängig von dessen Ausprägung zum Zeitpunkt der Erstbefragung (Entlassungszeitpunkt). Der Koeffizient kann einen numerischen Wert zwischen -1 und $+1$ annehmen. Ein positives Vorzeichen bedeutet dabei, daß hohe Werte der einen Variablen mit hohen Werten der anderen Variablen einhergehen. Bei einem negativen Vorzeichen entsprechen dagegen niedrige Werte der einen Variablen hohen Werten der anderen.

psychiatrisch behandelt worden waren. Bei den anderen diagnostizierten Subgruppen erwies sich dieser Zusammenhang als deutlich weniger ausgeprägt. Dies trifft dabei vorrangig auf Patienten mit einer neurotischen Störung bzw. Persönlichkeitsstörung und Patienten mit einer Alkoholerkrankung zu. Ein differenzierteres Bild boten die Patienten, die im Rahmen einer affektiven Psychose bzw. einer schizophrenen Erkrankung behandelt worden waren. Bei diesen beiden Patientengruppen zeigten sich ausschließlich die Dauererwerbslosen relativ unbeeindruckt. Dafür reagierten die ehemaligen Patienten, die nur kurz oder mittelfristig von Erwerbslosigkeit betroffen waren, um so heftiger ($\hat{R} = 0,39$ bzw. $0,26$). Dabei zeichnete sich gegenüber der Erstbefragung eine Zunahme von depressivem und ängstlichem Verhalten, Grübelneigung und sozialen Rückzugstendenzen ab.

Poststationäre Arbeitsbelastungen

Von den vorgegebenen 20 Belastungsaspekten trafen im Durchschnitt 5 auf den letzten Arbeitsplatz der Befragten zu. Im Vordergrund standen dabei konzentrierte Beobachtung, starker Zeitdruck sowie Lärm. Diesen Arbeitsbelastungen war annähernd jeder zweite ausgesetzt.

Wie Tabelle 2 zeigt, hatten diese Erfahrungen im Regelfall keine bzw. nur sehr geringe negative Auswirkungen auf den psychischen Gesundheitszustand der Betroffenen. Eine Ausnahme bildeten Patienten mit einer diagnostizierten Schizophrenie. Diese reagierten häufig sensibler. Dabei kam es in den meisten Fällen zu einem Stillstand des Heilungsprozesses. Bemerkenswert ist darüber hinaus die Reaktion der Patienten mit einer affektiv-psychotischen Erkrankung. Diese reagierten sozusagen paradox, da sich innerhalb dieser Gruppierung vermehrte Belastungen eher positiv auf den Gesundheitszustand auswirk-

Tabelle 2. Zusammenhang zwischen Arbeitsbelastungen und der Veränderung des poststationären klinischen Zustandsbildes in Abhängigkeit von der diagnostischen Zuordnung (Partialkorrelation $\hat{R}$)

	Veränderung des psychopathologischen Zustandsbildes				
	Organisch psychische Erkrankungen	Affektive Psychosen	Schizophrene Erkrankungen	Neurosen/ Persönlichkeitsstörungen	Suchtkranke
Häufigkeit von Belastungen	0,12	−0,37	0,23	−0,02	0,00

ten, wohingegen geringe oder fehlende Belastungen Chronifizierungstendenzen auszulösen vermochten.

Diskussion

Die Untersuchung verweist auf die Bedeutung poststationärer Arbeitsbedingungen für den mittel- bis langfristigen Heilungserfolg stationär behandelter psychiatrischer Patienten. Dabei darf jedoch nicht übersehen werden, daß der Zusammenhang in aller Regel nicht besonders ausgeprägt ist. Dies war auch nicht zu erwarten, da es sich bei der vorliegenden Untersuchung um eine Felduntersuchung mit entsprechend komplexen Beziehungen handelt. Neben die geschilderte poststationäre berufliche Situation treten so z. B. Merkmale wie die Krankheitsgeschichte, das Ausmaß und die Struktur sozialer Unterstützung nach der Entlassung, die medikamentöse Behandlung sowie ganz allgemein die Art und der Umfang der Nachbetreuungsmaßnahmen, um nur einige verlaufsrelevante Merkmale zu benennen. Hinzu kommt, daß wir die Reaktionen der entlassenen Patienten auf der Grundlage eines klinisch relevanten Parameters, nämlich der Veränderung des psychopathologischen Status, und nicht auf der Grundlage weit sensiblerer Parameter, wie z. B. der allgemeinen subjektiven Befindlichkeit oder der allgemeinen Lebenszufriedenheit, abbildeten. Auf dem Hintergrund dieser Anmerkungen verweisen die Längsschnittbefunde darauf, daß bei den untersuchten poststationären Arbeitsbedingungen Erwerbslosigkeit im Regelfall deutlich negativere Auswirkungen auf den Krankheitsverlauf hatte als eine Arbeit unter belastenden Bedingungen. Erwerbslosigkeit erwies sich somit als eigenständiger Krankheitsfaktor. Gleichzeitig wurde aber auch deutlich, daß deren gesundheitliche Folgewirkungen kein einheitliches Erscheinungsbild darstellen. Im vorliegenden Rahmen erwiesen sich dabei die Krankheitsform und der Verlauf der Erwerbslosigkeit als relevante Moderatorvariablen, die im subjektiv persönlichen Bereich der Betroffenen das Erleben von Erwerbslosigkeit beeinflußten. Im Gegensatz zu diesen differentiellen Folgewirkungen von Erwerbslosigkeit zeitigten die genannten Arbeitsbelastungen eher einheitliche Reaktionen, nämlich in den meisten Fällen keine. Dazu muß allerdings einschränkend angemerkt werden, daß im Rahmen dieser Untersuchung nur ein Teil möglicher Arbeitsbelastungen untersucht werden konnte. Weitere relevante Aspekte des Arbeitslebens, wie z.B. eine quantitative oder auch qualitative Überforderung und vor allen Dingen soziale Stressoren (z.B. Konkurrenzdruck), wurden nicht untersucht. Dennoch läßt sich wohl das Resümee ziehen, daß die Teilnahme am Erwerbsprozeß im Hinblick auf die Stabilisierung und Integration psychiatrischer Patienten prinzipiell einen günstigen Einfluß besitzt, der sich nur in Einzelfällen durch extreme Belastungen, die aus dem Inhalt einer Tätigkeit und deren Organisationsform resultieren können, in sein Gegenteil zu verkehren vermag. Im Hinblick auf die eingangs skizzierten Argumentationen bedeutet dies, daß wir uns mit verstärkten Kräften bemühen müssen, den zunehmenden Ausgrenzungstendenzen entgegenzuwirken. Als ein bedeutsamer Schritt in diese Richtung ist dabei die Schärfung des Problembewußtseins zu werten, daß wir selbst im Rahmen von Diagnostik und Therapie, z.B. durch eine nachträgliche „Psychiatrisierung" oder durch selbst aufgestellte an alternativen Berufsrollen orientierten Zumutbarkeitsregeln an der Ausgrenzung mitwirken.

Literatur

Abholz HH (1970) Die Rolle des industriellen Arbeitsplatzes für die Ätiologie psychischer Erkrankungen. Das Argument 60:142−162

Bolm W (1980) Zum Einfluß beruflicher Belastungen auf die Entstehung psychischer Krisen − Eine klinische Untersuchung. Psychiatr Prax 7:172−177

Brenner MH (1979) Wirtschaftskrisen, Arbeitslosigkeit und psychische Erkrankung. Urban & Schwarzenberg, München

Brinkmann C (1978) Belastung durch Arbeitslosigkeit: Finanzielle und psychosoziale Probleme der Arbeitslosigkeit. In: Kutsch T, Wiswede G (Hrsg) Arbeitslosigkeit Teil II: Psychosoziale Belastungen. Hain, Meisenheim

Büchtemann CF (1985) Die soziale Erfahrung von Arbeitslosigkeit: Erwerbsbiographischer Kontext und psychosoziale Verarbeitung. In: Keupp H, Kleiber D, Scholten B (Hrsg) Im Schatten der Wende. Verlag der Deutschen Gesellschaft für Verhaltenstherapie, Tübingen, S 107−121

Frese M, Mohr G (1978) Die psychopathologischen Folgen des Entzugs von Arbeit: Der Fall Arbeitslosigkeit. In: Frese M et al. (Hrsg) Industrielle Psychopathologie. Huber, Bern, S 282−330

Frießem DH (1980) Psychische Folgen von Arbeitslosigkeit unter besonderer Berücksichtigung psychiatrischer Erkrankungen und des Suizids. In: Maiers W, Markard M (Hrsg) Lieber ausgebeutet als arbeitslos? Pahl-Rugenstein, Köln, S 53−63

Hack J, Angermeyer M (1979) Rehabilitation durch Arbeit. Eine qualitativ-empirische Studie zur Arbeitssituation von Patienten einer sozialpsychiatrischen Ambulanz, Beltz, Weinheim

Jahoda M, Lazarsfeld PE, Zeisel H (1975) Die Arbeitslosen von Marienthal. Suhrkamp, Frankfurt (1. Aufl 1933)

Link B, Dohrenwend B (1985) Socio-economic status and schizophrenia: Noisome occupational characteristics as a risk factor. Vortrag anläßlich der 21. Hamburger psychiatrisch-medizinischen Gespräche. From social class to social stress − New developments in psychiatric epidemiology, Hamburg 1.−2. 11. 1985

Vogel R, Bell V, Blumenthal S, Neumann N-U, Schüttler R (1986a) Zur Entwicklung der beruflichen Wiedereingliederung von ersthospitalisierten psychiatrischen Patienten. Ergebnisse einer Ein- und einer Fünf-Jahres-Katamnese. In: Reimer F (Hrsg) Der psychisch Kranke und seine berufliche Rehabilitation. Weissenhof-Verlag Dr. Jens Kunow, Weinsberg, S 83−108

Vogel R, Bell V, Blumenthal S, Neumann N-U, Schüttler R (1986 b) Möglichkeiten und Chancen ehemaliger psychiatrischer Patienten im Hinblick auf ihre persönliche, berufliche und soziale Entfaltung – Eine Situationsanalyse des ersten und des fünften Jahres nach der stationären Erstbehandlung. In: Schorr A (Hrsg) Bericht über den 13. Kongreß für Angewandte Psychologie, Bd II. Deutscher Psychologen-Verlag, Bonn, S 119–123

Wedekind R (1986) Sind trotz Massenarbeitslosigkeit Wege sichtbar, psychisch Kranke an Arbeit in ihrem umfassenden Sinn teilhaben zu lassen? Überlegungen zu empirischen Befunden. In: Dörner K (Hrsg) Lebenslänglich arbeitslos, weil minderwertig. Jakob von Hoddis, Gütersloh, S 92–105

3.10 Rehabilitative Maßnahmen oder Berentung als Alternativen nach der stationären Behandlung psychiatrischer Patienten*

V. Bell, S. Blumenthal, N.-U. Neumann, R. Schüttler und R. Vogel

Einleitung

Eine der gravierendsten Folgen psychischer Erkrankungen ist die langandauernde Hospitalisierung der davon betroffenen Patienten. Zwar nimmt die durchschnittliche Verweildauer schon seit Anfang dieses Jahrhunderts ab (Brown 1960), und dieser Trend hat sich in den letzten Jahren sogar noch verstärkt, gleichzeitig mußte aber auch ein Anstieg der wiederholten Einweisungen in die psychiatrischen Krankenhäuser festgestellt werden (Häfner 1984). Ein Weg zurück zur kontinuierlichen stationären Behandlung ist aus ethischen, aber auch ökonomischen Gründen nicht wünschenswert. So konnten z.B. Häfner et al. (1986) und Hess et al. (1986) den Kostenvorteil einer verstärkten ambulanten Versorgung belegen.

Einer der erfolgversprechendsten Ansatzpunkte zur Reduktion der Wiederaufnahmerate scheint die Verbesserung der posthospitalen Versorgung psychisch Kranker durch ambulante Nachsorgeeinrichtungen und Maßnahmen zur beruflichen Rehabilitation zu sein (vgl. Bericht zur Lage der Psychiatrie in der BRD, 1975). Das Angebot rehabilitativer Maßnahmen ist inzwischen erheblich erweitert worden, erreicht aber bei weitem noch nicht den Umfang wie bei körperlichen Behinderungen. Darüber hinaus ist es in den letzten Jahren zunehmend schwieriger geworden, psychisch Kranke auf dem Arbeitsmarkt unterzubringen. Für die vermittelnden Institutionen stellt sich daher die Frage, ob durch rehabilitative Maßnahmen der Zugang zum Arbeitsmarkt tatsächlich verbessert wird oder ob nicht eine Berentung das geeignetere Vorgehen wäre.

Mittels einer prospektiven Katamnese ersthospitalisierter psychiatrischer Patienten versucht die vorliegende Untersuchung folgende Fragen zu beantworten:

1. Wie groß ist 5 Jahre nach der ersten stationären Behandlung der Anteil berenteter psychiatrischer Patienten, und wieviele Patienten erhalten in dieser Zeit rehabilitative Maßnahmen?

2. Welche Faktoren beeinflussen die Entscheidung, Patienten entweder zu berenten oder ihnen eine rehabilitative Maßnahme zu vermitteln?

---

* Mit Unterstützung der Deutschen Forschungsgemeinschaft (DFG) im Rahmen des Sonderforschungsbereiches 129 („Psychotherapeutische Prozesse") der Universität Ulm, Projekt A 1.

Aktuelle Kernfragen in der Psychiatrie
Herausgegeben von F. Böcker und W. Weig
© Springer-Verlag Berlin Heidelberg 1988

Methode und Stichprobe

Im Rahmen einer Studie zur beruflichen und sozialen Integration und Reintegration stationär behandelter psychiatrischer Patienten konnten zum Entlassungszeitpunkt 258 Patienten und genau 1 Jahr später 230 (90%) über ihre medizinische, soziale und berufliche Situation befragt werden. Nach genau 5 Jahren gelang dies bei 204 (80%) Patienten. Bei diesen Patienten handelt es sich um eine Vollerhebung aller Patienten des Bezirkskrankenhauses Günzburg, die sich im Jahre 1979 zum erstenmal in ihrem Leben in einer stationären psychiatrischen Behandlung befanden. Es wurden nur Patienten ausgeschlossen, bei denen Faktoren wie eine langandauernde prähospitale Erwerbslosigkeit (über 5 Jahre), ausländische Staatsbürgerschaft, hohes Alter, zu lange Aufenthaltsdauer (über 1 Jahr) oder eine Minderbegabung bzw. Formen des Schwachsinns eine berufliche und soziale Wiedereingliederung zusätzlich erschwert hätten (Blumenthal et al. 1987).

Die Gesamtstichprobe wurde anhand der Entlassungsdiagnose (International Classification of Diseases, 8. Revision) des behandelnden Arztes in 5 diagnostische Oberkategorien aufgeteilt:

1. Organisch psychiatrische Erkrankungen (n = 21; 8%)
2. Schizophrene Psychosen (n = 33; 13%)
3. Affektive und andere nichtorganische Psychosen (n = 23; 9%)
4. Neurotische und psychosomatische Erkrankungen, Persönlichkeitsstörungen und vorübergehende psychische Auffälligkeiten (n = 81; 31%)
5. Alkoholismus und Drogenabhängigkeit (n = 100; 39%)

Ergebnisse

In den ersten 5 Jahren nach ihrer ersten stationären Behandlung haben 29% der von uns nachuntersuchten Patienten zumindest einen Rentenantrag gestellt. Zum Zeitpunkt der 5-Jahres-Katamnese waren dann 17% unserer Patienten (n = 35) vorzeitig berentet (Abb. 1). Bei den Berentungen sind schwerpunktmäßig die Patienten mit einer organisch-psychiatrischen Erkrankung bzw. einer schizophrenen Psychose betroffen (44% bzw. 32%), während die neurotischen Patienten relativ selten (7%) berentet werden. Die letztgenannte Patientengruppe stellte zwar häufiger Rentenanträge, diese wurden aber z. T. abgelehnt bzw. der festgestellte Grad der Erwerbsminderung reichte nicht für eine Berentung aus. Die darüber entscheidenden Institutionen schätzen das Beschwerdebild dieser Patienten offensichtlich nicht so behindernd ein wie das der anderen Patientengruppen.

Im Vergleich zur Anzahl der Berentungen ist bei den neurotischen Patienten die Anzahl der erfolgten Reha-Maßnahmen relativ groß. Aufgrund der kleinen Fallzahlen konnten keine diagnosespezifischen Unterschiede bezüglich der Häufigkeit von rehabilitativen Maßnahmen festgestellt werden. 19% der Gesamtgruppe beantragten eine solche Maßnahme und 13% erhielten dann auch eine. Die Anzahl der Ablehnungen ist damit relativ groß. Ob allerdings die Ge-

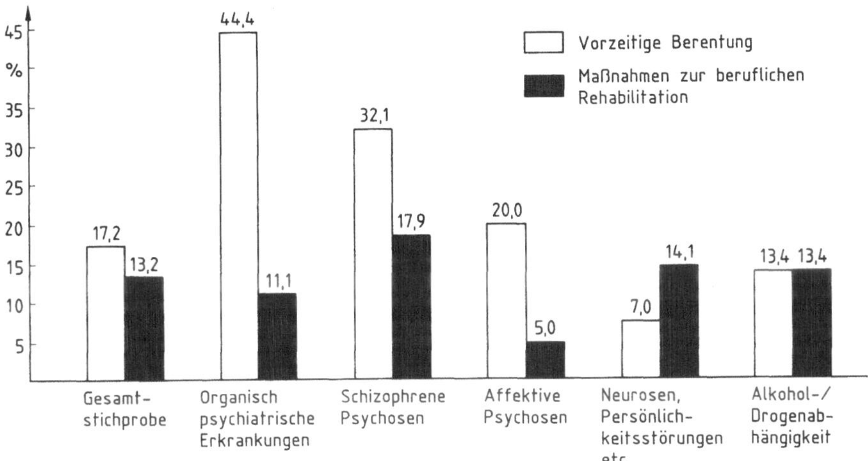

Abb. 1. Diagnosespezifische Verteilung der Berentungen und der rehabilitativen Maßnahmen

samtzahl der erfolgten Reha-Maßnahmen für eine Inzidenzstichprobe als ausreichend betrachtet werden kann, muß bezweifelt werden; vor allem wenn man bedenkt, daß 17% dieser Stichprobe in diesem Zeitraum vorzeitig berentet wurden. Auch der Nutzen dieser Maßnahmen muß bezweifelt werden, da immerhin ein Viertel der Patienten diese vorzeitig abbrachen und nur ein Drittel diese Maßnahmen als sinnvoll und nützlich ansahen.

Beide Maßnahmen − Berentung und Rehabilitation − haben ihren zeitlichen Schwerpunkt in den ersten beiden Jahren nach der ersten stationären Behandlung der Patienten. Es wird offensichtlich schon frühzeitig entschieden, welchen Weg die Patienten nehmen. Zudem sind dies sich gegenseitig ausschließende Entscheidungen. Nur 3 Patienten (1,5%) erhielten eine Rehamaßnahme und wurden dann berentet. 71% der nachuntersuchten Patienten erhielten weder das eine noch das andere.

Welche Charakteristika beeinflussen letztendlich, ob eine Berentung vorgenommen wird oder nicht bzw. ob eine Reha-Maßnahme durchgeführt wird oder nicht, und welche Charakteristika bestimmen die Wahl zwischen einer der beiden Alternativen (Tabelle 1)? Der psychopathologische Befund beeinflußt sowohl die Entscheidung für die Berentung als auch für die rehabilitative Maßnahme. Es sind die im medizinischen Sinne kränkeren Patienten, welchen solche Maßnahmen zuteil werden. Bemerkenswerterweise haben die Patienten mit einer posthospitalen Reha-Maßnahme schon zur Entlassung aus der ersten stationären Behandlung eine deutlich ausgeprägtere Symptomatik. Über die Symptomatik hinaus fördert als weiterer medizinischer Faktor die erneute stationäre Behandlung eine Entscheidung zu einer der beiden Maßnahmen. Möglicherweise geht die Initiative zur Beantragung einer dieser Maßnahmen von der Klinik aus, in welcher die erneute stationäre Behandlung durchgeführt wird.

Die posthospitale berufliche Reintegration für die Zeit der 1-Jahres-Katamnese steht zwar ebenfalls sowohl mit der Berentung als auch mit der Rehabilitation in Zusammenhang, jedoch ist der Zusammenhang zur Berentung eher ein

Tabelle 1. Prädiktoren der Berentung bzw. rehabilitativer Maßnahmen

	Rente		keine Rente		p*	Reha		keine Reha		p*
	N	MR	N	MR		N	MR	N	MR	
Hospitale Berufsausbildung	35	101,3	166	100,9	n.s.	27	90,9	174	102,6	n.s.
Prähospitale berufliche Integration	35	107,8	166	99,6	n.s.	27	121,7	174	97,8	0,04
Posthospitale berufliche Integration (1-Jahres-Katamnese)	35	150,5	169	92,6	0,0000	27	126,7	177	98,8	0,02
Alter	35	77,0	169	107,8	0,005	27	140,9	177	96,6	0,0003
Prähospitale Schichtzugehörigkeit	35	104,4	166	100,3	n.s.	27	88,4	174	103,0	n.s.
Psychopathologischer Befund (Entlassungszeitpunkt; PSE-Total score)	34	112,8	158	93,0	0,06	26	132,3	166	90,9	0,0004
Psychopatholog. Befund (1-Jahres-Katamnese)	35	113,7	153	90,1	0,02	23	115,7	165	91,5	0,05
Psychopathologischer Befund (5-Jahres-Katamnese)	35	130,0	166	94,9	0,001	26	125,1	175	97,4	0,02
Soziale Anpassung (1-Jahres-Katamnese)	31	47,0	124	85,7	0,0000	19	81,9	136	77,5	n.s.
Soziale Anpassung (5-Jahres-Katamnese)	20	40,1	105	67,4	0,002	13	58,3	112	63,5	n.s.

* Mann Whitney-Test; zweiseitig

methodischer Artefakt, da während der 1-Jahres-Katamnese ein Teil der Patienten schon berentet ist und damit zwangsläufig einen sehr geringen Reintegrationsgrad bezüglich unseres Indexes zur beruflichen Reintegration aufweisen muß. Dieses Argument kann jedoch nicht bezüglich des Zusammenhanges zur Erteilung rehabilitativer Maßnahmen ins Feld geführt werden. Es sind tatsächlich wohl die beruflich schlechter integrierten Patienten, welche eine rehabilitative Maßnahme erhalten. Sogar schon die vor der ersten stationären Behandlung beobachtete mangelnde berufliche Integration beeinflußt die Erteilung einer solchen Hilfe positiv.

Die soziale Schichtzugehörigkeit wie auch die Berufsausbildung nehmen hingegen nach unserer Erkenntnis weder auf die eine noch auf die andere Maßnahme einen Einfluß.

Es sind eigentlich nur 3 Faktoren, welche die Entscheidung für die eine Maßnahme und gegen die andere Maßnahme beeinflussen oder vielleicht sogar bestimmen. Offensichtlich erhalten die sozial aktiveren Patienten eher eine Reha-Maßnahme, und die Patienten, welche sich sozial zurückziehen, werden berentet. Wahrscheinlich findet dieser Faktor bei den entscheidenden Institutionen keinen bewußten Eingang, vielmehr sind es wahrscheinlich eher die sozial aktiveren Patienten, welche bereit sind, den sicher anstrengenderen Weg einer Reha-Maßnahme zu gehen, und dieses wird solchen Patienten wahrscheinlich auch eher zugetraut. Bewußt und explizit wird die Entscheidung für die eine und gegen die andere Maßnahme letztendlich durch die Diagnose und das Alter der Patienten bestimmt. Unsere Daten belegen eindeutig, daß die jüngeren Patienten eine Reha-Maßnahme erhalten, während die älteren Patienten berentet werden, und schließlich ist der Anteil der Berentungen bei den an einer organisch-psychiatrischen Erkrankung und den an einer schizophrenen Psychose leidenden Patienten besonders groß.

Literatur

Blumenthal S, Bell V, Neumann N-U, Schüttler R, Vogel R (1987) Berufliche Integration und Reintegration psychiatrischer Patienten − Ergebnisse einer prospektiven Längsschnittuntersuchung. In: Bungard W, Reihl D, Schubert A (Hrsg) Berufliche Rehabilitation und Integration psychisch Kranker und Behinderter. Psychologie Verlags-Union (Beltz-Verlag), Weinheim

Brown G (1960) Length of hospital stay and schizophrenia: A review of statistical studies. Acta Psychiatr Neurol Scand 35:414−430

Deutscher Bundestag (Hrsg) (1975) Bericht über die Lage der Psychiatrie in der Bundesrepublik Deutschland − zur psychiatrischen und psychotherapeutischen/psychosomatischen Versorgung der Bevölkerung. Bundesdrucksache 7/4200, Bonn-Bad Godesberg

Häfner H (1984) Planung und Organisation von Diensten für die seelische Gesundheit. Spektrum 4:143−159

Häfner H, an der Heiden W, Buchholz W, Bardens R, Klug J, Krumm B (1986) Organisation, Wirksamkeit und Wirtschaftlichkeit komplementärer Versorgung Schizophrener. Nervenarzt 57:214−226

Hess D, Ciompi L, Dauwalder HP (1986) Nutzen- und Kosten-Evaluation eines sozialpsychiatrischen Dienstes. Nervenarzt 57:204−213

3.11 Wiedereinweisungsgründe und Maßnahmen zur Verhinderung einer Wiedereinweisung bei psychiatrischen Patienten — Ergebnisse einer prospektiven Längsschnittstudie aus der Sicht der Betroffenen und der Angehörigen*

S. BLUMENTHAL, V. BELL, N.-U. NEUMANN, R. SCHÜTTLER und R. VOGEL

Das Thema der Wiedereinweisungen hat in den letzten Jahren zunehmend an Bedeutung gewonnen, spätestens seitdem durch die Einführung der Psychopharmaka zwar kürzere, aber auch häufigere stationäre Aufenthalte in psychiatrischen Kliniken zu verzeichnen sind (Pietzcker 1978; Möller et al. 1982; Müller 1982; Huber et al. 1983). Um die Situation zum gegenwärtigen Zeitpunkt zu erhellen, wurden in einer Studie 113 wiedereingewiesene psychiatrische Patienten und ihre Angehörigen nach den Gründen befragt, weshalb eine Wiedereinweisung nach dem erstmaligen stationären Aufenthalt erfolgte. Die Untersuchung wurde mit einem selbstkonstruierten, strukturierten Interview durchgeführt. Die Ausgangsstichprobe waren 258 ersteingewiesene psychiatrische Patienten, bei welchen eine 1-Jahres-Katamnese, eine Analyse nach 2½ Jahren und eine 5-Jahres-Katamnese durchgeführt wurde (vgl. Blumenthal et al. 1986, 1987).

Betrachten wir uns die Verteilung der Wiedereinweisungen diagnosespezifisch, so lassen sich die in Tabelle 1 aufgelisteten Unterschiede aufzeigen.

Die Diagnosegruppe der schizophrenen Psychosen hat mit 58% die höchste Wiedereinweisungsquote, gefolgt von den organisch-psychiatrischen Erkrankungen und den affektiven Psychosen, bei denen mit 52% noch etwas mehr als jeder zweite Patient wiedereingewiesen wird. Deutlich abgesetzt sind die beiden Diagnosegruppen der neurotischen oder psychosomatischen Erkrankungen sowie der Alkohol- und Drogenabhängigen, die eine Wiedereinweisungsquote von unter 40% (39,5% bzw. 39%) aufweisen.

Betrachten wir nun den Verlauf, den die Gesamtgruppe, aber auch die einzelnen Diagnosegruppen in der Zeit bis zur 5-Jahres-Katamnese genommen haben (Abb. 1), so lassen sich recht große Unterschiede bei den Wiedereinweisungsquoten feststellen.

Zum Zeitpunkt der 1-Jahres-Katamnese haben die Diagnosegruppen „organisch-psychiatrische Erkrankungen" und „affektive Psychosen" die höchste Wiedereinweisungsquote. Nach 2½ Jahren bestätigt sich dieser Befund bei den organisch- psychiatrischen Erkrankungen, auffallendstes Ergebnis ist jedoch eine Zunahme von 30% bei der Gruppe der schizophrenen Psychosen, die nun

---

* Mit Unterstützung der Deutschen Forschungsgemeinschaft (DFG) im Rahmen des Sonderforschungsbereiches 129 („Psychotherapeutische Prozesse") der Universität Ulm, Projekt A 1.

Aktuelle Kernfragen in der Psychiatrie
Herausgegeben von F. Böcker und W. Weig
© Springer-Verlag Berlin Heidelberg 1988

mit über 42% Wiedereinweisungen die Spitzenposition einnehmen. Unterdurchschnittlich zu diesem Zeitpunkt – wie auch zur 1-Jahres-Katamnese – ist die Diagnosegruppe der neurotischen oder psychosomatischen Erkrankungen vertreten.

Der Zeitraum zwischen 2½ Jahren und der 5-Jahres-Katamnese ist vor allem durch eine Erhöhung der Wiedereinweisungen bei den Gruppen der organisch- psychiatrischen Erkrankungen, der affektiven Psychosen sowie der neurotischen oder psychosomatischen Erkrankungen geprägt, welche alle eine Erhöhung um 20% und mehr zu verzeichnen haben. Aber auch die beiden Gruppen der schizophrenen Psychosen und der Alkohol- und Drogenabhängigen sind mit einer Erhöhung der Wiedereinweisungsquote von jeweils 15% betroffen.

Tabelle 1. Verteilung der Entlassungsdiagnose bei den Wiedereingewiesenen nach 5 Jahren

Verteilung der Entlassungsdiagnosen	Gesamtpopulation		Wiedereinweisung nach 5 Jahren	
	Abs.	% (Spalte)	Abs.	% (Zeile)
Organ.-psychiatr. Erkrankungen	21	8,1	11	52,4
Schizophrene Psychosen	33	12,8	19	57,6
Affektive Psychosen	23	8,9	12	52,2
Neurotische oder psychosomatische Erkrankungen	81	31,4	32	39,5
Alkohol- und Drogenabhängigkeit	100	38,7	39	39,0
Gesamt	258	100,0	113	43,8

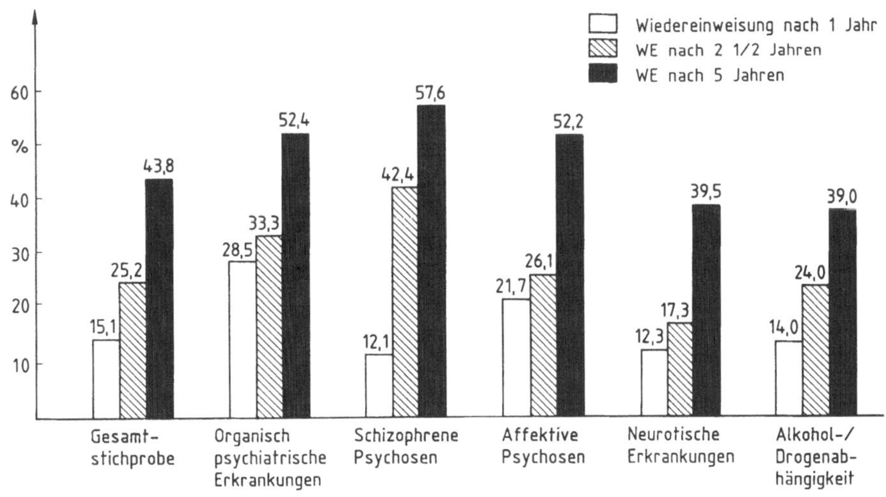

Abb. 1. Verteilung der Entlassungsdiagnosen bei den Wiedereinweisungen nach 1 Jahr, 2½ Jahren und 5 Jahren

Ergebnisse der Befragung der Wiedereingewiesenen sowie deren Angehörigen

Von den 113 wiedereingewiesenen Patienten konnten 96 Patienten bei der 5-Jahres-Katamnese interviewt werden. Bei der Befragung der Patienten, welche Gründe sie für die Wiedereinweisung anführen (vgl. Abb. 2), stand an erster Stelle (31% der Nennungen) die Krankheit, wegen der der Patient im psychiatrischen Krankenhaus war. Bereits an zweiter Stelle (26% der Nennungen) werden von den Patienten als Wiedereinweisungsgründe Variablen aus dem Berufsbereich genannt. So sind diese der Meinung, daß sie die Arbeit nicht durchhalten konnten bzw. nach dem ersten stationären psychiatrischen Aufenthalt wieder zu hart arbeiten mußten, daß Vorurteile bei den Arbeitskollegen bestanden, daß in ihrem Fall ein Mangel an geeigneten Arbeitsplätzen bestand und daß sie selbst eine problematische berufliche Laufbahn aufzuweisen hätten. An dritter Stelle (17% der Nennungen) wurde die problembeladene Situation in der Familie geschildert, und schließlich wurde als vierter Wiedereinweisungsgrund (9% der Nennungen) die mangelnde ambulante ärztliche Betreuung bzw. das Nichtbefolgen der ärztlichen Anordnungen genannt.

Auf die Frage, ob die erste Wiedereinweisung hätte vermieden werden können, antworteten 40% der wiedereingewiesenen Patienten mit „nein", während 60% dies bejahten. Die wichtigste Möglichkeit zur Vermeidung einer Wiedereinweisung sahen die Patienten (38% der Nennungen) in einem besseren therapeutischen Angebot der Klinik (vgl. Abb. 3). Dies beinhaltet eine speziellere Vorbereitung auf das, was einen „draußen" erwartet, aber auch einen längeren Aufenthalt bei Ersteinweisung. An zweiter Stelle wünschen sich die Patienten (22% der Nennungen) eine bessere Unterstützung durch die Angehörigen. An dritter Stelle (17% der Nennungen) wird eine Verbesserung der psychiatrischen Nachbetreuungseinrichtungen gefordert, und an vierter Stelle schließlich (9% der Nennungen) wurde der Wunsch nach Unterstützung durch einen Sozialarbeiter geäußert.

Ebenso wie die Patienten wurden nahe Angehörige nach den Gründen, die zur Wiedereinweisung des Patienten führten, befragt (vgl. Abb. 2).

An erster Stelle (30% der Nennungen) stand dabei — wie bei den Patienten selbst — die Erkrankung, wegen der der Patient im Krankenhaus war. Auch beim zweiten Grund, den beruflichen Aspekten, welchen die Angehörigen anführten (24% der Nennungen), läßt sich noch eine relativ gute Übereinstimmung mit der Sichtweise der Patienten feststellen.

Eine relative Übereinstimmung zwischen Angehörigen und Patienten besteht auch beim Wiedereinweisungsgrund „Probleme in der Familie". Hier stehen 17% Nennungen der Patienten 14% Nennungen der Angehörigen gegenüber. Recht unterschiedlich äußern sich Patienten und Angehörige bei dem genannten Wiedereinweisungsgrund der mangelnden ambulanten Nachbetreuung bzw. dem Nichtbefolgen von ärztlichen Anordnungen.

Die wichtigste Maßnahme zur Verhinderung einer Wiedereinweisung (vgl. Abb. 3) sahen die Angehörigen — wie die Patienten auch — in einer Verbesserung des therapeutischen Angebotes in der Klinik (jeweils 38% der Nennungen). Bei der Frage, inwieweit eine bessere Unterstützung durch die Angehörigen einen erneuten stationären Aufenthalt verhindert hätte, kommt es zu unter-

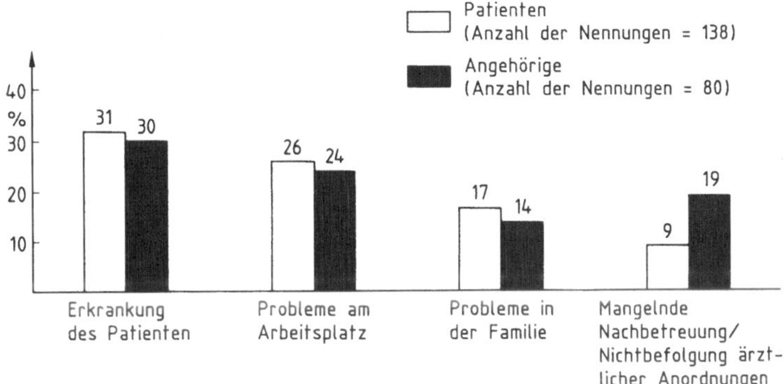

Abb. 2. Befragung der Patienten und nahen Angehörigen nach Gründen, die zur Wiedereinweisung führten (Zeitpunkt: 5-Jahres-Katamnese)

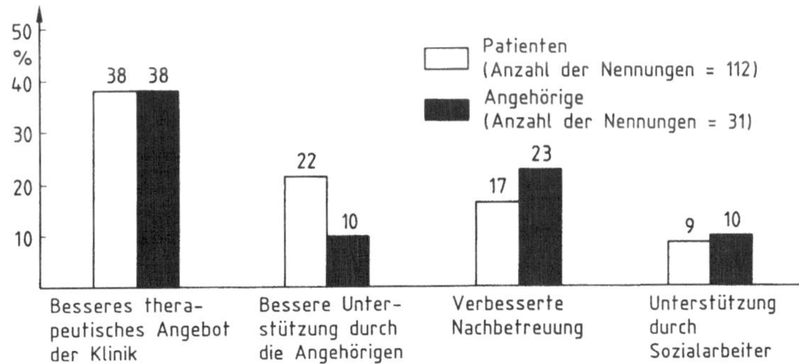

Abb. 3. Geäußerte Maßnahmen zur Verhinderung einer Wiedereinweisung. Patienten versus Angehörige (Zeitpunkt: 5-Jahres-Katamnese)

schiedlichen Einschätzungen der beiden Gruppen. Während 22% der Patientennennungen hier für eine vermehrte Unterstützung plädierten, waren es bei den Angehörigennennungen lediglich 10%.

Auch bei der Frage, inwieweit eine Verbesserung psychiatrischer Nachbetreuungseinrichtungen eine Wiedereinweisung verhindern könnte, gaben Angehörige (23% der Nennungen) sowie Patienten (17% der Nennungen) dies als eine wichtige Maßnahme an. Als eine weitere Möglichkcit wurde von beiden Gruppen (9% Patientennennungen, 10% Angehörigennennungen) eine Unterstützung durch einen Sozialarbeiter angesehen.

Die Frage, welche sich im Anschluß an diese Ergebnisse stellt, ist, ob eine − wie von den Patienten geforderte − verbesserte psychiatrische Nachbetreuung tatsächlich eine Wiedereinweisung verhindern könnte. Wir versuchten diese Frage mit dem Vergleich der tatsächlich erhaltenen Nachsorge im ersten Jahr nach der Entlassung zwischen den wiedereingewiesenen und den nichtwiedereingewiesenen Patienten zu beantworten. Falls die wiedereingewiesenen Patienten eine unregelmäßige Inanspruchnahme der ambulanten Einrichtungen hätten, wäre hier als Ansatzpunkt eine vermehrte Nachsorge zu fordern.

Tabelle 2. Inanspruchnahme ambulanter Einrichtungen im ersten Jahr nach der Entlassung durch wiedereingewiesene bzw. nichtwiedereingewiesene Patienten (5-Jahres-Katamnese)

	Nicht wiedereingewiesene Patienten n = 101			Wiedereingewiesene Patienten n = 101		
	Regelmäßigkeit (%)			Regelmäßigkeit (%)		
	1	2	3	1	2	3
Hausarzt	73,3	21,8	5,0	47,5	35,6	16,8
Alle Nervenfachärzte	52,5	36,6	10,9	38,6	49,5	11,9
Alle Ärzte	38,6	42,6	18,8	21,8	44,6	33,7
Sozio-/Psychotherapie	86,1	10,9	3,0	71,3	22,8	5,9
Alle nichtärztlichen Einrichtungen	80,2	13,9	5,9	61,4	30,7	7,9
Ambulante Behandlung wegen körperlicher Beschwerden	31,7	55,4	12,9	40,6	48,5	10,9

1 = kein Kontakt; 2 = unregelmäßiger Kontakt; 3 = regelmäßiger Kontakt

Sieht man sich die Ergebnisse an, so ist die Forderung der Patienten und Angehörigen in bezug auf die Regelmäßigkeit der ambulanten Nachbetreuung nicht generell aufrechtzuerhalten (Tabelle 2). Da die wiedereingewiesenen Patienten beim Hausarzt bzw. bei allen Ärzten zusammen einen regelmäßigeren Kontakt im ersten Jahr nach der Entlassung hatten, kann von einer schlechteren Versorgung der wiedereingewiesenen Patienten nicht gesprochen werden. Konsequenz dieser Ergebnisse ist, daß eine erhöhte Wiedereinweisung nicht einfach durch eine Erhöhung bzw. regelmäßige Inanspruchnahme der Nachsorgeeinrichtungen zu vermeiden ist, vielmehr wäre in diesem Zusammenhang an eine qualitative Verbesserung bzw. strukturelle Änderung der bestehenden Nachsorgeeinrichtungen zu denken.

Literatur

Blumenthal S, Bell V, Neumann N-U, Schüttler R, Vogel R (1986) Berufliche Handicaps als Risikofaktoren für eine Wiedereinweisung von ersthospitalisierten psychiatrischen Patienten. Rehabilitation 3:112–115

Blumenthal S, Bell V, Neumann N-U, Schüttler R, Vogel R (1987) Berufliche Integration und Reintegration psychiatrischer Patienten – Ergebnisse einer prospektiven Längsschnittuntersuchung. In: Bungard W, Reihl D, Schubert A (Hrsg) Psychisch Kranke in der Arbeitswelt. Psychologie Verlags-Union (Beltz), Weinheim

Huber G, Gross G, Schüttler R (1983) Langstreckenverlauf der Schizophrenie und neuroleptische Therapie. In: Hippius H, Klein HE (Hrsg) Therapie mit Neuroleptika. Perimed Erlangen

Möller HJ, Wüschner-Stockheim M, Werner-Eilert K, Zerssen D von (1982) Verlauf schizophrener Psychosen unter gegenwärtigen Versorgungsstrategien: Ergebnisse einer 5-Jahres-Katamnese. In: Krypsin-Exner K, Hinterhuber H, Schubert T (Hrsg) Ergebnisse der psychiatrischen Therapieforschung. Schattauer, Stuttgart

Müller P (Hrsg) (1982) Zur Rezidivprophylaxe schizophrener Patienten. Enke, Stuttgart

Pietzcker A (1978) Langzeitmedikation bei schizophrenen Kranken. Nervenarzt 49:518

3.12 Sozialarbeit in der Rehabilitation psychisch Kranker und Behinderter

J. BAUER

Einleitung

Folgt man den Ausführungen von Ciompi, so ist unter der Rehabilitation psychisch Kranker eine „möglichst vollständige Wiedereingliederung ins normale Sozial- und Berufsleben" zu verstehen. Unter der Voraussetzung, daß vor allem chronisch kranke Patienten nach stationärer Behandlung nicht ohne weiteres ihr gewohntes Leben wieder aufnehmen können, muß ein moderner Rehabilitationsdienst sowohl ein differenziertes Angebot auf der Arbeits- und Wohnachse als auch ein Ambulatorium mit mobilem Team umfassen, dem Arzt, Sozialarbeiter und Fachkraft für berufliche Wiedereingliederung angehören sollen (Ciompi et al. 1977).

Gemessen an diesen Anforderungen ist man hierzulande trotz des Aufbaus eines stationären Rehabilitationssektors und der Reform der psychiatrischen Versorgung noch weit vom Ziel einer möglichst vollständigen Wiedereingliederung psychisch Kranker und Behinderter entfernt. Im folgenden soll der Stellenwert der Sozialarbeit[1] bei der Wiedereingliederung untersucht und zunächst auf die Rahmenbedingungen eingegangen werden.

Rahmenbedingungen und Konzeptualisierung psychiatrischer Rehabilitation

Als Folge der Reformbestrebungen haben sich in den letzten Jahren unterschiedliche Patientengruppen herausgebildet. In psychiatrischen Fachkrankenhäusern werden zunehmend Kranke behandelt, deren Prognose eine zumindest teilweise Wiedereingliederung in Arbeit, Beruf und Gesellschaft zuläßt. Ungeachtet der sozialrechtlichen Gleichstellung mit anderen Behinderten ist der Anteil psychisch Behinderter bei der Durchführung medizinischer und beruflicher Rehabilitationsmaßnahmen vergleichsweise gering. Dabei sind vor allem die Psychosekranken stark unterrepräsentiert, die jedoch die größte Patientengruppe psychiatrischer Krankenhäuser bilden (Kunze 1982). Eine Untersuchung über den Bedarf und die tatsächlich erfolgten berufsbezogenen Rehabilitationsmaßnahmen bei ersteingewiesenen psychiatrischen Patienten ergab — neben einer zahlmäßigen Diskrepanz — eine unspezifische Streuung derartiger Maß-

---

[1] Der Begriff Sozialarbeit wird in dieser Arbeit in einem auch die Sozialpädagogik umfassenden Sinne verwendet.

Aktuelle Kernfragen in der Psychiatrie
Herausgegeben von F. Böcker und W. Weig
© Springer-Verlag Berlin Heidelberg 1988

nahmen sowie einen vergleichsweise geringen Kontakt potentieller Rehabilitationspatienten mit dem Sozialdienst der Klinik (Aschoff-Pluta et al. 1985).

Sind die Chancen einer gesellschaftlichen Wiedereingliederung sog. Drehtürpatienten verglichen mit Körperbehinderten schon deutlich vermindert, trifft dies in noch viel stärkerem Ausmaß auf die sog. Langzeitpatienten, d. h. stationär Hilfsbedürftige und chronisch Kranke zu, die in Einrichtungen des außerklinischen Sektors betreut werden (Kunze 1981). Nur eine verhältnismäßig geringe Zahl hat die Möglichkeit, in Formen betreuten Wohnens zu leben, obwohl die Schwerpunkte reformpsychiatrischer Aktivitäten − neben dem Ausbau ambulanter Beratungsdienste − gerade dem Wohn- und Freizeitbereich galten.

Die Benachteiligung psychisch Behinderter betrifft aber nicht nur den Wohn- sondern auch den Arbeitsbereich. Obwohl ein Großteil psychisch Behinderter im arbeitsfähigen Alter ist und − flankierende Maßnahmen vorausgesetzt − zu einer regelmäßigen beruflichen Tätigkeit in der Lage wäre, nehmen nur wenige am normalen Arbeitsleben teil. Da die Möglichkeit auf dem besonderen Arbeitsmarkt, d. h. in Werkstätten für Behinderte, unterzukommen nur für einen Teil der psychisch Behinderten eine sinnvolle Alternative darstellt, sind in letzter Zeit die Bemühungen verstärkt worden, Beschäftigungsmöglichkeiten im normalen Arbeitsmilieu zu finden. Erfolgversprechende Ansätze sind die Gründung von Firmen für psychisch Kranke (Seyfried 1985) und Leiharbeitsfirmen (Mrozynski 1985) sowie der Einsatz von Fachkräften in speziellen Diensten wie im Rheinland (Prognos 1984) oder in sozialpsychiatrischen Diensten (wie derzeit modellhaft an 7 Orten in Bayern). Sowohl in den Einrichtungen des Wohn- als auch des Arbeitsbereichs sind Sozialarbeiter in unterschiedlicher Anzahl und Funktion tätig.

Sozialleistungsrecht und Strukturen von Rehabilitationseinrichtungen orientieren sich in erster Linie an den Bedürfnissen Körperbehinderter. Bei diesen sind vor allem instrumentelle Fähigkeiten beeinträchtigt. Im Gegensatz dazu dominiert bei psychisch Behinderten eine Störung der Fähigkeiten, den von der sozialen Umwelt geforderten Rollen zu genügen und sich situationsgerecht zu verhalten. Der Rehabilitationserfolg psychisch Behinderter hängt in erster Linie von der Struktur des sozialen Feldes ab, während Psychopathologie und Diagnose eine eher untergeordnete Rolle spielen (Ciompi et al. 1979). Aus diesem Grund müssen Rehabilitationshilfen in den verschiedenen Lebensbereichen wie Wohnen, Freizeit und Arbeit gleichzeitig ansetzen, wenn auch mit wechselnden Schwerpunkten entsprechend der Beschaffenheit der Behinderung und der sozialen Situation des Behinderten. Die derzeitige Rehabilitationspraxis in Form stationärer medizinischer und beruflicher Maßnahmen wird der Spezifität psychischer Behinderungen in keiner Weise gerecht. Der Einbezug der realen Lebenssituation erfordert vielmehr ambulante Rehabilitationshilfen durch ein berufsübergreifendes Team, wofür die Praxis von Ciompi et al. als Modell dienen kann. Sozialarbeit bildet einen unverzichtbaren Bestandteil bei der umfassenden „Lebenshilfe" für psychisch Kranke und Behinderte.

Funktion und Aufgaben der Sozialarbeit

In der Fachliteratur wird Sozialarbeit in der Rehabilitation häufig verstanden als Motivierung des Klienten zur Durchführung vor allem beruflicher Rehabilitationsmaßnahmen, Hilfe bei deren Einleitung und Antragstellung sowie Begleitung des Rehabilitanden während des Wiedereingliederungsprozesses (Hohm et al. 1977). Über eine derartige Einengung weist das Selbstverständnis der Sozialarbeit hinaus, wie es in den letzten Jahren formuliert worden ist. Danach besteht die professionelle Aufgabe für die Sozialarbeit darin, Anpassungshilfe für solche Menschen zu leisten, die verschiedene Arten von Streß erfahren, und zwar im Gefolge lebensverändernder Ereignisse, die ihre Selbstkompetenz überschreiten. Methodisches Grundprinzip der Sozialarbeit ist die ganzheitliche Behandlung des Menschen und seiner Lebenslage durch eine situationsangemessene Verknüpfung von Elementen der sozialen Einzelfallhilfe, der sozialen Gruppen- und der sozialen Gemeinwesenarbeit (Oppl 1986).

Professionelle Sozialarbeit stellt Hilfe zur Selbsthilfe dar und umfaßt sowohl materielle, psychoemotionale und lebenspraktische Hilfeangebote als auch Interventionen im sozialen Umfeld des Klienten. Letztere haben in Gestalt der Gemeinwesenarbeit (GWA) eine lange Tradition in der Sozialarbeit. Sie zielt darauf ab, einzelnen oder Gruppen im Gemeinwesen zur Entfaltung der eigenen Fähigkeiten und Möglichkeiten zu verhelfen und strukturelle Bedingungen zu verändern, die einer solchen Entfaltung im Wege stehen. Um dieses Ziel zu erreichen, ist eigentlich eine konfliktorientierte und aktivierende GWA erforderlich, in der die Betroffenen die Handelnden sind. Wirft dieser Anspruch schon erhebliche Probleme bei den „klassischen" Adressaten der GWA – wie z.B. Obdachlosen – auf, trifft dies auf die Gruppe der psychisch Behinderten noch stärker zu. Ihre Fähigkeiten zu kollektiver Selbsthilfe und Selbstorganisation sind begrenzt. GWA kann hier weniger eine Aktivierung der Klienten als eine solche ihrer Umgebung erreichen. Der Sozial- oder Gemeinwesenarbeiter hat primär eine Anwaltsfunktion und muß vor allem die Rolle als Organisator von Fremdhilfe durch Laien und professionelle Fachkräfte wie Ärzte, Psychologen, Arbeitstherapeuten übernehmen.

Hierzu scheint eine Orientierung am Konzept sozialer Unterstützung und sozialer Netzwerke angebracht. Zahlreiche Untersuchungen haben ergeben, daß die Beschaffenheit des persönlichen sozialen Netzwerks und der damit verbundenen Unterstützungsleistungen von wesentlicher Bedeutung für die Bewältigung chronischer Krankheiten und psychosozialer Störungen sind (Badura 1981). Ferner weist eine Reihe von Befunden darauf hin, daß Hilfen von Laien in vielen Fällen wirksamer sein können als die von Experten (Durlak 1979). Die praktische Umsetzung des Konzepts wird sowohl in der Psychiatrie und Psychologie (Angermeyer 1984; Röhrle u. Stark 1985) als auch in der Sozialarbeit (Kähler 1983; Wendt 1986) erörtert. Eine Nutzung des Unterstützungspotentials von primären und sekundären Netzwerken, d.h. von Familienangehörigen, Freunden oder Nachbarn einerseits und von Selbsthilfe-, Laienhelfer- oder Freizeitgruppen andererseits, ist um so wichtiger, je mehr ein weitgehend „normalisiertes" d.h. ungeschütztes Wohn- und Arbeitsmilieu angestrebt wird. Gemeindebezogene Netzwerkförderung stellt einen zentralen Bestandteil sozialarbeiterischer Kompetenz zur Rehabilitation psychisch Kranker und Behinderter dar.

Wie sehen nun die konkreten Tätigkeiten von Sozialarbeitern in der Rehabilitation psychisch Kranker aus? Diese Frage ist schwierig zu beantworten, weil aus den institutionellen Bedingungen auf den beiden Rehabilitationsachsen Wohnen und Arbeiten sehr unterschiedliche Anforderungen an die sozialprofessionellen Fachkräfte resultieren (Hohm et al. 1977; Brill 1986; Kemper u. Mühlum 1986). Versucht man eine allgemeine Typologie von Sozialarbeit in der Rehabilitation aufzustellen, ergeben sich folgende Schwerpunkte:

— *Sozialberatung und Gemeinwesenarbeit*
Hierzu gehören Erstellen von Sozialanamnesen und psychosozialen Diagnosen, Beratung über rechtliche Ansprüche, Erschließung und Koordinierung materieller Hilfen zur Sicherung des Lebensunterhalts, Kontaktaufnahme und Zusammenarbeit mit Bezugspersonen, Laienhelfern, Selbsthilfegruppen und Schlüsselpersonen in der Gemeinde, Besuche im Wohnbereich und am Arbeitsplatz. Neben fürsorgerischen Tätigkeiten im klassischen Sinn sind Strategien zur Beeinflussung der Umwelt erforderlich, wie sie im Rahmen von Gemeinwesenarbeit und aufsuchender Sozialarbeit praktiziert werden.

— *Psycho- und Soziotherapie*
Hierunter fällt Förderung und Training von Kommunikationsfähigkeit, sozialer Kompetenz und lebenspraktischen Fähigkeiten wie auch Vorbereitung und Gestaltung von Freizeitangeboten. Soweit wie möglich sollten diese in das Angebot integriert werden, das der gesamten Bevölkerung zur Verfügung steht, um keine neuen Ghettos zu schaffen. Ferner gehören hierher Gesprächsangebote zur Bearbeitung persönlicher Schwierigkeiten und zur Bewältigung von Konfliktsituationen. Die Grenze zwischen Beratung und Therapie ist fließend, sie wird vom Zusammenspiel der inneren Erlebniswelt und der äußeren Lebensbedingungen bestimmt. Ein schwerwiegendes Problem stellt die Beantwortung der Frage dar, ob und in welchen Fällen andere Berufsgruppen, wie z.B. Ärzte oder Psychologen, die Betreuung eines Klienten übernehmen sollen.

— *Soziale Organisation*
Hierunter ist der Teil administrativer Tätigkeiten zu verstehen, der nicht klientenbezogen ist, wie z.B. Geschäftsführung und Verwaltung, Gremien- und Öffentlichkeitsarbeit.

Perspektiven

Das Selbstverständnis der Sozialarbeit hat sich aber — wie schon angedeutet — nicht nur hinsichtlich der Inhalte und Methoden, sondern auch bezüglich des beruflichen Status gewandelt. Sozialarbeiter im Gesundheitswesen verstehen sich heute als Angehörige eines Berufes, der die medizinische Arbeitsweise um eine psychosoziale Perspektive von Gesundheit und Krankheit erweitert und durch umfassende Hilfe und Beratung Bedürfnisse von Klienten erfüllt, denen sonst in sehr vielen Fällen nicht entsprochen wird. Auf Grund ihrer psychosozialen Kompetenz beanspruchen Sozialarbeiter einen eigenständigen Platz in einem interdisziplinären Team, das auf partnerschaftlicher Zusammenarbeit beruht (Hoffmann 1986). Demgegenüber wurden und werden Sozialarbeiter von anderen Gesundheitsberufen, insbesondere von den Ärzten, als Fachkräfte angesehen, welche die ärztliche Tätigkeit bei der Betreuung Kranker und Behinderter ergänzen. Sie sollen Aufgaben übernehmen, für die sich der Arzt nicht zuständig fühlt oder die er aus zeitlichen, finanziellen und rechtlichen Gründen nicht wahrnimmt. Welcher Arzt sieht sich schon in der Lage oder hält es für angemessen, sich um die Wohnung oder den Arbeitsplatz eines psychisch Kranken zu kümmern? Ungeachtet dessen reicht die zentrale Stellung des Arztes im Gesundheitswesen aus, die Endverantwortung auch für den psychosozialen Bereich zu beanspruchen.

Wenn es der Sozialarbeit nicht gelingt, den Nachweis einer eigenständigen Problemsicht und fachlichen Kompetenz zu erbringen, wird sie weiterhin als ärztliche Hilfstätigkeit gelten. Zwar muß eine dem ärztlichen Standard vergleichbare Fachkompetenz noch entwickelt werden. Dennoch verfügen Sozialarbeiter über spezifische Qualifikationen, vor allem im Bereich der Sozialberatung und der Arbeit im Gemeinwesen. Sie rechtfertigen auch beim derzeitigen Stand der Professionalisierung den Anspruch, als psychosoziale Experten einen eigenständigen Platz im berufsübergreifenden Team einzunehmen. Damit ist das Problem einer interdisziplinären Arbeitsweise noch nicht gelöst, die sich erst in einer gemeinsamen beruflichen Praxis herstellen kann. Von dieser hängt letztlich auch die Beantwortung der Frage nach einer Gleichberechtigung der Berufsgruppen und der Endverantwortlichkeit des Arztes bezüglich nichtmedizinischer Angelegenheiten ab. Erfreulicherweise gehört die Rehabilitation psychisch Kranker und Behinderter zu den Bereichen im Gesundheitswesen, in denen Teamarbeit und Mitwirkung von Sozialarbeitern vergleichsweise häufig anzutreffen sind. Um diese Entwicklung voranzutreiben, ist − neben einer Änderung des beruflichen Selbstverständnisses von Ärzten in Richtung abnehmender professioneller Dominanz − eine gesetzliche Regelung über die Anerkennung nichtmedizinischer Rehabilitationsleistungen in ambulanten und komplementären Einrichtungen durch die zuständigen Kostenträger dringend geboten.

Literatur

Angermeyer M (1984) Mitten in der Gemeinde und doch allein? Gruppenpsychother Gruppendyn 4:313−333
Aschoff-Pluta R, Bell V, Blumenthal S, Lungershausen E, Vogel R (1985) Über den Bedarf und die tatsächlich erfolgten berufsbezogenen Rehabilitationsmaßnahmen bei ersteingewiesenen psychiatrischen Patienten. Rehabilitation 24(2):83−91
Badura B (Hrsg) (1981) Soziale Unterstützung und chronische Krankheit. Zum Stand sozialepidemiologischer Forschung. Suhrkamp, Frankfurt/M.
Brill KE (Hrsg) (1986) Therapeutische Wohngemeinschaften. Neue Wege in der psychiatrischen Versorgung. AG SPAK, München
Ciompi L, Agué C, Dauwalder HP (1977) Ein Forschungsprogramm über die Rehabilitation psychisch Kranker. I. Konzepte und methodologische Probleme. Nervenarzt 48:12−18

Ciompi L, Dauwalder HP, Agué C (1979) Ein Forschungsprogramm zur Rehabilitation psychisch Kranker. III: Längsschnittuntersuchung zum Rehabilitationserfolg und zur Prognostik. Nervenarzt 50:366–378

Durlak JA (1979) Comparative effectiveness of paraprofessional and professional helpers. Psychol Bull 86(1):80–92

Hoffmann U (1986) Integrationsprobleme von Sozialarbeit im Feld der Gesundheitsberufe. In: Oppl H, Weber-Falkensammer H (Hrsg) Lebenslagen und Gesundheit – Hilfen durch Soziale Arbeit, Bd 3. Diesterweg, Frankfurt/M., S 26–32

Hohm H, Haerlin C, Strese W (1977) Berufliche Rehabilitation von psychisch Kranken. Beltz, Weinheim

Kähler HD (1983) Ressourcen aus dem sozialen Netzwerk zur Bewältigung von schwierigen Alltagssituationen: Ergebnisse aus einer Erkundungsstudie. Neue Praxis 3:262–272

Kemper E, Mühlum A (1986) Berufliche Rehabilitation. In: Oppl H, Weber-Falkensammer H (Hrsg) Lebenslagen und Gesundheit – Hilfen durch Soziale Arbeit, Bd 2. Diesterweg, Frankfurt/M., S 123–165

Kunze H (1981) Psychiatrische Übergangseinrichtungen und Heime. Enke, Stuttgart

Kunze H (1982) Psychisch Kranke und Behinderte – Stiefkinder der Rehabilitation. Rehabilitation 21(3):106–110

Mrozynski P (1985) Sozialrechtliche Fragen der stufenweisen Eingliederung psychisch Behinderter in das Arbeitsleben. Sozialgerichtsbarkeit 7:277–287

Oppl H (1986) Der „ganzheitliche" Ansatz in der Sozialarbeit – Probleme und Perspektiven. In: Oppl H, Weber-Falkensammer H (Hrsg) Lebenslagen und Gesundheit – Hilfen durch Soziale Arbeit, Bd 3. Diesterweg, Frankfurt/M., S 9–24

Prognos (Hrsg) (1984) Modellprogramm Psychiatrie. Finanzierung von Einrichtungen und Diensten. Poller, Stuttgart

Röhrle B, Stark W (Hrsg) (1985) Soziale Netzwerke und Stützsysteme: Perspektiven für die klinisch-psychologische und gemeindepsychologische Praxis. DGVT, Tübingen

Seyfried E (Hrsg) (1985) Arbeit und seelische Gesundheit: Aus der Praxis von Beschäftigungsinitiativen und Firmen für psychisch Kranke. Psychiatrie-Verlag, Bonn

Wendt WR (1986) Die ökosoziale Aufgabe: Haushalten im Lebenszusammenhang. In: Mühlum A, Olschowy G, Oppl H, Wendt WR. Umwelt – Lebenswelt. Diesterweg, Frankfurt/M., S 7–84

3.13 Die Mitarbeit von Laien in komplementären psychiatrischen Einrichtungen

A. M. Oschinsky und H. Dilling

Der Umgang professioneller Mitarbeiter mit psychisch irritierten oder erkrankten Menschen ist ausbildungsgeprägt und berufsspezifisch. Diese Umgangsform wird getragen durch die persönlichen Beziehungserfahrungen, durch die Einstellung zu Krankheitsbegriffen und Behandlungskonzepten der Psychiatrie, durch Ausbildung und persönliche Hilfsmotivation. Dieses Mosaik der professionellen Persönlichkeit bestimmt wesentlich die Normen der psychiatrischen Institution.

In solcher Art verwobene Erfahrungen fehlen dem sog. Laienhelfer als Mitarbeiter ohne psychiatrisch-professionelles Gerüst. Unbewußte Bedingungen seiner Motivation sind ihm in der Regel weniger zugänglich; seine Merkmale und Einstellungen sind erwünschter Hintergrund der Laienhilfe, sie machen den nichtausgebildeten Mitarbeiter jedoch auch erheblich unsicherer und schutzloser.

Anhand einer von Sieverding et al. 1985 durchgeführten Laienhelferbefragung und der Erfahrung mit Supervisionsgruppen sollen Probleme nichtprofessioneller Mitarbeiter unter dem Gesichtspunkt von Normenkonflikten betrachtet werden. Sieverding et al. untersuchten 21 mehrjährig tätige, vorwiegend weibliche Laienhelfer. Die Studie erfolgte in einer komplementären Modelleinrichtung in Lübeck im Rahmen der wissenschaftlichen Begleitung eines Projektes aus dem Modellverbund Psychiatrie für ambulante psychiatrische und psychotherapeutisch/psychosomatische Versorgung.

Die Einrichtung „Brücke" umfaßt heute Patientenclub, Tagesstätte sowie Tagesklinik, Beratungsstelle und Wohnungen des „beschützten Wohnens". In dem über 10 Jahre bestehenden Clubbereich − Kristallisationspunkt der gesamten Einrichtung − sind heute ca. 20−25 Laienhelfer in Einzel- und Gruppenbetreuung tätig. Diesen stehen etwa 12−14 hauptamtliche Mitarbeiter in den übrigen Teilbereichen gegenüber.

Die Laienhelfer wurden nach einem teilstrukturierten Interviewleitfaden einzeln zu den Fragenkomplexen Motive, Tätigkeitsbereich und zeitliches Engagement sowie Zufriedenheit, Zusammenarbeit mit und Anleitung durch hauptamtliche Mitarbeiter befragt. Aus den Ergebnissen sollen hier nur einige wichtige Trends herausgehoben werden. Auf die offen formulierte Frage nach der Zufriedenheit ergab sich eine weitgehende Erfüllung der bewußten Motive, die sich als Helfenwollen, Weiterarbeit nach Vorerfahrung mit psychisch Kranken oder neues Interessenfeld nach einer Pensionierung darstellen. Konkrete Fragen ließen dann Wünsche deutlicher werden, und es wurde vorsichtige Kritik geäußert.

Aktuelle Kernfragen in der Psychiatrie
Herausgegeben von F. Böcker und W. Weig
© Springer-Verlag Berlin Heidelberg 1988

Nur drei der Laienhelfer waren mit ihren Kontakten zu den hauptamtlichen Mitarbeitern zufrieden, während alle anderen ihre Wünsche nach mehr Information über Besucher bzw. nach mehr Halt und Anleitung ansprachen. Zusammenfassend ergab sich folgende Situation: Die Laienhelfer erleben die Clubnachmittage, die mit vielen Klienten in der das Milieu prägenden Hauptdiele des Hauses stattfinden, mit zunehmender Größe der Einrichtung immer problematischer: Hohe Versorgungsanforderung, unübersichtliche und wenig strukturierte Beziehungsformen treffen hier zusammen. Die Helfer fühlen sich der schillernden Vielfalt des Klientenverhaltens von kühler Distanz oder subaggressiver Ablehnung bis zu gefährlich erlebter Nähe ausgeliefert. So sind viele von dieser Arbeit unbefriedigt. Zufrieden mit der Arbeit sind solche, die ihren gewohnten Beziehungsnormen entsprechend eine überschaubare Zahl von Klienten einzeln oder in einer Gruppe betreuen können. Weniger belastend erleben diejenigen die Beziehung zum Klienten, denen ein zusätzliches Medium wie Holz, Ton, Farbe oder Stoff in Gestaltungsgruppen Halt und Schutz vor der Anforderung rein sprachlicher Kommunikation bietet. Zufriedenheit äußern die Laienhelfer, die in Einzelkontakten zu den Besuchern gewohnte Beziehungsformen wie Bekanntschaft bzw. Freundschaft eingehen konnten.

In der Weiterentwicklung einer zunächst reinen Clubeinrichtung ist gerade der Club zum großen Problem einer jetzt um viele professionelle Bereiche angewachsenen Institution geworden. Strukturieren die ausgebildeten Mitarbeiter zu wenig, tolerieren, dulden sie zu viel, dann kann eine zunehmende Überflutung mit psychotischen oder residualen Verhaltensweisen der Klienten die Laienhelfer hilflos machen und bei ihnen Fluchttendenzen wecken, so daß gerade in diesem Bereich Anleitung dringend notwendig ist.

Dem bewußten und in der Befragung geschilderten Erleben der Überforderung und des Alleingelassenseins können Einzelaspekte einer länger laufenden Supervisionsgruppe gegenübergestellt werden. Kommunikation und Interaktion der Gruppe mit 8−12 Mitgliedern sollen unter dem Fokus tiefenpsychologischer Abwehrprozesse betrachtet werden, die ein gut verwertbares Abbild teilweise tiefgreifender Verunsicherung von Laienmitarbeitern sind. Es ergaben sich zumindestens drei immer wieder zu identifizierende, den unterschiedlichsten individuellen aber auch gruppeneigenen Abwehrmechanismen unterliegende Themen:

1. Kritik an den ausgebildeten Mitarbeitern,
2. Angst vor Unberechenbarkeit bzw. Angst vor körperlicher Gewalt durch psychisch kranke Klienten und
3. Ablehnung, Ärger bzw. Wut gegenüber psychisch kranken Klienten.

Die in der Gesamteinrichtung tätigen Mitarbeiter wie Arzt, Psychologe und Sozialarbeiter mit ihrem je duldenden oder strukturierenden, Angst zeigenden oder tabuisierenden, eine psychotische Erregung hinnehmenden oder überbewertenden Verhalten zwingen die Laienhelfer eigene, aus ihrer Biographie verstehbare Normen zu überprüfen. In der Regel geschieht dies nicht in einem reifen Abwägungsprozeß und mündet in eine Normenkritik, sondern es erfolgt eine weitgehende Übernahme der individuell wahrgenommenen Einrichtungsnorm durch die Laienhelfer. Dies kann z. B. bedeuten, daß

1. mit dem psychisch Kranken so umzugehen ist, wie der ausgebildete Mitarbeiter dies tut,
2. professionelle Mitarbeiter scheinbar weder Unsicherheit oder gar Angst vor psychisch Kranken bzw. körperlicher Gewaltanwendung kennen, so daß diese Angst auch in der Klienten-Laienhelfer-Beziehung (im Sinne der Annäherung an die signalisierte professionelle Norm) tabuisiert wird,
3. Ablehnung und Ärger oder gar Wut auf psychisch kranke Klienten nicht zu existieren haben, Affekte also, die in der Klienten-Laienhelfer-Beziehung abgewehrt werden müssen.

Werden solche Normen durch Laienhelfer in dieser Art wahrgenommen bzw. übernommen, spiegeln sich resultierende Normkonflikte in teilweise schwerwiegenden Beziehungsproblemen zu den Klienten selbst, zu den hauptamtlichen Mitarbeitern bzw. auch innerhalb der Laienhelfer wider. − Andere wichtige Dimensionen, die durch das normative Verhalten professioneller Mitarbeiter geprägt werden, sind der Umgang mit Suizidalität und Chronizität.

Das Erleben nichtkongruenter Eigen- und Fremdnorm fördert Insuffizienzerleben und kann zur Destruktion des Selbstbildes als Helfer und zur Erkenntnis führen, in dieser Einrichtung versagt zu haben. Zur Vermeidung solcher „Eingeständnisse" werden ganz unterschiedliche individuelle bzw. auch gruppeneigene Abwehrvorgänge mobilisiert, so daß die genannten Themen „Kritik am Normensetzer", „Angst vor psychisch Kranken" bzw. „Ärger/Wut über psychisch Kranke" zunächst nicht in der Supervisionsgruppe erscheinen. Solcherlei Abwehrvorgänge lassen sich sehr gut mittels der durch Heigl-Evers u. Heigl (1985) beschriebenen psychosozialen Kompromißbildungen als Gruppenabwehrprozesse beschreiben. So kommt es z. B. zu Konflikten mit dem Laienhelfer, der die Gruppennorm bestimmt oder dem Gruppenleiter selbst; Ärger über Klienten erscheint in der Gruppe häufig als eine rationalisierende Diskussionstendenz zur Antithese „strukturierender Druck − duldende Toleranz".

Besonders wichtig erscheint die Abwehr von Angst aus der Beziehung zum Klienten. So läßt sich die in der Gruppe vermiedene oder auf andere Art abgewehrte Angst häufig aus dem Wunsch nach ausführlichen biographischen Daten bzw. dem Wunsch nach Information über die Krankengeschichte des betreffenden Klienten identifizieren. Die Gruppe entwickelt dann gelegentlich massiv vorgetragene Forderungen nach fachlicher Information und Erweiterung psychiatrischen Wissens.

Es wurde versucht, als möglichen Hintergrund von Unzufriedenheit und Resignation nichtprofessioneller Mitarbeiter das Aufeinandertreffen verschiedener Normen zu schildern. Die Erfahrungen der Laienhelfer in der Gruppenarbeit, das Erkennen der geschilderten Abwehrmechanismen und die wiederholten Interventionen und Klarifikationen können helfen, Offenheit zu schaffen, Kritikfähigkeit auch der Einrichtung gegenüber zu entwickeln, Angst und Ärger in der Beziehung zum Klienten wahrzunehmen und sie anzusprechen. Stellt Laienhilfe einen unabdingbaren Anteil der Arbeit einer komplementären Einrichtung dar, so muß auf die biographisch verstehbaren und persönlichkeitsprägenden Normen der nichtausgebildeten Kollegen Rücksicht genommen werden. Laienhelfer erleben die Erkenntnis, Instituionsnormen nicht übernehmen zu können, häufig als ein Versagen in ihrer idealistisch gesehenen Rolle. Gerade in Supervisions- bzw. Anleitungsgruppen können solche Normenkonflikte über hieraus resultierende Abwehrmechanismen erkannt, bearbeitet und schließlich aufgelöst werden.

Literatur

Heigl-Evers A, Heigl F (1985) Das Göttinger Modell der Gruppenpsychotherapie. In: Kutter P (Hrsg) Methoden und Theorien der Gruppenpsychotherapie. Frommann-Holzbog, Stuttgart
Sieverding M, Balck F, Dilling H (1987) Erfahrungsbericht über das sozial-psychiatrische Zentrum „Die Brücke" in Lübeck, Schriftenreihe des Bundesministers für Jugend, Familie und Gesundheit (in Vorbereitung)

3.14 Psychiatriereform und Weiterentwicklung der gesetzlichen Rahmenbedingungen am Beispiel der Initiativen des Landes Niedersachsen

H. Heinze und H. Fox

Unser Thema bietet die seltene Gelegenheit, auf einer wissenschaftlichen Fachtagung das Psychiatrie-Referat eines Landes als wesentliche Schnittstelle von Gesundheitspolitik und psychiatrischer Praxis darzustellen. Denn wir meinen, daß das vielbesprochene Elend in der Psychiatrie nicht zuletzt auch in ihrer fehlenden oder jedenfalls höchst mangelhaften Repräsentanz in den Gesundheits- und Sozialministerien der Länder und des Bundes begründet war. Die an solchen Stellen gegebenen Einwirkungsmöglichkeiten auf politisch und administrativ Verantwortliche wurden lange Zeit nicht hinreichend genutzt.

Noch vor 10 Jahren bestand eine allgemeine Verunsicherung der Verantwortlichen, in welcher Form die z.T. widersprüchlichen Auffassungen der sog. klinischen oder der sog. Sozialpsychiatrie in eine einheitliche Strategie zur Verbesserung der Notlage der psychisch Kranken und zum Abbau der Mißstände in den Institutionen einmünden könnten.

Auch heute ist es berechtigt, auf die Gefahr hinzuweisen, daß das Interesse der Öffentlichkeit an dem Abbau des noch immer vorhandenen erheblichen Nachholbedarfs im Bereich der psychiatrischen Versorgung schwindet.

Die Situation in dem nach 1945 neu entstandenen Flächenland Niedersachsen war in der Nachkriegszeit insbesondere durch die Eingliederung vieler Hunderttausender Vertriebener bestimmt. Die Bewältigung ihrer Lebensschicksale hat die Psychiatrie in Niedersachsen auch in diesen Jahren wesentlich mitgeformt. Dies trug auch mit dazu bei, daß auf dem Hintergrund der katastrophalen Vernachlässigung der Psychiatrie während der nationalsozialistischen Gewaltherrschaft, die stationäre Behandlung in den Landeskrankenhäusern durch menschenunwürdige Verhältnisse mit den hinlänglich bekannten Pferchungen, einem unerträglichen Personalmangel in allen Berufsgruppen und einem zwangsläufig daraus folgenden mehr oder weniger kustodialen Ansatz geprägt war.

Auch aus einer weit verbreiteten, heute seltsam anmutenden Scheu vor der Öffentlichkeit und vor der Öffnung nach außen, vor allem aber wegen des geringen öffentlichen und politischen Interesses, wurden nur punktuelle Verbesserungen in den Landeskrankenhäusern zur Beseitigung der gröbsten Mißstände durchgeführt. So konnten auch in Niedersachsen die neuen therapeutischen Möglichkeiten nicht ausreichend für die Patienten genutzt werden oder in die inzwischen (wieder) gewachsenen Erkenntnisse über die Notwendigkeit einer gemeindenahen Versorgung eingebracht werden.

Die vorbereitenden Untersuchungen zur Psychiatrie-Enquete hatten für Niedersachsen – wie letztlich für alle anderen Bundesländer auch – ein er-

Aktuelle Kernfragen in der Psychiatrie
Herausgegeben von F. Böcker und W. Weig
© Springer-Verlag Berlin Heidelberg 1988

schreckendes Szenario von z.T. menschenunwürdigen Unterbringungsbedingungen psychisch Kranker, von gemeindefernen und viel zu großen psychiatrischen Krankenhäusern und von überall fehlenden personellen, therapeutischen und sächlichen Ausstattungen dokumentiert. Für Niedersachsen war vor dem Hintergrund des vorrangig agrarisch strukturierten Flächenlandes vor allem auch die Gemeindeferne der wenigen Landeskrankenhäuser sowie das Fehlen von Nervenärzten und ambulant örtlichen Nachsorgeeinrichtungen von herausragender Bedeutung.

Gleichzeitig waren die rechtlichen Voraussetzungen von Gesichtspunkten der Sicherheit und Ordnung, von Verwahrung und „Entfernung" aus der Gemeinschaft bestimmt. Aspekte der Rehabilitation und der Wiedereingliederung waren erst im Ansatz als Forderungen einer breiten Öffentlichkeit und damit als Auftrag an den Gesetzgeber formuliert.

Für die Verhältnisse Anfang der 70er Jahre wird die Gemeindeferne der stationären Psychiatrie deutlich in der Verteilung und jeweiligen Größe der psychiatrischen Krankenhäuser in Niedersachsen. Fast ausschließlich nur wenige, dann aber mit z.T. über 1000 Betten überdimensionierte Landeskrankenhäuser hatten eine überwiegend gemeindeferne Monopolversorgung wahrzunehmen. Entfernungen zwischen dem Heimatort des Patienten und dem Landeskrankenhaus von über 300 km waren keine Seltenheit. Diese Großkrankenhäuser waren zudem erst im Ansatz nach Gesichtspunkten therapeutischer Schwerpunkte für einzelne Patientengruppen strukturiert. Das von außen dominierende Bild der Absonderung spiegelte sich im Inneren durch die Vielzahl der verschlossenen Stationstüren wider.

Die geringe Zahl der nervenärztlich qualifizierten Nachsorgeangebote unterstrich das klinische Monopol der Landeskrankenhäuser und ließ den Schluß auf die weitgehende Unterversorgung einer Vielzahl von psychisch Kranken vor allem in den krankenhausperipheren Regionen zu. Die Einrichtungen des öffentlichen Gesundheitsdienstes, namentlich die damals noch staatlichen Gesundheitsämter, waren zwar entsprechend den Vorschriften des Gesetzes über die öffentliche Sicherheit und Ordnung für die Unterbringung psychisch Kranker zuständig, die von Ärzten der Krankenhäuser übernommenen sog. psychohygienischen Sprechstunden konnten aber nur z.T. die Nachsorge- und Rehabilitationsbegleitung wahrnehmen.

Diese unzureichende Versorgungsstruktur spiegelt sich schließlich auch darin wider, daß der überwiegende Teil der Patienten nicht im eigenen Willen in den Krankenhäusern behandelt wurde. Vielmehr überwogen bei weitem richterlich angeordnete Unterbringungen oder durch einen Vormund bzw. Pfleger vorgenommene Behandlungseinwilligungen.

Für diese Form der psychiatrischen Versorgung in Niedersachsen waren deshalb unter Berücksichtigung der landesspezifischen Gegebenheiten folgende drei Ziele der Psychiatrie-Enquete von vorrangiger Bedeutung:

1. Menschenwürdige Unterbringung psychisch Kranker.
2. Gemeindenähe durch Dezentralisierung und Regionalisierung der psychiatrischen Versorgung sowie
3. Differenzierung des therapeutischen Angebotes, einschließlich Vor- und Nachsorge sowie Rehabilitation.

Für Niedersachsen war entscheidend, daß hierbei nicht die Modellerprobung einzelner höchst differenzierter Einrichtungen und ihrer beschränkten Vernetzung im Vordergrund stehen konnten. Vielmehr war es notwendig, bezogen auf die bestehenden Einrichtungen unverzügliche Verbesserungen zu bewirken und für bestimmte Bereiche flächendeckende Versorgungsdienste aufzubauen. Aus allgemeinen rechts- und finanzpolitischen Erwägungen hat sich Niedersachsen nicht am sog. Psychiatrie-Modell des Bundes beteiligt, sondern ein eigenes Programm mit ähnlicher Zielsetzung durchgeführt.

Gleichzeitig war die Schaffung neuer Rechtsgrundlagen, die dem Anspruch der Gemeindenähe, der differenzierten Hilfe und der rehabilitativen Ausrichtung der Behandlung Rechnung trugen, erforderlich. Die gesetzlichen Rahmenbedingungen für die Unterbringung krankheitsuneinsichtiger, sich selbst oder andere gefährdender psychisch Kranker bedurften mit großer Dringlichkeit einer Anpassung an die neuen therapeutischen und rehabilitativen Ziele. Das bisher geltende Unterbringungsrecht (Niedersächsisches SOG) fußte — wie in allen anderen Bundesländern — in Ausfüllen des Artikels 104 des Grundgesetzes weitgehend auf polizeirechtlichen Erwägungen. Nach langen Vorbereitungen, in die u. a. auch die Erfahrungen skandinavischer Länder einbezogen wurden, kam es schließlich zur einstimmigen Verabschiedung des Niedersächsischen Gesetzes über Hilfen für psychisch Kranke und Schutzmaßnahmen (Nieders. PsychKG) vom 30. 5. 1978 durch den Niedersächsischen Landtag. Mit seinem an den Grundsätzen der Sozialpsychiatrie und Rehabilitation ausgerichteten Ansatz, der sich auch in der Verpflichtung zur Einrichtung sozialpsychiatrischer Dienste durch die Landkreise und kreisfreien Städte dokumentiert, wurden hier durch den Gesetzgeber die Voraussetzungen zur Umsetzung der wesentlichen Forderungen der Psychiatrie-Enquete geschaffen. Im Rückblick auf die vergangenen 8 Jahre seit dem Inkrafttreten hat sich dieses Gesetz im großen und ganzen auch als die Basis von Rahmenbedingungen für die Weiterentwicklung der psychiatrischen Versorgung bewährt.

Lücken bestehen allerdings noch im Vormundschafts- und Pflegschaftsrecht für psychisch Kranke. Das Land Niedersachsen hat die inzwischen in Angriff genommenen Vorbereitungen zur Neuregelung unterstützt. Erst wenn bei Vormundschaften und Pflegschaften individuelle und bedarfsgerechte Betreuungsangebote im Vordergrund stehen, wäre den Forderungen nach einer gänzlichen Beseitigung polizeirechtlicher Gesichtspunkte im Unterbringungsrecht entsprochen.

Besonders dringlich war die Schaffung gesetzlicher Rahmenbedingungen für die Versorgung psychisch Kranker oder suchtstoffabhängiger Straftäter (§§ 63, 64 StGB). Niedersachsen hat seinerzeit die Leitung der Arbeitsgruppe des Ständigen Arbeitskreises der Psychiatriereferenten des Bundes und der Länder übernommen, die den Auftrag hatte, den Rahmenentwurf eines solchen Maßregelvollzugsgesetzes zu erarbeiten. Auf dieser Grundlage wurde das Niedersächsische Maßregelvollzugsgesetz vor nunmehr 4 Jahren am 1. Juni 1982 verabschiedet. Zu bedauern ist, daß sich nicht alle Bundesländer bisher zu einer eigenständigen, d. h. von den Psychisch-Kranken-Gesetzen getrennten gesetzlichen Regelung für diesen Personenkreis besonders benachteiligter psychisch Kranker, für den der Begriff „Ausgrenzung" mehr als für andere berechtigt ist, entschließen konnten.

Beide Gesetzesvorhaben des Landes Niedersachsen bedurften intensiver Vorbereitungen bei den politisch und administrativ Verantwortlichen.

Die schwierigen, für beide Bereiche geltende Fragen der Gratwanderung zwischen Sicherung und Therapie, zwischen den Rechtsansprüchen der Öffentlichkeit und denen der Betroffenen oder etwa für eine praktikable Regelung für einen Psychiatrieausschuß auf Landesebene und für die vier auf die einzelnen Regierungsbezirke des Landes aufgeteilten Besuchskommissionen als Kontrollorgane der Öffentlichkeit setzten eine enge Abstimmung zwischen Juristen, Medizinern und Angehörigen der Verwaltung voraus. Auch hier war die Schnittstellenfunktion des Psychiatriereferates im Sozialministerium als der obersten Landesgesundheitsbehörde gefordert. Dies nicht zuletzt durch die ihm gegebenen Möglichkeiten der ständigen Rückkopplung zu den stationären und ambulanten Behandlungseinrichtungen, zur Ärztekammer, zur Kassenärztlichen Vereinigung, zum Berufsverband der Nervenärzte, zu den Hochschulkliniken, den Krankenkassen und den Trägern der Verbände der Freien Wohlfahrtspflege.

Die erreichten Verbesserungen sollen exemplarisch an fünf Bereichen verdeutlicht werden, wobei die gewählte Reihenfolge, beginnend mit sozialpsychiatrischen Diensten und endend mit dem stationären Bereich, bereits die Grundsätze der Wandlung des heutigen Verständnisses von „angemessener" Psychiatrie illustriert.

Während der acht seit Inkrafttreten des Niedersächsischen PsychKG vergangenen Jahre haben sich die sozialpsychiatrischen Dienste in fast allen Regionen Niedersachsens als therapeutisch eigenständiges Hilfsangebot etablieren können. Die Ergebnisse einer 1984/1985 vom Niedersächsischen Sozialministerium durchgeführten Untersuchung zum Stand der sozialpsychiatrischen Dienste zeigten, daß vor allem solche psychisch Kranken – und deren Angehörige – um Hilfe nachsuchten, deren Erkrankungen häufig chronisch verlaufen. Dies sind insbesondere chronisch verlaufende Psychosen sowie Suchterkrankungen. Die Betreuung von psychisch Alterskranken und von psychisch kranken Kindern und Jugendlichen wird nach diesen Ergebnissen im wesentlichen durch niedergelassene Ärzte oder andere Betreuungs- und Beratungseinrichtungen abgesichert. Dem Bedarf der vorrangigen Krankengruppen entsprechen auch die Schwerpunkte der angebotenen Hilfen. Beratungen und Betreuungen, insbesondere auch bei Hausbesuchen, stehen im Vordergrund. Der geringe zeitliche Aufwand für die Beteiligung an Unterbringungsverfahren nach dem PsychKG steht mit dem Erfolg der genannten vor- und nachsorgenden Hilfen in einem engen wechselseitigen Zusammenhang.

Zu den sozialpsychiatrischen Diensten zählen auch die Beratungs- und ambulanten Behandlungsstellen für Suchtkranke. Hier haben die Verbände der Freien Wohlfahrtspflege und die Abstinenzverbände in den letzten Jahren ein fast flächendeckendes Netz von über 80 Einrichtungen aufgebaut. Entsprechend der in Niedersachsen angewandten Förderrichtlinien sind auch in den Beratungsstellen stundenweise Nervenärzte tätig.

Die Zahl der niedergelassenen Nervenärzte hat sich in den vergangenen Jahren auf heute rund 170 Praxen vermehrt und damit nahezu verdoppelt. Das noch bestehende gewisse Ungleichgewicht der nervenärztlichen Versorgung zwischen städtischen Ballungsräumen und ländlichen Regionen wird mit Sicherheit in den nächsten Jahren endgültig ausgeglichen werden können. Zu erwähnen ist in diesem Zusammenhang der niedersächsische Modellversuch zur Beschäftigung von Sozialarbeitern in der nervenärzlichen Praxis. Erste hier gewonnene Erfahrungen zeigen, daß damit eine wesentliche Verbesserung für die Gruppe der sog. „nichtsprechstundenfähigen" psychisch Kranken erreicht werden kann. Damit ergibt sich aber keine Konkurrenz zu sozialpsychiatrischen Diensten, vielmehr eine stärkere Verzahnung und Kooperation.

Komplementäre Übergangs-, Wohn- und Pflegeheime entwickeln sich zunehmend zu therapeutisch eigenständigen und auf die ortsnahe Rehabilitation und Aktivierung ausgerichteten Einrichtungen. Sie sind in Niedersachsen inzwischen auch im Umfeld der psychiatrischen Fachabteilungen fast flächendeckend eingerichtet. Das Land hat zur Verbesserung der rehabilitativ ausgerichteten Anschlußversorgung in Wohngemeinschaften für einen Zeitraum von 5 Jahren die Übernahme der Hälfte der Betreuungskosten angeboten.

Im Bereich der stationären Versorgung wurden die Ziele der Dezentralisierung, der Verkleinerung der psychiatrischen Großkrankenhäuser und der Zuordnung kleinräumiger Versorgungsregionen weitgehend erreicht. So wurden im westlichen Niedersachsen 4 Fachabteilungen an Allgemeinkrankenhäusern gegründet, im Südosten wurde ein Krankenhaus in privater Trägerschaft so ausgebaut, daß es erfolgreich die regionale Regelversorgung wahrnimmt, eine letzte große Versorgungslücke wurde 1985 durch die Eröffnung einer Fachabteilung im Nordosten des Landes geschlossen. Im Ballungsgebiet der Landeshauptstadt Hannover sind allein 4 psychiatrische Krankenhäuser in unterschiedlicher Trägerschaft an der sektorisierten psychiatrischen Versorgung beteiligt.

Die Regionalisierung hat für die Landeskrankenhäuser dazu geführt, daß neben der kleinräumig bezogenen Versorgung psychisch Akutkranker hier überregional wirkende Zentren der „Chronisch-Kranken-Psychiatrie" entstanden sind. Die in den Landeskrankenhäusern in Niedersachsen erreichten Standards der therapeutischen Angebote sowie der baulichen und personellen Ausstattung sind mit denen der anderen Länder vergleichbar.

Die erreichten Verbesserungen in den Landeskrankenhäusern lassen sich anhand der vorgenommenen Bettenreduzierungen, der Strukturierungen der Stationsbereiche, der Verkürzungen der Verweildauern oder durch die Vielzahl neueingeführter oder verbesserter Therapieverfahren dokumentieren. Kennzeichnend ist im besonderen Maße die heutige Verteilung der Rechtsgrundlage der Behandlung. Der Anteil der Unterbringungen nach dem Niedersächsischen PsychKG ist inzwischen auf rund 10% gesunken. Allerdings ist der Anteil von vormundschaftsrichterlich veranlaßten Behandlungszuführen noch beträchtlich.

Auch im vorliegenden Buch werden die Zuordnungen zum sog. „Behandlungs- oder Pflegefall" strittig diskutiert. In diesen Fragen ist die Niedersächsische Landesregierung grundsätzlich bestrebt, die erreichten Verbesserungen gerade für die chronisch psychisch Kranken und die psychisch Alterskranken zu erhalten und weiterzuentwickeln.

Im Bereich des Maßregelvollzuges wurde das Landeskrankenhaus Moringen, das ausschließlich der Behandlung psychisch kranker Rechtsbrecher dient, mit erheblichem Mittelaufwand saniert und in seiner therapeutischen Ausstattung wesentlich verbessert. Wieweit die jüngsten Urteile zur Angemessenheit der Dauer des Maßregelvollzuges im Verhältnis zur Deliktqualität und zum verbleibenden Risiko zu einer weiteren Reduzierung der Plätze im Maßregelvollzug führen werden, bleibt abzuwarten. Hierbei wird auch der weitere Ausbau von Angeboten des offenen Maßregelvollzuges eine gewichtige Bedeutung haben. In Kooperation mit benachbarten Bundesländern und den Stadtstaaten wurde in Brauel eine Klinik des Maßregelvollzuges für Suchtkranke und insbesondere jugendliche und junge erwachsene Drogenabhängige eingerichtet. Nach anfänglichen Schwierigkeiten hat sich aus niedersächsischer Sicht die Einrichtung einer solchen Spezialklinik bewährt.

In der Kürze der zur Verfügung stehenden Zeit ließen sich nur einige Aspekte der Reform der psychiatrischen Versorgung in Niedersachsen darstellen. Differenziertere Analysen und Abdrucke des Niedersächsischen PsychKG sowie des Niedersächsischen Maßregelvollzuges finden sich in den Berichten der Landesregierung „Psychiatrie in Niedersachsen" und im Bericht Suchtkrankenhilfe, die über die Autoren zu erhalten sind.

Wir fassen zusammen:

1. Die Verwirklichung einer umfassenden Psychiatriereform bedurfte einer günstigen politischen und administrativen Ausgangslage, ohne die nicht innerhalb eines knapp 10jährigen Zeitraumes die eingetretenen erheblichen Verbesserungen und Veränderungen möglich gewesen wären.

2. Die Besonderheiten eines großen Flächenlandes mit über 7 Mio. Einwohnern erfordern naturgemäß z. T. andersartige Vorgehensweisen als in den Stadtstaaten. Dabei muß vor allem stärker auf die regionalen Strukturen und Besonderheiten eingegangen werden.

3. Die Weiterentwicklung des Vormundschafts- und Pflegschaftsrechtes ist eine der nächsten wesentlichen Aufgaben für den Bundesgesetzgeber. Die gesetzgeberischen Regelungen sollten innerhalb eines individuell abgestimmten Betreuungsangebotes auch die Möglichkeit einschließen, bei fehlendem freien Willen eine stationäre psychiatrische Behandlung zu legalisieren.

4. Die Rehabilitation psychisch Kranker oder seelisch Behinderter wird immer noch durch fehlende oder unzulänglich angewandte gesetzliche Rahmenbedingungen erschwert. Dies gilt auch für Abhängige von Alkohol, Medikamenten und Rauschdrogen. Erinnert sei nur an das jahrelange Tauziehen um die Regelung der Mischfinanzierung der sog. Rehabilitationseinrichtungen oder die bisher in Ansätzen steckengebliebenen Bemühungen um die Finanzierung des sog. betreuten Wohnens.

5. Dringend notwendig ist die Verbesserung der Koordinierung und der Zusammenarbeit nicht nur auf der Ebene der Kommunen oder der größeren Verwaltungseinheiten, sondern bei all denen, die in das therapeutische und rehabilitative Geschehen bei psychisch Kranken, seelisch oder geistig Behinderten einbezogen sind. Es muß zumindest auf der Ebene der Bundesländer, aber wohl auch auf der Ebene des Bundes, möglich sein, koordinierende Gremien zu schaffen. Zu oft befassen sich bestehende Gremien, wie z. B. die Bundesarbeitsgemeinschaft der Träger psychiatrischer Krankenhäuser, die Bundesdirektoren-

konferenz oder auch der Arbeitskreis der Psychiatriereferenten, sicherlich auch die Zusammenkünfte der Lehrstuhlinhaber der Psychiatrie oder die Fachgesellschaften, mit ähnlichen oder auch völlig identischen Fragen.

6. Es steht zu befürchten, daß sich das Interesse der Öffentlichkeit außerhalb spektakulärer Ereignisse nur noch bedingt der Psychiatrie zuwendet. Eine sachgerechte Vertretung der Interessen unserer Patienten wird daher nur noch dann möglich sein, wenn die Forderungen nach umfassender Koordination und Kooperation viel wirkungsvoller als bisher realisiert werden.

7. In anderen Gesetzesbereichen des Sozial- und Gesundheitswesens werden Neuerungen sehr sorgfältig in bezug auf ihren Schaden oder Nutzen für die Psychiatrie zu überprüfen sein. Dies ist vielen in der stationären Psychiatrie tätigen Mitarbeitern bei der Neufassung des Krankenhausgesetzes und der entsprechenden Krankenhausgesetze der Länder besonders deutlich geworden. Nur durch ein enges Zusammenwirken von Legislative und Exekutive mit den in der psychiatrischen Hilfe engagierten Einrichtungen wird es möglich sein, den in der Psychiatrie noch bestehenden Nachholbedarf durchzusetzen und die Hilfen entsprechend des „Angemessenen" weiterzuentwickeln.

3.15 Erfahrungen mit kognitivem Training in der Behandlung chronischer Schizophrenien

R. BAYERLEIN und M. MOOS

Ausgangssituation

In unserer Untersuchung wollten wir überprüfen, inwieweit das kognitive Trainingsprogramm bei an einer chronischen Schizophrenie leidenden Patienten wirksam ist. Im Unterschied zu anderen Untersuchungen fand unsere Untersuchung auf einer „normalen" Rehabilitationsstation eines psychiatrischen Großkrankenhauses statt. Auf dieser Station werden vorwiegend Patienten mit chronischer Schizophrenie betreut, ein großer Teil dieser Patienten befindet sich bereits seit vielen Jahren im Nervenkrankenhaus und weist auch Hospitalisationserscheinungen auf. Das Pflegepersonal der Station wurde vor der Untersuchung nicht speziell über verhaltenstherapeutische oder lerntheoretische Grundlagen unterrichtet.

Ziel der Untersuchung

Wir wollten in einer Voruntersuchung eine für die Problemstellung geeignete Untersuchungsmethode finden und überprüfen. Das von uns getestete kognitive Trainingsprogramm unterschied sich in einigen Punkten von dem häufig verwendeten Münsterlinger Therapieprogramm. Die Wirksamkeit dieses modifizierten Trainingsprogramms sollte erstmals überprüft werden.

Bisherige Erfahrungen mit dem kognitiven Trainingsprogramm

Vor dem Untersuchungszeitraum haben wir kognitives Training – allerdings weitgehend angelehnt an das Münsterlinger Therapieprogramm – mit Patienten, die an einer chronischen Schizophrenie erkrankt sind, 2 Jahre lang durchgeführt. Nach unseren früheren Erfahrungen hat sich das kognitive Training positiv auf Aufmerksamkeit, Wahrnehmungsfähigkeit, logisches Denkvermögen, Kontakt- und Kommunikationsfähigkeit, allgemeine soziale Handlungsmöglichkeiten und affektive Schwingungsfähigkeit ausgewirkt.

Seit Einführung des kognitiven Trainings in das Therapieprogramm der Station ist die Entlassungshäufigkeit erheblich gestiegen, auch die bisher nicht entlassenen Patienten zeigen z. T. eine erhebliche Verbesserung des psychischen Zustandbildes gegenüber früher.

Aktuelle Kernfragen in der Psychiatrie
Herausgegeben von F. Böcker und W. Weig
© Springer-Verlag Berlin Heidelberg 1988

Trotz der bisher gemachten positiven Erfahrungen mit dem Münsterlinger Therapieprogramm, erschienen uns einzelne Therapieschritte verbesserungsbedürftig. Wir haben deshalb ein modifiziertes Therapieprogramm entwickelt.

Kognitive Trainingsprogramme sollen i. allg. die Fähigkeiten der Informationsverarbeitung der Patienten und damit ihre sozialen Handlungsmöglichkeiten verbessern. Unser modifiziertes Therapieprogramm sollte deshalb möglichst realitätsnah sein, um die Umsetzung der im Trainingsprogramm erlernten Strategienbildung in konkrete Handlungen zu erleichtern. In diesem Zusammenhang schien uns die Fähigkeit, soziale Situationen rasch zu erfassen, von besonderer Bedeutung zu sein. Wir haben bei unserem kognitiven Trainingsprogramm außerdem besonderen Wert auf die affektive Resonanz der ablaufenden kognitiven Prozesse gelegt, da diese Komponente u. E. eine unabdingbare Voraussetzung für adäquate soziale Handlungen darstellt.

Untersuchungen

Mit dem modifizierten Trainingsprogramm wurden im August/September 1986 7 Patienten behandelt, dabei wurden die Trainingsschritte „Soziales Wahrnehmungstraining" und „Kommunikationstraining" durchgeführt. Bei allen 7 Patienten war die Diagnose „Schizophrenie" gesichert, dabei wiesen 3 Patienten zusätzlich eine hirnorganische Symptomatik auf. Eine besondere Auswahl der Patienten für die Untersuchungsgruppe fand nicht statt. Die 7 Patienten hatten ein Durchschnittsalter von 46,1 Jahren, die durchschnittliche Krankheitsdauer bis Untersuchungsbeginn betrug etwa 10 Jahre.

Im sozialen Wahrnehmungstraining wird dem Patienten eine Dia-Reihe gezeigt, wobei die abgebildeten sozialen Situationen im Verlauf der Therapie an Komplexität und Affektgehalt zunehmen. Die Patienten sollen diese Dias beschreiben und die soziale Situation beurteilen.

Im Kommunikationstraining bestehen die Therapieschritte u. a. im wörtlichen und später sinngemäßen Wiedergeben von vorgegebenen bzw. frei gebildeten Sätzen bis hin zu kurzen Gesprächen über bestimmte Themen. Während des Untersuchungszeitraums wurden die Leistungen der Patienten von 2 Ratern unabhängig voneinander, nach einer 5- bzw. 7stufigen Skala eingeschätzt. Im Kommunikationstraining wurden u. a. die Merkmale Aufmerksamkeit, Sinnerfassung, Blickkontakt und adäquate affektive Reaktionen unter Eingehen auf den Gesprächspartner geratet. Beim sozialen Wahrnehmungstraining wurden z. B. Detailbeschreibung, direkte Erfassung, Zuordnen von Mimik und Gefühlen und Phantasiefähigkeit eingeschätzt. Außerdem haben wir die Wirksamkeit des Trainingsprogramms testpsychologisch überprüft. Vor und nach dem Therapieprogramm wurden der Zahlen-Verbindungs-Test und der Frankfurter-Beschwerde-Fragebogen durchgeführt, so daß wir Aussagen über die Veränderung der kognitiven Leistungsgeschwindigkeit und die Veränderung schizophrenietypischer Beschwerden machen können.

Ergebnisse

Bei den verwendeten Skalen zeigte sich eine hohe Interrater-Übereinstimmung, nur selten ergaben sich Abweichungen von mehr als 1 Skalenwert in der Beurteilung. In den meisten Fällen stimmte die Beurteilung der Leistungen der Patienten zwischen den beiden Ratern völlig überein, so daß die Kontrolle des Leistungsverlaufs durch die verwendeten Skalen verantwortbar ist.

Den Leistungsverlauf der Patienten stellen wir im folgenden anhand des Gesamteindruckes getrennt für das soziale Wahrnehmungstraining (Tabelle 1, Abb. 1) und das Kommunikationstraining (Tabelle 2, Abb. 2) dar. Betrachtet man die mittleren Beurteilungsskalenwerte, so ist im sozialen Wahrnehmungstraining ein Anstieg um 0,7 Skalenwerte und im Kommunikationstraining ein Anstieg von nur 0,2 Skalenwerten feststellbar (s. Grafiken).

Der Leistungsverlauf der einzelnen Patienten war allerdings sehr unterschiedlich. Im sozialen Wahrnehmungstraining verbesserten sich 4 Patienten um durchschnittlich 1,1 Skalenpunkte, während bei 3 Patienten nur ein Anstieg um 0,2 Skalenpunkte erreicht wurde. Im Kommunikationstraining wurden ebenfalls 4 Patienten im Verlauf des Trainingsprogramms besser beurteilt — al-

Tabelle 1. Mittlere   Beurteilungsskalenwerte   für   die   Zeiträume   1. 8. − 8. 8. 1986, 14. 8. − 22. 8. 1986 u. 28. 8. − 4. 9. 1986 bezüglich des Gesamteindrucks beim sozialen Wahrnehmungstraining über alle Patienten (n = 7)

	x	σ
1. 8. − 8. 8. 1986	3,9	1,3
14. 8. − 22. 8. 1986	4,1	1,2
28. 8. − 4. 9. 1986	4,6	1,0

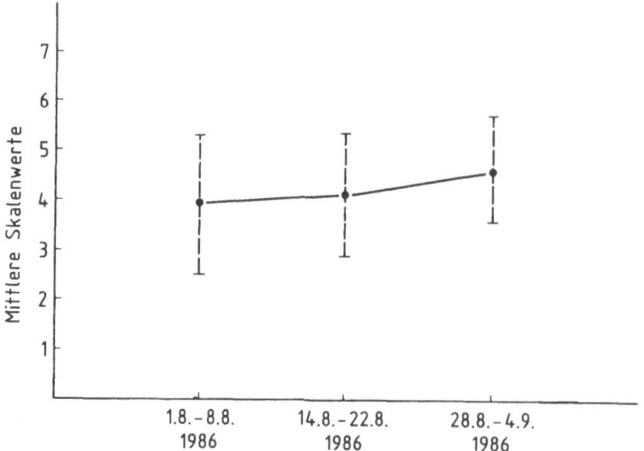

Abb. 1. Mittlere   Beurteilungsskalenwerte   für   die   Zeiträume   1. 8.−8. 8. 1986, 14. 8.−22. 8. 1986 und 28. 8.−4. 9. 1986 bezüglich des Gesamteindruckes beim sozialen Wahrnehmungstraining über alle Patienten (n = 7)

Tabelle 2. Mittlere Beurteilungsskalenwerte des *Gesamteindruckes* über alle Patienten beim Kommunikationstraining jeweils für die 1. und 2. Augusthälfte (n = 7)

	x	σ
1. Augusthälfte	2,5	1,1
2. Augusthälfte	2,7	1,3

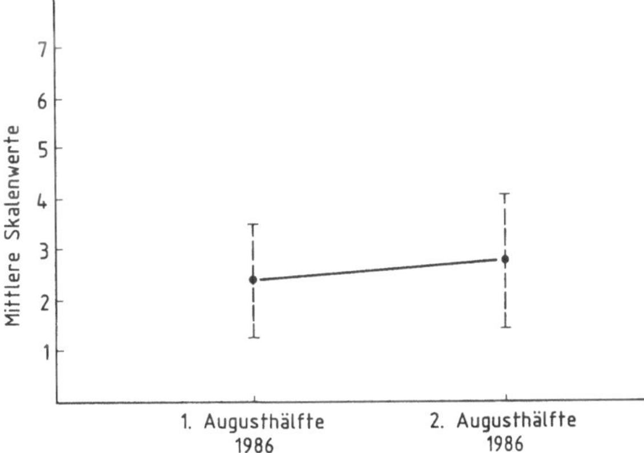

Abb. 2. Mittlere Beurteilungsskalenwerte des Gesamteindruckes über alle Patienten beim Kommunikationstraining jeweils für die 1. und 2. Augusthälfte (n = 7)

lerdings nur sehr geringfügig − bei den anderen Patienten stiegen die Beurteilungsskalenwerte nicht an.[1]

Die externe Überprüfung der Leistungsveränderungen durch den Zahlen-Verbindungs-Test erbrachte eine durchschnittliche Leistungsverbesserung hinsichtlich der kognitiven Leistungsgeschwindigkeit um ca. 30%, wobei auch hier nicht bei allen Patienten eine Leistungsverbesserung feststellbar war (4 Patienten verbesserten ihre kognitive Leistungsgeschwindigkeit). Beim Ausfüllen des Frankfurter-Beschwerde-Fragebogens gaben 75% der Patienten, die den Bogen vollständig ausgefüllt hatten, nach dem Trainingsprogramm deutlich weniger Beschwerden an als vorher.

Diskussion der Ergebnisse

Selbstverständlich lassen unsere Voruntersuchungen keine eindeutigen Rückschlüsse auf die Wirksamkeit des kognitiven Trainingsprogramms zu. Wir konnten jedoch zeigen, daß die Untersuchungsmethode dem Untersuchungsgegenstand angemessen ist.

Eine Erklärung für die unterschiedliche Wirksamkeit des kognitiven Trainingsprogramms bei unseren Patienten könnte z. B. in der geringen Zeitdauer

---

[1] Eine Signifikanzprüfung erscheint bei der geringen Anzahl der Patienten nicht sinnvoll.

der Untersuchung liegen oder in der Tatsache, daß wir nicht alle Schritte des Programms durchführten — wir verzichteten auf die kognitive Differenzierung, das soziale Verhaltenstraining und die problemlösungsorientierte Gruppentherapie. Möglicherweise ist die Wirksamkeit des kognitiven Trainingsprogramms auch vom Vorliegen oder Fehlen eines Residualsyndroms, einer chronisch paranoiden Symptomatik oder einer zusätzlichen hirnorganischen Beeinträchtigung abhängig.

Zusammenfassung

Über einen Zeitraum von 1½ Monaten führten wir 1986 ein kognitives Trainingsprogramm mit 7 Patienten durch, die an Schizophrenie erkrankt sind. Es handelte sich hierbei um ein soziales Wahrnehmungstraining sowie ein Kommunikationstraining, wobei einzelne Trainingsschritte gegenüber den üblichen kognitiven Trainingsprogrammen modifiziert waren. Der Leistungsverlauf der sozialen Wahrnehmungs- und Kommunikationsfähigkeit wurde auf einer 7- bzw. 5stufigen Skala geratet, außerdem wurden zwei externe Kontrollen über die kognitive Leistungsgeschwindigkeit und die psychischen Beschwerden durchgeführt. Bezüglich der Ratings konnte eine hohe Interraterkorrelation gefunden werden. Bei einigen Patienten zeigten sich nach dem Training höhere Leistungen sowohl in den Ratings als auch in den externen Kontrollen, bei anderen Patienten konnte keine Wirksamkeit des Programmes nachgewiesen werden. Es handelte sich um eine Voruntersuchung, weitere Untersuchungen mit Experimentalgruppen und Kontrollgruppen werden folgen.

Literatur

Brenner H-D, Stramke WG, Mewes J, Liese F, Seeger G (1980) Erfahrungen mit einem spezifischen Trainingsprogramm zum Training kognitiver und kommunikativer Fähigkeiten in der Rehabilitation chronisch schizophrener Patienten. Nervenarzt 51:106−112
Brenner H-D, Rey E-R, Stramke WG (1983) Empirische Schizophrenieforschung. Huber, Bern
Süllwold L (1983) Schizophrenie, Kohlhammer, Stuttgart

4 Wiederbesinnung auf die geistige Behinderung

4.1 Geistige Behinderung: pädagogische Förderung und psychiatrische Behandlung

M. RAVE-SCHWANK

Dieser Beitrag soll aufzeigen, daß es eine *neue Generation* geistig Behinderter gibt, auf die wir uns mit unseren Behandlungsangeboten einzustellen haben, und daß alle geistig Behinderten, die alten und die neuen, das Interesse aller Beteiligten brauchen und daß es eine wichtige Frage ist, wie dies *Interesse* geweckt und erhalten werden kann.

Meine Ausführungen gliedern sich in 3 Teile:

1. will ich die Ausgangssituation im Bundesgebiet skizzieren,
2. die Gruppe der alten und der neuen geistig Behinderten darstellen und
3. die Möglichkeiten aufzeigen, wie die Motivation bei der Alltagsarbeit geweckt und erhalten werden kann und Perspektiven für unsere Arbeit mit geistig Behinderten darlegen.

Ausgangssituation

Ich arbeite an einem Psychiatrischen Krankenhaus, dem Philippshospital, mit 200 geistig Behinderten im stationären Bereich. Diese geistig Behinderten sind Krankenhauspatienten, und der Landeswohlfahrtsverband Hessen, der Träger der Einrichtung, hat wechselnde Pläne in den vergangenen Jahren zur Verselbständigung dieser Gruppe vorgelegt [9].

Andere Bundesländer haben andere Stufen der Verselbständigung erreicht: Im Rheinland haben die heilpädagogischen Heime in einem mühsamen Prozeß sich aus den Landeskrankenhäusern entwickelt [5]. Kulenkampff hat dabei auf den Zielkonflikt der HPH's hingewiesen:

Die rasche Selbständigkeit des Bereichs der geistig Behinderten wurde erkauft auf Kosten einer gemeindenahen, *dezentralen* Lösung [8].

Die Enquete forderte selbständige Behindertenbereiche *außerhalb* des Krankenhauses, wie sie z. B. jetzt in Bremen realisiert werden.

Ausgangssituation ist auch das Desinteresse der Ärzte in Weiterbildung, überhaupt der „Psychoszene" an geistig Behinderten. Als Beleg dafür mag gelten, daß der „Nervenarzt" der Jahrgänge 1975—1985 bei meiner Durchsicht keinen grundsätzlichen Artikel zu unserem Thema beinhaltete, außer einer schönen Rezension von Herrn Bochnik über das Buch von Spreen „geistige Behinderung". Ansonsten handelte es sich um diagnostische Einzelfragen zu Enzymdefekten.

Die Ausgangslage wird auch durch unsere Zusammenarbeit mit den *freigemeinnützigen Trägern* bestimmt, insbesondere der *Lebenshilfe* als Elternorgani-

Aktuelle Kernfragen in der Psychiatrie
Herausgegeben von F. Böcker und W. Weig
© Springer-Verlag Berlin Heidelberg 1988

sation. Dabei vergiften oft gegenseitige Entwertungen die Zusammenarbeit etwa nach der Art: Ihr, die Psychiater im Landeskrankenhaus, verwahrt die geistig Behinderten nur – und andererseits der Vorwurf der Krankenhäuser gegenüber der Lebenshilfe: „Ihr nehmt nur die leichter Behinderten".

Unsere nationale Geschichte gibt darüber hinaus allem, was wir mit dieser Gruppe von Behinderten tun oder unterlassen, eine besondere Bedeutung.

Insgesamt besteht ein zwiespältiges Verhältnis der deutschen Nachkriegspsychiatrie zur Frage, ob die geistig Behinderten „dazugehören" oder nicht.

Die alten und die neuen geistig Behinderten

Wir haben uns darauf einzustellen, daß eine *neue Generation von geistig Behinderten* heranwächst.

Die alten geistig Behinderten

Diese Gruppe von geistig Behinderten in Landeskrankenhäusern sind ohne Frühförderung und ohne Sonderschulen verheimlicht und dann hospitalisiert worden. Unterforderung und fehlende Förderung führten oft zu schweren Hospitalisierungsschäden irreparabler Art, insbesondere zu Kontrakturen und Sprachverarmungen. Entsprechend haben sie als erwachsene geistig Behinderte ein oft ungeheures Lernpotential; ein 55jähriger „Imbeziller" beispielsweise lernt bei uns jetzt lesen und schreiben.

Frau Heitmann [7], Fachkrankenschwester im Rheinland, hat beschrieben, wie die Patienten einer Station mit schwer- und schwerstbehinderten Frauen mit individuellen Zielen gefördert werden und wie sich dabei die Station als System änderte. Auch Theunissen [14] beschreibt eine solche Einzelförderung. Der Tetraspastiker in der Fallbeschreibung ist nicht sitzfähig, verängstigt anfangs, völlig abgeschirmt vom Stationsleben und wird über tägliche Besuche zuerst entängstigt und schließlich nach Monaten zu einem beliebten Rollstuhlfahrer auf der Station.

Die neuen geistig Behinderten

Die neue Generation ist anders. Durch Vorsorgeuntersuchungen an Neugeborenen, Sprechstunden für Behinderte an den Kinderkliniken, Frühförderung und Sonderkindergärten und Schulen für praktisch Bildbare sind die Behinderten, die diese Angebote hatten nutzen können, sprach- und artikulationsfähiger geworden, haben mehr Kompetenzen als ihre Vorgänger. Sie sind sich ihrer Behinderung bewußter, reagieren häufig gekränkt, überschießend, besonders auf die Herabsetzungen im Alltag. Der Bereich der Sexualität, der Beziehungen untereinander, wird deutlich zum Problemfeld.

Diese *neuen* geistig Behinderten, vorwiegend leicht bis mittelschwer behindert, kommen bei uns wie in England zur Krisenintervention für Wochen bis

Monate ins psychiatrische Krankenhaus und können dann wieder zurück ins Wohnheim oder in die Familie mit der WfB. Als häufigsten Einweisungsgrund sehen wir dabei im Philippshospital — wie Day [3] in England — Verhaltensstörungen, pathologische Reaktionen und psychotische Störungen.

Gemeinsamkeiten und Unterschiede der beiden Gruppen

Day [3] vergleicht die beiden Gruppen, die alten und die neu aufgenommenen über 40jährigen geistig Behinderten. Er stellt eine erhebliche Prävalenz von 30% an psychiatrischen Störungen bei den alten Langzeit-Geistig-Behinderten fest, vorwiegend mit Verhaltensstörungen (50%) und Psychosen (27%), während bei den Neuaufnahmen die neurotischen Störungen und pathologischen Reaktionen überwiegen und vor allem in zeitlichem Zusammenhang mit dem Verlust z.B. von Bezugspersonen (Tod der Eltern) stehen. Die *Prävalenz* von psychiatrischen Störungen insgesamt liegt bei Corbett (zitiert nach Day [3]) noch höher: 46% der geistig behinderten Erwachsenen im Londoner Bezirk Cumberwell waren manifest psychisch krank. Bei zunehmendem Altern sinkt allerdings die psychiatrische Morbidität deutlich.

Es erscheint mir wichtig, auf diese hohe Zahl psychiatrischer Erkrankungen bei geistig Behinderten hinzuweisen, die auch unseren Erfahrungen entspricht und die für die Frage der *Bedarfsplanung* und Forschungsplanung für die Zukunft wichtig ist. Auch die Frage nach adäquaten Behandlungsformen für die vielen geistig behinderten Neuaufnahmen mit pathologischen Reaktionen und Neurosen ist für uns praktisch wichtig. Die Arbeit von Badelt [1] mit Selbsterfahrungsgruppen bearbeitet erfolgreich solche Erlebniskrisen geistig Behinderter.

Aus der Heidelberger Lebenshilfe wird außerdem berichtet — und dies bezieht sich auf eine Aufnahmehäufigkeit anderer Art: Von 520 Aufnahmen im Bereich der Werkstätten für Behinderte und der Heime zwischen 1962 und 1985 wurden nur 37 geistig Behinderte (7%) in Heime und psychiatrische Kliniken überwiesen, und zwar wegen Psychosen und Verhaltensstörungen. Die Überweisungen pro Jahr nahmen ab; es wird angenommen, daß dies auf die größere Kompetenz der Mitarbeiter zurückzuführen ist (pers. Mitt. Dr. Stollreiter). Die Inanspruchnahme stationärer Einrichtungen schwankt also beachtlich und hängt von der Zugänglichkeit und Belastbarkeit der Dienste ab.

In diese Inanspruchnahme geht natürlich auch die veränderte Lebenserwartung geistig Behinderter ein. Für die Planung ist zu berücksichtigen, daß die Lebenserwartung sich in den 50 Jahren zwischen 1930 und 1980 erheblich verändert hat, sie ist angestiegen von 14,9 auf 58,3 Jahre bei den Männern und von 22 auf 59 Jahre bei den Frauen [3].

Zusammenfassend: Für beide Gruppen, die alten und die neuen geistig Behinderten gilt, daß sie bei zusätzlichen psychiatrischen Erkrankungen, die bei 30—40% zu erwarten sind, Krankenhausbehandlung brauchen. Diese Gruppe wird auch weiter im psychiatrischen Krankenhaus Hilfe brauchen, und zwar eine, die auch der neuen Generation geistig Behinderter mit ihren Reaktionen und neurotischen Störungen gerecht wird. Außerdem braucht die Gruppe der

Mehrfach- und Schwerstbehinderten ständig intensive Krankenhausbetreuung, um eine Verschlechterung zu verhindern.

Perspektiven und Konsequenzen

Wir haben uns also darauf einzustellen, daß derzeit eine *Übergangssituation* besteht, in welcher der Ausbau *ambulanter* Dienste weiter ansteigt und die Zahl der psychisch Kranken, geistig Behinderten und der Mehrfach- und Schwerstbehinderten, die eine Krankenhausbehandlung brauchen, noch nicht genau abzusehen ist. Jedenfalls ist eine geistige Behinderung *allein* heute kein Grund mehr zur Aufnahme in eine psychiatrische Klinik. Der geistig Behinderte bleibt wegen seiner Mehrfach- und Schwerstbehinderung bei uns im Krankenhaus oder wegen psychiatrischer Erkrankungen, Reaktionen, Verhaltensstörungen, die eine stationäre psychiatrische Krankenhausbehandlung notwendig machen.

Die *Forschung* im Geistig-Behinderten-Bereich ist dürftig. Es sieht so aus, als ob wir nicht genug Interesse hätten, dem großen Problem der geistig Behinderten weiter nachzugehen. Es ist eine wichtige Bereicherung, daß durch die Arbeit des Zentralinstituts für Seelische Gesundheit Mannheim von Liepmann, später von Cooper u. a. klare Unterlagen zur Prävalenz und Diagnose geistig behinderter Jugendlicher [15] für Mannheim vorliegen. Entsprechende populationsbezogene Unterlagen für geistig behinderte *Erwachsene* fehlen aber meines Wissens. Neben der epidemiologischen Forschung sind aber auch andere Bereiche noch undeutlich: Psychopharmakologie bei geistig Behinderten, die Entwicklung lebensphasengerechter Hilfen für geistig Behinderte, alte und junge, die Hemisphärendominanz bei geistig Behinderten, sowie die Frage der genetischen Ursachen bei geistiger Behinderung und ihrer Prävention, die Frage der Sprachförderung und des Sprachniveaus im Milieu von Geistig-Behinderten-Stationen, schließlich die Alterserkrankungen bei geistig Behinderten.

Wie jede Arbeit im chronischen Bereich steht und fällt auch die Arbeit im Geistig-Behinderten-Bereich mit dem *Interesse der Professionellen* an der Arbeit, mit ihrer Motivation. Das *Bezugspflegesystem* sehe ich als grundsätzliche Hilfe zur Motivation an.

Das *Bezugspflegesystem* geht davon aus, daß die Effizienz pflegerischer und erzieherischer Arbeit erhöht wird, wenn der Betreuer sich in besonderer Weise für einen *Teil* der Gruppe verantwortlich weiß, während *die Routineaufgaben von allen* für alle wahrgenommen werden. Ich habe in der Einführung des Bezugspflegesystems auf vier verschiedenen traditionellen Stationen, jeweils auf Initiative einer Pflegeperson, eine grundsätzliche Veränderung des Stationsklimas feststellen können: mehr Interesse der Mitarbeiter durch mehr *eindeutige Aufgaben* und *Erfolgserlebnisse*. Der Arbeitsbericht von Herrn Krankenpfleger Held aus Riedstadt [6] aus dem Weiterbildungslehrgang Psychiatrische Fachkrankenpflege des LWV belegt dies mit 32 Patienten, die mittelschwer und leicht geistig behindert sind; von 9 Pflegepersonen der Station wurde *eine* Pflegeperson pro Zimmer eingeteilt, um die nicht alltäglichen Aufgaben (Kleidereinkauf, Angehörigenkontakte, Geburtstagsfeiern, Zahnarztbesuche) mit *ihrem*

Patienten zu gestalten. Die alltäglichen Aufgaben werden von allen Pflegepersonen für alle Patienten der Station wahrgenommen.

Es geht aber nicht nur um die Motivation der Pflegepersonen, sondern auch um die Motivation gegenüber den *Kostenträgern*. Wir haben ihnen gegenüber klarzumachen, was wir tun und darzustellen, wo psychisch kranke geistig Behinderte auch als Behandlungsfälle eine Krankenhausbehandlung brauchen. Das Urteil des Landessozialgerichts Bayern in Bayreuth ist dazu vorbildhaft [2].

Wir brauchen nicht nur das Interesse der Krankenkassen und Pflegepersonen für geistig Behinderte, sondern auch das der *Ärzte*. Die Einbeziehung von Kenntnissen und Erfahrungen im Bereich geistig Behinderter erscheint mir für Fachärzte nach wie vor erforderlich. Es sollte Aufgabe des Weiterbildungsausschusses der DGPN sein, dies bei der Aufstellung neuer Weiterbildungsinhalte zu berücksichtigen.

Eine Gruppe haben wir bisher außer acht gelassen, die *Eltern* von geistig Behinderten. Sie haben uns durch ihre Organisation, die Lebenshilfe, ein grundsätzliches Votum gegeben, daß sie ihre Kinder nicht immer in unsere Einrichtungen weit wegschicken, sondern erreichbar wissen wollen. Eltern sind oft nicht vorhanden, und in diesen Fällen müssen wir deren Funktion übernehmen und die Eltern ersetzen. Eltern sind oft auch überfordert durch anspruchsvolle geistig Behinderte und Eltern fallen aus durch Todesfälle. Auch wenn wir stolz sind auf unsere Arbeit als Ersatzeltern, und wir sind dies in den Kliniken oft zu Recht, wir sollten das Votum der Eltern für kleine, gemeindenahe Wohnmöglichkeiten nicht überhören. Wir müssen psychisch Kranken geistig Behinderten und Mehrfachbehinderten einen adäquaten Ort im Krankenhaus lassen oder diesen für sie schaffen und die alten geistig Behinderten nach besten Kräften fördern. Wir sollten aber auch wahrnehmen, daß für viele geistig Behinderte ohne solche seelischen Erkrankungen eine psychiatrische Hospitalisierung nicht erforderlich ist.

Literatur

1. Badelt I (1986) Selbsterfahrungsgruppe geistig behinderter Erwachsener. In: Walter J (Hrsg) Sexualität und geistige Behinderung. Edition Schindele, Heidelberg
2. Bayrisches Landessozialgericht, Urteil v. 25. 6. 85. Sozialhilfeverwaltung Bezirk Oberfranken gegen AOK. L 04/Kr 0140/82, S 10/Kr 0011/82
3. Day K (1985) Psychiatric disorder in the middle-aged and elderly mentally handicapped. Br J Psychiatry 47:660–667
4. Eggers C (1980) Schwachsinn. In: Eicke D (Hrsg) Psychologie des 20. Jahrhunderts, Bd II: Ergebnisse für die Medizin. Kindler, Zürich
5. Gaertner I (1983) Die heilpädagogischen Heime des Rheinlands. Geistige Behinderung 2/83
6. Held B (1986) Darstellung der Station und der Arbeitsschwerpunkte; Abschlußbericht über die Praxisaufgabe für das Fortbildungszentrum Mammolshöhe
7. Heitmann A (1977) Wochenplan für Patienten, die nicht lesen können. In: Blickpunkt, herausg. vom Landschaftsverband Rheinland, Jg. 4:4
8. Kulenkampff C (1980) Probleme der Versorgung geistig Behinderter. In: Kulenkampff C (Hrsg) Geistig behinderte Erwachsene, Bd 4: Aktion psychisch Kranke
9. Landeswohlfahrtsverband Hessen (1985) Konzeption zur Förderung geistig Behinderter vom April 1985

10. Moser A (1971) Die langfristige Entwicklung Oligophrener. Springer, Berlin Heidelberg New York
11. Petersen P, Heidenreich W (1986) Sterilisation geistig Behinderter. Dtsch Ärztebl 83:239–241
12. Rave-Schwank M, Winter V, Lersner C (1986) Psychiatrische Krankenpflege, 4. Aufl. Fischer, Stuttgart
13. Rave-Schwank M (1986) Sozialtherapie bei hirnorganisch Kranken. In: Heimann H, Gaertner HJ (Hrsg) Das Verhältnis der Psychiatrie zu ihren Nachbardisziplinen. Springer, Berlin Heidelberg New York Tokyo, S 185–196
14. Theunissen G (1986) Zur pädagogisch-therapeutischen Arbeit mit schwer geistig und mehrfach behinderten Erwachsenen. Geistige Behinderung 3/86
15. Thimm W (1986) Dimension der Behinderung, populationsbezogene Untersuchung geistig behinderter Kinder und Jugendlicher von Cooper, B. u. Orth, M., ZI Mannheim, Bericht an die DFG, 1984. Geistige Behinderung 1/86

4.2 Rehabilitation oligophrener Menschen — die Wirklichkeit in Werkstätten für Behinderte

W. BLUMENTHAL

Den gesellschaftlichen Wertsetzungen entsprechend spielt sich die Rehabilitation Behinderter, auch der oligophrenen, im Spannungsfeld zwischen protestantischem Arbeitsethos und caritativer Betreuung ab.

So will das Schwerbehindertengesetz soweit wie möglich zur „Eingliederung in Arbeit, Beruf und Gesellschaft" verhelfen. Daneben bestimmen Vorstellungen der traditionellen Fürsorge für Schwache und Hilfslose noch weithin unser Sozialrecht und auch die gesellschaftlichen Vorstellungen. Schließlich wissen wir, daß nicht nur bei psychisch Kranken eine geregelte und strukturierende Beschäftigung therapeutisch wirksam sein kann.

Entwicklung der Werkstatt für Behinderte

Menschen mit erheblich eingeschränktem Leistungsvermögen waren immer schon schwer in die Arbeitswelt einzugliedern. Wegen der besonderen Verantwortung des Staates für bestimmte Gruppen Behinderter gab es daher nach beiden Weltkriegen eigenständige Einrichtungen für die Beschäftigung Körperbehinderter oder Sinnesbehinderter unter geschützten Bedingungen, etwa als Blindenwerkstätten.

Eine neue Entwicklung begann, als 1958 die ersten Selbsthilfegruppen von Eltern geistig behinderter Kinder und Jugendlicher sich als eingetragene Vereine der Lebenshilfe konstituierten, Tagesstätten zur Betreuung ihrer Kinder einrichteten und mit zunehmendem Erfolg die lebenspraktische Bildung ihrer Kinder in Sonderschulen für geistig Behinderte forderten [2].

Seither wurden in mühsamen Versuchen, oft ohne fachkundigen Beistand, ja gegen die Erwartungen der vermeintlichen Experten, die Möglichkeiten und Grenzen der praktischen Bildung und der Beschäftigung geistig Behinderter ausgelotet. Für die nicht mehr schulpflichtigen Jugendlichen entstanden aus dieser Erfahrung bis Ende der 60er Jahre an vielen Orten kleine, sog. Beschützende Werkstätten; sie sollten vorrangig die dort Beschäftigten in ihrer Entwicklung fördern und daneben das Elternhaus von Pflege und Verantwortung zeitweise entlasten. Derartige Maßnahmen, ausdrücklich ohne das Ziel Arbeitsleistung, werden nach §§ 39 ff und 100 BSHG seit 1961 vom überörtlichen Sozialhilfeträger finanziert.

Grundsätzliche Änderungen im Charakter dieser Werkstätten brachten das Arbeitsförderungsgesetz (AFG 1969), die zugehörige Durchführungsverordnung der Bundesanstalt für Arbeit (A-Reha 1975) und besonders das Schwerbe-

Aktuelle Kernfragen in der Psychiatrie
Herausgegeben von F. Böcker und W. Weig
© Springer-Verlag Berlin Heidelberg 1988

hindertengesetz (SchwbG 1974). Die nunmehr „Werkstatt für Behinderte" („WfB") genannten Einrichtungen sollten grundsätzlich allen Behinderten, unabhängig von der Art oder Schwere ihrer Behinderung, „einen Arbeitsplatz oder Gelegenheit zur Ausübung einer geeigneten Tätigkeit" bieten, wenn sie wegen ihrer Behinderung „nicht, noch nicht oder noch nicht wieder auf dem allgemeinen Arbeitsmarkt tätig sein können" (§ 52 SchwbG). Diese Gesetze und die zugehörige Werkstättenverordnung (SchwBWV 1980) führten rasch zur – willkommenen – Vermehrung und gewünschten Differenzierung der Werkstätten, aber auch zu ihrer problematisch empfundenen Vergrößerung und Ausrichtung auf den „besonderen Arbeitsmarkt".

So bestanden in der BRD vor der gesetzlichen Neuregelung 1968 140 Werkstätten mit 5300 Plätzen; 1971 240 mit 11 000; 1982 flächendeckend rund 350 von der Bundesanstalt für Arbeit anerkannte mit etwa 70 000 Beschäftigten. Gleichzeitig öffneten sich die ursprünglich für geistig Behinderte allein bestimmten Werkstätten anderen Gruppen gemäß der gesetzlichen Forderung „alle Behinderten unter einem Dach" (§ 1 SchwBWV). Dabei stößt die Integration körperlich, psychisch oder Sinnesbehinderter in die immer noch mehrheitlich von geistig Behinderten besuchten WfB mehr auf Vorurteile – leider auch bei manchen Ärzten – als auf wirkliche und anhaltende Schwierigkeiten in den Werkstätten selbst.

Derzeitige Situation geistig Behinderter in der WfB

Die rund 350 anerkannten Werkstätten haben jeweils einen festen Einzugsbereich. Auch in Ballungsgebieten kann nur ein Teil der Behinderten – aber auch ein Teil der geistig Behinderten! – die Werkstatt mit öffentlichen Verkehrsmitteln erreichen. Wie schon beim Schulbesuch bleiben viele auf spezielle Sammeltransporte angewiesen, was neben der 7- bis 8stündigen täglichen Arbeitszeit innerhalb einer 5-Tage-Woche 2mal bis zu 1½ h Fahrzeit bedeuten kann. Die derzeit vorhandenen, etwa 85 000 Trainings- und Arbeitsplätze reichen bereits jetzt nicht aus. Unter Berücksichtigung der demographischen Entwicklung sind bis zum Jahre 2000 etwa 35 000 zusätzliche Plätze allein für oligophrene Behinderte nötig. Die Investitionskosten hierfür betragen derzeit 50 000,– DM je Platz, also rund 1,6 Milliarden DM. Hierzu kommt die wachsende Nachfrage, zusätzlich nicht geistig Behinderte wegen Änderung des allgemeinen Arbeitsmarkts in WfB zu integrieren (Tabelle 1).

Tabelle 1. Werkstätten für Behinderte (anerkannte)

Werkstätten	ca. 350
Arbeits- oder Trainingsplätze	
– vorhanden	ca. 85 000 ca. 1,4‰ Einw.
– geplant bis Jahr 2000 für geistig Behinderte	ca. 35 000
– gesamt im Jahr 2000	ca. 120 000 ca. 2,0‰ Einw.
Investitionskosten je Platz	ca. 50 000 DM

Stand: Mitte 1986, Quelle: BAG WfB

Tabelle 2. Behinderte Mitarbeiter in größeren WfB

Oligophrene	80% − 90%
darunter geistig Behinderte	60% − 80%
Lernbehinderte	10% − 15%
Psychisch Behinderte	5% − 7%
Anfallskranke	5% − 10%
Körperbehinderte	5%
Sinnesbehinderte	1% − 2%

Tabelle 3. Behinderte Mitarbeiter, Hamburger Werkstätten GmbH, 1986 (n = 633)

Alter (Jahre)	%
− 20	12,6
− 30	44,2
− 40	22,1
− 50	15,8
> 50	5,2

In der Regel sind ⅔ bis ¾ der behinderten Mitarbeiter einer Werkstatt geistig behindert. Entsprechend ihren Leistungen und sozialen Bedürfnissen bestimmen einfache handwerklich-industrielle Montage- und Verpackungsarbeiten in festen, familienähnlichen Gruppen den Alltag in den meisten Werkstätten. Nur größere, ab etwa 250 Plätzen, können der gesetzlichen Forderung nachkommen, ein breites Arbeitsangebot und geeignete Gruppenstrukturen für andere Behinderte anzubieten. Dabei fällt die Integration psychisch Behinderter bekanntlich besonders schwer; gleiches gilt aber auch für die oft verhaltensgestörten Lernbehinderten [5] (Tabelle 2).

Da die meisten Werkstätten sich erst in den letzten 15 Jahren entwickelten und Behinderte in der Regel nach Abschluß der Sonderschule eintreten, überwiegen derzeit durchweg noch die jüngeren Jahrgänge; die Mehrheit lebt noch in der Familie, mit allen Problemen, die diese Belastung, aber auch übertriebene Fürsorge auf Dauer mit sich bringen können. Etwa ¼ bis ⅓ lebt, mit zunehmender Tendenz, in behindertengerechten Wohnstätten und Wohngemeinschaften. Ungelöst ist der Verbleib der auch in der WfB nicht mehr arbeitsfähigen und älteren Mitarbeiter der Werkstatt; nach den geltenden Vorschriften müssen sie mit dem Ausscheiden aus der Werkstatt auch die geförderte Wohneinrichtung verlassen (Tabelle 3).

Kosten und Entgelt

Die Zwitterstellung der Werkstatt für Behinderte zwischen Arbeitsplatz und Sozialplatz, zwischen der offiziellen Einordnung als Einrichtung der beruflichen Rehabilitation und der in Wirklichkeit überwiegenden Betreuung mit dem erklärten Ziel einer Entwicklung der Persönlichkeit kommt auch in der

Relation von Unkosten und Verdienst zum Ausdruck. Durchschnittlich kostet die Beschäftigung eines Behinderten in der WfB 5- bis 6mal soviel wie er selbst auf Dauer verdient. Echte Arbeitsverträge mit tariflichem Entgelt für behinderte Mitarbeiter kommen praktisch nicht vor, sieht man von einigen Ausnahmen für schwer Körperbehinderte ab. Ansonsten stehen die WfB sowohl in ihren Trainingsverfahren wie bei der langfristigen Beschäftigung außerhalb des Arbeitsrechtes, da kein Arbeitsvertrag zustande kommt [6]. Es gibt also auch keine Mitbestimmung, sondern eine „beratende Mitwirkung" der Mitarbeiter und ihrer gesetzlichen Vertreter.

Das geringe monatliche Entgelt im Trainingsbereich wird vom Arbeitsamt garantiert; im anschließenden Arbeitsbereich ist es abhängig von dem erwirtschafteten Umsatz, also von Auftragslage und Ausrüstung der Werkstatt sowie Leistungsfähigkeit der Mitarbeiter. Manche kleine WfB erreicht deshalb selbst die Mindestvergütung nicht; andererseits ist die üblicherweise bezahlte Grundpauschale von der tatsächlichen Leistung unabhängig und muß von den besser qualifizierten Mitarbeitern miterarbeitet werden, die durchweg nicht das ihrer relativen Leistung entsprechende Entgelt erhalten. Nicht immer lassen sich die daraus gegenüber den Leistungsschwachen, in der Regel den geistig Behinderten, entstehenden Spannungen in der WfB pädagogisch-psychologisch abbauen [3].

Seit 1975 sind die gesetzliche Krankenversicherung und die Rentenversicherung in Höhe des durchschnittlichen Versicherungsbeitrages aller Arbeitnehmer − 1986: 2300 DM brutto monatlich − für alle in anerkannten WfBs Beschäftigten zu Lasten des Staates gewährleistet, und zwar unabhängig von dem tatsächlich erzielten Entgelt und ohne Abzug von Beiträgen (Tabelle 4).

Berufliche Rehabilitation vs. soziale Integration

In den letzten Jahren des Schulbesuches durchlaufen geistig Behinderte die handwerklich-praktisch orientierte Werkstufe ihrer Sonderschule. Mit dieser Vorerfahrung kommen sie in der Regel für 2 Jahre auf Kosten des Arbeitsamtes in den Arbeitstrainingsbereich der WfB. Diese Zeit gilt als Maßnahme der beruflichen Rehabilitation. Die ersten 1−3 Monate dienen der Orientierung, der Rest des 1. Jahres der Anbahnung grundlegender Verhaltensweisen in der Gemeinschaft und dem Kennenlernen der verschiedenen Arbeitsbereiche; im 2. Jahr erfolgt dann die Einarbeitung in 2−3 Tätigkeitsbereichen. Jeder Abschnitt kann verdoppelt werden, wenn begründete Aussicht besteht, daß der Behinderte zum Abschluß ein − nicht näher definiertes − „Mindestmaß wirtschaftlich verwertbarer Arbeitsleistung" erbringen kann (Tabelle 5).

Da im Endergebnis aber die Voraussetzungen für die Eingliederung auf dem allgemeinen Arbeitsmarkt bei geistig Behinderten seit Jahren durchweg nicht mehr, bei Lernbehinderten nur noch selten erreicht werden, übernimmt der überörtliche Sozialhilfeträger im Regelfall die Kosten beim Übergang in den zeitlich unbegrenzten Arbeitsbereich. Nach dem Subsidiärprinzip des BSHG müssen dann, soweit anzurechnen, Einkommen und Vermögen des Behinderten und seiner Verwandten 1. Grades für die Kosten seiner Tätigkeit in der WfB eingesetzt werden.

Tabelle 4. WfB, behinderte Mitarbeiter, Entgelt und Kosten

Entgelt	monatlich DM
Trainingsbereich	75 – 95
Arbeitsbereich	
– mindestens (Soll)	95
– Durchschnitt	217
Kosten	monatlich DM
Durchschnitt	1100 – 1300

Stand: Mitte 1986, Quelle: BAG WfB

Tabelle 5. WfB, berufliche Rehabilitation

	Dauer (Monate)	Kostenträger (Regelfall)
Eingangsverfahren	1 – 3	Arbeitsamt
Arbeitstrainingsbereich	24 (– 48)	Arbeitsamt
– Grundkurs	12 (– 24)	Arbeitsamt
– Aufbaukurs	12 (– 24)	Arbeitsamt
Arbeitsbereich	unbegrenzt	Sozialhilfe (überörtlicher Träger)

Tabelle 6. Werkstatt für Behinderte

Vorstellungen der BAG WfB* BV Lebenshilfe**	Regelung Schwerbehindertengesetz, Werkstättenverordnung
Ziel	
„Eingliederung in Arbeit, Beruf und Gesellschaft"	„Eingliederung ins Arbeitsleben"
durch	durch
Entwicklung der Persönlichkeit	Entwicklung der Leistungsfähigkeit
Zielgruppe	
Alle Behinderten, unabhängig von Art und Schwere der Behinderung	

* Bundesarbeitsgemeinschaft Werkstätten für Behinderte
** Bundesvereinigung Lebenshilfe

Da das Bundessozialhilfegesetz ausdrücklich die Entfaltung der Persönlichkeit und die Teilhabe am sozialen Leben als Rehabilitationsziele anspricht, gelingt es den Werkstätten, gegenüber der engen Zielsetzung des Schwerbehindertengesetzes auch Freizeitprogramme und begleitende sozialpädagogische und psychologische Dienste auf Dauer zu finanzieren; auch werden Schwerstbehinderte in besonderen Gruppen außerhalb des Arbeitsbereiches integriert, soweit sie gemeinschaftsfähig sind und nicht außerordentlicher Pflege bedürfen: diese Einschränkungen erzwingt die Werkstättenverordnung (Tabelle 6).

Arzt und Werkstatt für Behinderte

Eine Werkstatt für Behinderte muß wie jeder größere Betrieb einen ärztlichen Dienst einrichten. Der fachkundige Arzt hat gerade bei der Rehabilitation geistig Behinderter eine wichtige Steuerfunktion [4]. Eine nichtrepräsentative Umfrage in einigen WfB unterschiedlicher Größe in Hamburg und Schleswig-Holstein und bei der Bundesarbeitsgemeinschaft ergab, daß eingehende Abklärung der Funktionsstörungen und etwaiger Begleiterkrankungen der behinderten Mitarbeiter, ihre fortlaufende medizinische Überwachung, Beratung des Personals und Sichern des Informationsaustausches mit anderen Ärzten in Praxis und Klinik auf der Wunschliste obenan stehen (Tabelle 7).

Vom Arzt in Praxis und Klinik, besonders vom Nervenarzt, erhoffen sich WfB Abstimmung bei der Einführung oder Änderung sedierender und antiepileptischer Medikation sowie bei der Verordnung von Kuren und von Krankenhauspflege wegen sekundärer Verhaltensstörungen. Auch bei der im Sinne der Rehabilitation oft erwünschten, manchmal notwendigen Lösung aus dem Elternhaus, kann der rundum informierte Arzt bisweilen den Ausschlag geben.

Nicht vergessen werden sollte die Einschätzung der Lern- und geistigen Behinderung in den „Anhaltspunkten" des BMAS: Schon der leichte Intelligenzrückstand (Lernbehinderung) bewirkt demnach einen GdB (ex-MdE) von 30–70 v.H.; der mittelgradige, entsprechend dem erfolgreichen Besuch der Sonderschule G, 80–90 v.H.

Zusammenfassend ist die Werkstatt für Behinderte ein Ort der langfristigen sozialen Integration Oligophrener [1, 7]. Sie entlastet die Familie, vermag die gesellschaftliche Isolation und Diskriminierung wenigstens teilweise auszugleichen und diese Behinderten in einem jahrelangen Lernprozeß teilweise zu verselbständigen.

Dagegen haben WfB als Ort der Vorbereitung auf den allgemeinen Arbeitsmarkt und selbst als geschützter „besonderer Arbeitsmarkt" derzeit sowohl für Oligophrene wie für andere Behinderte eine eher beschäftigungspolitische als wirtschaftliche Bedeutung. Sie werden sich auch weiterhin strukturell und in

Tabelle 7. Ärztliche Aufgaben aus der Sicht der WfB

In der WfB	Betriebsärztliche Eingangsuntersuchung
	Überwachung
	Information der Gruppenleiter
	Beobachtung der Entwicklung
	Kooperation mit Praxis und Klinik
	Elternarbeit
In Praxis und Klinik	Abstimmung der Medikation
	Elternarbeit
	Information der Angehörigen über
	– WfB,
	– ärztliche,
	– sozialpädagogische und
	– berufliche Möglichkeiten

ihrer Kapazität entwickeln. Zur Zeit ist noch nicht abzusehen, ob der zunehmende Anteil nicht geistig Behinderter auf Dauer die Integration aller Arten und Grade von Behinderung in einer einzigen Werkstatt zuläßt.

Literatur

1. Bach H, Baumann J, Beck R (1975) Berufsausbildung Geistigbehinderter. Hase & Koehler, Mainz
2. Bundesvereinigung Lebenshilfe (Hrsg) (1982) Werkstatt für Behinderte. Ergänzbares Handbuch. Selbstverlag, Marburg
3. Dieterich M (1982) Die Werkstatt für Behinderte im Sozialisationsprozeß geistig behinderter Menschen. Geistige Behinderung 21:174
4. Ehrlich M (o.J.) Medizinische Aspekte bei der Aufstellung eines Rehabilitations-Gesamtplanes für geistig Behinderte. In: Handbuch Werkstatt für Behinderte, S 10 D 9−23
5. Institut f. Sozialrecht, Univ. Bochum (Hrsg) (1972) Die Werkstatt für Behinderte − ein interdisziplinärer Beitrag zur Rehabilitation der Behinderten. Selbstverlag, Bochum
6. Pünnel L (1978) Das Rechtsverhältnis der Behinderten zur „Werkstatt für Behinderte". Arbeit und Recht 26:44
7. Speck O, Thalhammer M (1977) Die Rehabilitation der Geistigbehinderten. Ein Beitrag zur Wiederintegration. Reinhardt, München

4.3 Psychische Störungen geistig Behinderter und ihre Bedeutung in der Rehabilitation

W. Meins

Psychischen Störungen bei geistig Behinderten wird kaum Aufmerksamkeit geschenkt, zumindest wenn man die Anzahl der Publikationen in hiesigen psychiatrischen Fachzeitschriften als Maßstab nimmt. Dieses offensichtliche Desinteresse an den Problemen geistig behinderter Menschen gilt im übrigen nicht nur für die Psychiatrie [13], sondern auch für andere medizinische Gebiete [24]. Der folgende Beitrag gibt eine Übersicht über wesentliche Aspekte psychischer Störungen bei geistig Behinderten, wobei Fragen der Therapie nicht berücksichtigt werden sollen.

Voranschicken möchte ich noch, daß der Begriff „Psychische Störung" hier verwendet wird entsprechend dem DSM III [1] als allgemeine Bezeichnung für klinisch auffallendes Verhalten oder ein psychisches Syndrom mit Krankheitswert. Die Einteilung der geistigen Behinderung nach ihrem Schweregrad in leicht − mäßig − schwer − schwerst orientiert sich an der international gebräuchlichen Klassifikation [12].

Das Bemühen um „Normalisierung" [37] führte, besonders in den skandinavischen Ländern und den USA u. a. zu einer Deinstitutionalisierung, d. h. zur Entlassung vieler Bewohner großer Anstalten für geistig Behinderte in verschiedene gemeindenahe Wohnformen mit einem sehr unterschiedlichen Grad an Integration in die Gemeinde (vgl. [3]). Für die Bundesrepublik kann vermutet werden − aussagefähige Daten liegen nicht vor −, daß hier das Hauptgewicht der Reformbemühungen weniger auf der Deinstitutionalisierung liegt, sondern in erster Linie versucht wird, die Lebenssituation in den Anstalten durch bauliche Veränderungen sowie Pädagogisierung und Entklinifizierung erträglicher zu gestalten. Über *Probleme der Deinstitutionalisierung* in den USA liegen zahllose Untersuchungen vor [Übersichten bei 2, 5, 17, 18, 19], auch bezüglich der Bedeutung psychischer Störungen: Verhaltensstörungen, vor allem aggressiver und antisozialer Art, stehen einer erfolgreichen Anpassung an die neue Umgebung im Wege und führen oft zur Reinstitutionalisierung. Weniger eindeutig ist eine Abnahme problematischer Verhaltensweisen als Effekt der Deinstitutionalisierung beschrieben. Es muß ferner gefragt werden, ob nicht erhöhter „Streß", hervorgerufen durch die mit einem Umzug von einer Anstalt in eine andere Wohnform verbundene Veränderung vieler Lebensbereiche, etwa Verlust von Freunden oder vertrauten Betreuungspersonen, zu einer Zunahme psychischer Störungen führen kann [23]. Die empirischen Befunde legen nahe, daß ein solcher Umzug am ehesten dann für den Betroffenen vorteilhaft ist, wenn dieser Schritt freiwillig und individualisiert vollzogen wird und zu eindeutig verbesserten Lebensbedingungen führt [18].

Aktuelle Kernfragen in der Psychiatrie
Herausgegeben von F. Böcker und W. Weig
© Springer-Verlag Berlin Heidelberg 1988

Die vorläufigen Ergebnisse einer eigenen Studie zu Prävalenz und Ursachen aggressiver Verhaltensstörungen bei institutionalisierten geistig Behinderten in Hamburg belegen eine deutliche Abnahme aggressiver Verhaltensweisen, die in erster Linie auf verbesserte Lebensbedingungen und intensivere Betreuung zurückzuführen sein dürfte. Sie weisen allerdings auch darauf hin, daß dennoch die Belastung durch aggressive Verhaltensweisen, für Mitarbeiter und Mitbewohner, zunehmen kann: Waren früher „schwierige" Bewohner in Wachsälen zusammengefaßt und wurde auf Verhaltensprobleme dort meist mit Zwangsmaßnahmen reagiert, vermag jetzt ein solcher Bewohner, auch wenn das Problemverhalten nur noch monatlich statt täglich auftritt, das Gefüge einer kleinen, pädagogisch orientierten Wohngruppe zu sprengen.

Wer versucht, bei geistig behinderten Menschen eine *psychiatrische Diagnose* zu stellen, muß Antworten auf einige nicht ganz einfache Fragen finden. In diesem Zusammenhang sind als wesentliche Punkte zu nennen [20]:

- Welche Beziehung besteht zwischen psychiatrischer Symptomatik und dem Intelligenzniveau?
- Welches Verhalten ist Ausdruck des sozialen- oder des Intelligenzalters, welches hingegen ist auf eine psychische Störung zurückzuführen?
- Welche Auswirkungen auf den diagnostischen Prozeß hat es, wenn der Untersucher nicht auf sprachliche Fähigkeiten oder intakte Denkprozesse zurückgreifen kann?
- Welche Bedeutung hat eine Hirnschädigung für die Entstehung psychischer Störungen bei geistig Behinderten und, damit im Zusammenhang stehend:
- Haben geistig Behinderte ein erhöhtes Risiko psychisch zu erkranken?

Gesondert und ausführlicher eingegangen werden soll hier nur auf die letzte Frage. Es mag einige theoretische Argumente für die Ansicht geben, daß geistig Behinderte weniger anfällig sind für psychische Störungen, entsprechend dem Stereotyp: dumm, aber glücklich. Die in der Literatur eindeutig vorherrschende Meinung vertritt jedoch die entgegengesetzte Position [25]. Eine Möglichkeit, Antworten auf die Frage zu finden, ob geistig Behinderte tatsächlich ein *erhöhtes Risiko* tragen, psychisch zu erkranken, besteht darin, die Verteilung der für die Normalbevölkerung erwiesenermaßen pathogenen Faktoren bei geistig Behinderten zu untersuchen, bzw. für diese Gruppe spezifische Faktoren zu isolieren. Solche — unterschiedlich stark empirisch untermauerten — Faktoren können sein [22, 35]:

- Das gehäufte Vorkommen von zusätzlichen körperlichen Behinderungen und Sinnesschädigungen;
- verminderte soziale Kompetenz;
- negative Auswirkungen von Institutionalisierung und evtl. auch Normalisierung;
- Überbehütung durch das Elternhaus;
- häufige Frustrationserlebnisse;
- erhöhtes Angstniveau, entstanden aus den Versuchen sich in einer (zu) komplexen Welt zurechtzufinden;
- unzureichende Problembewältigungsstrategien.

In diesem Zusammenhang bemerkenswert ist das Ergebnis einer Untersuchung, in der nachgewiesen werden konnte, daß – auch bei im beruflichen Umgang mit geistig Behinderten Erfahrenen – offensichtlich die systematische Tendenz besteht, die psychischen Störungen bei geistig Behinderten als weniger bedeutsam zu beurteilen, als sie es tatsächlich sind [32]. Das dürfte sich nachteilig für die Betroffenen auswirken, die oft darauf angewiesen sind, daß andere ihre Beschwerden und Leiden erkennen und den Weg zu einer entsprechenden Behandlung bahnen.

Die o. g. Risikomerkmale sind nicht gleichmäßig über die verschiedenen *Schweregrade der geistigen Behinderung* verteilt [7, 35]. Bei schwer und schwerst Behinderten finden sich am häufigsten grobe Hirnschädigungen, oft verbunden mit Epilepsie, Mehrfachbehinderung und fehlender oder nur rudimentärer Sprachentwicklung. Diese Probleme können zu der Unfähigkeit führen, überhaupt effektiv an sozialen Beziehungen teilnehmen zu können. Die Grenze ihrer Anpassungsfähigkeit ist schnell überschritten: Stereotypien und Rückzugsverhalten sind typisch für diese Gruppe. In der hinsichtlich intellektueller Beeinträchtigung, sozialer Fertigkeiten und Sprachentwicklung recht heterogenen Gruppe der mäßig geistig Behinderten mögen am Konkreten verhaftete Problemlösungsstrategien in Verbindung mit einem begrenzten Repertoire an Abwehrmechanismen zu der Neigung führen, überschießend schon auf minimale Belastungssituationen zu reagieren. Besondere Beachtung wird den speziellen Risikofaktoren der leicht geistig Behinderten geschenkt, da diese Gruppe für besonders vulnerabel gehalten wird wegen ihrer meist vorhandenen Fähigkeit, sowohl eigene Begrenzungen als auch die gesellschaftlich vermittelten Restriktionen zu erfassen. Als für diesen Personenkreis schädigende Faktoren werden angeschuldigt [30, 31]:

– Das Label der geistigen Behinderung, insbesondere als inkompetent angesehen zu werden;
– Zurückweisung und Spott, sowie die häufige Erfahrung, das Opfer Anderer zu sein;
– das Erlebnis der Segregation in Kindergarten und Schule, beim Wohnen und Arbeiten;
– auch als Erwachsener noch wie ein Kind behandelt zu werden;
– begrenzte Arbeitsmöglichkeiten, wenn überhaupt;
– und letztlich, ein unzureichendes psychotherapeutisches Angebot.

Eine Studie [4] über die Rolle mentaler und körperlicher Behinderungen für die Entstehung peptischer Ulzera bei institutionalisierten geistig Behinderten unterschiedlicher Schweregrade soll beispielhaft deren besondere Vulnerabilität verdeutlichen: Bemerkenswert ist zunächst eine 3,5fach höhere Prävalenzrate für peptische Ulzera im Vergleich zu einer nordeuropäischen Großstadtbevölkerung. Als besonders bedeutsam für die Entstehung der Ulzera erwiesen sich Einschränkungen der Gehfähigkeit sowie das Vorhandensein weiterer chronischer körperlicher Krankheiten. Die Autoren interpretieren ihre Ergebnisse so, daß nicht diese Faktoren per se pathogen wirken, sondern die Problembewältigungsmöglichkeiten noch weiter reduziert werden und es zu einem

Zustand chronischer Angst und Hilflosigkeit kommt, der die Entstehung peptischer Ulzera begünstigt.

Die Untersuchungen zur *Häufigkeit psychischer Störungen* bei geistig Behinderten sind größtenteils mit erheblichen methodischen Schwächen behaftet, so daß die Ergebnisse kaum miteinander zu vergleichen sind und vor allem kaum Aussagen für die Gesamtpopulation der geistig Behinderten möglich sind. Die wesentlichen methodischen Probleme sind folgende:

- Die Untersuchungen wurden überwiegend an institutionalisierten geistig Behinderten durchgeführt. Diese Ergebnisse sind nicht verallgemeinerbar, da bekanntermaßen psychische Störungen bei geistig Behinderten einen häufigen Grund zur Institutionalisierung darstellen, psychiatrisch auffällige geistig Behinderte in Institutionen für geistig Behinderte folglich überrepräsentiert sind [9].
- Erst in Untersuchungen jüngeren Datums werden überwiegend einheitliche Definitionen von geistiger Behinderung und ihrer verschiedenen Schweregrade verwendet.
- Ebenso beginnt sich erst in letzter Zeit die Verwendung einheitlicher psychiatrischer diagnostischer Kriterien durchzusetzen.
- Ein unterschiedliches methodisches Vorgehen, etwa Untersuchung aller Bewohner einer Institution gegenüber lediglich der Untersuchung der durch Betreuungspersonal zugewiesenen, führt zu unterschiedlichen Ergebnissen.

Daß angesichts dieser Probleme Angaben zur Häufigkeit psychischer Störungen bei geistig Behinderten [Übersichten bei 11, 15, 20, 25, 28] nur grobe Annäherungen an die Wirklichkeit sein können, liegt nahe. Für die Gruppe der institutionalisierten geistig Behinderten ist von ca. 50% psychischer Störungen auszugehen. Niedriger fallen die Raten für nicht institutionalisierte geistig Behinderte aus: In einer Stichprobe von knapp 800 geistig Behinderten in den USA wurden psychische Störungen bei 14% ermittelt [7]. Aussagekräftiger ist eine aktuelle dänische Studie [21], die aufgrund des Vorhandenseins eines epidemiologischen Registers an einer repräsentativen Stichprobe geistig Behinderter durchgeführt werden konnte. Hier fand sich eine Gesamtrate für psychische Störungen von 27%. In einer weiteren skandinavischen epidemiologischen Studie [11] ergab sich eine eindeutige Häufung psychischer Störungen bei den schwerer geistig Behinderten mit 55%, gegenüber den leichter Behinderten mit 17% und 8% bei der Normalbevölkerung. Ein Zusammenhang zwischen Grad der Intelligenzschädigung und Häufigkeit auffälliger Verhaltensweisen wird auch in anderen Untersuchungen bestätigt [z. B. 34]. Besonders Stereotypien und selbstverletzende Verhaltensweisen treten gehäuft, wenn auch nicht ausschließlich, bei schwerer behinderten Menschen auf [33]. Übereinstimmend wird von häufigeren Verhaltensstörungen bei männlichen geistig Behinderten berichtet [z. B. 10]. Auch führen Einschränkungen der Gehfähigkeit zu vermehrten Verhaltensauffälligkeiten [6]. Die Tendenz zur spontanen Remission scheint eher gering zu sein [29].

Das Problem der *Schizophrenie* bei geistig Behinderten wird seit langem diskutiert. Besondere Bedeutung kam dabei dem Konzept der sog. Pfropfschizophrenie [16] zu, also der Vorstellung, daß der Schwachsinn eine wichtige Mitursache bei der Entstehung der Schizophrenie sei. Die heute vorherrschende Meinung hält ein gleichzeitiges Auftreten von Schizophrenie und geistiger Behinderung für zufällig [27]. Erwartungsgemäß schwanken die Häufigkeitsangaben vor allem bei älteren Untersuchungen sehr stark. Zwei englische Studien jüngeren Datums ermittelten bei institutionalisierten geistig Behinderten eine Häufigkeit von 1,8% [38] bzw. 3,4% [14]. Die an einer repräsentativen Stichprobe geistig Behinderter in Dänemark erhobenen Befunde ergaben 1,3% [21]. Insgesamt besteht weitgehende Übereinstimmung darin, daß Schizophrenie bei geistig behinderten Menschen überhaupt vorkommt und daß sie bei leicht bis mäßig Behinderten, mit nicht zu starker Störung der Sprachentwicklung, anhand der klassischen Zeichen diagnostiziert werden kann. Die Frage, ob eine Schizophrenie auch bei schwerer geistiger Behinderung mit fehlender Sprachentwicklung zuverlässig diagnostiziert werden kann, wird überwiegend verneint. Als untere Grenze gilt ein IQ von etwa 40 [28]. Es gibt jedoch auch Autoren, die eine Diagnose anhand von bestimmten Verhaltensänderungen, wie Rückzug von sozialen Kontakten, zunehmende Interessenlosigkeit, Apathie [25] oder auch aufgrund von auf Wahnvorstellungen oder Halluzinationen hinweisenden Gesten [7], für möglich halten.

Auch heute noch scheint der Glaube an ein seltenes Vorkommen von *Depressionen* bei geistig Behinderten weit verbreitet zu sein [25], so daß wahrscheinlich die meisten Fälle von Depression nicht diagnostiziert werden. Die Symptome einer Depression verführen dazu, sie als genuinen Ausdruck der geistigen Behinderung oder aber als typische Auswirkung der Institutionalisierung zu betrachten. Außerdem bereiten sie dem Betreuungspersonal, verglichen mit anderen Symptomen, i. allg. wenig Probleme, so daß die Notwendigkeit einer psychiatrischen Behandlung nicht erkannt wird. In einer 1983 erschienenen Übersichtsarbeit [36] werden alle englischsprachigen Publikationen zu affektiven Störungen bei geistig Behinderten dahingehend beurteilt, inwieweit die mitgeteilten Befunde den diagnostischen Kriterien des DSM III entsprechen. Trotz erheblicher methodischer Schwächen vieler Studien sehen es die Autoren als gesichert an, daß bei geistig Behinderten das volle Spektrum der affektiven Störungen vorkommt. In der bereits mehrfach erwähnten dänischen Studie fand sich eine Prävalenzrate für affektive Störungen von 1,7%. Es wird überwiegend auch für möglich gehalten, die Diagnose einer affektiven Störung bei schwer und schwerst geistig Behinderten zu stellen, sogar bei fehlender Sprachentwicklung, und zwar anhand sorgfältiger Beobachtungen z. B. der motorischen Aktivität, von Appetit, Gewicht und Schlaf. Überhaupt scheinen körperliche Symptome häufig vorzukommen. Genannt werden Kopf- und Bauchschmerzen sowie Erbrechen [26].

Wegen der Kürze der zur Verfügung stehenden Zeit bleiben Neurosen, Persönlichkeitsstörungen und gerontopsychiatrische Probleme unberücksichtigt.

Abschließend einige Anmerkungen zum *Abusus:* In aussagekräftigen Studien konnte entweder überhaupt kein Abusus nachgewiesen werden [21] oder aber ein geringerer Alkoholkonsum als in der Normalbevölkerung [11]. Auch in verschiedenen Settings außerhalb von Institutionen lebende leicht geistig Behinderte nahmen Alkohol oder Drogen wesentlich seltener zu sich als ihre Angehörigen und Freunde. Die Integration in die Gemeinde wurde durch Alkohol oder Drogen nicht negativ beeinflußt, und auch die Annahme einer besonderen Empfindlichkeit geistig Behinderter für die enthemmende Wirkung von Alkohol konnte nicht bestätigt werden [8].

Literatur

1. American Psychiatric Association (1984) DSM III (Diagnostisches und statistisches Manual psychischer Störungen, 3. Aufl). Beltz, Weinheim
2. Balla DA (1976) Relationship of institution size to quality of care: A review of the literature. Am J Ment Defic 81:117−124
3. Bublitz PM (1986) Prinzipien und Organisationsformen psychologischer Intervention: der gemeindepsychologische Ansatz: In: Wiedl KH (Hrsg) Rehabilitationspsychologie. Kohlhammer, Stuttgart S 171
4. Chaney RH, Eyman RK, Givens CA, Valdes CD (1985) Inability to cope with environmental stress: Peptic ulcers in mentally retarded persons. J Psychosom Res 29:519−524
5. Crawford JL, Aiello JR, Thompson DE (1979) Deinstitutionalization and community placement: Clinical and environmental factors. Ment Retard 17:59−63
6. Duker PC, Druenen C van, Jol K, Oud H (1986) Determinants of maladaptive behavior of institutionalized mentally retarded individuals. Am J Ment Defic 91:51−56
7. Eaton LF, Menolascino FJ (1982) Psychiatric disorders in the mentally retarded: Types, problems, and challenges. Am J Psychiatry 139:1297−1303
8. Edgerton RB (1986) Alcohol and drug use by mentally retarded adults. Am J Ment Defic 90:602−609
9. Eyman RK, Borthwick SA, Miller C (1981) Trends in maladaptive behavior of mentally retarded persons placed in community and institutional settings. Am J Ment Defic 85:473−477
10. Eyman RK, Call T (1977) Maladaptive behavior and community placement of mentally retarded persons. Am J Ment Defic 82:137−140
11. Göstason R (1985) Psychiatric illness among the mentally retarded. Acta Psychiatr Scand 71:Suppl 318
12. Grossman J (ed) (1983) Classification in mental retardation. American Association on Mental Deficiency, Washington
13. Gualtieri CT (1979) Psychiatry's disinterest in mental retardation. Psychiatr Opin 26−30
14. Heaton-Ward A (1977) Psychosis in mental handicap. Br J Psychiatry 130:525−533
15. Ineichen B (1984) Prevalence of mental illness among mentally handicapped people: Discussion paper. J R Soc Med 77:761−765
16. Irle G (1960) Zur Problematik der sogenannten Pfropfschizophrenie. Arch Psychiatr Z Neurol 201:209−217
17. Jacobson JW, Schwartz AA (1983) The evaluation of community living alternatives for developmentally disabled persons. In: Matson JL, Mulick JA (eds) Handbook of mental retardation. Pergamon Press, New York, pp 39−66
18. Landesman-Dwyer S (1981) Living in the community. Am J Ment Defic 86:223−234
19. Laurendeau MC, Blanchet A, Coshan M (1984) Studying the effects of deinstitutionalization programs on mentally handicapped persons. Ment Retard 34:33−48
20. Lewis MH, MacLean W (1982) Issues in treating emotional disorders. In: Matson JL, Barrett RP (eds) Psychopathology in the mentally retarded. Grune & Stratton, Orlando, pp 1−36
21. Lund J (1985) The prevalence of psychiatric morbidity in mentally retarded adults. Acta Psychiatr Scand 72:563−570
22. Matson JL (1985) Biosocial theory of psychopathology: A three by three factor model. Appl Res Ment Retard 6:199−227
23. Matson JL, Barrett RP (1982) Affective disorders. In: Matson JL, Barrett, RP (eds) Psychopathology in the mentally retarded. Grune & Stratton, Orlando, pp 121−146
24. Meins W (1987) Probleme der medizinischen Betreuung geistig Behinderter. Geistige Behinderung 26:32−37

25. Parsons JA, May JG, Menolascino FJ (1984) The nature and incidence of mental illness in mentally retarded individuals. In: Menolascino FJ, Stark JA (eds) Mental illness in the mentally retarded. Plenum Press, New York, pp 3−43
26. Reid AH (1972) Psychoses in adult mental defectives: I. Manic depressive psychosis. Br J Psychiatry 120:205−212
27. Reid AH (1972) Psychoses in adult mental defectives: II. Schizophrenic and paranoid psychoses. Br J Psychiatry 120:213−218
28. Reid AH (1983) Psychiatry of mental handicap: A review. J R Soc Med 76:587−592
29. Reid AH, Ballinger BR, Heather BB, Melvin SJ (1984) The natural history of behavioural symptoms among severely and profoundly mentally retarded patients. Br J Psychiatry 145:289−293
30. Reiss S, Benson BA (1984) Awareness of negative social conditions among mentally retarded, emotionally disturbed outpatients. Am J Psychiatry 141:88−90
31. Reiss S, Levitan GW, McNally RJ (1982) Emotionally disturbed mentally retarded people. Am Psychol 37:361−367
32. Reiss S, Szyszko J (1983) Diagnostic overshadowing and professional experience with mentally retarded persons. Am J Ment Defic 87:396−402
33. Rojahn J, Schroeder SR, Mulick JA (1983) Selbstverletzungsverhalten geistig Behinderter − ökobehaviorale Analyse und Modifikation. Z Klin Psychol 12:174−199
34. Ross RT (1972) Behavioral correlates of levels of intelligence. Am J Ment Defic 76:545−549
35. Ruedrich S, Menolascino FJ (1984) Dual diagnosis of mental retardation and mental illness: An overview. In: Menolascino FJ, Stark JA (eds) Mental illness in the mentally retarded. Plenum Press, New York, pp 45−81
36. Sovner R, Hurley AD (1983) Do the mentally retarded suffer from affective illness? Arch Gen Psychiatry 40:61−67
37. Thimm W (1984) Das Normalisierungsprinzip − Eine Einführung. Bundesvereinigung Lebenshilfe für geistig Behinderte, Marburg
38. Wright EC (1982) The presentation of mental illness in mentally retarded adults. Br J Psychiatry 141:496−502

4.4 Probleme und Möglichkeiten der stationären Behandlung und Rehabilitation von älteren Jugendlichen sowie erwachsenen geistig Behinderten mit erheblichen psychischen Störungen

G. GRITZKE

In meinem Beitrag möchte ich über eine Gruppe von geistig und mehrfach Behinderten berichten, die uns zur klinischen Behandlung eingewiesen werden, und hier Möglichkeiten sowie die Grenzen der klinischen Behandlung dieser Gruppe darstellen.

Seit der Erstellung der Enquete in den 70er Jahren besteht vermehrt das Bestreben, langzeitbetreute geistig Behinderte aus den psychiatrischen Krankenhausabteilungen und den psychiatrischen Großeinrichtungen in für die Behinderten geeignete Wohneinrichtungen zu entlassen. Begriffe wie Integration und Normalisierung begleiteten als Leitworte dieses Handeln. Diese Begriffe wurden 1969 von Kugel u. Wolfensberger beschrieben [1]. Demnach bedeutet *Normalisierung:* Einem durch seine Behinderung auffälligen Menschen innerhalb der ihm gesetzten Grenzen dabei zu helfen, daß er spricht, sich verhält, sich pflegt, sich anzieht, ißt usw. wie ein typischer Vertreter seines Alters und Geschlechts. Es ist ein Hauptanliegen der Normalisierung, den Behinderten anderen Menschen gegenüber so darzustellen, daß die Unterschiede möglichst wenig hervortreten, die Gemeinsamkeiten aber um so deutlicher werden. Die *Integrierung* umfaßt alle Maßnahmen, die eine möglichst unkomplizierte Teilnahme der Behinderten am Leben der Gemeinschaft zum Ziel haben. Es muß darauf geachtet werden, die Zusammenfassung einer größeren Zahl von Behinderten zu vermeiden, als sie die einzelne Gemeinde zu integrieren vermag (Grundsatz von Nirje [1]). Dabei wird eingeschränkt, daß für eine Anzahl von Behinderten eine optimale Eingliederung nicht zu erreichen sein wird; sie benötigen spezielle Betreuungsstätten.

In den vorausgegangenen Beiträgen wurde bereits abgehandelt, daß auch bei geistig und mehrfach Behinderten durchaus psychische Störungen auftreten, daß bei einem Teil der Behinderten diese Störungen sogar zu einem deutlich höheren Prozentsatz zu erwarten sind als in der Gesamtbevölkerung. Die Abgrenzung und Unterscheidung zwischen psychisch Behinderten und geistig Behinderten gelingt nicht immer vollständig. Der unruhige geistig Behinderte, der schwierig ist im Sozialverhalten, evtl. durch vermehrte Aggressionen und Autoaggressionen, wird auch heute nicht selten in psychiatrische Krankenhauseinrichtungen eingewiesen. Ist das psychiatrische Krankenhaus aber genügend eingerichtet auf diese geistig und mehrfach Behinderten mit psychischen Störungen? Besteht nicht häufig die Schwierigkeit, den Behinderten im psychiatrischen Akutkrankenhaus bzw. Langzeitkrankenhaus den geeigneten Behandlungs-, Wohn- und Betreuungsrahmen zu gewähren? Ist das Personal ausreichend ausgebildet, erfahren im Umgang mit den geistig und mehrfach behin-

Aktuelle Kernfragen in der Psychiatrie
Herausgegeben von F. Böcker und W. Weig
© Springer-Verlag Berlin Heidelberg 1988

derten, psychisch Kranken? Gelingt es nach der stationären Krankenhausbehandlung, diese Behinderten wieder in Wohngruppen bzw. in das Elternhaus zu reintegrieren? Wir beobachten die Tendenz seitens vieler, häufig neu eingerichteter Wohngruppen (für Behinderte), diese Problemgruppe eher auszugrenzen.

Es fallen u. a. Bemerkungen wie: „er stört die Gruppe" oder „in unserem Rahmen nicht förderbar", „sein aggressives Verhalten ist bei uns nicht tragbar".

Seit gut 3 Jahren besteht an unserem Krankenhaus eine psychiatrisch-neurologische Abteilung, die die besondere Auflage seitens der Gesundheitsbehörde hat, sich um die krankenhausmäßige Betreuung von geistig und mehrfach Behinderten primär zu kümmern.

Die Erfahrungen mit der von mir bereits skizzierten Problemgruppe möchte ich kurz darstellen:

Wir betreuen die geistig und mehrfach Behinderten mit Erregungszuständen und starken Verhaltensstörungen, die häufig von Fremd- und Autoaggressionen begleitet sind, auf einer 18 Betten umfassenden Station, die gemischtgeschlechtlich belegt wird. Es kommen überwiegend zwei Altersgruppen zur Aufnahme. Die erste Gruppe sind Jugendliche über 16 Jahren, bei denen die Verhaltensstörungen im Laufe der Pubertät zunahmen und sich daher die Angehörigen bzw. die bisher betreuenden Einrichtungen nicht mehr in der Lage sehen, die Behinderten weiter zu betreuen und zu fördern. Die zweite Altersgruppe sind etwa 30- bis 50jährige, bei denen die Eltern überwiegend aus Altersgründen nicht mehr in der Lage sind, die Behinderten weiter in ihrer Gemeinschaft leben zu lassen. Die Angehörigen machen sich hierbei die Entscheidung, ihre behinderten Kinder bzw. Brüder oder Schwestern in einen anderen Behandlungs- und Betreuungsrahmen zu geben, nicht leicht, obgleich es im häuslichen Milieu nicht selten bereits zu grotesken Hospitalisierungserscheinungen gekommen ist. So kann es bei schweren Aggressionen der Behinderten geschehen, daß die ganze Wohnung mehrfach zerstört wird oder alle Möbel zum Schutze festgeschraubt worden sind. Die Familie hat nicht selten derart isoliert gelebt, daß der Behinderte seit Jahren die Wohnung nicht mehr verlassen hatte, manchmal nur in einem Raum sich bewegt hatte. Die Angehörigen sind häufig ratlos, einerseits in Änstlichkeit und Überbeschützung des Behinderten verharrend, andererseits voller Bitterkeit und Anklage, daß ihnen keine entscheidende Hilfe zuteil wurde. Hier zeigt sich, daß die bisherigen Beratungen und Förderungsangebote entweder nicht ausreichend wahrgenommen wurden oder nicht bekannt sind bzw. nicht effizient waren. M. E. liegen über diese Problematik auch noch keine ausführlichen genauen Untersuchungen vor.

Anhand von Fallbeispielen möchte ich unsere Arbeitsweise schildern:

1. Fall:
Im März 1985 kam Herr K. auf die Station, er ist jetzt 22 Jahre alt. Diagnostisch handelt es sich um ein Prader-Willi-Syndrom mit Minderwuchs, Hypogonadismus, Adipositas. Im Buch von Leiber u. Olbrich [2] wird das Prader-Willi-Syndrom zudem mit freundlichen, zutraulichen Verhaltensweisen dargestellt. Im Hirnstrombild von Herrn K. fanden sich leichte Allgemeinveränderungen, zeitweise auch Hinweise auf unspezifisch gesteigerte zerebrale Erregbarkeit. Der Intelligenzgrad ist zwischen Lernbehinderung und geistiger Behinderung anzusiedeln, wobei mehrfach im Hamburg-Wechsler-Intelligenztest ein auffälliger Unterschied zwischen Verbal-IQ von 86 und im Handlungsteil von 71 festgestellt wurde. Im Kontrast zu den

beachtlichen sprachlichen Fähigkeiten steht eine nicht unerhebliche Kritikschwäche, die vor allem den sozialen Bereich betrifft. Bedürfnisse anderer Menschen werden sehr unscharf wahrgenommen und soziale Abläufe und Probleme kaum verstanden.

Er kann Frustrationen aller Art sehr schlecht vertragen. So ist es bei sehr störanfälligem Selbstwertgefühl und egozentrisch-narzißtischen Zügen wiederholt zu plötzlichen ungesteuerten Erregungszuständen mit Fremdaggressionen gekommen. Auf Grund seiner stark dissozierten Begabung bestand immer die Tendenz, nicht nur bei Laien, sondern auch bei pädagogischem Personal, ihn wegen seiner sprachlichen Fähigkeiten zu überschätzen und auch zu überfordern. Die gestellten Anforderungen nimmt er wahr, kann sie aber nicht erfüllen, was sein Selbstwertgefühl wiederum verschlechtert.

Wir haben nach längerer Beobachtungszeit die Anforderungen an den Patienten sehr gering werden lassen, ihm die Möglichkeit zum Rückzug offengelassen. Wenn er Wünsche hatte und durch seine Äußerungen erkennen ließ, daß er sich Aufgaben stellen wollte und offensichtlich auch konnte, haben wir ihn in Stationsarbeit mit einbezogen bzw. auf ihn abgestimmte Beschäftigungen zeitbegrenzt durchgeführt. Es zeigte sich, daß unter Neuroleptika- und Tranquilizertherapie die Unruhezustände eher verstärkt hervortraten, die Reizoffenheit zunahm. Schließlich entschlossen wir uns zur Gabe von Clozapin (Leponex).

Unter dieser Medikation wirkte der Patient wesentlich ausgeglichener, so daß jetzt die oben skizzierten Maßnahmen auch deutlicher zum Tragen kamen. Herr K. deutete vermehrt Tendenzen zum Erlernen anderer Auseinandersetzungsmöglichkeiten als körperliche Aggressionen an. Im klinischen Bereich ist eine derartige Stabilisierung eingetreten, daß jetzt eine geeignete Wohneinrichtung gefunden werden müßte. Darum bemühen wir uns seit Monaten. Diese Wohneinrichtung sollte möglichst eine kleine überschaubare Gruppe umfassen, so daß das Konfliktpotential gemindert ist. Zweitens müßte auch auf seine speziellen Bedürfnisse und Wünsche im sexuellen Bereich eingegangen werden können. Dieses Thema soll hier nicht weiter ausgeführt werden. Drittens: Die in Frage kommenden Mitbewohner müßten sich den kleineren Angriffen gegenüber wehren können. Einige Mitbewohner sollten in der Lage sein, das Bedürfnis nach verbalem Kontakt und Kommunikation seitens Herrn K. zu befriedigen, wofür offenbar nur leichter Behinderte in Frage kämen. Bei überlegenen Mitbewohnern wäre wiederum mit einem verstärkten rivalisierenden Verhalten und daraus erwachsenen Aggressionen zu rechnen. Schließlich sollte Herr K. in der Wohngruppe und bei Tätigkeiten in Fördereinrichtungen nicht überfordert sein.

2. Fall:
Frau T. kommt 36jährig aus dem Elternhaus. Wir erfahren zunächst, daß sie nur im Bett gelegen hat und von der Mutter dort versorgt wurde. Auch bei uns liegt sie zunächst nur im Bett, läßt sich versorgen, hat durchaus Ansprüche, ist aber zu einer Mitarbeit ihrerseits erst schrittweise im weiteren Verlauf zu bringen. Aus der Anamnese ergibt sich u. a., daß während der Förderungsversuche in einer Sonderschule die Behinderte damals ihrem Vater gegenüber Unwillen zeigte. Der Vater hat sie daraufhin nicht mehr zur Schule gehen lassen. Bereits gelernte Fähigkeiten, wie z. B. Begleitung beim Einholen oder Ähnliches, versandeten noch weiter nach dem Tod des Vaters. Die Behinderte blieb in der Wohnung, die Mutter fand offensichtlich kein Mittel, sich gegen die bedrängende, fordernde Art und gegen die Bedürfnisse der Tochter abzugrenzen. Es kam zu einer ausgeprägten häuslichen Hospitalisierung.

Es gelang uns bei schrittweiser Steigerung der Anforderungen, die Patientin schließlich zu einer bedingten Mitarbeit zu gewinnen. Sie wurde mobilisiert, konnte aber eines Hüftleidens wegen nur begrenzte Gehstrecken bewältigen. Ihre Bedürfnisse nach engem körperlichen Kontakt wurden zudem von Mitpatienten bzw. von anderen Behinderten abgedeckt, so daß hier die Patientin eine Motivation gewann, sich aktiver am Stationsbetrieb und am Leben außerhalb der Station zu beteiligen. Sie konnte schließlich in eine Wohngruppe vermittelt werden, hat jetzt eine feste Partnerschaft, ist deutlich in ihrem Befinden stabilisiert. Diagnostisch konnte die Ätiologie der geistigen Behinderung nicht abgeklärt werden.

Diagnostik:
- Fremdanamnese/Eigenanamnese
- Körperlicher Befund
- Labor (einschließlich humangenetische Untersuchung)
- technische Untersuchungen
- Verhaltensbeobachtung
- Testverfahren

Diese kurze Übersicht zeigt die Grundzüge unseres diagnostischen Vorgehens, das sich nur in Nuancen von dem Vorgehen bei sonstigen psychiatrischen Patienten unterscheidet.

Die folgende Übersicht zeigt die Therapieansätze. Zur medikamentösen Behandlung der geistig und mehrfach Behinderten möchte ich eine kurze Bemerkung machen. Hirngeschädigte reagieren auf Psychopharmaka nicht selten überempfindlich bzw. erstaunlich unempfindlich. Beim Down-Syndrom sollte besonders eine Überempfindlichkeit gegenüber Diazepamderivaten in Rechnung gestellt werden.

Therapie:
- Behandlung körperlicher Erkrankungen/Störungen (u. a. Diabetes mellitus, Schilddrüsenfunktionsstörung, Hör- und Sehstörungen)
- Training der Wahrnehmung
- Training der Eigenversorgung
- Kommunikationstraining (spez. Sprache mit Logopäden, Musiktherapie, Spiel)
- Soziales Training und Förderung der Motorik (Sportgruppe, Beschäftigungstherapie, Krankengymnastik)
- Einbeziehung in den Arbeitsablauf der Station (Belastungsversuch, Wohntraining)
- Verhaltenstherapie (Teamabsprache)
- Spez. psychologische Einzeltherapie
- Elternarbeit (Co-Therapeuten)
- Medikamentöse Therapie
- Seelsorgerische Betreuung

Ein wesentlicher Punkt bei der Therapie ist die Elternarbeit, um Eltern einerseits Angst und Schuldgefühle zu nehmen, sie andererseits als Co-Therapeuten zu gewinnen für die weitere Behandlung und Rehabilitation (Abb. 1).

Zusammenfassend ist zu sagen, daß es unter den geistig und mehrfach Behinderten eine Gruppe von psychisch auffälligen Patienten gibt, die bisher nicht einer ausreichenden Diagnostik und Behandlung zugeführt worden sind. Die Integration, Normalisierung und Rehabilitation ist bei dieser Gruppe durch Störungen, u. a. Autoaggressionen und Fremdaggressionen, begrenzt. Für sie gibt es im gängigen psychiatrischen Krankenhaus keine ausreichende Be-

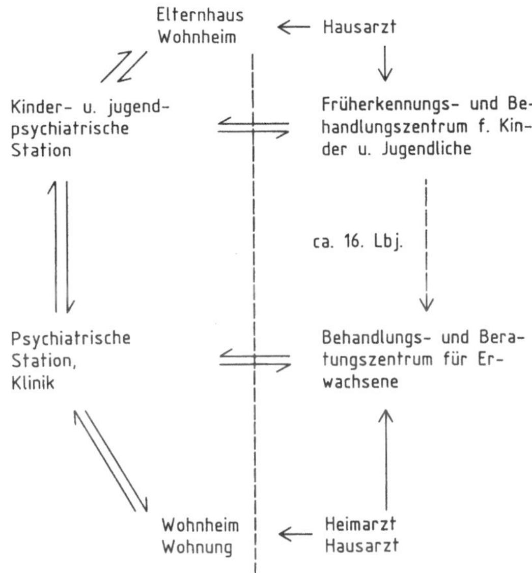

Abb. 1. Wege der Zusammenarbeit bei Betreuung, Diagnostik und Behandlung von geistig und mehrfach Behinderten

treuung. Offensichtlich fehlt es an Behandlungs- und Beratungszentren, die die Patienten im späten Jugend- und im Erwachsenenalter sowie ihre Angehörigen bei psychischen Auffälligkeiten beraten. Bis zum 16. Lebensjahr sind entsprechende Institutionen geschaffen worden. Es gibt Früherkennungs- und Behandlungszentren. Die Fortsetzung für den Jugendlichen- und Erwachsenenbereich dieser Behandlungszentren fehlt hingegen. Die Ärzte sind aufgerufen, sich mit den Krankheitsbildern und der speziellen Problematik der geistig und mehrfach Behinderten vermehrt zu beschäftigen und die Betreuung nicht anderen Berufsgruppen allein zu überlassen. Wir finden, wie bereits in anderen Beiträgen erwähnt, kaum deutschsprachige medizinische Literatur zu diesem Gebiet. Verlaufsbeobachtungen über mehrere Jahre sind erforderlich, um verläßliche Forschungs- und Erfahrungsdaten zu gewinnen. Heute geht das Aufgabengebiet bereits bis in die Gerontologie der geistig und mehrfach Behinderten.

Eine psychiatrische Station bzw. Klinik kann nur vorübergehend den Rahmen für die Behandlung und die Beratung des psychisch kranken geistig und mehrfach Behinderten bilden. Er sollte dann wieder aus der Klinik in ein Wohnheim bzw. eine Wohnung ziehen können. Das Krankenhaus sollte für die Zeit des Aufenthaltes aber personell, d. h. also auch ärztlich, auf diesen Personenkreis eingerichtet sein, ihn ausreichend fachlich behandeln können. Aktuelle Anfragen der letzten Zeit bestätigen uns, daß dies bisher offensichtlich noch nicht der Fall ist. Andere Berufsgruppen stehen − trotz intensiver Beschäftigung mit den Behinderten − nicht selten ratlos vor den hier angeführten Verhaltensstörungen.

Mein Beitrag hatte die Aufgabe, Anregungen zu geben, in Forschung, Klinik und Rehabilitation diesen Personenkreis von schwierigen geistig und mehrfach Behinderten nicht auszugrenzen, sondern sich intensiver mit ihm zu beschäftigen, die fachlichen und sozialen wie institutionellen Voraussetzungen zu schaffen, um effiziente ärztliche Hilfe anbieten zu können.

Literatur

1. Kugel RB, Wolfensberger W (1974) Geistig Behinderte – Eingliederung oder Bewahrung? Übersetzung und Bearbeitung der deutschen Ausgabe von Wilfried Borck. Thieme, Stuttgart
2. Leiber B, Olbrich G (1981) Die klinischen Syndrome, Bd. 1: Syndrome. Urban & Schwarzenberg, München, S 850–851

4.5 Möglichkeiten der Rehabilitation von geistig Behinderten in einem psychiatrischen Krankenhaus

M. ETTLE

Im folgenden, durchaus subjektiven Erfahrungsbericht werde ich versuchen darzulegen, daß es diese Möglichkeiten gibt, aber auch, daß es sie geben muß.

Betrachten wir unser Klientel, so muß man wohl sagen, daß wir nach wie vor das Auffangbecken für die geistig Behinderten sind, die eigentlich niemand mehr haben möchte. Unsere Patienten sind zum größten Teil Menschen, die aus Heimen der verschiedensten Art kommen, und sie alle wurden wegen einer allgemeinen oder speziellen „Untragbarkeit" zu uns eingewiesen. Dies muß wohl auch im Zusammenhang gesehen werden mit den zunehmenden Bemühungen der verschiedenen Einrichtungen, therapeutisch und rehabilitativ zu arbeiten. Diese sehr positive Entwicklung kann aber auch „Untragbarkeit" erst schaffen. So etwas wie „Gruppenunfähigkeit" wird manifest und faktisch und erfordert eine Lösung.

An einem Stichtag Anfang September 1986 lag der Anteil der Patienten, die aus anderen Einrichtungen zu uns gekommen waren, bei 68%, d. h. also bei mehr als zwei Dritteln. Für einen Großteil unserer Patienten bedeutet dies aber, da Rückverlegungen häufig nicht möglich sind, daß sie das Nervenkrankenhaus unter den jetzt gegebenen Umständen nicht mehr verlassen werden. Wir sind, ohne daß dies offizielle Politik ist, auch Wohnheim und Pflegeheim.

Der Bereich für Oligophrene im Nervenkrankenhaus Bayreuth umfaßt insgesamt 3 Abteilungen. Zwei davon sind für schwer bis schwerst geistig Behinderte, eine Frauen-, eine Männerabteilung. Die dritte ist eine offene, gemischtgeschlechtliche Abteilung für mittel bis leichter Behinderte. Rehabilitative Bemühungen nach draußen erfolgen im wesentlichen auf dieser dritten Abteilung, so daß hier eine relativ hohe Anzahl von Entlassungen und Aufnahmen erfolgt. Im Gegensatz dazu sind Entlassungen auf den Abteilungen für schwer bis schwerst Behinderte eher selten. Statistisch gesehen bedeutet dies, daß mehr als 75% der Patienten, die vor 5 Jahren auf diesen Abteilungen waren, auch jetzt noch hier sind. Auch daran ist erkennbar, daß nur wenige unserer schwer bis schwerst behinderten Patienten wieder nach Hause oder in irgendwelche Institutionen zurück können.

Nach meiner Auffassung wird es deshalb in der Zukunft unumgänglich werden, sehr viel stärker interne Rehabilitation zu betreiben. Dazu gehören bauliche Veränderungen, eine andere konzeptionelle Einbindung, sicher aber auch eine bessere personelle Ausstattung dieser Abteilungen.

Gerade aufgrund der häufig sehr schwachen Besetzung und aufgrund des Schichtdienstes ist es dem Pflegepersonal auf den Abteilungen kaum möglich, eine regelmäßige und kontinuierliche therapeutische Arbeit im Sinne heilpäd-

Aktuelle Kernfragen in der Psychiatrie
Herausgegeben von F. Böcker und W. Weig
© Springer-Verlag Berlin Heidelberg 1988

agogischer Förderung durchzuführen. Wir haben deshalb schon seit vielen Jahren eine eigene heilpädagogische Gruppe. Diese umfaßt im Moment 5 Mitarbeiter, unter Leitung eines Sozialpädagogen. Die heilpädagogische Gruppe arbeitet stationsübergreifend z. T. auf den Abteilungen, z. T. in ihren eigenen Räumlichkeiten. Die wesentliche therapeutische Arbeit im Sinne der heilpädagogischen Förderung wird so von der heilpädagogischen Gruppe geleistet, unterstützt soweit als möglich durch das Abteilungspersonal.

Als wir vor nahezu 5 Jahren begannen, im Oligophrenenbereich zu arbeiten, mußten wir eine deutliche Überbelegung des gesamten Bereiches feststellen. Es gab damals vier getrennt-geschlechtliche geschlossene Abteilungen mit insgesamt 98 Planbetten, die auch voll belegt waren. Mittlerweile haben wir nur noch 66 belegbare Betten, dies entspricht einer Reduktion von ziemlich genau einem Drittel.

Erreicht werden konnte dies nur durch intensive rehabilitative Bemühungen nach draußen. Die Zielvorstellung war im wesentlichen die Vermittlung in eine Werkstatt für Behinderte und die Entlassung in eine an die Werkstatt für Behinderte angeschlossene Wohngruppe oder ein Wohnheim. Wir haben deshalb von vorneherein ein sehr großes Gewicht auf die sog. Arbeitsschiene in der Rehabilitation gelegt.

Wir unterscheiden dabei für den idealtypischen Verlauf vier Stufen:

- Grundförderung,
- Arbeitstrainingsprogramm im Bereich,
- Arbeitstherapie im Hause,
- Vermittlung in eine WfB und Nachtklinik im Nervenkrankenhaus und dann schließlich die Entlassung nach draußen.

Im folgenden werde ich versuchen, die einzelnen Stufen unserer Rehabilitation kurz darzustellen:

Die *Grundförderung* findet auf einer der Abteilungen für schwer Behinderte statt. Dazu kommen aber auch Patienten der anderen Abteilungen. Diese Förderung findet jeden Vormittag statt.

Hier geht es im wesentlichen erst einmal darum, das Interesse an heilpädagogischen Spielen zu wecken, an Beschäftigung überhaupt. Für viele unserer Patienten war es ja auch das erste Mal in ihrem Leben, daß sie sich mit Form-Lege-Spielen, Steckspielen, einfachen Puzzles und ähnlichem beschäftigt haben. Inhaltlich geht es darum, daß unsere Patienten lernen, verschiedene Formen zu unterscheiden und daß sie auch verschiedene Farben unterscheiden und zuordnen können. Schließlich können sie dann, zumindest teilweise, einfache Puzzles legen.

Ein weiterer wesentlicher Aspekt ist dabei das Training von Feinmotorik. Dies ist u. a. im Hinblick auf die spätere Arbeitstherapie wichtig, aber auch vor allem beim lebenspraktischen Training, wenn es z. B. darum geht, Knöpfe zuzumachen. Hinzu kommt, hier allerdings nicht systematisch, Aufbau von Sprachverhalten und sozialen Verhaltensweisen. Im Hinblick auf unsere stufenweise Förderung ist es aber ganz entscheidend, daß unsere Patienten gelernt haben, zumindest eine Zeitlang sitzen zu bleiben und eine Tätigkeit kontinuierlich durchzuführen.

Arbeitstrainingsprogramm. Wir haben seit nunmehr 3 Jahren eine eigene Arbeitstherapie im Oligophrenenbereich, die auf die Bedürfnisse und auf die Besonderheiten unserer Patientengruppe zugeschnitten ist. Hier geht es schon um die Vorbereitung auf die Arbeit in einer Werkstatt für Behinderte. Wir haben uns deshalb klar dafür entschieden, eine Arbeits- oder Werkstattatmosphäre zu schaffen. Dies bedeutet einen festen Arbeitsbeginn, feste Pausenzeiten und auch ein festes Arbeitsende. Jeder Patient hat auch seinen eigenen festen Arbeitsplatz. Inhaltlich geht es, nolens volens, um die berühmte Montage industrieller Kleinteile. Diese haben allerdings auch den Vorteil eines hohen Maßes an unmittelbarer Rückmeldung über die geleistete Tätigkeit. Wir arbeiten in unserem Arbeitstraining mit einem Token-System und haben dabei sehr gute Erfahrungen gemacht. Für den einzelnen Patienten wird ein individueller Verstärkerplan erstellt. Pro festgesetzter Zahl an Arbeitseinheiten bekommt der Patient einen Token. Für seine Token kann er sich dann unmittelbar nach der Therapie Waren, z. B. Zigaretten, Cola, Süßigkeiten einkaufen.

Einer der wesentlichen Vorteile dieses Systems ist, daß der Zusammenhang zwischen Arbeit und irgendeiner Form der Entlohnung dem Patienten sehr klar und deutlich wird.

In einem nächsten Schritt gehen unsere Patienten in eine der normalen *Arbeitstherapien im Hause.* Es ist hier sehr wesentlich, daß zum ersten Mal für den Patienten erkennbar eine Trennung zwischen Arbeitsbereich und Wohnbereich stattfindet. In diesen Arbeitstherapien versuchen wir zumindest anfangs soweit möglich das Token-System beizubehalten. Die Token werden dann allerdings nicht mehr in Waren eingewechselt, sondern bereits in Geld. Nach unseren Erfahrungen ist es auch günstig, das System zu diesem Zeitpunkt so zu ändern, daß nicht mehr eine bestimmte Arbeitsleistung, sondern die regelmäßige und auch pünktliche Anwesenheit in der Arbeitstherapie verstärkt wird.

Schrittweise wird so von einer vielleicht stundenweisen zu einer halbtägigen, ganztägigen Verstärkung übergegangen werden, bis das gesamte Token-System ausgeblendet werden kann und lediglich die bei uns übliche wöchentliche Bezahlung übrig bleibt.

Als letzter Schritt auf dieser Schiene bleibt dann die *Vermittlung in eine Werkstatt für Behinderte.* Meist bleiben die Patienten noch einige Monate, bis über ein Jahr, bei uns als sog. *Nachtklinikpatienten,* bis sie schließlich endgültig entlassen werden können.

Der zweite wesentliche Schwerpunkt der heilpädagogischen Förderung ist die Arbeit in kleinen Gruppen. Diese findet an den Nachmittagen in einem festen Wochenprogramm statt. Die Patienten werden auch hier stationsübergreifend zusammengefaßt.

Natürlich nimmt das sog. lebenspraktische Training einen sehr breiten Raum ein. Dies beinhaltet Grundfertigkeiten, wie Sich-selbst-Anziehen oder Sich-selbst-Waschen bis hin zum selbständigen Einkaufen.

Auf den Abteilungen sollen die Patienten lernen ihre Betten selbst zu machen, ihren Schrank in Ordnung zu halten und auch für ihr Zimmer selbst verantwortlich zu sein. Weitgehende Selbständigkeit ist ja auch eine Vorbedingung für die Aufnahme in einer Wohngruppe. Zu dieser Selbständigkeit gehört auch die Sicherheit im Straßenverkehr. Gerade sog. Langzeitpatienten zeigen hier doch deutliche Defizite.

Weitere Gruppenaktivitäten sind Basteln, Kochen, auch Gymnastik, rhythmische Erziehung und regelmäßiges Schwimmen. Einen hohen Stellenwert hat auch die Gruppenarbeit, in der soziales Verhalten eingeübt werden soll. Nach unserer Auffassung beruht ein großer Teil der Streitigkeiten und Aggressionen der Patienten untereinander auf Mißverständnissen oder auf dem Fehlen situationsadäquater sozialer Verhaltensmuster.

Durch Kreisspiele, Pantomimik, Rollenspiele versuchen wir mehr Verständnis für den anderen zu schaffen, aber auch adäquate Verhaltensweisen einzuüben. Ebenfalls sehr wichtig sind die sog. Kulturtechniken. In Kleingruppen wird hier mit Patienten vor allen Dingen Lesen, Schreiben, Rechnen geübt. Wir haben dabei immer wieder festgestellt, daß es für unsere Patienten ein enormes Erfolgserlebnis ist, wenn sie Briefe oder Karten von Angehörigen selbst entziffern können. Teilweise ist dabei allerdings massive Unterstützung notwendig.

Einzeltherapie können wir leider aus ökonomischen Gründen nur in sehr begrenztem Umfang durchführen. Neben Einzelgesprächen mit eher leicht Behinderten machen wir Einzel-Anziehtraining, Waschtraining, Benützen von Messer und Gabel, Sprachtraining und Lenkbarkeitstraining nach Kane und Kane.

Zum Schluß sei mir noch eine eher kurze persönliche Anmerkung gestattet. Ich verstehe meinen Beitrag auch als Appell, als Appell zum einen in dem Sinn, daß rehabilitative Bemühungen durchaus erfolgreich sein können, als Appell zum anderen aber auch an diejenigen, die an kompetenter Stelle über das Schicksal dieser Patientengruppe mitentscheiden. Vielleicht sollten wir darüber nachdenken, ob wir unsere geistig Behinderten immer mit der Priorität behandeln, die ihnen auch aus einer historischen Verpflichtung heraus zukommt.

5 Bauen in der Psychiatrie

5.1 Bauplanungen und ihre therapeutischen Auswirkungen im psychiatrischen Krankenhaus (dargestellt am Beispiel der Geschichte des Niedersächsischen Landeskrankenhauses Osnabrück)

P. KITZIG

Die Zeit, in der hierzulande bedeutende Geldmittel in psychiatrische Krankenhausneu- und -umbauten investiert wurden, ist vorüber. Indessen, so erstaunlich das auch sein mag, sie ist verstrichen, ohne daß umfassende Erfahrungszusammenstellungen, etwa nach Art einer Arbeitsbilanz, vorgelegt worden wären. Hätte man das von uns nicht erwarten können? Gewiß, man kann auf die grundlegenden Arbeiten zur psychiatrischen Krankenhauskonzeption von Panse zurückgreifen, in die übrigens damals — es war 1964 — auch Überlegungen der Hochbauverwaltungen der Landschaftsverbände in Nordrhein-Westfalen eingegangen sind. Und es gibt wohl noch viele andere Hinweise, mit denen zumindest bauliche Teilprobleme — meist im Zusammenhang mit generellen Aspekten der psychiatrischen Versorgungsreformen — bedeutet sind. 1981 hat schließlich der Niederländisch-Deutsche Verein für seelische und geistige Gesundheit ein Symposion mit vergleichenden Darstellungen dem „Bauen in der Psychiatrie" gewidmet.

Dennoch, wir wüßten nicht, daß wir — die Former und die Zeugen der zurückliegenden Jahre des Bauens, Änderns und Einrichtens — jemals gründlich Rechenschaft abgelegt hätten über das, was planerisch-fachlich und ideell alles bedacht und schließlich auf- und umgemauert worden ist. Wie denn haben wir wohl psychiatrischen Versorgungsbedarf eingeschätzt oder gar erkannt? Wie spiegeln sich die Möglichkeiten zur Bedürfniserfüllung der Kranken in all dem, was wir da gemacht haben? Das, was wir hier mit diesen Fragen nun gerade nicht meinen, das sind alle seit den Zeiten der „Enquête" weidlich strapazierten Planzahlen zur Bedarfsermittlung — das sind etwa auch die Personalbemessungsdaten, das sind Anhaltspunkte für die Ausdehnung therapeutischer Flächen usf. Wir möchten vielmehr Antworten auf die Fragen nach den Wirksamkeiten der von uns aufgemauerten Therapeutik: Wie denn wohl die architektonisch gemeinten Hilfen von denen, denen sie zugedacht sind, aufgefangen werden. Darum sollte es uns gehen!

Wir sind sehr froh, daß wir uns hierzu aus unseren eigenen Osnabrücker Erfahrungen mitteilen können. Aber indem wir dieses nun endlich rückschauend tun, spüren wir sehr wohl die engen Grenzen, in denen die uns vertraut gewordenen Bedingungen gemeinsamen Tuns befangen geblieben sind: Denn unsere Ergebnisse können so wenig ohne weiteres an andere Stelle transportiert werden, wie sie andererseits und gerade wegen der Enge des Erfahrungsfeldes die gemeinten Absichten plausibel offenbaren.

Aktuelle Kernfragen in der Psychiatrie
Herausgegeben von F. Böcker und W. Weig
© Springer-Verlag Berlin Heidelberg 1988

Jedenfalls war während der Krankenhausbauzeit in Osnabrück über lange Strecken die Annäherung an das alle verbindende Arbeitsziel seitens der Mitglieder aller beteiligten Berufsgruppen so dicht, daß wir − schwärmerisch − von einem reizvollen neuen Wissensgebiet, nämlich dem der „Psychiatrischen Architektur" geredet haben.

Einiges − so scheint uns − könnte wohl doch zusätzlich zu den hier vorgestellten Osnabrücker historischen baulichen Entwicklungsschritten allgemeines Interesse finden: Da ist zunächst die Sache mit der „Qual um die Verordnungen".

Schwer zu verstehen ist das gar nicht, wenn man bedenkt, daß all das, was jetzt baulich vollbracht ist, mehr oder minder unabdingbare Vorgabe für unsere Nachfolger − womöglich auch noch für mehrere Generationen − bleiben wird. Indem wir so unseren Nachkommen bauliche Lebensbindungen gewissermaßen „verordnet" haben, können wir nur hoffen, daß wir in unserem Tun die Möglichkeiten für zukunftsträchtige Nutzungsvariabilitäten nicht vernachlässigt haben. Oder aber: könnte man etwa hoffen, daß der psychiatrische Krankenhausbau zukünftig nicht wieder als über 100 Jahre ehrfürchtig zu bewahrendes Architekturdokument verehrt werden muß? Könnte es wohl sein wie anderswo, daß nämlich solche Bauten auf zeitbedingten, also befristeten Bedarfsbestand ausgelegt werden? Könnte es erlaubt sein, daß wir, indem wir heute planen, unser Wissen von der Flüchtigkeit des jetztzeitig Gültigen in aller Bescheidenheit einbringen? Wenn das möglich wäre, die Gewissensqualen um diese „Verordnungen" zwickten milder.

Dann ist da die Sache mit der „Stilbildung des psychiatrischen Krankenhauses". Gibt es das überhaupt schon: Den spezifischen, d. h. bedarfs-bedürfnisgerechten und obendrein noch angemessenen psychiatrischen Krankenhausstil? Zweifelnd meinen wir, in psychiatrischen Bauplänen die Versorgungsbelange körperlich Kranker spüren zu können und obendrein in der Versorgungsorganisation straffe, manchmal geradezu militant anmutende Administrationsmuster. Man denke hierbei an „das Bett" gewissermaßen als Urbestand allen Krankenhauswesens, man denke an manche anonymisierenden Lebensformen und -regeln, die mit den Bezeichnungen „Station − Tagesraum − Wachsaal" ausgewiesen sind und an vieles, was sich sonst mit dem inflationären Therapiebegriff verbindet. Allerdings meinen wir, daß es einen uniformen Stil des psychiatrischen Krankenhauses ohnehin ebensowenig geben kann, wie es die homogene Gruppe aller psychisch Kranken gibt. Allenfalls könnte eine Baulichkeit zur allgemeinen psychiatrischen Akutversorgung in gewissen Anteilen den üblichen Krankenhausbaugepflogenheiten entsprechen, denn da geht es darum, daß man: eingewiesen − aufgenommen − behandelt und in überschaubarer Zeit wieder entlassen werden sollte. Für psychisch kranke alte Menschen, für chronisch Kranke schlechthin, für im Krankenhaus langzeitig zu versorgende Suchtkranke und Oligophrene kann das nicht richtig sein. Denn da kann es passieren, daß für Krankenhauseinweisung oder Aufnahme der „Einzug" in eine neue Wohnung − vielleicht in die letzte Wohnung − steht, und daß als wesentliches therapeutisches Element „Hilfen zur Einrichtung" − am Ende zur „Lebenseinrichtung" − plausibel vermittelt werden müssen. Auf andere Weise wäre bei diesen Kranken auf Akzeptanz gegenüber den hernach gebotenen methodisch-therapeutischen Hilfen im Krankenhaus gar nicht zu hoffen.

Zum Problemkreis solcher, eben spezifischer, „Stilbildung" gehört aber auch das, was wir ein wenig boshaft „Schönwetter-Architektur" nennen wollen: Wieder sind es die chronisch Kranken, in Sonderheit die alten Menschen, deren Belange im herkömmlichen Krankenhausstil während der kalten Jahreszeiten und bei Schlechtwetter höchst unzureichend berücksichtigt sind. Gewiß, „winterwetterfeste Gärten" werden wir nicht erfinden können; gleichwohl können wir in Osnabrück Verhältnisse zeigen, die − wenn auch nur mit einiger Phantasie − an so etwas erinnern.

Alles in allem, wir können schon unsere Idee vom psychiatrischen Krankenhaus vorzeigen, das aus den Beklommenheiten herkömmlicher verkrusteter Organisationsformen entlassen ist: aufgelöst − vielfältig gegliedert und deshalb in sich sehr unterschieden −, gleichzeitig wandlungsfähig und so, daß es − in aller Selbstverständlichkeit − als „Gemeindeanteil" belebt ist.

Daß bei alledem ein Krankenhausbetrieb auch wirtschaftlich sein muß, ist von uns nicht vergessen. Aber man sollte sich eben die Mühe machen und bei der Beantwortung aller ökonomischer Fragen auch das Wagnis um die Generalfrage nach der „Angemessenheit" nicht scheuen. Deshalb noch einmal zur Erinnerung: Der Versorgungsbedarf psychisch Kranker kann nicht einheitlich sein, und darüber hinaus kann er auch nicht an den Verhältnissen körperlich Kranker gemessen werden, wie dieses leider − in grober Fehleinschätzung der tatsächlichen Verhältnisse − immer wieder geschieht!

„Gleichgestellt" sollen sie sein: alle Krankengruppen. Der Bedarf nach solcher Gleichstellung ergibt sich aber einzig und allein aus ihrer Unterschiedlichkeit. Und gerade von daher: von der Verschiedenheit, muß die Frage nach der Angemessenheit letztlich beantwortet werden.

Schon hören wir die Jüngeren unter unseren Kollegen stöhnen: Was solls, da versucht man uns zu belehren, indem man abermals „Verordnetes" präsentiert! Was aber können wir schon tun, denn wir gehören doch zu denen, die nun wieder auf das uns Verordnete angewiesen bleiben?

Das aber müssen sie nicht. Sie sollten vielmehr Mittel und Wege finden, um die jeweils zeitbedingten Behandlungshilfen und Hilfen zur Lebenseinrichtung baulich und organisatorisch nutzbar machen zu können. Gerade das aber ist nach unser aller Erfahrungen eben doch eine „Wissenschaft für sich", und diese muß man sich eben aneignen. Wir meinen, wir hätten allzu lange damit verbracht, die Verantwortlichkeiten um diese bedeutenden Aufgaben zwischen den daran werkelnden Berufsgruppen hin- und herzuschieben. Vielleicht erklärt das den Umstand, daß es letztlich so schwerfällt, Rechenschaft abzulegen.

Noch ein anderes ist uns hierzu eingefallen: Wie steht es denn nun wirklich mit unseren Kenntnissen vom Versorgungsbedarf und den Bedürfnissen psychisch Kranker? Freilich, es gibt inzwischen mannigfaltige Untersuchungen, die aus vielfältigen Befragungsergebnissen hergeleitet sind. Die mit uns zusammenarbeitenden Psychologen werden im folgenden solche Befragungsergebnisse, die an unserem Landeskrankenhaus erhoben worden sind, vorstellen. Kommt man dadurch aber zum Schluß? Denn benutzt wurden doch wohl − wie sollte es auch anders sein − die uns gebräuchlichen sprachlichen Informationsmittel. Nutzen psychisch Kranke aber diese Sprache, wenn sie ihrem Befinden, ihren Wünschen, Hoffnungen oder ihren Leiden und Versagungen Ausdruck geben? Oder gibt es da etwa Ausdrucksmittel, deren Entschlüsselung besonderer, inniger Vertrautheit bedarf? Gemeint ist also das Rätsel um die lautlos gesprochene Sprache psychisch Kranker, um dessen Auflösung wir uns kömmern sollten, wenn wir bei der Planung für angemessene Bedarfs- und Bedürfniserfüllung nicht irren wollen.

Literatur

Andel H von, Pittrich W (Hrsg) (1981) Koordination der therapeutischen Arbeit im psychiatrischen Fachkrankenhaus und Bauen in der Psychiatrie — Tagungsberichte 10. Symposion Niederländisch-Deutscher Verein für seelische und geistige Gesundheit. Landschaftsverband Westfalen Lippe, Münster
Jetter D (1981) Grundzüge der Geschichte des Irrenhauses. Wissenschaftliche Buchgesellschaft, Darmstadt
Müller C (1981) Psychiatrische Institutionen. Springer, Berlin Heidelberg New York
Panse F (1964) Das psychiatrische Krankenhauswesen. Entwicklung, Stand, Reichweite und Zukunft. In: Schriftenreihe aus dem Gebiete des öffentlichen Gesundheitswesens, Bd 19. Thieme, Stuttgart

E. Uhrmacher

An den Anfang des Werkstattberichtes über die Osnabrücker Bauplanungen für die Psychiatrie und ihre therapeutischen Auswirkungen gehören aus der Rückschau nicht nur eine allgemeine Beschreibung der um 1971 vorhandenen Situation im Landeskrankenhaus, sondern auch einige Anmerkungen zur topographischen Lage dieses Krankenhauses und der Geschichte dieses Geländes innerhalb des Osnabrücker Stadtgefüges. Diese vorhandenen Elemente haben sich im Laufe der Zeit oft als auf die Qualität der Bauplanungen und die Qualität der therapeutischen Auswirkungen außerordentlich positiv beeinflussend erwiesen.

1861 wurde in Hannover, das Hochstift Osnabrück war 1815 im Wiener Kongreß Teil des Königreiches Hannover geworden, der Beschluß gefaßt, zwei Irrenanstalten, wie sie damals bezeichnet wurden, zu bauen, eine in Göttingen und eine in Osnabrück. Für uns erstaunlich ist jedoch, daß dafür umfangreiche vergleichende Untersuchungen durchgeführt, dokumentiert und 1862 zur Diskussion veröffentlicht wurden. In Osnabrück wurde das 1803 säkularisierte Kloster Gertrudenberg unter Einbeziehung der noch vorhandenen Klostergebäude als Baugelände bestimmt. Auf diesem, in unserer Stadt hervorgehobenen Baugelände wurde der für damalige Verhältnisse großzügige Neubau für 200 Kranke am 1. April 1868 eröffnet. Der erste Direktor des neuen Krankenhauses, Georg Meier, berichtete damals voll Genugtuung über „die glückliche Wahl des Terrains, die überaus freundliche und gesunde Lage, die unmittelbare Nähe eines schönen Gehölzes, von welchem ein nicht unerheblicher Teil innerhalb des Anstaltsgebietes liegt, die Nachbarschaft einer größeren Stadt, deren Nähe doch in keiner Weise störend oder beunruhigend einwirkt, ein Vorrat trefflichen Wassers in dem Brunnen, welcher selbst während des verflossenen, beispiellos trockenen Sommers im Stande war, dem großen Bedürfnis zu genügen; alles das sind schon Vorzüge, deren sich wenige deutsche Anstalten rühmen dürften".

Um 1970 war das psychiatrische Krankenhaus durch Überbelegung auch der späteren Erweiterungen zu einem der Bettenzahl nach Großkrankenhaus geworden: es war eng, im Kern der baufällige Rest des ehemaligen Klosters Gertrudenberg; am Königshügel jenseits der Knollstraße lag die nach dem letzten Kriege eingerichtete gerontopsychiatrische Klinik, dazwischen der Landwirtschaftsbetrieb, das sog. Kolonat. Auf diesem Hintergrund wurde 1971 die Auflösung des Großkrankenhauses mit etwa 1200 Betten angestrebt. Es wurde damals eine detaillierte Zielplanung zur Sanierung entwickelt, da der bauliche Zustand des Krankenhauses nicht länger tragbar war. Ziel dieser Planung war die Schaffung von drei, jeweils für sich erträglich großen, räumlich deutlich voneinander getrennten Einheiten für

— Akutkranke
— Langzeitpatienten
— Gerontopsychiatrie.

Aus dieser allgemeinen Planungsidee ergab sich folgende konkrete bauliche Lösung (Abb. 1):

Aktuelle Kernfragen in der Psychiatrie
Herausgegeben von F. Böcker und W. Weig
© Springer-Verlag Berlin Heidelberg 1988

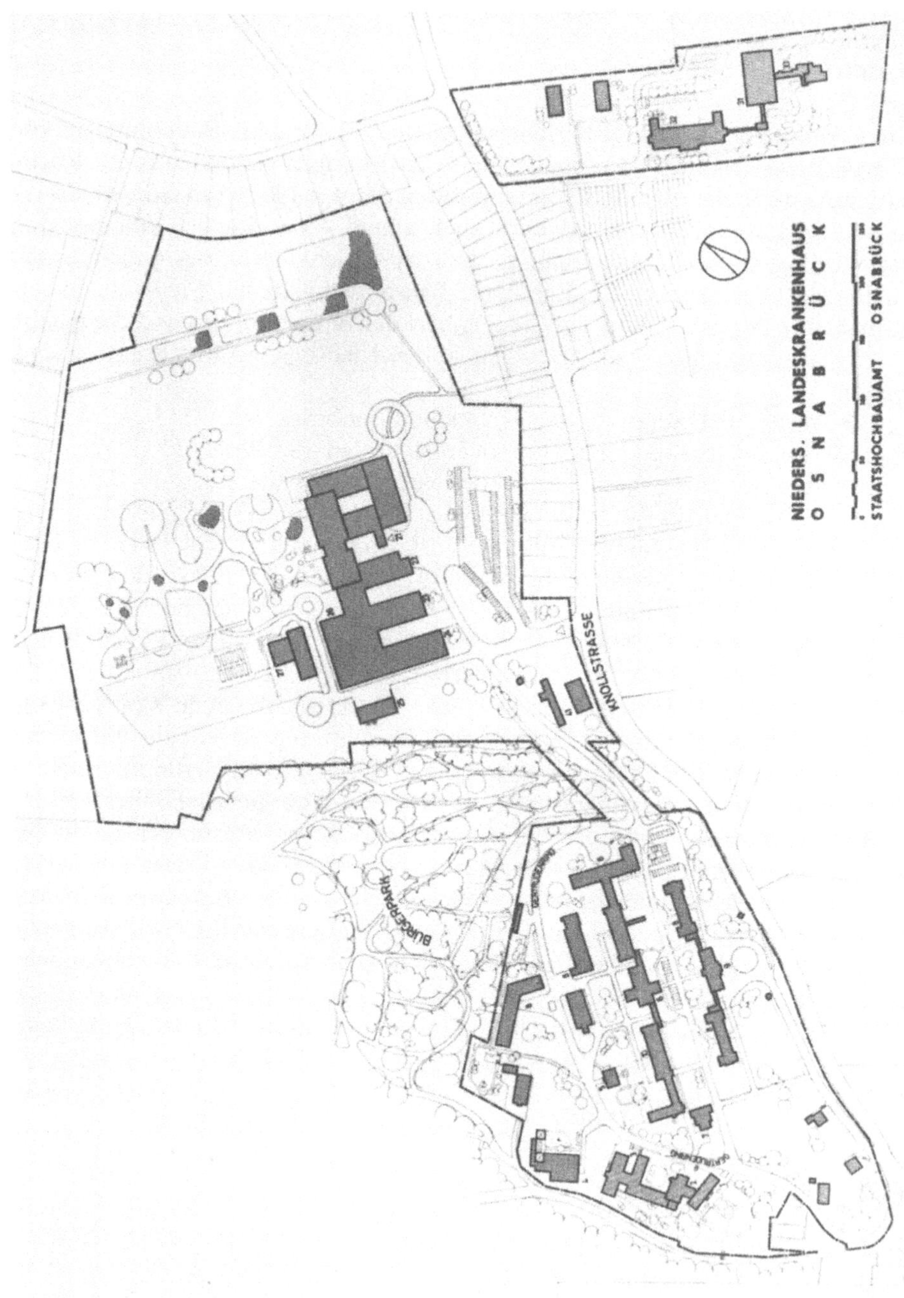

Abb. 1. Lageplan des Niedersächsischen Landeskrankenhauses Osnabrück, 1986. *1* Ehem. Äbtissinnenhaus, heute Café; *2* Ehem. Klosterkirche; *3* Werkstätten für die Arbeitstherapie; *4* Wohnhaus für Mehrfachbehinderte; *5* Schulungs- und Bildungszentrum; *6* Treffpunkt; *7* Staatl. Studienseminar für das Lehramt; *8* Wohnhäuser für Langzeitpatienten; *9* Universität Osnabrück, Klinische Psychologie; *10* Appartmentwohnungen für Langzeitpatienten (in Planung); *21* Klinik für Akutkranke; *22* Schule für Krankenpflege und Beschäftigungstherapeuten; *23* Beschäftigungstherapie; *24* Betriebswerkstätten; *25* Energiezentrale; *26* Küche; *27* Gärtnerei; *31* Gerontopsychiatrische Klinik; *32* Gerontopsychiatrische Klinik, Umbau in Appartments z. Zt. in Planung; *33* Café; *41* Begegnungsstätte für seelisch Behinderte, Kolonat

1. Auf dem bisher landwirtschaftlich genutzten Gelände des Kolonats wurde eine Klinik für Akutkranke mit 150 Betten einschließlich Zentralverwaltung, Aufnahme, Diagnostik, Therapie und das Wirtschaftszentrum mit Zentralküche, Werkstätten, Energiezentrale und Gärtnerei errichtet.

2. Das bisherige, alte Krankenhaus auf dem Gertrudenberg wurde als Wohnbezirk für Langzeitpatienten vorgesehen.

3. Das gerontopsychiatrische Krankenhaus wurde als möglichst selbständig erscheinende Einrichtung jenseits der Knollstraße bestätigt und weiterentwikkelt.

Wie die Aufgaben einer *Zentralklinik für psychisch Akutkranke* (Abb. 2) um 1973/74 gesehen und baulich formuliert wurden, das mag an einigen Details demonstriert werden. Die Idee war damals, eine Klinik zu schaffen, die äußerlich und innerlich aussah und war wie jede andere in dieser Zeit gebaute, allgemeine Klinik in unserem Land. So wurde daraus ein konventionelles, viergeschossiges Bettenhaus mit vorgelagertem Eingangs- und Verwaltungsbereich, soweit irgend möglich offen, großzügig die parkartig angelegten, für die Bürger der Stadt zugänglichen und durchlässig gestalteten Gärten. Es sollte eine Klinik sein, wie jede andere auch, ein Zeichen dafür, daß auch eine psychische Erkrankung als Teil normaler Existenz akzeptiert werden möge. Dazu gehörte allerdings auch, daß die bis dahin die Gestaltung einer Klinik ausschließlich ent-

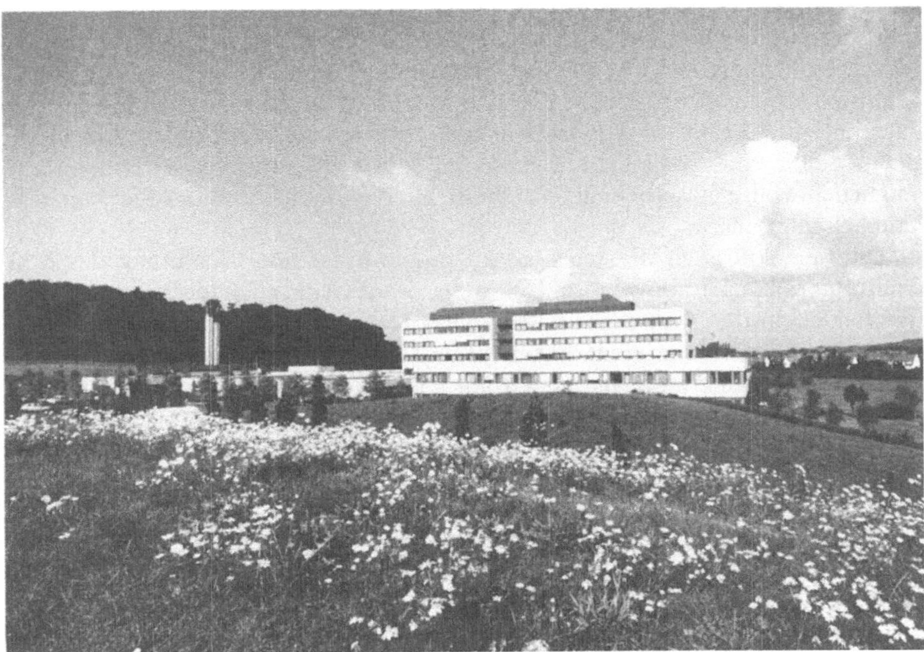

Abb. 2. Klinik für Akutkranke (150 Betten) mit Zentralverwaltung, Aufnahme, Diagnostik, Therapie und Wirtschaftszentrum mit Zentralküche, Werkstätten, Energiezentrale und Gärtnerei

scheidenden funktionalen, glatten Vorstellungen der Ärzte, des Pflegepersonals, der Verwaltung und der Architekten in Frage gestellt wurden und eine Klinik vorrangig aus der Sicht der Patienten mit der ausschließlichen Aufgabe des Heilens und Pflegens zu entwickeln war. Wir müssen gestehen, daß wir dieses nicht von vornherein gewußt und verstanden haben. Denn gebaute Formen können mehr sein als nur Gehäuse für möglichst komplikationslos ablaufende, vorgeplante Prozesse, sie können und sollten Raumerinnerung ermöglichen für gewohntes Zuhause, für Heimat, aber auch eine Herausforderung an den Patienten, an den Bürger sein, vielfältige Ansprache durch qualitätvolle bauliche Materialien und Details zur Vermittlung einer individuellen Wertbestätigung und auch Herausforderung zur Werterhaltungs- und damit Lebensverpflichtung. Gebauter Raum sollte unbewußt und schließlich bewußt die stets real existierende Mitteilung der hohen Wertigkeit sein, die dem Patienten seitens der Gesellschaft entgegengebracht wird, die ihm entspricht, die ihm zukommt, ihn aber auch verantwortlich bindet.

Um diese Ziele zu erreichen, erhielten die Räume der Patienten z.B. keine funktionellen Krankenhausmöbel, sondern eine Möblierung ähnlich denen eines guten Hotels.

Die Gärten wurden den beiden übereinanderliegenden, geschlossenen Aufnahmestationen durch eine direkt vorgelagerte, multifunktional zu nutzende Terrasse zugeordnet, die gewohnte Unterscheidung in Stationen für Männer und Frauen wurde vernachlässigt, der Herausforderung durch das jeweils andere Geschlecht eine lebensbejahende Wirkung zugetraut. Konsequenterweise wurden die beiden, in den oberen Geschossen der Klinik angeordneten Entlassungsstationen auch intern unabhängig von dem Haupttreppenhaus durch eine optisch großzügige, zum Beschreiten anregende Treppe verbunden. Die vielen farblosen, oftmals bedrückenden grauen Monate in unseren Breiten waren Veranlassung, die Krankenhausgärtnerei nahe der Klinik anzuordnen und in sie hinein durch eine geschickte Verzahnung einen öffentlichen, jedermann zugänglichen, völlig gläsernen, grünen, blühenden und auch durch Vögel belebten Raum zu integrieren.

Zutrauen soll auch die künstlerisch raumumfassende Gestaltung des Eingangsraumes zur Klinik wecken. Ein in der Stadt Osnabrück lebender und dort arbeitender, in der Welt nicht unbekannter Keramiker konnte gewonnen werden, diesen Raum mit einer begehbaren Keramik auszustatten. Säulen und Deckenteile wurden zwar als tendenziell abstrahierte, aber erkennbare Bäume mit Blattwerk und Früchten gestaltet.

Entsprechend der Zielplanung sollte der Bereich des Krankenhauses von 1862 mit den durch die Jahrzehnte dazugekommenen Erweiterungen unter Einschluß der erhaltengebliebenen Gebäude des ehemaligen Klosters ein *offener Wohnbereich für Langzeitpatienten,* ein Stadtteil in der Stadt Osnabrück werden. Doch am Anfang band auch uns die lähmende Realität von baulich und technisch überalterten Gebäuden, die Realität überfüllter Schlafsäle. Nach zögernden, fast noch hoffnungslosen Versuchen, mit bescheidenen Mitteln diese Situation zu bessern, wurde 1976/77 der Versuch möglich und demonstrativ gewagt, das strukturell bedrückendste Gebäude mit großen Schlafsälen technisch und inhaltlich zu sanieren. Es wurde möglich, dieses Haus in Zwei- und Vierbettzimmer aufzuteilen, jedes Zimmer gezielt unterschiedlich in Holz auszustatten, um individuelles Leben zu ermöglichen und zu signalisieren. Erstmals wurde überall Teppichboden verlegt, wurden gemeinsame Speiseräume mit der Möglichkeit der Selbstzubereitung von Speisen durch Einbau entsprechender Küchen für jede Wohngemeinschaft angeboten. Wir waren uns unserer Sache damals keineswegs sicher, doch heute, 10 Jahre nach Bezug dieses Hauses, sind die Räume in ihrer ursprünglichen Qualität von den Bewohnern geliebte und gepflegte Alltäglichkeit. Aufbauend auf dieser Erfahrung wurden die schmutzig und abstoßend gewordenen, 120 Jahre alten Hauptbettenhäuser in ihrer im Kern hervorragenden, baulich-räumlichen Qualität entdeckt und durch äußere und innere Restaurierung zu qualitätvollen Gebäuden (Abb. 3).

Die nächsten Schritte waren, diesem Konzept eines überschaubaren, heimatlichen Wohnbezirks zusätzliche aufhellende Schwerpunkte zu geben. Dafür geeignet schien das ehemalige Äbtissinnenhaus von 1765. Es wurde auch im Sinne der Denkmalpflege saniert und erhielt im Erdgeschoß in der Trägerschaft des inzwischen gegründeten Osnabrücker Vereins zur Hilfe für seelisch Behinderte ein öffentliches Café für die Patienten und die Bürger der Stadt, verbunden mit einem kleinen Saal für besondere Veranstaltungen.

Unter Einbeziehung von Gebäudeteilen des ehemaligen Klosters, einschließlich des Kreuzganges, wurden Werkstätten für die Arbeitstherapie gebaut. Hier werden bezahlte Holz-, Papier-, Metall- und Montagearbeiten für die hier lebenden Menschen angeboten. In den Klosterinnenhof wurde ein vielbeachteter Schäferbrunnen des Osnabrücker Bildhauers Gerd Ruwe eingefügt.

In der Mitte des ehemaligen Klosters ist nach schweren Kriegsschäden die ehemalige, in unserer Stadt historisch bedeutsame Klosterkirche wiedererstanden. Dankbar sind wir auch, daß der 1815 verkaufte und letzte erhalten gebliebene barocke Hochaltar dieser Stadt nach hier in die von beiden Konfessionen des Krankenhauses gemeinsam genutzte ehemalige Klosterkirche an seinen Ursprungsort zurückgeführt und nach originalen Befunden restauriert werden konnte, aufmerksam verfolgt von der Öffentlichkeit und der Fachwelt.

Wichtig schien uns, dem Gemeinwesen auf dem Gertrudenberg eine tägliche, gesellschaftliche Mitte zu geben. Dafür wurde der alte, heruntergekommene Festsaal von 1862 konsequent, auch im denkmalpflegerischen Sinne, restauriert und qualitativ ein wenig in den Details und Materialien überhöht. Heute wird dort täglich das Mittagessen für alle nicht bettlägerigen Langzeitpatienten durch das Pflegepersonal am Tisch serviert. Ein die Atmosphäre dieses fast wie ein Kurhaus wirkenden Gebäude bestimmendes, großes Wandgemälde des Osnabrücker Grafikers Johannes Eidt wurde eingefügt. Aus unserer ehemaligen Tischlerwerkstatt — es schien ein abbruchreifes Haus zu sein — ist eine Patientenschule entstanden mit richtigen Klassenzimmern und richtigen vom Arbeitsamt und von unserem Hilfsverein bezahlten Lehrern. Geboten und gelehrt werden die einfachen Dinge zum Leben in Selbständigkeit. Und noch ein weiteres wurde realisiert: Die 1862 geplanten, mehrgeschossigen, festungsartig wirkenden Verbindungsgänge zwischen den sog. Vorder- und Mittelgebäuden wurden abgerissen, und es wurde eine Ringstraße gebaut. Damit wurde dem alten Gebäudekomplex das geschlossen, festungsartig und zwingend Wirkende genommen, und es waren da plötzlich einzelne Gebäude an einer neuen Straße, dem

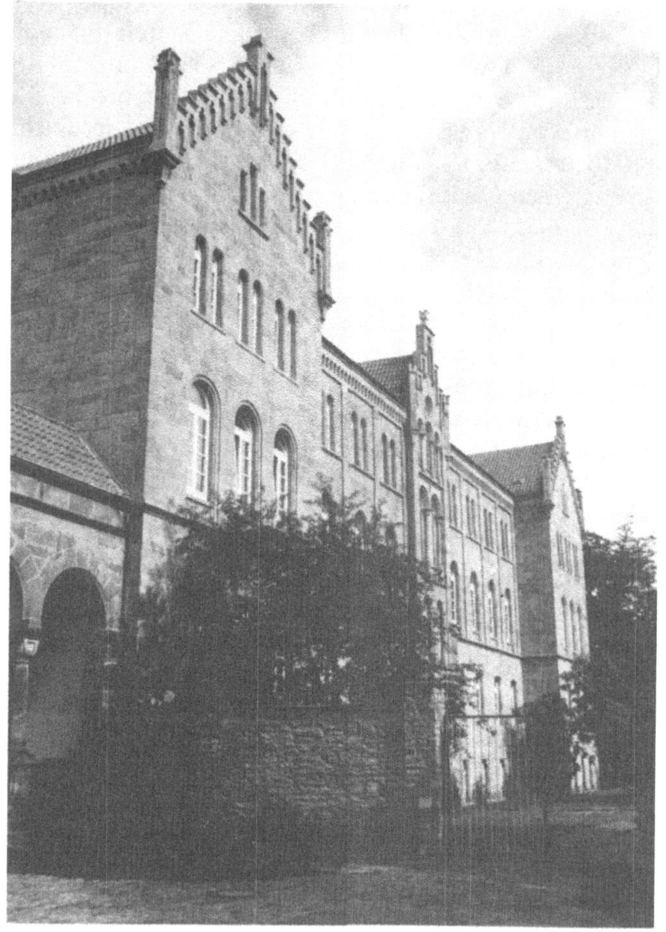

Abb. 3. Krankenhausgebäude (sog. Vordergebäude) von 1866, nach der Sanierung Wohnge-
bäude für Langzeitpatienten, 1984/85

neuen Gertrudenring, mit postfähigen Nummern für jedes einzelne Gebäude
und damit auch individuelle Adressen für die Patienten. Aber es wurde noch
ein weiteres erdacht und Wirklichkeit: Die die alte Anstalt umschließende
Mauer des 19. Jahrhunderts wurde teilweise abgerissen, die internen Fußwege
an die das Gelände umgebenden Parkwege angeschlossen. Nun standen unsere
Häuser plötzlich in einem großen, öffentlichen Park, offen für die Patienten, offen für die Bürger. Doch es gab noch eine weitere Möglichkeit, die Mauern, die
die hier lebenden kranken Mitbürger ausgrenzte, niederzureißen. Durch die
Neubauten der Klinik und die Reduzierung der Bettenzahl auf heute 650 Betten, waren trotz des Abbruchs einiger qualitativ minderwertiger Gebäudeteile
ganze Gebäude für andere Nutzungen frei. Dies wurde als Chance gesehen,
diesen bisher abgeschotteten und heute in der Stadt liegenden Getrudenberg als

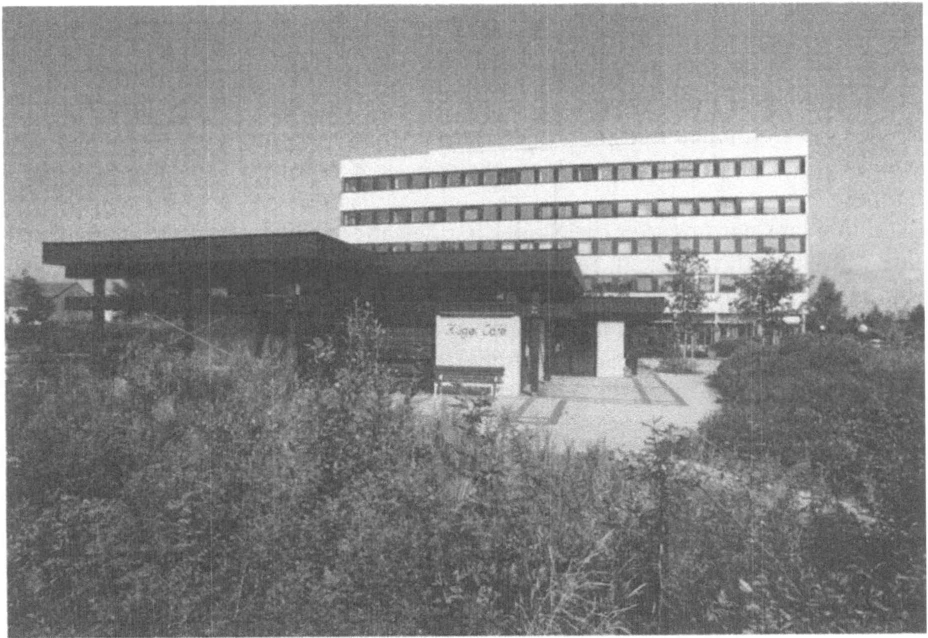

Abb. 4. Gerontopsychiatrische Klinik, 1970/71; im Vordergrund Café, 1982/83

einen offenen Stadtteil zu entwickeln, in dem Kranke und Gesunde miteinander leben. Vorrangig dachten wir an Nutzer, die als Multiplikatoren in möglichst großer Zahl diesen Bereich kennenlernen und den in Nordwest-Niedersachsen belasteten, ja berüchtigten Namen „Gertrudenberg" neu aus eigenem Erleben in ihrem späteren Wirkungskreis beschreiben konnten. Dazu bot sich das im Zentrum des alten Krankenhauses gelegene ehemalige Verwaltungsgebäude an. In Kooperation mit der Universität Osnabrück wurde hier die klinische Psychologie angesiedelt. In einem weiteren, gezielt freigeplanten Gebäude konnten zwei Studienseminare für Lehrerbildung langfristig untergebracht werden. Gerade die Lehrer werden als, wenn auch kritische, so doch relativ schnell im Lande wirkende Informationsträger über die heutige Realität auf dem Gertrudenberg gesehen.

Kern der *gerontopsychiatrischen Klinik* ist ein Ende des 19. Jahrhunderts errichtetes, ehemaliges Kriegerwaisenhaus, das um 1970 um ein viergeschossiges, den damaligen Vorstellungen folgendes, funktionales Bettenhaus (Abb. 4) erweitert wurde. Hier schienen uns zwei wesentliche Ansätze wichtig zu sein:

1. Über die pflegemäßige, gerontopsychiatrische Versorgung hinaus wurde es als notwendig angesehen, den Stationscharakter, ausgehend von der Trennung der Geschlechter, aufzulösen und die Herausforderung, die Möglichkeit einer, wenn auch begrenzten, aktiven Lebensgestaltung der einzelnen Patienten durch das Angebot eines selbständig oder mit Hilfe durch Laienhelfer erreich-

baren Cafés anzubieten. Dieses Café wurde als selbständiges, auch den Bürgern der Stadt zugängliches Haus in der Nähe eines öffentlichen Wanderweges errichtet. Die Anknüpfung an die Klinik erfolgte durch verglaste und begrünte Verbindungsgänge mit zwischengefügten Verweilzonen. Dieses schien wichtig, um den gebrechlichen und in mancherlei Hinsicht empfindlichen Patienten längere, begrünte und geschützte Spaziergänge auch in spröderen Jahreszeiten anzubieten.

2. Geplant wird derzeit die Sanierung des alten, ehemaligen Kriegerwaisenhauses, in dem derzeit noch 80 Patienten in Schlafsälen untergebracht sind. Zukünftig sollen in diesem alten Gebäude 66 Betten in maximal 2-Bett-Appartements angeboten werden können, denn es scheint notwendig zu sein, alterskrank gewordenen, in einer Lebensgemeinschaft verbundenen Menschen die Möglichkeit zu bieten, auch in dieser Lebensphase noch ein Zusammenleben zu ermöglichen. Konkret heißt das, daß auch ein gesunder und ein erkrankter Partner hier ein Appartement mieten und die pflegerische und medizinische Versorgung der Klinik in Anspruch nehmen können.

Zusammenfassend bleibt festzustellen, daß der seit 120 Jahren durch die alte Irrenanstalt berüchtigte, aber auch geschichtsträchtige Gertrudenberg in den letzten Jahren sichtbar und im Bewußtsein der Bürger ein qualitätvoller Stadtteil in Osnabrück geworden ist. Wiederholte Bürgerfeste auf unserem Gertrudenberg mit über 25 000 Besuchern belegen die beginnende Akzeptanz unseres Stadtteiles. Die *Neue Osnabrücker Zeitung* schrieb am 20. 9. 1986 als unverdächtiger Zeuge über eine neue Wanderroute in das Umland beiläufig: „Nur ein ‚bißchen Stadt‘ zu Beginn: Vom Hasetor über Ziegelstraße und Terrasse zwischen efeuumrankten Bruchsteinen hinauf zum Bürgerpark. Hier symbolisiert der Eingang zum Gertrudenberg-Café die durchlässig gewordene Mauer des Landeskrankenhauses, dessen vorbildliche Einrichtungen uns ein gutes Stück Weges begleiten."

Mauern und Gebäude, die dieses Krankenhaus noch bis vor wenigen Jahren als einen unbekannten und wohl auch unheimlichen Stadtteil aus der Stadt Osnabrück und aus dem Land ausgrenzten, wurden eingerissen.

Das Ende der Bauarbeiten, das Ziel der Revitalisierung des Landeskrankenhauses Osnabrück in einem patienten- und bürgernah gestalteten baulichen Umfeld, ist zu sehen. Die positive therapeutische Wirkung, sinnlich erfaßbarer, großer und kleiner baulicher Formen in ihren unendlich vielfältigen Variationen ist keineswegs eine erstaunliche Erfahrung. Sie kann niemanden unerwartet treffen. Nicht zuletzt hat der bekannte Berliner Maler Zille negative Erfahrungen dahingehend formuliert, daß Menschen auch durch die gebaute Umwelt erschlagen werden können. Nach den seit 1971 gemeinsam mit dem Leiter des Niedersächsischen Landeskrankenhauses Osnabrück gewonnenen Erfahrungen über die direkte therapeutische Wirkung der gebauten Umwelt auf die anvertrauten Patienten und die indirekte Wirkung auf die Bürger in der Stadt und im Land hängt ein hohes Maß der Heilung und Wiedergewinnung der Lebenssicherheit in Selbständigkeit von der Art, der Atmosphäre der gebauten Umwelt ab.

Literatur

Funk, Rasch (1862) Pläne der neuen Irrenanstalten Göttingen und Osnabrück, Zeitschrift des Architekten- und Ingenieur-Vereins für das Königreich Hannover, Band VIII, Seite 18−131

5.2 Die Evaluation von Veränderungen der Stationsumwelt in einem Landeskrankenhaus*

K. H. WIEDL und H. SCHÖTTKE

Die Erfassung von Stationsumwelten

Die Bedeutung des Lebensraums psychisch kranker oder behinderter Menschen für ihr Befinden, ihre Symptombelastung und ihre weitere Entwicklung wird in verschiedenen ökopsychologischen Theorien postuliert (vgl. hierzu Fischer 1986). Danach ist denkbar, daß über bestimmte Merkmale der Lebensumwelt Effekte herbeigeführt werden, die zum einen den allgemeinen körperlichen und psychischen Zustand der Patienten beeinflussen und − dadurch vermittelt − auch Einfluß auf das psychopathologische Bild nehmen. Der Nachweis derartiger Effekte institutioneller wie außerinstitutioneller Umweltaspekte ist bislang jedoch nur selten geführt worden (vgl. hierzu Wiedl 1986). Dies liegt z. T. an der Neuheit ökopsychologischer Perspektiven innerhalb der Klinischen Psychologie und Psychiatrie, zum anderen an der mangelnden Verfügbarkeit geeigneter Untersuchungsinstrumente.

Eine der wenigen Ausnahmen bezüglich dieses Problems stellen die Arbeiten von Moos (1974) dar. Moos und seine Mitarbeiter entwickelten Skalen zur Erfassung der Umwelt aus der subjektiven Sicht der dort jeweils lebenden Personen. Ihrer Auffassung nach können Umwelten in medizinischen Einrichtungen über die Dimension „soziale Beziehungen", „Behandlungskonzept" und „Systemerhaltung", die insgesamt die Stationsatmosphäre konstituieren, beschrieben werden. Moos konzipierte auf dieser Grundlage ein Befragungsinstrument mit 10 Skalen („Ward Atmosphere Scale", WAS), die die drei genannten Dimensionen in differenzierter Weise operationalisieren. In einer Reihe nachfolgender Untersuchungen zeigten er und seine Mitarbeiter, daß die WAS unterschiedliche Stationen gut beschreiben kann und daß Zufriedenheit und Merkmale der sozialen Interaktion von Patienten mit WAS-Werten kovariieren (vgl. insgesamt Moos 1974).

Eine Adaptation der WAS für den deutschsprachigen Bereich haben Engel et al. (1983) vorgenommen (Stationsbeurteilungsbogen, SBB). Wenngleich einige Zweifel an der klinischen Brauchbarkeit des Verfahrens artikuliert wurden (Rey 1985), liegt hiermit dennoch erstmals ein Instrument vor, mit dessen Hilfe die Umwelt stationärer Psychiatriepatienten aus subjektiver Sicht erfaßt werden kann.

* Die Durchführung der Untersuchung wurde aus Mitteln der Deutschen Forschungsgemeinschaft (W 484 4-1) finanziert.

Aktuelle Kernfragen in der Psychiatrie
Herausgegeben von F. Böcker und W. Weig
© Springer-Verlag Berlin Heidelberg 1988

In der vorliegenden Arbeit soll der SBB zur Analyse und Evaluation von Veränderungen der Stationsumwelt herangezogen werden, die im Rahmen der langfristigen Umgestaltung des Niedersächsischen Landeskrankenhauses in Osnabrück (LKH) durchgeführt wurden[1]. Im einzelnen werden diese ökologischen Veränderungen bei Kitzig u. Uhrmacher (1988) beschrieben. Die Befunde sollen — so das Verfahren dies leisten kann — Rückmeldung über die Bedeutung der gegebenen Umwelt und ihrer Veränderung für die Patienten geben. Daneben sollen Hinweise auf die klinische Brauchbarkeit des SBB und auf gegebenenfalls erforderliche Modifikationen gewonnen werden. Die zu letzterem Punkt erzielten und unter methodischen Aspekten relevanten Ergebnisse werden allerdings im wesentlichen an anderer Stelle referiert (Wiedl u. Schöttke, in Vorbereitung).

Untersuchungsinstrumente

Der SBB besteht aus 100 Aufgaben. Die Benennung der Subskalen und der jeweils dazugehörenden übergeordneten Dimensionen sind in Tabelle 1 aufgeführt.

Wie oben bereits angeführt, hatte Moos (1974) gezeigt, daß einzelne Werte auf der WAS mit Zustandsvariablen der Patienten kovariieren. Entsprechend wurden zwei weitere Skalen für die Untersuchung ausgewählt, die beide aus dem Münchener Psychiatrischen Informationssystem stammen (von Zerssen 1975): Die Befindlichkeitsskala (Bf-S) zur Messung des aktuellen psychischen Befundes und die Beschwerdenliste (B-L), die das Ausmaß der erlebten körperlichen Beeinträchtigungen und Mißempfindungen erfaßt.

Beide Skalen sind von ihrer Konstruktion her geeignet für wiederholte Anwendungen im Rahmen von Evaluationsstudien.

Untersuchungsdurchführung

Das zu wählende Untersuchungsdesign war in starkem Maße durch den äußeren Rahmen der Umzugsplanungen im LKH bestimmt (vgl. Kitzig u. Uhrmacher 1988). Zur Kontrolle der unterschiedlichen, hierbei möglicherweise wirksam werdenden Fehlerquellen (vgl. Cook u. Campbell 1979) wurde ein komplexes quasi-experimentelles Design mit einer Kontroll- und zwei Untersuchungsgruppen entwickelt (es ist in Tabelle 2 dargestellt).

Die Untersuchung erstreckte sich von April bis Dezember 1985. Sie wurde von Mitgliedern und Studenten des Fachgebietes Klinische Psychologie (Universität Osnabrück) in Kooperation mit Ärzten und einer Psychologin des Landeskrankenhaus durchgeführt. Es wurden nur diejenigen Patienten untersucht bzw. befragt, die sich freiwillig dazu bereiterklärt hatten[2].

[1] Die Autoren danken Herrn Prof. Dr. P. Kitzig, Ärztlicher Direktor des Niedersächsischen Landeskrankenhauses in Osnabrück, für seine Unterstützung dieses Projekts.
[2] Die Autoren danken den Mitarbeitern des Landeskrankenhauses und insbesondere den Patienten für ihre Mitwirkung.

Tabelle 1. Dimensionale Gliederung und Skalen des Stationsbeurteilungsbogens (SBB)

Dimension	Skala	Erläuterung
Soziale Beziehungen	1 Anteilnahme	Ausmaß der Beteiligung aller Gruppen am Stationsleben.
	2 Unterstützung	Ausmaß der gegenseitigen Unterstützung aller Stationsmitglieder.
	3 Spontaneität	Inwieweit regt die Umgebung zu spontanem und offenem Verhalten an?
Behandlungskonzepte	4 Autonomie	Inwieweit werden die Patienten ermutigt, selbständig zu handeln und dafür die Verantwortung zu übernehmen?
	5 Praxisorientiertheit	Wie intensiv bereitet die Behandlung auf die Entlassung und die Zeit danach vor?
	6 Persönliche Problemorientiertheit	Inwieweit werden die Patienten ermutigt, offen über ihre Probleme und Gefühle zu reden, mit dem Ziel, ihre Selbsteinsicht und ihre Problemverständnis zu erhöhen?
	7 Ärger und Aggression	Ausmaß von offenem Ärger und deutlichen Aggressionen.
Systemerhaltung und -veränderung	8 Ordnung und Organisation	Funktionalität des Stationsbetriebes.
	9 Klarheit des Behandlungsprogramms	Wie klar ist bei allen Stationsmitgliedern das Behandlungskonzept, sowohl generell als auch im einzelnen Fall?
	10 Kontrolle durch das Personal	Wie stark übt das Personal Kontrollfunktionen aus?

Tabelle 2. Untersuchungsplan

Gruppen:							
Kontrollstation (K)	O		O			O	O
Umzugsstation (R)	O	×	O	O			O
Umzugsstation (V)			O	O	×	O	O
Zeitpunkt:	21. Woche	22. Woche	26. Woche	33. Woche	34. Woche	39. Woche	47. Woche

O: Erhebung, ×: Umzug

Ergebnisse

Untersuchungsstichprobe

Nach Ablauf des vierten Untersuchungszeitpunktes wurde als erstes die Zusammensetzung der Stichprobe überprüft. Hierzu wurden die Diagnosen aller untersuchten Patienten zusammengestellt und nach ICD-9 verschlüsselt. Anschlie-

Tabelle 3. Aufschlüsselung der Patientenstichprobe und der Nicht-Teilnehmer nach Geschlecht, Diagnosegruppen und Stationen

		1. Testung		2. Testung		3. Testung		4. Testung	
		teilg.	n.-teilg.	teilg.	n.-teilg.	teilig.	n.-teilg.	teilg.	n.-teilg.
Ge-	m[a]	23	12	23	12	17	18	11	24
schlecht	w	42	18	39	21	32	28	34	26
		$\chi^2 = 0,04$		$\chi^2 = 0,00$		$\chi^2 = 0,06$		$\chi^2 = 4,68**$	
Dia-	1	16	3	14	5	14	5	10	9
gnose-	2	10	3	11	2	8	5	4	9
Gruppen	3	34	11	28	17	21	24	21	24
	4	5	13	9	9	6	12	10	8
		$\chi^2 = 17,45***$		$\chi^2 = 4,78$		$\chi^2 = 7,07*$		$\chi^2 = 2,14$	
Sta-	R	27	12	24	15	18	21	18	21
tionen	V	24	6	22	8	18	12	14	16
	K	14	12	16	10	13	13	13	13
		$\chi^2 = 4,43$		$\chi^2 = 1,26$		$\chi^2 = 1,34$		$\chi^2 = 0,10$	

[a] m = männlich, w = weiblich; * $<0,10$; ** $<0,05$; *** $<0,01$

ßend wurden die Patienten in vier große Gruppen zusammengefaßt. Es sind dies:

Gruppe 1: Verschiedene Formen des Schwachsinns (ICD 317, 318, 345, 345.1, 742);
Gruppe 2: Verschiedene Formen der Demenz (ICD 290, 201.1, 294, 294.8);
Gruppe 3: Vorwiegend schizophrene Psychosen (ICD 295, 295.3, 295.6, 296);
Gruppe 4: Persönlichkeitsstörungen (ICD 301, 301.7, 303, 305, 310).

Tabelle 3 veranschaulicht die Zusammensetzung der Untersuchungsstichprobe und der jeweils nicht teilnehmenden Patienten zu den verschiedenen Untersuchungszeitpunkten.

Generell zeigt sich eine Abnahme der Teilnahme und eine Zunahme der Verweigerungen im Verlauf der Untersuchung. Weitere Analysen zeigen, daß die Teilnehmer wie Nicht-Teilnehmer zu allen Untersuchungszeitpunkten über alle Diagnosegruppen verteilt sind. Hingegen liegt für die Diagnosegruppe „Persönlichkeitsstörungen und Süchte" zum ersten Untersuchungszeitpunkt ein Selektionseffekt (signifikant weniger Teilnehmer) und zum dritten Untersuchungszeitpunkt ein selektiver Drop-out-Effekt vor (überproportional viele Verweigerer). Weiterhin zeigt sich, daß die Nicht-Teilnehmer zum Untersuchungszeitpunkt 1 jünger sind als die Teilnehmer ($\bar{X} = 42,13$ Jahre, s = 12,62 vs. $\bar{X} = 35,07$ Jahre, s = 11,50; T = 2,60, df = 92, p $\leq$ 0,05). Es ist jedoch eine gleichmäßige Verteilung der vier Diagnosegruppen über die drei Stationen gegeben.

Zur weiteren Analyse der „Verweigerer" wurden diese mit Hilfe von T-Tests über alle zum jeweils vorangegangenen Zeitpunkt erhobenen Meßwerte mit den Teilnehmern verglichen. Dabei wird deutlich, daß die zu den Meßzeitpunkten 2, 3 und 4 sich verweigernden Patienten zum jeweils vorangegangenen

Meßzeitpunkt (1, 2, 3 entsprechend) ihre Station im SBB als jeweils wenig autonom (SBB 4) wahrgenommen hatten ($T_2 = 2,53$, df = 53, $p \leq 0,05$; $T_3 = 1,67$, df = 55, $p \leq 0,10$; $T_4 = 1,71$, df = 47, $p \leq 0,10$). Ob kompliziertere Interaktionen zwischen mehreren Variablen und der Teilnahmebereitschaft vorliegen, kann anhand der geringen Fallzahlen nicht geprüft werden.

Ein gravierendes Problem wird bei der Auszählung der bei Erst- und Letzttestung noch identischen Patienten deutlich: in der Untersuchungsstichprobe zum Zeitpunkt 4 waren nur noch 21 der ursprünglich 65 Patienten enthalten. Ab- und Neuzugänge, Überweisungen etc. sind für diese Fluktuation verantwortlich. Dies bedeutet, daß mit fortschreitender Messung der festzustellende Effekt auf immer kleineren Fallzahlen beruht. Dies schließt differenzierte Datenanalysen aus und macht den Nachweis signifikanter Effekte schwierig. Wegen des dort vergleichsweise noch hohen gemeinsamen N scheint am ehesten ein Vergleich der Messungen unmittelbar vor und nach dem Umzug erfolgversprechend.

Effekte bei den einzelnen Stationen

Die Datenanalyse erfolgte mittels einer zweifaktoriellen Varianzanalyse mit den Faktoren A (Stationszugehörigkeit) und B (Meßwiederholung vor und nach dem Umzug). Für die Qualifizierung der Ergebnisse wurde angesichts des Pilot-Charakters der Studie ein Signifikanzniveau von $p \leq 0,10$ zugrunde gelegt. Als Ergebnis zeigten sich − anders als erwartet − in erster Linie Stationsunterschiede unabhängig von Umzugseffekten. So unterscheiden sich die drei untersuchten Stationen im SBB auf den Skalen 7 (Ärger und Aggression, $F = 2,57$, df = 2, $p \leq 0,10$), 9 (Klarheit des Behandlungsprogramms, $F = 8,99$, df = 2, $p \leq 0,01$) und 10 (Kontrolle durch das Personal, $F = 2,82$, df = 2, $p \leq 0,10$). Ebenfalls zeigten sich deutliche Unterschiede in der psychischen Befindlichkeit (Bf-S; $F = 3,31$, df = 2, $p \leq 0,05$).

Der Umzugseffekt zeigt sich dagegen lediglich in Form einer signifikanten Interaktion (SBB 6; $F = 2,49$, df = 2, $p \leq 0,10$): Bei den Umzugsstationen nimmt die persönliche Problemorientiertheit (Ermutigung der Patienten, über ihre Gefühle zu sprechen) zu, während sie in der Kontrollgruppe eher abnimmt. Abbildung 1 veranschaulicht das Ergebnis.

Ebenfalls zeigt sich ein Effekt auf der Beschwerdenliste (BL; $F = 2,70$, df = 2, $p \leq 0,10$). Dieser ist jedoch nicht eindeutig zu interpretieren. Während in einer der Umzugsstationen die Beschwerdenzahl etwa gleich bleibt, nimmt sie in der zweiten dagegen ab und in der Kontrollstation sogar zu.

Diesen Auswertungsschritt abschließend, wurden trotz des resultierenden kleinen N die beschriebenen Analysen für den Vergleich der Zeitpunkte unmittelbar vor dem Umzug und der jeweils letzten durchgeführten Messung wiederholt. Bei der B-L- und der Bf-S-Skala zeigten sich keine Effekte.

Ein signifikanter Interaktionseffekt trat jedoch beim SBB 9 auf: er bedeutet, daß die Klarheit des Behandlungsprogramms bei den Umzugsgruppen abnimmt ($F = 2,63$, df = 2, $p \leq 0,10$). Abbildung 2 veranschaulicht das Ergebnis.

Zusammenfassend läßt sich somit sagen, daß unter Berücksichtigung der einzelnen Stationen sich nur ein schwacher Umzugseffekt feststellen ließ: eine

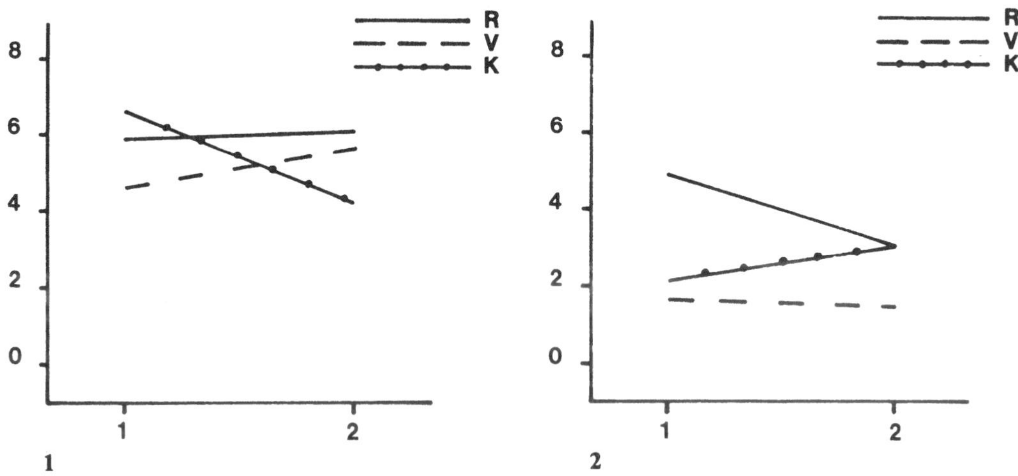

Abb. 1. Umzugsstationen (*R, V*) und Kontrollstationen (*K*) auf der Skala SBB 6 (persönliche Problemorientiertheit) vor (*1*) und nach dem Umzug (*2*)

Abb. 2. Umzugsstationen (*R, V*) und Kontrollstation (*K*) auf der Skala SBB 9 (Klarheit des Behandlungskonzeptes) vor dem Umzug (*1*) und in der letzten Nacherhebung (*2*)

Veränderung der Stationsatmosphäre scheint insofern vorzuliegen, als unmittelbar nach dem Umzug stärkere persönliche Problemorientierung eintritt; langfristig ist dagegen aus der Sicht der Patienten eine Abnahme in der Klarheit des Behandlungsprogramms anzunehmen. Auf der Ebene von Beschwerden und Befindlichkeit zeigen sich keine eindeutigen Effekte.

Die Analyse von Diagnosegruppen

In einem ergänzenden Auswertungsschritt wurde noch nach Hinweisen gesucht, ob durch Systematisierung der Patientenvarianz eine weitere Effektaufklärung möglich ist. Hierzu wurde die Analyse wiederholt, allerdings wegen zu kleinem N unter Ausschluß der Kontrollgruppe. Somit können die erzielten Befunde allenfalls hinweisenden Charakter haben. Wegen zu geringer Fallzahlen wurde innerhalb der Diagnosegruppen ebenfalls die Gruppe 2 (Demenz) eliminiert.

Die Ergebnisse zeigen im SBB Effekte der Diagnosegruppe sowie einen Umzugseffekt. Danach wird die Stationsumwelt von neurotischen und oligophrenen Patienten nach dem Umzug als spontaner erlebt, während die schizophrenen Patienten sie als weniger spontan wahrnehmen (SBB 3; $F = 2{,}78$, $df = 2$, $p \leqq 0{,}10$). Weiterhin scheint das Ausmaß körperlicher Beschwerden und Mißempfindungen (BL) bei den Patientengruppen zuzunehmen ($F = 6{,}1$, $df = 1$, $p \leqq 0{,}05$).

Wenngleich wegen methodischer Probleme jede weiterführende Interpretation hier unter Vorbehalt steht, scheint es doch, daß durch stärkere Systematisierung innerhalb der Patientenstichprobe eine weitere Ausschöpfung der Varianz erreicht werden kann.

Korrelationsanalysen

Um die klinische Bedeutsamkeit von SBB-Werten und somit auch von deren Veränderung über Einwirkungen, wie sie hier dargestellt wurden, zumindest grob abschätzen zu können, wurden abschließend die Korrelationen zur Beschwerdeliste B-L und zur Befindlichkeitsskala Bf-S ermittelt.

Die für die Standarderhebungssituation (Meßzeitpunkt 1) durch Zusammenfassung der drei Stationen erhaltenen Werte (Bravais-Pearson) finden sich in Tabelle 4.

Danach scheint das Ausmaß an erlebten körperlichen Beschwerden mit dem Grad von wahrgenommenem Ärger und Aggressionen (SBB 7) positiv und mit der Ordnung und Organisation der Station (SBB 8) negativ zu korrelieren. Die psychische Befindlichkeit der Patienten kovariiert dagegen mit fast allen Subskalen des SBB; ausgenommen ist lediglich SBB 3 (Spontaneität): Mit schlechtem Befinden hängt die Wahrnehmung von Ärger und Aggressionen (SBB 7) und von Kontrolle durch das Personal (SBB 10) zusammen. Alle anderen Skalen kovariieren, wenngleich ebenfalls nur in moderater Höhe, gleichsinnig mit dem Bf-S-Wert.

In einem zweiten Schritt wurden, v. a. wegen der weiter oben beschriebenen Stationseffekte, Korrelationen für die einzelnen Stationen und zu den verschiedenen Meßzeitpunkten, berechnet (Rangkorrelation nach Kendall, Tabelle 5). Die dort aufgeführten Werte für die erste und vierte Messung ergaben teilweise unterschiedliche Zusammenhangsbilder. Als relativ durchgängig (signifikante Korrelationen bei mindestens zwei Stationen) erwiesen sich die für SBB 3, 7, 8 und 10 gefundenen Beziehungen zur Beschwerdeliste. Danach werden, ungeachtet möglicher Unterschiede bei den einzelnen Stationen, um so mehr Beschwerden geäußert, je weniger die Umwelt zu spontanem Verhalten anregt (SBB 3), je ungeordneter und unfunktional organisiert sie erscheint (SBB 8), je mehr Ärger und Aggressionen dort wahrgenommen werden (SBB 7) und je stärker die Kontrolle durch das Personal erlebt wird (SBB 10). Eine optimale Stationsatmosphäre hinsichtlich der Belastung durch subjektiv erlebte körperliche Beschwerden scheint somit dann gegeben, wenn die Umwelt einerseits als offen und spontan, gleichzeitig aber als überschaubar, geordnet und funktional erlebt wird und andererseits ein nur geringes Maß an Aggressivität und Kontrolle vorherrscht.

Bezüglich des Zusammenhangs zwischen SBB und psychischer Befindlichkeit ergeben sich relativ durchgängige Korrelationen für SBB 1, 2, 3, 4, 7, 8, 9 und 10. Eine Stationsatmosphäre, die durch hohe Anteilnahme (SBB 1), Unterstützung (SBB 2), Spontaneität (SBB 3), Autonomie (SBB 4), funktionale Ordnung (SBB 8) und Klarheit des Behandlungsprogramms (SBB 9) sowie durch geringe Aggressionen (SBB 7) und geringe Kontrolle durch das Personal (SBB 10) gekennzeichnet ist, geht offenbar in unterschiedlichen Stationen mit vergleichsweise gutem psychischem Befinden einher.

Tabelle 4. Bravais-Pearson-Korrelationen zum Zusammenhang zwischen den Skalen des Stationsbeurteilungsbogens (SBB) und der Beschwerdeliste (B-L) sowie der Befindlichkeitsskala (Bf-S)

n	Referenz-skalen	Stationsbeurteilungsbogen									
		SBB 1	SBB 2	SBB 3	SBB 4	SBB 5	SBB 6	SBB 7	SBB 8	SBB 9	SBB 10
53	B-L	− 0,17	− 0,22	− 0,15	− 0,03	− 0,16	0,00	0,50***	− 0,33**	− 0,20	0,20
52	Bf-S	− 0,41***	− 0,40***	− 0,20	− 0,28**	− 0,35***	− 0,41***	0.40***	− 0,29**	− 0,39***	0,37***

*: $p \leqq 0,10$; **: $p \leqq 0,05$; ***: $p \leqq 0,01$

Tabelle 5. Kendall-Koeffizienten zum Zusammenhang zwischen Stationsbeurteilungsbogen (SBB), der Beschwerdeliste (B-L) und der Befindlichkeits-skala (Bf-S) auf den unterschiedlichen Stationen und zu zwei Meßzeitpunkten

	B-L						Bf-S					
	Station R		Station V		Station K		Station R		Station V		Station K	
	t_1	t_4	t_1	t_4	t_1	t_4	t_1	t_4	t_1	t_4	t_1	t_4
SBB 1	− 0,15	− 0,26	− 0,28**	0,23	− 0,08	0,00	− 0,37***	− 0,33*	− 0,35**	0,10	− 0,06	− 0,33
2	− 0,11	0,06	− 0,29**	0,09	0,08	− 0,15	− 0,26*	− 0,32*	− 0,39**	− 0,32	− 0,15	− 0,27
3	− 0,10	− 0,45**	− 0,07	− 0,12	− 0,23	− 0,65	− 0,15	− 0,41**	− 0,46***	− 0,05	0,05	− 0,79**
4	0,13	− 0,20	− 0,03	0,00	− 0,31	0,12	− 0,08	− 0,35*	− 0,42***	0,15	− 0,35	− 0,38
5	0,06	0,11	− 0,40***	− 0,44*	0,04	− 0,20	− 0,12	0,07	− 0,34**	− 0,10	0,05	− 0,41
6	0,08	0,00	− 0,12	0,27	0,00	− 0,31	− 0,15	− 0,16	− 0,41***	0,16	− 0,19	− 0,30
7	0,37***	0,19	0,35**	0,38	0,52**	0,55**	0,15	0,42**	0,47***	0,33	− 0,20	0,41
8	− 0,22*	− 0,11	− 0,36**	− 0,16	− 0,28	0,00	− 0,14	− 0,36**	− 0,47***	0,05	0,06	0,23
9	− 0,14	− 0,04	− 0,27*	− 0,49**	− 0,35	− 0,37	− 0,31**	− 0,23	− 0,40***	− 0,17	0,05	− 0,23
10	0,26**	0,13	0,02	− 0,17	0,51**	0,49*	0,37***	− 0,02	0,49***	0,27	− 0,27	0,46*
N	24	11	21	8	8	7	24	11	21	7	8	7

* $\leqq 0,10$; ** $\leqq 0,05$; *** $\leqq 0,01$

Zusammenfassung und Diskussion

Zusammenfassend zeigt sich, daß im Zusammenhang mit Veränderungen der Stationsumwelt eine Zunahme der wahrgenommenen persönlichen Problemorientierung festzustellen ist, die offenbar später von einem erlebten Mangel an Klarheit des Behandlungskonzepts abgelöst wird. Hinweise darauf, daß zumindest bei einzelnen Diagnosegruppen die Anzahl der wahrgenommenen körperlichen Mißempfindungen zunimmt, liegen ebenfalls vor.

Daß die im SBB ermittelten Werte klinische Bedeutsamkeit besitzen, legen die Ergebnisse unserer Korrelationsanalysen nahe. Sie lassen auch ein Muster von Subskalen erkennen, die offenbar für psychisches und/oder körperliches Befinden relevant sind. Bedeutsam bezüglich beider Referenzskalen scheinen die SBB-Werte für Spontaneität (SBB 3), Ärger und Aggression (SBB 7) und Kontrolle (SBB 10) zu sein. Allerdings bedürfen die gefundenen Zusammenhänge der weiteren Analyse und Replikation. Dies soll an anderer Stelle geschehen (Wiedl u. Schöttke, i. V.).

Insgesamt zeigen die berichteten Befunde einige angesichts der Art der vorgenommenen Umweltveränderungen plausible Effekte auf der Ebene der subjektiven Wahrnehmungen durch die Patienten; der sich andeutende Effekt einer Zunahme von Beschwerden legt jedoch auch nahe, daß die an sich wünschenswert erscheinenden Veränderungen für die Patienten möglicherweise nicht ohne negative Folgen bleiben. Die Notwendigkeit längerfristiger Studien, die neben dem Effekt der Umweltveränderung noch stärker ihre konstante Einwirkung zum Gegenstand haben, scheint gerade bei den untersuchten Patientengruppen angezeigt. Gleichzeitig und unter Gesichtspunkten der klinischen Praxis liegt jedoch bereits jetzt die Annahme nahe, daß Umweltveränderungen innerhalb einer psychiatrischen Klinik, auch wenn sie eine Verbesserung der Lebensumstände beinhalten, Einschnitte in den Alltag der Patienten bedeuten, die in stärkerem Umfang Stützungsmaßnahmen erfordern, als dies hier realisiert werden konnte.

Die berichteten Befunde bleiben, was die Abbildbarkeit von Stationsveränderungen auf dem SBB betrifft, in ihrem Umfang und ihrer Differenziertheit ein gutes Stück hinter den Erwartungen zurück. Möglichkeiten zu einer weiteren Ausschöpfung der Daten wären durch eine Zusammenfassung von Patientengruppen nach nosologischen, biographischen oder soziographischen Gesichtspunkten gegeben; wegen des zu geringen Stichprobenumfangs, insbesondere in Folge von „Ausfällern", konnte dies hier nur ansatzweise geschehen. Zum anderen kann versucht werden, die Fehlervarianz innerhalb des Meßinstruments zu minimieren. Teststatistische Analysen, die hier nicht vorgetragen werden können (vgl. Wiedl u. Schöttke, i. V.), legen verschiedene Mängel des SBB nahe, darunter die Erfordernis der Elimination von Items und einer veränderten Gruppierung zu Subskalen. Nach Abschluß dieser Arbeiten sollen die vorgetragenen Analysen entsprechend repliziert werden.

Das Grundproblem dieser Studie liegt jedoch – und dieses kann auch das gewählte differenzierte Untersuchungsdesign nicht ausgleichen – in der disproportional großen Zahl von Ausfällern bzw. Verweigerern. Unsere Möglichkeiten der systematischen Datenanalyse wurden dadurch auf ein rudimentäres

Maß reduziert. Hier haben wir ganz sicherlich den Fehler begangen, die Personen, die die Patienten am ehesten zur dauerhaften Mitarbeit bewegen können, in stärkerem Maße für die Untersuchung zu gewinnen: die Pfleger. Wir haben durch nachträgliche Auswertungen Evidenz, daß sie die dargestellte Erhebung weitgehend als Versuch der Ausforschung und Kontrolle verstanden und daher die Patienten zumindest nicht zur Teilnahme ermunterten. Eine stärkere Einbeziehung der Systemstruktur der zu untersuchenden Institution und ihrer spezifisch relevanten Rollenträger scheint uns somit für künftige Studien dieser Art notwendig, um differenzierte und valide Ergebnisse erzielen zu können.

Literatur

Cook TD, Campbell DT (1979) Quasi-Experimentation. Rand McNally, Chicago

Engel RR, Knab B, Doblhoff-Thun C von (1983) Stationsbeurteilungsbogen (SBB). Beltz, Weinheim

Fischer M (1986) Die Gestaltung des Lebensraums Behinderter aus ökopsychologischer Sicht. In: Wiedl KH (ed) Rehabilitationspsychologie. Grundlagen, Aufgabenfelder, Entwicklungsperspektiven. Kohlhammer, Stuttgart, S 117−130

Kitzig H-P, Uhrmacher E (1988) Bauplanungen und ihre therapeutischen Auswirkungen im psychiatrischen Krankenhaus. (In diesem Buch)

Moos R (1974) Evaluating treatment environments: A social ecological approach. Wiley, New York

Rey E-R (1985) Die „Stationsatmosphäre", ein bereits anwendbares Konzept in der Klinischen Psychologie? Z Klin Psychol Forsch Prax 343−347

Wiedl KH (1986) Von einer „Psychologie in der Rehabilitation" zur „Rehabilitationspsychologie". II: Perspektiven in Forschung und Praxis. In: Wiedl KH (Hrsg) Rehabilitationspsychologie. Grundlagen, Aufgabenfelder, Entwicklungsperspektiven. Kohlhammer, Stuttgart, S 150−159

Wiedl KH, Schöttke H (i. Vorb.) Testkritische Analysen zum Stationsbeurteilungsbogen (SBB)

Zerssen D von (1975) Klinische Selbstbeurteilungsskalen aus dem Münchener Psychiatrischen Informations-System (PSYCHIS, München). Beltz, Weinheim

5.3 „Alte" oder „moderne", „kustodiale" oder „offene" Psychiatrie: Erscheinungsbild der Klinik und Einstellung psychisch Kranker zur stationären Behandlung

F. M. Böcker und C. Ederer

Einführung und Fragestellung

Das *Image psychiatrischer Institutionen,* ihr Bild in der Öffentlichkeit, ist weitgehend geprägt von *stereotypen Vorstellungen* [7, 8, 19], die z.T. wohl zu Recht bestehen, z.T. aber nicht mehr mit der Wirklichkeit übereinstimmen und insofern *Vorurteile* darstellen. Sie entstammen meist noch einer Zeit, in der die Aufgabe psychiatrischer Krankenhäuser vor allem darin bestand, die Öffentlichkeit vor als „gefährlich" und „unberechenbar" geltenden „Geisteskranken" [8] zu schützen [1]. Fragt man stationär behandelte psychisch Kranke nach ihrem Eindruck von der jeweiligen Klinik, so scheint ihr Urteil zwar weniger negativ auszufallen als das der Bevölkerung [3, nach Daten von 16 und 22]; Mißtrauen gegenüber der Psychiatrie, Vorbehalte und Befürchtungen beim Gedanken an eine stationäre Behandlung begegnen uns aber im klinischen Alltag gar nicht selten [2, 3, 6, 9].

Wir hatten Gelegenheit, empirisch zu untersuchen, inwieweit die *psychiatrische Realität,* wie Patienten sie erleben, deren *Einstellung* prägt. Die Psychiatrische Klinik der Universität Erlangen war bis 1985 in einem *Altbau* untergebracht, der schon 1879 als Nordflügel der bereits Mitte des vorigen Jahrhunderts gegründeten „Kreisirrenanstalt" errichtet worden war und seit 1903 als Universitäts-Nervenklinik diente [18]. Trotz seiner idyllischen Lage inmitten eines weitläufigen Parks mit altem Baumbestand macht das Gebäude einen so düsteren, veralteten und beengten Eindruck, daß auch wiederholte Bemühungen der Klinikleitung um eine Verbesserung der Einrichtung und Ausstattung behelfsmäßig bleiben mußten. In den Krankenzimmern war häufig kein Platz für Schränke oder Sitzgelegenheiten; als Aufenthaltsraum mußte der langgestreckte, laute und unruhige Stationsflur dienen; die Patienten hatten mit wenigen Gemeinschaftstoiletten und -duschen und z.T. mit veraltetem Mobiliar vorlieb zu nehmen. Genutzt wurden noch zwei Stationen im Hochparterre des Gebäudes mit je 40 Betten, davon jeweils 12 im zentralen „Wachsaal"; beide Stationen waren „geschlossen"; nur der Frauenstation standen 7 Betten in drei „offenen" Zimmern zur Verfügung, die allerdings — wie die meisten Arztzimmer — außerhalb der geschlossenen Stationstür lagen. Beschäftigungstherapie und Krankengymnastik waren als langjähriges Provisorium in Kellerräumen installiert.

Der im Frühjahr 1985 bezogene *Neubau der Psychiatrischen Klinik* umfaßt mit zwei halbgeschlossenen sog. „Intensivstationen" und vier offenen, gemischtgeschlechtlich belegten Stationen insgesamt 120 Betten in 24 Einzel- und 48

Aktuelle Kernfragen in der Psychiatrie
Herausgegeben von F. Böcker und W. Weig
© Springer-Verlag Berlin Heidelberg 1988

Zweibettzimmern, die überwiegend mit eigener Naßzelle, Dusche und WC ausgestattet sind. Beide Intensivstationen bieten besonders viel Platz und Bewegungsfreiheit; zudem ist von hier aus die Dachfläche des Erdgeschosses als „gesicherte Grünanlage" frei zugänglich [20]. Den Wachsaal haben sog. „Glaszimmer" abgelöst, die je nach Bedarf vom Schwesternstützpunkt aus eingesehen, aber auch durch Jalousien optisch abgeschirmt werden können. Nur hier werden Krankenhausbetten aufgestellt; die Zimmer der offenen Stationen sind als Wohnräume mit Teppichböden, Einbaumöbeln in hellem Holz und farbigen Textilien ausgestattet. Neben dem „Fernsehraum" gibt es jeweils einen weiteren Aufenthaltsraum und offene Sitzgruppen; die Arztzimmer gehören zur Station und sind für die Patienten erreichbar. Im Erdgeschoß des Gebäudes liegen neben Direktion, Bibliothek und Poliklinik die künstlerisch gelungen gestaltete Kapelle, Einrichtungen für physikalische Therapie mit Turnhalle und Schwimmbad und die Räume der Beschäftigungstherapie mit einem zur Begegnung einladenden Lichthof; dieser Bereich öffnet sich zu einem Freigelände mit Sportanlagen, das in den umliegenden Park übergeht. Großzügige farbige Beschilderung in allen Bereichen soll Patienten und Besuchern die Orientierung im Haus erleichtern.

Während der Altbau zumindest vom Aspekt her Assoziationen an kustodiale Anstaltspsychiatrie alter Prägung provoziert und damit eher abstoßend gewirkt haben dürfte, soll im Neubau ein Gesamteindruck von einer modernen, freundlichen, offenen und patientenzentrierten Institution vermittelt werden; schon beim Betreten der Klinik soll gewissermaßen deutlich werden, was natürlich auch für den Altbau galt, nämlich daß man hier auf Beschränkungen der Bewegungsfreiheit nach Möglichkeit verzichtet und sich um das Wohl der Patienten aktiv bemüht.

Wir haben zwei Stichproben von Patienten im Altbau und nach Übersiedlung in den Neubau befragt, um zu prüfen, ob mit dem *Wandel der Klinikstruktur* tatsächlich eine *Einstellungsänderung* bei den Betroffenen verbunden ist oder ob *Mißtrauen gegenüber einer psychiatrischen Klinik* unabhängig von deren Äußerem, quasi als Ausdruck eines *prinzipiellen Vorurteils* besteht. Ermittelt werden sollte vor allem, ob es mit der Neugestaltung der Klinik tatsächlich gelingt, psychisch Kranken ihre häufig unbegründete „*Schwellenangst*" zu nehmen und den Weg in die Klinik zu ebnen.

Material und Methoden

708 von 1047 im Untersuchungszeitraum (Altbau: Januar bis August 1984; Neubau: Oktober 1985 bis Mai 1986) stationär Aufgenommenen erfüllten die Stichprobenkriterien (ausgeschlossen blieben 64 Ausländer, 87 innerhalb von 1–3 Tagen wieder entlassene, 131 nicht befragbare und 57 wiederholt aufgenommene Patienten). Im Neubau haben 112 Patienten, im Altbau nur 28 Patienten die Teilnahme verweigert, sich zum Bearbeiten des Fragebogens nicht imstande gefühlt oder ihn unausgefüllt abgegeben. Die Teilstichproben von Altbau und Neubau unterscheiden sich geringfügig, wenn auch signifikant, im Durchschnittsalter, sind aber hinsichtlich der Merkmale „Geschlecht" und „Diagnose" vergleichbar. Nahezu alle Befragten waren freiwillig in der Klinik.

Mit Ausnahme weniger Basisdaten wurden alle Informationen anhand von Fragebögen erhoben, die nicht namentlich gekennzeichnet waren und von den Patienten selbständig bearbeitet werden sollten; den Befragten wurde zugesichert, daß ihre Angaben anonym ausgewertet und vor allem gegenüber dem Stationspersonal vertraulich behandelt werden. Über die unmittelbar nach der Klinikaufnahme erhobene Einstellung zum stationären Aufenthalt − 161 Items, zu 11 Fragen geordnet und mit „trifft zu" oder „trifft nicht zu" jeweils vollständig zu beantworten − liegen auswertbare Fragebögen von 550 Patienten vor.

Ergebnisse

Zwischen Altbau und Neubau bestanden keine Unterschiede im Hinblick darauf, mit welchen umgangssprachlichen Begriffen die Befragten ihre Vorstellung vom „typischen" Patienten der Klinik oder ihren eigenen Zustand charakterisierten, welche Personen und Institutionen sie für hilfreich hielten und welche Maßnahmen sie als angemessen empfanden. Vor allem wurde der psychiatrischen Klinik und der stationären Behandlung im Spektrum der aufgeführten Instanzen und Sanktionen von beiden Stichproben der gleiche Stellenwert eingeräumt. Auch Fragen danach, welche Methoden zur Erkennung und Behandlung seelischer Krankheiten, zur Diagnosestellung und Therapie man wohl in unserer Klinik vermuten müsse, wurden in Altbau und Neubau gleich und überwiegend zutreffend beantwortet.

Erst bei der nächsten Frage, die der jeweils der Klinik zugeschriebenen *Einrichtung und Ausstattung* galt, wird deutlich, daß die Befragten im Erscheinungsbild beider Gebäude doch *erhebliche Diskrepanzen* wahrnehmen (Tabelle 1): Im Gegensatz zum Altbau wird im Neubau ein Maximum an Komfort

Tabelle 1. Einstellung psychisch Kranker zur psychiatrischen Klinikbehandlung. Einrichtungen der Klinik: Komfort

„Welche *Einrichtungen* gibt es − Ihrer Vermutung nach − hier in der Klinik?"			
„trifft zu" in Prozent	*Altbau* n = 282	*Neubau* n = 267	*Gesamt* n = 549	Chi²-Test, p <
Fernsehräume	96	98	97	−
Eigener Schrank und Nachtkästchen für jeden Patienten	88	96	92	0,003
Werk- und Bastelräume	85	93	89	0,003
Zweibettzimmer	72	98	85	0,0000
Turnhalle*, Gymnastikräume	68	95	81	0,0000
Kapelle*, Seelsorger	68	94	81	0,0000
Kiosk	64	97	80	0,0000
Bäder und Massagen	56	82	69	0,0000
Schwimmbad*	28	95	61	0,0000
Sonnenterrasse*	24	90	56	0,0000
Stationen mit gemischter Belegung (Frauen und Männer)	34	65	49	0,0000
Separater Toiletten- und Waschraum für jedes Zimmer*	16	68	41	0,0000
Große Krankensäle mit mehr als zehn Betten** .	69	3	38	0,0000
Veranstaltungen (Film, Theater, Tanz)	29	43	35	0,002

* nur im Neubau; ** nur im Altbau

Tabelle 2. Einstellung psychisch Kranker zur Psychiatrischen Klinikbehandlung. Einrichtungen der Klinik: Kustodial

„Welche *Einrichtungen* gibt es – Ihrer Vermutung nach – hier in der Klinik?"

„trifft zu" in Prozent	*Altbau* n = 282	*Neubau* n = 267	*Gesamt* n = 549	Chi²-Test, p <
Freien Ausgang	76	92	84	0,0000
Offene Stationen	62	94	77	0,0000
Stationen mit verschlossenen Türen	80	73	77	–
Ausgangsverbot	71	77	74	–
Vergitterte Fenster*	82	8	47	0.0000
„Elektroschocks" . . . . (58%)**	21	18	20	–
„Zwangsjacken" . . . . (68%)**	21	15	18	–
„Gummizellen" . . . . (71%)**	10	7	9	–
Tütenkleben . . . . (40%)**	7	5	6	–
Einheitskleidung für alle Patienten . . (56%)**	1	2	2	–

  * nur im Altbau
** Repräsentativerhebung der Bevölkerung Düsseldorfs; Vorstellungen vom dort zuständigen psychiatrischen Krankenhaus; Befragung 1971; n = 409; nach Marx (1973) und Stumme (1975)

und therapeutischem Aufwand für möglich, vielleicht sogar für selbstverständlich gehalten. Für fast alle Items ergaben sich hochsignifikante Unterschiede, obwohl tatsächlich ein Großteil der genannten Möglichkeiten zumindest in Ansätzen auch im Altbau verwirklicht war, womit ein Teil der dort Befragten wohl nicht gerechnet hat.

Fast alle Patienten halten im Neubau eine *freizügige Psychiatrie* ohne „Wachsaal" und „Fenstergitter", mit „freiem Ausgang" und „offenen Stationen" für realisierbar; andererseits rechnen sie ähnlich häufig wie im Altbau – und natürlich auch zu Recht – noch mit der Möglichkeit einer *Beschränkung der Bewegungsfreiheit* durch verschlossene Türen und Ausgangsverbot. Überkommene Requisiten kustodialer Psychiatrie alten Stils, wie „Tütenkleben" und „Einheitskleidung" gehörten für unsere Patienten auch schon im Altbau der Vergangenheit an; auch mit der Anwendung von „Elektroschocks", „Zwangsjacken" und „Gummizellen", die im Urteil der Bevölkerung noch Anfang der 70er Jahre als selbstverständlich galten [19], rechnen bei uns nur noch wenige Patienten, immerhin aber im Neubau ähnlich viele wie im Altbau; die Erinnerung daran haftet offensichtlich der Psychiatrie noch immer an (Tabelle 2).

Daß die Atmosphäre der neuen Klinik als offener und freizügiger erlebt wird, ist auch daran erkennbar, daß sich hier weniger Patienten „eingesperrt, wie im Gefängnis" (Altbau: 40%, Neubau: 21%, p < 0,000) oder „ganz von der Außenwelt abgeschnitten" (Altbau: 35%, Neubau: 24%, p < 0,006) fühlen. Bemerkenswert ist aber, daß die übrigen mit einem Klinikaufenthalt assoziierten *Befürchtungen,* allen voran die Angst vor einer *sozialen Stigmatisierung* („Ich fürchte, Nachbarn und Arbeitskollegen sehen auf mich herab, wenn sie von meinem Aufenthalt hier erfahren"; Altbau: 55%, Neubau: 50%, n. s.), unverändert bestehen geblieben sind. Auch im Hinblick darauf, welche *Erwartungen* die Patienten an die stationäre Behandlung knüpfen, unterscheiden sich Altbau und Neubau nicht; schon im Altbau hatte die Mehrzahl der Patienten — jeweils über 70% — auf eine Besserung ihres Befindens, auf Rat und Unterstützung, Klärung, Distanz zu Problemen, Erholung und Aussprache zu hoffen gewagt.

Daß unseren Patienten dennoch seit dem Umzug in den Neubau der *Entschluß zur stationären Behandlung* leichter zu fallen scheint, bemerken wir schon daran, daß die Klinik seitdem praktisch immer voll belegt ist, obwohl die Bettenzahl aufgestockt wurde, während im Altbau regelmäßig Betten leerstanden. So ließ sich auch die eingangs formulierte Hypothese bestätigen: Für 10 von 18 vorformulierten Aussagen, die eine zustimmende oder ablehnende *Haltung zum Klinikaufenthalt* ausdrücken sollten, ergaben sich statistisch bedeutsame Unterschiede. Die Zahl der Patienten, die mit einer stationären Behandlung nicht einverstanden sind und den Aufenthalt explizit ablehnen, hat sich etwa halbiert (Tabelle 3).

Die Items zu dieser Frage konnten angesichts ihrer hohen teststatistischen Konsistenz (Alpha > 0,80) als Skala einer Faktorenanalyse unterzogen werden; gut interpretierbar war die Zwei-Faktoren-Lösung, die 40% der gemeinsamen Varianz erklärt. Ein Faktor mit 12 Items gibt wieder, wie nachdrücklich der Patient den Klinikaufenthalt ablehnt; ein weiterer Faktor mit 5 Items gibt an, wie deutlich der Patient verneint, sich als behandlungsbedürftig krank zu empfinden. Die standardisierten Scores beider Faktoren unterscheiden sich zwischen Altbau und Neubau signifikant (T-Test, „Ablehnung des Aufenthalts", p < 0,002; „Ablehnung der Erkrankung", p < 0,006). Für die zwei Faktoren der Frage nach „Erwartungen" (35% erklärte Varianz; 9 Items „Befürchtungen", 10 Items „Fehlen von Hoffnungen") ergab sich dagegen kein Unterschied zwischen beiden Stichproben.

Welche Patienten der Klinik mit Ablehnung begegnen, sich nicht für behandlungsbedürftig halten, Befürchtungen hegen oder ohne Hoffnungen kommen, konnte — vorläufig allerdings nur anhand der im Altbau erhobenen Daten — geprüft werden, indem *soziale und klinische Merkmale* varianzanalytisch zu den Scores der entsprechenden Faktoren in Beziehung gesetzt wurden. Dabei erwiesen sich das *Alter* und Merkmale zur Struktur des bestehenden „*sozialen Netzwerks*" als bedeutsam, während sich die Einstellungen von Frauen und Männern nicht unterschieden und auch Bildungsstand und aktuelle berufliche Situation ohne Belang blieben. Patienten jüngerer Altersklassen, die ledig waren, mit Eltern und Geschwistern in häuslicher Gemeinschaft lebten und außerhalb der Familie „Freundin" oder „Freund" als wichtigste Vertrauensperson benannten, hatten jeweils ihre Ablehnung der stationären Behandlung und ihre Befürchtungen deutlicher zum Ausdruck gebracht.

Ob die Befragten *zum ersten Mal* in einem psychiatrischen Krankenhaus stationär behandelt wurden, unsere Klinik schon früher kennengelernt hatten, in anderen Einrichtungen hatten Erfahrungen sammeln können oder gar eine *lange „Patientenkarriere"* mit mehreren Aufenthalten in verschiedenen psychiatrischen, psychotherapeutischen oder Suchtkliniken und teilstationären Einrichtungen hinter sich hatten, war für die Einstellung zum aktuellen Klinikaufenthalt ohne Belang [3]; auch Patienten, die nach einem *Suizidversuch* in die Klinik kamen und von denen wir angenommen hatten, daß sie nicht mit kom-

Tabelle 3. Einstellung psychisch Kranker zur psychiatrischen Klinikbehandlung. Einstellung zum Klinikaufenthalt

„Was meinen *Sie selbst* zu Ihrem Aufenthalt hier in der Klinik?"

„trifft zu" in Prozent	*Altbau* n = 282	*Neubau* n=267	*Gesamt* n = 549	Chi²-Test, p <
Ich bin in die Klinik gekommen, weil ich Hilfe brauche	89	95	92	0,02
Ich glaube, ich bin hier in guten Händen	87	89	88	–
Die Klinikaufnahme erfolgte mit meiner Zustimmung	85	89	87	–
Mit meinem Aufenthalt hier bin ich einverstanden	80	91	85	0,0005
Ich glaube, mir kann nur hier richtig geholfen werden	65	68	67	–
Außerhalb der Klinik bin ich nicht mehr zurechtgekommen	57	58	57	–
Um gesund zu werden, brauche ich bloß mal abzuschalten u. auszuspannen	38	29	34	0,05
Ich kann nicht glauben, daß meine Beschwerden seelisch bedingt sind	29	26	27	–
Mit meinen Schwierigkeiten werde ich allein fertig	23	13	18	0,004
Ich kann genausogut vom Hausarzt ambulant behandelt werden	19	16	18	–
Ich verstehe gar nicht, was ich hier soll	21	13	17	0,02
Eigentlich fehlt mir nichts	19	14	17	–
Hier bin ich völlig fehl am Platz; ich gehöre überhaupt nicht hierher	21	10	16	0,002
Mit dem Aufenthalt hier bin ich nicht einverstanden	18	10	14	0,01
Bei mir ist alles in Ordnung	17	10	14	0,05
Ich glaube, ich bin in der falschen Klinik gelandet	18	8	13	0,0008
Einen Klinikaufenthalt finde ich völlig überflüssig	16	9	12	0,03
Die Klinikaufnahme erfolgte gegen meinen Willen	12	9	10	–

petenter Hilfe seitens psychiatrischer Institutionen rechnen, unterschieden sich in ihrer Einstellung nicht von der übrigen Stichprobe [2].

Von Relevanz war dagegen, welche *psychische Erkrankung* Anlaß der stationären Behandlung war: Suchtkranke betonten eher ihr Einverständnis mit dem Klinikaufenthalt, Patienten mit Schizophrenien und mit abnormen Reaktionen eher ihre Ablehnung (p < 0,02); Befragte mit endogenen Depressionen und mit neurotischen Erkrankungen wichen hier kaum vom Gesamtdurchschnitt ab, hielten sich aber eher für behandlungsbedürftig krank als solche mit Schizophrenien oder reaktiven Verstimmungen (p < 0,001). Befürchtungen waren ebenfalls tendenziell ausgeprägter bei schizophrenen Patienten (p < 0,055).

Zusammenhänge ergaben sich schließlich auch mit dem *subjektiven Befinden*, das anhand von Selbstbeurteilungsskalen (Beschwerdeliste, Befindlichkeitsskala und Paranoid-Depressivitätsskala nach von Zerssen [23]) gleichzeitig mit dem Fragebogen erhoben wurde [4]: Je deutlicher die Patienten körperliche Beschwerden, aktuelle Verstimmung, Angst und Depression erlebten, desto eher stuften sie sich selbst auch als behandlungsbedürftig ein. Dagegen bestand keine Korrelation zwischen der Selbsteinschätzung des Befindens oder der Tendenz zur Krankheitsverleugnung und der Ablehnung des Klinikaufenthaltes. Die Vermutung, daß es Patienten, die nicht mit einer stationären Behandlung einverstanden sind, einfach an Krankheitseinsicht fehlt [11], konnte also nicht bestätigt werden. Gerade bei Patienten mit einem erheblichen Ausmaß an subjektiv erlebter depressiver oder wahnhafter Verstimmung waren aber die Vorstellungen von der Klinik von Befürchtungen geprägt.

Diskussion

Soweit das Image psychiatrischer Institutionen bei deren Patienten bisher überhaupt Gegenstand empirischer Untersuchungen war, zeichnen sich drei Forschungsansätze ab: Die traditionelle *Vorurteilsforschung* sah die Vorstellungen von Laien über Psychiatrie als wirklichkeitsfremde, unzutreffende Stereotype, die auf Unwissenheit beruhen und durch Öffentlichkeitsarbeit korrigiert werden können [13, 14]; die sozialpsychologische *Einstellungsforschung* nimmt an, daß „Opinions" oder „Attitudes", etwa Mißtrauen und Ablehnung, eher durch die Situation und die Wahrnehmung des Subjekts als die Realität des Objekts geprägt und weitgehend erfahrungsunabhängig sind [5, 19, 21]; in den Augen der *Evaluationsforschung* schließlich wird das Antwortverhalten der Befragten nicht von deren subjektivem Erleben, sondern von der Wirklichkeit des Objekts bestimmt; Urteile von Patienten, etwa ihre Einschätzung der Stationsatmosphäre oder ihre Zufriedenheit mit der Behandlung, werden als Instrumente zu Erfolgsmessung und Qualitätskontrolle eingesetzt [12, 17].

Tatsächlich scheinen nach unseren Befunden Vorbehalte gegenüber der Psychiatrie z. T. ebenso der persönlichen Situation der Betroffenen wie der Realität der Klinik zu entspringen; die Einstellung bestimmter Patientengruppen ist durch Besonderheiten ihrer sozialen Integration, die Art ihrer seelischen Erkrankung oder das Ausmaß der erlebten Störung des Befindens gewissermaßen einseitig gefärbt. Bei vielen der von uns Befragten bestanden aber wirklichkeitsnahe Vorstellungen und realistische Erwartungen; sie waren in der Lage, sich ein zutreffendes Urteil über die Klinik zu bilden und Unterschiede zwischen der alten Nervenklinik und dem neuen Gebäude differenziert wahrzunehmen.

Wir haben nicht erwartet, nun gewissermaßen alle Vorurteile mit einem Schlage ausräumen zu können; von Ängsten und Befürchtungen waren auch die im Neubau befragten Patienten nicht frei. Eine Psychiatrie, die ihre Aufgaben der Sicherung und Bewahrung ernst nimmt [10, 15], wird sich trotz aller Öffentlichkeitsarbeit von solchem Mißtrauen nie ganz freimachen können, wird mit kritischem Argwohn seitens der Öffentlichkeit und der Betroffenen immer rechnen müssen [13, 14]. Dennoch scheint sich das Bemühen um ein zeitgemä-ßes Erscheinungsbild der neuen Klinik gelohnt zu haben: Sie wird nicht nur als offener und freizügiger erlebt; tatsächlich sind auch mehr Patienten mit einer stationären Behandlung einverstanden. Offensichtlich kann durch attraktive Gestaltung der Klinik und angemessene Unterbringung der Patienten von seiten der Psychiatrie selbst doch dazu beigetragen werden, Vorbehalte abzubauen und Vorurteile zu überwinden. Patientenzentriertes „Bauen in der Psychiatrie" genügt natürlich nicht, ermöglicht es aber, im Klinikalltag eine therapeutische Atmosphäre zu verwirklichen.

Literatur

1. Böcker FM (1985) Psychiatrische Familienpflege und offene Irrenfürsorge – sozialpsychiatrische Konzepte bei Gustav Kolb und heute. In: Lungershausen E, Baer R (Hrsg) Psychiatrie in Erlangen – Festschrift zur Eröffnung des Neubaus der psychiatrischen Universitätsklinik Erlangen. Perimed, Erlangen
2. Böcker FM (1986) Einstellung zur psychiatrischen Klinikbehandlung nach einem Suicidversuch. In: Specht F, Schmidtke A (Hrsg) Selbstmordhandlungen bei Kindern und Jugendlichen. Roderer, Regensburg
3. Böcker FM (1986) Erfahrung mit psychiatrischen Einrichtungen und Einstellung zur stationären Behandlung: Bestimmt die „Patientenkarriere" das Verhältnis zur Psychiatrie? Symposion „Zur Lage der Psychiatrie – Erreichtes und Erreichbares", Erlangen
4. Böcker FM (1986) Einstellung psychisch Kranker zur psychiatrischen Klinikbehandlung und Selbsteinschätzung des Befindens bei Aufnahme und Entlassung. Jahreskongreß 1986 der deutschen Gesellschaft für Medizinische Psychologie und Psychopathometrie, Salzburg
5. Ellsworth R, Maroney R (1972) Characteristics of psychiatric programs and their effects on patient adjustment. J Consult Clin Psychol 39:436–447
6. Ernst K, Egloff A (1974) Freiwilligkeit und Zwang bei 200 psychiatrischen Klinikaufnahmen. Nervenarzt 45:178–182
7. Faust V (1981) Der psychisch Kranke und die Gesellschaft – Was befürchtet der psychisch Kranke vom Gesunden, was weiß der Gesunde vom psychisch Kranken? Hippokrates, Stuttgart
8. Jaeckel M, Wieser St (1970) Das Bild des Geisteskranken in der Öffentlichkeit. Thieme, Stuttgart
9. La Roche C, Ernst K (1975) Die psychiatrische Klinikbehandlung im Urteil von 200 Kranken und ihren 15 Ärzten. Arch Psychiatr Nervenkr 220:107–116
10. Lauter H (1986) Kustodiale Psychiatrie – unzeitgemäße Betrachtungen. Symposion „Zur Lage der Psychiatrie – Erreichtes und Erreichbares", Erlangen
11. Linden M (1982) Die Veränderung von Krankheitsmodell und Compliance bei schizophrenen Patienten. In: Helmchen H, Linden M, Rüger U (Hrsg) Psychotherapie in der Psychiatrie. Springer, Berlin Heidelberg New York
12. Locker D, Dunt D (1978) Theoretical and methodological issues in sociological studies of consumer satisfaction with medical care. Soc Sci Med 12:283–292
13. Lungershausen E (1983) Fragen und Ziele psychiatrischer Öffentlichkeitsarbeit. In: Faust V, Hole G (Hrsg) Psychiatrie und Massenmedien. Hippokrates, Stuttgart
14. Lungershausen E (1985) Psychiatrie und Öffentlichkeit. In: Buchholz G et al. (Hrsg) Der Arzt – Profil eines freien Berufes. Deutscher Ärzteverlag, Köln
15. Lungershausen E (1985) Ethische Fragen der Psychiatrie. In: Lungershausen E (Hrsg) Positionen – Versuche zu zwei Grundproblemen der Psychiatrie. Palm u. Enke, Erlangen
16. Marx R (1973) Psychiatrische Laien sehen ein psychiatrisches Großkrankenhaus: Grafenberg – eine totale Institution? Köln Z Soziol Sozialpsychol 25:350–364
17. Moos R (1974) Evaluating treatment environments – A social ecological approach. Wiley, New York

18. Rössler A (1985) Zur Geschichte der Universitäts-Nervenklinik Erlangen. In: Lungershause E, Baer R (Hrsg) Psychiatrie in Erlangen. Perimed, Erlangen
19. Stumme W (1975) Psychische Erkrankungen – im Urteil der Bevölkerung: Eine Kritik der Vorurteilsforschung. Urban u. Schwarzenberg, München
20. Universitätsbauamt (Hrsg) (1985) Dokumentation zur Einweihung des Kopfklinikums – 2. Bauabschnitt: Psychiatrische Klinik der Universität Erlangen-Nürnberg. Erlangen
21. Weinstein RM (1979) Patient attitudes toward mental hospitalization – A review of quantitative research. J Health Soc Behav 20:237–258
22. Wickles J (1980) Psychische Erkrankungen aus der Sicht psychisch Kranker – dargestellt und analysiert anhand einer Umfrage bei Patienten des Nervenkrankenhauses Bayreuth im Vergleich zur Bevölkerung der Umgebung des psychiatrischen Krankenhauses Düsseldorf-Grafenberg. Med. Dissertation, Erlangen
23. Zerssen D von (1976) Klinische Selbstbeurteilungsskalen aus dem Münchner Psychiatrischen Informationssystem (Psychis München): Manual. Beltz, Weinheim

5.4 Psychiatrische Reflexionen zur Entwicklung der Krankenhausarchitektur bei Um- und Neubauten psychiatrischer Abteilungen an Allgemeinkrankenhäusern

G.-K. KÖHLER und A. RIEGE

Die Außen- und Innenarchitektur psychiatrischer Krankenhäuser wird seit der Psychiatrie-Enquete von den überall entstehenden psychiatrischen und psychiatrisch-psychotherapeutischen Abteilungen an Allgemeinkrankenhäusern beeinflußt. Architekten und Krankenhausträger müssen neuen Erwartungen und Ansprüchen an die Herstellung eines milieutherapeutischen Settings entsprechen, das psychotherapeutische, psychosoziale und systemische Funktionsabläufe und Konzepte berücksichtigt. Nichtärztliche, ja nicht einmal medizinische Berufsgruppen melden Wünsche an, denen die Architekten im Allgemeinkrankenhaus nicht begegnet waren. Manchen neugewählten psychiatrischen Chefärzten fiel die unerwartete Aufgabe zu, psychiatrische, psychotherapeutische, sozialpsychiatrische und psychiatriepolitische Bestandteile des Konzepts der gemeindenahen Abteilungspsychiatrie in die seltenen Neubauten und die viel häufigeren Umbauten unattraktiv gewordener somatischer Abteilungen zu integrieren. Die Affinität zwischen gemeindepsychologischer Orientierung und Systemdenken impliziert dabei auch eine systemorientierte Sichtweise der neueren psychiatrischen Krankenhausarchitektur. Gemeindenahe psychiatrische Abteilungen an Allgemeinkrankenhäusern sind in besonderer Weise soziale Systeme, die auf kommunikative Handlungen zurückgehen. Es handelt sich um eine temporäre, d.h. in der Gegenwart erkennbare Einheit, die sich in einem permanenten Wandlungsprozeß und Anpassungsvorgang an den wechselnden Bedarf stationärer und ambulanter psychiatrischer und psychotherapeutischer Versorgung befindet, offen für verschiedene evolutive Konzepte ist und vom Pragmatismus in größerem Maße geprägt wird, als dies für die langfristig geplanten Neubauten psychiatrischer Universitätskliniken der ausgehenden 70er Jahre gilt.

Im Unterschied zu manchen Neubauten psychiatrischer Universitätskliniken, die – wie die Universitätsnervenklinik auf dem Bonner Venusberg oder das Kopfklinikum der Universität Erlangen – auf städtebaulich reizvollem Grund oder – wie manche psychiatrischen Großkrankenhäuser und psychiatrisch-psychotherapeutischen Privatkrankenhäuser – in landschaftlich schöner Umgebung entstehen, sind die psychiatrischen Abteilungen Bestandteile mehr oder weniger alter, zentral gelegener Krankenhäuser auf traditionsträchtigem, im Ruhrgebiet manchmal schwankendem Boden in der Nähe von Zechen, Stahlwerken und Industrieanlagen oder der (infolge industrieller Umstrukturierung) zu modernen Einkaufs- und Begegnungszentren werdenden Innenstädte. Diesen Tatsachen sucht die Abteilungspsychiatrie Rechnung zu tragen, indem sie Grundriß und äußere Gestaltung der psychiatrischen Bauten dem Allge-

Aktuelle Kernfragen in der Psychiatrie
Herausgegeben von F. Böcker und W. Weig
© Springer-Verlag Berlin Heidelberg 1988

meinkrankenhaus und seiner gewachsenen Architektur anzugleichen versucht und der städtebaulichen Tradition der Umgebung anpaßt. Außen- wie innenarchitektonische Lösungen, die Unterschiede zu städtebaulichen Traditionen betonen, wenn sie auch avantgardistische Akzente setzen, sollten vermieden werden, um eine Integration des psychiatrischen Behandlungszentrums in die Gemeinde zu erreichen und die Abteilung nicht zu einer Sondereinrichtung „im Sperrgebiet" geraten zu lassen. Die Integration der Abteilung in das Allgemeinkrankenhaus verlangt vom Architekten, die funktionellen Bedürfnisse der somatischen Medizin und die psychiatriekonzeptuellen, überwiegend milieutherapeutischen Spezialitäten der psychiatrischen Abteilung in einer Weise zu berücksichtigen, die fließende Übergänge zu den somatischen Abteilungen ermöglicht, unvermeidliche oder sinnvolle Abgrenzungen in einer angemessenen, nichttrennenden Weise erlebbar werden läßt und die Gleichstellung der psychisch Kranken mit den körperlich Kranken durch eine gelungene bauliche Synthese der unterschiedlichen funktionalen und milieutherapeutischen Anforderungen der Somatik und der Psychiatrie fördert. In dem scheinbaren Nachteil, daß psychiatrische Abteilungen oft im historisch ältesten Teil des Allgemeinkrankenhauses, in einem ausgedienten Schwesternwohnheim oder einer leerstehenden Station unter dem Dach entstehen, verbergen sich Chancen für integrative architektonische Bestrebungen. Die Fassaden des Allgemeinkrankenhauses müssen renoviert werden, der Neubau von Verbindungsgängen und Bindegliedern ist notwendig, Funktionsabteilungen müssen an- oder ausgebaut werden, Garagen und Parkdecks entstehen, Außenanlagen sind gärtnerisch neu zu gestalten. Der Neu- und Umbau psychiatrischer Abteilungen fördert auf diese Weise die Eingliederung des Allgemeinkrankenhauses in die städtebauliche Gesamtsituation des Standortes und kann die Beziehung zwischen der Standortgemeinde und ihrem Krankenhaus, insbesondere ihrer psychiatrischen Abteilung, intensivieren. Als Beispiel für diese architektonischen Entwicklungen kann die Psychiatrische Abteilung der Evangelischen und Johanniter Krankenanstalten Duisburg-Nord/Oberhausen gelten. In einer Zeit von 7 Jahren wurde eine gelungene architektonische Integration einer psychiatrischen Klinik von 200 Betten einschließlich Tagesklinik in das aus dem Jahre 1895 stammende Johanniter-Krankenhaus Oberhausen-Sterkrade erreicht. Infolge der staatlich geförderten Einrichtungen dieser psychiatrischen Abteilung wurden die alten Gebäude renoviert und restauriert, alte Stilelemente, z.B. ziegelgedeckte Walm- und Satteldächer sowie Klinkerbauten mit historischen Sprossenfenstern mit großzügigen Glas-Stahlbeton-Bauten kombiniert und der „schloßartige" Grundriß des Krankenhauses in einer parkähnlichen Anlage in unmittelbarer Nähe der Sterkrader City umweltbewußt und bürgernah erweitert, so daß ein kommunikativ wirksames, aber auch Akzente setzendes bauliches Behandlungszentrum entstand. Die Bereitschaft der Krankenhausträger zu architektonischen Lösungen, die Vorurteile gegenüber der Psychiatrie durch ästhetisch gelungene und funktionelle architektonische Gestaltungen abbauen, dem Krankenhaus ein positives Image verleihen und mit Gestaltungen in psychotherapeutisch-psychoanalytischen Privatkliniken vergleichbar sind, ist größer geworden. Der anfänglichen Skepsis somatischer Ärzte des Krankenhauses im Hinblick auf eine Belastung des „Images" der somatischen Klinik durch die

„Psychiatrie" wird wirksam begegnet. Die zeitweise apparativ und technisch ausgerichtete Architektur somatischer Kliniken hat außerdem einen starken Nachholbedarf an jenen Bauten und Einrichtungen, die essentieller Bestandteil moderner Psychiatriearchitektur sind: Kommunikationszentren, Cafeteria, Sozialzentren, therapeutische Einrichtungen wie Gymnastiksäle, Mehrzweckhalle, Abteilung für Kunst- und Bewegungstherapie, Beschäftigungs- und Arbeitstherapie, Konferenzräume und Hörsäle fördern die Integration der Psychiatrie in das Allgemeinkrankenhaus und steigern dessen Attraktivität in der Region (Abb. 1−6). Transparenz und Offenheit der Arbeit in der Abteilung läßt sich architektonisch besonders gut in den kommunikativen und der gemeinschaftlichen Therapie dienenden Neubauten erreichen, wenn sich Architekt und Träger zu einer, in den letzten Jahren Verbreitung findenden Glasflächen-Metallkonstruktions-Architektur entschließen, die zu lichten, hellen und weiten Räumen führt bzw. Durchblicke und Einblicke in das Krankenhaus und nach außen ermöglicht. Außengestaltung und Innenausstattung erscheinen auf den ersten Blick oft aufwendiger und teurer als sie sind, wenn der Preis der verwendeten Materialien gut kalkuliert wird und der Bauherr vom Einfallsreichtum des Architekten profitiert. Einer innen- und außenarchitektonischen Gestaltung und Möblierung auf dem Niveau einer „Billig-Psychiatrie" ist dagegen zu begegnen. Sie fördert „Zwei-Klassen-Psychiatrie" und ist nicht geeignet, die Diskrepanz zwischen der weitgehend überwundenen „Arme-Leute-Psychiatrie" (Finzen) psychiatrischer Großkrankenhäuser und der „Edel-Psychiatrie" gemeindeferner psychotherapeutisch-psychosomatischer Privatkliniken zu verringern. Die psychiatrische Abteilung ist für alle Bürger da. Sie verfehlt ihren sozialpsychiatrischen Anspruch, wenn sie den Bedürfnissen einer pluralistischen Gesellschaft mit ihren unterschiedlichen sozialen Schichten nicht entsprechen würde.

Die Kapazität somatischer und psychiatrischer Abteilungen an Allgemeinkrankenhäusern ist nicht für alle Zeiten festgeschrieben, sondern wird dem wechselnden Bedarf angepaßt. Der Gedanke, daß seine psychiatrische Abteilung eines Tages wieder zur somatischen Station wird, mag einen Psychiater, der sich am Ewigkeitsdenken psychiatrischer Universitätskliniken oder Großkrankenhäuser orientiert, unangenehm berühren. Verfolgen wir aber die Entwicklung der Abteilungspsychiatrie in den dichtbesiedelten Regionen des Ruhrgebiets, dann sehen wir, daß die Zahl der in den weiter entfernten Großkrankenhäusern zu behandelnden Patienten ständig abnimmt, während die psychiatrischen Bettenzahlen in immer neuen psychiatrischen Abteilungen sprunghaft ansteigen. Fügen wir die ambulante Versorgung der Patienten, die Wohngemeinschaften, Wohnheime, Kontaktzentren usw. hinzu, dann befinden wir uns auf dem Wege zur Überkapazität im stationären Bereich, die früher oder später zu einer anderen Nutzung der heute gebauten psychiatrischen Abteilungen am Allgemeinkrankenhaus oder zu ihrer Schließung führen wird. Z. B. entschlossen sich die Evangelischen und Johanniter-Krankenanstalten Duisburg-Nord/Oberhausen im Februar 1987 im Hinblick auf den Betten- und Personalbedarf ihrer überbelegten somatischen Abteilungen zur Schließung einer soeben fertiggestellten, d. h. vollständig renovierten psychiatrischen Station, noch bevor sie eröffnet worden war, obwohl eine neugegründete psychia-

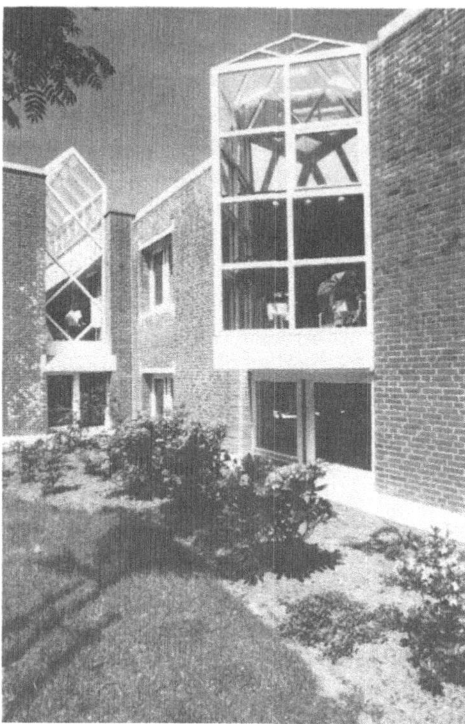

Abb. 1. Therapietrakt (Räume für Gruppentherapie) als Verbindungsbauteil zwischen der Psychiatrischen Klinik (umgebautes Schwesternwohnheim) und dem Altbau des Johanniter-Krankenhauses Oberhausen-Sterkrade eingefügt

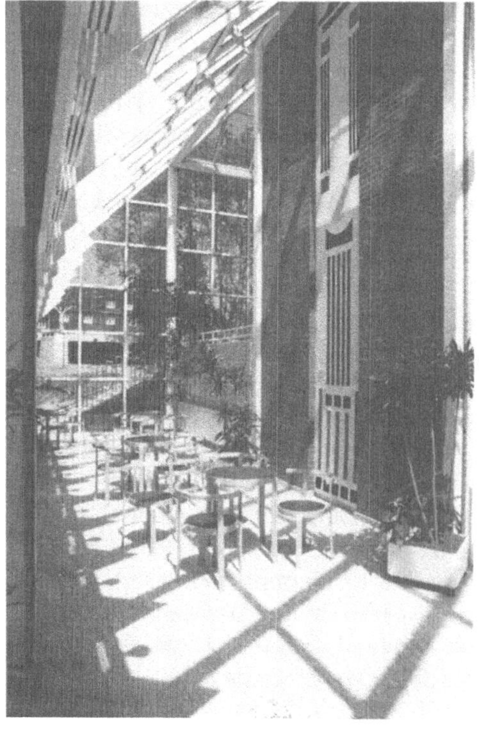

Abb. 2. Patienten-Cafeteria in einem Bauteil, der den Therapietrakt mit dem Wohnheim für Altersverwirrte („Johanniter-Haus") und dem Hauptgebäude des Johanniter-Krankenhauses verbindet

Abb. 3. Stahl- und Glaskonstruktionen („Glaspassagenstil") in der Cafeteria

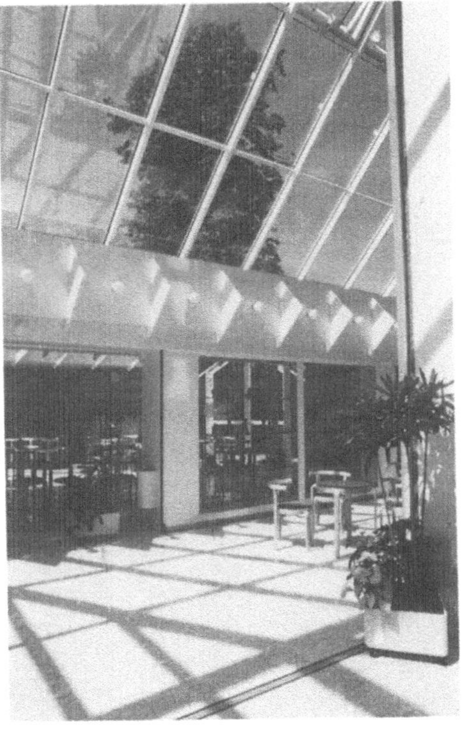

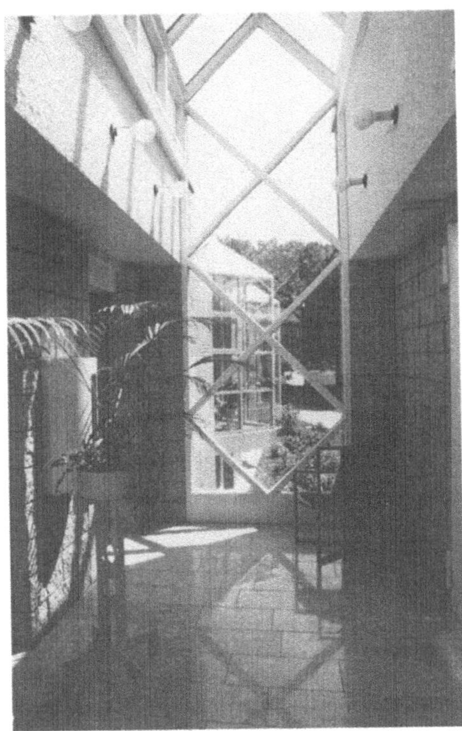

Abb. 4. Verbindungsgang zwischen dem Foyer der Psychiatrischen Klinik und dem „Hans-Jörg-Weitbrecht-Saal" (Mehrzweckhalle)

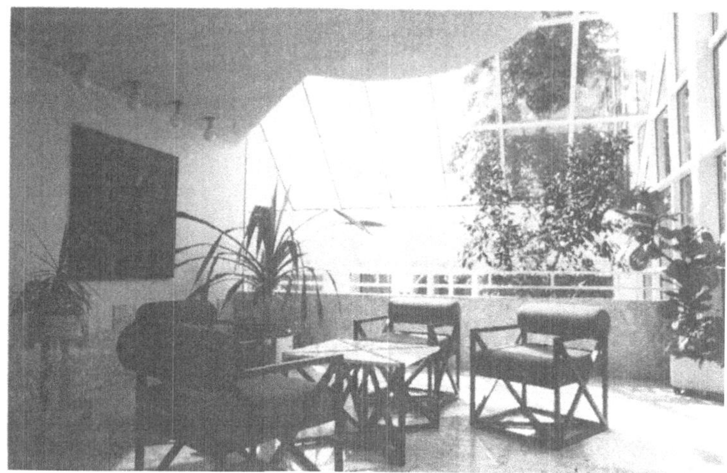

Abb. 5. Aufenthaltszonen im Flurbereich des sog. „nördlichen Bindeglieds" zwischen Altenwohnheim und Hauptgebäude des Johanniter-Krankenhauses

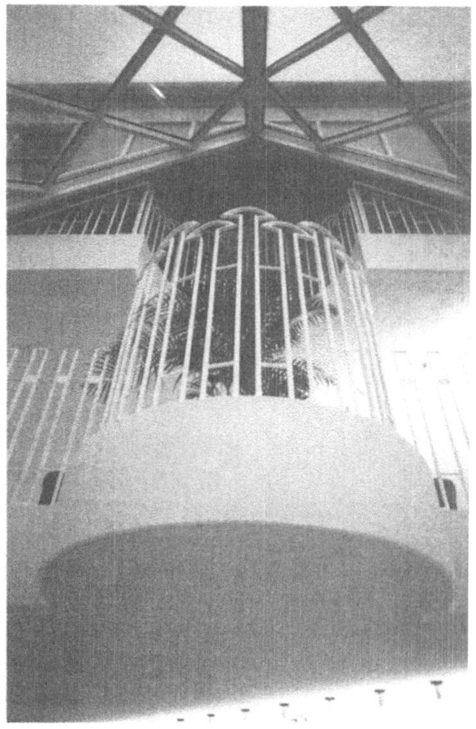

Abb. 6. Empore im nördlichen Bindeglied mit hoher Verkleidung als Absturzsicherung

trische Klinik mit 100 Betten in der Nachbarschaft noch nicht eröffnet worden war, Wartezeiten bestanden und die Klinik ständig überbelegt war. Die kritische und realistische Beobachtung solcher Entwicklungen führt uns vor Augen, daß die Abteilungspsychiatrie im stationären Bereich ihre Grenze bereits erreicht hat.

Der architektonische Kompromiß aus dem Versuch, diesen wechselnden medizinischen und psychiatrischen, psychotherapeutischen und sozialpsychiatrischen Bedingungen gerecht zu werden, ist die Entwicklung flexibler, sog. „somatisch-psychiatrischer Mehrzweckstationen", die es erlauben, durch geringfügige bauliche und organisatorische Veränderungen sowohl Patienten mit körperlichen Erkrankungen als auch neurotische, psychotische und gerontopsychiatrische Patienten auf der gleichen Station zu behandeln. Den funktionellen und hygienischen Anforderungen der somatischen Medizin und den milieutherapeutischen Ansprüchen der Psychiatrie wird durch den Schnitt der Zimmer, die Möblierung, die Wahl der Tapeten und Bodenbeläge, durch zusätzliche Räume für Team- und Gruppenbesprechungen, Gruppentherapien, durch kleine Zimmer für Assistenzärzte und Psychologen und durch getrennte Aufenthaltsräume für Raucher und Nichtraucher Rechnung getragen. Die Stationen haben in der Regel nicht mehr als 20 Betten, es gibt Ein- und Zweibettzimmer, der Patient hat Platz für sich selbst und für all das, was er für einen monatelangen Aufenthalt in der Klinik braucht. Der Wohnraumcharakter ist besonders wichtig, wenn es die Klinik mit ihrer Verpflichtung zur mittel- und langfristigen Behandlung ernst nimmt. Die traditionell langen Flure alter Schwesternwohnheime oder somatischer Stationen werden zu breiten Verkehrsflächen, vergleichbar Straßen und Plätzen in einem Wohngebiet.

In Klinikneubauten experimentieren wir neuerdings mit psychiatrisch-psychotherapeutischen „Großraumstationen" für über 30 Patienten in Ein- und Zweibettzimmern und mit aufgelockerten „Verkehrsflächen" sowie „Aufenthaltszonen" für die Einnahme der Mahlzeiten und den Aufenthalt sich jeweils neu bildender Teilgruppen.

Zimmer, Aufenthaltsräume und -zonen, Treppenhäuser und Verbindungsflure, Ein- und Ausgänge, die allen Patienten des Allgemeinkrankenhauses zugänglich sind, müssen — wenn sich das Krankenhaus zu einer psychiatrischen Abteilung entschließt — den Bedürfnissen auch der psychiatrischen Patientenkollektive entsprechen, d. h. Aufnahmeabsprachen und Zusagen zur Vollversorgung verpflichten Psychiater, Architekten und Träger zur Berücksichtigung von Sicherheitsaspekten. Die Zunahme der Kliniksuizide stellt dabei besonders hohe Anforderungen an die architektonische Gestaltung psychiatrischer Abteilungen, wenn es darum geht, in der Suizidprophylaxe ein Höchstmaß an Freiheit mit einem ärztlich vertretbaren Minimum an Zwang und Kontrolle zu verbinden. Geschlossene Abteilungen an Allgemeinkrankenhäusern sind kleiner, oft auch unübersichtlicher als an Großkrankenhäusern und Universitätskliniken. Vorstellungen des Krankenhausträgers oder des Pflegedienstes, die sich am suizidprophylaktischen Standard somatischer Abteilungen orientieren, ist meist dann zu begegnen, wenn es um die Sicherung von sanitären Anlagen, Fluren, Treppenhäusern und Fenstern geht. Suizidmöglichkeiten mit Aufforderungscharakter sollen vermieden werden. Auch erfahrene Architekten lassen sich manchmal zu ästhetisch ansprechenden, aber suizidprophylaktisch bedenklichen Konstruktionen verleiten, die später zusätzliche Sicherungen erforderlich machen. Oft wird nachträglich eine künstlerische Kaschierung von Absturzsicherungen im Treppenhaus, an Rampen oder Emporen notwendig, um den offenen Gesamteindruck nicht zu stören.

Das Beispiel des Klinikums Aachen zeigt, wie ausgeprägt und tiefgreifend die Bürger der Region, die Patienten und die Mitarbeiter des Krankenhauses durch die Krankenhausarchitektur zu Projektionen angeregt werden und lebhafte Vorstellungen von der Funktion und Arbeitsweise sowie der tragenden therapeutischen Grundhaltung des Krankenhauses entwickeln.

Die Architektur psychiatrischer Abteilungen kann etwas von dem vermitteln, was als Hoffnung auf gelungene Individualisation und Sozialisation bezeichnet werden kann. Zu diesen Prozessen trägt nicht nur die psychiatrisch-psychotherapeutische Alltagsarbeit bei, sondern auch das Träumen, das Spiel der Phantasie und die Suche nach neuen Farben und Formen, die Begegnung zwischen „drinnen" und „draußen", von Patienten, Bürgern und Therapeuten, der Dialog zwischen Bauherren, Architekten und Psychiatern. Diesem Spiel der Phantasie sollte sich ein Krankenhauspsychiater, der das Glück hat, den Neu- oder Umbau einer psychiatrischen Abteilung am Allgemeinkrankenhaus mitzugestalten, nicht entziehen. Im Konferenzraum unserer Psychiatrischen Klinik hängt deshalb ein Bild des Krefelder Künstlers Kassel („Gartenzwerg"), das folgende Zeilen eines Gedichtes enthält:

> „Ich habe ein Schloß voller Träume
> und meine Träume gut verschlossen
> nur für mich. Hast Du auch ein Schloß?
> Laß es Dir nicht zertreten. Es verfällt . . . früh genug.
> Träume nicht nur Dein Leben . . . lebe Deinen Traum.
> Noch sitze ich in meinem Schloß und träume."

5.5 Erste Erfahrungen mit der „offenen" Architektur auf der Rottmannshöhe

A. ALTHOFF

Viele Hoffnungen und Erwartungen knüpfen sich an die mit 48 Plätzen ausgestattete und neueröffnete Jugendpsychiatrische Abteilung der Heckscher Klinik München des Bezirks Oberbayern in Berg, am Ostufer des Starnberger Sees. Bereits im Raum- und Funktionsprogramm wurde festgelegt, daß es sich auf der Rottmannshöhe um mittel- und langfristige stationäre Behandlungen bei psychiatrisch erkrankten Jugendlichen handeln soll.

Es ging dem Architekten, Herrn Utz Peter Strehle aus München, nicht einfach darum, das 1875 erbaute nach dem Landschaftsmaler Carl Rottmann benannte Hotel, dann Sanatorium und später von Jesuiten als Exerzitienhaus genutzte Gebäude stilgerecht zu renovieren. Analog zu der künftigen Nutzung als Klinik- und Lernbereich für jugendliche Patienten wollte der Architekt Alt- und Neubau vielmehr als offene, fließend ineinander übergehende Architektur verstanden wissen; d. h. Architektur, die keiner fest vorgegebenen Raum- und Formvorstellung verpflichtet ist, sondern den Jugendlichen Freiräume offeriert, Freiräume zum Alleinsein, aber auch zur offenen spontanen Kommunikation. – Daraus resultiert vor allem im Neubaubereich der Schule, der sich flach und fächerförmig dem dominierenden Altbau entzieht, eine filigrane Bau- und Raumgestaltung. Hier sind beabsichtigte Brüche und Materialsprünge ebenso zu finden wie scheinbar unfertige Details oder unvollendete Nischen und Winkel, die den Jugendlichen geradezu zur Aktivität herauszufordern scheinen. Das gleiche gilt auch für den Altbau, dessen Äußeres mustergültig restauriert, dessen Inneres jedoch im Gegensatz dazu um so befreiter von historischen Zwängen neu definiert wird. Hier versucht der Architekt die vorgegebene starre Grundrißstruktur so extensiv wie konstruktiv gerade noch möglich aufzubrechen bzw. künstlich zu deformieren. Damit gelingt es ihm aus dem starren Raster ausbrechende Flurhöhlen, Nischen und Erker als Rückzugs- und Erlebnisbereiche zu schaffen.

Im renovierten Altbau in den drei Stockwerken befindet sich jeweils eine Station mit 16 Betten. Der Aufbau der Station ist so, daß vom Mittelgang (ehemals Hotelflur) im West- und Ostflügel Patientenzimmer abgehen (Einbettzimmer mit 10 qm, Zweibettzimmer mit 14 qm, Dreibettzimmer mit 21 qm). Der Aufenthaltsraum, in der Mitte der Station gelegen, ist beidseits vom Gang her zugänglich und liegt neben dem Stations- und Arztzimmer. Weiter fällt im Aufenthaltsraum ein abgegrenztes „Stammtischrondell" auf, das nach außen in den Gang vorspringt. Die 3. Etage ist mit dem ausgebauten Dachgeschoß verbunden, wo sich der zugehörige großzügige Aufenthaltsraum befindet. – Ein weiterer offener Freiraum ist der Eingangsbereich als Verbindung zwischen Schule

Aktuelle Kernfragen in der Psychiatrie
Herausgegeben von F. Böcker und W. Weig
© Springer-Verlag Berlin Heidelberg 1988

und Klinikbereich. Es schließen sich im Schulbereich die große Pausenhalle an, auf der anderen Seite als Verlängerung im Klinikbereich der Speiseraum und die Terrasse. Vorgegebene Freiräume sind die großzügige Turnhalle im Sinne einer Mehrzweckhalle, Sauna, Schwimmbad und die Sportplätze. Ein zu erschließender Freiraum ist der ausgedehnte Gartenbereich rings um das Haus.

Wie wirkt sich diese Architektur auf das Verhalten der Patienten aus? Zur Erfassung des sozialen Klimas in psychiatrischen Stationen wird der Stationsbeurteilungsbogen (SBB) benutzt, eine deutschsprachige Adaptation der Ward Atmosphere Scale (WAS) nach Moos [6]. In umweltpsychologischen Studien an psychiatrischen Kliniken wurde die Bedeutung der äußeren Umgebung untersucht, so z. B. von Ittelson [3] oder von Schwarz [7] an der Psychiatrischen Universitätsklinik in München. Wir haben bisher keine strukturierte Untersuchung durchgeführt, weil viele Variablen immer noch wechseln, dennoch möchten wir versuchen, ein paar Tendenzen zu schildern:

1. Die Eltern loben in den Aufnahmegesprächen das Gebäude und die Station, was häufig hilfreich ist, wenn die Angst groß ist, ihre Jugendlichen einige Zeit in der psychiatrischen Klinik zu wissen. Nach einigen Wochen ist bei den Jugendlichen zu bemerken, daß sie ihren Freunden oder Gästen das Haus mit Stolz vorführen.

2. Schwarz fand in seinen Untersuchungen, daß Frauen sich insgesamt mehr auf der Station aufhalten als Männer. Dies Ergebnis können wir höchstens für die magersüchtigen Mädchen bestätigen.

3. Wie werden die beschriebenen Freiräume genutzt? Wie auch in anderen Untersuchungen scheint sich zu bestätigen, daß die Größe des pro Kopf zur Verfügung stehenden persönlichen Raumes wichtig ist für die jeweilige Zufriedenheit des Patienten [3, 7]. Einzel- und Doppelzimmer werden deutlich vorgezogen. – Frequentiert ist das „Stammtischrondell" im Aufenthaltsraum mit seinem halböffentlichen Charakter. Wenn man in den Aufenthaltsraum hineingeht, ist man dort nicht sofort unter Sicht der Betreuer, hier sind oft angeregte Gespräche und Spiele im Gange. Wie überhaupt halböffentliche, halbprivate Übergangszonen wichtig sind für soziale Kontakte. Sie haben sog. Aufforderungscharakter, wohl nicht zuletzt, weil dort Meetings und Stationsgruppen mit gemeinsamer Aktivitätsplanung stattfinden. Im Gegensatz dazu hat die große Terrasse eher den Charakter eines Präsentiertellers und wird von den Jugendlichen wenig genutzt.

4. Aggressionen werden in Grenzen positiv beeinflußt durch die Architektur. Scheinbar sind genug Rückzugsmöglichkeiten vorhanden, zum anderen auch die Möglichkeit, kurz auf den Sportplatz oder in die Turnhalle zu gehen.

Die Schwierigkeiten mit dieser Architektur ergeben sich daraus, daß 16 Jugendliche pro Station viel sind, was bei den offenen Türen und der Unübersichtlichkeit des Hauses eine hohe Anforderung für das Betreuerteam darstellt. Jugendliche mit Sozialverhaltensstörungen sind mit diesem großzügig konzipierten Rahmen überfordert. Weiter hat sich gezeigt, daß die Jugendlichen mit Psychosen sich unter den gegebenen baulichen Bedingungen wohlfühlen. Dies hängt mit der Möglichkeit zusammen, sich einerseits zurückziehen zu können ins eigene Zimmer, zum anderen immer wieder auch in unterschiedlichem Maß soziale Kontakte pflegen zu können in Gruppenräumen bzw. auch übergreifend über die Stationen, im Sinne von sich wieder erproben können.

Literatur

1. Crocket R (1971) Plans for new psychiatric units: An opportunity being missed: Lancet II:1373−1374
2. Ellinghaus R, Groenewald HB, Baumann U, Eckmann F (1981) Analyse und Validierung eines Fragebogens zum „Stationsklima". Z Klin Psychol 10:241−264
3. Ittelson WH, Proshansky HM, Rivlin LG (1970) Bedroom size and social interaction of psychiatric ward. Environ Behav 2:255−270
4. Izumi K (1965) Psychological phenomena and building design. Building Research. J Buil Res Inst 2:9−11
5. Levy MA (1976) Designing environment for mentally retarded clients. Hosp Commun Psychiatry 11:793−796
6. Moos RH (1974) Ward Atmosphere Scale: Manual. Palo Alto, Consulting Psychologists Press
7. Schwarz H (1980) Umweltpsychologische Untersuchung über den Einfluß der räumlichen Umgebung auf das Verhalten stationärer psychiatrischer Patienten. Dissertation, München

5.6 Neugestaltung einer kinder- und jugendpsychiatrischen Station

U. Lehmkuhl, M. Müller-Küppers und W. Mahlke

Die architektonische Gestaltung einer kinder- und jugendpsychiatrischen Station hat in viel erheblicherem Maße Einfluß auf die therapeutische Arbeit in unseren Kliniken, als dies von Krankenhausträgern und Verwaltungen bisher akzeptiert wurde.

Die Empfindungen von Eltern und Kind bei einer stationären Aufnahme können von Verzweiflung bis Erleichterung reichen: Eltern erwarten nicht selten anstaltsähnliche Verhältnisse; auch das Kind fürchtet, in eine neue Umgebung versetzt zu werden: Es gelten neue Regeln und Konventionen. Es gilt, mit neuen „Geschwistern" zu leben, sich auf neue erwachsene Bezugspersonen einzustellen und vor allem, sich an eine neue Umgebung zu gewöhnen.

Bei der Ausstattung kinder- und jugendpsychiatrischer Kliniken werden Lösungen gesucht, die Rücksicht nehmen auf

- die Befindlichkeit und den Entwicklungsstand von Kindern und Jugendlichen,
- die emotional ansprechende Funktionalität und
- die natürlichen Materialien, die gleichermaßen preiswürdig und beständig sein sollen.

Eigene Erfahrungen

Die kinder- und jugendpsychiatrische Abteilung in Heidelberg ist in einer klassizistischen Villa der Jahrhundertwende in einem gutbürgerlichen Wohnviertel untergebracht, die etwa 10 Gehminuten von dem eigentlichen Klinikgelände entfernt liegt. Das in rotem Sandstein ausgeführte Gebäude ist von einem großen parkartig gestalteten Garten umgeben. Im Kellergeschoß sind neben der Küche, dem Schwimmbad und der Heizung auch Funktionsräume untergebracht.

Das Erdgeschoß umfaßt die Ambulanz mit Wartezimmer, Archiv und Sekretariat.

In der ersten Etage sind 18 Plätze für Kinder und Jugendliche, Jungen und Mädchen im Alter zwischen 4 und 18 Jahren, eingerichtet, die in Wohngruppen zu 6 Kindern leben.

In der obersten Etage finden sich Funktionsräume für Ärzte, Psychologen, Erzieher sowie Schulräume.

Aktuelle Kernfragen in der Psychiatrie
Herausgegeben von F. Böcker und W. Weig
© Springer-Verlag Berlin Heidelberg 1988

Unseren Versuch, dieses eben skizzierte Haus als kinderpsychiatrischen Lebensraum umzugestalten, möchte ich Ihnen als eine Entwicklung in drei Phasen beschreiben.

1. Phase: Wir versuchen mit Farbe und Wandschmuck die Räume freundlicher zu gestalten. Dazu gehört, daß wir die Metallbetten farbig angestrichen haben und bunte Bettwäsche einführten.

2. Phase: Die Metallbetten wurden durch Holzbetten ersetzt, teilweise zu Etagenbetten umgestaltet, um Platz zum Spielen zu schaffen. Der PVC-Belag wurde unter Teppichboden versteckt. Das vorhandene typische Klinikmobiliar wurde durch zweckmäßigere Schränke, Anrichten etc. ersetzt.

Ungelöst bleiben zwei Probleme:

- die Einteilung in Schlaf- und Wohnräume macht nur eine einseitige Nutzung möglich und
- die mit 4,20 m vergleichsweise hohen Räume, in denen sich die Kinder eher verloren vorkommen, werden — vor allem in ihrer Höhe — nicht genutzt.

Die Räume wirken insgesamt unwirtlich, sie lassen den Kindern keine Möglichkeiten sich zurückzuziehen. Bevorzugtes Spiel in der damaligen Phase ist das Bauen von Höhlen und Unterständen mit Hilfe von Decken und Matratzen.

In dieser Phase der Entwicklung stoßen wir auf Konzepte und Lösungen, wie sie von Mahlke et al. entwickelt und als „Wohnfeldgestaltung in der Behindertenhilfe" publiziert worden sind (Mahlke 1979, 1982; Mahlke u. Schwarte 1985; Lehmkuhl et al. 1984; Müller-Küppers et al. 1987).

Leitgedanke ist die Erkenntnis, daß sich das Wohnfeld und das Verhalten seiner Bewohner gegenseitig beeinflussen. Die Erkenntnis, daß auch die innere Befindlichkeit eines Patienten abhängig von der Intimität des Raumes ist, hat sich in der medizinischen Fachliteratur bisher kaum niedergeschlagen. Bruno Bettelheim hat 1975 die Entwicklung eines Wohn- und Lebenskonzeptes in einer psychiatrischen Klinik für Kinder und Jugendliche in seinem Buch „Der Weg aus dem Labyrinth" beschrieben. Wichtigste Erfahrung ist die Tatsache, daß jeder Mensch einen Freiraum für sich benötigt, in den er sich zurückziehen kann, wenn er allein sein will. Der Architekt Heinrich Tessenow hat in seinen Schriften um die Jahrhundertwende auf die Wichtigkeit der Gestaltung unserer Umwelt bereits hingewiesen. Der Philosoph und Pädagoge Otto Friedrich Bollnow hat in seinem Aufsatz „Die Verwandlung des Menschen im Haus" geschrieben:

„Die innige Verbindung von Mensch und Haus zeigt sich nicht nur darin, daß der Mensch seinem Wohnraum den Charakter seines eigenen Wesens aufzuprägen vermag und umgekehrt jenes auf ihn zurückwirkt, sondern ebenso sehr darin, wie er in seinem Wesen durch seinen Umraum bestimmt wird und sein Wesen sich wandelt je nach der Natur seines Umraumes ... Diese Verbindung bedeutet nicht nur, daß der Raum modifizierend auf den Menschen einwirkt, denn das wäre noch immer eine Wechselwirkung zwischen zuvor Getrenntem, sondern daß der Mensch nur in der Einheit mit einem konkreten Raum ein bestimmtes Wesen gewinnt. Er hat es nicht ‚an sich' und losgelöst vom jeweiligen Raum, sondern gewinnt es erst im konkreten Raum."

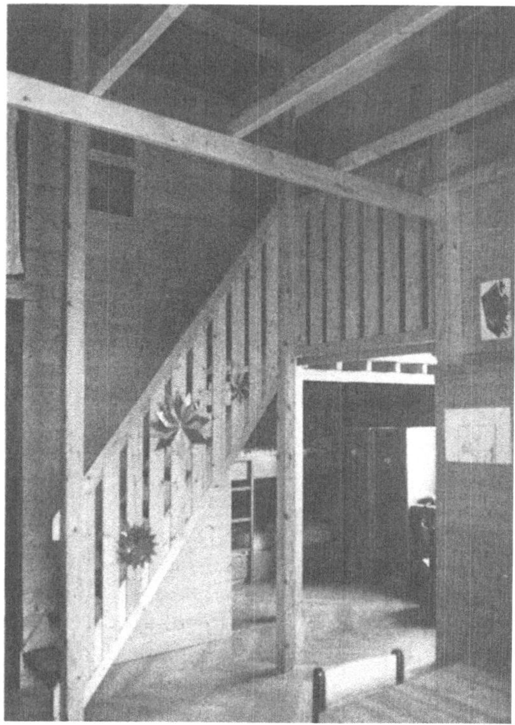

Abb. 1. Jungenzimmer – Blick von der Sitzecke auf die obere Ebene

Le Corbusier verlangt von einem Raum, daß man mit ausgestrecktem Arm etwa die Zimmerdecke erreichen kann. Nach Mahlke soll die Raumhöhe vor allem dann berücksichtigt werden, wenn Kinder in diesen Räumen leben sollen. Hohe Räume schaffen keine Geborgenheit, sondern verstärken das Mißverhältnis zwischen Weite und der im Verhältnis geringen Höhe der Möbel. Es wird das Gefühl von Leere und Dürftigkeit hervorgerufen.

3. Phase: Die Lösung des Problems erreichten wir durch die Schaffung von zwei Wohnebenen. Es entstanden Podeste und Nischen, die den Raum weiter unterteilen. Es wurden Individual- und Gemeinschaftsbereiche geschaffen, die auf die Bedürfnisse der Bewohner bezogen sind. Dabei wird gleichzeitig Gelegenheit zum Rückzug und zur sozialen Kommunikation geboten. Der Raum macht Betätigung möglich, regt Bewegung an und weckt Neugierde, die dem Kommunikationsbedürfnis entgegenkommt.

Die Umgestaltung unserer Station folgte einem Zeitplan, der sich über 2 Jahre erstreckte, da die Station nicht geschlossen wurde. Mitarbeiter und Patienten wurden in die Neugestaltung einbezogen. Wir lernten, mit einer Baustelle zu leben und erlebten, wie die nach Ständerbauart aufgestellten horizontalen und vertikalen Balken die Atmosphäre eines Raumes verändern. Das erste Begehen der neugeschaffenen Ebenen war für alle ein Erlebnis, denn diese waren vorher buchstäblich Luft. Die Schlafplätze wurden kojenartig gestaltet. Zu jedem Bett gehören Regale und Ablagemöglichkeiten. Für gemeinsame

Abb. 2. Jungenzimmer – Blick von
der oberen Wohnebene zum Eingang
des Zimmers

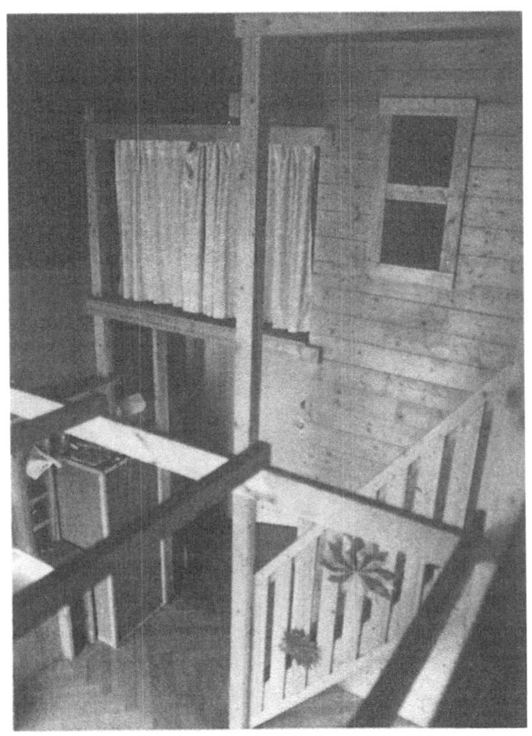

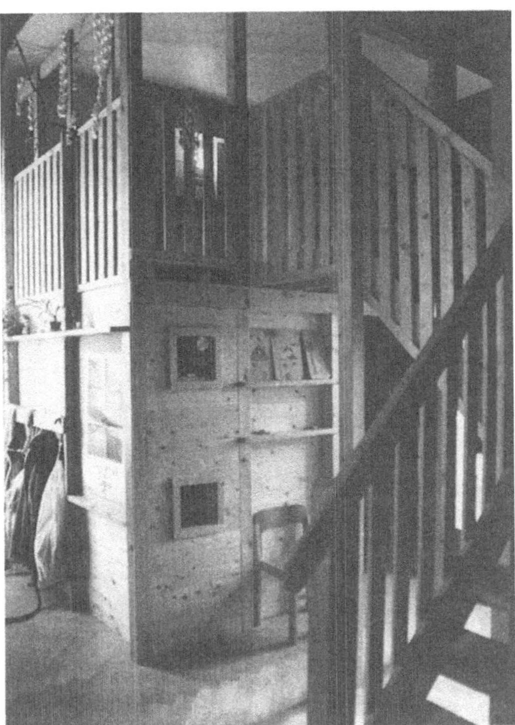

Abb. 3. Blick von der Tür ins Zimmer
der Kinder bis zum 10. Lebensjahr.
Die Treppe führt zur Spielebene

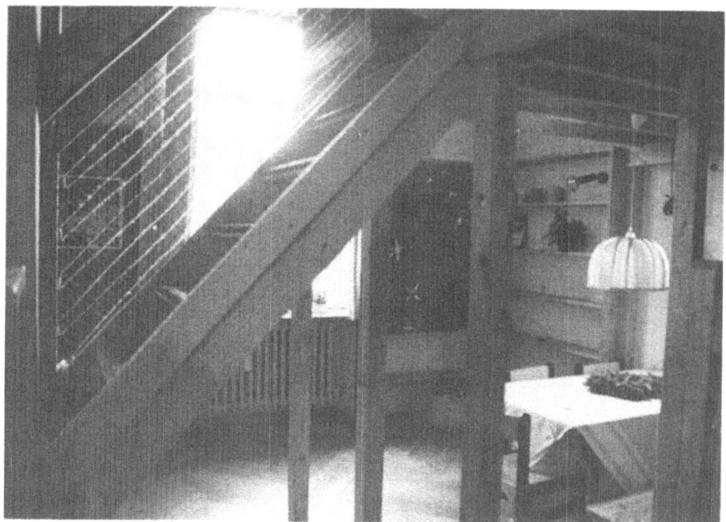

Abb. 4. Mädchenzimmer. Blick in die Sitzecke. Die Treppe führt auf eine der zwei Schlafebenen

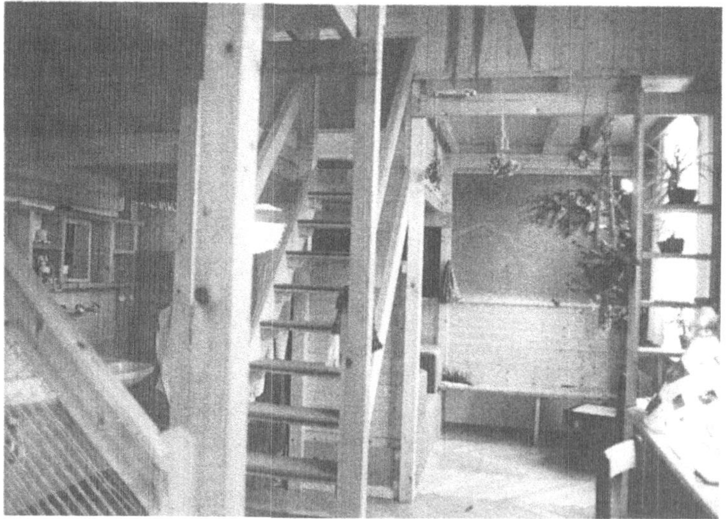

Abb. 5. Mädchenzimmer. Blick von der Sitzecke in den hinteren Teil des Raumes. Hinter der Holzwand befindet sich die sog. Kuschelecke

Spiele gibt es Sitzbank und Tisch sowie eine Sitzkuhle oder eine Kuschelecke. Podeste und Sitznischen wurden mit Teppichboden bespannt. Die Wände erhielten einen Anstrich in warmen, relativ dunklen Farben. Lampen wurden der Sicherheit wegen in Form von Schiffsarmaturen montiert.

Durch die zweite Ebene hat sich der Wohnraum um etwa ⅔ der Grundfläche vergrößert.

Im letzten Bauabschnitt wurde der gemeinsame Eßraum und die Diele umgestaltet. Der Wohncharakter der Küche wurde durch eine auf Kochen und Essen bezogene Gliederung erhöht. Jede Gruppe hat ihren eigenen Tisch, der auf die Körperlänge der Kinder abgestimmt ist. — Die Diele gewann eine besondere Note durch einen Fallschirm, der gleichzeitig Schall schluckt. Nach 2 Jahren ist die Station zu einer funktionellen Einheit geworden.

Die Umgestaltung der Station wurde von den Mitarbeitern begrüßt, aber es wurden auch kritische Stimmen laut: Die Kinder könnten sich in einer Weise zurückziehen, daß den Erwachsenen die Übersicht über die Gruppen verlorengehe. Der Verbesserung der therapeutischen Situation stehe eine erschwerte pädagogische Kontrolle gegenüber. Die Sorgen in bezug auf eine erhöhte Unfallgefährdung haben sich bislang als unbegründet erwiesen, ebenso wie der Hinweis auf die vielen „Dreckecken".

Die umgestalteten Räume wirken auf Kinder und Eltern gleichermaßen attraktiv und machen nicht selten den Entschluß leichter, sich für einen stationären Aufenthalt zu entscheiden. Einige Väter wurden angeregt, Umbauten im eigenen Kinderzimmer vorzunehmen.

Unter Berücksichtigung der Wirtschaftlichkeit sei noch daran erinnert, daß ein sog. klinisches Bett heute zwischen DM 50000 und DM 100000 kostet. Die Ausstattung eines Gruppenzimmers für 3—6 Kinder in der beschriebenen Weise benötigt einen finanziellen Aufwand in der Größenordnung von etwa DM 30000. Wir haben für die Umgestaltung der gesamten Station einen Betrag von DM 150000 aufgewendet. Die Kosten wurden von einem Verein aufgebracht, den wir mit Mitarbeitern gründeten, da die Verwaltung die Veränderungen zwar begrüßte, aber keine finanziellen Hilfen einbringen konnte.

Literatur

Bettelheim B (1975) Der Weg aus dem Labyrinth. DVA, Stuttgart
Bollnow OF (1980) Mensch und Raum, 4. Aufl. Kohlhammer, Stuttgart
Lehmkuhl U, Müller-Küppers M, Mahlke W (1984) Ein Versuch, eine kinderpsychiatrische Station neu zu gestalten. In: Remschmidt H (Hrsg) Psychotherapie mit Kindern, Jugendlichen und Familien, Bd II. Enke, Stuttgart, S 202—205
Mahlke W (1979) Der Bereich der haptisch-visuellen Kommunikation/Betätigung — Gestaltung. In: Bach H (Hrsg) Pädagogik der geistig Behinderten. Marhold, Berlin (Handbuch der Sonderpädagogik, Bd V)
Mahlke W (1982) Die Gestaltung der Wohnwelt Behinderter als Herausforderung und Förderung. Zur Orientierung 4:314—329
Mahlke W, Schwarte N (1985) Wohnen als Lebenshilfe. Beltz, Weinheim
Müller-Küppers M, Lehmkuhl U, Mahlke W (1987) Die kinderpsychiatrische Klinik als Wohn- und Lebensraum. Prax Kinderpsychol Kinderpsychiat. 36:139—144
Tessenow H (1982) Geschriebenes, Gedanken eines Baumeisters. Vieweg u. Sohn, Braunschweig

6 Rechtsfragen in der Psychiatrie

6.1 Behandlungsfall und Pflegefall in der Psychiatrie aus sozialrechtlicher Sicht

W. GITTER

Die Unterscheidung zwischen Behandlungsfall und Pflegefall führt in einen schwierigen Grenzbereich zwischen Medizin und Recht. Einerseits ist der Jurist bei der Abgrenzung im Einzelfall auf die Hilfe des Mediziners angewiesen, andererseits muß der Mediziner dabei im Interesse seiner Patienten die juristischen Begriffe und ihren Bedeutungsinhalt kennen und beachten. Diese Zusammenarbeit kann − nicht zuletzt wegen der unterschiedlichen Terminologie − außerordentlich problematisch sein.

Die Formulierung des mir gestellten Themas − „Behandlungsfall und Pflegefall ... aus sozialrechtlicher Sicht" − ist ein gutes Beispiel dafür, wie unterschiedliche Denkansätze zu Schwierigkeiten bei der Zusammenarbeit von Medizinern und Juristen führen können. Das Sozialrecht, aus dessen Sicht die Abgrenzung erfolgen soll, kennt nämlich den Terminus „Behandlungsfall" überhaupt nicht. Aus sozialrechtlicher Sicht ist nicht zwischen Behandlungsfall und Pflegefall zu differenzieren, sondern zwischen Krankheitsfall und Pflegefall, wobei aus der Verwendung dieses Begriffspaares bereits deutlich wird, daß derjenige, der „nur" der Pflege bedarf, aus juristischer Sicht nicht krank ist.

Aus medizinischer Sicht kann man dem nicht zu Unrecht entgegenhalten, daß eine exakte Abgrenzung zwischen Krankheitsfall und Pflegefall kaum möglich und auch wenig sinnvoll ist, die insoweit seit der Bismarckschen Sozialgesetzgebung unveränderten gesetzlichen Regelungen zwingen jedoch zu dieser Differenzierung.

Bereits das Krankenversicherungsgesetz aus dem Jahre 1883 sah vor, daß als Krankenunterstützung vom Beginn der Krankheit ab medizinische Leistungen und im Falle der Erwerbsunfähigkeit vom 3. Tage nach dem Tage der Erkrankung ab ein Krankengeld zu gewähren war. Die Krankenunterstützung insgesamt war auf 13 Wochen nach dem Beginn der Krankheit beschränkt. Trotz der zentralen Bedeutung, die dem Begriff der Krankheit als dem wichtigsten Versicherungsfall der Krankenversicherung damit von Anfang an zukam, fehlte es jedoch im Krankenversicherungsgesetz − ebenso wie heute noch − an einer Legaldefinition der Krankheit. Die Gerichte standen damit von Anfang an vor der Notwendigkeit, den Versicherungsfall „Krankheit" i. S. d. gesetzlichen Krankenversicherung zu definieren.

Schon sehr bald setzte sich dabei die Erkenntnis durch, daß man nicht auf den medizinischen Begriff der Krankheit zurückgreifen konnte, sondern im Hinblick auf die Funktion dieses Begriffes als dem leistungsauslösenden Versicherungsfall zu einem eigenständigen, auf die Bedürfnisse der gesetzlichen Krankenversicherung zugeschnittenen Krankheitsbegriff gelangen mußte. Die-

Aktuelle Kernfragen in der Psychiatrie
Herausgegeben von F. Böcker und W. Weig
© Springer-Verlag Berlin Heidelberg 1988

se Abkehr vom rein medizinischen Verständnis des Begriffs Krankheit wurde bereits in einer Entscheidung des Hanseatischen Oberlandesgerichts vom 1. März 1886 vollzogen, in der das Gericht feststellte, krank im Sinne des KVG sei, „wer und solange er der ärztlichen Hilfe bedarf, gesund im Sinne des Gesetzes, wer keinen Arzt nötig hat und deshalb seinem Erwerbe nachgehen kann".

Der Anspruch auf Krankenunterstützung wurde damit davon abhängig gemacht, daß zusätzlich zum Vorliegen eines medizinischen Krankheitsbildes ein Bedürfnis nach ärztlicher Behandlung bestand, oder − was zwar der zitierten Formulierung nur andeutungsweise, der gesamten Begründung aber eindeutig zu entnehmen ist − „Erwerbsunfähigkeit" eintrat.

Diese Auffassung setzte sich in der Rechtsprechung und im Schrifttum sehr schnell durch. Sie wurde mit geringfügigen Modifikationen zunächst vom RVA und später vom BSG übernommen, das die Krankheit im Sinne der gesetzlichen Krankenversicherung definiert hat als „regelwidrigen Körper- oder Geisteszustand, der die Notwendigkeit einer ärztlichen Behandlung oder zugleich oder allein Arbeitsunfähigkeit zur Folge hat".

Die Regelwidrigkeit im Sinne dieser Definition hat man abstrakt umschrieben als einen Körper- oder Geisteszustand, der von der durch das Leitbild des gesunden Menschen geprägten Norm abweicht, wobei unter Gesundheit jener Zustand verstanden wird, der dem einzelnen die Ausübung seiner körperlichen und geistigen Funktionen ermöglicht. Als Regelwidrigkeiten hat man in verschiedenen Entscheidungen dann u. a. angesehen: Zahnstellungs- und Kieferanomalien sowie Zahnlosigkeit, soweit diese Erscheinungen das Sprechen, Kauen oder Beißen beeinträchtigen, Trunksucht, die sich im Verlust der Selbstkontrolle äußert, auch wenn die Sucht noch keine organischen Schäden hervorgerufen hat, und Neurosen, die der Betroffene nicht durch eigene Willenskraft überwinden kann. Auf die Ursache der Regelwidrigkeit kommt es dabei nach der Rechtsprechung des BSG nicht an. Angeborene Anomalien sind ebenso als Regelwidrigkeiten angesehen worden wie Störungen des körperlichen oder geistigen Zustandes, die der Betroffene selbst verschuldet hat. Ebenfalls keine Bedeutung hat man grundsätzlich auch der Dauer der Regelwidrigkeit beigemessen. Auch langwierige bzw. dauernde Regelwidrigkeiten können nach der Rechtsprechung unter den Krankheitsbegriff fallen.

Ein derartiger regelwidriger Körper- oder Geisteszustand, der aus medizinischer Sicht wohl stets als Krankheit anzusehen ist, erfüllt aber, wie bereits gesagt, nur dann die Tatbestandsvoraussetzungen des Versicherungsfalls Krankheit im Sinne der gesetzlichen Krankenversicherung, wenn er Behandlungsbedürftigkeit oder Arbeitsunfähigkeit oder beides zur Folge hat.

Behandlungsbedürftigkeit ist nach Auffassung des BSG gegeben, wenn der regelwidrige Zustand ohne ärztliche Hilfe nicht mit Aussicht auf Erfolg behoben, zumindest aber gebessert oder vor Verschlimmerung bewahrt werden kann, oder wenn eine ärztliche Behandlung erforderlich ist, um Schmerzen oder sonstige Beschwerden zu lindern. In diesem Zusammenhang hat man u. a. entschieden, für die Annahme von Behandlungsbedürftigkeit sei in jedem Fall erforderlich, daß die körperlichen und bzw. oder geistigen Funktionen in einem so beträchtlichen Maße eingeschränkt sind, daß ihre Wiederherstellung der

Mithilfe eines Arztes bedarf. Behandlungsbedürftigkeit wurde dagegen verneint, wenn zwar gewisse Symptome körperlicher, geistiger oder seelischer Art erkennbar sind, diese jedoch nicht ein derartiges Ausmaß erreichen, daß bei Anlegung eines objektiven, an medizinisch-wissenschaftlichen Erkenntnissen orientierten Maßstabes eine ärztliche Behandlung notwendig erscheint. An einer Behandlungsbedürftigkeit soll es daher z.B. fehlen, wenn die begründete Aussicht besteht, daß die Regelwidrigkeit sich auch ohne ärztliche Behandlung normalisiert.

Arbeitsunfähigkeit schließlich liegt nach der Rechtsprechung des BSG vor, wenn ein Versicherter seiner bisher ausgeübten Erwerbstätigkeit nicht mehr oder nur noch auf die Gefahr hin nachgehen kann, daß sich sein Zustand verschlimmert.

Die damit vollzogene Abgrenzung des Krankheitsbegriffs i.S.d. gesetzlichen Krankenversicherung erschien lange Zeit weitgehend unproblematisch. Dies hat sich jedoch grundlegend gewandelt, seit die Absicherung des Risikos der Pflegebedürftigkeit zunehmendes Interesse gefunden hat. Zurückzuführen ist dies darauf, daß in der Bundesrepublik Deutschland gegenwärtig etwa 250 000 Menschen leben, die auf stationäre Pflege angewiesen sind. Der überwiegende Teil dieser Pflegebedürftigen ist als Mitglied der gesetzlichen Krankenversicherung zwar gegen die Risiken des Versicherungsfalls Krankheit geschützt, er erhält jedoch keine Leistungen der Krankenversicherung wegen seiner Pflegebedürftigkeit, da heute wohl unstreitig ist, daß die gesetzliche Krankenversicherung nicht verpflichtet ist, wegen der stationären Pflegebedürftigkeit Leistungen zu erbringen, weil die Pflegebedürftigkeit nicht zu den von ihr abgedeckten Risiken gehört. Die Frage, ob im Einzelfall ein Krankheitsfall bzw. Krankenhauspflegebedürftigkeit oder „nur" ein Pflegefall bzw. „nur" Anstaltspflegebedürftigkeit vorliegt, ist damit für alle Beteiligten von entscheidender Bedeutung: Bejaht man einen Krankheitsfall, so ist der Krankenversicherungsträger voll leistungspflichtig − und zwar einschließlich der sog. „Hotelkosten" −, verneint man einen Krankheitsfall, so ist der Betroffene gezwungen, sein Einkommen und Vermögen einzusetzen und im übrigen wird ein Sozialhilfeträger leistungspflichtig. Unter diesen Voraussetzungen kann es nicht verwundern, daß die über Jahrzehnte weitgehend unproblematische Abgrenzung des Versicherungsfalls Krankheit in den letzten Jahren im Hinblick auf die Einbeziehung von Pflegefällen lebhaftes Interesse gefunden hat.

Bezogen auf den Bereich der Psychiatrie ist insoweit zunächst einmal unstreitig, daß psychische Veränderungen als Regelwidrigkeiten angesehen werden können. Um sie als Krankheit im juristischen Sinne qualifizieren zu können, ist aber darüber hinaus erforderlich, daß aus der Regelwidrigkeit Behandlungsbedürftigkeit folgt. Ob dies der Fall ist, läßt sich gerade bei psychischen Erkrankungen häufig nur schwer beantworten, zumal eine ganze Reihe von Faktoren zu berücksichtigen sind. Welche Probleme sich dabei stellen können und welche Gesichtspunkte aus juristischer Sicht entscheidend sind, möchte ich an zwei Entscheidungen des BSG verdeutlichen.

Im ersten Fall aus dem Jahre 1978 hatte das BSG darüber zu entscheiden, ob einer 75 Jahre alten Frau Anspruch auf Krankenhauspflege zustand. Die Patientin war wegen hochgradiger Hirnarteriosklerose mit Verwirrtheitszuständen und Desorientiertheit in ein psychiatrisches Krankenhaus eingeliefert worden. Die Krankenkasse hatte die Kostenübernahme mit dem Hinweis abgelehnt, es handele sich um einen Pflegefall. Das BSG jedoch entschied anders. Dabei argumentierte man folgendermaßen:

Als Abgrenzungskriterium zwischen der aus medizinischen Gründen erforderlichen Krankenhauspflege und einer bloßen Anstaltspflege sei die Behandlungsbedürftigkeit anzusehen. Diese liege in vier Fällen vor, nämlich

a) wenn therapeutische Maßnahmen die Heilung oder Besserung des Leidens erwarten lassen,
b) wenn therapeutische Maßnahmen die Verhütung einer Verschlimmerung erwarten lassen,
c) wenn die Behandlung nur auf Linderung der Beschwerden gerichtet ist,
d) wenn die Behandlung lediglich bezweckt, das Leben zu verlängern.

Die Krankenhauspflegebedürftigkeit setze darüber hinaus voraus, daß die ärztliche Behandlung nach der Art der Krankheit mit einiger Aussicht auf Erfolg allein in einer Krankenanstalt durchgeführt werden könne. Wenn dagegen eine ärztliche Behandlung keine hinreichende Erfolgsaussicht mehr biete und die Anstaltspflege deshalb im wesentlichen nur noch um ihrer selbst willen und nicht mehr im Rahmen eines zielstrebigen Heilplanes durchgeführt werde, dann entfalle auch die Leistungsverpflichtung der Krankenkasse. Dies sei der Fall, wenn „die erforderlichen Pflegemaßnahmen lediglich dem Zweck dienen, einem Zustand der Hilflosigkeit zu begegnen" und nicht mehr Teil einer ärztlichen Behandlung seien. Da den pflegerischen Maßnahmen in psychiatrischen Krankenhäusern immer eine erhebliche Bedeutung neben den ärztlichen Maßnahmen zukomme, könne die Einordnung als Pflegefall oder als Behandlungsfall nicht allein nach quantitativen Maßstäben erfolgen. Es genüge, wenn „bei den Bemühungen, einen Suchtkranken zu Sauberkeit, Körperpflege und Ordnung zu erziehen, noch therapeutische Gesichtspunkte mitsprechen". Derartige therapeutische Gesichtspunkte seien schon dann gegeben, wenn die Betreuung durch geschultes Personal und die Medikamenteneinnahme unter ärztlicher Aufsicht nur der Linderung der Beschwerden dienten.

In dem zu entscheidenden Fall war eine Besserung nicht mehr erreichbar, jedoch möglicherweise die „Verhütung eines rascheren Fortschreitens des Leidens und die Verlängerung des Lebens für eine begrenzte Zeit" denkbar. Dies war nach Auffassung des BSG ausreichend, um die Behandlungsbedürftigkeit und einen Anspruch auf Krankenhauspflege zu bejahen.

Im Gegensatz dazu hat das BSG im zweiten Fall, den ich hier kurz darstellen möchte – er stammt aus dem Jahre 1979 –, einen Anspruch auf Krankenhauspflege verneint.

Die Versicherte war in diesem Fall zunächst wegen eines Verwirrtheitszustandes aufgrund einer Zerebralsklerose 1971 zur stationären Behandlung in ein Landeskrankenhaus eingewiesen worden. Im Jahre 1973 stand fest, daß eine Entlassung nicht mehr zu erwarten war. Regelmäßige ärztliche Maßnahmen wurden nicht mehr getroffen, in den Krankenblättern der Jahre 1973–1975 waren lediglich ein ärztlicher Befund, drei Untersuchungen und fünf Medikationen bei nächtlicher Unruhe vermerkt. Das BSG gelangte wie gesagt zu dem Ergebnis, ein Anspruch auf Krankenhauspflege bestehe nicht. Dafür waren folgende Überlegungen maßgebend:

Nach § 184 RVO sei Krankenhauspflege zu gewähren, wenn die stationäre Aufnahme erforderlich sei, um die Krankheit zu erkennen, zu behandeln oder Beschwerden zu lindern. Darüber hinaus habe man bereits entschieden, daß es für die Frage, ob Krankenhauspflege zu gewähren sei, allein auf die medizinische Notwendigkeit ankomme. Diese sei nicht davon abhängig, ob für den Kranken eine Aussicht auf Heilung oder Besserung bestehe. Bereits die Ziele der Lebensverlängerung oder der Verhütung einer Verschlimmerung könnten die Erforderlichkeit einer Aufnahme ins Krankenhaus begründen, ohne daß zusätzlich ein auf die Entlassung des Patienten ausgerichteter Heilplan vorhanden sein müsse. Wesentlich sei lediglich, daß die genannten Ziele nur mit Hilfe der stationären Behandlung im Krankenhaus erreichbar seien, für die der Einsatz der besonderen apparativen Einrichtungen des Krankenhauses und das Vorhandensein eines jederzeit rufbereiten Arztes kennzeichnend sind. Für die Abgrenzung zum Pflegefall bedeute dies, daß ein Pflegefall anzunehmen sei, wenn der Versicherte zwar ständig pflegebedürftig ist, die dauernde Betreuung in der Familie oder in einem Heim jedoch bei ambulanter ärztlicher Behandlung durchgeführt werden könne.

Dies wurde dann vom BSG bejaht. Für die Versicherte seien seit 1973 Maßnahmen der Pflege und Betreuung im Rahmen einer ständigen Unterbringung erbracht worden. Ihre medizinische Betreuung habe jedoch nur noch begleitenden Charakter gehabt und die Klinik habe die Funktion einer ärztlich versorgten Pflegeanstalt wahrgenommen. Daraus folge, daß die ärztliche Versorgung der Versicherten auch hätte ambulant erfolgen können, sofern eine ordnungsgemäße pflegerische Betreuung sichergestellt gewesen wäre. Die Abgrenzung zwischen Behandlungs- und Pflegefall könne nicht im pflegerischen Bereich erfolgen. Entscheidend sei allein, ob Krankenhauspflege in medizinischer Hinsicht notwendig gewesen sei, d. h. ob die ärztliche Versorgung auf die in § 184 RVO genannten Behandlungsziele ausgerichtet war und nur mit den besonderen apparativen und personellen Mitteln eines Krankenhauses erfolgen konnte. Diese Abgrenzungsgesichtspunkte hat man in den Leitsätzen der Entscheidung noch einmal sehr deutlich herausgearbeitet, indem man die Begriffe Krankenhauspflegebedürftigkeit und Pflegefall im juristischen Sinne wie folgt definiert hat:

„1. Eine Krankheit verursacht Krankenhauspflegebedürftigkeit nicht nur dann, wenn eine Heilung oder Besserung zu erwarten ist und die Krankenhausbehandlung dem Zweck dient, eine Entlassung zu erreichen, sondern auch dann, wenn die Behandlung im Krankenhaus eine Verschlimmerung der Krankheit verhüten, das Leben verlängern oder Krankheitsbeschwerden lindern soll, sofern die genannten Ziele nur im Rahmen stationärer Behandlung im Krankenhaus erreichbar sind.

2. Ein Pflegefall liegt vor, wenn der Versicherte zwar ständig pflegebedürftig ist, die dauernde Betreuung in der Familie oder in einem Altenheim jedoch bei ambulanter ärztlicher Behandlung ... durchgeführt werden kann."

An dieser Rechtsprechung, die zur Ausfüllung des Begriffs Behandlungsbedürftigkeit entscheidend darauf abstellt, ob die ständige Anwesenheit eines Arztes erforderlich ist, hat sich seit damals nichts geändert. Sie ist lediglich durch weitere Entscheidungen präzisiert worden. Dies möchte ich an einem dritten und letzten Fall, der erst vor wenigen Monaten dem BSG zur Entscheidung vorlag, verdeutlichen.

Das BSG hatte über folgenden Sachverhalt zu befinden: Der 1948 geborene Kläger litt an einer frühkindlichen Hirnschädigung mit nachfolgender Imbezillität. Seit November 1953 befand er sich in verschiedenen Kliniken und Anstalten, seit Juli 1972 in der KBN, in der er schon 1961–1970 untergebracht war. 1979 stellte der Vormund des Klägers bei der zuständigen Krankenkasse den Antrag, die Kosten des Aufenthalts in der KBN zu übernehmen. Die Krankenkasse lehnt dies ab, weil die Unterbringung im wesentlichen aus pflegerischen Gründen erfolge.

Die Ausführungen des BSG sind zunächst insofern von Interesse, als man deutlicher als in früheren Entscheidungen differenziert hat zwischen der Frage, ob ein Krankheitsfall vorliegt, und der weiteren Frage, ob diese Krankheit eine Krankenhausbehandlung erforderlich macht.

Zunächst stelle sich die Frage, ob überhaupt Behandlungsbedürftigkeit und damit eine Krankheit gegeben sei. Insoweit sei zu prüfen, ob die therapeutischen Maßnahmen eine Heilung oder Besserung erwarten lassen usw.. Wenn man dies bejahe, so besage dies aber noch nicht, daß auch – über die ambulante Krankenpflege hinaus – Krankenhauspflege zu gewähren sei.

Die Verpflichtung zur Krankenhauspflege setze voraus, daß die besonderen Mittel des Krankenhauses benötigt werden, um die Krankheit zu heilen oder zu bessern, eine Verschlimmerung zu verhüten oder Krankheitsbeschwerden zu lindern. Die Unterbringung des Klägers in der KBN begründe daher nicht schon deshalb einen Anspruch auf Krankenhauspflege, weil sie wegen einer Krankheit und darauf beruhender Verhaltensstörungen erfolge und nur in einer geschlossenen Abteilung möglich sei und in dem in Betracht kommenden räumlichen Gebiet allein Krankenhäuser über solche Abteilungen verfügten. Die Unterbringung und Versorgung eines Kranken in einer geschlossenen Abteilung sei für sich keine medizinische Behandlung. Von einer Krankenhauspflege könne man vielmehr nur dann sprechen, wenn es sich um eine medizinische Behandlung handele, die nur mit den besonderen Mitteln eines Krankenhauses durchgeführt werden kann. Lasse sich eine eventuell erforderliche medizinische Behandlung ohne eine aus anderen Gründen erfolgte Unterbringung – z. B. zur Verwahrung – ambulant oder in einem Pflegeheim durchführen, so bestehe kein Anspruch auf Krankenhauspflege. Wenn die Rechtsprechung als besondere Mittel des Krankenhauses eine apparative Mindestausstattung, ein geschultes Pflegepersonal und einen jederzeit rufbereiten Arzt herausstelle, so werde damit für den Anspruch auf Krankenhauspflege weder der notwendige Einsatz aller dieser Mittel gefordert, noch der Einsatz eines dieser Mittel stets als ausreichend angesehen. Es sei vielmehr eine Gesamtbetrachtung vorzunehmen, wobei den mit Aussicht auf Erfolg angestrebten Behandlungszielen und den Möglichkeiten einer vorrangigen ambulanten Behandlung entscheidende Bedeutung zukomme.

Die damit vorgenommene Unterscheidung zwischen der Behandlungsbedürftigkeit, die nur zu einem Anspruch auf ambulante Krankenpflege führt, und der Krankenhausbehandlungsbedürftigkeit, die einen Anspruch auf Krankenhauspflege auslöst, ist zwar nicht neu, sondern sie war auch in den zuvor dargestellten älteren Entscheidungen enthalten, sie ist jedoch früher wohl nie in dieser Schärfe vorgenommen worden. Insoweit handelt es sich, wie eingangs gesagt, um eine Präzisierung, die vielleicht auch für die Praxis bei der Beurteilung schwieriger Grenzfälle hilfreich ist.

Und noch in einem zweiten Punkt ist das Urteil von Interesse: Das BSG hat nämlich nicht selbst darüber entschieden, ob ein Anspruch auf Krankenhauspflege bestand, sondern es hat den Fall an das LSG zurückverwiesen, da man der Auffassung war, man müsse zunächst den Sachverhalt noch weiter erforschen. In diesem Zusammenhang hat das BSG dann Ausführungen dazu gemacht, welche Faktoren für die Abgrenzung zwischen Krankenhausbehandlungsbedürftigkeit und Anstaltspflegebedürftigkeit von besonderer Bedeutung sind:

Vor allem bei einer psychiatrischen Behandlung könne allein der notwendige Einsatz von Ärzten, therapeutischen Hilfskräften und Pflegepersonal die Möglichkeit einer ambulanten Behandlung ausschließen. Andererseits genüge es aber auch nicht, daß in unvorhergesehenen Situationen sofort ein Arzt zugezogen werden müsse. Wenn die sofortige Zuziehung eines Arztes nur in wenigen Ausnahmesituationen erforderlich sei, werde dadurch die Notwendigkeit einer zeitlich unabsehbaren Krankenhauspflege in der Regel nicht begründet. Soweit die Rechtsprechung auf die ärztliche Präsenz abstelle, sei damit gemeint, daß der jederzeit rufbereite Arzt im Rahmen der laufenden Behandlung benötigt werde. Machten nur gelegentliche Ausnahmesituationen die sofortige Zuziehung eines Arztes erforderlich, so werde meistens der ambulante Notfalldienst oder eine kurzfristige Krankenhauseinweisung ausreichen. Auch die Notwendigkeit einer ständigen Betreuung durch psychiatrisch geschultes Personal allein mache die Krankenkasse noch nicht leistungspflichtig. Zwar sei zu beachten, daß bei der psychiatrischen Behandlung nichtärztliche Therapeuten und Pflegekräfte in größerem Umfange zur Behandlung herangezogen werden. Ihre Mitwirkung sei dann aber der ärztlichen Behandlung untergeordnet. Von einer Krankenhausbehandlung könne dagegen nicht mehr gesprochen werden, wenn die ärztliche Behandlung nur noch einen die stationäre Versorgung und die pflegerischen und pädagogischen Maßnahmen begleitenden Charakter habe.

Nach diesen allgemeinen Grundsätzen kommt das BSG dann noch zu einigen Einzelfragen, die für die Praxis sicherlich von erheblicher Bedeutung sind.

Wenn beim Kläger ein heilpädagogisches Training und eine Beschäftigungstherapie durchgeführt werden, so spreche das nicht zwingend für eine Krankenhauspflege. Es sei nicht ausgeschlossen, daß für ein heilpädagogisches Training eine ambulante ärztliche Betreuung ausreiche. Es müsse sich also insoweit nicht unbedingt um den Bestandteil der medizinischen Krankenhausbehandlung handeln.

Die Feststellungen des Berufungsurteils, die sich mit der medikamentösen Versorgung befaßten, ließen ebenfalls nicht den Schluß auf die Notwendigkeit einer ununterbrochenen Krankenhauspflege zu. Eine medikamentöse Behandlung unter ständiger ärztlicher Aufsicht werde vor allem bei einer akuten Erkrankung oder einem akuten Krankheitsschub veranlaßt sein. Sie könne dann u. U. einen Krankenhausaufenthalt rechtfertigen. Bei einem Dauerleiden liege es dagegen nicht nahe, daß eine im wesentlichen gleichartige medikamentöse Behandlung über Jahre oder sogar über Jahrzehnte hinweg nur stationär durchgeführt werden könne. Etwas anderes ergebe sich auch nicht schon daraus, daß aufgrund von Änderungen im gesundheitlichen Zustand Medikament und Dosis variiert werden müßten. Soweit diese Änderungen regelmäßig auftreten — Schwankungen des Befindens —, könnten vorsorgliche Anweisungen des Arztes an das Pflegepersonal in vielen Fällen ausreichen, um die erforderliche Medikation sicherzustellen. Soweit es sich um außergewöhnliche Zustandsänderungen, insbesondere um akute Krankheitsanfälle handele, könne zwar in der Regel auf die sofortige Zuziehung eines Arztes nicht verzichtet werden, aber auch daraus ergebe sich nicht ohne weiteres die Notwendigkeit eines Krankenhausaufenthaltes.

Bei einer Suchtkrankheit habe die Krankenkasse erforderlichenfalls Krankenhauspflege zu gewähren. Diese Behandlung sei jedoch auf die Heilung der Suchtkrankheit und damit auch auf eine absehbare Beendigung des Krankenhausaufenthaltes gerichtet. Stelle die Neigung zum Medikamenten- und Alkoholmißbrauch eine Verhaltensstörung dar, die auf einer psychischen Krankheit beruhe, so hänge die Verpflichtung zur Krankenhauspflege davon ab, ob diese Verhaltensstörung behoben werden könne oder nicht. Im ersteren Falle werde die Krankenhausbehandlung ebenfalls begrenzt sein, im letzteren Falle erscheine es fraglich, ob überhaupt eines der Behandlungsziele einer Krankenhausbehandlung erreicht werden könne oder ob man sich auf die Unterbringung und Beaufsichtigung mit einer begleitenden ärztlichen Betreuung beschränken müsse.

Soweit diese Ausführungen des BSG zur Abgrenzung im Einzelfall. Auch sie sind im Grunde keineswegs neu, sondern knüpfen nahtlos an frühere Entscheidungen an, in denen man verlangt hat, daß die „besonderen personellen Mittel eines Krankenhauses" erforderlich sein müssen. Wenn man nun davon spricht, daß eine „ständige ärztliche Betreuung" erforderlich sein muß, so ist dies wohl nichts anderes als eine Präzisierung, die aber möglicherweise ebenfalls in der Praxis die Abgrenzung erleichtert.

Faßt man zusammen, so muß man zunächst einmal feststellen, daß angesichts der gegenwärtigen Rechtslage nicht auf die Unterscheidung zwischen Krankheitsfall und Pflegefall bzw. zwischen Krankenhauspflegebedürftigkeit und Anstaltspflegebedürftigkeit verzichtet werden kann. In diesem Zusammenhang sind die Juristen auf die Hilfe der Mediziner angewiesen. Dem Mediziner mögen dabei die juristischen Begriffsbildungen und die Abgrenzungskriterien wenig sinnvoll erscheinen, es liegt jedoch im Interesse seiner Patienten, sie möglichst genau zu kennen und sich darauf einzustellen.

6.2 Psychiatrischer Pflegefall — was ist das?

R. SCHÜTTLER

Die Berücksichtigung der Kostenfaktoren im Gesundheitswesen zwingt auch die Krankenhauspsychiatrie dazu, nach wirtschaftlichen Gesichtspunkten zu arbeiten oder eine solche Arbeitsweise zumindest anzustreben. Nun kann man sich natürlich grundsätzlich fragen, ob es angesichts der historischen Schuld gegenüber den psychisch Kranken angebracht ist, den ganz zweifellos vorhandenen enormen Nachholbedarf in der Krankenhauspsychiatrie unter die eine sog. Kostenexplosion verursachenden Faktoren im Gesundheitswesen einzureihen. Jedoch kann andererseits dennoch ein gewinn- und nutzengesteuertes Wirtschaften eigentlich nicht unmoralisch sein. Viele Menschen, auch Direktoren der psychiatrischen Krankenhäuser scheinen einen unüberwindlichen Gegensatz zwischen Moral und „der Wirtschaft" zu empfinden. Sie sehen in der Ökonomie etwas, dem sie klein und hilflos gegenüberstehen und das sie nicht beeinflussen können. Bei dieser Haltung wird jedoch übersehen, daß sie selber ein, wenn auch im einzelnen kleiner, Teil derjenigen Macht sind, die das wirtschaftliche Handeln bestimmt, daß sie also ihre eigenen moralischen Normen in einen Ausschnitt der Wirklichkeit, eben das Wirtschaften, umsetzen.

Wirtschaftliches Handeln, auch im Krankenhaus, ist nichts anderes als der Ausdruck von Übereinkünften, die Menschen, die etwas anbieten, mit ihren Verhandlungspartnern treffen. Wenn nicht beide Seiten mit ihren Wünschen zu einem Kompromiß finden, dann kommt arbeitsteiliges Wirtschaften nicht zustande. Natürlich bedeutet das nicht immer eine Gleichverteilung von „Macht". Aber das gibt es auch in anderen Lebensbereichen und bei anderen Organisationen unseres marktwirtschaftlichen Systems.

Nun funktioniert unser Gesundheitswesen aber am allerwenigsten nach eigentlich marktwirtschaftlichen Regeln. Das Gesundheitswesen, die Gesundheitsfürsorge gehört zu den „öffentlichen" Gütern. Es kann sich mittlerweile niemand mehr von uns ein kleines Gesundheitswesen, Vorsorge im Fall der Krankheit, nur für sich kaufen. Also muß für die Großeinheit „Gesundheitswesen" nach Maßgabe der Wünsche im Krankheitsfall jedes einzelnen Bürgers Geld eingesammelt werden. Bei diesem Verfahren könnte sich aber jeder der Zahlung durch die Behauptung entziehen, er persönlich sei an der Sicherung im Krankheitsfall und an Prävention z. B. nicht interessiert. Es bleibt also nichts anderes übrig, als den Staat zu legitimieren, die Bereitstellung des Gesundheitswesens hinsichtlich der Spielregeln der Partner zu kontrollieren oder dafür die Rahmenbedingungen zu schaffen bzw. so nicht Finanzierbares aus allgemeinen Steuermitteln bereitzustellen.

Das aber kann schon durch ein knappes Mehrheitsvotum im demokratischen Staat geschehen. Einen Minderheitenschutz gibt es hier nicht. So kann es eigentlich nicht verwundern, daß sich die Machtkritik, die der Form des marktwirtschaftlichen Wirtschaftens die Moralität abspricht, sich auch mit mindestens gleicher Heftigkeit gegen die Mehrheitsregel der Demokratie richtet. Daß nach einem politischen Abstimmungsprozeß eine Gruppe eine andere in vielen existentiellen Belangen beherrscht, mag dann als genauso wenig moralisch gelten wie die Vorstellung, ein „Armer" werde im ökonomischen Abstimmungsprozeß des Marktes von einem „Reichen" übervorteilt, ausgebeutet oder fremdbestimmt, was immer das alles im ein-

Aktuelle Kernfragen in der Psychiatrie
Herausgegeben von F. Böcker und W. Weig
© Springer-Verlag Berlin Heidelberg 1988

zelnen heißen mag. Am Wirtschaften ist m. E. dann nichts Unmoralisches, wenn ein Aspekt dieser Moral darin besteht, dem Menschen ein möglichst hohes Maß Freiheit vom Zwang zur Anpassung um jeden Preis zu geben.

Ärzte fürchten nichts mehr als den materiellen Druck auf die ärztliche Indikation. Die Entscheidung zwischen Kranken mit guten und solchen mit geringen Chancen läuft dem Grundsatz ärztlicher Ethik zuwider und wird uns dennoch tagtäglich abgezwungen.

Die durch die Nazizeit und den Krieg verkommenen psychiatrischen Anstalten waren in den Jahren des Aufbaus der Bundesrepublik ihren Versorgungsaufgaben nicht gewachsen und erhielten auch nicht die erforderliche Hilfe. Besonders die Versorgung der langfristig hospitalisierten, chronisch psychisch Kranken verschlechterte sich zusehends. Mit dem im Enquête-Bericht enthaltenen Satz, daß ein großer Anteil dieser langfristig untergebrachten Personengruppe nicht krankenhausbehandlungsbedürftig sei, wurde der schon seit 150 Jahren mühsam hin- und hergewälzte Sachverhalt erneut aktuell. Also sollten akut und chronisch Kranke wieder getrennt werden. Die chronisch Kranken wurden aus den Landeskrankenhäusern z. T. in weit entfernte Heime verlegt mit der durch nichts begründeten Hoffnung, daß es ihnen dort besser ergehen solle. Heute wissen wir, daß die Bettenreduktion der psychiatrischen Großkrankenhäuser zum größten Teil auf die alternative Versorgung chronisch psychisch Kranker vorwiegend mit Psychosen aus dem schizophrenen Formenkreis zurückzuführen ist. Hier ist es sicher zu Fehlentwicklungen gekommen und die Behauptung nicht übertrieben, daß eine Reihe von psychiatrischen Krankenhäusern sich auf Kosten ihrer chronisch Kranken saniert hat, „klinifiziert" hat, indem sie diese in weit entfernte, kaum kontrollierbare Heime verlegt haben, mit denen clevere Geschäftsleute schnell das Geld gemacht haben. Jedenfalls sind sie den Beweis dafür schuldig (Kunze 1982), daß die Entflechtung der psychiatrischen Anstalten für die meisten chronisch psychisch Kranken und Behinderten etwas anderes bedeutet als die Verlagerung der Hospitalismusproblematik herkömmlicher Anstalten in außerpsychiatrische Behinderteneinrichtungen. Es wird auch an dieser Stelle einmal mehr der Mangel an brauchbaren Daten über diesen Versorgungsbereich deutlich.

Die starke Akzentuierung der Akutversorgung in den psychiatrischen Krankenhäusern ging und geht vornehmlich auf Kosten der Gruppe chronisch psychisch Kranker, obwohl man doch seit Jahrzehnten die Aufgaben der psychiatrischen Krankenhäuser auch darin gesehen hatte, diejenigen psychisch Kranken, die in der Gemeinschaft der Gesunden keinen Platz mehr finden konnten, innerhalb oder, angelehnt an das psychiatrische Krankenhaus, auch außerhalb desselben zu versorgen und ihnen dort eine neue Heimat zu schaffen. Die Einführung der Psychopharmaka hat die medizinisch-naturwissenschaftliche Einstellung in der Psychiatrie stärker betont und möglicherweise die sozialen Aspekte psychischen Krankseins im Gegensatz zu früher weniger beachtet. Da diese gerade bei chronisch Kranken von besonderer Bedeutung sind, wurden sie hierdurch zusätzlich benachteiligt. Zu Recht kritisiert man also die mangelhafte Versorgung dieser Gruppe psychisch Kranker.

Die Überzeugung einer sozialpsychiatrischen Bewegung, psychisch Kranke seien heilbar, wenn man sie nur in die Gemeinde zurückführe, war und ist weniger Erfolg neuer wissenschaftlicher Erkenntnisse als vielmehr Ausdruck einer engagierten Einstellung gegenüber allen Benachteiligten, Randgruppen und „Unterdrückten", so auch der psychisch Kranken.

Wir sind ganz mit Degkwitz et al. (1982) der Meinung, daß das zentrale Problem der Versorung psychisch Kranker immer noch dasselbe ist wie im letzten Jahrhundert, nämlich die angemessene Versorgung derjenigen, die langfristig institutionell betreut werden müssen. Die Qualität dessen, was in dieser Hinsicht geleistet wird, muß als Maßstab für die Qualität des ganzen Versorgungssystems gelten.

Einer der Streitpunkte der Finanzierung der langfristig institutionell zu betreuenden chronisch Kranken war und ist das Tauziehen zwischen Kostenträgern und Ärzten bei der Bestimmung von „Behandlungs-" und „Pflegefällen". Dieses Tauziehen ist Ausfluß des unbestimmten Rechtsbegriffes Behandlungs-/ Pflegefall. Dieses Problem aber muß für die psychiatrischen Krankenhäuser gelöst werden, weil, wie ich glaube, viele dieser Krankenhäuser weiterhin mit der Hälfte der chronisch Kranken leben müssen, die nicht in Heime oder „komplementäre Dienste", wo es sie denn quantitativ und qualitativ in ausreichender Weise gibt, verlegt werden können, einfach weil sie auch aus Gründen einer bestehenden Mehrfachbehinderung zur Gruppe der Schwerstkranken gehören. Was keinesfalls weiterhin sein darf, ist, daß mit Hilfe eines gemeinsamen Pflegesatzes über die derzeit vielerorts noch ungenügend den speziellen Bedürfnissen dieser Patientengruppe angepaßte Behandlung und ausgesprochen dürftige, also billige Unterbringung eines allzu großen Teils chronisch kranker Patienten die Akutbehandlung mitfinanziert wird.

Aus Gründen einer wünschenswerten größeren Transparenz hinsichtlich des Geld- und Personalbedarfs für die bestmögliche Behandlung und Unterbringung der verschiedenen Patientengruppen sowie der stärkeren Einbindung der verschiedenen Kostenträger in die Verantwortung ist die erneut aufgekommene, nicht leidenschaftslos geführte Diskussion um die Frage zu begrüßen, welchen Patienten mit Mitteln des psychiatrischen Krankenhauses und welchen Patienten mit anderen Hilfen Heilung oder Linderung ihrer Krankheit bzw. ihrer Behinderung gebracht werden kann.

Eine in diese Richtung zielende Strukturierung unserer Großkrankenhäuser ist ein klar erkennbares und gegliedertes Krankenhaus und in einen ebenso klar erkennbaren und gegliederten „therapeutischen Wohnbereich" ist auch aus Gründen der Gleichstellung des psychisch Kranken mit dem sog. somatisch Kranken wünschenswert. Der Eintritt potentieller Patienten in ein überschaubares psychiatrisches Krankenhaus wird erleichtert. Ängste, sich dem bleibenden Zugriff einer amorphen „Anstalt" nicht mehr entziehen zu können, werden abgebaut.

Im folgenden will ich zunächst kurz einige für die Chronizität psychiatrischer Krankheiten, hier sind es die Schizophrenien, belangvolle Ergebnisse der Bonn-Studie nennen, um dann am Beispiel des bayerisch-schwäbischen Bezirkskrankenhauses Günzburg darzustellen, ob bei der näheren Betrachtung gewachsener Strukturen innerhalb des Krankenhauses Kriterien zu finden sind, die bei der Festlegung „Behandlungs- oder Pflegefall" hilfreich sind oder nicht.

1. Dem nach der ersten psychiatrischen Behandlung aufnehmenden sozialen Milieu, d. h. der Tatsache, ob entlassene Patienten allein leben, zum Ehepartner

und/oder den eigenen Kindern, zu den Eltern oder zu Geschwistern zurückkehren, wird häufig eine prognostische Bedeutung beigemessen. Dieser Befund konnte anhand unserer Studie nicht bestätigt werden. Dies ließ sich unschwer aus der Häufigkeitsverteilung psychopathologischer Remissionstypen in der Gruppe derjenigen ablesen, die einerseits nach der ersten psychiatrischen Krankenhausbehandlung in das Elternhaus zurückkehrten und die andererseits bei der Katamnese (im Durchschnitt nach 22,4 Jahren) im Elternhaus lebten. Die Verteilung der psychopathologischen Remissionstypgruppen entspricht in den einzelnen Gruppen der „sozialen Rückkehr" ziemlich genau dem Gesamtkollektiv, während es bezüglich des Aufenthaltes im Elternhaus zum Zeitpunkt der Katamnese zu einer statistisch hochsignifikanten Verringerung der psychopathologisch Vollremittierten und zu einer statistisch ebenso hochsignifikanten Anhäufung charakteristischer schizophrener Residualtypen kommt.

Ganz ähnlich verhielt es sich bei den zum Zeitpunkt der Katamnese dauerhospitalisierten Patienten (das waren 13%, die zum Zeitpunkt der Nachuntersuchung 5 oder mehr Jahre in psychiatrischen Landeskrankenhäusern untergebracht waren und 2%, die in Altersheimen o.ä. Einrichtungen lebten), die in 82%, also in mehr als ⅘ ein charakteristisches schizophrenes Residualsyndrom ausgebildet hatten.

Elternhaus wie psychiatrisches Krankenhaus sind also gleichermaßen das Milieu, in das Patienten mit besonders ungünstigem Krankheitsverlauf in oft bescheidenstem Rahmen integriert waren (und noch sind). Beim Vergleich der Dauerhospitalisierten mit den im Elternhaus Lebenden zeigte sich Übereinstimmung in dem gleichermaßen großen Anteil derjenigen, die bei der Katamnese bzw. vor der Dauerhospitalisierung zu den sozialen Unterschichten gehören, und in dem gegenüber dem Gesamtkollektiv vermehrten Vorkommen prämorbider Kommunikationsstörungen und Unverheiratetsein. Bei den Dauerhospitalisierten findet sich darüber hinaus eine gegenüber dem Gesamtkollektiv erhöhte Quote an Schulversagern und an solchen Patienten, die gestörten Heimverhältnissen entstammten sowie an denjenigen, die schon prämorbid den sozialen Unterschichten zuzuordnen sind.

Nur 25% der dauerhospitalisierten Patienten hatten geheiratet, und zwar sämtlich vor der Erkrankung. Von diesen sind bei der Spätkatamnese 64% geschieden. Im Gesamtkollektiv waren dies nur 5%. Davon wurden 23% der Scheidungen vor und 77% nach der Erkrankung registriert. Wenn man nun bei den Dauerhospitalisierten auch noch diejenigen Patienten einbezieht, deren Ehepartner verstorben war, so waren es nur 4,5% aller in Krankenhäusern untergebrachten Patienten, die noch einen Ehepartner hatten. Diese Tatsache zusammen mit den eben genannten Merkmalen belegen so ziemlich eindeutig, daß bei Dauerhospitalisation neben krankheitsimmanenten Faktoren nichtmorbogene Behinderungen von Bedeutung sind.

Wenn man zusätzlich zum psychopathologischen Befund die Arbeitsfähigkeit derjenigen Patienten, die zum Zeitpunkt der Nachuntersuchung außerhalb psychiatrischer Institutionen lebten, mit der solcher Patienten vergleicht, die in psychiatrischen Krankenhäusern dauerhospitalisiert sind, so zeigt sich neben dem erwarteten Fehlen „sozial Geheilter" im Kollektiv der Daueruntergebrachten folgender immerhin bemerkenswerter Befund: Begrenzt arbeitsfähig im Erwerbsleben waren z.B. nach den von uns benutzten Kriterien erstaunlicherweise 33% der daueruntergebrachten Frauen und 21% des übrigen weiblichen Kollektivs. Aus diesem Befund könnten folgende vorsichtige Folgerungen gezogen werden: a) Auch bei besonders ungünstigen Verläufen, wie sie die dauerhospitalisierten Patienten aufweisen, ist in beschützender Umgebung eine gezielte, sinnvolle Beschäftigung und Arbeit geeignet, eine wenn auch bescheidene soziale Rehabilitation bei vorhandenen Defizienzen herbeizuführen. b) Die mangelhafte beschützende Umgebung und die falsche, ausbleibende oder nicht konsequente Integration der verbliebenen Leistungsfähigkeit führt dazu, daß außerhalb professionell beschützender Umgebung eine an sich mögliche bessere Rehabilitation nicht erreicht wird. c) In psychiatrischen Krankenhäusern befinden sich solche Patienten, die auch außerhalb in nur relativ beschützender Umgebung ziemlich selbständig ihr Leben führen könnten.

2. Günzburg hat sich in den letzten Jahren auf eine Spezialisierung und Differenzierung des Behandlungsangebotes hin entwickelt, nicht auf eine Sektorisierung. Dies war angesichts des flächenmäßig großen und vorwiegend ländlichen Einzugsgebietes eine richtige und zweckmäßige Entscheidung. Hinzu kommt, daß in unserem Einzugsgebiet bisher außerhalb des Bezirkskrankenhauses selbst keine teilstationäre Einrichtung und vor allem dem Bedarf zahlenmäßig und qualitativ entsprechende Heime für eine Dauerunterbringung chronisch psychisch Kranker nicht zur Verfügung stehen.

Anfang 1983 haben wir die Stationen für langfristig hospitalisierte chronisch psychisch Kranke dem Charakter der einzelnen Stationen gemäß in einen „Langzeit-Behandlungsbereich" einerseits und in einen „therapeutischen Wohnbereich" andererseits ausgewiesen. Ohne im einzelnen die individuellen Daten der Patienten und Verlaufsmerkmale ihrer Erkrankung detailliert zu kennen, ließen wir uns bei dieser Einteilung fast ausschließlich von der gewordenen Atmosphäre einzelner Stationen und dem gepflogenen therapeutischen und rehabilitativen Umgang mit den dort befindlichen Patienten leiten. Wichtig war in diesem Zusammenhang auch die Beratung und die Beurteilung durch das Pflegepersonal und den Sozialdienst, die die Patienten in den meisten Fällen schon viele Jahre intensiv kannten. Entscheidend war für die Festlegung des „therapeutischen Wohnbereiches", daß die Patienten weitgehend stabile, offensichtlich weiter nicht beeinflußbare Behinderungen aufwiesen, die Notwendigkeit einer nur im Krankenhaus möglichen ärztlichen Inanspruchnahme in den Hintergrund getreten war und die Patienten rehabilitativ gesehen insoweit mit sozialen Fertigkeiten ausgestattet sind, daß sie in lediglich beschützter Umgebung wohnen und möglichst auch arbeiten oder sich wenigstens beschäftigen können. Leiten ließen wir uns ferner von dem Grundsatz, daß prinzipiell alle im „therapeutischen Wohnbereich" lebenden Patienten auch in spezielle Heime oder Wohngemeinschaften verlegbar wären, wenn die Möglichkeiten dieser Einrichtungen den von uns angebotenen Möglichkeiten entsprächen oder sie sogar überträfen.

Bei der regional gegebenen Beschränkung, z.B. von entsprechenden Heimangeboten, spielte auch noch eine Rolle, ob es Patienten zumutbar sei, ein in Jahren und Jahrzehnten erworbenes „Heimatrecht" in unserem Krankenhaus aufzugeben, und ob das dichte Freizeitangebot von gesellschaftlichen über

sportliche bis hin zu kulturellen Veranstaltungen bei einer eventuellen Heim-
verlegung kompensiert sein würde. Wir haben nach der mehr eindrucksmäßi-
gen Schaffung eines „therapeutischen Wohnbereiches" und „Langzeit-Behand-
lungsbereiches" versucht, die Situation in beiden Bereichen auch zahlenmäßig
genau zu erfassen. Hierzu haben wir einige Daten benutzt, die anläßlich der
„Patientenstrukturanalyse in den Bayerischen Bezirkskrankenhäusern" am
Stichtag 15. 11. 1983 erfaßt wurden.

Im „therapeutischen Wohnbereich" hielten sich zum Stichtag 170 Patienten
auf, davon 67 Frauen und 103 Männer. Im „Langzeitbereich" waren es 206 Patienten, davon 98 Frauen und 108 Männer. Bezüglich der Verteilung der psychiatrischen Hauptdiagnosen zeigte sich, daß in beiden Bereichen Schizophrenien
bei weitem überwiegen, die Häufigkeit im „therapeutischen Wohnbereich" mit
71,2% aber besonders hoch ist. Aus der Übersicht der Verteilung der psychiatrischen Hauptdiagnosen auf die einzelnen Stationen erkennt man, daß im „Langzeitbereich" die diagnostische Zuordnung eines Patienten und seine Behandlung auf einer bestimmten Station eine bei weitem größere Rolle spielt als im
„therapeutischen Wohnbereich", wo offenbar weniger die diagnostische Zuordnung als das Ausmaß der vorhandenen Behinderungen unabhängig von der nosologischen Zuordnung in den Vordergrund tritt.

Bezüglich der Rechtsgrundlage der Unterbringung im „therapeutischen
Wohnbereich" und im „Langzeitbereich" erschreckt die geringe Quote der auf
freiwilliger Basis Untergebrachten. Diese Quote ist im Langzeitbereich mit
15,3% der Frauen und 11,1% der Männer zwar etwas höher, insgesamt unterscheiden sich in diesem Punkt „therapeutischer Wohnbereich" und „Langzeitbereich" erheblich vom Akutbehandlungsbereich unserer Klinik, in dem gegenwärtig durchschnittlich unter 90% aller Patienten freiwillig in Behandlung sind.

Wie zu erwarten, überwiegen die ausgewiesenen „Pflegefälle" im „therapeutischen Wohnbereich" mit 116 Patienten (68%). Immerhin befinden sich
aber auch 25 Patienten (14,7%) im „therapeutischen Wohnbereich", deren Kostenträger die RVO-Kassen sind. Im „Langzeitbereich" sind dagegen bei erheblich mehr Patienten, nämlich 96 (46,6%), die RVO-Kassen Kostenträger. Der
Anteil von ausgewiesenen „Pflegefällen" ist mit 54 Patienten (26%) hoch. Zusammen mit solchen Patienten, deren Kosten von der Sozialhilfeverwaltung getragen werden, weil sie z. B. nie versichert gewesen waren, überwiegen auch im
„Langzeitbereich" diejenigen Patienten, deren Behandlungs- und Aufenthalts-
kosten nicht von der gesetzlichen Krankenversicherung bezahlt werden.

Wenn man nun die ausgewiesenen „Pflegefälle" und die RVO-Kassenpatienten in beiden Bereichen miteinander vergleicht, so fallen Unterschiede in
2 Punkten auf: 1) Die durchschnittliche Dauer des jetzigen Aufenthaltes im Bezirkskrankenhaus ist bei den RVO-Kassenpatienten mit 3,9 − 7,2 Jahren erheblich kürzer als die der ausgewiesenen „Pflegefälle" mit 14,9 − 22,5 Jahren.
2) Das durchschnittliche Lebensalter beträgt im „therapeutischen Wohnbereich" bei den männlichen Patienten 53,9 Jahre, bei den weiblichen Patienten
61,2 Jahre, während es im „Langzeitbereich" deutlich darunter liegt mit 47,0
und 51,8 Jahren. Dagegen ist die durchschnittliche Erkrankungsdauer bzw. die
durchschnittliche Dauer seit der ersten Behandlungsrelevanz in beiden Bereichen nicht wesentlich unterschiedlich.

Der Wohnstandard besonders im „Langzeitbereich" ist miserabel, derjenige im „therapeutischen Wohnbereich" nur unbedeutend besser. Wenn man weiß, daß der Wohnstandard im Akutbehandlungsbereich des Bezirkskrankenhauses Günzburg durchweg gut bis sehr gut ist, zeigt auch dieser Befund, daß bisher auf Kosten der chronisch Kranken die Sanierung unserer Häuser vorangetrieben wurde.

Das Fazit ist, daß alle hier kurz vorgestellten Parameter, insbesondere auch die Diagnose, keine Hilfsmittel sind, die Entscheidung Behandlungs- oder Pflegefall herbeizuführen. Allenfalls sind das niedrigere Lebensalter und eine Verweildauer bis zu 5 Jahren im Einzelfall für die Beurteilung heranzuziehende Gesichtspunkte.

Die Entscheidung Behandlungs- oder Pflegefall kann also keine nach pauschalen Kriterien vorgegebene und administrativ zu entscheidende sein, sondern sie muß im Einzelfall sorgfältig *vom Arzt* getroffen werden. Verlaufsbesonderheiten, insbesondere Fluktuation des Beschwerdebildes und Rezidivneigung, Intensität und variable Anpassung der erforderlichen Medikation und anderer Therapien sowie auch, dies sogar vorrangig, die sehr kritische Würdigung etwaiger Alternativangebote in der Region wenigstens hinsichtlich der Erhaltung der im Krankenhaus erreichten Kompensation und Förderung stellen die wichtigsten Beurteilungskriterien dar. Was uns die Entscheidung im Einzelfall darüber hinaus so extrem schwer macht, ist die Tatsache, daß zwar das Lebensrisiko des Krankheitsfalles durch die gesetzliche Krankenversicherung abgedeckt wird, das Lebensrisiko der Rehabilitationsbedürftigkeit infolge psychischer Krankheit aber primär in der Selbsthilfeverantwortung des einzelnen und seiner Angehörigen bleibt. Für psychisch Behinderte gilt also das gleiche wie für alle aus anderen Gründen Behinderte, die kostentechnisch zu Pflegefällen werden. Denn wenn, was die Regel ist, bei Unvermögen die Sozialhilfe unterstützt, hat dies für viele noch immer den Beigeschmack der Armenfürsorge. Selbst die Rentenversicherung, falls es denn möglich ist, daß der Sozialhilfeträger die Kosten auf die Rentenversicherung abwälzt, was oft genug für manchen Frühinvaliden weitere Rehabilitationschancen erheblich einschränkt, erweist sich oft genug als untauglich zur wirtschaftlichen Absicherung des Lebensrisikos der Pflegebedürftigkeit.

Es spricht alles dafür, nur diejenigen chronisch Kranken, denen mit Mitteln des Krankenhauses geholfen werden kann, *im* Krankenhaus zu behalten. Es spricht aber auch vieles dafür, einen Teil der chronischen Kranken *am* Krankenhaus zu behalten. Es muß nur endlich aufhören, daß niemand für diese Gruppe recht zuständig sein will. Institutionelle Hilfen mit differenziertem rehabilitativem Anspruch müssen unter Offenlegung der Selbstkosten Sonderpflegesätze beantragen können, die nicht nur die grundpflegerische Versorgung sicherstellen. Hier müssen antirehabilitative Züge des derzeitigen Finanzierungssystems beseitigt werden.

Literatur

Degkwitz R, Hoffmann SO, Kindt H (1982) Psychisch krank. Einführung in die Psychiatrie für das klinische Studium. Urban u. Schwarzenberg, München

Huber G, Gross G, Schüttler R (1984) Schizophrenie. Eine verlaufs- und sozialpsychiatrische Langzeitstudie, 2. Aufl. Springer, Berlin Heidelberg New York
Kunze H (1982) Chronisch psychisch Kranke und Behinderte im Abseits. In: Laux G, Reimer F (Hrsg) Klinische Psychiatrie. Tendenzen, Ergebnisse, Probleme und Aufgaben heute. Hippokrates, Stuttgart
Schüttler R (1985) Die Gliederung des psychiatrischen Krankenhauses. Behandlungsbereich und Therapeutischer Wohnbereich. Dtsch Ärztebl 15:1089–1095
Schüttler R, Huber G, Gross G (1977) Der Einfluß einiger sozialer Faktoren auf Erkrankungsrisiko und Langzeitentwicklung der Schizophrenien. In: Reimer F (Hrsg) Chronisch psychisch krank – Artefakt oder Krankheit? Thieme, Stuttgart

6.3 Pflegefall – Behandlungsfall. Welchen Beitrag zur Gleichstellung psychisch Kranker mit körperlich Kranken können wir heute leisten?

W. Pittrich und W. Schäfer

Heilanstalt – Pflegeanstalt: eine historische Fachdiskussion?

Für eine große Zahl chronisch psychisch kranker Menschen, die in psychiatrischen Landeskrankenhäusern behandelt werden, verweigern die gesetzlichen Krankenkassen die Übernahme der Behandlungskosten. So sind z. B. 60% der in westfälischen Landeskrankenhäusern behandelten 6300 Patienten auf die Kostenübernahme durch die Sozialhilfe angewiesen (Stichtagsstatistik 1986). Der Status eines Sozialhilfeempfängers bedeutet für diese Menschen aber Verlust der materiellen Basis (Rückgriff auf Einkommen und Vermögen), Bekenntnis zu Armut und Abhängigkeit aus Unfähigkeit zur Lebensbewältigung aus eigener Kraft. Damit wird einer notwendigen aktiven, krankheits- und behinderungsüberwindenden Haltung die Grundlage entzogen.

Diese Situation ist nicht darauf zurückzuführen, daß etwa die Sozialversicherung aus aktuellen Anlässen „Kostendämpfungsmaßnahmen" zu Lasten gerade von psychisch Kranken – im Gegensatz zu körperlich Kranken – durchsetzen wollte, sondern sie wurzelt u. E. in einer langen Tradition der Abgrenzung Pflegefall–Behandlungsfall in der deutschen Psychiatrie, die es zu überwinden gilt.

Deshalb erlauben wir uns einen kurzen historischen Exkurs zur Heil- und Pflegeanstalt, der uns auch eine Verbindung zwischen Westfalen und dem hiesigen bayerischen Tagungsort herstellen läßt: die gemeinsame Epoche preußischer Provinzialverwaltung.

Die erste Heilanstalt in Westfalen wurde 1814 in Marsberg eröffnet. Abb. 1 und 2 zeigen die Lagepläne dieser Anstalt aus den Jahren 1867 und 1956. Beide Lagepläne repräsentieren sehr gut das ursprüngliche Konzept der Heilanstalt, das über anderthalb Jahrhunderte Bestand hatte: Das Krankengebäude sowie das zentrale Versorgungs- und Verwaltungsgebäude sind umgeben von Dienstwohngebäuden und der zur Heilanstalt gehörenden Gutswirtschaft. Der gesamte Komplex ist – wie wir heute sagen würden – in bevorzugter Wohnlage am Hang des Stadtberges angesiedelt und hin zum Marktplatz des Städtchen geöffnet. Wir verdanken diese Heilanstalt der europäischen Reformbewegung zur Wende des vorigen Jahrhunderts – zu erinnern ist hier vor allem an den französischen Revolutionär und Irrenarzt Philipp Pinel und den englischen Landgeistlichen Francis Willis – die schließlich auch Preußen erfaßte (Koster u. Tigges 1867).

„Die Initiative, eine reine Heilanstalt zur psychischen Behandlung von Irren zu gründen, verdanken die Deutschen aber weder dem Tiefsinn ihres Denkens,

Aktuelle Kernfragen in der Psychiatrie
Herausgegeben von F. Böcker und W. Weig
© Springer-Verlag Berlin Heidelberg 1988

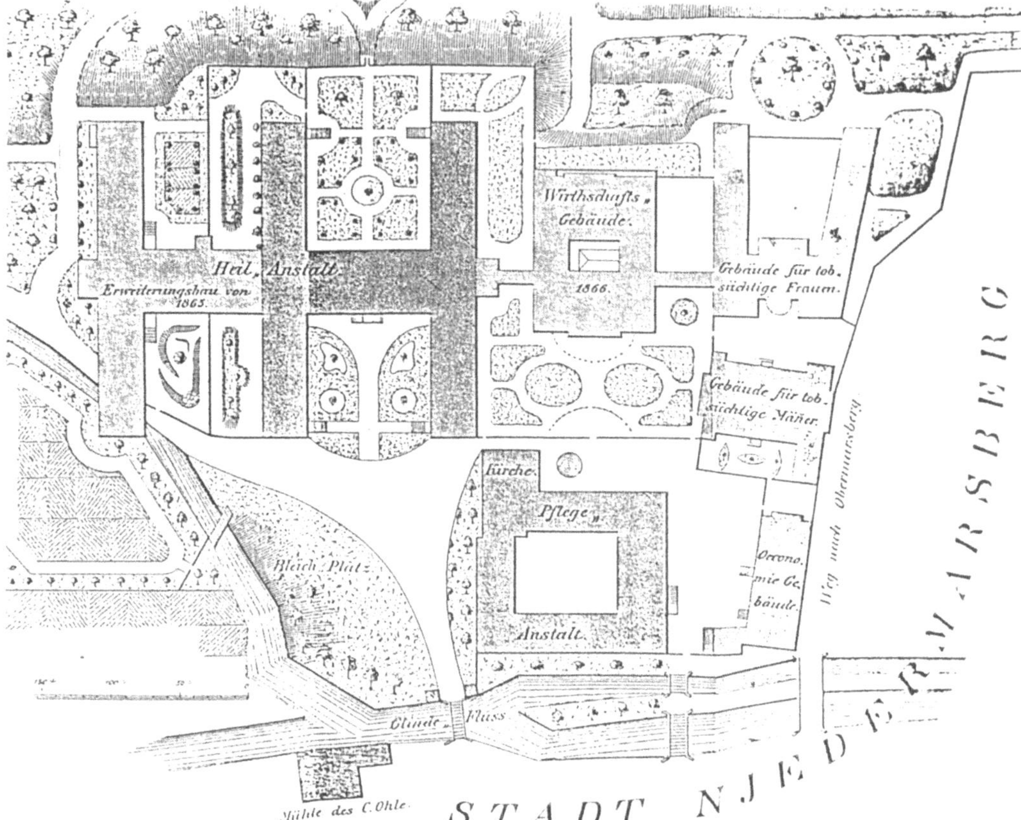

Abb. 1. Situationsplan von der Provinzial „Irren" Anstalt in Niedermarsberg (Stand 1867)

noch der Frömmigkeit ihrer Gefühle, sondern der aufgeklärten Humanität eines tüchtigen Verwaltungsbeamten.

Der preußische Minister und spätere Staatskanzler Karl August von Hardenberg rief den jungen Arzt Johann Gottfried Langermann nach Bayreuth und beauftragte ihn, im Jahre 1805 das dortige ‚Tollhaus' beim ‚Zucht- und Arbeitshaus' umzuwandeln in eine − wie es wörtlich heißt − ‚psychische Heilanstalt für Geisteskranke'" (Jetter 1981).

Aber schon damals belastete die Psychiatrieplaner sehr bald die Frage, wer ist heilbar, so sehr, daß der Gedanke, neben Heilanstalten Pflegeanstalten für Unheilbare zu gründen, schnell an Boden gewann. Nachdem besagter Arzt Langermann als Ministerialbeamter nach Berlin „gezogen" worden war, hatte bald jede preußische Provinz ihre Heilanstalt und meilenweit davon entfernt die Pflegeanstalt. So wurde auch 1841 zur Heilanstalt in Marsberg die Pflegeanstalt in Geseke gegründet. Aber bereits 1840 wurden diese getrennten Heil- und Pflegeanstalten kritisch betrachtet. Man erfand eine typisch deutsche Schöpfung, die „relativ verbundene Heil- und Pflegeanstalt", für die man auch manche geistreich überhöhte Begründung lieferte, z. B. unter Berufung auf Hegels

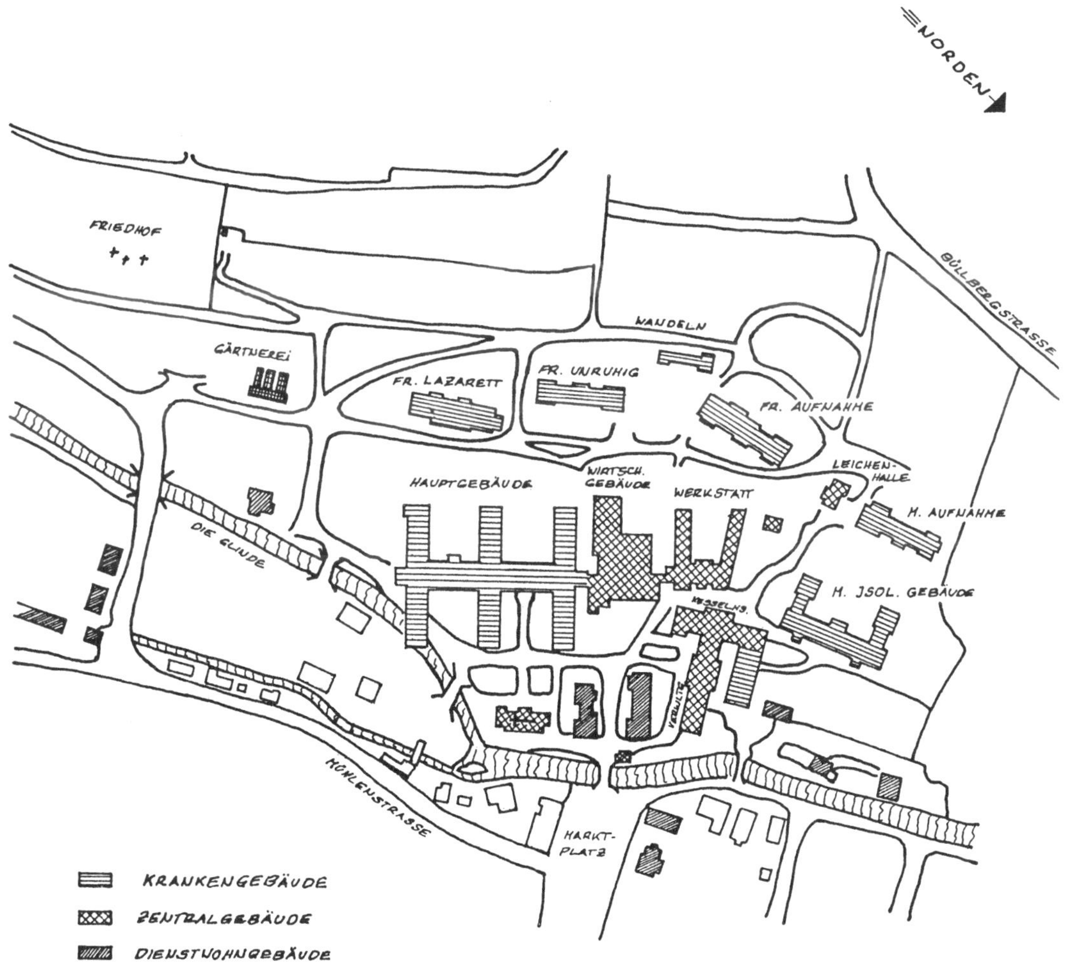

Abb. 2. Landesheilanstalt Marsberg; Lageplan M. 1:5000 (Stand 01. 12. 1956)

These-Antithese-Synthese-Postulat. Vor allem aber ist dieser Anstaltstyp mit dem Namen Friedrich Wilhelm Roller verbunden, der für eine weitere deutsche Besonderheit sorgte, die bis heute nachwirkt: die Trennung der Universitätspsychiatrie von der Psychiatrie der Anstaltsversorgung.

Im letzten Viertel des 19. Jahrhunderts wurden die in der ersten Hälfte gegründeten Reformanstalten meist in Massenasyle umgewandelt, und die „Geschichte der Einschließung" begann (Blasius 1986).

Dieses „geschlossene" Versorgungssystem der Heil- und Pflegeanstalten befindet sich zwar im Wandel zu einem offenen, gemeindenahen und gegliederten System kooperativer ambulanter, komplementärer und rehabilitativer Dienste, der vom Integrationsgedanken getragen wird (Pittrich et al. 1985). So dient heute das Westfälische Landeskrankenhaus Marsberg der regionalisierten Versorgung des Hochsauerlandkreises, und in Geseke wurde die gerontopsychiatrische Dependance der für die Versorgung der Stadt und des Kreises Paderborn zuständigen neuen Westfälischen Klinik für Psychiatrie Paderborn untergebracht.

Die Diskussion um geeignete Versorgungsformen für chronisch psychisch kranke Menschen und die damit verbundene leistungsrechtliche Fragestellung der Abgrenzung „Pflegefall−Behandlungsfall" ist aber auch heute noch nicht abgeschlossen (Eickelmann u. Tölle 1985). Dies wird vor allem durch die Entwicklung unserer psychiatrischen Versorgung der vergangenen 20 Jahre belegt. So lassen sich unschwer Parallelen zur Psychiatriereform des vorigen Jahrhunderts erkennen: In den 60er und 70er Jahren wurden massiv chronisch psychisch Kranke aus den ehemaligen Heilanstalten, die sich zu Großkrankenhäusern entwickelt hatten und die man nun zu leistungsfähigen Kliniken vornehmlich der Akutkrankenversorgung umgestalten wollte, in meist vom Lebensraum der Kranken weit entfernt liegende Heime verlegt. Dies bedeutete nichts anderes als eine fachliche Ignorierung der spezifischen Lebens-, Behandlungs- und Rehabilitationsbedürfnisse der chronisch kranken Patienten (Kunze 1981). Die DGPN-Resolution des Jahres 1984 wendet sich mit überzeugenden Argumenten zwar ausschließlich gegen die Schaffung von Pflegebereichen in psychiatrischen Versorgungskrankenhäusern. Die vorgetragenen Argumente treffen aber auch auf viele Heime zu, die sich meist außerhalb psychiatrischer Fachkompetenz und Verantwortung entwickelten. Dankbar möchten wir Kitzig nennen, der zu den wenigen Fachkollegen gehört, die sich dieser Verantwortung stellten (Kitzig 1980; Kitzig et al. 1985; s. auch Trenckmann 1987). Wir hoffen deshalb, daß mit der in Gang gekommenen Fachdiskussion zur angemessenen Versorgung chronisch psychisch Kranker diese moderne Variante eines historischen Versorgungskonzeptes − der Aufbau großer autonomer Heimbereiche und die Einrichtung von Pflegebereichen in Großkrankenhäusern vor allem im Gefolge der Psychiatrie-Enquête − überwunden werden kann.

Wir wollen im folgenden kurz anmerken, was sich aus unserer Sicht in der Behandlung chronisch psychisch Kranker fachlich verändert hat, darstellen, wie sich diese Veränderungen in der Rechtsprechung spiegeln und daraus schlußfolgernd praktische Handlungsempfehlungen zur Begründung eines Behandlungsfalles im leistungsrechtlichen Sinne geben.

Chronisch-Kranken-Psychiatrie

Ein neues Lehrgebäude entsteht

Wir möchten gern in Anlehnung an Kitzig von einem neu entstehenden Lehrgebäude sprechen − das der Chronisch-Kranken-Psychiatrie. Wir verbinden dieses Lehrgebäude mit den Forschungsergebnissen der Arbeitsgruppe Wing u. Brown (1970, 1978 u. a. O.) und Leff (1982 u. a. O.), mit dem Vulnerabilitätskonzept von C. Müller (1984 u. a. O.) und Ciompi (1981 u. a. O.); zu nennen sind weiter Katschnig u. Konieczna (1984 u. a. O.) mit seinem anthropologischen Konzept des sozialen Netzwerkes, Süllwold (1986) mit ihren Arbeiten zu Basisstörungen sowie Buchkremer u. Schulze-Mönking (1986) und viele andere, die aus diesen Konzepten Schlußfolgerungen für die Behandlungspraxis zogen. Insbesondere mit Müller und Katschnig sind wir der Auffassung, daß sich diese Ergebnisse vor allem der Schizophrenieforschung auch auf chronische Verlaufsformen anderer psychischer Krankheiten übertragen lassen – etwa von Depressionen und Suchterkrankungen.

Die aus dem Erkenntnisfortschritt ableitbaren neuen Versorgungserfordernisse betreffen die Gestaltung des Lebensraumes der chronisch Kranken, haben Auswirkungen auf die Rehabilitationsmaßnahmen und die stationäre Behandlung. Im Gesamtbereich der Chronisch-Kranken-Psychiatrie sind die Grenzen der Psychopharmakotherapie sichtbar geworden. Wir möchten aber nicht verschweigen, daß wir im Hinblick auf diesen Erkenntnisfortschritt noch erhebliche Defizite in vielen psychiatrischen Fachkrankenhäusern sehen. Dies betrifft auch die Versorgung schwerst und mehrfach geistig Behinderter, die häufig noch gemeinsam mit chronisch psychisch Kranken untergebracht sind. Eine kürzlich vorgenommene Bestandsaufnahme im Bereich des Landschaftsverbandes Westfalen-Lippe belegt zudem, daß hier Förderkonzepte unzureichend entwickelt wurden, bei denen psychiatrische und pädagogische Kompetenzen zusammenwirken (Pittrich 1986 a).

Eine Ausnahme bezüglich der angesprochenen Defizite bilden vor allem zwei ehemalige Heilanstalten in Osnabrück und Weinsberg, die von Kitzig und Reimer mit unterschiedlichen Akzenten im Sinne der Chronisch-Kranken-Psychiatrie umgestaltet wurden.

Der Erkenntnisfortschritt im Spiegel der Rechtsprechung

Wie hat die Rechtsprechung nun auf den kurz angesprochenen Erkenntnisfortschritt im Sinne der Chronisch-Kranken-Psychiatrie reagiert? Bei einer Durchsicht der einschlägigen Urteile können wir feststellen, daß sich dieser Erkenntnisfortschritt rascher vermitteln ließ, als manche Beiträge von Fachkollegen in der Rolle von Sachverständigen im Erkenntnisverfahren erwarten ließen. Zunächst ist festzuhalten, daß es eine nicht unerhebliche Anzahl von Urteilen der zweiten Instanz gibt, in denen das Gericht die Auffassung vertritt, entscheidend für die Annahme der Erfolgsaussicht einer Behandlung sei, daß die Entlassung des Kranken erwartet werden könne. In diesem Sinne hat z. B. das Landessozialgericht Berlin[1] mehrfach entschieden. Diese Auffassung ist jedoch mit der Rechtsprechung des Bundessozialgerichts nicht vereinbar (Gitter 1986; Schroeder-Printzen 1978). Mindestens seit dem Jahre 1972[2], spätestens aber seit dem wegweisenden Urteil aus dem Jahre 1978[3] ist klargestellt, daß eine Krankheit nicht nur dann behandlungsbedürftig (und damit auch behandlungsfähig) ist, wenn therapeutische Maßnahmen die Heilung oder Besserung eines Leidens oder die Verhütung einer Verschlimmerung erwarten lassen, sondern auch dann, wenn die Behandlung nur auf Linderung der Beschwerden gerichtet ist

---

[1] Landessozialgericht Berlin: Urteile vom 16. 5. 1973 – L 9 Kr 161/72 – und vom 14. 1. 1976 – L 9 Kr 98/74 –
[2] Bundessozialgericht: Urteil vom 20. 10. 1972 – 3 RK 93/71 –
[3] Bundessozialgericht: Urteil vom 10. 10. 1978 – 3 RK 81/77 –

oder lediglich bezweckt, das Leben für eine begrenzte Zeit zu verlängern. Heilung, Besserung und Linderung sind seither nicht als Stufung zu verstehen, sie stehen vielmehr gleichwertig nebeneinander.

Wenn es also stimmt, daß die Psychiatrie inzwischen Methoden entwickelt hat, die auch bei chronischen psychischen Leiden jedem Betroffenen in angemessener Weise zugute kommen (DGPN 1984), so ist demnach die Schlußfolgerung zulässig, daß der durch die Psychiater abgesteckte Bereich psychischer Störungen und ihre Behandlungsmöglichkeiten vom juristischen Krankheitsbegriff sehr weitgehend abgedeckt wird (Gitter 1986; Naendrup 1985). Ja, der Rechtsprechung ist zu bescheinigen, daß sie die juristischen Krankheitskategorien dem Erkenntnisfortschritt unseres Faches gemäß weiterentwickelt und angewandt hat. Die unbestimmten Rechtsbegriffe, mit denen wir es zu tun haben, sind so auslegungsfähig, daß sich hier genügend Spielräume öffnen, eine zeitgemäße Behandlungs- und Rehabilitationspraxis einzuordnen (Naendrup 1985; Nowack 1986). Die Träger psychiatrischer Krankenhäuser sowie die Mitarbeiter in den Krankenhäusern selbst sollten aus dieser Erkenntnis Konsequenzen ziehen.

Der „Behandlungsfall"

Nach der höchstrichterlichen Rechtsprechung müssen folgende Voraussetzungen zur Anerkennung eines Behandlungsfalles erfüllt sein:

- Der Aufenthalt in einem Krankenhaus muß aus medizinischen Gründen erforderlich sein.
- Der Aufenthalt in einem Krankenhaus ist dann geboten, wenn sich eine Krankheit mit den besonderen medizinischen und sonstigen Mitteln eines Krankenhauses mit Aussicht auf Erfolg beeinflussen läßt.
- Hierbei kommt es nicht darauf an, ob noch eine Heilung oder Besserung des Leidens oder Entlassung aus dem Krankenhaus zu erwarten ist, sondern es genügt, daß sich der Behandlungserfolg auf die Verhütung einer Verschlimmerung, die Linderung von Beschwerden oder die Verlängerung des Lebens erstreckt.
- Krankenhausbehandlungsbedürftigkeit ist so lange gegeben, wie ein Abbruch der Krankenhausbehandlung den Behandlungserfolg gefährden würde, wobei die „medizinische" Indikation nicht durch soziale Umweltverhältnisse begründet werden kann.
- Ein Pflegefall hingegen ist dann gegeben, wenn ein Dauerleiden vorliegt, das in dem genannten Sinne nicht mehr beeinflußbar ist oder doch in ausreichendem Maße ambulant behandelt werden kann.

Konsequenzen für die klinische Praxis

Zur Behandlungsbedürftigkeit

Zunächst einmal ist also festzustellen, ob der Patient an einer behandlungsbedürftigen Krankheit leidet. Der Gesetzgeber hat den Krankheitsbegriff nicht definiert. Die Rechtsprechung erkennt aber an, daß der Krankheitsbegriff dem Stand der medizinischen Wissenschaft entsprechend Veränderungen unterworfen ist (von Ferber 1985). Dieser medizinische Erkenntnisstand muß zwangsläufig in einer Art Kompromiß verbindlich festgelegt werden. Dies hat die Weltgesundheitsorganisation mit dem ICD-Schlüssel, der internationalen Klassifikation der Erkrankungen, getan. Wir leisten unseren Patienten somit einen guten Dienst, wenn wir uns bei der Diagnosestellung weitestgehend der Klassifikation des ICD bedienen.

Das Kriterium der Behandlungsbedürftigkeit der Krankheit stellt auch gezielte Anforderungen an das Handeln der Krankenhausträger und des Personals. Mit den Zielen der Heilung, Besserung, Verhütung der Verschlimmerung, Linderung sowie Lebensverlängerung ist eine so breite Palette von Behandlungszielen angesprochen, daß eigentlich aus Sicht der Ärzte fast jedem chronisch Kranken geholfen sein müßte. Aber weit gefehlt. Studiert man die Rechtsprechung, so wird man feststellen, daß die Schwierigkeiten bei der Zuordnung zur Leistungspflicht der Krankenkassen im Einzelfall oft überhaupt nicht in rechtlicher Unsicherheit begründet sind, sondern ihren Ursprung in den unterschiedlichen Beurteilungen durch die beteiligten Ärzte haben. Ganz offenbar entspricht der fachliche Kenntnisstand so mancher als Gutachter berufenen Psychiater nicht dem aktuellen wissenschaftlichen Kenntnisstand. Durch zwei in diesem Punkt besonders charakteristische Urteile sei dieser Vorwurf beispielhaft verdeutlicht. Es handelt sich um jeweils einen Fall aus dem Landeskrankenhaus Dortmund[4] und aus dem Psychiatrischen Krankenhaus in Bayreuth[5]. Das Bayreuther Urteil betrifft den Fall eines langjährig untergebrachten hochgradig Schwachsinnigen (Einweisungsdiagnose Idiotie), der an Gesundheitsstörungen leidet, die mit dem Schwachsinn im Zusammenhang stehen und vom Gericht wie folgt beschrieben werden:

„... eine weitgehend ausgebliebene Sprachentwicklung, die Unfähigkeit, sich selbständig zu versorgen und die mangelnde Beherrschung leiblicher Triebregungen, die zur vermehrter Aggressivität führt. Außerdem ist der Beigeladene unruhig und leicht ablenkbar, Betätigungen kann er jeweils nur für 3 bis 4 Minuten durchhalten."

In der ersten Instanz hatten sowohl der von der beklagten Kasse als Vertrauensarzt eingeschaltete Psychiater als auch der vom Gericht eingeschaltete Medizinaldirektor – ebenfalls Psychiater – erklärt:

„die Unterbringung in der geschlossenen Abteilung einer Anstalt ist nach dem bisherigen Verlauf und nach dem derzeitigen Zustand namentlich aus sozialen, familiären sowie aus Sicherungsgründen erforderlich. Die Betreuung in der Anstalt dient dem Zweck, dem Zustand der Hilflosigkeit zu begegnen – dazu gehört auch die symptomatische Behandlung der Unruhe- und Erregungszustände, die Erziehung zu verschiedenen Grundverrichtungen des täglichen Lebens, die erforderliche Pflege, Kontrolle und Isolierung; sie dient jedoch nicht dazu, durch gezielte therapeutische Maßnahmen eine Besserung, Linderung oder Heilung des Grundleidens herbeizuführen."

---

[4] Landessozialgericht Nordrhein-Westfalen: Urteil vom 23. 6. 1983 – L 16 Kr 160/81 LSG NW –

[5] Bayerisches Landessozialgericht: Urteil vom 25. 6. 1985 – L 04/Kr 0140/82, S 10/Kr 0011/82 –

Demgegenüber ist der in der zweiten Instanz hinzugezogene Sachverständige, der Leiter eines psychiatrischen Fachkrankenhauses – zu dem Ergebnis gekommen, daß für die Behandlung der genannten Gesundheitsstörungen und damit für die Linderung der durch sie ausgelösten Krankheitsbeschwerden eine Krankenhauspflege erforderlich war:

„Die dabei angewandte Therapie hat . . . auch Erfolge gebracht. Zwar wurde die Grundkrankheit . . . nicht mehr beeinflußt, aber durch sie hervorgerufene Krankheitsbeschwerden konnten erheblich gemindert werden. Dem Beigeladenen konnte so die existentiell notwendige gesellschaftliche Integration auf der für ihn möglichen Ebene erleichtert werden. Bei dem vorliegenden Grad des Schwachsinns stellen die erzielten Fortschritte bereits eine erhebliche Linderung der Krankheitsbeschwerden dar, da (der Patient) aufgrund der an ihm durchgeführten Therapie und Behandlung nunmehr in der Lage ist, auf einer heilpädagogisch geführten Spezialstation für geistig Behinderte an einem intensiven verhaltenstherapeutisch-heilpädagogischen Programm teilzunehmen. Dies ist ein Zustand, der . . . nur durch die durchgeführte Krankenhauspflege erreicht werden konnte."

Zwei Welten also. Ähnlich eklatante Zitate wären aus dem Urteil des Landessozialgerichts Essen, den Dortmunder Fall betreffend, vorzutragen, wobei es sich in diesem Falle um einen Patienten mit einer chronischen Verlaufsform einer Psychose aus dem schizophrenen Formenkreis handelte. Auch hier hatte zunächst ein Gutachter – ebenfalls Fachkollege – allein aufgrund der Aktenlage die Behandlungsbedürftigkeit verneint. Das Gericht konnte dann durch den leitenden Arzt des Krankenhauses, der als sachverständiger Zeuge vernommen wurde und den Patienten selbst gut kannte, vom Gegenteil überzeugt werden. Mit der entschiedenen Aussage des sachverständigen Zeugen hautnah konfrontiert, kam der Erstgutachter dann übrigens ins Wanken. Wir müssen also festhalten, daß eine entscheidende Rolle in der Auseinandersetzung um die Abgrenzung des Behandlungsfalls zum sog. Pflegefall uns selbst zufällt. Hier ist noch viel Aufklärungsarbeit, vor allem aber Fortbildung, notwendig.

Anforderungen an das Krankenhaus

Wie wir gesehen haben, reicht die Bejahung des Kriteriums Behandlungsbedürftigkeit für einen Behandlungsfall jedoch nicht aus. Es muß vielmehr Krankenhausbehandlungsbedürftigkeit vorliegen. Bei der Frage, ob stationäre Krankenhauspflege zu gewähren ist, kommt es dabei zunächst einmal auf die medizinische Notwendigkeit und darauf an, daß die Behandlung nach Art der Krankheit mit einiger Aussicht auf Erfolg nur in einer Krankenanstalt durchgeführt und nicht etwa ambulant behandelt werden kann.[6,7]

Die Anforderungen der Rechtsprechung an die Eigenschaft Krankenhaus sind schnell dargestellt. Es muß sich um eine Anstalt handeln, die neben einer apparativen Mindestausstattung die Möglichkeit der Betreuung durch einen jederzeit rufbereiten Arzt und durch geschultes Pflegepersonal bietet. Bezogen auf psychiatrische Krankenhäuser ist dieser Begriff des qualifizierten Pflege-

---

[6] Landessozialgericht Nordrhein-Westfalen: Urteil vom 22. 2. 1979 – L 16 Kr 134/76 –
[7] Bundessozialgericht: Urteil vom 21. 10. 1980 – 3 RK 33/79 –

personals gewiß auch auf alle sonstigen therapeutischen Berufsgruppen außerhalb der Gruppe des eigentlichen Pflegepersonals anzuwenden. Diese Rechtsprechung fordert somit auch alle Träger psychiatrischer Krankenhäuser auf, qualifiziertes und in der Berufsgruppenmischung nach modernen psychiatrischen Gesichtspunkten vernünftig zusammengesetztes Personal zu beschäftigen. Nach unserer Auffassung ergibt sich hieraus die Verpflichtung für die Träger, alles zu tun, die Anhaltszahlen der Deutschen Krankenhausgesellschaft zur Personalbedarfsermittlung in der Erwachsenen- und in der Kinder- und Jugendpsychiatrie möglichst zügig in die Tat umzusetzen (Pittrich 1986b).

Zur Frage der medizinischen Notwendigkeit haben wir bereits vorab darauf hingewiesen, daß es nicht darauf ankommt, ob nach Art der Erkrankung eine Gesundung oder auch nur eine Besserung zu erwarten ist. Die Linderung reicht aus. Die Beurteilung darüber obliegt allein dem Arzt. Anders ist die Frage nach der notwendigen Intensität der ärztlichen Behandlung zu beantworten. Früher wurde allgemein die Auffassung vertreten, ein Behandlungsfall liege dann vor, wenn die ärztliche Behandlung im Vordergrund, die pflegerische Betreuung dagegen im Hintergrund stehe (Schroeder-Printzen 1978). Damit war die eindeutig dominierende Rolle des Arztes festgeschrieben. Auch hier ist jedoch die Rechtsprechung den psychiatrischen Notwendigkeiten gefolgt, wenn ihnen nicht sogar vorausgegangen. Wenngleich das Bundessozialgericht in mehreren Entscheidungen sehr bestimmt an dem Grundsatz festgehalten hat, daß Krankheit im rechtlichen Sinne sich erst mit der Notwendigkeit ärztlicher Behandlung manifestiere, so ist dieser Grundsatz doch durch andere Urteile entsprechend der Notwendigkeit des Einsatzes einer großen Zahl wissenschaftlich ausgebildeter nichtärztlicher Therapeuten und Therapiemethoden gelockert und ausgeweitet worden[8, 9], so daß beispielsweise die nichtärztlichen Ergotherapeuten und Logopäden mit Rücksicht auf die komplexe, multifaktorielle Genese psychischer Störungen starke pädagogische Elemente zur Verhaltensmodifikation durchaus auch in Übereinstimmung mit dieser Rechtsprechung in Anwendung bringen können (Gitter 1986; Naendrup 1985).

Zur Erfolgsaussicht der Behandlung

Wir haben bereits darauf hingewiesen, daß die Erfolgsaussicht der Behandlung in einem psychiatrischen Krankenhaus auf der Grundlage der Rechtsprechung sich nicht auf die Entlassung aus dem Krankenhaus beziehen muß. Entscheidend ist vielmehr das Behandlungsziel, das nach ärztlicher Prognose erreichbar erscheint, oder anders ausgedrückt: Die Behandlung muß im Rahmen eines zielstrebigen Planes durchgeführt werden. Dies kann für die Träger psychiatrischer Krankenhäuser, für die Leitungen psychiatrischer Krankenhäuser und für das in ihnen arbeitende Personal nur bedeuten, daß zielorientierte Therapieprogramme aufzustellen sind, daß das Krankenhaus in seiner Arbeit und in seinen baulichen Strukturen zu differenzieren ist, daß überschaubare Behand-

---

[8] Bundessozialgericht: Urteil vom 09. 3. 1982 – 3 RK 43/80 –
[9] Bundessozialgericht: Urteil vom 25. 1. 1979 – 3 RK 83/78 –

lungsbereiche in verantwortbar ärztlich geleiteter Größe geschaffen werden. Ohne Differenzierung der therapeutischen und rehabilitativen Arbeit, z.B. ohne eine Verbesserung der Qualität und Ausweitung der Arbeits- und Beschäftigungsmöglichkeiten in den psychiatrischen Krankenhäusern (Der Bundesminister für Arbeit und Sozialordnung 1984), wird es auch langfristig kaum gelingen können, über Verhandlungen mit den Kostenträgern oder über den Weg des Führens von Rechtsstreitigkeiten den Anteil der „Behandlungsfälle" in den psychiatrischen Versorgungskrankenhäusern zu steigern.

Zur Dauer der Behandlung im Krankenhaus

Die Behandlung im Krankenhaus muß so kurz wie möglich sein. Wenngleich im Rahmen der Prüfung der medizinischen Notwendigkeit die Frage, ob begründete Entlassungsaussicht besteht, kein entscheidendes Kriterium darstellt, hat die Frage, ob ein Patient entlassen werden kann, jedoch insoweit Bedeutung, als stets zu prüfen ist, ob die Aufnahme in ein Krankenhaus das Maß des Notwendigen nicht überschreitet und ob die Behandlungsziele mit derselben Erfolgsaussicht nicht auch außerhalb eines Krankenhauses ambulant erreicht werden können. Die Träger psychiatrischer Krankenhäuser, aber auch die in den psychiatrischen Krankenhäusern tätigen Mitarbeiter werden unter dieser Fragestellung nur glaubwürdig bleiben können oder werden, wenn sie gleichzeitig im Interesse der Patientenversorgung all die Möglichkeiten nutzen, die ihnen gegeben sind, um im teilstationären und ambulanten Bereich entsprechende Leistungen anzubieten und so die Verweildauern im stationären Bereich spürbar zu senken. Dies bedeutet den weiteren Aufbau von Tageskliniken (Der Bundesminister für Jugend, Familie, Frauen und Gesundheit 1986) und vor allem von Institutsambulanzen. Beide Institutionen kommen — dies hat sich im Bereich des Landschaftsverbandes Westfalen-Lippe eindeutig erwiesen — besonders den chronisch Kranken zugute. In unseren Tageskliniken dominieren bei den Aufnahmen Patienten im Alter zwischen 25–45 Jahren, hinsichtlich der diagnostischen Verteilung der Zugänge liegt der Schwerpunkt bei Patienten mit Schizophrenien und anderen Psychosen (Pittrich 1985a). In welcher Weise die Institutsambulanzen dazu beitragen, das Versorgungsangebot des psychiatrischen Fachkrankenhauses zu optimieren, zeigen die in Tabelle 1 zusammengestellten Indizien, die wir in einer im Jahre 1984 durchgeführten Untersuchung ermittelt haben (Pittrich 1985b). Die sukzessive Einrichtung von Institutsambulanzen an den westfälischen Krankenhäusern seit 1978 erlaubte uns dabei einen „Längs- und Querschnittsvergleich" der Krankenhäuser mit und ohne Institutsambulanz.

Diese Übersicht belegt, daß gerade die Einrichtung von Institutsambulanzen im Interesse der Verwirklichung des Grundsatzes „so viel ambulant wie möglich, so wenig stationär wie nötig" geboten ist. Wird die Dauer der stationären Behandlung so doch am ehesten auf das „Erforderliche" reduziert. Diese Einschätzung wird bestätigt durch die Erkenntnis, daß bei den Krankenhäusern mit Institutsambulanzen der Anteil der gesetzlichen Krankenversicherung an der Leistungsträgerschaft deutlich höher war als bei Krankenhäusern ohne Am-

Tabelle 1. Auswirkungen der Institutsambulanzen auf die Leistungsfähigkeit der Krankenhäuser des Landschaftsverbandes Westfalen-Lippe (LWL) in 1984

	Krankenhäuser ohne Institutsambulanz	Krankenhäuser mit Institutsambulanz
Patientenbestand pro 1000 Einwohner am Standortkreis	1,33	0,68
Aktivitätsindex (Anteil Zugänge am Bestand)	1,76	3,0
Verweildauer der Zugänge	84,8 Tage	59 Tage
Anzahl „neue Langzeitpatienten"	deutlich höhere Zahl in Relation zu den Zugängen	deutlich geringere Zahl in Relation zu den Zugängen
freiwillige Aufnahmen	48%	65%
Anteil der gesetzlichen Krankenversicherung	zwischen 14,5 – 49,1%	zwischen 35,9 – 95,8%

bulanzen und dieser Anteil im Verlauf der Arbeit der Ambulanzen kontinuierlich gesteigert werden konnte. Die Institutsambulanzen sind nach unserer Auffassung im übrigen auch ein entscheidendes Bindeglied zum Heimbereich. Für chronisch psychisch kranke Menschen, die nicht den personellen, apparativen und organisatorischen Aufwand eines Krankenhauses benötigen, kann nur dann ein angemessenes Hilfsangebot außerhalb des psychiatrischen Krankenhauses gemacht werden, wenn ausreichende und qualifizierte ambulante und komplementäre Dienste und Einrichtungen bereitstehen. Zur Vermeidung von Fehlentwicklungen ist es wichtig, daß psychiatrische Krankenhäuser beim Aufbau der komplementären Versorgung mitwirken und die fachliche Kompetenz gewährleisten (Pittrich et al. 1985). Die Institutsambulanzen sind hierfür ein geeignetes Instrument. Sie ergänzen die ambulante psychiatrische Behandlung, die primär von niedergelassenen Nervenärzten geleistet wird, um folgende Qualitäten: psychiatrische Sozialarbiet, psychiatrische Rehabilitationshilfen, psychiatrische Hauspflege. Aufgaben dieses Dienstes sind also die Einleitung und Begleitung von psychiatrischen Rehabilitationsmaßnahmen und nachgehender Hilfe sowie eben auch durch die Möglichkeit der ambulanten psychiatrischen Versorgung – jedenfalls dort, wo niedergelassene Nervenärzte dies nicht tun können oder wollen. Schließlich halten wir die mit den Institutsambulanzen eröffneten Möglichkeiten über die in der Resolution der DGPN aus 1984 genannten Gründen hinaus für das mitentscheidende Argument in der auch von uns vertretenen Ablehnung der räumlichen Trennung von „Behandlungsbereichen" und „Pflegebereichen" in unseren Krankenhäusern. Solange es möglich ist, den psychisch Erkrankten oder Behinderten in seinem vertrauten Milieu zu belassen oder ihm überschaubare, familienähnliche Strukturen zu erhalten oder zu schaffen, ist dies grundsätzlich im fachlich qualifizierten komplementären Bereich eher möglich als mit Mitteln des Krankenhauses. Läßt der psychische und physische Zustand des Betroffenen dies zu, so soll er auch die Möglichkeit erhalten, entlassen zu werden.

Die Institutsambulanz kann die notwendige psychiatrische und psychologische Betreuung sicherstellen (was nicht ausschließt, daß die Patienten auch zu niedergelassenen Nervenärzten gehen). Die räumliche Trennung von „Behandlungs-" und „Pflegebereichen" hingegen könnte den betroffenen Patienten die Entlassungsperspektive nehmen.

Statt über die Trennung von Pflegebereichen und Behandlungsbereichen weiter zu debattieren, erscheint es uns sinnvoller, alle Mühen darauf zu verwenden, daß ein bisheriger sog. Pflegefall im Krankenhaus wieder zu einem Krankheitsfall wird, und zwar zu einem solchen, der die Träger der gesetzlichen Krankenversicherung nicht nur zur Erbringung ambulanter Leistungen wegen des Grundleidens verpflichtet, sondern zu einem Krankenhausfall, der der Krankenhauspflege bedarf, so daß die Träger der gesetzlichen Krankenversicherung insgesamt leistungspflichtig werden. Ist allerdings der Punkt erreicht, an dem eine entsprechende Behandlung des Grundleidens in einem Heim (wieder) erforderlich und therapeutisch sinnvoll ist, so muß in einem regionalisierten Versorgungssystem mit hinreichend großer Durchlässigkeit in alle Richtungen die Entlassung in das Heim ermöglicht werden.

Anforderungen an die Dokumentation

Nicht nur der Landschaftsverband Westfalen-Lippe hatte insbesondere nach dem bereits mehrfach zitierten Urteil des Bundessozialgerichts aus dem Jahre 1978 die Hoffnung, eine stärkere Beanspruchung der Krankenkassen im Sinne der Umwandlung von Pflege- zu Behandlungsfällen zu erreichen.

Leider zeigte sich aber bei vielen Rechtsstreitigkeiten mit den Krankenkassen, daß die stationäre Behandlungsbedürftigkeit anhand der Krankenakten nicht bewiesen werden konnte. Deshalb hat die Hauptverwaltung des Landschaftsverbandes Westfalen-Lippe einen Vorschlag erarbeitet, wie die Krankengeschichten geführt werden sollten, damit sie in gerichtlichen Streitverfahren auch als Beweismittel Verwendung finden können. Dieser Vorschlag sieht wie folgt aus:

- Jede Station, bei der das Problem der Abgrenzung zwischen Behandlungs- und Pflegefall auftritt, ist gebeten worden, anhand eines Musters eines Behandlungskonzeptes eine Gesamtdarstellung ihrer therapeutischen Arbeit zu formulieren. In dem Konzept soll die Differenzierung zwischen Belastungserprobung, Beschäftigungstherapie und Arbeitstherapie mit dem Ziel der Rehabilitation einerseits und dem sonstigen Arbeitseinsatz oder sinnvoller Beschäftigung andererseits besonders verdeutlicht werden. Die Konzepte sollen dann in die Krankenakte eingeheftet werden, damit in der Behandlungsdokumentation und dem Verlaufsbericht auf sie verwiesen werden kann.
- Darüber hinaus soll eine zusammenfassende Behandlungsdokumentation eingeführt werden, die die bisher in Kladden oder ähnlichen gemachten Aufzeichnungen ersetzen. Darin werden neben den Anordnungen des Arztes zur Medikation oder Untersuchung auch Vermerke über die Teilnahme an

Gruppensitzungen oder Einzeltherapien durch den Therapeuten vermerkt. Die inhaltliche Ausgestaltung dieser Therapien ist dann aus dem Stationskonzept ersichtlich.
– Die Verlaufseintragungen, die bei Gutachtern besonders wichtig sind, dürfen hierüber jedoch nicht vernachlässigt werden. Das Konzept und die Behandlungsdokumentation sind wichtige Grundlagen, die die Verlaufseintragungen einfacher und aussagekräftiger machen.

Insbesondere das bereits zitierte Dortmunder Urteil hat erwiesen, daß diese Ratschläge an unsere Häuser richtig waren. In unserem Dortmunder Fall mußte die Kasse rückwirkend 5 Jahre leisten. In einem ähnlichen Fall – unser Krankenhaus in Lengerich betreffend – betrug der rückwirkende Leistungszeitraum gar 9 Jahre. Die Umsetzung erweist sich jedoch als besonders schwierig. Bisher ist es auch uns nicht gelungen, alle Häuser dazu zu bringen, die Stationskonzepte zu erarbeiten und uns vorzulegen. Immer wieder müssen wir lückenhafteste Dokumentation feststellen.

Ausblick

Wir haben versucht, deutlich zu machen, daß es uns sinnvoller erscheint, die gegebene Rechtslage und die dazu ergangene Rechtsprechung so zu akzeptieren und die vorhandenen Spielräume auszunutzen, als auf den Gesetzgeber zu warten. Dies bedeutet allerdings auch, daß Träger, Krankenhäuser und Personal ihrerseits entsprechende (Vor-)Leistungen erbringen. Im Bereich des Landschaftsverbandes Westfalen-Lippe zeigt sich bei einem Vergleich der Zahlen für die Jahre 1978–1985, daß die Beteiligung der gesetzlichen Krankenkassen an den Kosten für die Behandlung der Patienten in unseren Fachkrankenhäusern für Erwachsenenpsychiatrie in dieser Zeit um insgesamt 18,9% zugenommen hat. Wenn man bei der Betrachtung dieser Zahl berücksichtigt, daß die Gesamtbettenzahl in den Krankenhäusern für Erwachsenenpsychiatrie seit 1978 von 7845 Betten um 17,4% auf 6483 Betten zurückgegangen ist und gleichzeitig die außerordentliche Zunahme an Betten in psychiatrischen Fachabteilungen anderer Träger auf derzeit etwa 1980 Betten in Betracht zieht, so erhält die Steigerung um 18,9% zusätzliches Gewicht. Dennoch ist festzuhalten, daß es trotz aller Bemühungen nicht gelingen kann, in den psychiatrischen Fachkrankenhäusern mit Pflichtversorgungsauftrag ausschließlich „Behandlungsfälle" zu versorgen.

Wir müssen feststellen, daß es nach wie vor „Pflegefälle" im Rechtssinne – auch in psychiatrischen Fachkrankenhäusern – geben wird (von Ferber 1985). Hatte noch das Landessozialgericht Essen 1979 entschieden, daß die Notwendigkeit der Unterbringung und das Verweilen in der Pflegeabteilung eines psychiatrischen Krankenhauses Krankenhauspflege im Sinne des § 184 RVO begründe, solange die benötigte Therapie nicht außerhalb eines Krankenhauses zur Verfügung stehe, so ist dies durch ein Urteil des Bundessozialgerichts aus dem Jahre 1985[10] doch wieder „korrigiert" worden. Dort ist ausgeführt, daß

---

[10] Bundessozialgericht: Urteil vom 03. 7. 1985 – 3 RK 17/84 –

der Anspruch aus § 184 RVO nicht damit begründet werden könne, daß die Unterbringung des Kranken in einem Heim oder in einer Pflegefamilie geboten sei, aber tatsächlich kein geeigneter Heim- oder Familienplatz zur Verfügung stehe. Es sei nicht Aufgabe der gesetzlichen Krankenversicherung, ein derartiges Risiko zu tragen. Wenn geeignete Einrichtungen nicht zur Verfügung stünden und ein Pflegebedürftiger nur deshalb in einem psychiatrischen Krankenhaus untergebracht werde, so habe das nicht zur Folge, daß die Krankenversicherungsträger zur Übernahme der Kosten verpflichtet seien. Aus Sicht des Bundessozialgerichts sicher ein nachvollziehbares Urteil. Dennoch wird hierbei deutlich, daß es nach wie vor auch berechtigt ist, seitens der Psychiater Forderungen an andere zu stellen. Wir müssen im Interesse unserer Patienten ein engmaschiges Netz an ambulanten und komplementären Versorgungseinrichtungen in der jeweiligen Versorgungsregion fordern.

Wir möchten deshalb zum Abschluß kurz unser „Integrationsmodell" eines modernen psychiatrischen Fachkrankenhauses vorstellen: das Zentrum für Psychiatrie. Ein „Zentrum für Psychiatrie" lebt von der Zusammenarbeit mit Einrichtungen und Diensten außerhalb des Krankenhauses, die dem psychisch kranken Menschen und seinen Angehörigen in deren engerem Lebensraum Hilfen anbieten. Das „Zentrum" verfügt deshalb über eine Tagesklinik und eine Institutsambulanz, damit diese Zusammenarbeit eine tragfähige Grundlage erhält. Alle diagnostischen und therapeutischen Maßnahmen der somatischen Medizin werden im unmittelbar benachbarten Allgemeinkrankenhaus durchgeführt. Psychisch Kranke und körperlich Kranke gehen damit durch die gleiche Tür, kurzum, ein „Zentrum für Psychiatrie" verbindet auch die Vorteile einer psychiatrischen Abteilung am Allgemeinkrankenhaus mit denen eines Fachkrankenhauses, das in der Regel über die differenzierteren Unterbringungs- und Behandlungsmöglichkeiten verfügt. Ein solches Konzept ermöglicht weiter eine Beschränkung des stationären Behandlungsangebotes auf ein Minimum. Deshalb wurden im 1984 eröffneten Zentrum für Psychiatrie Bochum nur 145 vollstationäre und 20 tagesklinische Behandlungsplätze eingerichtet. Mit dieser Kapazität wird gemeinsam mit der Psychiatrischen Abteilung des Martin-Luther-Krankenhauses in Bochum-Wattenscheid der stationäre Behandlungsauftrag für die Bochumer Bürger erfüllt (Bochum hat ca. 390 000 Einwohner). Die psychiatrisch-medizinische Kooperation erfolgt mit dem Josefs-Hospital Bochum. Das Zentrum für Psychiatrie Bochum dient gleichzeitig der Lehre und Forschung und gehört deshalb als Universitätsklinik der Ruhr-Universität Bochum an.

Mit Unterstützung der Bundesregierung hat der Landschaftsverband Westfalen-Lippe (LWL) zur Versorgung des Kreises Recklinghausen (ca. 625 000 Einwohner) das „Zentrum für Psychiatrie Herten" nach modernsten Gesichtspunkten planen können. Dieses Zentrum für Psychiatrie Herten mit 192 vollstationären und 40 tagesklinischen Behandlungsplätzen nimmt seit Juli 1985 Patienten auf und kooperiert mit dem St. Elisabeth-Hospital in Herten. In Abb. 3 sind die Funktionen des Zentrums und seine Einbindung in das Netzwerk der ambulanten und komplementären Hilfen dargestellt. Der „therapeutische Gruppenbereich" ist in zweifamilienhausähnlichen Gebäuden am Rande des Zentrums untergebracht. Er dient der Behandlung und Rehabilitation chro-

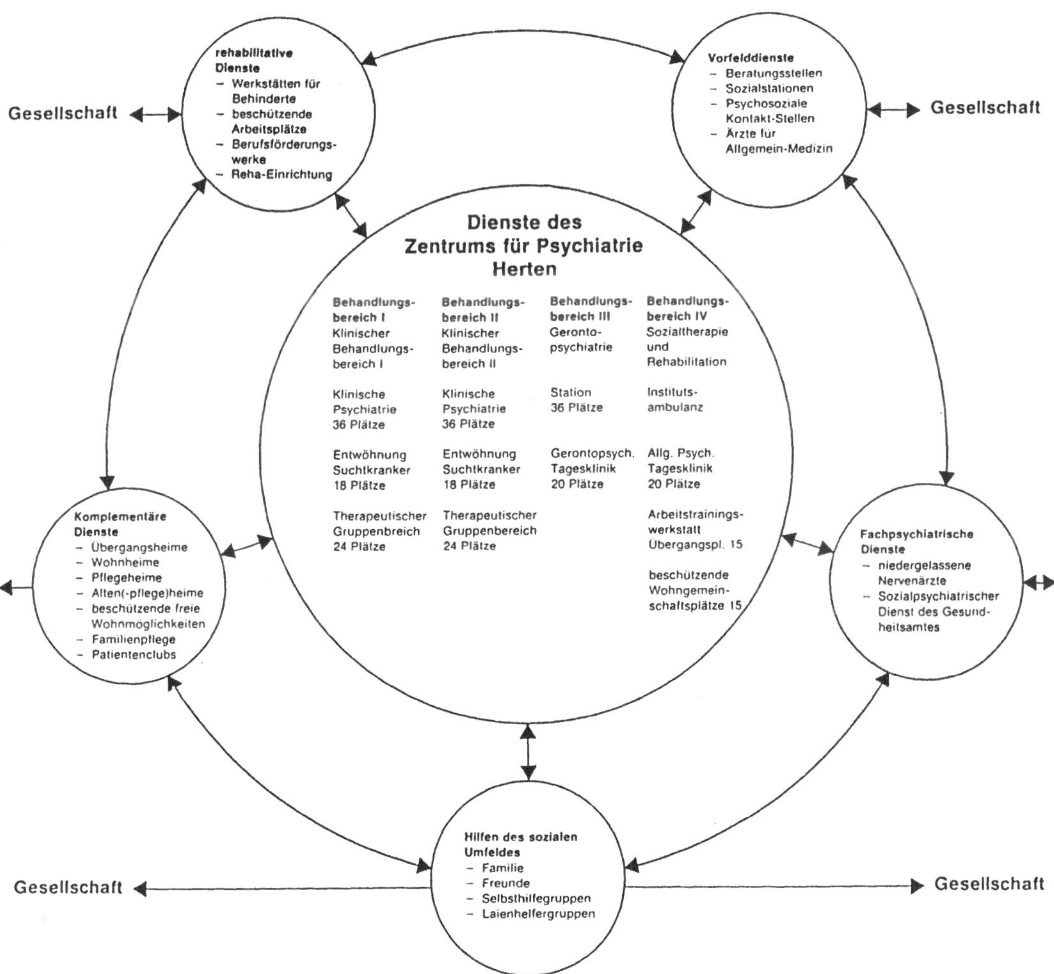

Abb. 3. Psychiatrie in der Gemeinde. Das System einer gemeindenahen psychiatrischen Versorgung

nisch psychisch kranker oder von der Chronifizierung ihres Leidens bedrohten Patienten. Tabelle 2 enthält eine Zusammenstellung der psychiatrischen Dienste, deren Träger und Finanzierungsgrundlage.

Dieser Übersicht ist zu entnehmen, daß gegenwärtig noch auf dem Boden eines funktionalisierten Krankheitsbegriffes die soziale Rehabilitation ausgegrenzt ist und diese der Sozialhilfe als dem regelhaft in Anspruch zu nehmenden Ausfallbürgen überlassen bleibt (Neseker u. Bleicher 1986). Der Gesetzgeber bleibt also nach wie vor gefordert. An uns liegt es aber, die Entschlußfreudigkeit des Gesetzgebers durch die psychiatrische Versorgungspraxis wirkungsvoll zu fördern und damit einen Beitrag zur leistungsrechtlichen Gleichstellung der psychisch Kranken mit den körperlich Kranken zu leisten.

Tabelle 2. Übersicht über die Zuständigkeiten in der gemeindenahen psychiatrischen Versorgung

Dienst	Trägerschaft	Finanzierung	Planung
I. Ambulanter Bereich			
Beratungsstellen	Freie Träger/ Kreis, kreisfreie Stadt	Kreis/kreisfreie Stadt	Kreis/kreisfreie Stadt (Gesundheitsamt, Sozialamt, Jugendamt)
Psychosoziale Kontaktstelle	s.o.	s.o.	s.o.
Sozialpsychiatrischer Dienst am Gesundheitsamt	Kreis/ kreisfreie Stadt	Kreis/kreisfreie Stadt	Kreis/kreisfreie Stadt
niedergelassene Nervenärzte	Nervenärzte	Krankenkassen über Gebührenordnung	Kassenärztliche Vereinigung
Institutsambulanzen an psychiatrischen Fachkrankenhäusern u. Psych. Fachabt. an Allgemein-Krhs.	Träger d. Krhs. (Freie Träger, LWL)	Krankenkassen über Institutsvertrag	Kassenärztliche Vereinigung, Krankenhausträger
II. Stationärer Bereich			
psychiatrisches Fachkrankenhaus	Freie Träger/ LWL	Pflegesätze der Krankenkassen etwa 40 − 50%; LWL als überörtl. Träger der Sozialhilfe; Investitionen über KHG	Land über Krankenhausbed.plan, interne Planung der Krankenhausträger
psychiatrische Fachabteilung am Allgemein-Krhs.	Freie Träger/ Kreis	Krankenkassen zu etwa 80%; LWL als überörtl. Träger der Sozialhilfe; Investitionen über KHG	s. o.
III. Teilstationärer Bereich			
allgemein-psychiat. Tagesklinik	Freie Träger/ u. kreisfreie Städte, LWL	Pflegesätze der Krankenkassen z.Z. 60% des vollstat. Satzes, Investitionen nach KHG	Land über Krankenhausbed.plan, interne Planungen der Krankenhausträger
gerontopsychiatrische Tagesklinik	s.o.	s.o.	s.o.
IV. Komplementärer Bereich			
Rehabilitationseinrichtung (RPK)	Keine Festlegung	Krankenkassen, Rentenversicherungsträger, Arbeitsamt	Anerkennungsverfahren durch Kostenträger
Übergangsheim	Freie Träger	LWL als überörtl. Träger der Sozialhilfe, §§ 39, 100 BSHG; (Neustrukturierung nach Aufbau der Rehabilitationseinrichtung)	keine verbindliche Gesamtplanung; Beteiligung des LWL als Kostenträger an Einzelplanungen der Träger
Wohnheim	Freie Träger	LWL als überörtlicher Sozialhilfeträger	Beteiligung des LWL als Kostenträger bei Einzelplanungen

Tabelle 2. (Fortsetzung)

Dienst	Trägerschaft	Finanzierung	Planung
Pflegeheime	s.o.	s.o.	s.o.
beschützende Wohnmöglichkeiten	Freie Träger, örtl. Initiativen	Kreis/kreisfreie Städte als ört. Träger der Sozialhilfe; „Anlauffinanzierung" des LWL, entsprechend Beschluß Sozialausschuß vom 08. 08. 1985	Kreis/kreisfreie Stadt
	Krankenhäuser des LWL	Finanzierung von Betreuungsteams durch die LWL als Krankenhausträger	LWL
Patientenclubs Laienhelfer	Sozialpsychiatrischer Dienst, örtl. Initiativen	örtliche Träger der Sozialhilfe, freiwillige Bezuschussung des LWL lt. Richtlinien für Förderung der Laienhilfe	Kreis/kreisfreie Stadt

V. Koordination der regionalen Versorgung

Dienst	Trägerschaft	Finanzierung	Planung
Psychosozialer Ausschuß, psychosoziale Arbeitsgemeinschaft	Kreis/ kreisfreie Stadt	Kreis/kreisfreie Stadt	

Literatur

Blasius D (1986) Umgang mit Unheilbaren: Studien zur Sozialgeschichte der Psychiatrie. Psychiatrie-Verlag, Bonn

Buchkremer G, Schulze-Mönking H (1986) Die Effizienz von therapeutischen Angehörigengruppen und Selbsthilfegruppen bei der Rezidivprophylaxe schizophrener Patienten. In: Böker W, Brenner HD (Hrsg) Das psychosoziale Management der Schizophrenie. Huber, Bern

Ciompi L (1981) Wie können wir die Schizophrenen besser behandeln? – Eine Synthese neuer Krankheits- und Therapiekonzepte. Nervenarzt 52:506–515

Der Bundesminister für Arbeit und Sozialordnung (Hrsg) (1986) Arbeitstherapie in Psychiatrischen Krankenhäusern – Leitlinien und Bestandsaufnahme – Forschungsbericht 112

Der Bundesminister für Jugend, Familie, Frauen und Gesundheit (Hrsg) (1986) Leitfaden zur tagesklinischen Behandlung. Schriftenreihe, Bd 189. Kohlhammer, Stuttgart

Deutsche Gesellschaft für Psychiatrie und Nervenheilkunde (DGPN) (1984) Resolution vom O5. 10. 1984. Spektrum 6:281

Eickelmann B, Tölle R (1985) Der psychiatrische Pflegefall – ein zeitgemäßer Anachronismus? Dtsch Ärztebl 21:1608–1609

Ferber C von (1985) Krankheitsbegriff und Leistungsrecht. In: Psychiatrische Versorgung zwischen medizinischer und sozialer Hilfe. Ev. Akademie Baden, Bad Herrenalb

Gitter W (1986) Die ambulante Krankenhausversorgung von Pflegefällen. Wilfer, Spardorf

Jetter D (1981) Grundzüge der Geschichte des Irrenhauses. Wissenschaftliche Buchgesellschaft, Darmstadt

Katschnig H, Konieczna T (1984) Soziales Netzwerk und Rehabilitation. In: Andel van H, Pittrich W (Hrsg) Neue Konzepte der Behandlung und Rehabilitation chronisch psychisch kranker Menschen. 14. u. 15. Symposion des Niederländische-Deutschen Vereins für seelische und geistige Gesundheit. Schriftenreihe des Landschaftsverbandes Westfalen-Lippe, Abt. Gesundheitswesen, Münster

Kitzig P (1980) Betreuungsformen chronisch psychisch Kranker außerhalb des psychiatrischen Krankenhauses. Psychiatr Prax 7:212–222

Kitzig P, Pittrich W, Bruch E (1985) Weitere Entwicklung des Sozialwerks St. Georg. Vorlage 8/299. Landschaftsverband Westfalen-Lippe, Abt. Gesundheitswesen, Münster

Koster, Tigges (1867) Geschichte und Statistik der westfälischen Provinzial-Irrenanstalt Marsberg. Hirschwald, Berlin

Kunze H (1981) Psychiatrische Übergangseinrichtungen und Heime. Psychisch Kranke und Behinderte im Abseits der Psychiatrie-Reform. Forum der Psychiatrie, Bd 12. Enke, Stuttgart

Leff J et al. (1982) A controlled trial of social interventions in the families of schizophrenic patients. Br J Psychiatr 141:121–134

Müller C (1984) Der neue chronische Patient; ein Kunstfehler in der Behandlung? In: Andel H van, Pittrich W (Hrsg) Neue Konzepte der Behandlung und Rehabilitation chronisch psychisch kranker Menschen. 14. u. 15. Symposion des Niederländisch-Deutschen Vereins für seelische und geistige Gesundheit. Schriftenreihe des Landschaftsverbandes Westfalen-Lippe, Abt. Gesundheitswesen, Münster

Naendrup PH (1985) Psychiatrie im Wandel – aber Beharrung im Leistungsrecht? In: Psychiatrische Versorgung zwischen medizinischer Behandlung und sozialer Hilfe. Ev. Akademie Baden, Bad Herrenalb

Neseker H, Bleicher R (1986) Absicherung des Risikos der Pflegebedürftigkeit – Zum aktuellen Stand der Diskussion beim europäischen Schlußlicht. In: Nachrichtendienst des Deutschen Vereins für öffentliche und private Fürsorge, Bd 4. Frankfurt

Nowack M (1986) Regionale psychiatrische Versorgung – Probleme ihrer Steuerung und Finanzierung aus sozialrechtlicher Sicht. Soziale Sicherheit 6:182–188

Pittrich W (1985a) Zur Situation der Tageskliniken. Vorlage 8/427. Landschaftsverband Westfalen-Lippe, Abt. Gesundheitswesen, Münster

Pittrich W (1985b) Zur Entwicklung der Institutsambulanzen an den Krankenhäusern des Landschaftsverbandes Westfalen-Lippe. Vorlage 8/301. Landschaftsverband Westfalen-Lippe, Abt. Gesundheitswesen, Münster

Pittrich W (1986a) Leitlinien für die Versorgung geistig Behinderter durch die psychiatrischen Krankenhäuser des Landschaftsverbandes Westfalen-Lippe. Vorlage 8/475. Landschaftsverband Westfalen-Lippe, Abt. Gesundheitswesen, Münster

Pittrich W (1986b) DKG-Anhaltszahlen für die stationäre psychiatrische Pflichtversorgung. Spektrum 5:213–214

Pittrich W, Kitzig P, Kunze H (1985) Zielsetzung und Orientierungsdaten für komplementäre Einrichtungen einer regionalisierten psychiatrischen Versorgung – Hilfen für chronisch psychisch Kranke und psychisch Behinderte. Spektrum 3:128–148

Schroeder-Printzen G (1978) Behandlungsfall oder Pflegefall? – Zur Abgrenzung des Anspruchs auf Krankenhauspflege nach § 184 Abs. 1 RVO. ZSR 1978, S 624

Süllwold L (1986) Schizophrenie, 2. Aufl. Kohlhammer, Stuttgart

Trenckmann U (1987) Rehistorisierung der Lebensgeschichten langzeithospitalisierter schizophrener Patienten – Zur Umsetzung des social network-approach in eine rehabilitative Praxis. Psycho (im Druck)

Wing JK (1978) Schizophrenia. Towards a new synthesis. Academic Press, London/Grune & Stratton, New York

Wing JK, Brown GW (1970) Institutionalism and schizophrenia. Cambridge University Press, London

6.4 Grundfragen des Maßregelvollzugs aus juristischer Sicht

H. Rüping

Die Nachkriegsrechtsprechung kennt nur wenige verfassungsrechtliche Entscheidungen zur Rechtsstellung psychisch Kranker. 1957 muß der *Bayerische Verfassungsgerichtshof* Zwangsunterbringung und -behandlung an Grundrechten prüfen, insbesondere an der Menschenwürde und an der allgemeinen Handlungsfreiheit. Das Gericht hält beide für nicht betroffen und sieht in der Tätigkeit des Psychiaters keinen Angriff auf die Menschenwürde, sondern gerade ihre Beförderung: Geisteskrankheiten „bringen die Gefahr mit sich, daß sich die Befallenen mehr und mehr von dem Urbild — der Idee — des Menschentums entfernen, um dessentwillen allein das Recht auf Achtung der Menschenwürde für jedermann, der Menschenantlitz trägt, als vorverfassungsmäßiges Recht und als verfassungsrechtlich geschütztes Grundrecht besteht". Als Folge verletzt ärztliche Tätigkeit nicht die Menschenwürde, „sondern wahrt sie und dient ihr" [Entscheidungen des Bayerischen Verfassungsgerichtshofes 10, 101 (108, 109)]. Die Entscheidung zeigt im Ausgangspunkt Gemeinsamkeiten mit frühen strafrechtlichen Positionen, die den Verlust äußerer Freiheit im Maßregelvollzug wegen des vorausgegangenen Verlustes innerer Freiheit für legitim halten (Welzel 1956, S. 267). In ihren Konsequenzen ist die Entscheidung durch die heute existiernden Normierungen überholt. Unabhängig davon zeigt sie dreierlei:

1. Kontrovers kann nicht nur die Sicht des Rechts und der Psychiatrie sein, sondern bereits eine rechtliche Position selbst.

2. Durch einfache Deduktion aus einem bestimmten Vorverständnis zentraler rechtlicher Forderungen, wie der „Menschenwürde", lassen sich keine verallgemeinerungsfähigen Ergebnisse gewinnen.

3. Einseitige Folgerungen, wie in diesem Fall zugunsten unbeschränkter Zwangsbehandlung, werden der notwendigen Abwägung der gegenläufigen Interessen nicht gerecht.

Dazu soll zunächst die Entstehung der unterschiedlichen Sichtweise in beiden Disziplinen, dann die Tragweite der heute im Ausgangspunkt unbestrittenen rechtsstaatlichen Position für die juristische Sicht untersucht werden.

Unterbringung zwischen Polizei- und Rechtsstaat

Die für die Gegenwart wichtige neuere Entwicklung wird bestimmt von den Polen polizei- und rechtsstaatlichen Denkens; selbständig tritt dazu die Ent-

Aktuelle Kernfragen in der Psychiatrie
Herausgegeben von F. Böcker und W. Weig
© Springer-Verlag Berlin Heidelberg 1988

wicklung in der Psychiatrie. Als äußere Etappen lassen sich unterscheiden: das bis in das 19. Jahrhundert herrschende System reiner Verwahrung psychisch Kranker; von der entgegengesetzten Position aus der im 19. Jahrhundert von der praktischen Psychiatrie betonte Fürsorgegedanke; die Reaktion des Strafrechts durch Ausarbeitung einer „zweiten Spur" im 20. Jahrhundert; schließlich auch als Reaktion auf den Mißbrauch der Psychiatrie im Dritten Reich Reformen der „modernen Schule" in den 70er Jahren und ihre Orientierung am Gedanken des Rechtsstaats.

Systeme reiner Verwahrung

Bereits im 15. Jahrhundert greift die städtische Irrenfürsorge ein, um Geistesgestörte zum Wohle der Allgemeinheit zu isolieren. Im absoluten Staat des 18. Jahrhunderts bewegt sich der Untertan „von der Wiege bis zur Bahre" in einem Netz polizeilicher Normen. Folgerichtig müssen, wie das Preußische Allgemeine Landrecht von 1794 bestimmt, „Wahn- und Blödsinnige ... dergestalt unter beständiger Aufsicht gehalten werden, daß sie weder sich selbst, noch Andern schaden können", letztlich obliegt dem Staat, „dieselben in eine öffentliche Anstalt zur Verwahrung aufzunehmen" (Tl. 2 Tit. 18 §§ 341, 344; zur Entwicklung: Dannemann 1901, S. 22 ff.). In der Praxis macht die Gemeinschaft psychisch Auffällige „unschädlich", indem sie sie zusammen mit Straftätern und Armen in unspezifizierte Verwahrhäuser abschiebt.

Die Wende in der praktischen Psychiatrie

Die in der praktischen Psychiatrie entwickelte Gegenposition setzt sich im 19. Jahrhundert in zwei Schüben durch. In der ersten Hälfte des Jahrhunderts steht die „Cultur des Anstaltswesens" im Mittelpunkt, d. h. die Zweckdienlichkeit selbständiger „Irrenanstalten" und ihre systematische Organisation. In einem zweiten Akt bemächtigt sich die Psychiatrie der inhaltlichen Seite der Unterbringung; sie diagnostiziert — in der Terminologie der Zeit — den anthropopathologischen Zustand und gelangt auf dieser Basis zu einer den individuellen Seelenströmungen angepaßten Kur (Richarz 1844, S. 13, 37).

Der Durchbruch zur Behandlung psychisch Kranker ist eine eigenständige Leistung der frühen forensischen Psychiatrie (s. dazu Roller 1831, S. 2, 53; Guttstadt 1874, S. 1 f., Erlenmeyer 1896, S. 112; Scholz 1902, S. 1−4; detaillierte Behandlungsgrundsätze bei Güntz 1861, S. 35 ff; kritisch der Insiderbericht von v. Besser 1844; und zur Praxis in zahlreichen Städten Dannemann 1901, S. 83). Er wird vom Recht nicht nachvollzogen. Das gilt nicht nur für eine auf Detention gerichtete polizeiliche Sicht, sondern auch für das Strafrecht, welches einer generalpräventiven Theorie der Strafe huldigt und sich im Vollzug auf die äußere Anpassung an ein legales Verhalten beschränkt, dagegen die innere Zustimmung, die Moralität, ausklammert.

Die Reaktion der strafrechtlichen „modernen Schule"

Erst die spezialpräventiv ausgerichtete moderne Schule im Strafrecht stellt mit
Maßregeln der Sicherung und Besserung ein eigenständiges Reaktionsmittel
zur Verfügung, das dem Behandlungsgedanken Rechnung tragen kann. Am
Problem der Dauer der Unterbringung wird früh der Konflikt zwischen den
beiden Disziplinen sichtbar. Während das Ziel der Behandlung möglichste
Freiheit in der Dauer und Durchführung des Vollzugs fordert, verlangt die
strafrechtliche Sicht möglichste Begrenzung des Eingriffs in die natürliche Freiheit [Günther 1893, S. 11; Schultze 1922, S. 19, 71 (zu § 88 des StGB-Entwurfs
von 1919); zur Güterabwägung bei Gemeingefährlichen Kraepelin 1900,
S. 30 f.].

Strafrechtsreform und Rechtsstaat

Die 1969 einsetzende Strafrechtsreform gestaltet die Maßregeln neu. Sie versucht, durch enge, an rechtsstaatlichen Anforderungen ausgerichtete Eingriffsvoraussetzungen einen Mißbrauch der Psychiatrie wie im Dritten Reich (zur
Ideologie und zur Praxis s. Baader 1982, S. 148 ff.) unmöglich zu machen und
stellt das Reaktionsmittel der zweiten Spur insbesondere unter den verfassungsrechtlich abgeleiteten, heute in § 62 StGB normierten Grundsatz der Verhältnismäßigkeit (zu Einzelheiten s. Bae 1985, S. 74 ff.). Der Grundsatz bedeutet in
seiner allgemeinsten Form, wie es jüngst das *Bundesverfassungsgericht* ausgedrückt hat, daß Sicherheitsbelange und Freiheitsbelange als wechselseitiges
Korrektiv gesehen und stets gegeneinander abgewogen werden müssen [Ent-
scheidungen des Bundesverfassungsgerichts 70, 297 (311 f); zur Folgerung, eine
Maßregel in Konsequenz dieser Entscheidung u. U. für erledigt zu erklären:
OLG Hamm, Europäische Grundrechte-Zeitschrift 1986, 545 f].

Für den Vollzug erläßt der Bundesgesetzgeber im Strafvollzugsgesetz von
1976 dagegen nur Rahmenbestimmungen. Sie legen für die Unterbringung in
einem psychiatrischen Krankenhaus und in einer Entziehungsanstalt die Behandlung — wenn auch in unterschiedlicher Gewichtung — als Ziel fest (§§ 136,
137), verweisen aber im übrigen auf Landesrecht (§ 138). Landesrechtliche Regelungen orientieren sich teils an Gesetzen über Hilfe und Schutz bei psychischen Krankheiten (Nordrhein-Westfalen: 1969), teils am Unterbringungsrecht
(Bayern: 1982); teils entstehen auch selbständige Maßregelvollzugsgesetze
(Hessen: 1981, Niedersachsen: 1982).

Ergebnis

Als Ergebnis kann festgehalten werden: Systeme einer bloßen Verwahrung psychisch Kranker sind überwunden. An ihre Stelle eine rechtsstaatliche Konzeption zu setzen, reicht jedoch für sich nicht aus. Wie das vom Gesetzgeber selbst
angesprochene Ziel einer Behandlung damit zu vereinbaren ist, bleibt zunächst
ungelöst.

Denkbar ist, therapeutische Tätigkeit und rechtsstaatliche Sicherungen — um ein Bild aus der Architektur zu gebrauchen — in verschiedenen Stockwerken des Maßregelvollzugs zu plazieren, wobei an die Funktion als tragendes Fundament, als Repräsentationsraum oder als schützendes Dach zu denken ist. Denkbar ist aber auch eine weitergehende unterschiedlichere Gewichtung: der Rechtsstaat kann Pfeiler, Verputz oder auch nur Schnörkel im Haus der Behandlung sein. Die Entscheidung hängt davon ab, was die rechtsstaatliche Sicht für den Maßregelvollzug zu leisten vermag.

Die Reichweite rechtsstaatlicher Sicht

Die rechtsstaatliche Ausrichtung des Maßregelvollzugs unter dem Zeichen des Grundgesetzes läßt sich nicht bezweifeln. Über die praktische Reichweite entscheidet zunächst die Konkretisierung dieses allgemeinen Postulats moderner Rechtsentwicklung. Die Beleuchtung einzelner Aspekte gibt aber gleichzeitig Aufschluß darüber, was eine rechtsstaatliche Ausrichtung nicht oder zumindest nicht allein leisten kann.

Die Unterbringung als Rechtsverhältnis

Die Unterbringung psychisch Kranker als Rechtsverhältnis zu sehen, bedeutet in seiner allgemeinsten Form, einerseits den Betroffenen vor willkürlicher Freiheitsentziehung zu schützen, die Allgemeinheit dagegen vor konkreten Gefahren durch den Untergebrachten. Ausgangspunkt bleibt, auch den Kranken als Träger von Grundrechten zu behandeln und Eingriffe in seine allgemeine Handlungsfreiheit nur nach möglichst eng umschriebenen rechtlichen Voraussetzungen zuzulassen. Negativ liegt darin die Absage an häufig unterschwellige Tendenzen, psychisch Kranken eine natürliche Freiheit abzusprechen, die Unterbringung nicht als Freiheitsentzug, sondern als Schutzmaßnahme zu werten und folglich von einem umfassenden Behandlungsziel auf Kosten rechtlicher Formen auszugehen [zur grundsätzlich rechtsstaatlichen Position Entscheidungen des Bundesverfassungsgerichts 58, 208 (224); Baumann 1966, S. 11; zur Sicht der Psychiatrie: Demuth 1978, S. 63].

Einzelfragen

An Einzelfolgerungen können nur einige Aspekte aus dem Bereich der Anordnung, des Vollzugs und der Beendigung der Maßregel angesprochen werden. Für die notfalls zwangsweise Einweisung haben rechtsstaatliche Garantien besonderen Ausdruck in Art. 104 Abs. 1 GG gefunden. Freiheitsentzug im Sinne dieser Bestimmung liegt entgegen einer früher juristisch herrschenden und auch von der Psychiatrie vertretenen Auffassung auch dann vor, wenn der Betroffene nicht voll geschäftsfähig ist [Entscheidungen des Bundesverfassungsgerichts 10,

302 (309); dazu Bericht zur Lage der Psychiatrie, BT, Drucks. 7/4200, S. 367].
Als Konsequenz verpflichtet Art. 104 Abs. 1 GG, Eingriffe auf ein förmliches
Gesetz zu stützen, die gesetzlichen Förmlichkeiten zu beachten und die Betrof-
fenen nicht zu mißhandeln.

Was die Eingriffsvoraussetzungen angeht, entfaltet sich auch hier der Verhältnismäßigkeitsgrundsatz (§ 62 StGB). Er kann entgegen einer verbreiteten
Auffassung nicht nur gebieten, den Vollzug einer Maßregel auszusetzen (§ 67b
StGB), sondern bereits auf ihre Anordnung zu verzichten, wenn weniger einschneidende und nicht erheblich risikoreichere Alternativen zur Verfügung stehen (Müller-Dietz 1983, S. 149; Hanack 1985, § 63 StGB Rz 83; anders Stree
1985, § 63 StGB Rz 19 und BGH, *Neue Juristische Wochenschrift* 1978, 599).

Rechtsstaatliche Förmlichkeiten für die Anordnung entfalten aber auch,
was nicht immer deutlich gesehen wird, Fernwirkungen für das Verfahren, in
dem über die Anordnung entschieden wird. Materielle Grundrechte, wie die
Garantie der allgemeinen Handlungsfreiheit in Art. 2 Abs. 1 GG, können sich,
wie insbesondere die Rechtsprechung des Bundesverfassungsgerichts zu den
Grundrechten entwickelt hat, nur behaupten, wenn auch das Verfahren, in dem
über Einschränkungen entschieden wird, bestimmten Anforderungen genügt.
An erster Stelle zählt dazu die Beteiligung des Betroffenen: auf der Ebene der
Anordnung als Recht auf Gehör, das auch dem psychisch Kranken grundsätzlich in Person zusteht [Rüping 1982, S. 745; bezogen auf eine landesrechtliche
Unterbringung; Entscheidungen des Bundesverfassungsgerichts 58, 208 (220 f.)],
auf der Ebene des Vollzugs als grundsätzlich erforderliche Einwilligung in die
Therapie. Die freiheitssichernde Funktion materieller Grundrechte schafft darüber hinaus besondere Pflichten für das Gericht. Rechtsstaatlichkeit als Anspruch auf ein faires Verfahren verpflichtet das Gericht zu bestmöglicher Aufklärung sowie zur Absicherung von Prognoseentscheidungen durch Gutachten
von Sachverständigen, deren Substantiierung dem Richter selbständige rechtliche Wertungen soll ermöglichen können [Entscheidungen des Bundesverfassungsgerichts 70, 297 (309)].

Rechtsstaatlicher Ausgangspunkt für den Vollzug der Maßregel ist, daß sich
die zwangsläufigen Eingriffe in Rechte des Betroffenen nicht bereits aus der
Anstaltsgewalt, einem „besonderen Gewaltverhältnis" oder dem ärztlichen Be-
rufsrecht ergeben, sondern spezieller gesetzlicher Grundlage bedürfen. Als Folge einer rechtlich orientierten Sicht ist daher grundsätzlich eine Einwilligung in
Behandlungsmaßnahmen nötig, wie auch der 1980 vom Wirtschafts- und Sozial-
rat der UN verabschiedete Draft Body of Principles for the Protection of Persons Suffering from Mental Disorder anerkennt (zur Kritik der Psychiatrie s.
Rüping 1982, S. 745 N. 7). Einwilligung ist dabei mehr als unbewußte Übereinstimmung mit dem Willen des Therapeuten. Für diese „im Augenblick der Tat
vorhandene, freiwillige, ernstliche und sittengemäße zustimmende Willensrich-
tung des betroffenen Rechtsgutträgers zu einer bestimmten Rechtsgutverlet-
zung" [Bundesgerichtshof, Versicherungsrecht 1961, 632 (633)] entscheidet die
natürliche Einsichts- und Urteilsfähigkeit, mithin ein individueller Maßstab.
Die vorausgesetzte Aufklärung durch den Therapeuten richtet sich folglich
nach dem individuellen Vermögen, bezieht die gegenwärtige Verfassung mit
ein und kann sich bei psychisch Kranken auf ihnen zugängliche Symptome be-

schränken. Aufklärung und Einwilligung können sogar ganz entfallen, wenn sie den auf den Behandlungserfolg gerichteten Zweck verfehlen und den Therapieerfolg gefährden würden – § 41 Nr. 7 AMG erwähnt diesen Fall des sog. „therapeutischen Privilegs" für die klinische Prüfung von Arzneimitteln ausdrücklich. Nur unter dieser Voraussetzung kann u. U. auch ein „internes" Argumentieren, aus dem Wahn heraus, genügen: wenn das „salus aegroti" darin liegt, seine (krankhafte) „voluntas" gelten zu lassen (Rüping 1982, S. 745).

Zur förmlichen Seite der rechtsstaatlichen Sicht gehört in der Behandlung die Dokumentationspflicht des Arztes, in der neueren höchstrichterlichen Rechtsprechung bewußt als Rechtspflicht und nicht nur als interne Berufspflicht gesehen, da sonst „einer überholten ärztlichen Berufsauffassung unangemessen Raum" zugestanden würde [Entscheidungen des Bundesgerichtshofs in Zivilsachen 62, 132 (137), Entscheidungen des Bundesverfassungsgerichts 52, 131 (167)].

Jedoch mit der für die Praxis der Psychiatrie wichtigen Einschränkung, daß das korrespondierende Einsichtsrecht des Patienten gerade bei psychiatrischer Behandlung, die auf eine höchstpersönliche Individualbeziehung zwischen Arzt und Patient angelegt ist, im Interesse dieser Beziehung bestimmten Grenzen unterliegt.

Die Zwangsbehandlung als ultima ratio bedarf ausdrücklicher gesetzlicher Regelung. Entsprechende Bestimmungen in den Gesetzen der Länder (Marschner 1985, S. 3 ff.; Baumann 1980, S. 1873 ff.) unterscheiden sich teils nach ihrem Standort (durch die Nähe bzw. Ferne zum Unterbringungsrecht), teils nach unterschiedlichen grundsätzlichen Wertungen, was die Reichweite einer Duldungspflicht des Betroffenen angeht. Allgemeine Eingriffsvoraussetzungen sind: die ex ante, nach ärztlichem Urteil zu bestimmende Erforderlichkeit; die Indikation wie Risiken berücksichtigende Verhältnismäßigkeit; die Zumutbarkeit für die Betroffenen und schließlich die Funktionalität des Eingriffs: ob zur Beseitigung des Unterbringungsgrundes (wobei nach dem Vorbild des § 26 Abs. 2 PsychKG NW mit erheblichen Gefahren verbundene und zu Persönlichkeitsänderungen führende Eingriffe immer der Zustimmung bedürfen werden) oder zur Abwehr von Gefahren, sei es vom Betroffenen oder von der Allgemeinheit.

Rechtsstaatlichkeit im Vollzug heißt schließlich, Lockerungen gesetzlich festzulegen, wie etwa in den Maßregelvollzugsgesetzen für Hessen und Niedersachsen geschehen. Die von der Praxis als unzureichend empfundene Regelung auf dem Gnadenweg (zur Kritik s. Venzlaff u. Schreiber 1981, S. 196 ff.) würde durch Normierungen ersetzt, die formal eine gleichmäßigere Handhabung und gerichtliche Nachprüfung gestatten, materiell eine stärkere Berücksichtigung therapeutischer Gesichtspunkte (Volckart 1984, S. 5, hält dagegen bereits nach geltendem Recht die Vollzugsbehörde für derartige Entscheidungen für zuständig).

Was die Aussetzung einer Unterbringung betrifft, scheint § 67 d Abs. 2 S. 1 StGB von Gesetzes wegen dem Gericht offene Wertungen zu überlassen, wenn „verantwortet werden kann zu erproben, ob der Untergebrachte außerhalb des Maßregelvollzugs keine rechtswidrigen Taten mehr begehen wird". Damit würde jedoch die verfassungsrechtliche Orientierung des Vollzugs und die Fernwirkung materieller Grundrechte übersehen. Das Ermessen des Richters wird danach durch die Pflicht zu bestmöglicher Sachaufklärung und im Hintergrund durch die Bedeutung der Freiheitsgarantie beschränkt [Entscheidungen des Bundesverfassungsgerichts 70, 297 (310); vgl. bereits Müller-Dietz 1983, S. 204]: je schwieriger die Entscheidung ist, hier die Prognose über die Gefährlichkeit eines geistig oder seelisch Abnormen, um so sorgfältiger muß der Richter die tatsächlichen Umstände ermitteln, sich – nicht nur gemäß § 246a StPO bei der Entscheidung über die Anordnung – eines Sachverständigen bedienen und dessen Ergebnisse später selbständig werten.

Die Leistungsfähigkeit einer rechtsstaatlichen Betrachtung

Die Behandlung einiger Einzelaspekte hat bereits Grenzen einer rechtsstaatlichen Betrachtung deutlich gemacht. Das Recht kennt zwingende Vorgaben, wie das Gewicht der verfassungsrechtlichen Freiheitsgarantie oder die Pflicht, den Untergebrachten überhaupt am Verfahren zu beteiligen, andererseits Grenzen in der Durchführung, wie die Rücksicht auf therapeutische Interessen bei der Einwilligung, beim Einsichtsrecht und im Verfahren das notwendige Eindringen therapeutischen Sachverstandes zeigt. Die rechtsstaatliche Sicht schafft einen bestimmten Rahmen; sie stellt – um das oben gebrauchte Bild aufzunehmen – ein Gerüst zur Verfügung, sagt aber nichts aus über die Inneneinrichtung der Räume. Das Bewußtsein allein, auf ein Gerüst angewiesen zu sein, vermag noch nicht zur sinnvollen Nutzung der Räume, d.h. zur Therapie, zu motivieren. Die rechtsstaatliche Sicht bedarf daher der Ergänzung.

Maßregelvollzug im Sozialstaat

Der rechtsstaatliche Aspekt kann in einem Rechts- und Sozialstaat, wie ihn Art. 20 Abs. 1, 28 Abs. 1 S. 1 GG fordern, nicht genügen. Die verfassungsrechtliche Sozialstaatsklausel wäre überfordert, wenn man aus ihr alle die rechtsstaatliche Sicht übersteigenden Forderungen ableiten wollte. Andererseits ist sie mehr als ein bloßer Programmsatz. Die sozialstaatliche Forderung, fürsorgerische Aspekte in die Unterbringung einzubeziehen [Entscheidungen des Bundesverfassungsgerichts 58, 208 (229)] und den Untergebrachten nicht einfach zu verwahren, ist auf die Funktion der Maßregeln zu beziehen. Bei ihnen steht aber nicht „Sicherheit durch Verwahrung, sondern Schutz durch Rehabilitation" im Vordergrund (so die Begründung zu § 11 des Rahmenentwurfs eines Maßregelvollzugsgesetzes des Bundes in BT, Drucks. 8/2565, S. 231; in der Lit. Müller-Dietz 1983, S. 206). Als Einzelaspekte ergeben sich:

Das Behandlungsziel im Vollzug

Der Sicherheitsaspekt der Unterbringung kann nicht geleugnet werden; er kann jedoch nicht der primäre Bezugspunkt sein, wie etwa noch in der Verordnung

von 1934: „Gemäß dem Sicherungszweck, dem die Unterbringung in einer
Heil- oder Pflegeanstalt in erster Linie dient, ist sicherzustellen, daß die Untergebrachten nicht entweichen und nicht durch neue strafbare Handlungen der
Volksgemeinschaft Schaden zufügen können" [Verordnung über den Vollzug
von Freiheitsstrafen und von Maßregeln der Sicherung und Besserung, die mit
Freiheitsentziehung verbunden sind, Art. 3 § 5 S. 1 (RGBl 1934 I, 387)]. Eine
derartige Konzeption ist nicht nur unter dem Zeichen des Grundgesetzes rechtlich unannehmbar. Sie widerspricht auch der Berufsethik der Psychiatrie, die
sich ausdrücklich in den Dienst der Therapie am Menschen mit dem Ziel der
Selbstverantwortung und Selbstbestimmung in Freiheit stellt (1977 Erklärung
von Hawaii des 4. Weltkongresses für Psychiatrie).

Als praktische Folgerung bleibt nicht nur die Orientierung des Maßregelvollzugs am ordnungsbehördlichen Unterbringungsrecht zweifelhaft (Baur
1982, S. 34; zur Kritik am Bayerischen Unterbringungsgesetz von 1982 s. Rüping 1983, S. 14; anders Mrozynski 1984, S. 212), sondern auch der Versuch,
durch Vorwegvollzug der Strafe (§ 67 Abs. 2 StGB) oder durch Überweisung in
den Vollzug einer anderen Maßregel (§ 67a Abs. 1 StGB) zur Therapie zu motivieren (zur Kritik s. Rasch 1986, S. 76, 93; zuletzt kritisch auch BGH bei
Holtz in *Monatsschrift für Deutsches Recht* 1986, 443).

Die Berücksichtigung der tatsächlichen Möglichkeiten

Das sozialstaatlich abgesicherte Behandlungskonzept im Vollzug bedeutet weiter, daß bei Anordung und Durchführung die tatsächlichen Therapiemöglichkeiten nicht außer Betracht bleiben dürfen. Die Anordnung muß — nach allerdings nicht unbestrittener Auffassung — unterbleiben, wenn keine Therapie-
plätze zur Verfügung stehen [wie hier LG Dortmund, *Strafverteidiger* 1982,
371, für Jugendliche LG Bonn, *Neue Juristische Wochenschrift* 1977, 345; a. A.
Entscheidungen des BGH in Strafsachen 28, 327 (329)]. Ebenso kann der Untergebrachte — was ebenfalls für die Gegenwart noch streitig ist — seine Entlassung beanspruchen, wird die Maßregel also nachträglich für erledigt erklärt,
wenn die Therapie nicht weiter durchführbar erscheint (ebenso OLG Celle,
Neue Zeitschrift für Strafrecht 1981, 318, LG Paderborn, *Recht und Psychiatrie*
1985, 39, in der Lit. Hanack 1985, § 64 StGB Rz 92, Menges 1981, S. 415ff.;
a. A. OLG München, *Neue Juristische Wochenschrift* 1978, 552, OLG Frankfurt, *Neue Zeitschrift für Strafrecht* 1983, 187f, unter verfassungsrechtlichem
Gesichtspunkt auch zurückhaltend Bundesverfassungsgericht, *Neue Zeitschrift
für Strafrecht* 1985, 381). Dafür genügt in der Praxis sicher noch nicht die bloße
Weigerung des Betroffenen, sich einer Therapie zu unterziehen (Schreiber
1986, S. 63).

In diesem Zusammenhang schafft § 35 Abs. 1 S. 1 BtMG eine spezielle
Möglichkeit, auch die Vollstreckung nach § 64 StGB zurückzustellen, wenn sich
der Betroffene in einer seiner Rehabilitation dienenden Behandlung befindet
oder eine solche antreten wird (zur Konkurrenz mit der Unterbringung s. Körner 1985, § 35 BtMG Rz 77ff. und zur Konkurrenz justizieller und therapeutischer Sicht Hügel u. Junge 1984, Rz 3.3 vor § 35 BtMG).

Flankierende Maßnahmen

Ausdruck des Sozialstaatsprinzips ist schließlich ein − hier nicht weiter zu verfolgendes − Angebot flankierender Maßnahmen, um Anordnung sowie weiteren Vollzug der Maßregel als ultima ratio erscheinen zu lassen: von vorsorgender Beratung über ambulante Betreuung bis zu nachgehender Hilfe (Einzelheiten bei Göppinger 1980, S. 856, 858; bezogen auf § 64 StGB Hanack 1985, § 64 StGB Rz 122 ff.).

Ergebnisse

Der vielzitierte „Grundwiderspruch zwischen Recht und Psychiatrie" bedeutet nicht, daß die Sicht beider Disziplinen notwendig miteinander unvereinbar wäre. In der Gegenwart wirkt das Recht hauptsächlich mit rechtsstaatlichen Anforderungen auch in die forensische Psychiatrie hinein, ohne eine therapeutische Beziehung gänzlich durchdringen zu wollen oder zu können.

Konflikte entstehen weniger aus den verschiedenen Ansätzen, da auch das Recht fürsorgerische Aspekte aufnimmt, eine Behandlung ermöglichen muß und den Sachverstand des Psychiaters im Verfahren einbezieht. Konflikte können dagegen aus der therapeutischen Praxis erwachsen. Das Recht sucht auch dem Untergebrachten Rechte und Freiheiten in einer „totalen Institution" zu sichern, während bestimmte Tendenzen in der Psychiatrie: die Ausrichtung an einem „therapeutischen Milieu" oder an einer „therapeutischen Gemeinschaft" (Mrozynski 1984, S. 216 ff.) für antagonistische Modelle unter selbständig gedachten Rechtssubjekten kaum mehr Raum lassen. Wieweit sich derartige Modelle einer umfassenden Betreuung mit dem klassischen Grundrechtsverständnis im Recht vereinbaren lassen, ob eher die Psychiatrie „klassisch" oder das Recht „fortschrittlich" wird, entscheidet über die künftige Ausrichtung des Maßregelvollzugs.

Literatur

Baader G (1982) Psychiatrie, Psychotherapie, Psychosomatik. In: Medizin im Nationalsozialismus, Evgl. Akademie Bad Boll, Protokoll 23/82, S 148−162

Bae J-D (1985) Der Grundsatz der Verhältnismäßigkeit im Maßregelrecht des StGB. Lang, Frankfurt

Baumann J (1966) Unterbringungsrecht. Mohr, Tübingen

Baumann J (1980) Fehlende Rechtsgrundlage bei ärztlicher Zwangsbehandlung Untergebrachter. NJW 1980: 1873−1879

Baur FR (1982) Besserung und Sicherung − Zur Problematik des Vollzuges der Maßregeln der Besserung und Sicherung für psychisch kranke und suchtkranke Täter nach §§ 63 und 64 StGB. Strafverteidiger 1982: 33−40

Besser W von (1844) Aus dem Irrenhause. Pohl, Berlin

Dannemann A (1901) Bau, Einrichtung und Organisation psychiatrischer Stadtasyle. Marhold, Halle/S.

Demuth (1978) Unterbringung und Freiheitsentziehung aus psychiatrischer Sicht. In: Lauter, H, Schreiber H-L (Hrsg) Rechtsprobleme in der Psychiatrie. Rheinbund, Köln, S 62−68

Erlenmeyer A (1896) Unser Irrenwesen. Bergmann, Wiesbaden

Göppinger H (1980) Betrachtungen zur Unterbringung psychisch Kranker. Z Ges Familienrecht 1980:856−864

Günther R (1893) Über Behandlung und Unterbringung der irren Verbrecher. Vogel, Leipzig

Güntz EW (1861) Die Irren-Heil- und Pflegeanstalt Thonberg im ersten Vierteljahrhundert ihrer Wirksamkeit. Reclam, Leipzig

Guttstadt A (1874) Die Geisteskranken in den Irrenanstalten während der Zeit von 1852 bis 1872. Koebke, Berlin

Hanack E-W (1985) In: Leipziger Kommentar zum Strafgesetzbuch, 10. Aufl, Bd 3. de Gruyter, Berlin

Hügel H, Junge WK (1984) Deutsches Betäubungsmittelrecht, 6. Aufl. Dtsch. Apotheker-Verlag, Stuttgart

Körner HH (1985) Betäubungsmittelgesetz, 2. Aufl., Beck, München

Kraepelin E (1900) Die psychiatrischen Aufgaben des Staates. Fischer, Jena

Marschner R (1985) Rechtsgrundlagen zur Zwangsbehandlung. Recht Psychiatr 1985:3−6

Menges A (1981) Entziehungsanstalten als Verwahranstalten? Strafverteidiger 1981:415−419

Mrozynski P (1984) Resozialisierung und Soziales Betreuungsverhältnis. Müller, Heidelberg

Müller-Dietz H (1983) Rechtsfragen der Unterbringung nach § 63 StGB. N Z Strafrecht 1983:145−152, 203−207

Rasch W (1986) Forensische Psychiatrie. Kohlhammer, Stuttgart

Richarz F (1844) Ueber öffentliche Irrenpflege und die Nothwendigkeit ihrer Verbesserung. Weber, Bonn

Roller CFW (1831) Die Irrenanstalt nach allen ihren Beziehungen. Müller, Karlsruhe

Rüping H (1982) Therapie und Zwang bei untergebrachten Patienten − Möglichkeiten und Grenzen von Zwangsmaßnahmen am Beispiel des Unterbringungsrechts für Nordrhein-Westfalen. Juristenzeitung 1982:744−749

Rüping H (1983) Der psychisch Kranke als Sicherheitsrisiko − Bemerkungen zum Maßregelvollzug nach dem Bayerischen Unterbringungsgesetz von 1982. N Z Strafrecht 1983:13−14

Scholz L (1902) Leitfaden für Irrenpflege, 3. Aufl. Marhold, Halle/S.

Schreiber H-L (1986) Juristische Grundlagen. In: Venzlaff U (Hrsg) Psychiatrische Begutachtung. Fischer, Stuttgart S 3−77

Schultze E (1922) Psychiatrie und Strafrechtsreform. Springer, Berlin

Stree W (1985) In: Schönke A, Schröder H (Hrsg) Strafgesetzbuch, Kommentar, 22. Aufl. Beck, München

Venzlaff U, Schreiber H-L (1981) Der Maßregelvollzug − Stiefkind der Strafrechtsreform? In: Bergener M (Hrsg) Psychiatrie und Rechtsstaat. Luchterhand, Neuwied, S 189−199

Volckart B (1982) Zur Verrechtlichung der Gnade in Strafvollstreckung und Vollzug. N Z Strafrecht 1982:496−502

Volckart B (1984) Rechtsanspruch auf Vollzugslockerung und Urlaub im Maßregelvollzug. Recht Psychiatr 1984:3−6

Welzel H (1956) In: Niederschriften über die Sitzungen der Großen Strafrechtskommission, Bd 1. Bonn

6.5 Probleme des Maßregelvollzugs – Gefährlichkeit, Risikobereitschaft, Verhältnismäßigkeit

W. RASCH

Veränderungen in den Rahmenbedingungen

Eine Diskussion der Probleme des Maßregelvollzugs im psychiatrischen Krankenhaus erfolgt vor dem Hintergrund einiger Neuerungen und Beobachtungen, die geeignet sind, unmittelbar Einfluß auf die Durchführung des Maßregelvollzugs zu nehmen. Es handelt sich hierbei in erster Linie um gesetzliche Änderungen und Gerichtsentscheidungen, daneben aber auch um Ereignisse und Veränderungen innerhalb der forensisch-psychiatrischen Abteilungen. Im einzelnen sind hier zu nennen:

1. Mit dem Zweiten Gesetz zur Reform des Strafrechts traten 1975 einige Vorschriften in Kraft, die den Umgang mit psychisch kranken Rechtsbrechern veränderten. Der § 51 StGB wurde durch die §§ 20, 21 StGB ersetzt. Inhaltlich trat im Grunde keine wesentliche Änderung ein; allerdings wurde vom Gesetzgeber bestimmt, daß Persönlichkeitsstörungen, Reaktionen, Neurosen und sexuelle Deviationen als sog. schwere andere seelische Abartigkeit durchaus Berücksichtigung als „Krankheit" finden sollten. Zu bedauern ist, daß als zusammenfassender Rechtsbegriff der diskriminierende Terminus „Abartigkeit" gewählt wurde, der überkommenen wissenschaftlichen Vorstellungen entstammt. Die strafrechtliche Unterbringung in einem psychiatrischen Krankenhaus erfolgt als eine Maßregel der „Besserung und Sicherung". Gegenüber den früheren gesetzlichen Bestimmungen erfolgte durch die Voranstellung des Terminus „Besserung" eine Betonung des Therapiegedankens, die allerdings nicht darüber hinwegtäuschen darf, daß die Unterbringung eines psychisch kranken Rechtsbrechers in einem psychiatrischen Krankenhaus nur zur Sicherung der Allgemeinheit vor weiteren schweren Straftaten zulässig ist, also nicht etwa einzig unter therapeutischen Gesichtspunkten.

Den Bestimmungen über die Anwendung von Maßregeln der Besserung und Sicherung ist ein Paragraph vorangestellt, der auf die Verhältnismäßigkeit der Maßregel abhebt. § 62 StGB lautet: Eine Maßregel der Besserung und Sicherung darf nicht angeordnet werden, wenn sie zur Bedeutung der vom Täter begangenen und zu erwartenden Taten sowie zu dem Grad der von ihm ausgehenden Gefahr außer Verhältnis steht. Auch in den §§ 63 und 64 StGB, durch die die Unterbringung in einem psychiatrischen Krankenhaus bzw. in einer Entziehungsanstalt geregelt werden, findet sich ein ausdrücklicher Hinweis darauf, daß von dem Täter erhebliche rechtswidrige Taten zu erwarten sind. Also nicht jede strafbare Handlung rechtfertigt, einen Täter, bei dem die übrigen Voraussetzungen gegeben sind, im Maßregelvollzug unterzubringen.

Aktuelle Kernfragen in der Psychiatrie
Herausgegeben von F. Böcker und W. Weig
© Springer-Verlag Berlin Heidelberg 1988

2. Am 8. 10. 1985 erließ das Bundesverfassungsgericht (BVerfG R. u. P. 1986) einen Beschluß, in dem der Grundsatz der Verhältnismäßigkeit hinsichtlich Anordnung und Fortdauer der Unterbringung herausgestellt wurde. Es handelte sich um den Fall eines Mannes, der wegen eines Diebstahls ca. 15 Jahre in einem psychiatrischen Krankenhaus untergebracht war. Die Entscheidung des Bundesverfassungsgerichts beinhaltete im Grunde nicht etwas sensationell Neues. Sie lag auf der Linie der Rechtsprechung des Bundesgerichtshofs. Im Leipziger Kommentar hatte Horstkotte (1983) bereits nachdrücklich herausgestellt, daß eine Relation zwischen der Dauer der Unterbringung und der Schwere eventuell zu erwartender Straftaten bestehen müsse. Durch den Beschluß des Bundesverfassungsgerichts ist die Rechtsprechung der Strafvollstreckungskammern jedoch gehalten, sich intensiver mit der Frage der Prognose auseinanderzusetzen. Gestützt auf diese Entscheidung können die Gerichte auch beschließen, einen Untergebrachten trotz ungünstiger Prognose zu entlassen, wenn die Auslösetat und eventuelle künftige strafbare Handlungen ihrer geringen Schwere wegen eine weitere Unterbringung nicht rechtfertigen.

3. In den letzten Jahren wurden in fast allen Bundesländern Maßregelvollzugsgesetze erlassen bzw. spezielle Bestimmungen für die Durchführung des Maßregelvollzugs, die in die Psychisch-Krankengesetze aufgenommen wurden (Volckart 1986). Analog zum Strafvollzugsgesetz werden in diesen Vorschriften die mit der Unterbringung verbundenen Grundrechtseinschränkungen geregelt. Die gesetzlichen Bestimmungen sind in den einzelnen Bundesländern recht unterschiedlich, obwohl zunächst von den Psychiatriereferenten der Länder ein gemeinsamer Entwurf erarbeitet worden war. Unterschiede bestehen insbesondere hinsichtlich der Möglichkeiten, die den Klinikleitungen gewährt werden, von sich aus über die sog. Lockerungen der Durchführung zu entscheiden. Es liegt an den Maßregelvollzugseinrichtungen selbst, wieweit sie die ihnen gewährten Entscheidungsmöglichkeiten in therapeutischem Sinne nutzen. Aus den Gesetzen lassen sich auch einige Anstöße zur Neugestaltung des Maßregelvollzugs ableiten; die Gesetze sind jedoch nicht geeignet, die Funktion von therapeutischen Konzepten zu übernehmen.

4. In mehreren Einrichtungen des Maßregelvollzugs der Bundesrepublik waren in den letzten Jahren reformerische Initiativen zu beobachten. Die entstandenen Neubauten wurden allerdings teilweise eher unter dem Aspekt besserer Ausbruchssicherung konzipiert; die Ablösung der üblichen menschenunwürdigen Unterbringung gelang nur teilweise. An manchen Orten fanden sich Ärzte und Psychologen zusammen, um neue Konzepte zu erarbeiten. Die Aufsichtsbehörden verschafften den Anstößen eine Chance, indem sie das Personal in den Kliniken vermehrten. Als bedeutendster Umstand war zu registrieren, daß in den sich neu organisierenden Kliniken beim Personal auch ein neues Selbstverständnis entstand: man bemühte sich um sinnvolle Arbeit mit den Patienten und wollte sich nicht mit einem bloßen Verwalten des Elends begnügen. Die Entwicklung dieses neuen Selbstverständnisses im Umgang mit psychisch kranken Rechtsbrechern ließ sich insbesondere dort beobachten, wo der psychiatrische Maßregelvollzug innerhalb eigener Kliniken oder unabhängiger Abteilungen durchgeführt wurde (Burghardt u. Rasch 1985).

5. Als ein besonders belastender Umstand in der Entwicklung des Maßregelvollzugs ist zu vermerken, daß innerhalb der letzten Jahre einige Male Ärzte strafrechtlich verurteilt wurden, weil Patienten während der ihnen gewährten Lockerungen Straftaten begangen hatten. Die Fälle fanden meist auch ein erhebliches Presseecho (Mauz 1983); die Ärzte wurden wegen ihrer angeblichen Leichtfertigkeit durch die Medien vielfach vorverurteilt. Diese sich in der Rechtsprechung abzeichnende Tendenz ist mit Bedenken zu registrieren. Die therapeutische Bedeutung der sog. Lockerungen ist fraglos im Einzelfall präziser abzuwägen gegenüber den mit ihnen verbundenen Risiken, als dies mitunter geschieht. Die Forderungen nach Sicherheit sind aber nicht über alle wissenschaftlichen Prognosemöglichkeiten hinauszuschrauben, nur das Mögliche kann verlangt werden.

Sichere und fragliche Fehleinweisungen

Fehleinweisungen in den psychiatrischen Maßregelvollzug lassen sich unter zwei grundsätzlichen Aspekten betrachten: zum einen kommen Fehleinweisungen zustande, weil die durch Gesetz und Rechtsprechung vorgegebenen Prinzipien nicht beachtet wurden, zum anderen weil Personen eingewiesen wurden, bei denen aus psychologisch-psychiatrischer Sicht zweifelhaft ist, ob sie in den Maßregelvollzug „gehören".

Die gesetzlichen bzw. durch die Rechtsprechung erarbeiteten Voraussetzungen ergeben sich unmittelbar aus dem Zweck der Vorschrift. Durch die Unterbringung nach § 63 StGB soll die Allgemeinheit vor weiteren erheblichen Delikten psychisch kranker Rechtsbrecher geschützt werden. Ob diese Voraussetzungen gegeben sind, hat das Gericht zu entscheiden, das zu seiner Unterstützung einen psychologisch-psychiatrischen Gutachter herbeizieht. Um überhaupt legitim und sinnvoll die Anwendung der Bestimmung diskutieren zu können, ist vorauszusetzen, daß der äußere Tatbestand einer Straftat verwirklicht wurde. Die Hauptfehler, die sich in Urteilen über Personen finden, die dem Maßregelvollzug nach § 63 StGB zugewiesen wurden, sind:

- Die Voraussetzungen der §§ 20, 21 StGB sind nicht sicher festgestellt, sondern wurden lediglich „nicht ausgeschlossen".
- Dem Urteil und dem maßgeblichen Gutachten ist nicht sicher zu entnehmen, ob der für die Beeinträchtigung der Schuldfähigkeit entscheidende Zustand seiner Natur nach längerdauernd war. Es wird nicht klar zum Ausdruck gebracht, welchen Anteil hierbei etwa eine zur Tatzeit bestehende affektive Erregung oder ein akuter Alkoholrausch hatten. Nur bei einer längerdauernden relevanten psychischen Störung kommt eine Einweisung in den Maßregelvollzug in Betracht.
- Die Wiederholung von Straftaten wird lediglich als möglich, lediglich als „nicht ausschließbar" angesehen. Sie muß aber wahrscheinlich sein.

Durchmustert man die Akten von Personen, die sich im psychiatrischen Maßregelvollzug befinden, erstaunt, in welchem Maße gegen diese Grundprinzipien verstoßen wird. Die Urteile wären, sofern man nicht auf Rechtsmittel verzichtet hätte, mit einem Federstrich von der Revisionsinstanz aufgehoben worden. Teilweise waren für das Zustandekommen der Urteile offenbar mangelnde Rechtskenntnisse der Prozeßbeteiligten entscheidend, teilweise war man aber offensichtlich bemüht, dem Angeklagten mit der Unterbringung etwas Gutes anzutun.

Als „Fehleinweisungen" in den Maßregelvollzug gelten in der psychiatrischen Diskussion vor allem Patienten, bei denen keine psychische Erkrankung im klassischen Sinne vorliegt. Um ihre Schuldfähigkeit wird in der forensisch-psychiatrischen Literatur seit je eine bewegte Auseinandersetzung geführt, die insbesondere die Gruppe der sog. Psychopathen betrifft. Als eine Art Dogma wurde in den letzten Jahrzehnten definiert, daß Täter, bei denen eine Persönlichkeitsstörung bzw. Psychopathie vorliegt, als im strafrechtlichen Sinne voll verantwortlich anzusehen seien. Sie wurden gewissermaßen im Vorfeld bereits aus dem Kreis der Personen herausdefiniert, die für eine Unterbringung nach § 63 StGB in Betracht kommen. Bemerkenswerterweise finden sich in den psychiatrischen Krankenhäusern unter den strafrechtlich Untergebrachten gleichwohl relativ hohe Anteile von Patienten mit Persönlichkeitsstörungen. Schumann (1983), die aus guten Gründen Untergebrachte mit intellektuellen wie auch charakterlichen Störungen zusammenfaßte, kam auf einen Anteil von 50% für das Psychiatrische Landeskrankenhaus Eickelborn. Die Einweisung dieser „Nicht-Kranken" war nicht durch Gutachter veranlaßt worden, die der Praxis der Unterbringung fernstanden: 80% der beteiligten Gutachter waren als Ärzte in psychiatrischen Landeskrankenhäusern tätig.

Ob die Gruppe der abnormen Persönlichkeiten innerhalb des Maßregelvollzugs als „Fehleinweisung" anzusehen ist, ist nach wie vor eine offene Frage. Sofern sich Personen der hier genannten Gruppe wegen einer Persönlichkeitsstörung, wegen einer Neurose oder wegen sexueller Deviationen in die Behandlung eines niedergelassenen Nervenarztes begeben, werden sie nicht von der Tür gewiesen. Es ist schwer einzusehen, warum diese Personen als „nicht-krank" gelten sollen, wenn sie zusätzlich mit einer strafbaren Handlung stigmatisiert sind. Die Aufgabe, Verantwortung für diesen bestimmten Kreis von Straffälligen zu übernehmen, stellt sich der forensischen Psychiatrie insbesondere, nachdem die als Maßregel geplante sozialtherapeutische Anstalt aus dem Strafgesetzbuch gestrichen wurde. Die Sozialtherapie als Teil des Strafvollzugs, wie es der § 9 StVollzG vorsieht, steht viel zu sehr in Gefahr, durch die größere, auf Übelzufügung gerichtete Institution an der Festlegung einer klaren therapeutischen Orientierung gehindert zu werden (Rasch 1985 a).

Prognoseunsicherheiten

Die sog. Fehleinweisungen des Maßregelvollzugs bieten besondere Probleme im Hinblick auf ihre Entlassung aus der Unterbringung, d. h. der bedingten Entlassung aus dem Maßregelvollzug. Wie sich aus empirischen Untersuchungen ergeben hat, bestimmt in der Regel die der Unterbringung eigene Dynamik die prognostische Beurteilung des Untergebrachten. Die eigentliche Problematik des Patienten, seine psychischen Störungen und die aus ihnen resultierenden

Straftaten, treten in den Hintergrund und werden in ihrer Bedeutsamkeit z. T. sogar vergessen. Es tritt eine Kriterienreduktion ein: die Beurteilung des Untergebrachten richtet sich nach seinem intrainstitutionellen Verhalten (Rasch 1984). Es zählt schließlich nur noch, daß

– der Untergebrachte sich auf der Station angepaßt verhält und den Weisungen des Personals fügt,
– er keinen Alkohol zu sich nimmt,
– er sich nicht weigert, zur Arbeit zu gehen,
– er nicht aus der Institution entweicht.

Werden von dem Untergebrachten disziplinarische Verstöße begangen, verliert er die ihm gewährten Freiheiten ganz oder teilweise. In den meisten Einrichtungen wird ein Stufensystem praktiziert, das darauf zielt, den Untergebrachten Stufe um Stufe in die Freiheit zu bringen, das aber natürlich auch Rückstufungen beinhaltet. Das Auf und Ab innerhalb dieses Systems kann sich über Jahre hinziehen.

In der Kriminalpsychologie besteht Einigkeit darüber, daß Verhaltensvorhersagen sehr schwierig sind; z. T. wird geltend gemacht, es sei überhaupt unmöglich, verläßliche Prognosen zu erstellen (Monahan 1981; Steadman 1983; Volbert 1986). Seit gut 40 Jahren werden innerhalb der Kriminologie verschiedene Methoden diskutiert und angepriesen, die Rückfallwahrscheinlichkeit von Straffälligen zu bestimmen. Grob unterschieden wurde die intuitive, die klinische und die statistische Methode, die in der Praxis ineinanderübergehen (Schneider 1979).

In den letzten Jahren war international eine Intensivierung der Prognoseforschung zu beobachten. Vorherrschend war dabei die Kritik an der Unzulänglichkeit der bisherigen Prognosemethoden (Bottoms 1977). Der Hintergrund für dieses vermehrte Interesse dürfte darin zu sehen sein, daß mit dem Beginn der 70er Jahre sich im Umgang mit Straffälligen Tendenzen der Liberalisierung durchsetzten. Man war von seiten der Institutionen in stärkerem Maße bereit, den Internierten sog. Lockerungen in Form von Ausgang, Urlaub und Freigang zu gewähren. Dies setzte voraus, rechtzeitig Personen zu identifizieren, die innerhalb der ihnen gewährten Freiheiten neue Straftaten begehen würden, weil hieraus Vorwürfe für die Institution zu erwarten waren, der die sichere Verwahrung der Verurteilten oblag. Die prognostischen Unsicherheiten und die ideologisch begründete Verabschiedung der sog. Behandlungsideologie haben dazu geführt, daß man heute eher geneigt ist, die Zeit der Internierung nach dem Maß der unterstellten Schuld zu bemessen und die möglichen Einflüsse einer Behandlung nicht mehr zu beachten (Monahan 1984). Wenngleich — streng genommen – dieses Prinzip bei der prinzipiell unbefristeten Maßregel der Unterbringung in einem psychiatrischen Krankenhaus nicht greifen kann, so deutet sich in der zitierten Entscheidung des Bundesverfassungsgerichts zur Verhältnismäßigkeit doch eine entsprechende Tendenz an. Es ist auch eine Weiterentwicklung der Gesetzgebung vorstellbar, die bei der strafrechtlichen Anordnung der Unterbringung in einem psychiatrischen Krankenhaus eine generelle Obergrenze vorsieht.

Derartige Erwägungen werden nicht zuletzt durch das Ergebnis verschiedener wissenschaftlicher Untersuchungen genährt, nach denen anzunehmen ist, daß die Mehrzahl der wegen ihrer Gefährlichkeit internierten Rechtsbrecher unnötig eingesperrt ist. Die generellen Schätzungen gehen etwa dahin, daß von drei Verwahrten nur einer tatsächlich als „gefährlich" anzusehen ist (Monahan 1981). Ob diese vorwiegend in den USA gewonnenen Ergebnisse auch auf die Praxis des Maßregelvollzugs der Bundesrepublik Deutschland zu beziehen sind, ist offen. Möglicherweise ist die vorherige Filterung enger, so daß tatsächlich nur Personen dem Maßregelvollzug zugewiesen werden, bei denen eine hohe Rückfallwahrscheinlichkeit besteht. Daß es gleichwohl zu einer Überschätzung der Gefährlichkeit der Untergebrachten kommt, wird durch folgende Annahmen nahegelegt (Montandon 1979):

a) Über die fälschlicherweise Untergebrachten gibt es keine Rückmeldungen. Sie haben keine Chance, ihe Ungefährlichkeit zu beweisen.

b) Die für die Durchführung des Maßregelvollzugs Verantwortlichen haben im Falle eines Rückfalls Angriffe aus den Medien und — wie die jüngste Vergangenheit zeigt — strafrechtliche Konsequenzen zu erwarten.

c) Der Gutachter ist ein Teil der Gesellschaft und repräsentiert insofern auch Ansichten und Vorurteile der Gesellschaft über den Umgang mit Rechtsbrechern.

d) Der Gutachter ist aufgrund seiner Befunde überzeugt davon, daß der Untergebrachte einer speziellen Therapie bedarf und befürwortet deswegen die weitere Unterbringung.

e) Der Gutachter benutzt falsche Kriterien zur Beurteilung der Gefährlichkeit, z. B. im Sinne der erwähnten Kriterienreduktion.

Vorschläge zur Prognosestellung

Die bis zum absoluten diagnostischen Nihilismus gehenden Klagen (z. B. Hinz 1986) über die Unmöglichkeit der Prognosestellung überraschen, wenn man an die Alltäglichkeit von Prognosestellungen denkt. Ständig werden Verhaltensprognosen gestellt, etwa in der sicheren Erwartung, daß getroffene Vereinbarungen eingehalten werden. Die Möglichkeit, zutreffende Prognosen zu erstellen, ist eine Basis des sozialen Lebens, Voraussetzung für das alltägliche Funktionieren. Dabei kalkulieren wir durchaus ein, daß manche Personen weniger verläßlich sind und kommen auch in dieser Beziehung zu einer zutreffenden Prognose. Die Gründe für die größeren Chancen, zu einer richtigen Prognose zu kommen, dürften vor allem darin liegen:

a) Im Alltag handelt es sich um banale Ereignisse, die insgesamt gesehen sehr häufig vorkommen. Die Kriminalprognose bemüht sich demgegenüber um die Voraussage von insgesamt selten vorkommendem, schwerwiegenden Verhalten.

b) Damit im Zusammenhang steht, daß wir bei unseren Sozialpartnern i. allg. über eine größere Erfahrungsstichprobe verfügen. Wir wissen unmittelbar oder über andere, wie sie sich verhalten und in welchem Maße man sich auf sie verlassen kann.

c) Bei den Straffälligen handelt es sich zum großen Teil um Persönlichkeiten, die in ihrer sozialen Haltung, in ihren Lebenssituationen und ihren charakterlichen Merkmalen vom Durchschnitt abweichen. In der Kerngruppe der schwierig zu beurteilenden Straffälligen handelt es sich zum großen Teil um Persönlichkeiten, denen infolge emotionaler Bindungsunfähigkeit Verbindlichkeit fehlt, so daß mit eher zufälligen, vom Augenblick bestimmten Handlungen zu rechnen ist.

Trotz der besonderen Merkmale der Kriminalprognose sind Psychologie und Psychiatrie bei dem Versuch, relevante Dimensionen zu erfassen, nicht absolut hilflos. Es gibt ein bestimmtes Fachwissen, das durch besondere Erfahrungen angereichert ist. Das Querschnittsbild einer Persönlichkeit erlaubt Rückschlüsse auf bestimmte Reaktionen. Die Analyse des biographischen Längsschnitts ermöglicht zu prüfen, ob derartige Reaktionen bei früheren Gelegenheiten aufgetreten sind. Schwierigkeiten macht, einzukalkulieren, in welche Situationen ein Individuum geraten mag. Man hat deswegen vorgeschlagen, statt von Personen, die zu Gewalttätigkeit neigen, von Situationen zu sprechen, die Gewalttätigkeiten herausfordern.

Die letztlich unvermeidbare Unsicherheit der Prognosestellung wirft die Frage nach den zu fordernden Standards bei der Prognosestellung auf. Dies ist besonders im Hinblick auf die erwähnten Vorwürfe zu prüfen, die wegen falscher Einschätzung gegenüber verantwortlichen Therapeuten erhoben wurden. Ganz generell läßt sich sagen, daß man bei der Prognosestellung Gewissenhaftigkeit und die Nutzung angemessener Methoden fordern kann, d. h. solcher Verfahren, die dem Gegenstand angemessen sind und der wissenschaftlichen Entwicklung entsprechen (Wolfslast 1984). Läßt sich bei der Prüfung des Einzelfalls feststellen, daß die Prognose nicht leichtfertig gestellt wurde, wird auch dann kein Vorwurf gegen den Prognostizierenden zu erheben sein, wenn er sich im Resultat irrte. Es muß deutlich sein, daß nicht leichtfertig und gedankenlos gehandelt wurde, sondern daß ein kalkuliertes Risiko eingegangen wurde. Unter dem Gesichtspunkt der Verhältnismäßigkeit hat in diese Rechnung auch das Gewicht der bedrohten Rechtsgüter einzugehen (Horstkotte 1986). Die Frage der Verhältnismäßigkeit stellt allerdings keine psychologisch-psychiatrische Kategorie dar. Die Frage an den Experten kann nur sein, welches Verhalten zu erwarten ist.

Zur Ermittlung eines kalkulierten Risikos sind Überlegungen auf den folgenden Dimensionen vorauszusetzen (Rasch 1985 b):

1. Persönlichkeit versus Situation. Es ist abzuwägen, ob die Bedürfnisse einer Persönlichkeit sich situationsunabhängig durchsetzten oder ob die entscheidenden Einflüsse für das Handeln von der Situation ausgingen. Bei der Situation sind zu unterscheiden: die lebensgeschichtliche Situation, die aktuelle Lebenssituation, die aktuelle Tatsituation.

2. Der bei der Untersuchung bestehende Persönlichkeitsquerschnitt bzw. die aktuelle Krankheitssymptomatik. Dabei ist zu prüfen, ob sich aus den Symptomen konkrete Anhaltspunkte für eine Disposition zu kriminellem Handeln ergeben.

3. Die Beurteilung des Verhaltens während der Unterbringung oder der Haft kann dadurch wertvoll sein, weil es Rückschlüsse auf die Verläßlichkeit, Verbindlichkeit und Offenheit erlaubt. Die Beobachtungen dürfen nicht im Sinne der erwähnten Kriterienreduktion überbewertet werden. Versucht werden muß vielmehr, das Unterbringungsverhalten auf das Verhalten in der Freiheit zu projizieren. Das gilt auch für die sog. Belastungserprobungen, die nicht im Sinne eines Versuch-Irrtum-Vorgehens gebraucht werden sollten.

4. Schließlich sind die möglichen Perspektiven nach einer Entlassung aus der Unterbringung zu bedenken. Die zur Familie oder einem Partner bestehenden Beziehungen können positive oder negative Bedeutung haben; an die Bindung an einen Arbeitsplatz wird man keine überhöhten Hoffnungen herantragen. Unter Nutzung der gesetzlichen Gegebenheiten muß eine stützende Situation aufgebaut werden. Der Gutachter befindet sich nicht in der Situation der Kassandra. Er sieht nicht nur ohnmächtig, wie sich das Unheil entwickelt, sondern er kann eingreifen und die Zukunft verändern.

Literatur

Bottoms AE (1977) Reflections on the renaissance of dangerousness. Howard J 16:70–96

Bundesverfassungsgericht (1986) R u. P 4:25–31

Burghardt A, Rasch W (1985) Ausgrenzung der psychisch kranken Straftäter in Sonderkliniken – Ende des Abschiebespiels? Psychiatr Prax 12:73–77

Hinz S (1986) Gefährlichkeitsprognose im Maßregelvollzug. R u. P 4:122–127

Horstkotte H (1983) Bearbeitung der §§ 67a–67g. In: Jescheck HH, Ruß W, Willms G (Hrsg) Leipziger Kommentar zum Strafgesetzbuch, 10. Aufl. De Gruyter, Berlin

Horstkotte H (1986) Strafrechtliche Fragen zur Entlassungspraxis nach § 67d Abs. 2 StGB. Monatsschr Kriminol 69:332–341

Mauz G (1983) Null plus null plus null gleich drei. Spiegel 36:82–88

Monahan J (1981) Predicting violent behavior: An assessment of clinical techniques. Sage, Beverly Hills

Monahan J (1984) The prediction of violent behavior: Toward a second generation of theory and policy. Am J Psychiatry 141:10–15

Montandon C (1979) Actualités bibliographiques: La dangerosité, revue de la littérature anglosaxonne. Dév Soc 3:89–104

Rasch W (1984) Zur Praxis des Maßregelvollzugs. Verhalten in der Institution als Basis der Prognosebeurteilung. In: Eisenbach-Stangl I, Stangl W (Hrsg) Grenzen der Behandlung. Westdeutscher Verlag, Opladen, S 128–138

Rasch W (1985a) Nachruf auf die sozialtherapeutische Anstalt. BewHi 32:319–329

Rasch W (1985b) Die Prognose im Maßregelvollzug als kalkuliertes Risiko. In: Schwind H-D (Hrsg) Festschrift für Günter Blau zum 70. Geburtstag am 18. Dezember 1985. De Gruyter, Berlin, S 309–325

Schneider HJ (1979) Kriminalprognose. In: Elster A, Schneider HJ (Hrsg) Handwörterbuch der Kriminologie, Bd 4. De Gruyter, Berlin, S 273–338

Schumann V (1987) Psychisch kranke Rechtsbrecher. Eine Querschnittsuntersuchung im Maßregelvollzug. Enke, Stuttgart

Steadman HJ (1983) Predicting dangerousness among the mentally ill: Art, magic and science. Int J Law Psychiatry 6:381–390

Volbert R (1986) Zwischenfälle im Maßregelvollzug. Wie kalkulierbar ist das Risiko? Monatsschr Kriminol 69:341–347

Volckart B (1986) Maßregelvollzug. Das Recht des Vollzuges der Unterbringung nach §§ 63, 64 StGB in einem psychiatrischen Krankenhaus und in einer Entziehungsanstalt, 2. Aufl. Luchterhand, Neuwied

Wolfslast G (1984) Zur Haftung für Suizid während klinisch-psychiatrischer Therapie. NStZ 4:105–108

6.6 Maßregelvollzug aus der Sicht des praktisch tätigen Psychiaters

G. Heinz

Seit Jahren besteht die Forderung nach einer konsequenten therapeutischen Neuorientierung der klinisch-forensischen Psychiatrie (Venzlaff 1977; Rotthaus 1978; Heinz 1982; Schumann 1983; Rasch 1984; Pittrich 1984; Babatz et al. 1985).

Auf dem DGPN-Kongreß 1984 in Tübingen hatte ich Gelegenheit, über die stationäre Behandlung psychisch kranker Straffälliger zu referieren, wie sie in der Klinik für gerichtliche Psychiatrie Haina durchgeführt wird (Heinz 1986). In Fortsetzung des damaligen Referates folgen heute einige Anmerkungen zum aktuellen Sprachgebrauch, zur Ausstattung forensisch-psychiatrischer Krankenhäuser und zu deren Weiterentwicklung.

Wenn man erreichen will, daß die Maßregelbehandlung wirklich zu einer ärztlich-therapeutischen Aufgabe wird — anders ist die geforderte Neuorientierung nicht realisierbar —, so ist zunächst zu prüfen, ob unsere Terminologie diesem Anspruch standhält. Dabei zeigt sich, daß allgemein nach wie vor der Begriff „Maßregelvollzug" benutzt wird. „Vollzug" bedeutet die Exekution hoheitlicher Aufgaben. Eine Assoziation zum ärztlichen Handeln ist dabei in keiner Weise gegeben. Warum versucht man ärztlicherseits nicht, vom Begriff des „Vollzuges" abzukommen? Selbst von juristischer Seite gibt es Stimmen, die davor warnen, derartige Ausdrücke unkritisch zu übernehmen. So verweist Karl Peters in einem bemerkenswerten Aufsatz über die Stellung des Arztes im forensisch-psychiatrischen Krankenhaus (1985) auf die Notwendigkeit, daß der Arzt seine Tätigkeit tatsächlich in erster Linie als ärztliche Aufgabe ansieht. Auch gegenüber dem Gericht müsse er in der Lage sein, den ärztlichen Charakter seiner Tätigkeit klarzumachen und seine ärztliche Selbständigkeit zu wahren. „Wer sich in ein Krankenhaus begibt oder dort eingeliefert wird, kommt nicht in einen Vollzug, sondern in eine Behandlung. Mit vollem Recht spricht man aus pädagogischen Gründen nicht von dem Vollzug der Fürsorgeerziehung, sondern von ihrer Durchführung. Für eine Krankenhausbehandlung ist der Begriff Vollzug in gleicher Weise fehl am Platze. Die Wortwahl ist deswegen von Bedeutung, weil sie Kennzeichen des Geistes ist, der dem Vorgang zugrundeliegt. Sie ist von tragender Kraft für das, was geschehen soll und erwartet wird. Mit dem Begriff Vollzug schieben sich Vorstellungen und (juristische) Erwartungen ein, die mit dem ärztlichen Ethos und der ärztlichen Berufshaltung unvereinbar sind. Der ärztliche Dienst in einem Krankenhaus wird im Kern berührt."

Wie sehr durch diesen Begriff strafrechtliche Vorstellungen in den Bereich des Krankenhauses eindringen, zeigt sich auch darin, daß das Krankenhaus als „Vollzugsbehörde" angesprochen wird (Callies u. Müller-Dietz 1983).

Aktuelle Kernfragen in der Psychiatrie
Herausgegeben von F. Böcker und W. Weig
© Springer-Verlag Berlin Heidelberg 1988

Aus ärztlich gebotenen Maßnahmen werden „Vollzugslockerungen" (Horstkotte 1983). Schließlich wird der Leitende Arzt als Vollzugsleiter angesprochen und soll Vollzugsakten führen. Nach Peters werden damit Forderungen aufgestellt, „die von den Gesundheitsbehörden, dem Krankenhaus und dem Arzt sowie seinen ärztlichen Hilfspersonen mit einem glatten Nein beantwortet werden sollten und müßten. Wenn die Justiz justizfremde Krankenhäuser in Anspruch nimmt, kann sich das Krankenhaus nicht Justizvorstellungen unterwerfen, vielmehr muß die Justiz sich dem in Anspruch genommenen Gesundheitswesen, dem Bild eines Krankenhauses und dem Selbstverständnis des Arztes anpassen". Ähnlich verhält es sich mit der Tatsache, daß *Straf*vollstreckungskammern über die weitere Behandlung im psychiatrischen Krankenhaus befinden müssen, auch wenn es sich um schuldunfähige Patienten handelt, die keinerlei Bestrafung bekommen.

Ärztlicherseits müßte darauf gedrungen werden, daß die Justiz sich dieses Themas annimmt. Es ist zu prüfen, ob auch die strafrichterlich angeordnete Unterbringung eines Menschen in einem psychiatrischen Krankenhaus Zivilgerichten unterstellt werden kann, wie dies bei Unterbringungen nach dem Landesunterbringungsrecht geschieht. In Frage kämen Vormundschafts- oder Familiengerichte (Peters 1985). Im übrigen sind wir nicht gehindert, statt von Maßregelvollzug von Maßregelbehandlung, statt von offenem Vollzug von offener Behandlung zu sprechen und statt Vollzugsakten Krankenakten zu führen.

Die Unterbringung im psychiatrischen Krankenhaus und in der Entziehungsanstalt nach §§ 63, 64 StGB (vgl. dazu Schreiber 1986) wird heute in den einzelnen Bundesländern auf sehr unterschiedliche Weise durchgeführt. Erste Ergebnisse einer bundesweiten Untersuchung der Maßregelbehandlungen sind in Kap. 6.11 in diesem Buch nachzulesen.

Venzlaff (1974), Rasch (1984) und Athen (1985) geben Hinweise auf die spezielle Situation in den einzelnen Bundesländern. Stürup (1966) und Goudsmit (1986) berichten über Erfahrungen aus Dänemark und den Niederlanden, die für die Weiterentwicklung in der forensischen Krankenhauspsychiatrie beispielgebend sind. Desolat ist demgegenüber offenbar die Situation der forensischen Krankenhauspsychiatrie in Italien, folgt man dem Übersichtsaufsatz von Ernst u. Ernst (1986).

Für Hessen wurde 1977 die Klinik für Gerichtliche Psychiatrie Haina als Sondereinrichtung gegründet (zur Entwicklung vgl. Gretenkord u. Heinz 1983; Gretenkord u. Lietz 1983; Leygraf u. Heinz 1984; Leygraf 1984; Lietz u. Gretenkord 1985; Heinz 1986). Sie verfügt über ein gesichertes Haus (sog. festes Haus) in der Außenstelle Gießen, in dem sich ca. 8% der Maßregelpatienten befinden, eine offene Station in Gießen, verschiedene geschlossene, offene und halboffene Stationen in Haina, eine offene Rehabilitationsabteilung, die nach dem Prinzip der Tagesklinik arbeitet, ein Übergangswohnheim sowie eine offene Wohngruppe und schließlich eine offene landwirtschaftliche Station auf einem Gutshof in Fischbach. Mit ca. 50 offenen, 24 halboffenen und 16 sog. Tagesklinikplätzen kann die forensische Klinik 45% der Patienten auf nichtgeschlossenen Stationen betreuen; hinzu kommt noch die Möglichkeit, weitere Patienten in die offene Behandlung in benachbarte Krankenhäuser zu verlegen. Die Behandlung auf halboffenen, offenen und heim- bzw. wohngemeinschaftsähnlichen Übergangsstationen bewährt sich nach unserer Erfahrung sehr, wenn die Patienten auf die freie Behandlung entsprechend vorbereitet sind. Die genannten Einrichtungen, die es zum großen Teil in anderen Maßregelkliniken noch nicht in dieser Form gibt, mit denen die forensische Psychiatrie jedoch den Anschluß an die allgemeine klinische Psychiatrie gewinnt, sind u. E. dringend erforderlich.

Eine besondere Rolle bei der Entlassungsvorbereitung spielt eine offene Rehabilitationsabteilung, die „Tagesklinik". Hier sind die Patienten in der Regel über ein halbes Jahr in einer therapeutischen Gruppe zusammen, haben eine intensive, analytisch ausgerichtete Einzelpsychotherapie, zusätzlich Gruppenbehandlungen, Arbeits- und Beschäftigungstherapie sowie viel Sozialtraining. Die Abteilung arbeitet eng mit weiterführenden Übergangseinrichtungen im ganzen Land Hessen zusammen, Patienten werden von der Tagesklinik in die entsprechenden Einrichtungen probeweise beurlaubt und danach dorthin oder nach Hause entlassen. Zwei weitere Entlassungswege führen über das offene Haus in Gießen und die landwirtschaftliche Außenstelle in Fischbach.

Generell muß eine forensische Klinik über möglichst vielfältige gestufte und differenzierte Unterbringunsmöglichkeiten verfügen. Ob dies mehr herkömmliche Stationen sind, die auf keinen Fall zu groß sein dürfen, oder geschlossene Wohngruppen, ob die Patientengruppen nach Diagnose, Alters- oder Geschlechtskriterien zusammengestellt werden sollten oder eher gemischt, ist umstritten. Deutlich ist nach unserer Erfahrung, daß es keine therapeutischen Gründe dafür gibt, intellektuell behinderte Patienten im Rahmen der forensischen Psychiatrie wiederum als Sondergruppe zu behandeln, wie dies noch von der Psychiatrie-Enquete gefordert wurde (vgl. Stürup 1966).

Wichtig ist ferner eine gute Ausstattung mit arbeitstherapeutischen Möglichkeiten. Hierzu gehört die industrielle Fertigung für Patienten, die im Anfangsstadium der Behandlung stehen und solche, die an Garten, Feld, Wald oder landwirtschaftlicher Tätigkeit nicht interessiert sind.

Letztgenannte Arbeiten, einschließlich Tierzucht in weitgehend eigener Regie, u. U. ausgerichtet an Therapiekonzepten von Langzeitentwöhnungseinrichtungen sind erforderlich für Patienten mit besonderem Interesse an naturnaher Tätigkeit, Rekonvaleszenz nach affektiven Störungen, motorisch unruhigen Patienten, u. U. auch für Patienten mit Minderbegabung. Neben der Tätigkeit in Gärtnerei, Park und Landwirtschaft ist hier auch besonders die Waldarbeit zu nennen, die schon in einem relativ frühen Behandlungsstadium eingesetzt werden kann und gerade bei jüngeren und körperlich kräftigen Patienten sehr begehrt ist.

Ein weiterer wichtiger Sektor ist die handwerkliche Tätigkeit mit der Möglichkeit, sich beruflich zu qualifizieren (Ausbildung, Lehre). Hier kommen in der Regel Maler-, Schreiner- und eventuell metallverarbeitende Werkstätten in Frage. In Haina sind z. Z. Malerei, Schreinerei und Gärtnerei als Lehrwerkstätten anerkannt. Soweit Häuser über andere Handwerksbetriebe wie Schuhmacherei, Polsterei, Schneiderei usw. verfügen, sollte geprüft werden, inwieweit auch diese als Lehrwerkstätten anerkannt werden können. Zu denken ist schließlich auch an Tätigkeiten im Bereich der Verwaltung.

Neben einer ausgebauten Arbeits- und Beschäftigungstherapie, die eine entsprechende Bezahlung als Anreiz bieten muß, ist grundsätzlich die Möglichkeit zu schulischer Weiterbildung von Bedeutung. Erforderlich ist die Einrichtung von Klinikschulen, die Alphabetisierungskurse anbieten und darüber hinaus den Hauptschul- und Realschulabschluß vorbereiten. Lehrlinge sollten die Möglichkeit haben, öffentliche Berufsschulen zu besuchen und ggf. von einem im Haus beschäftigten Lehrer fachliche Unterstützung bekommen. Für das Belegen von Abiturkursen (Fernabitur) und Vorlesungen an der Universität eignen sich erfahrungsgemäß nur wenige Patienten. Merkwürdigerweise hatten die Studenten, die bisher in unserer Außenstelle in Gießen waren, sich alle für das Fach Jura eingeschrieben.

Zur unbedingt notwendigen Grundausstattung einer forensischen Klinik gehört u. E. weiter eine physiotherapeutische Abteilung mit Krankengymnastik und Hydrotherapie (einschließlich größerem Schwimmbecken für Gruppen), Sportmöglichkeiten sowie großzügigen Möglichkeiten für Sozialtraining einschließlich der erforderlichen Fahrzeuge. Bei vielen Patienten mit Sprachstörungen ist eine logopädische Behandlung erforderlich. Hilfreich ist die Möglichkeit, selbständig Musik auszuüben (Musikinstrumente), u. U. auch Musiktherapie.

Es versteht sich von selbst, daß dem Einsatz der genannten Möglichkeiten ein klares Therapiekonzept zugrunde liegen muß. Dieses muß von den Mitarbeitern erarbeitet und gemeinsam getragen werden. Vielleicht mehr noch als in der allgemeinen Psychiatrie muß in der Maßregelbehandlung jede therapeutische Entscheidung begründet werden können. Maßregelpatienten reagieren besonders leicht in der Weise, daß sie glauben, andere würden bevorzugt. Ziel der Behandlung kann immer nur sein, die Patienten durch eine Verbesserung ihrer Befindlichkeit vor dem Rückfall in delinquentes Verhalten zu schützen. Wege können eine primär medizinische Behandlung, verhaltenstherapeutisches, analytisches oder sozialtherapeutisches Vorgehen sein, in den meisten Fällen eine Mischung von mehreren Verfahren. Erfolgreiche Behandlung bewirkt Genesung von Krankheit und/oder Modifikation von Verhalten. Ein weiteres, häufig zu formulierendes Ziel gerade bei Maßregelpatienten ist die Veränderung sozialer Umstände sowie der Erwerb schulischer oder beruflicher Fähigkeiten. Dies bedeutet Gewinn von Selbstvertrauen, Ich-Stärke, von Selbstwertgefühl und sozialer Kompetenz, in der Regel verbunden mit einer Minderung der Erwartungshaltung und der Anforderung an andere, mit einer persönlichen Reifung, mit einer Verbesserung von Selbstkritik, Eigenverantwortung und Steuerungsfähigkeit. Auf einen Nenner gebracht, will und soll die Maßregelbehandlung den Patienten mit psychiatrisch-psychotherapeutischen Mitteln auf jede nur denkbare Weise fördern. Das bedeutet aber auch, ihn zu fordern und ihn dazu zu bringen, selbst an sich und für sich zu arbeiten.

Der genannte Katalog von Voraussetzungen, die die Klinik in diese Behandlung einbringen muß, ist nicht vollständig, sondern z. Z. beliebig zu erweitern (Freizeiteinrichtungen, Laienhelfer, Kontaktfamilien, Möglichkeiten ambulanter Behandlung).

Es wäre gut, würde für die Maßregelkrankenhäuser eine weitgehende Verbindlichkeit erlangt.

Das bereits angesprochene Thesenpapier mehrerer Autoren über die Maß-regelbehandlung (Babatz et al. 1985) sagt, es gelte Bedingungen zu schaffen, „die der ethischen Verpflichtung des Arztes, jedem Patienten die Therapie mit den für ihn größten Erfolgsaussichten anzubieten, und den Intentionen des Gesetzgebers gerecht werden, schuldunfähigen oder vermindert schuldfähigen Tätern Behandlungsmöglichkeiten zu eröffnen, ohne dabei die Sicherheitsbe-dürfnisse der Bevölkerung zu vernachlässigen". Diese Aussage knüpft an die Erklärung von Hawaii 1977 (4. Weltkongreß für Psychiatrie): „Aufgabe der Psychiatrie ist die Pflege der seelischen Gesundheit, die Förderung der persön-lichen Entwicklung des Menschen mit dem Ziel der Selbstverantwortung und der Selbstbestimmung in Freiheit."

Es ist nicht zu bestreiten, daß die Träger psychiatrischer Krankenhäuser in den letzten Jahren erhebliche Anstrengungen unternommen haben, die perso-nellen und baulichen Mängel in der klinischen forensischen Psychiatrie zu be-seitigen. „Diese Bemühungen werden jedoch dadurch erschwert, daß sich die-ser Bereich der psychiatrischen Versorgung noch immer als wenig öffentlich-keitswirksam erweist" (Heinze 1982). Es gehe darum, den Bereich der forensi-schen Psychiatrie wieder verstärkt „oder überhaupt erst" in angemessener Form in Forschung und Lehre einzubringen. Nur so könne es gelingen, interes-sierte jüngere ärztliche Mitarbeiter für die Einrichtungen zu gewinnen (Heinze a. a. O.).

Für die weitere Verbesserung der Maßregelbehandlung und Anhebung ih-res wissenschaftlichen Niveaus sind von psychiatrischer Seite erhebliche An-strengungen erforderlich. Es muß eine Vielzahl von Mitarbeitern für die Thera-pie intensiv geschult werden. Die Qualität der Begutachtungen muß verbessert werden. Die Erforschung der Ursachen, der Therapie und der Prognose delin-quenten Verhaltens bei psychisch Kranken und Verhaltensauffälligen steht erst am Anfang. Das öffentliche Interesse an einer Beschäftigung mit diesem so wichtigen Bereich menschlichen Verhaltens muß geweckt und das Ansehen die-ser Tätigkeit verbessert werden.

Ein Schritt, der zu einer durchgreifenden Aufwertung der forensischen Krankenhauspsychiatrie führen würde, wäre die Gründung forensisch-psych-iatrischer Universitätskliniken. Neben den noch bestehenden forensisch-psych-iatrischen Instituten bzw. Abteilungen müßten forensisch-psychiatrische Uni-versitätskliniken ins Leben gerufen werden, die ausdrücklich auch Maßregelbe-handlung betreiben. Dies würde zu einer höheren Attraktivität des Faches, ver-mehrter und qualitativ verbesserter Erforschung der Maßregelbehandlung so-wie — unter Einbeziehung aller Möglichkeiten von Universitätskliniken — ver-besserten Behandlungs- und Begutachtungsmöglichkeiten führen.

Oft genug ist betont worden, wie schwierig die Aufgaben im Bereich der Maßregelbehandlung mit ihrer bipolaren Verantwortung gegenüber dem Kran-ken und der Gesellschaft sind: schwierig genug und würdig, daß Universitäten sich dieser Behandlung annehmen und diese Bürde wie auch die weitere Ent-wicklung nicht länger allein den Landeskrankenhäusern überlassen.

Literatur

Athen D (1985) Zur gegenwärtigen Situation der Behandlung psychisch kranker Rechtsbrecher. Monatsschr Kriminol 68:34–42

Babatz H et al. (1985) Thesen zur Behandlung und Rehabilitation psychisch Kranker im Maßregelvollzug. Spektrum 14:311

Bericht über die Lage der Psychiatrie in der Bundesrepublik Deutschland – Zur Psychiatrischen und Psychotherapeutischen/Psychosomatischen Versorgung der Bevölkerung. – Dtsch. Bundestag, Drucksache 7/4200 u. 7/4201. Bonn (1975)

Calliess R-P, Müller-Dietz H (1983) Strafvollzugsgesetz. Beck, München

Ernst K, Ernst C (1986) Italienische Psychiatrie: Augenschein in der Lombardei. Nervenarzt 57:494–501

Goudsmit W (1986) Delinquenz und Gesellschaft. Wege zum Verständnis und zur Therapie von Straftätern. Vandenhoeck & Ruprecht, Göttingen

Gretenkord L, Heinz G (1983) Auftrag und Leistung der Klinik für gerichtliche Psychiatrie Haina. In: Heinemeyer W, Pünder T (Hrsg) 450 Jahre Psychiatrie in Hessen. Elwert, Marburg

Gretenkord L, Lietz J (1983) Zur Entwicklung des Maßregelvollzugs (§ 63 StGB) in Hessen. Monatsschr Kriminol 66:376–388

Heinz G (1982) Fehlerquellen forensisch-psychiatrischer Gutachten. Kriminalistik-Verlag, Heidelberg

Heinz G (1986) Stationäre Behandlung psychisch kranker Straffälliger. In: Heimann H, Gaertner HJ (Hrsg) Das Verhältnis der Psychiatrie zu ihren Nachbardisziplinen. Springer, Berlin Heidelberg New York Tokyo

Heinze H (1982) Allgemeine Gesichtspunkte zum Maßregelvollzug aus der Sicht der Psychiatrie. Vortrag in Münster

Horstkotte H (1983) Leipziger Kommentar. 10. Aufl. De Gruyter, Berlin

Leygraf N (1984) Zur aktuellen Praxis des psychiatrischen Maßregelvollzugs am Beispiel des Bundeslandes Hessen. Forensia 5:89–102

Leygraf N, Heinz G (1984) Stationäre psychiatrische Behandlung psychisch kranker Straftäter. In: Blau G, Kammeier H (Hrsg) Straftäter in der Psychiatrie. Enke, Stuttgart

Lietz J, Gretenkord L (1985) Lockerungen und Urlaube nach dem Hessischen Maßregelvollzugsgesetz. Monatsschr Kriminol 68:229–237

Peters K (1985) Die Stellung des Arztes im forensisch-psychiatrischen Krankenhaus. In: Gössel KH, Kauffmann H (Hrsg) Strafverfahren im Rechtsstaat. Festschrift für Theodor Kleinknecht zum 75. Geburtstag. Beck, München

Pittrich W (1984) Ein neues Konzept für die forensische Psychiatrie in Westfalen-Lippe. Westfäl Ärztebl 659–665

Rasch W (1984) Gutachten zur Situation und zu Entwicklungsmöglichkeiten in der Durchführung des Maßregelvollzugs nach §§ 63 und 64 StGB im forensischen Bereich des WLK Eickelborn. Schriftenreihe des Landschaftsverbandes Westfalen-Lippe. Münster

Rotthaus KP (1978) Die neue Dr.-van-der-Hoeven-Klinik. Monatsschr Kriminol 61:126–134

Schreiber H-L (1986) Die Unterbringung im Psychiatrischen Krankenhaus und in der Entziehungsanstalt nach §§ 63, 64 StGB. In: Venzlaff U (Hrsg) Psychiatrische Begutachtung. Fischer, Stuttgart

Schumann V (1983) Psychisch kranke Rechtsbrecher im Maßregelvollzug. – Eine Querschnittsuntersuchung im WLK Eickelborn. Med. Diss., Münster

Stürup GK (1966) Heilbehandlung. In: Sieverts R (Hrsg) Handwörterbuch der Kriminologie. De Gruyter, Berlin

Venzlaff U (1974) Situation und Aspekte der Unterbringung psychisch kranker Rechtsbrecher ab 01. 01. 1975 nach dem 2. Strafrechtsreformgesetz. Psychiatr Prax 1:224–230

Venzlaff U (1977) Der psychisch kranke Rechtsbrecher im Psychiatrischen Krankenhaus. Spektrum 16:3–14

6.7 Die freiheitsentziehenden vorbeugenden Maßnahmen im österreichischen Recht

G. Harrer

Bereits vor über 100 Jahren begannen in Österreich die Diskussionen über die Notwendigkeit und Zweckmäßigkeit eigener Anstalten für „verbrecherische" Geisteskranke. Im Jahre 1884 beschäftigte sich eine Note des Justizministeriums in Wien mit der Frage: „Wohin mit den kriminellen Geisteskranken?" Bereits ein Jahr später vertrat der Oberste Sanitätsrat die Meinung, daß „die Unschädlichmachung solcher Individuen einerseits dringend indiziert ist, allein wegen der besonderen Disziplin und Überwachung, welche solche Individuen erfordern und wegen der begreiflichen Rücksicht gegen andere Geisteskranke". Daher ginge es nicht an, beide Personengruppen in ein- und derselben Anstalt unterzubringen.

Im Jahre 1897 setzte sich die Medizinische Fakultät der Universität Wien in einem Fakultätsgutachten mit der Frage der Unterbringung krimineller Geisteskranker auseinander. Das Gutachten ging davon aus, „daß für derartige brutale und gemeingefährliche Individuen eine Irrenanstalt durchaus nicht der richtige Aufenthalt ist ... Um diesem Übelstande abzuhelfen, hat man auch in anderen Staaten Vorkehrungen getroffen, während in Österreich in dieser Richtung bisher noch nichts zur Ausführung gelangt ist". Wagner von Jauregg meinte „daß man sich gegenwärtig ziemlich allgemein dahin geeinigt hat, daß für kriminelle Geisteskranke eigene Anstalten notwendig sind". Dazu sollten Adnexen bei einer Strafanstalt, aber auch eigene Anstalten für kriminelle Irre geschaffen werden. Als am wenigstens befriedigendes System wird der Adnex bei einer Irrenanstalt bezeichnet.

Anläßlich des Österreichischen Irrenärztetages 1911 wurde festgestellt, daß sich alle Psychiater Österreichs darin einig seien, daß geisteskranke Verbrecher und die verbrecherischen Geisteskranken aus den Gefängnissen ausgeschieden und getrennt versorgt werden sollten. Sie müßten in einer staatlichen Anstalt für verbrecherische Irre Aufnahme finden. Im Jahre 1927 beschäftigte sich die Gesellschaft Österreichischer Irrenärzte neuerlich mit der Frage der Unterbringung der unzurechnungsfähigen und der vermindert zurechnungsfähigen Kriminellen. Diese sollten in einer vom Bunde zu errichtenden und zu verwaltenden Anstalt verwahrt werden. Herschmann äußerte sich dabei sehr optimistisch: „Hingegen wird in Österreich durch die Bundesverwaltung eine eigene Anstalt für die unzurechnungsfähigen und die vermindert zurechnungsfähigen Rechtsbrecher errichtet werden, so daß alle berechtigten Bedenken, die sich an die in Deutschland geplante Unterbringung der geisteskranken und der psychopathischen Verbrecher in den Irrenanstalten knüpfen, für Österreich wegfallen. ... Dem Wesen nach — und darauf kommt es ja an — erhalten wir in Österreich

Aktuelle Kernfragen in der Psychiatrie
Herausgegeben von F. Böcker und W. Weig
© Springer-Verlag Berlin Heidelberg 1988

nunmehr voraussichtlich endlich die Zwischenanstalt, um welche die Österreichischen Psychiater unter der Führung von Wagner-Jauregg seit Jahrzehnten gekämpft haben. Daß dieses Ziel nunmehr erreicht werden wird, verdanken wir in erster Linie dem Wirken Wagner-Jaureggs."

Da mehr als drei Jahrzehnte später die gewünschte Anstalt immer noch nicht zur Verfügung stand, wurden wir ab 1962 in dieser Richtung wieder aktiv. In einem von Harrer, Ganner und Seitelberger unterzeichneten „Memorandum über die Errichtung einer psychiatrischen Sonderanstalt für geisteskranke Rechtsbrecher" vom 15. Juni 1970 wiesen wir erneut auf die Schwierigkeiten hin, die sich in den psychiatrischen Krankenhäusern durch die gleichzeitige Pflege geisteskranker Rechtsbrecher ergeben: „Diese Gruppe ist es, die die Führung einer psychiatrischen Anstalt nach modernen Grundsätzen beeinträchtigt bzw. unmöglich macht und damit die Erfüllung der ihr gestellten Aufgaben in Frage stellt ... Dem Bestreben, die Behandlung für den einzelnen so menschlich und menschenwürdig, damit zugleich auch so effektiv als möglich zu gestalten, steht, wie die Erfahrungen aller österreichischen psychiatrischen Anstalten zeigen, der Umstand entgegen, daß die Unterbringung oft nur einiger weniger abnormer Rechtsbrecher in der gleichen Anstalt Sicherungsvorkehrungen zum Schutze der Allgemeinheit in einem Maße erforderlich macht, unter denen alle anderen Kranken schwerstens zu leiden haben. Dieser anachronistische Zustand ist mit der Realisierung einer modernen Psychiatrie unvereinbar. Die Schaffung einer zentralen und für ganz Österreich zuständigen psychiatrischen Sonderanstalt zur Behandlung und Unterbringung dieser Kranken stellt deshalb eine unabdingbare Forderung der für die Betreuung der Geisteskranken verantwortlichen Nervenärzte Österreichs dar."

In dem am 1. 1. 1975 in Kraft getretenen Österreichischen Strafgesetzbuch wurden nun endlich die Voraussetzungen für die „Unterbringung in einer Anstalt für geistig abnorme Rechtsbrecher" geschaffen.

Nach § 21 Abs. 1 sind in eine solche Anstalt einzuweisen: zurechnungsunfähige Rechtsbrecher, wenn sie eine Tat begangen haben, die mit einer 1 Jahr übersteigenden Freiheitsstrafe bedroht ist, für diese Tat jedoch nicht bestraft werden können, weil sie die Tat unter dem Einfluß eines die Zurechnungsfähigkeit ausschließenden Zustandes begangen haben, der auf einer geistigen oder seelischen Abartigkeit höheren Grades beruht und wenn nach ihrer Person, ihrem Zustand und nach der Art des begangenen Deliktes zu befürchten ist, daß sie sonst unter dem Einfluß ihrer geistigen oder seelischen Abartigkeit eine mit Strafe bedrohte Handlung mit schweren Folgen begehen werden.

Hauptanstalt für den Vollzug des § 21 Abs. 1 StGB ist die nach einem groß angelegten Umbau innerhalb der vom Gesetzgeber eingeräumten Frist fertiggestellte Justizanstalt Göllersdorf/N.Ö. Sie nahm am 1. 1. 1985, also 10 Jahre nach Inkrafttreten des Öst. StGB ihren Betrieb auf. Sie bietet die Möglichkeit der Aufnahme von etwa 100 männlichen Patienten, die von einem umfangreichen Stab von über 100 Justizwachbeamten, Pflegern, Ärzten, Psychologen, Sozialarbeitern und Beschäftigungstherapeuten betreut werden. Die vorgesehene Begleitforschung, die sich vor allem auf die Untersuchung der Rückfallswahrscheinlichkeit, die Erschließung verläßlicherer Begutachtungsmethoden und die Initialdeliktforschung erstreckt, wird in enger Verbindung mit der Wiener Medizinischen Fakultät durchgeführt.

Mit Stichtag 31. 7. 1986 waren in der Justizanstalt Göllersdorf 59 Personen nach § 21 (1) StGB untergebracht. Zur gleichen Zeit befanden sich aber im Pavillon 23 des Psychiatrischen Krankenhauses der Stadt Wien 8 und in den psychiatrischen Landeskrankenhäusern in den Bundesländern noch 47 nach § 21 (1) Untergebrachte. Damit ist nur etwas mehr als die Hälfte dieses Personenkreises in der Justizanstalt Göllersdorf untergebracht. Dies dürfte z.T. damit zusammenhängen, daß in den 10 Jahren nach Inkrafttreten des StGB der Pavillon 23 des Psychiatrischen Krankenhauses der Stadt Wien und die psychiatrischen Krankenhäuser in den Bundesländern den gesamten Maßnahmevollzug nach § 21 (1) zu bewältigen hatten.

Es zeigte sich aber auch sehr bald, daß die Unterbringung in der Zentralanstalt für einen Teil der Untergebrachten nicht unerhebliche Nachteile in sich birgt. So sind einerseits Besuche nahestehender Personen aus Teilen des Bundesgebietes, die vom Standort der Zentralanstalt weit entfernt sind, erheblich erschwert, andererseits gestaltet sich auch die Vorbereitung für die Entlassung – z.B. durch Ausgänge an den künftigen Aufenthaltsort, die Arbeitssuche usw. wesentlich schwieriger.

Deshalb werden auch bereits gesetzliche Änderungen diskutiert, wonach geisteskranke Rechtsbrecher nach § 21 (1) auch in den psychiatrischen Anstalten der Bundesländer untergebracht werden können, wenn die in diesen Anstalten bestehenden Einrichtungen für die Behandlung und Sicherung des Unterzubringenden ausreichen, dieser und sein gesetzlicher Vertreter ihre Zustimmung erteilen und dem Leiter der Krankenanstalt Gelegenheit zu einer Äußerung gegeben wurde. Sozusagen als flankierende Maßnahmen sollen auch neue Bestimmungen für den Vollzug in den psychiatrischen Krankenanstalten geschaffen werden, die den unterschiedlichen Bedürfnissen der geistig abnormen Rechtsbrecher und der übrigen Kranken in der Anstalt Rechnung tragen.

Nach § 21 Abs. 2 StGB sind zurechnungsfähige Rechtsbrecher in eine Sonderanstalt einzuweisen, bei denen eine geistige oder seelische Abartigkeit von höherem Grad besteht und die unter dem Einfluß dieser Abartigkeit eine Tat begangen haben, die mit einer 1 Jahr übersteigenden Freiheitsstrafe bedroht ist und schließlich wenn nach ihrer Person, ihrem Zustand und nach der Art des begangenen Deliktes zu befürchten ist, daß sie sonst unter dem Einfluß ihrer geistigen oder seelischen Abartigkeit eine mit Strafe bedrohte Handlung mit schweren Folgen begehen werden.

Der Gesetzgeber bietet für den zurechnungsfähigen geistig-abnormen Rechtsbrecher zwei Sanktionsmöglichkeiten an:

1. die verminderte Strafe (gem. § 34 Z. 1 StGB) und
2. die Anhaltung nach § 21 Abs. 2.

„Damit ist dem Schuldstrafrecht, der General- und Spezialprävention, der Resozialisierungsfunktion und dem Schutz der Allgemeinheit in gleicher Weise Rechnung getragen" (Eder-Rieder 1985).

Die verminderte Zurechnungsfähigkeit ist dabei im § 21 Abs. 2 im Vergleich zu § 34 Z. 1 an wesentlich strengere Voraussetzungen gebunden und von vornherein durch den Begriff der „geistigen oder seelischen Abartigkeit von höherem Grad" auf einen längerdauernden und anhaltenden Zustand bezogen.

Hauptanstalt für die Unterbringung nach § 21 Abs. 2 ist die Sonderanstalt Mittersteig/Wien. Nach einem Umbau stehen dort seit Herbst 1984 insgesamt ca. 120 Plätze zur Verfügung.

Mit Stichtag 31. 7. 1986 waren jedoch von den 136 Maßnahmenfällen des § 21 Abs. 2 nur 47 in der Justizanstalt Mittersteig/Wien untergebracht. In der Außenstelle Stockerau, dem früheren Gefangenenhaus des Kreisgerichtes Korneuburg, z. T. in der Justizanstalt Göllersdorf, in Sonderabteilungen im Bereich verschiedener Männerstrafanstalten und in den psychiatrischen Landeskrankenhäusern der Bundesländer waren 88 Personen aufgenommen.

Die Erfahrung zeigte, daß Personen, über die neben der Maßnahme nach § 21 Abs. 2 eine lebenslange oder sehr lange zeitliche Freiheitsstrafe verhängt wurde (ca. 15% der nach § 21 Abs. 2 Untergebrachten) in der Sonderanstalt Mittersteig nicht entsprechend betreut werden können. Einerseits wurden nämlich durch „schwere Fälle" die Sicherheitsvorkehrungen der Sonderanstalt Mittersteig überfordert und damit das therapeutische Klima in dieser Anstalt zu stark belastet, andererseits ergeben sich aber auch Schwierigkeiten bei psychisch abnormen Rechtsbrechern, bei denen psychotherapeutische und psychagogische Maßnahmen von vornherein aussichtslos erscheinen.

Die Unterbringung nach § 21 Abs. 1 und 2 StGB wird auf unbestimmte Zeit angeordnet und ist so lange zu vollziehen, wie es ihr Zweck erfordert. Das Gericht hat jedoch von Amtswegen mindestens alljährlich eine Überprüfung vorzunehmen, ob die Unterbringung noch notwendig ist.

Die Unterbringung dient somit dem Sicherungszweck, der Besserung und der Resozialisierung. Nach § 164 Abs. 1 StVG soll sie „die Untergebrachten davon abhalten, unter dem Einfluß ihrer geistigen oder seelischen Abartigkeit mit Strafe bedrohte Handlungen zu begehen. Die Unterbringung soll den Zustand der Untergebrachten so weit bessern, daß von ihnen die Begehung mit Strafe bedrohter Handlungen nicht mehr zu erwarten ist und den Untergebrachten zu einer rechtschaffenen und den Erfordernissen des Gemeinschaftslebens angepaßten Lebenseinstellung verhelfen".

Die Aufnahme in einer Anstalt für entwöhnungsbedürftige Rechtsbrecher ist in § 22 StGB geregelt. Danach kann nur untergebracht werden, „wer dem Mißbrauch eines berauschenden Mittels oder eines Suchtmittels ergeben ist" und „wegen einer im Rausch oder sonst im Zusammenhang mit der Gewöhnung" an Rausch- oder Suchtmittel „begangenen strafbaren Handlung oder wegen Begehung einer Straftat im Zustand voller Berauschung ... verurteilt wird" und „wenn nach seiner Person und nach der Art der Anlaßtat zu befürchten ist, daß er sonst im Zusammenhang mit seiner Gewöhnung an berauschende Mittel oder Suchtmittel eine Straftat „mit schweren Folgen" oder Straftaten „mit nicht bloß leichten Folgen begehen werde". Bei der Verbüßung einer Strafhaft über 2 Jahre oder bei Aussichtslosigkeit der Entwöhnung ist § 22 StGB nicht anwendbar. Die Unterbringung ist im Sinne des „vikariierenden Systems" *vor* der Freiheitsstrafe zu vollziehen, wobei die Zeit der Anhaltung auf die Strafe anzurechnen ist. Die Dauer der Unterbringung ist mit einer Höchstanhaltezeit von 2 Jahren begrenzt.

Mit Stichtag vom 31. 7. 1986 waren gem. § 22 StGB in der Sonderanstalt Wien/Favoriten 35, in den Strafvollzugsanstalten Schwarzau und Stein zusammen 14 und im Psychiatrischen Landeskrankenhaus Tirol 1 entwöhnungsbedürftiger Rechtsbrecher untergebracht.

Zu den freiheitsentziehenden vorbeugenden Maßnahmen zählt auch noch die in § 23 StGB geregelte Unterbringung in einer „Anstalt für gefährliche Rückfallstäter". Hier werden vor allem Hangtäter oder Berufsverbrecher untergebracht, die eine schwere Straftat (z. B. gegen Leib und Leben, gegen Freiheit usw.) begangen haben, die mit einer mindestens 2jährigen Freiheitsstrafe geahndet wird. Sie müssen zudem bereits das 24. Lebensjahr vollendet haben, mindestens 2mal verurteilt worden sein und eine ungünstige Gefährlichkeitsprognose aufweisen. Die Dauer der Unterbringung ist mit einer Höchstanhaltezeit von 10 Jahren begrenzt, die Überprüfung erfolgt in jährlichen Abständen.

Über die ersten Erfahrungen mit den freiheitsentziehenden vorbeugenden Maßnahmen in Österreich liegen bereits einige monographische Bearbeitungen vor (Sluga 1977; Eder-Rieder 1985; Gratz 1986; Medigovic 1986).

Nach 10 Jahren Maßnahmenvollzug an geistig abnormen Rechtsbrechern sind die „anfangs enthusiastischen Erwartungen einer realistischen Einschätzung der Möglichkeiten einer solchen Maßnahme gewichen" (Medigovic 1986). Hauptangriffspunkte der Kritik an den Maßnahmen nach § 21 sind die unbestimmte Dauer der Unterbringung, Mängel im Begutachtungswesen vor allem auch hinsichtlich der Gefährlichkeitsprognose und – vor allem von Gratz vertreten – eine zu weite Definition der Einweisungsvoraussetzungen in § 21. Dem Vorschlag von Gratz, die psychiatrische Begutachtung hinsichtlich des Vorliegens der Voraussetzungen nach § 21 StGB nicht durch einen Sachverständigen vornehmen zu lassen, sondern die Begutachtung in einer dafür besonders geeigneten Einrichtung eines psychiatrischen Krankenhauses oder einer Justizanstalt durchführen zu lassen, ist beizupflichten. Im Rahmen einer zumindest 3wöchigen stationären Beobachtung könnte die Begutachtung nicht nur aus psychiatrischer und psychologischer, sondern auch aus sozialarbeiterischer Sicht erfolgen.

Insgesamt stellt jedoch die Einführung der freiheitsentziehenden vorbeugenden Maßnahmen als zweite Spur der Verbrechensbekämpfung neben der Einheits-Freiheitsstrafe und dem Tagessatz-System bei der Geldstrafe – im Sanktionenteil des am 1. 1. 1975 in Kraft getretenen Österreichischen Strafgesetzbuches – sicherlich einen großen Fortschritt dar. Für den forensisch tätigen Psychiater bedeutet sie einen nicht unbeachtlichen Zuwachs an Verantwortung.

Literatur

Eder-Rieder MA (1985) Die freiheitsentziehenden vorbeugenden Maßnahmen. Manzsche Verlags- und Universitätsbuchhandlung, Wien

Gratz W (1986) Die Praxis der Unterbringung zurechnungsfähiger geistig abnormer Rechtsbrecher. Wirtschaftsverlag Dr. Anton Orac, Wien

Gross H, Pfolz H (1975/76) Psychiatrische Probleme der bedingten Entlassung geistig abnormer Rechtsbrecher. Forensia 3:191–207

Harrer G (1978) Die Beurteilung der Schuldfähigkeit in Osterreich. In: Göppinger H, Walder
    H (Hrsg) Wirtschaftskriminalität – Beurteilung der Schuldfähigkeit. Enke, Stuttgart
    S 121–131
Harrer G, Frank C (1986) Forensische Psychiatrie in Österreich. In: Venzlaff U (Hrsg) Psych-
    iatrische Begutachtung. Handbuch für Ärzte und Juristen. Fischer, Stuttgart S 413–430
Harrer G, Hetzel H (1974) Die Unterbringung geisteskranker Rechtsbrecher. In: Tagungsbe-
    richt der Van-Swieten-Tagung Wien 1972. 26. Öst. Ärztekongreß. Verlag Öst. Ärztekam-
    mer 1974
Herschmann H (1929) Die Unterbringung der unzurechnungsfähigen und vermindert zurech-
    nungsfähigen Rechtsbrecher. Jahrb Psychiatr 46:66–75
Medigovic U (1986) Freiheitsentziehende vorbeugende Maßnahmen in Österreich. Wirt-
    schaftsverlag Dr. Anton Orac
Memorandum der Gesellschaft österreichischer Nervenärzte und Psychiater vom 24. Mai 1972
    (Unterlagen zu den Beratungen des Justizausschusses), Bundesministerium für Justiz.
    (Nicht im Handel)
Sluga W (1977) Geisteskranke Rechtsbrecher. Manzsche Verlags- und Universitätsbuchhand-
    lung, Wien

6.8 Strafrechtliche Maßnahmen und ihr Vollzug in der Schweiz

W. RÜMMELE

Für *Kinder und Jugendliche* bis 18 gilt ein *Maßnahmenrecht*, das ambulante Behandlungen und Einweisungen in Erziehungs- und Therapieheime kennt. Auch tageweise Einschließungen sind vorgesehen. Es gibt keine Jugendstrafanstalten. Über 17jährige können in eine Arbeitserziehungsanstalt eingewiesen werden.

Berichte und Gutachten, welche die zuständige Behörde zur Beurteilung des Beschuldigten hinsichtlich seines Verhaltens, seiner Lebensverhältnisse und seines körperlichen und geistigen Zustandes einholt, werden von Pädagogen, akademisch und psychotherapeutisch ausgebildeten Psychologen und Psychiatern erstattet.

Für 18jährige und ältere Täter gilt der Katalog über die Freiheitsstrafen des Strafgesetzbuches. Bis zu 25jährige junge Erwachsene können jedoch ohne Verhängung einer Strafe ebenfalls für 1 bis maximal 4 Jahre in *Arbeitserziehungsanstalten* eingewiesen werden.

„Anstalt für berufliche Ausbildung und Nacherziehung" wäre eine bessere Bezeichnung. Das Nachholen bisher bei guter Intelligenz verpaßter Berufslehren und der Anpassung an die sozialen Gegebenheiten der Gegenwart, sowie die Erlangung mitmenschlicher Beziehungsfähigkeit, sind die hauptsächlichen Anliegen der drei Anstalten dieser Art in der Schweiz.

Maßnahmen bei Erwachsenen

Bei bedingter Verurteilung (auf Bewährung), kann das Gericht für die 2- bis 5jährige Probezeit u. a. die Weisung erteilen, sich „ärztlich betreuen" zu lassen. „Solange es der Arzt für notwendig hält", wird im Urteil oft beigefügt.

Der Verurteilte soll sich zu einem Psychiater seiner Wahl in ambulante Behandlung begeben. Kostenträger sind die Krankenkassen. In Basel wird der Therapeut von der Strafbehörde jährlich angefragt, ob die Weisung befolgt werde. Weitere Einzelheiten werden nicht gefragt. Wenn Patienten einen erheblichen Leidensdruck empfinden oder in der Therapie erleben lernten, können intensive individuelle Psychotherapien zustandekommen. Manchmal ist die Aufnahme in eine therapeutische Gruppe zweckmäßig.

Aber auch wenn man bedingt Verurteilte nach z. B. der Hälfte der Probezeit nur noch in Abständen von 1 – 3 Monaten für ein informatorisches und stützendes Gespräch sieht, kann noch viel Nützliches geschehen. Für manche Patienten ist es gut, im Therapeuten eine Anlaufstelle zu haben, wo sie fast alles ohne Furcht vor behördlicher Reaktion besprechen können.

Aktuelle Kernfragen in der Psychiatrie
Herausgegeben von F. Böcker und W. Weig
© Springer-Verlag Berlin Heidelberg 1988

Den *Kern der therapeutischen Maßnahmen* des Schweizerischen Strafgesetzes enthält dessen Art. 43, mit dem Titel „Maßnahmen an geistig Abnormen". Er regelt die stationäre Behandlung durch psychiatrische Kliniken von Tätern, die intensiver Behandlung und anfänglich auch einer geschlossenen Unterbringung bedürfen.

Diese Voraussetzungen treffen am häufigsten bei Erkrankungen an Schizophrenie zu, ferner bei Alkohol- und Drogenabhängigen, gelegentlich auch bei Tätern mit Persönlichkeitsstörungen.

Zu den Vollzugsstrategien: Die *Behandlungsmethoden* und dabei auch die Gewährung der Behandlung auf einer offenen und geschlechtlich gemischten Station, sowie die Gewährung von kurzen Ausgängen sind der Klinikleitung anheimgestellt.

Weitere Eingliederungsbemühungen, wie externen Arbeitsgang, und nach Bewährung die Beurlaubung in eine von der Klinik betreute Wohngemeinschaft, oder auch in eine eigene Wohnung und ambulante Behandlung von der Klinik aus, beantragen wir mit kurzer Begründung bei den zuständigen Beamten der Strafbehörde. Ihre Einwilligung erhalten wir gewöhnlich schon nach wenigen Tagen.

Die Maßnahmepatienten lernen während solcher stufenweiser Wiedereingliederung, daß es sich lohnt, die Ratschläge der Therapeuten (Ärzte, Schwestern, Pfleger und Sozialarbeiter) zu befolgen, betreffe es nun Hausregeln, die Psychotherapie oder die Pharmakotherapie (z. B. Depotpräparate bei Schizophrenie). Als ins Wohnexternat lediglich Beurlaubte müßten sie auf Verlangen des nachbehandelnden Klinikarztes vorübergehend in die Klinik zurückkehren, z. B. bei Ausscheren aus der Behandlung, oder bei Exazerbation einer Psychose oder bei neuerlicher Delinquenz.

Diese im Zusammenwirken mit den Strafbehörden erlangbaren breiten Kompetenzen geben den Kliniken die Möglichkeit, *Maßnahmepatienten nahezu gleichartig zu behandeln wie alle anderen Patienten:* in denselben geschlossenen oder offenen Stationen und mit ähnlichen Strategien frühzeitiger und situationsangepaßter rehabilitativer Bemühungen in geschützten Werkstätten und Wohnexternaten.

Erst nach Bewährung im Externat während etwa 6–18 Monaten, beantragen wir gemäß Art. 43 Ziff. 4 bei der Strafbehörde die probeweise Entlassung eines Patienten aus der Maßnahme, verbunden mit der Weisung, sich wie bisher ambulant weiterbehandeln zu lassen. Über den Antrag beschließt die Strafvollzugsbehörde gewöhnlich innerhalb von 2–4 Monaten. Eine endgültige Aufhebung der Maßnahme beschließt die Strafbehörde, wenn sich die probeweise Entlassung während 1–2 Jahren bewährt hat.

Anschließend entscheidet der Richter in der Regel, es sei eine aufgeschobene Strafe nicht mehr zu vollziehen, da ein nachträglicher Strafvollzug die geglückte soziale Eingliederung gefährden würde.

Gemäß Art. 43 Ziff. 1 und 2 gibt es auch *ambulante ärztliche Behandlung mit Aufschub einer* unbedingt ausgesprochenen *Strafe,* „um der Art der Behandlung Rechnung zu tragen", sofern der Täter für Dritte nicht gefährlich ist, und die Strafdauer ca. 2½ Jahre nicht überschreiten würde.

Manche Gerichte sind mit dieser Behandlung anstatt Strafe zurückhaltend und ordnen eher ambulante Behandlung während des Strafvollzuges an. Ambulant ist hier der Psychotherapeut, der den Insassen in der Strafanstalt aufsucht. Tatsächlich durchgeführt wurden bisher nur eine eher kleine Zahl solcher Behandlungen. Den Strafanstalten fehlen oft die dafür erforderlichen Therapeuten. Ob „ambulante Behandlung nach Strafvollzug" möglich sei, wird man als Experte nicht selten gefragt. Sie müßte in einer nach zwei Dritteln der Strafzeit gewährten bedingten Entlassung durchgeführt werden und wird selten zum Urteil erhoben.

Verwahrungen gemäß Art. 43, von Tätern, die die öffentliche Sicherheit schwerwiegend gefährden, „in einer geeigneten Anstalt", die eine psychiatrische Klinik, aber infolge von durch Kliniken nicht zu gewährleistender Sicherung eine Strafanstalt sein kann, kommen nur äußerst selten vor.

Gemäß Art. 44 StGB können Alkohol- und Drogenabhängige in Suchtkliniken, oder andere Heilanstalten — dies können auch therapeutische Wohngemeinschaften sein — bis zur Heilung oder jeweils für 1 Jahr eingewiesen werden. Auch ambulante Behandlung (wie Art. 43) wird oft auf Wohlverhalten hin angeordnet.

6.9 Entwicklungen der Vorschriften zum Maßregelvollzug in Bayern seit 1950

K. Leipziger

Die Vorschriften zum Maßregelvollzug finden ihre Grundlage in dessen gesellschaftlicher Beachtung, der Bewertung der politischen und parlamentarischen Diskussion der ihn betreffenden Fragen und dem entsprechenden Gesetzgebungsprozeß.

Wie für den Strafvollzug galt für den Maßregelvollzug bis zur Entscheidung des Bundesverfassungsgerichts vom 14. 3. 1972 (BVerfGE 33,1 ff) für die Untergebrachten die Rechtsfigur des „besonderen Gewaltverhältnisses", die den Verlust sämtlicher Grundrechte beinhaltete, zu deren Ausübung persönliche Freiheit vonnöten ist. Die partielle Einräumung von Grundrechten und deren Ausübung stand im Ermessen der Vollzugsbehörde. Die Rechtsprechung des Bundesverfassungsgerichtes (vgl. § 31 Abs. 1 BVerfGG) verlangt eine Maßregelgesetzgebung, die detailliert die gemeinschaftsbezogenen Zwecke des Vollzugs in Abwägung mit den Grundrechten der Untergebrachten normiert. Dabei sind Grundrechtseinschränkungen immer wieder darauf hin zu überprüfen, ob sie für den Auftrag des Maßregelvollzugs, der Besserung und Sicherung wirklich unerläßlich sind. Der Bundesgesetzgeber regelt im Strafvollzugsgesetz den Maßregelvollzug, ohne seine Gesetzgebungsbefugnis im Rahmen der konkurrierenden Gesetzgebung auszuschöpfen, in drei allgemeinen Paragraphen (§§ 136–138 StVollzG), deren letzter schließlich auf Landesrecht verweist. Bis in die 70er Jahre war die vom Bundesverfassungsgericht gerügte gesetzliche Regelungslücke des Maßregelvollzugs durch administrative Richtlinien der Länder allenfalls partiell und überwiegend ohne gesetzliche Grundlage ausgefüllt. Die Landesgesetzgeber versuchten, diese Regelungslücke auf zwei unterschiedlichen Wegen, durch Erlaß eigener Landesmaßregelvollzugsgesetze oder durch Anreicherung der Landesunterbringungsgesetze bzw. der Psychisch-Kranken-Gesetze mit Vorschriften zum Maßregelvollzug zu schließen. In Bayern regelt Art. 41 des Gesetzes über die Unterbringung und Betreuung, kurz Unterbringungsgesetz vom 20. 4. 1982 den Maßregelvollzug. In Art. 41 „Unterbringung auf Grund strafgerichtlicher Entscheidung" wird das Gelten folgender weiterer Artikel des Unterbringungsgesetzes festgelegt:

Art. 21 mit Art. 29 lauten „Unterbringung und Betreuung"; „Heilbehandlung"; „Persönliche Ausstattung des Unterbringungsraumes und persönlicher Besitz"; „Recht auf Besuch"; „Recht auf Schriftwechsel"; „Verwertung von Kenntnissen"; „Telefongespräche, Telegramme und andere Arten der Nachrichtenübermittlung"; „Unmittelbarer Zwang"; „Regelung durch Hausordnung"; „Besuchskommission".

Art. 30 „Beurlaubung" und Art. 31 „Ausgang in Begleitung und Beschäftigung außerhalb der Einrichtung" gelten mit der Maßgabe, statt der Kreisverwaltungsbehörde die Vollstreckungsbehörde zu hören und ihr entsprechende Mitteilung zu machen.

Aktuelle Kernfragen in der Psychiatrie
Herausgegeben von F. Böcker und W. Weig
© Springer-Verlag Berlin Heidelberg 1988

In der politischen und parlamentarischen Diskussion, die der Verabschiedung des Unterbringungsgesetzes vorausging, nahmen Fragen des Maßregelvollzugs nur eine äußerst geringe Rolle ein. So wird in der allgemeinen Begründung zum 1. Entwurf der Bayer. Staatsregierung zum Unterbringungsgesetz der Maßregelvollzug nicht erwähnt (Lt. Drs 8/8193 v. 11. 5. 1978). Lediglich in der Begründung zu den einzelnen Artikeln wird ihm knapp eine Spalte gegenüber mehr als 20 Spalten Begründung zu den anderen Artikeln eingeräumt. Im folgenden kurze Passagen aus dieser Begründung:

Der Erlaß eines eigenen Landesgesetzes werde nicht für notwendig gehalten, da dessen Vorschriften mit denen des Unterbringungsgesetzes weitgehend identisch sein müßten ... Aus Gründen der Gleichbehandlung mit den sicherheitsrechtlich Untergebrachten werden die für diesen Personenkreis geltenden einschlägigen Bestimmungen für anwendbar erklärt.

Dagegen wendet die Arbeitsgemeinschaft der bayer. Bezirkstagspräsidenten (Schr. v. 2. 6. 1978 an Ausschußmitglieder verschiedener Landtagsausschüsse) ein, daß eine Verbindung der gesetzlichen Regelung von Unterbringungsrecht und Maßregelvollzugsrecht bestehende Vorurteile in der Bevölkerung verstärken würde.

Der Bayer. Senat kritisiert den Gesetzentwurf der Bayer. Staatsregierung in seiner geradezu einseitigen Ausrichtung einzelner Bestimmungen am Strafvollzugsgesetz und in der Begründung. Kontrovers diskutiert werden im Bayer. Senat die Frage der gemeinsamen Unterbringung und die eines eigenen Maßregelvollzugsgesetzes. Letztlich findet sowohl im Entwurf des Bayer. Senats für ein „Gesetz über Hilfen und Schutzmaßnahmen für psychisch Kranke" (Lt. Drs 9/818 v. 1. 3. 1979) als auch im „Entwurf eines Gesetzes über Hilfen und Schutzmaßnahmen bei psychischen Erkrankungen", eingebracht von Abgeordneten der SPD und ihrer Fraktion (Lt. Drs 8/7520 v. 17. 2. 1978), je ein Artikel über die Unterbringung auf Grund strafgerichtlicher Entscheidung, Eingang.

Der veränderte Gesetzentwurf der Bayer. Staatsregierung vom 28. 9. 1979 (Lt. Drs 9/2431), der mit wenigen redaktionellen Änderungen schließlich am 30. 3. 1982 (Bayer. Landtag Plenarprotokoll 9/118) vom Landtag beschlossen wurde, gibt dem Komplex Maßregelvollzug auch in der Begründung wiederum wenig Raum. Aus der allgemeinen Begründung soll ein kurzer Passus zitiert werden:

„Ähnliche Sorgfalt in der Formulierung war geboten bei den Bestimmungen über eine teilweise Lockerung der Unterbringung, weil dies der Schutz der öffentlichen Sicherheit und Ordnung vor ja noch nicht geheilten Untergebrachten erforderte."

In der Plenarsitzung des Bayer. Landtags vom 3. 2. 1982 (Bayer. Landtag Plenarprotokoll 9/113), brachte der FDP-Abgeordnete Dr. Flath vor, daß eine Liberalisierung des Unterbringungsgesetzes leichter gefallen wäre, wenn für die psychisch kranken Rechtsbrecher eine gesetzliche Regelung in anderer Form getroffen worden wäre. In Erwiderung hierzu erklärte der damalige Staatssekretär im Innenministerium Neubauer, daß die Regelung der Mitbehandlung psychisch kranker Rechtsbrecher erst später hinzugekommen sei, daß psychisch Kranke, die aufgrund strafgerichtlicher Entscheidung untergebracht sind, aus Rechtsgründen nicht anders behandelt werden können, als andere psychisch

Kranke. Der Gefahrentatbestand, der vom einen wie vom anderen Personenkreis ausgehe, sei doch schließlich der gleiche.

Die Kritik, daß mit der Integration der Maßregelvollzugsvorschriften in das Unterbringungsgesetz dessen eigentlicher Personenkreis mit nicht unerläßlichen Vorschriften und Grundrechtseinschränkungen belastet wird, und andererseits der Auftrag, Rechtsstellungs- und Behandlungsgesetze zu erlassen, nur unzureichend erfüllt wird, muß auch heute aufrecht erhalten werden.

Nach diesem Überblick über die rechtlichen Grundlagen und die zuvor geführte politische Diskussion zum Maßregelvollzug in Bayern nun zu den administrativen Regelungen, die, um die ihnen zu Grunde liegende Tendenz nachvollziehen zu können, etwas ausführlicher dargestellt werden müssen.

Bis zum Inkrafttreten des Unterbringungsgesetzes am 1. 7. 1982 bestand in Bayern für den Maßregelvollzug die bereits erwähnte gesetzliche Regelungslücke, da auch das Gesetz über die Verwahrung geisteskranker, geistesschwacher, rauschgift- oder alkoholsüchtiger Personen (Verwahrungsgesetz) aus dem Jahre 1952 den Maßregelvollzug in keiner Weise mitbehandelt. Beurlaubungen, aber auch Vollzugslockerungen wie Geländeausgang strafgerichtlich untergebrachter Personen waren bis in die 70er Jahre nur in der Form der Unterbrechung der Vollstreckung der Unterbringung durch einen Gnadenakt 'möglich. Die Bayer. Gnadenordnungen von 1954 und 1974 bestimmen, daß Maßregeln der Besserung und Sicherung der Begnadigung nicht entzogen sind.

In der ersten Hälfte der 70er Jahre setzte sich — entsprechend Entwicklungen im Strafvollzug — die Auffassung durch, daß die Gewährung von Geländeausgang eine Maßnahme des Vollzugs sei, und somit in die Zuständigkeit des Bezirkskrankenhausleiters falle. Das Bayer. Staatsministerium des Innern erließ am 24. 9. 1975 ein Rundschreiben an die Bezirke, in dem die rechtlichen Möglichkeiten für die Bezirkskrankenhäuser dargelegt werden, Maßregelvollzugspatienten Ausgang zu gewähren. Darin wird ausgeführt, daß die Maßregeln den Schutz der Allgemeinheit bezwecken und zugleich der Besserung der Untergebrachten dienen sollen. Werde durch Lockerungen des Vollzugs der Sicherungszweck der Unterbringung nicht mehr erreicht, so liege eine Unterbrechung des Vollzugs vor, auch wenn die Lockerungen therapeutisch veranlaßt wären. Ausgang innerhalb des Krankenhausgeländes könne auch ohne Beaufsichtigung durch zuverlässige Personen gewährt werden, Ausgang außerhalb des Krankenhausgeländes dürfe jedoch nur in Begleitung geeigneter und zuverlässiger Personen gewährt werden, die gegen Unterschrift nach § 120 StGB zu belehren sind. Unter genau festgelegten Voraussetzungen sei auch eine Beschäftigung in einem Betrieb außerhalb der Anstalt ohne Beaufsichtigung durch Anstaltsbedienstete zu genehmigen.

Nach ärztlicher Prognose dürfe bei allen Vollzugslockerungen nicht zu befürchten sein, daß der Untergebrachte sie zur Flucht, zu Straftaten oder auf andere Weise mißbraucht.

Mit Schreiben des Bayer. Staatsministeriums der Justiz vom 19. 7. 1984 werden die Zuständigkeiten für Vollstreckung und Vollzug der Maßregeln klargestellt und entsprechende Durchführungsbestimmungen gegeben. Danach ist psychiatrisches Krankenhaus oder Entziehungsanstalt grundsätzlich die gesamte Einrichtung, die Bereiche mit verschiedenen Sicherheitsgraden umfassen könne. Die Entscheidung, in welchem Bereich der Verurteilte unterzubringen sei, obliege der Anstalt. Die Bewegung des Untergebrachten innerhalb des Anstaltsgeländes falle in die Entscheidungsbefugnis des Anstaltsleiters, der Ausgang außerhalb nur in Begleitung geeigneter Bediensteter gewähren darf. Bei Begleitung durch andere Personen liege eine Beurlaubung vor, bei der die Stellungnahme der Vollstreckungsbehörde einzuholen ist. Vollzugslockerungen dürfen nur gewährt werden, wenn dadurch die öffentliche Sicherheit und Ordnung nicht gefährdet wird.

Das Ergebnis einer Besprechung zwischen den Staatsministerien des Innern, der Justiz, für Arbeit und Sozialordnung und den leitenden Verwaltungsbeamten der Bezirke über den Maßregelvollzug ist in einer Niederschrift des Bayer. Staatsministeriums des Innern vom 5. 8. 1985 zusammengefaßt und ausführlicher darzustellen.

Danach dürfe Therapie der Straftäter nicht unter Hintanstellung der Sicherheit durchgeführt werden. Als Idealfall sei Sicherheit durch Therapie anzustreben. In allen Fällen jedoch, in denen therapeutisch als notwendig festgestellte Maßnahmen nur unter Inkaufnahme von erkennbaren Risiken für die Sicherheit der Bevölkerung ausgeführt werden können, gebühre der Sicherheit unbedingter Vorrang vor der Wahrung der therapeutischen Chancen. Kernpunkte des Problems seien jedoch Fälle, in denen ein bestehendes Flucht- oder Deliktrisiko nicht als solches erkannt werde. Je gefährlicher die bisherigen oder zu befürchtenden Taten des Untergebrachten seien, desto höhere Anforderungen seien im Falle von Vollzugslockerungen anzulegen. Könne insbesondere aufgrund von schweren und schwersten Rechtsgutverletzungen in der Vergangenheit nach menschlichem Ermessen nicht ausgeschlossen werden, daß der Untergebrachte während der Vollzugslockerungen oder einer dadurch ermöglichten Entweichung eine schwere Tat begeht, insbesondere eine Gewalttat oder ein Delikt gegen die sexuelle Selbstbestimmung, komme die Lockerung des Vollzugs auch dann nicht in Betracht, wenn bestimmte Behandlungsmaßnahmen bei dem betreffenden Untergebrachten aus diesem Grund überhaupt nicht durchgeführt werden können. Zweifel an einer günstigen Prognose schließen Vollzugslockerungen aus. Nach menschlichem Ermessen und der Überzeugung des behandelnden Arztes dürfen — abgesehen von der grundsätzlichen Unvorhersehbarkeit allen menschlichen Verhaltens — keine vernünftigen Zweifel an der Sicherheit der Bevölkerung während der Vollzugslockerungen bestehen.

Weiter werden in dieser Niederschrift die Entscheidungsgrundlagen, die ärztlichen Kriterien und die Arten der Vollzugslockerungen abgehandelt (Unterbringung außerhalb geschlossener Stationen — halboffener, offener Vollzug; Geländeausgang; arbeitstherapeutische Beschäftigung innerhalb der Einrichtung; Beurlaubung; Ausgang in Begleitung; arbeitstherapeutische Beschäftigung außerhalb der Einrichtung).

Die letzten Abschnitte dieser Niederschrift befassen sich mit den Punkten Verlegung in ein anderes Bezirkskrankenhaus, Antrag auf gerichtliche Entscheidung und Rechtsbeschwerde, einstweilig Untergebrachte und Entweichung. Mit Wirkung vom 1. 1. 1985 können Vollzugsmaßnahmen, deren Unterlassung oder Ablehnung bei der zuständigen Strafvollstreckungskammer angefochten werden. Dem Untergebrachten, der Antrag auf gerichtliche Entscheidung stellen will, ist die Vollzugsmaßnahme oder deren Ablehnung schriftlich gegen Nachweis bekanntzugeben.

Aus dem Rückblick auf die Rechtsvorschriften zum Maßregelvollzug in Bayern ist ersichtlich, daß Vollzugslockerungen, eine damit verbundene und erst durch sie mögliche Ausschöpfung weitergehender Therapiemaßnahmen und -chancen bis Mitte der 70er Jahre praktisch nicht gewährt werden konnte und durfte, und Ärzten, die sich aus therapeutischen Gesichtspunkten Vollzugslockerungen nicht verschließen wollten, eine strafrechtliche Verfolgung wegen vorsätzlicher Gefangenenbefreiung (§ 120 StGB) oder Maßregelvollstreckungsvereitelung (§ 258 Abs. 2 StGB) in Kauf nehmen mußten. Die dargestellten Richtlinien aus dem Jahre 1975 gaben erstmals die Möglichkeit zu Vollzugslockerungen. Auch nach Inkrafttreten des Unterbringungsgesetzes 1982, in dem die Belange der Sicherheit hohen Stellenwert erhielten, zieht sich durch die Vorschriften zum Maßregelvollzug weiter die Grundeinstellung, daß der Sicherheit gegenüber dem Therapieanspruch aber auch dem Freiheitsanspruch absoluter Vorrang gebührt und erkennbare Risiken für die Sicherheit therapeutisch notwendige Maßnahmen, soweit sie mit Lockerungen verbunden sind, unter allen Umständen verbieten.

Rechtsprechung und administrative Vorschriften werden sicher in naher Zukunft durch die Entscheidung des Bundesverfassungsgerichtes vom 8. 10. 1985 (NJW 1986, 767 ff), die sich zwar unmittelbar nur mit der Fortdauer der Unterbringung befaßte, auch hinsichtlich der Belange des Vollzugs der Maßregeln beeinflußt werden. Danach werden Verhältnismäßigkeit zwischen Freiheitsanspruch des Untergebrachten, Therapieanspruch, aber auch Besserungsmöglichkeit in einem rigide gestalteten Vollzug und Sicherungsbedürfnis der Allgemeinheit, aber auch Verantwortbarkeit der Erprobung von Lockerungen, die Inkaufnahme eines vertretbaren Risikos und das Maß der Gefährdung in stärkerem Umfang berücksichtigt werden müssen. Vollzugslockerungen sollten danach nur so lange vorenthalten werden, wie es der gemeinschaftsbezogene Zweck unabweisbar erfordert, und weniger belastende Maßnahmen, die dem Freiheits- und Therapieanspruch eher gerecht werden, nicht genügen.

Literatur

Bernsmann K (1984) Maßregelvollzug und Grundgesetz. In: Blau G, Kammeier H (Hrsg) Straftäter in der Psychiatrie. Enke, Stuttgart
Blau G (1984) Schuld und Gefährlichkeit des psychisch abnormen Täters. In: Blau G, Kammeier H (Hrsg) Straftäter in der Psychiatrie. Enke, Stuttgart
Volckart B (1984) Maßregelvollzug. Luchterhand, Neuwied

6.10 Zu Aspekten der Rechtsgleichheit nach den Maßregelvollzugsgesetzen der Länder

G. RITZEL

Ganz allgemein gehört es zu den schwierigsten Obligationen des Psychiaters, soweit erforderlich eine Abgrenzung, soweit möglich einen Ausgleich zwischen Patient und Umwelt zu bewirken. Im psychiatrischen Maßregelvollzug wird diese Obligation in Form der Besserung und Sicherung zum Zentralthema. Erforderlich dazu sind: ein kompetentes Therapie- und Prognosekonzept, ein zeitgemäßer gesetzlicher Rahmen, eine sichere fachliche und persönliche Identität des forensischen Psychiaters. Alle drei Komplexe sind defizitär.

Die häufig im Munde geführte Schlußlichtposition der forensischen Psychiatrie trifft gleichfalls für deren gesetzliche Regelung zu. Mangels spezieller, den Maßregelvollzug normierender Gesetzesvorschriften wurden eine gravierende Vernachlässigung und faktische Verkürzung der Rechtsposition psychisch kranker Straftäter im Maßregelvollzug sowohl vom Gesetzgeber und von der Öffentlichkeit als auch von Justiz und Psychiatrie in der Bundesrepublik jahrzehntelang mehr oder weniger bedenken- und gedankenlos hingenommen.

Diese gesetzlichen Versäumnisse und Lücken zwar nicht zu schließen, aber doch zu verkleinern, war auf Landesebene zunächst das Bestreben der Unterbringungsgesetze der einzelnen Bundesländer. Es ist bekannt, daß diese in den ersten Jahrzehnten nach dem 2. Weltkrieg überwiegend polizei- und ordnungsrechtlichen Aspekten folgten. Erst in den 70er Jahren erließen die Bundesländer spezieller auf die Belange der Betroffenen abgestimmte Gesetze für psychisch Kranke, die PsychKG's. Die Bundesgesetzgebung verhielt sich weiterhin weitgehend abstinent.

Im Jahre 1972 schließlich betonte das Bundesverfassungsgericht in seiner Entscheidung (BVerfGE 33, 1 ff.) zum sog. „besonderen Gewaltverhältnis", daß staatliche Verwahrung mit mannigfaltigen Grundrechtseinschränkungen eine detaillierte Verrechtlichung [1] erfordert. „Um die vom Bundesverfassungsgericht gerügte und auch von der Praxis bedauerte Regelungslücke auszufüllen" [2], boten sich für die Bundesländer zwei legislatorische Wege in der Form an, entweder eigene Maßregelvollzugsgesetze zu erlassen oder entsprechende Vorschriften in die vorhandenen PsychKG's aufzunehmen. Zur Vorbereitung solcher eigenen Gesetze erstellte der Arbeitskreis der Psychiatriereferenten der Länder ab 1976 den Rahmenentwurf eines Maßregelvollzugsgesetzes.

Dementsprechend ergibt sich zum gegenwärtigen Zeitpunkt folgende unterschiedliche Rechtssituation: Die Länder Hessen (3. 12. 1981), Niedersachsen (1. 6. 1982), Bremen (28. 6. 1983), Nordrhein-Westfalen (18. 12. 1984) und Rheinland-Pfalz (Januar 1987) verfügen über eigene Maßregelvollzugsgesetze. In anderen Ländern werden Bestimmungen zum Maßregelvollzug in den Un-

Aktuelle Kernfragen in der Psychiatrie
Herausgegeben von F. Böcker und W. Weig
© Springer-Verlag Berlin Heidelberg 1988

terbringungsgesetzen aufgeführt, so z. B. in Bayern im 7. Abschn. und in Baden-Württemberg im 5. Abschn. des Unterbringungsgesetzes (UBG). Der jeweils nur wenige Vorschriften umfassende Abschnitt verweist im wesentlichen auf die Regelungen für die PsychKG-Patienten.

Daraus wird deutlich, daß es sich bei diesen von den Bundesländern uneinheitlich gewählten Gesetzesformen keinesfalls nur um formale Unterschiede in der Gesetzestechnik handelt. Die inhaltlichen Rechtsaussagen — in praxi bedeutet dies Rechtsgleichheit oder -ungleichheit — divergieren erheblich.

Die Landesunterbringungsgesetze sind auf die Belange der meistens nur kurzfristig untergebrachten, nichtstraffälligen Patienten abgestimmt. Sie stellen einen stringenteren und weniger differenzierten Minimalrahmen dar, der den Bedürfnissen und Rechten der langfristig über Jahre und Jahrzehnte im Maßregelvollzug Untergebrachten nicht entspricht. So kritisiert z. B. Blau [2] bezüglich der bayerischen und schleswig-holsteinischen Lösung, daß zwei so zentrale Punkte wie die Rechtsstellung der Untergebrachten und die Modalitäten des Maßregelvollzugs vergleichsweise kurz und oft auch unzweckmäßig (z. B. durch nicht ohne weiteres passende Verweisungen) geregelt werden. Beiden Patientengruppen, also den Untergebrachten und den PsychKG-Patienten, vermögen nur eigenständige Gesetze gerecht zu werden.

Dementsprechend hat sich die rechtliche Situation in den Bundesländern mit einem speziellen Maßregelvollzugsgesetz verbessert. Es kommt der Grundforderung, sowohl Behandlungs- als auch Rechtsstellungsgesetz zu sein, näher und verfügt über eine spezifischere Regelungsdichte. Dem stehen kritische Stimmen wie z. B. Volckart [8] gegenüber, der mehr oder weniger große Mängel in den bereits erlassenen Gesetzen sieht und ihnen vorhält, wesentliche Teile ihrer gesetzlichen Aufgaben nicht zu erfüllen.

Das MRVG von Nordrhein-Westfalen vom 18. 12. 1984 (voller Name: Gesetz über den Vollzug freiheitsentziehender Maßregeln in einem psychiatrischen Krankenhaus und einer Entziehungsanstalt) gilt derzeit als das fortschrittlichste in der Bundesrepublik. Sowohl dort wie auch in anderen Bundesländern werden die Maßregelvollzugsgesetze in der Praxis, also in den psychiatrischen Krankenhäusern, begrüßt. Sie bringen für Personal und Patienten eine vermehrte Rechtssicherheit. Sie veranlassen allerdings auch — wie z. B. in Westfalen-Lippe — die Patienten wesentlich häufiger zu Beschwerden, etwa zum Thema Unterbringungslockerung und Behandlung. Es besteht eine wesentlich intensivere Dokumentationspflicht, die von den Krankenhäusern auch wahrgenommen wird, auch um den Beschwerden und Eingaben der Patienten gewachsen zu sein. In Nordrhein-Westfalen haben gem. § 18 MRVG der Patient und mit seiner Zustimmung auch sein gesetzlicher Vertreter und sein Verteidiger das Recht auf Akteneinsicht.

Vergleicht man die einzelnen Maßregelvollzugsgesetze, so finden sich teilweise Übereinstimmungen, aber auch zahlreiche Unterschiede. Auf Einzelheiten vermag ich aus Zeitgründen nicht einzugehen. Herausgegriffen seien einige markante Vorschriften:

Niedersachsen, Hessen und Nordrhein-Westfalen schreiben einen Behandlungs- und Eingliederungsplan vor, der längstens nach Ablauf von 6 Monaten der Entwicklung des Untergebrachten anzupassen ist. Hierdurch wird in dem vernachlässigten Bereich Behandlung und Rehabilitation ein Grundanspruch des Patienten kodifiziert. Gegenüber anderen, nicht über eine solche Vorschrift verfügenden Gesetzen, stellt dies einen beachtlichen Rechtsvorsprung dar. Wieweit der dadurch geschaffene zusätzliche Personalbedarf den Krankenhäusern vom jeweiligen Träger erfüllt wird, ist eine andere, leider überwiegend negativ zu beantwortende Frage.

Anmerkung: Psychiatrische Maßregelvollzugskrankenhäuser verfügen auch heute noch über ein so negatives Image, daß — auch je nach Lage des Krankenhauses — ärztliche Planstellen jahrelang vakant sind. In anderen psychiatrischen Krankenhäusern kommen mittlerweile auf eine freie Planstelle 50 und mehr Bewerbungen.

Verwiesen sei auf die wesentlich liberaleren und rehabilitationsgerechteren Ausgangs- und Urlaubsvorschriften der Maßregelvollzugsgesetze. Die Regelungen sind von Land zu Land unterschiedlich. Einheitlich ist allen, daß sie den Krankenhäusern z.B. weitgehende Entscheidungskompetenzen geben, dafür dem Ärztlichen Leiter ein erhebliches Maß an Verantwortung aufbürden. Lietz u. Gretenkord (4) konnten für Hessen zeigen, daß nach Inkrafttreten des dortigen Maßregelvollzugsgesetzes am 1. 1. 1982 der Anteil der beurlaubten Patienten von 10,8% im Jahre 1981 sich 1982 auf 31,4% verdreifachte und im Jahre 1984 mit 40,2% sogar vervierfachte.

In Nordrhein-Westfalen ist gem. § 16 MRVG der Leitende Arzt zu unbegrenzten Beurlaubungen ermächtigt. Zuvor war dies nur der Staatsanwaltschaft auf dem Gnadenweg erlaubt. Urlaub über 21 Tage im Jahr muß der Staatsanwaltschaft nur mitgeteilt werden, ihre Zustimmung braucht nicht abgewartet zu werden. Auch kann der Klinikleiter vor einer ins Auge gefaßten Entlassung eine mehrmonatige Beurlaubung in ein Übergangsheim i.S. eines Erprobungs- und Belastungsurlaubs veranlassen. Aus bisheriger psychiatrischer Sicht sind diese großzügigen Regelungen für die Wiedereingliederung der Untergebrachten hilfreich und förderlich.

Eine m.E. bisher viel zuwenig beachtete Rechtsungleichheit ergibt sich auch aus der in den einzelnen Bundesländern erhebliche Unterschiede aufweisenden Unterbringungsdauer. Nach eigenen Untersuchungen [6] lag diese in den 70er Jahren in Niedersachsen bei einer Schwankungsbreite von minimal unter 1 Jahr und maximal 34 Jahren im Mittel bei 7 Jahren. Nach den Erhebungen von Leygraf [3] bewegt sie sich bundesweit bei 6,3 Jahren, schwankend zwischen der mit 2,9 Jahren in Hamburg kürzesten und mit 8,3 Jahren in Schleswig-Holstein längsten Verwahrzeit. Diese Unterschiede sind m.E. als gravierend, vielleicht sogar extrem zu bezeichnen und belegen eine aus der Praxis erwachsende, nicht zu akzeptierende Rechtsungleichheit.

Ein Grund dafür liegt sicher in dem Umstand, daß die Überprüfung und Aussetzung der Unterbringung sowohl von Krankenhäusern als auch Strafvollstreckungsbehörden recht unterschiedlich gehandhabt werden. In diesem Zusammenhang kritisierte Rasch [5] erneut die geringe prognostische, konkret kaum auf Rückfallneigung und Gefährlichkeit der Patienten eingehende Qualität der gem. § 67 e StGB regelmäßig von den Krankenhäusern zu erstattenden Überprüfungsgutachten. Nach einer Untersuchung von Rasch aus dem Jahre 1984 enthalten diese Gutachten fast ausschließlich Verhaltens- und Symptombeschreibungen, aber keine prognostischen Kriterien. Verwiesen sei auch auf eine häufig angeführte Problematik, als therapeutisch und rehabilitativ mit den Untergebrachten arbeitender Arzt oder Psychologe sich gleichzeitig gutachterlich quasi über die eigene Tätigkeit äußern zu müssen.

In diesem Zusammenhang ist der hinlänglich bekannte Umstand anzuführen, daß bezüglich Prognosekriterien – also Kriterien zu den Komplexen Rückfall, Gefährlichkeit, Persönlichkeitsentwicklung, Zusammenhang Persönlichkeit und Krankheit, Zusammenhang Persönlichkeit und Delikt, umwelt-, situations- oder persönlichkeitsbedingte Delikthäufigkeit – nicht nur im Maßregelvollzug, sondern in der gesamten forensischen Psychiatrie große Defizite und ein erhebliches Nicht-Wissen bestehen. Immer wieder werden spezielle diagnostische Abteilungen in den Maßregelvollzugskrankenhäusern ins Gespräch gebracht, aber kaum oder nur zögerlich eingerichtet. Fragen nach und Bemühungen um eine Verbesserung der Begutachtungspraxis stellen somit auch einen wichtigen Beitrag zur Rechtssicherung sowie zur Rechts- und Praxisgleichheit dar.

Dementsprechend ist die gesetzliche Neuregelung im Maßregelvollzugsgesetz von Nordrhein-Westfalen bemerkenswert (§ 40 Abs. 3), spätestens nach Ablauf von jeweils 3 Jahren jeden Patienten durch einen externen Arzt begutachten zu lassen, der außerhalb der Einrichtung arbeitet, vom Träger unabhängig ist und sich bisher mit dem Patienten nicht befaßt hat.

Die ersten Erfahrungen in Westfalen-Lippe sind positiv [7]. Der externe Gutachter wird dort nicht als Konkurrenz oder eine Art Gegen- oder Obergutachter empfunden. Vielmehr wird er als Bestätigung oder konstruktives Korrektiv der eigenen gutachterlichen Einschätzung angesehen, auch als Mitträger von Verantwortung. Den Patienten vermittelt er das Gefühl von Objektivität. Der externe Gutachter wird vom Minister für Arbeit, Gesundheit und Soziales ernannt.

Demgegenüber wurde mir von mehreren Ärztlichen Leitern aus anderen Bundesländern mitgeteilt, daß sie eine solche gesetzliche Vorschrift für entbehrlich halten und ablehnen. Das Zusammenfallen von therapeutischer und gutachterlicher Tätigkeit wird für zweckmäßig und ausreichend objektiv eingeschätzt, der Informationsvorsprung des internen gegenüber dem externen Gutachter wird betont und eine mögliche negative Gegenübertragung für kalkulierbar gehalten. Die Anforderung des externen Gutachters habe sich auf Einzelfälle zu beschränken, die dann nicht durch Gesetzesverfügung, sondern unmittelbar durch das Krankenhaus oder die Vollstreckungsbehörde zu erfolgen habe. Hier bahnt sich eine weitere Verfahrensungleichheit an, die der Rechts- und Praxisgleichheit nicht förderlich sein wird.

Dies ist auch vor dem Hintergrund des Beschlusses des Bundesverfassungsgerichts vom 8. 10. 1985 [2 BvR 1150/80, 2 BvR 1504/82 (BVerfGE 70, 297); veröffentlicht in NJW 1986, S. 767] zu sehen. Im Leitsatz wird der Grundsatz der Verhältnismäßigkeit unterstrichen und ein gerechter und vertretbarer Ausgleich des Freiheitsanspruches des einzelnen Untergebrachten und des Sicherungsbedürfnisses der Allgemeinheit gefordert. Wörtlich sagt das Bundesverfassungsgericht: „Je länger die Unterbringung in einem psychiatrischen Krankenhaus andauert, um so strenger werden die Voraussetzungen für die Verhältnismäßigkeit des Freiheitsentzuges sein."

Das zwingt die Strafvollstreckungskammern zu gründlich ermittelten und abgewogenen Prognoseentscheidungen, die wiederum von fundierten psychiatrischen Stellungnahmen abhängen.

Hierzu sei die Frage gestattet, ob jede Strafvollstreckungsbehörde dazu willens und in der Lage ist. Sie müßte dazu die fundierten und dann meistens auch differenzierten psychiatrisch-psychologischen Expertisen — worauf auch Rasch [5] verweist — sowohl ästimieren als auch verarbeiten. Dies würde vielfältiger heutiger Praxis widersprechen, in der Holzschnitt gefragt ist — von juristischer und psychiatrischer Seite.

Kurz sei das Problem der Schweigepflicht angesprochen, das auch in der allgemeinen Psychiatrie ein vielfältiges Konfliktfeld darstellt. Die an sich unabhängig von der Rechtsgrundlage des Behandlungsverhältnisses bestehende ärztliche Schweigepflicht gem. § 203 StGB findet leider im psychiatrischen Maßregelvollzug keine Anwendung. Ärzte und andere Mitarbeiter des Maßregelvollzugs besitzen gegenüber dem Krankenhausträger[1] und der Strafvollstreckungsbehörde kein Recht auf Verschwiegenheit, kein Recht irgendwelche Tatsachen für sich zu behalten bzw. ihre Offenlegung — was sinnvoll wäre — in das ärztlich-therapeutische Ermessen zu stellen.

In der Praxis hat dies zur Folge, daß viele Patienten im Behandlungskontakt wichtige Angaben zurückhalten, weil sie — formal völlig zu Recht — den Therapeuten mit der Aufsichts- und Strafvollstreckungsbehörde gleichsetzen. Soweit zu sehen ist hierzu in keinem Maßregelvollzugsgesetz eine als wohltuend zu bezeichnende Veränderung zu finden.

Als letztes sei auf ein weiteres Element der Rechtsungleichheit und der gesellschaftlichen Ausgrenzung verwiesen, nämlich auf das Problem des fehlenden Wahlrechts. Der § 13 des Bundeswahlgesetzes schließt alle gem. § 63 in Verbindung mit § 20 StGB in einem psychiatrischen Krankenhaus Untergebrachten vom Wahlrecht aus. In den Gesetzen für die Kommunal- und Landtagswahl der Länder finden sich entsprechende Bestimmungen. In praxi werden mancherorts sogar alle Patienten — also auch die in Verbindung mit § 21 StGB Untergebrachten — durch Nichtbeachtung von der Wahl ausgeschlossen.

Wir sind uns einig, daß diese pauschale Ausgliederung aus einem der wichtigsten staatsbürgerlichen Rechte sachlich keineswegs in jedem Einzelfall zu rechtfertigen ist. Hinzu kommt, wie mir kürzlich ein Krankenhausleiter nochmals bestätigte, eine negative therapeutisch-rehabilitative Auswirkung.

Zumindest eine gewisse Zahl der Untergebrachten ist aufgrund ihrer psychischen Befindlichkeit in gleicher Weise mehr oder minder zur Ausübung des demokratischen Wahlrechts fähig bzw. nach entsprechenden therapeutischen Fortschritten wieder fähig, wie Patienten der allgemeinen psychiatrischen Kliniken. Bisher wurde von keinem der vorliegenden Maßregelvollzugsgesetze die Rechtsposition der Untergebrachten in diesem Bereich überdacht und zumindest ein Weg fort von der Pauschalierung hin zur Einzelfallprüfung gesucht.

---

[1] Auch in der allgemeinen Psychiatrie ist in den Landeskrankenhäusern — was den meisten Patienten nicht bekannt ist — die ärztliche Schweigepflicht gegenüber dem die Aufsichtsbehörde darstellenden Krankenhausträger und dem zuständigen Ministerium in vielen Bereichen eingeschränkt.

Resümee: Die Maßregelvollzugsgesetze einzelner Länder bringen mehr Rechtssicherheit. Sie weisen untereinander z. T. erhebliche Unterschiede auf. Insbesondere zu Ländern ohne spezielle Maßregelvollzugsgesetze ergibt sich ein gravierendes Rechtsgefälle.

Literatur

1. Bernsmann K (1984) Maßregelvollzug und Grundgesetz — Einige Anmerkungen zum Verhältnis von Verfassung und strafrechtlicher Unterbringung in einem psychiatrischen Krankenhaus. In: Blau G, Kammeier H (Hrsg) Straftäter in der Psychiatrie. Enke, Stuttgart
2. Blau G (1984) Schuld und Gefährlichkeit des psychisch abnormen Täters. Strafrechtsgeschichtliche, kriminologische und rechtsvergleichende Aspekte. In: Blau G, Kammeier H (Hrsg) Straftäter in der Psychiatrie. Enke, Stuttgart
3. Leygraf N (1986) Psychiatrischer Maßregelvollzug: Epidemiologie und aktuelle Praxis. (In diesem Buch)
4. Lietz J, Gretenkord L (1985) Lockerungen und Urlaub nach dem Hessischen Maßregelvollzugsgesetz. Monatsschr Kriminol 68:229−237
5. Rasch W (1986) Forensische Psychiatrie. Kohlhammer, Stuttgart
6. Ritzel G (1978) Unterbringung und Wiedereingliederung psychisch kranker Rechtsbrecher. Habilitationsschrift, Göttingen
7. Schumann V (1986) Mündliche Mitteilung, September 1986
8. Volckart B (1984) Maßregelvollzug. Luchterhand, Neuwied

6.11 Psychiatrischer Maßregelvollzug: Epidemiologie und aktuelle Praxis

N. Leygraf

Einleitung

Die Diskussion über notwendige Reformen im Bereich des psychiatrischen Maßregelvollzugs scheint u. a. dadurch erschwert, daß empirische Daten über die aktuelle Praxis in diesem Bereich bislang kaum vorliegen. Die wenigen Publikationen hierzu betreffen jeweils nur die Patienten eines Krankenhauses oder Bundeslandes. Die vorgelegten Befunde sind teilweise widersprüchlich, zumeist schon aus methodischen Gründen kaum vergleichbar und größtenteils auch älteren Datums. Daher sollen hier einige Ergebnisse einer bundesweiten Untersuchung über die nach den §§ 63 und 64 StGB untergebrachten Patienten dargestellt werden. Die Untersuchung verlief über die Dauer von 2 Jahren (1. 6. 1984 – 31. 5. 86), wobei in den einzelnen Maßregelvollzugsinstitutionen jeweils eine Stichtagserhebung erfolgte. Anhand der Aktenunterlagen wurden dabei Daten zur Biographie, zur forensischen und psychiatrischen Vorgeschichte sowie zur aktuellen Unterbringung der einzelnen Patienten erhoben.

Die Erhebung erfolgte in insgesamt 31 Krankenhäusern. Bis auf Bayern und Baden-Württemberg, wo einige kleinere Abteilungen aus organisatorischen Gründen nicht mit einbezogen werden konnten, liegt somit für die übrigen Bundesländer eine Vollerhebung des Maßregelvollzuges vor. Erfaßt wurden 2770 Patienten, von denen 2042 nach § 63 StGB und 728 nach § 64 StGB untergebracht waren. 2647 Krankengeschichten konnten in die Untersuchung einbezogen werden (Tabelle 1). Im folgenden soll zunächst eine Betrachtung der im Bereich des Maßregelvollzuges nach § 63 StGB erhobenen Befunde erfolgen.

Tabelle 1. Erfaßte Patienten

Gesamtzahl der am 31. 3. 1984 untergebrachten Patienten: [a]	
nach § 63 StGB:	n = 2362
hiervon in der Untersuchung	
erfaßte Patienten:	n = 2042 (86,5%)
einbezogene Krankengeschichten:	n = 1973 (83,5%)
nach § 64 StGb:	n = 864
hiervon in der Untersuchung	
erfaßte Patienten:	n = 728 (84,3%)
einbezogene Krankengeschichten:	n = 674 (78,0%)

[a] Statistisches Bundesamt: Fachserie 10, Reihe 4: Strafvollzug 1984.

Aktuelle Kernfragen in der Psychiatrie
Herausgegeben von F. Böcker und W. Weig
© Springer-Verlag Berlin Heidelberg 1988

Unterbringungshäufigkeit

Bezogen auf die Gesamtbevölkerung liegt die Anzahl der nach § 63 StGB Untergebrachten auf 1 000 000 Einwohner im Bundesdurchschnitt bei ca. 39 Patienten (Tabelle 2). Diese Unterbringungsziffer weist in den einzelnen Bundesländern starke Schwankungen auf. Die Spannbreite reicht von 16 Patienten auf 1 000 000 Einwohner in Hamburg bis zu 60 in Schleswig-Holstein. Diese Unterschiede in der Unterbringungsprävalenz erklären sich z. T. durch Unterschiede im Vollzug der Maßregel: So hatte z. B. Schleswig-Holstein nicht nur die höchste Unterbringungsziffer, sondern mit durchschnittlich 8,3 Jahren auch die längste Unterbringungsdauer. Darüber hinaus ist aber auch die Inzidenz, also die Häufigkeit der Anordnung einer solchen Maßregel, in den einzelnen Bundesländern recht divergent. Sie liegt im Bundesdurchschnitt bei jährlich 6,3 Einweisungen auf 1 000 000 Einwohner und schwankt zwischen 4,8 im Rheinland und 10,8 in Berlin.

Unterbringungsdelikte

Unter den Delikten, die zur Unterbringung Anlaß gaben (Tabelle 3), überwiegen deutlich die „Straftaten gegen Leib und Leben", also Tötungs- und Körperverletzungsdelikte, welche zusammengefaßt 39% der Unterbringunsdelikte ausmachen. Es folgen die Sexualdelikte, die sich jeweils etwa zur Hälfte aufteilen in gewalttätige Delikte in Form von Vergewaltigung bzw. sexueller Nötigung und nichtgewalttätige, wie z. B. Exhibitionismus oder diejenigen pädophilen Handlungen, die nicht mit einer Gewaltanwendung bzw. -androhung verbunden waren. Im Vergleich mit früheren Untersuchungen, z. B. von Müller u. Hadamik (1966) oder von Ritzel (1978) zeigt sich insgesamt eine deutliche Verschiebung hin zu schwererwiegenden Straftaten mit einer Abnahme der Eigentums-, aber auch der Sexualdelinquenz.

Dies wird z. T. Folge einer gewandelten Rechtsauffassung sein, z. B. bezüglich der Strafbarkeit homosexueller oder der Bedeutung exhibitionistischer Handlungen. Möglicherweise ist hier aber auch eine zunehmende Beachtung des Verhältnismäßigkeitsgebotes von Bedeutung. Dabei muß aber zunächst offenbleiben, ob dies mehr den Bereich der Anordnung oder mehr den Vollzug der Maßregel betrifft. Hierauf wird bei der Betrachtung der Unterbringungszeiten noch näher einzugehen sein.

Erkrankungsformen

Diagnostisch (Tabelle 4) findet sich mit etwa 38% ein im Vergleich zu früheren Befunden recht hoher Anteil schizophrener Erkrankungen. Nur aus Bayern (Bischof 1986) und Hessen (Leygraf 1984) war bereits ein vergleichbar hoher Anteil berichtet worden, in Westfalen hingegen fand Schumann (1983) nur zu ca. 29% schizophrene Patienten. Tatsächlich zeigte sich auch in unserer Erhebung in Bayern und Hessen erneut mit 47 bzw. 45% ein hoher, in Westfalen oder z. B.

Tabelle 2. Prävalenz der Unterbringung nach § 63 StGB

Bundesland	Patientenzahl	
	absolut	je 1 000 000 Einwohner [b]
Berlin	96	51,9
Bremen	20	30,1
Hamburg	26	16,3
Hessen	190	34,3
Niedersachsen	284	39,4
Nordrhein-Westfalen, davon:	563	33,7
Rheinland	(323)	(35,5)
Westfalen-Lippe	(240)	(31,7)
Rheinland-Pfalz	164	45,3
Saarland	43	40,9
Schleswig-Holstein	157	60,1
Summe der vollerfaßten Länder	1543	37,8
Baden-Württemberg	277	Erhebung unvollständig
Bayern	222	Erhebung unvollständig
Summe der erfaßten Patienten	2042	
Bundesrepublik insgesamt [a]	2362	38,7

[a] Statistisches Bundesamt: Fachserie 10, Reihe 4: Strafvollzug 1984
[b] Statistisches Bundesamt: Fachserie 1, Reihe 1: Gebiet und Bevölkerung; 1. Vierteljahr 1984

Tabelle 3. Unterbringungsdelikte

Art der Delikte	Patienten (n = 1973)	
	abs.	%
Straftaten gegen Leib und Leben		
Tötungsdelikte	546	27,7
Körperverletzungen	221	11,2
Sexualdelikte		
ohne Gewalt	251	12,7
mit Gewalt	277	14,0
Eigentumsdelikte		
ohne Gewalt	270	13,7
mit Gewalt	142	7,2
Brandstifung	213	10,8
Sonstige Delikte	53	2,7

dem Saarland mit jeweils nur 26% ein recht geringer Schizophrenieanteil. Diese Unterschiede können nicht allein durch unterschiedliche Vollzugspraktiken bedingt sein. Hier sind ebenfalls unterschiedliche Einweisungspraktiken der Gerichte von Bedeutung. Denn auch die Inzidenzquoten für die jeweiligen Einweisungen weisen für den Anteil schizophrener Erkrankungen eine Spannbreite zwischen 46% in Hessen und 22% in Westfalen auf.

Tabelle 4. Diagnosen

Art der Diagnosen	Patienten (n = 1973)	
	abs.	%
Hirnorganische Störungen	125	6,3
Schizophrene Psychosen	748	37,9
Affektive Psychosen	24	1,2
Persönlichkeitsstörungen (ohne Minderbegabung)	367	18,6
Persönlichkeitsstörungen (bei Minderbegabung)	501	25,4
Intellektuelle Behinderung mit deutlichen Verhaltensstörungen	121	6,1
Primäre Suchterkrankungen	87	4,4

Bei etwa der Hälfte der untergebrachten Patienten lag eine Persönlichkeitsstörung bzw. eine intellektuelle Minderbegabung vor, zumeist in Kombination miteinander. Dabei zeigte sich in Hinblick auf das delinquente Verhalten überwiegend die abnorme Persönlichkeitsstruktur dieser Patienten und weniger die Minderbegabung als bedeutsam. Im übrigen mußte gerade die Einweisungsdiagnose einer Debilität oder gar Imbezillität am häufigsten im Verlaufe der Unterbringung revidiert werden, zumal diese Diagnose teilweise auch heute noch ohne Zuhilfenahme einer testpsychologischen Untersuchung gestellt wird.

So wurde z.B. bei einem Patienten 1972 vom Gutachter ohne testpsychologische Untersuchung eine Imbezillität festgestellt, u.a. mit der Begründung, der Patient verfüge allenfalls über die elementarsten Schreibkenntnisse. Dies widerlegte der Patient im Verlaufe der Unterbringung alleine schon durch seine seitenlangen und nicht ungeschickten Beschwerdebriefe. Im Rahmen einer erneuten Begutachtung 1980 wurde er schließlich auch testpsychologisch untersucht, wobei sich ein IQ von 89 fand. Trotzdem fanden sich in der zusammenfassenden Stellungnahme des neuen Gutachtens u.a. folgende Bemerkungen: „Die jetzige Verlobte des Probanden wurde 1976 wegen Geistesschwäche entmündigt. Schon allein von dieser Vorgeschichte her ist bei dem Probanden keine allzu große Intelligenzhöhe anzunehmen." Und weiter heißt es: „Aus der Zusammenfassung des Intelligenztestes ergibt sich, daß der Proband maßlos dumm ist."

Überhaupt fand sich in vielen Gutachten und Krankenblättern auch aus jüngerer Zeit ein verbaler Stil, der nur dem Bereich der bereits von Rasch (1967) sowie von Heinz (1982) beschriebenen „Verdammungsurteilen" zugerechnet werden kann. So wurden Patienten diagnostisch als „degenerativer Kümmerling" bezeichnet, oder als eine „konstitutionelle Minusvariante ohne Krankheitswert", es wird der „verschlagene, bösartige Blick" eines Patienten betont, oder man charakterisiert ihn als „in typischer Weise ethisch entmantelt und moralisch entkernt". Geben derartige begriffliche Entgleisungen bereits im Bereich der Begutachtung zu ernsthaften Befürchtungen Anlaß, so sind sie als Verlaufseintragungen des zuständigen Therapeuten sicher ein Beleg dafür, daß bei einer derart ausufernden Gegenübertragung von einer Behandlung nicht mehr die Rede sein kann.

Unterbringungsdauer

Die mittlere Unterbringungsdauer liegt im Bundesdurchschnitt bei 6,3 Jahren (Abb. 1). Dabei finden sich die kürzesten Unterbringungsdauern in den beiden Stadtstaaten Hamburg und Bremen, gefolgt von Hessen, Westfalen und Berlin. Lange Unterbringungszeiten finden sich dagegen im Rheinland sowie in Rheinland-Pfalz, Niedersachsen und Schleswig-Holstein. Auf mögliche Gründe dieser Unterschiede im einzelnen kann hier nicht näher eingegangen werden. Letztlich stellt sich aber die Frage nach der Gleichheit vor dem Gesetz, wenn ein straffällig gewordener Patient in dem einen Bundesland im Mittel eine doppelt so lange Unterbringungsdauer zu erwarten hat, wie ein vergleichbarer Patient in einem anderen Bundesland.

Diese Unterschiede werden noch deutlicher, wenn man die Unterbringungszeiten nach Deliktgruppen oder Krankheitsformen getrennt betrachtet. So waren Patienten mit einer schizophrenen Psychose in Hessen im Mittel 4 Jahre, in Niedersachsen dagegen fast 11 Jahre untergebracht. Bei Patienten, die wegen exhibitionistischer bzw. pädophiler Delikte eingewiesen waren, lag die durchschnittliche Unterbringungszeit in Niedersachsen und Rheinland-Pfalz bei etwa

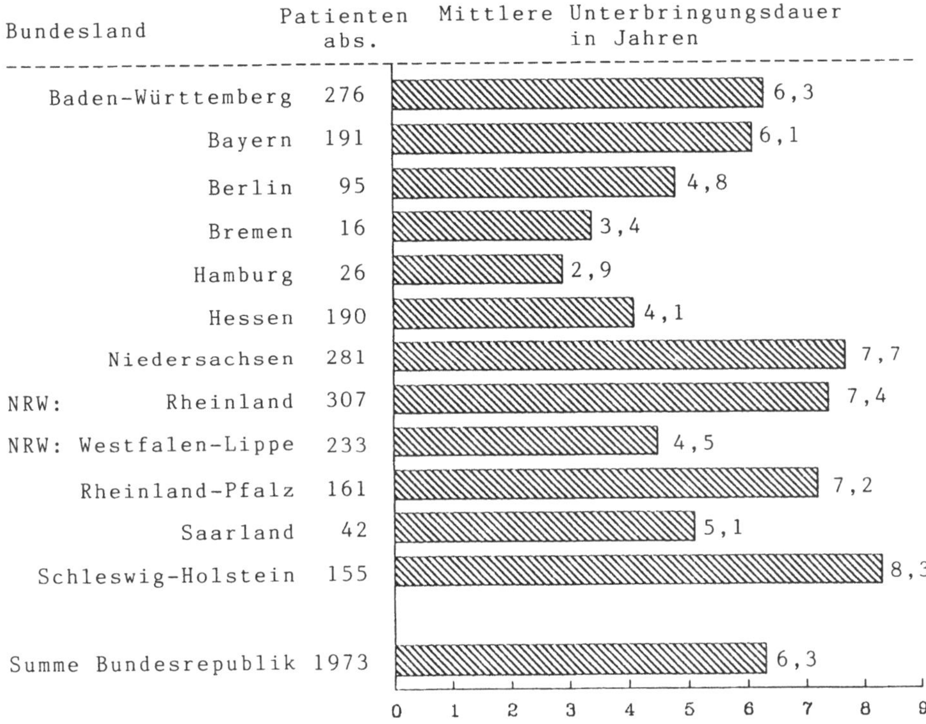

Abb. 1. Unterbringungsdauer nach Bundesländern. Mit „Unterbringungsdauer" ist der bisherige Zeitraum der Unterbringung gemeint. Da die Untersuchung in Form einer Querschnittserhebung bei noch untergebrachten Patienten durchgeführt wurde, erlauben die ermittelten Daten nur indirekte Rückschlüsse auf die tatsächliche Behandlungsdauer am Ende der Unterbringung

12, in Schleswig-Holstein sogar bei 16½ Jahren, in Hessen und in Westfalen betrug sie jedoch nur 3½ Jahre.

Die Problematik der Rechtsgleichheit zeigt sich ebenfalls in der Praxis von Vollzugslockerungen. Innerhalb eines halben Jahres erfolgten beispielsweise in Hessen oder Berlin bei fast der Hälfte (46%) der untergebrachten Patienten eine oder mehrere Beurlaubungen, in Niedersachsen oder Rheinland-Pfalz jedoch nur bei jeweils ca. 16%. Hatten in Hessen 40% und in Berlin mehr als 50% der Patienten auch außerhalb der Klinik freien Ausgang, so hatten in Bayern nur 11% und in Rheinland-Pfalz sogar nur 4% der Patienten diese Möglichkeit. Das hängt sicher mit den unterschiedlichen Maßregelvollzugsgesetzen der einzelnen Bundesländer zusammen, aber offensichtlich auch mit institutionsspezifischen Unterschieden. So hatten z.B. in Westfalen mehr als doppelt soviel Patienten freien Ausgang als im Rheinland (25,2% bzw. 11,4%), obschon die rechtliche Regelung für beide Landesteile Nordrhein-Westfalens natürlich dieselbe war.

Gegliedert nach Delikten (Abb. 2) erscheint zunächst bemerkenswert, daß bei der schwerwiegendsten Deliktform, nämlich den Tötungsdelikten, die Unterbringungszeiten nur geringfügig über dem allgemeinen Mittelwert liegen. Darüber hinaus fällt aber vor allem auf, daß innerhalb der Gruppen der Sexual- bzw. der Eigentumsdelikte bei Straftaten, die mit einer Gewaltanwendung einhergingen, sich deutlich niedrigere Unterbringungszeiten finden lassen, als bei den Deliktformen, die nicht mit einer Gewaltanwendung verknüpft waren. Die im Mittel längsten Unterbringungsdauern fanden sich bei Patienten, die wegen pädophiler oder exhibitionistischer Handlungen untergebracht waren.

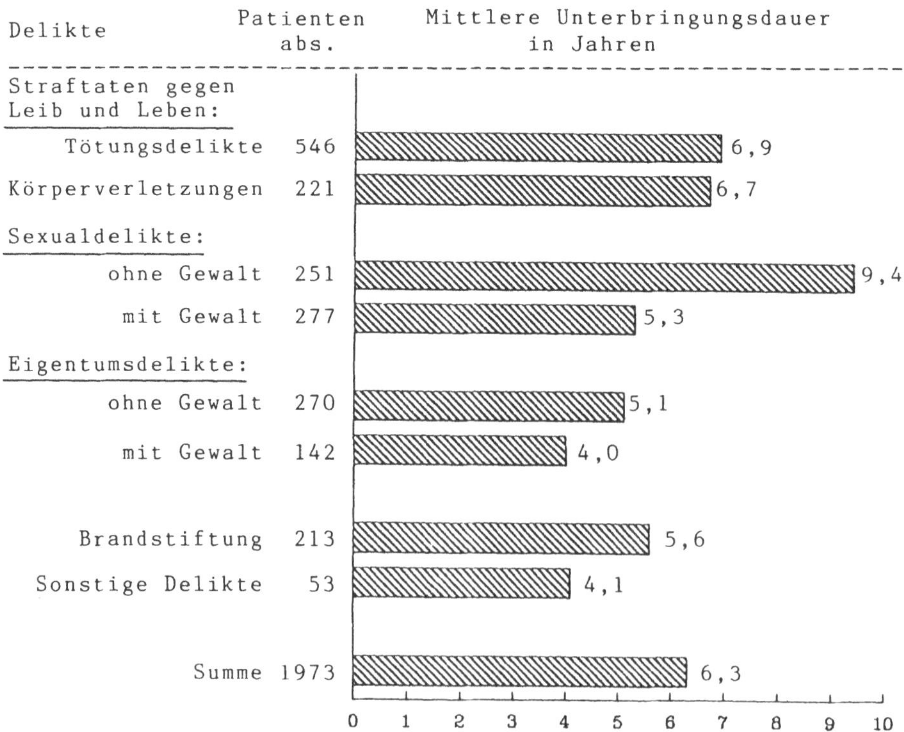

Abb. 2. Unterbringungsdauer nach Delikten

Diese Patientengruppe stellte auch den höchsten Anteil unter den Langzeituntergebrachten. Insgesamt 41 Patienten waren wegen gewaltfreier Sexualdelikte bereits seit mehr als 20 Jahren, 10 von ihnen bereits seit mehr als 30 Jahren durchgehend untergebracht, was mit dem Grundsatz der Verhältnismäßigkeit wohl kaum noch in Einklang zu bringen ist. So befand sich ein Patient, der im Rahmen einer akuten schizophrenen Psychose eine einmalige exibitionistische Handlung begangen hatte, zum Zeitpunkt der Untersuchung bereits seit mehr als 36 Jahren im geschlossenen Vollzug der Maßregel. In dieser Zeit hatte sich nie ein konkreter Hinweis auf eine weitere Gefährlichkeit des Patienten ergeben, geschweige denn eine diesbezügliche Verhaltensweise. So wurde auch in den Stellungnahmen des Krankenhauses in den ersten Jahren nur auf das zeitweilige Wiederauftreten akut-psychotischer Krankheitszeichen und in den folgenden Jahrzehnten auf das sich nun zeigenden Residualsyndrom und die mittlerweile eingetretenen Hospitalisierungsfolgen abgehoben und hiermit die Notwendigkeit einer weiteren strafgerichtlichen Unterbringung begründet.

Auf einzelne Krankheitsformen bezogen (Abb. 3) fanden sich die mit deutlichem Abstand längsten Unterbringungszeiten bei Patienten mit einer stärkeren intellektuellen Behinderung. Dies hängt vermutlich mit der mangelnden Behandelbarkeit der hier vorliegenden Grundstörung zusammen, was aber im Einzelfall nicht mit einer ebenfalls mangelnden Beeinflußbarkeit der dissozialen Verhaltensweisen gleichgesetzt werden kann. Außerdem stellte sich bei vielen dieser Patienten die Frage, ob die hier notwendige dauerhafte Betreuung tatsächlich auch unter den Bedingungen einer strafgerichtlichen Unterbringung erfolgen mußte.

Auch bei den schizophren erkrankten Patienten fand sich eine auffallend lange Unterbringungsdauer – vor allem im Vergleich mit den Persönlichkeits-

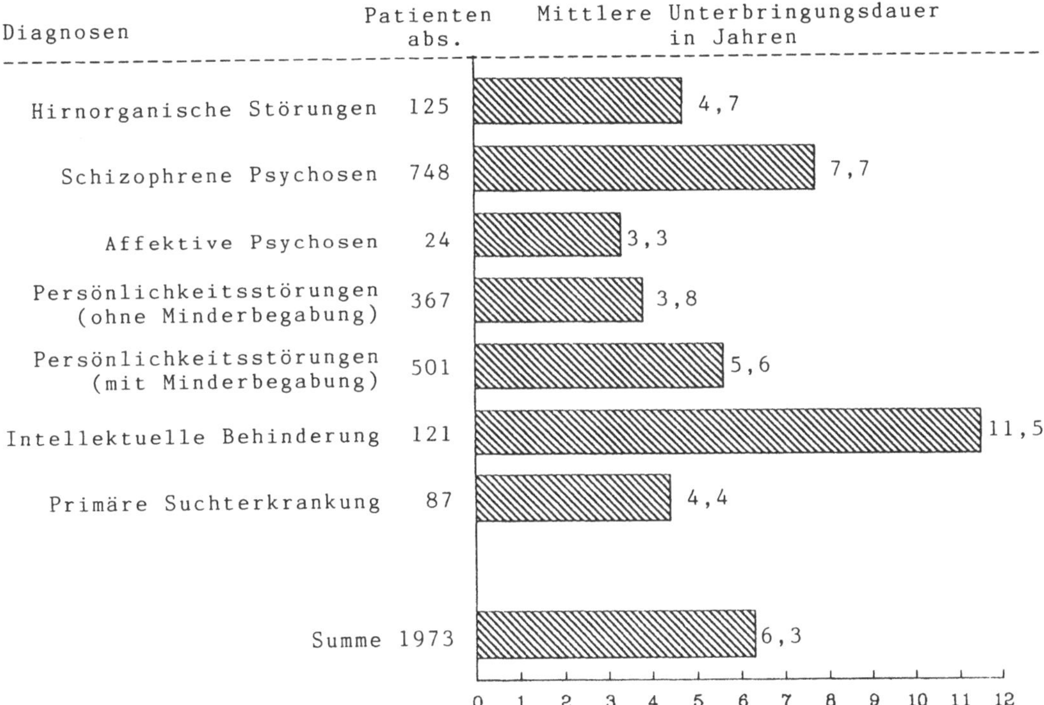

Abb. 3. Unterbringungsdauer nach Diagnosen

störungen. Dies erscheint um so weniger verständlich, wenn man die guten Möglichkeiten und Erfahrungen in der Akutbehandlung und Rezidivprophylaxe schizophrener Erkrankungen bedenkt. Vergleichbare Behandlungskonzepte für persönlichkeitsgestörte Patienten liegen hingegen bisher kaum vor bzw. sind in der Praxis des Maßregelvollzuges bislang nur in wenigen Ausnahmefällen von Bedeutung. Daneben zeigte sich gerade bei vielen schizophren erkrankten Patienten, daß die offensichtliche Situationsgebundenheit der von ihnen in der Vergangenheit begangenen Delikte bei der Frage der künftigen Legalprognose nicht genügend beachtet wurde.

Das Fortbestehen bestimmter Krankheitssymptome wurde ohne weitere Überlegung mit dem Fortbestehen einer Gefährlichkeit gleichgesetzt. Fast uniform wurde in den Stellungnahmen zunächst mit einer weiterhin vorliegenden psychotischen Krankheitssymptomatik und nach einigen Jahren dann mit den nunmehr deutlichen Hospitalisierungszeichen die Notwendigkeit einer weiteren Unterbringung begründet. Verschiedentlich wurde ärztlicherseits betont, daß es sich hier bekanntlich um grundsätzlich unheilbare Erkrankungen handele. Von einigen Strafvollstreckungskammern wurde die bedingte Entlassung schizophrener Patienten mehrfach mit der Begründung abgelehnt, daß der zweifellos seit langem gute Gesundheiszustand des Patienten lediglich auf seine dauerhafte Medikamenteneinnahme zurückzuführen sei, der Patient also nur nach außen hin gesund erscheine.

Neben den immer noch unzureichenden Behandlungskonzepten und den prognostischen Unsicherheiten bei persönlichkeitsgestörten Patienten erscheint diese Diskriminierungstendenz gerade der schizophrenen Patienten eines der vordringlich zu lösenden Probleme des psychiatrischen Maßregelvollzugs, zumal diese Patientengruppe aufgrund krankheitsbedingter Regression und Antriebsverarmung zumeist noch am wenigsten in der Lage ist, sich selbst gegen eine ungerechtfertigt lange und restriktive Unterbringung zur Wehr zu setzen.

Literatur

Bischof HL (1986) Medizinische und medizinfremde Einflüsse auf bestimmte Variable der strafgerichtlichen Unterbringung im psychiatrischen Krankenhaus. Monatschr Kriminol 69:85−95

Heinz G (1982) Fehlerquellen forensisch-psychiatrischer Gutachten: Eine Untersuchung anhand von Wiederaufnahmeverfahren. Kriminalistik-Verlag, Heidelberg

Leygraf N (1984) Zur aktuellen Praxis des psychiatrischen Maßregelvollzugs am Beispiel des Bundeslandes Hessen. Forensia 5:89−102

Müller HW, Hadamik W (1966) Die Unterbringung psychisch abnormer Rechtsbrecher. Nervenarzt 37:67−76

Rasch W (1967) Schuldfähigkeit. In: Ponsold A (Hrsg) Lehrbuch der Gerichtlichen Medizin. Thieme, Stuttgart

Ritzel G (1978) Unterbringung und Wiedereingliederung psychisch kranker Rechtsbrecher. Habilitationsschrift, Göttingen

Schumann V (1983) Psychisch kranke Rechtsbrecher im Maßregelvollzug. Eine Querschnittsuntersuchung im WLK Eickelborn. Dissertation, Münster

6.12 Zielkonflikt des Maßregelvollzugs aus der Sicht der Staatsanwaltschaft

H. Babatz

Eingangsbemerkungen

Ich sehe den Sinn eines Statements zu aktuellen Rechtsfragen aus dem Bereich des Maßregelvollzugs in einer Äußerung zum Zielkonflikt, zum Spannungsfeld zwischen Therapie und Sicherung, und zwar aus der Sicht der Staatsanwaltschaft.

Immer wieder erregen schwere Gewalttätigkeiten Geisteskranker – insbesondere Tötungsdelikte – in der Öffentlichkeit großes Aufsehen. Unsere Aufmerksamkeit wird vor allem auf solche Taten gelenkt, die mehrfach Untergebrachte nach ihrem Entweichen oder dem Mißbrauch ihnen gewährter Vollzugslockerungen begangen haben. Aus der Rechtsprechung verweise ich auf daraufhin ergangene Verurteilungen von Anstaltsärzten wegen fahrlässiger Körperverletzung und fahrlässiger Tötung durch Urteile des Schöffengerichts Oldenburg und des Landgerichts Göttingen aus dem Jahre 1984 und des Landgerichts Paderborn aus dem Jahre 1986. Das Paderborner Urteil ist im Juli dieses Jahres im Revisionsrechtszug vom Bundesgerichtshof bestätigt worden. Die Pflichtwidrigkeit der Ärzte bestand in der Gewährung unbeaufsichtigten Geländeausgangs und in der Gewährung von Einzelpflegerausgang. In allen drei Fällen handelte es sich bei den Untergebrachten um Personen, die schon vielfach wegen verschiedener Sexualdelikte – zumeist einhergehend mit der Anwendung brutaler Gewalt gegen die Opfer – zu langjährigen Freiheitsstrafen und zur Unterbringung in einem psychiatrischen Krankenhaus verurteilt worden waren.

Thesen zu den Extremfällen

Ich möchte nachfolgend das Problemfeld der die Psychiatrie und die Justiz gleichermaßen berührenden Extremfälle in kurze Thesen fassen. Dies soll geschehen unter Berücksichtigung der Rechtsprechung zu den strafgerichtlich festgestellten Verfehlungen von Psychiatern einerseits, wie sie in meiner Eingangsbemerkung angesprochen wurden – wo also das Sicherheitsbedürfnis der Allgemeinheit von Anstaltsärzten pflichtwidrig mißachtet worden ist – und dies soll geschehen andererseits auf der Grundlage der Rechtsprechung des Bundesverfassungsgerichts, durch die zu weit gegangene gerichtliche Unterbringungsentscheidungen unter Anwendung des Grundsatzes der Verhältnismäßigkeit korrigiert worden sind, wo also durch Übertreibung des Sicherungsbedürfnisses der Allgemeinheit der Freiheitsanspruch des Untergebrachten verletzt worden ist.

Aktuelle Kernfragen in der Psychiatrie
Herausgegeben von F. Böcker und W. Weig
© Springer-Verlag Berlin Heidelberg 1988

1. Trotz der besonderen Betonung des Therapiegedankens darf aus den gesetzlichen Bestimmungen (§ 61 StGB, § 136 StVollzG) nicht geschlußfolgert werden, daß es einen generellen Vorrang der Therapie gegenüber dem Sicherungsaspekt gebe.

2. Die höchstrichterliche Rechtsprechung spricht sogar in Einzelentscheidungen für eine Priorität des Sicherheitsgedankens. Nach dem Urteil des 1. Strafsenats des BGH vom 04. 10. 1977 (MDR 1978, 110) dient die Unterbringung nach § 63 StGB *in erster Linie* dem Schutz der Öffentlichkeit vor weiter zu erwartenden Rechtsgutverletzungen, nicht der Heilung dieser Personen von ihrem Leiden, so sehr die Heilung als Nebenzweck auch erwünscht sein mag.

Nach meinem Dafürhalten dürfte grundsätzlich von einer Gleichgewichtigkeit von Therapie und Sicherung auszugehen sein, wobei teils die Wiedereingliederung des Untergebrachten, teils der Sicherheitsgedanke eine stärkere Berücksichtigung verdient.

3. Die in den letzten Jahren aufgrund der Landesmaßregelvollzugsgesetze der Verantwortung des psychiatrischen Krankenhauses übertragenen Vollzugslockerungen müssen den *Anforderungen des § 67d Abs. 2 StGB* zumindest sehr nahe kommen, d. h. in Korrelation zum Maß der Lockerung muß sich die begründete Erwartung künftigen rechtmäßigen Verhaltens steigern, oder anders formuliert, die Prognose, der Patient werde in Zukunft keine erheblichen rechtswidrigen Taten mehr begehen, muß um so wahrscheinlicher sein, je größer die Lockerung ist.

4. Noch unscharf ist der bei vorausgegangenen Expertengesprächen behandelte Begriff des *kalkulierten Risikos*. Er besagt nur, daß der Therapeut alle entscheidungserheblichen Kriterien heranziehen (und zur eigenen Absicherung nach Möglichkeit dokumentieren) sowie nach seiner psychiatrischen Erfahrung einschätzen muß, um die Gefahren für die Allgemeinheit − zumindest nach den Maßstäben der Wahrscheinlichkeit − absehen zu können. Für die Entscheidungsfindung wird der Begriff der Kalkulierbarkeit des Risikos erst dann brauchbar, wenn er auch besagen soll, bis zu welchen Grenzen ein Risiko hingenommen werden kann oder welche Sicherheitsrücksichten im Einzelfall einer Vollzugslockerung entgegenstehen. Danach erscheint mir hier der von dem Bundesverfassungsgericht benutzte Begriff des *vertretbaren Risikos* eher angebracht zu sein.

5. Der *Sicherheitsgrad* für die Prognose bei Lockerung und Urlaub kann wie bei der späteren Aussetzung zur Bewährung naturgemäß nur unterschiedlich bestimmt werden. Dabei können immerhin durch den Verhältnismäßigkeitsgrundsatz und im Hinblick auf die Art und Schwere des bei einem Rückfall zu erwartenden Schadens bereits die ersten Grenzlinien für ein hinnehmbares Risiko gezogen werden.

Das bedeutet, daß z. B. bei Vermögensdelikten an die Wohlverhaltensprognose im Regelfall geringere Anforderungen zu stellen sind. Es ist jedoch schwierig hier allgemein verbindliche Richtlinien aufzustellen, die dem Arzt die Möglichkeit eröffnen, stets eine unanfechtbare Entscheidung zu treffen. Er wird immer im Einzelfall nach pflichtgemäßem Ermessen abzuwägen haben, welches Maß an Bewegungsfreiheit im Heilungsinteresse zu gewähren ist, ohne daß andere gefährdet werden. Dabei wird er nicht übersehen, daß der Grad der

Gefahr nicht statisch ist, sondern sich unter dem Einfluß von Alterung, Reifung, innerer Wandlung des Täters und seiner Behandlung oder infolge Veränderung seiner Umgebung mit dem Zeitablauf verringern kann.

6. Es sollte den *Fachleuten der Psychiatrie* überlassen bleiben, aufgrund ihrer langjährigen Erfahrungen in der Behandlung psychisch kranker Personen bestimmte *Kriterien zu erarbeiten.* Die Justiz wäre insoweit der falsche Adressat für eine Forderung nach einer Richtlinienkodifizierung. Die Gerichte sind schließlich auch nicht zuständig für die Herausgabe von Unfallverhütungsvorschriften, sondern sie beurteilen u. a. auf der Grundlage der von anderen Stellen geschaffenen Unfallverhütungsvorschriften, ob eine vorwerfbare Pflichtwidrigkeit einen Arbeitsunfall in einem Betrieb verursacht oder mitverursacht hat.

7. *Die äußersten Grenzen des Risikos.* Von besonderer Bedeutung sind die Lockerungsentscheidungen bei Untergebrachten, die wegen einer rechtswidrigen Tat gegen Leib oder Leben oder wegen einer unmittelbar auf die körperliche Integrität anderer einwirkenden Gewalttat oder gemeingefährlichen Tat (Tötung, erhebliche Körperverletzung, sexuelle Gewalttat, schwere Brandstiftung) verurteilt worden sind. Hier muß je nach Art der Störung und der Gefährlichkeit des Untergebrachten auf konkrete Sicherheitsmaßnahmen Bedacht genommen werden. Das schließt ein, daß als gefährlich erkannte und in ihrer Gefährlichkeit nicht reduzierte Personen – notfalls lebenslang – untergebracht werden müssen, ohne daß jemals an eine auch nur geringfügige Vollzugslockerung gedacht werden kann, wenngleich dies aus der Sicht der forensischen Psychiatrie bedauerlich sein mag. Die Kalkulation des mit einer Lockerung verbundenen Risikos wird in diesen Fällen von der Überlegung bestimmt sein müssen, daß jedenfalls bei Sexualstraftätern, die bereits mehrfach in Erscheinung getreten sind und brutale Gewalttätigkeiten begangen haben, der Sicherungsgedanke im Interesse eines wirksamen Schutzes der Allgemeinheit eindeutig Priorität genießt. Bei diesem Personenkreis muß wohl das mit einer Erprobung verbundene Risiko so heruntergeschraubt sein, daß *mit an Sicherheit grenzender Wahrscheinlichkeit* entsprechende rechtrechtswidrige Taten nicht mehr befürchtet werden müssen. Bei vorhandenen Zweifeln muß hier contra Therapie und pro Sicherheit entschieden werden. Mit dem Extremfall des Scheiterns aller Behandlungsbemühungen soll natürlich nur die äußerste Grenze des Risikos der Lockerungsentscheidung beleuchtet werden.

8. *Die Unverhältnismäßigkeit der Fortdauer der Unterbringung.* Der umgekehrte Extremfall hat im Jahre 1985 (08. 10. 1985) zu einer Korrektur strafgerichtlicher Unterbringungsfortdauerentscheidungen durch das Bundesverfassungsgericht geführt. Ein wegen eines unter Alkoholeinfluß begangenen Rückfalldiebstahls ca. 17 Jahre lang in staatlichem Gewahrsam befindlicher Untergebrachter hatte mit seiner Verfassungsbeschwerde Erfolg. Soweit ersichtlich erstmals hat das Bundesverfassungsgericht sich in dieser Sache in ausführlicher Weise mit dem Grundsatz der Verhältnismäßigkeit bei der Unterbringung befaßt. Das sich aus diesem Grundsatz ergebende Spannungsverhältnis zwischen dem Freiheitsanspruch des betroffenen einzelnen und dem Sicherungsbedürfnis der Allgemeinheit vor zu erwartenden erheblichen Rechtsgutverletzungen verlange nach gerechtem und vertretbarem Ausgleich.

Danach gilt folgendes: Die Gesamtwürdigung hat die von dem Täter ausgehenden Gefahren zur Schwere des mit der Maßregel verbundenen Eingriffs ins Verhältnis zu setzen. Allgemeingültige, scharf abgegrenzte Formeln gibt es allerdings nicht. In den Grenzen des vertretbaren Risikos kommt der Erprobung der Charakter eines Experiments zu; denn die Entlassungsprognose erfordert nicht etwa die sichere Erwartung zukünftigen Wohlverhaltens des Untergebrachten. Hier fließen vielfältige und unterschiedliche Gesichtspunkte ein. Es ist zu beurteilen, ob und welche Art rechtswidrige Taten von dem Untergebrachten drohen, wie ausgeprägt das Maß der Gefährlichkeit ist (Häufigkeit, Rückfallfrequenz) und welches Gewicht den bedrohten Rechtsgütern zukommt. Dabei ist die von dem Untergebrachten ausgehende Gefahr hinreichend zu konkretisieren; der Grad der Wahrscheinlichkeit zukünftiger rechtswidriger Taten ist zu bestimmen; deren bloße Möglichkeit vermag die weitere Maßregelvollstreckung nicht zu rechtfertigen. Zu erwägen sind das frühere Verhalten des Untergebrachten und von ihm bislang begangene Taten, vor allem aber sein Jetztzustand und die zu erwartenden Lebensumstände. Die Unterbringung ist nur so lange zu vollstrecken, wie der Zweck der Maßregel es unabweisbar erfordert und weniger belastende Maßnahmen nicht genügen. Weiter heißt es in der Entscheidung: „Allerdings kann es Fallgestaltungen geben, in denen sich die Verhältnismäßigkeit der Unterbringungsdauer von selbst verstehen mag, in denen sie offen zutage liegt und deshalb keiner weiteren Begründung bedarf. Je länger aber die Unterbringung in einem psychiatrischen Krankenhaus andauert, um so strenger werden die Voraussetzungen für die Verhältnismäßigkeit des Freiheitsentzugs sein."

Ich bin der Auffassung, daß diese Verfassungsgerichtserwägungen meinen vorangegangenen Darlegungen nicht entgegenstehen.

6.13 Zur Problematik gerichtlich angeordneter psychiatrischer Behandlungsmaßnahmen

W. SCHUMACHER

Grundsätzlich sind *drei* Berührungsflächen zu nennen, die zwischen dem Recht als geschriebenem Ausdruck einer jeweils herrschenden Gesellschaftsordnung und der Psychiatrie bestehen. Eine erste Funktion — zugleich die älteste —, die die Gesellschaftsordnung der Psychiatrie zuweist, ist die der Sicherung und fürsorgenden Verwahrung. Die Psychiatrie als Schutzort der Gesellschaft vor gefährlich, unliebsam oder auch bloß lästig erscheinenden Mitgliedern. Der in der Praxis wohl wichtigste Aufgabenbereich der Berührung zur öffentlichen Ordnung betrifft zweitens das Feld der Diagnostik. Hier vor allem angefragt ist die Diagnostik von Fähigkeiten wie Schuldfähigkeit, Geschäfts-, Verhandlungs-, Testier- usw. -fähigkeit. Der dritte Bereich ist schließlich der der Therapie. Er wird immer wichtiger, je mehr der sozialstaatliche Gedanke der Fürsorge auch in der Gesetzgebung Platz greift. Was die ersten beiden Aufgabenbereiche anbetrifft — die Funktionen der Sicherung und die der Diagnostik — so sind hier weniger Problemfelder gegeben. Allerdings läßt das Spannungsverhältnis zwischen psychiatrischen Begriffen und Rechtsbegriffen immer wieder Mißverständnisse entstehen, eine Schwierigkeit, die der Gesetzgeber bei Gesetzesnovellierungen durch Einführung angeblich moderner Terminologien zu vermindern sucht (wobei dann gelegentlich Unbegriffe wie die der sog. „schweren anderen seelischen Abartigkeit" entstehen).

Vollends problematisch gestaltet sich der dritte der hier genannten Berührungsbereiche, der der „Therapie auf staatliche Anordnung". Er soll im folgenden etwas näher betrachtet werden.

Im Sinne der sozialstaatlich getragenen Forderung nach Vorrang des rehabilitativen Gedankens hat die Gesetzgebung in den verschiedenen Stufen ihrer Novellierung immer differenziertere Instrumente entwickelt, um dem Fürsorge- und damit Behandlungsgebot Raum zu verschaffen. Zu verweisen wäre hier auf die in sich differenziert gegliederte Vorschrift des § 67 StGB, die dem Richter im Rahmen des Maßregelrechts die Anwendung fast aller hier wünschbaren Möglichkeiten gibt. Die Tendenz der Strafrechtslehre — jedenfalls mancher ihrer Vertreter — geht noch weiter. Delinquentes Verhalten wird hier als eine Form der Neurose (Sozialneurose) angesehen und der Gedanke der Therapie ganz in den Vordergrund gestellt. In besonderer Weise wird hierbei auf Erfahrungen und Modelle der Psychoanalyse zurückgegriffen. Letztere wird teilweise auch in eine Gegeneinstellung zur Psychiatrie gebracht. Die zutreffende Erkenntnis, daß dem Handeln eines Menschen — selbstverständlich auch des delinquenten Menschen — eine unbewußte Dimension zugrundeliegt, wird unzutreffenderweise mit einer deterministischen Interpretation verbunden. Wenn

Aktuelle Kernfragen in der Psychiatrie
Herausgegeben von F. Böcker und W. Weig
© Springer-Verlag Berlin Heidelberg 1988

auch in der Praxis der deutschen Strafgerichte im Hinblick auf das Prinzip „Behandeln statt Strafen" ein eher zögerliches Verhalten festzustellen ist, so sind doch viele, vor allem jüngere Richter und Staatsanwälte hinsichtlich des bisherigen Systems der Rechtsfolgen, das fast ausschließlich aus bloßen Sanktionen besteht, unsicher geworden. Mehr und mehr wird von den Möglichkeiten, die das Maßregelrecht — und hier insbesondere der § 67 StGB — anbietet, Gebrauch gemacht. Bei gegebenen Voraussetzungen — meist gemäß § 21 StGB — wird neben der Strafe die Unterbringung gemäß §§ 63 oder 64 StGB angeordnet. Zugleich mit der Anordnung der Unterbringung wird diese dann gemäß § 67b ausgesetzt, und zwar unter der Auflage einer Behandlung, womit der Psychiatrie sozusagen die Verantwortung für alles Weitere zugeschoben ist. Den Juristen ist hieraus kein Vorwurf zu machen, denn alle diese Weichenstellungen geschehen konkret so gut wie immer unter der Mitwirkung psychiatrischer Sachverständiger. In der Praxis ist von daher nicht selten der Wunsch zu hören, daß diejenigen Gutachter, die dem Gericht die Behandlung empfehlen, auch zu ihrer Durchführung verpflichtet werden müßten. Nach aller Voraussicht jedenfalls werden die Einrichtungen der psychiatrischen Versorgung mehr und mehr damit rechnen müssen, mit staatlich angeordneten Behandlungsanforderungen konfrontiert zu werden.

Auf seiten der Psychiatrie macht sich in dieser Situation ein schwerwiegender Mangel bemerkbar, nämlich das weitgehende Fehlen gesicherter Wissensgrundlagen in bezug auf Indikation, Verfahrensauswahl und Prognose gerichtlich angeordneter Therapiemodelle. Allgemein ist jedenfalls festzustellen, daß die juristische Seite hier einen weit größeren Optimismus aufbringt, als dies aus medizinischer Sicht gerechtfertigt erscheint.

Verdeutlicht seien diese Probleme am Beispiel einer Gruppe, die wohl zu den schwierigsten zu rechnen ist, die die Praxis gerichtlich angeordneter Behandlungen kennt, gemeint ist die Gruppe der jugendlichen Fixer. Nach vielerlei Erfahrungen werden — wenn auch unterschiedlich akzentuiert — die folgenden Behandlungsmaxime immer wieder genannt. Es sei — so wird gesagt — zwecklos, aktiv auf den Fixer zuzugehen und ihm Vorschläge zur Behandlung zu machen. Vielmehr sei zu warten, bis er selber seine Situation anspreche, d. h. von sich aus Bedürfnisse nach Veränderung äußere. Wichtig sei dann, die Frage der Zukunft zur Sprache zu bringen, ihn aufzufordern, seine Zukunft sich vorzustellen (entscheidende Frage: „Wie stellst du dir dein Leben in 5 Jahren vor?").

In der Hauptsache sind es *drei* Schwierigkeiten, die man bei behandlungsbedürftigen Delinquenten fast regelhaft antrifft: Es sind (1) das Fehlen bündnisfähiger (weil defekter) Ich-Strukturen. Die noch primärprozeßhafte Arbeitsweise des Ichs mit Unfähigkeit zum Triebaufschub, Verfließen der Ich-Grenzen, Unreife der Abwehrstruktur und Defektbildungen im Über-Ich-System; (2) die Unvermitteltheit, mit der sich Trieb und Über-Ich, Triebwunsch und Ablehnung gegenüberstehen. Ein Vakuum findet sich eben dort, wo bei psychischer Reife die integrativen Funktionen des Ichs ihre dazwischengeschalteten neutralisierenden, steuernden und hemmenden Einflüsse zur Geltung bringen; (3) die Neigung zur Externalisierung sowohl der Über-Ich- wie teilweise auch der Triebansprüche. Meist archaisch-sadistische, aggressiv ausgelegte Über-

Ich-Funktionen werden von innen nach außen verlagert. Per Externalisierung erhält der Staat die Funktion der Bestrafungsinstanz und dies, vermöge dieser unaufgelösten Innenproblematik. Zugleich werden – was für die Frage der Behandelbarkeit noch wichtiger ist – Ansprüche, die dem eigenen Triebbereich entstammen, abgespalten, vom Ich wegprojiziert, als zur Außenwelt gehörig erlebt. So sind es immer die anderen, die äußeren Verhältnisse usw., die das Delikt wollten, die es zu verantworten haben, die letztlich schuld sind. Eine noch unangreifbarere Form ist dabei die der zusätzlichen Ideologisierung eigener, nach außen projizierter Triebwünsche. Diese werden heroisiert, politisiert oder schlicht als Wege zur Selbstverwirklichung etikettiert. Prinzipiell wichtig, ja geradezu erfolgsvoraussetzend bei allen gerichtlich angeordneten Therapieformen – ausgenommen natürlich die am wenigsten Probleme bietende Behandlung echter Geisteskrankheiten –, ist das Prinzip des Ansprechens des Ichs, sei dies auch noch so defekt, beschädigt oder regressiv verändert. An der Frage, inwieweit es gelingt, hier intakte Kerne zu mobilisieren, sie zu stärken und zur Mitarbeit zu gewinnen, entscheidet sich der schließliche Weg.

Für den Therapeuten geht es im wesentlichen darum, die Person und nicht den vom Gericht zur Therapie Verurteilten anzusprechen. Auch hier bietet das Instrument der Gegenübertragungskontrolle eine wichtige Hilfe. Solange man spürt, daß man vom anderen als Abgesandter des Gerichts angesehen wird, sind die echten Chancen gering. Diese liegen allein darin, sich an das eigentliche Selbst, sozusagen an die nichtdelinquente Identität zu wenden. Solange eine Therapie vom Gerichtsbeschluß dediziert und nicht vom Ich des Betroffenen akzeptiert wird, sind durchhaltende Ergebnisse nicht zu erwarten. Allerdings kann und muß in der Regel ein erster Abschnitt der Therapie darauf gerichtet sein, gewissermaßen vorbereitend die Voraussetzungen zu schaffen, die vorhanden sein müssen, um eine echte Behandlungsbeziehung herzustellen. An diesem Punkte, dem Übergang von einer unechten zu einer echten Motivation, liegt das eigentliche Problem. Es ist zunächst weitgehend unwichtig und auch müßig zu überlegen, welches Therapiemodell das wohl am meisten geeignete sei. Wichtig ist allein, ob genügend gesunde Selbstanteile vorhanden sind, die man ansprechen kann oder ob zu hoffen ist, daß mit einer vorbereitenden Arbeit – Stichwort „Motivationserarbeitung" – sich diese Teile werden mobilisieren lassen. Die Überlegungen aus psychiatrischer Sicht müssen also zunächst darin bestehen, Wege zu finden, um ansprechbare und – im Sinne der Eigenmotivation – stimulierbare Kerne in der Persönlichkeit des sozusagen staatlich zur Therapie Verurteilten aufzubauen. Ist dies erreicht, so kann eigentlich schon auf Zwang verzichtet werden, jedenfalls was den Gedanken der Behandlung betrifft. Unter dem Blickpunkt der Sicherung mag diese Frage sich wiederum anders stellen.

Die hier genannten Stichworte „Zwang" und „Motivation" stellen im Grunde den Kern der Problematik dar. Sie besteht in der Frage, wie eine Eigenmotivation aufbaubar ist, deren Alternative Freiheitsstrafe oder Sicherungsverwahrung lautet. Das eigentliche Dilemma jeder Therapie, deren Alternative in Sanktionen besteht, ist eben das der „Motivation von außen". Die eigentliche Kunst des Behandelnden besteht darin, aus dieser Motivation von außen eine solche von innen entstehen zu lassen. Es geht um die Umwandlung des Behandlungsgebotes in ein Behandlungsangebot. Diese Überlegungen verdeutlichen die Grundschwierigkeit: Fremdwillen soll zu Eigenwillen werden. Das Behandlungsziel ist eigentlich Behandlungsvoraussetzung. In der Tat zeigt die Praxis häufig genug die Unmöglichkeit eines solchen Arrangements. Dies ganz abgesehen von jenen, mehr äußeren Schwierigkeiten, die darin bestehen, daß es kaum Behandlungsplätze gibt. Die Frage stellt sich: Was ist zu tun, um dort ein Über-Ich und damit ein inneres Leidgefühl entstehen zu lassen, wo defektuöse Verhältnisse gerade die Abtretung nach außen, die Schuldzuweisung an andere und schließlich die Externalisierung aller inneren Spannungen nahelegen? Die Schaffung der hier erforderlichen Behandlungsvoraussetzungen − und nur hierum kann es sich zunächst handeln − liegt auf zwei Ebenen: Zum einen wären Techniken zu erarbeiten, um eine externe Motivation in eine interne umzuwandeln. Zum anderen wären von seiten der Gesetzgebung und Rechtsprechung Bedingungen zu schaffen, die der Möglichkeit einer Falschmotivation, d. h. einer Fixierung in externalen Lösungsversuchen, entgegenwirken. Die psychiatrische Ebene unterliegt unserer direkten, die − vielleicht wichtigere − kriminalpolitische Ebene nur unserer indirekten Einwirkung. Was die psychiatrische Seite betrifft, so ist zunächst zu sagen, daß es kein allgemeingültiges Konzept gibt, die von außen angeordnete Motivation in eine von innen gewollte umzuwandeln. Es gibt nur einige, allgemeine Leitlinien, deren Umsetzung in die Praxis dem Gefühl und Geschick des Therapeuten überantwortet bleibt. Zunächst ist wichtig, daß der Therapeut im Erleben des Patienten − der ja erst vom Pönitenten zum Patienten werden soll − nicht oder nicht bleibend in Verbindung gebracht wird mit jenen gehaßt oder gefürchteten externalen Über-Ich-Instanzen. Viele Straffällige sehen zunächst im Therapeuten einen Abgesandten der Strafjustiz. Sie erleben Behandlungsversuche als Teil eines Rollenspiels, dem sie sich − wie einstmals das Kind den übermächtigen Eltern − nach außen hin bereitwillig unterwerfen und anpassen. Demgegenüber ist wichtig, die Selbstverantwortung anzusprechen, wozu es zweckmäßig ist, eine Behandlung von vornherein nur als Möglichkeit, nicht aber als Notwendigkeit anzubieten. Dies wäre ein Punkt, der auf juristischer Seite mehr Beachtung finden und unterstützt werden sollte. Sinnvoll ist es, das Selbst des Probanden aufzutrennen in ein gesundes und bündnisfähiges und in ein krankes, gefährdetes Selbst. Dies gibt dem Probanden die Möglichkeit, in sich kranke, aber auch − sehr wichtig − gesunde Anteile zu sehen und zu akzeptieren, sich nicht insgesamt als ablehnenswert erleben und dann auch verstecken zu müssen. In dieser Motivationsphase − und nur diese sollte Gegenstand der juristischen Anordnung sein − gilt es, das wahre Selbst zu suchen und ihm eine Mitarbeit anzubieten. Der Proband muß fühlen, daß der Therapeut in ihm einen Menschen sieht, der − etwa in Art einer sozialneurotischen Symptombildung − delinquent wurde, nicht aber einen Delinquenten, der leider auch ein Mensch ist. Letzteres − und dies ist wichtig zu beachten − bieten viele Probanden selber an. In der Art eines Wiederholungszwanges rekonstellieren sie das Abgelehntwerden als Teil jenes alten und so vertrauten Rollenspiels. Der Wunsch nach therapeutischer Hilfe muß unter allen Umständen vom Probanden kommen. Das Aufspüren und Zum-Wachsen-Bringen solcher Wünsche, gewissermaßen „die Motivation zur Motivation", ist die eigentliche Aufgabe der anzuordnenden Maßregel. Es ist wenig hilfreich, dem Probanden sozusagen die Vernunft des Therapeuten anzubieten, mit ihm zu argumentieren oder ihn gar intellektuell überzeugen zu wollen. Dies gelingt zwar äußerlich schnell, ist jedoch fast immer Ausdruck der Unterwerfung oder der kurzfristigen Identifizierung mit der als übermächtig erlebten Außeninstanz. Diese Rolle ist dem Probanden gut bekannt. Er spielt sie gerne mit, um aber bei nächster Gelegenheit — oft noch unter dem Schutz des Behandlungsarrangements — der verborgenen delinquenten Lust nachzugeben. Die vom Gericht angeordnete Behandlungssituation wird unbewußt zum alten Spiel von Tricksen und Betrickst-Werden umgewandelt. Wichtig ist, auf die oft versteckt oder nebenbei geäußerten Wünsche und Vorstellungen zu achten, sie aufzugreifen und ggf. offen auf ihre Gangbarkeit und Machbarkeit hin zu diskutieren. Solange das Strafübel und das Verlangen, ihm zu entkommen, der einzige oder auch nur der bestimmende Antrieb ist, ist die Phase der Motivationserarbeitung — wenn sie überhaupt gelingt — nicht abgeschlossen. Erst wenn das äußere Übel an Bedeutung zurücktritt und ein innerer Leidensdruck aufkeimt, hat eine Behandlung Aussicht auf Erfolg.

Die äußere Ermöglichung dieses Zieles — um damit auf die zweite, die exekutive Ebene zu kommen — ist Aufgabe der juristischen Seite. Um es provokativ zu sagen: Es ist — nach aller Erfahrung — wenig sinnvoll, eine psychologische Behandlung *anzuordnen*. Sinnvoll ist, per Anordnung Voraussetzungen zu schaffen, um die Motivation zur Behandlung zu erarbeiten. Die Frage der Beurteilung des Gelingens oder des Standes einer solchen Erarbeitung stellt ein wichtiges Feld dar. Wesentlich kommt es hier auf das an, was man als Übertragungs- und Gegenübertragungskontrolle bezeichnet, d. h. die Einschätzung der Beziehungsqualität zwischen Probanden und Therapeuten. Sie vermag am ehesten Auskunft zu geben über den Stand des inneren Prozesses. Ist ein tragfähiges Behandlungsbündnis erreicht, so wird gleichzeitig eine externale Anordnungsgewalt überflüssig. Sie kann im Gegenteil — im Sinne der Fixierung alter Wiederholungsmuster — eher schaden. Ist man — was durchaus denkbar ist — der Meinung, daß zwar ein positives Behandlungsbündnis erreicht, die Gefahr von Rückfällen in sozial gefährliche Verhaltensweisen jedoch nicht auszuschließen ist, so wären konsequenterweise geeignete Maßregeln der Sicherung — nicht der Unterbringung zur Behandlung — zu treffen. Diese könnten mit dem Probanden besprochen, vielleicht sogar mit ihm, d. h. mit seinen gesunden Selbstanteilen erarbeitet werden.

Es ist zuzugestehen, daß der Kreis derjenigen, die unter den hier genannten Kriterien motivierbar sind, wahrscheinlich enger ist, als bisher angenommen. Es gibt sicher viele — wenn man so will — kernhafte Sozialneurosen, die in ihren bündnisfänigen Ich-Anteilen unbearbeitbar gestört sind. Auf der anderen Seite gewinnt hier die Frage Bedeutung, was die Gemeinschaft an Mitteln aufzuwenden bereit oder in der Lage ist, den Betroffenen Hilfe anzubieten. Auf den Gesichtspunkt, daß auch aufwendige Behandlungen in der Gesamtbetrachtung für die Gemeinschaft kostensparender sind, wurde vielfach hingewiesen. Wenn auch in Einzelbereichen rechtliche Regelungen entwickelt wurden — am deutlichsten vielleicht in der Problematik des § 64 StGB —, die den hier genannten Gedanken entgegenstehen, so wird man gerechterweise doch sagen müssen, daß der Gesetzesrahmen, der jetzt schon gegeben ist, genügend Spielräume zur Durchführung sinnvoller psychiatrischer Maßnahmen bietet.

Literatur kann beim Verfasser angefordert werden.

6.14 Die Begutachtung zum Maßregelvollzug – welche Rolle spielen Prognosekriterien?

N. Nedopil

Wissensstand und Aufgabe bei der Beurteilung der Kriminalprognose

Entscheidend für die Aufnahme in den Maßregelvollzug gemäß der §§ 63 und 64 StGB, für die Entlassung aus dem Maßregelvollzug nach § 67 StGB oder für den weiteren Verbleib in der Unterbringung ist in erster Linie die Kriminalprognose des jeweiligen Patienten. Die Frage nach der Kriminalprognose ist somit eine stetig wiederkehrende Problemstellung für den forensisch tätigen Psychiater. Sucht man in der kriminologischen, soziologischen und psychiatrischen Literatur nach Prädiktoren für künftige Delinquenz, so kann man eine Vielzahl von Indikatoren sammeln. Burgess hat 1928 eine der ersten Prognosetafeln veröffentlicht. Bis 1985 ließen sich 11 weitere Prädiktorenlisten finden, die weitgehend unabhängig voneinander entwickelt wurden (Glueck u. Glueck 1950; Mannheim u. Wilkins 1955; Frey 1951; Schiedt 1936; Brückner 1958; Meyer 1959; Hoffmann et al. 1974; Ballard 1963; Dietz 1985; Michigan State 1978; Monahan 1981). Aus diesen Prognosetafeln konnten 31 Items gesammelt werden (Tabelle 1). Der Häufigkeit ihrer Nennungen nach waren „Zahl der Vorstrafen" und eine „regelmäßige Arbeit" von fast allen Autoren als gute Indikatoren bei der Vorhersage zukünftiger Kriminalität gesehen worden. Klinische Daten – insbesondere psychische Krankheiten, Alkoholismus oder Drogenmißbrauch – werden sehr viel seltener als Prädiktoren erwähnt. Das bedeutet, daß von den meisten Autoren andere als klinische Daten für wichtiger und entscheidender für die Kriminalprognose angesehen werden – und dennoch wird in der Regel der Psychiater in schwierigen Fällen nach der Kriminalprognose gefragt.

In den meisten Studien bleibt unklar, auf welchen Grundlagen die Prognosen der Psychiater beruhen. Roth (1979) vertrat die Auffassung, daß die Auswahl und Gewichtung der Phänomene mit prognostischer Bedeutung etwas sei, was sich im Gehirn des jeweiligen Psychiaters abspielt. Er hoffte, daß wissenschaftliche Vorhersagemethoden sich weniger privat und eher als ein öffentlich mitgeteilter Prozeß darstellen, um so einer unabhängigen Auswertung zugänglich zu werden. In der Praxis werden aber häufig weder das Gewicht noch die Phänomene, auf die es verteilt werden soll, bekannt gemacht.

Die klinische Kriminalprognose bleibt somit eine subjektive Entscheidung, die sich weitgehend der öffentlich nachvollziehbaren Prüfung entzieht. Nicht umsonst berufen sich einige Autoren auf die langjährige, individuelle Erfahrung des Gutachters, die notwendig sei, um fundierte Prognosegutachten zu erstellen (Langelüddeke u. Bresser 1976; Witter 1975; Leferenz 1972). In der täglichen Praxis ist die Grundlage für die klinische Kriminalprognose jedoch ausge-

Aktuelle Kernfragen in der Psychiatrie
Herausgegeben von F. Böcker und W. Weig
© Springer-Verlag Berlin Heidelberg 1988

Tabelle 1. Die häufigsten in der Literatur erwähnten Prädiktoren der Kriminalprognose

Kriterien	Nennungen
Zahl der Vorstrafen	10
Regelmäßige Arbeit	9
Disziplinarstrafen	7
Art des Deliktes	7
Elternhaus	6
Alter bei 1. Haftentlassung	6
Bedingte Entlassung	5
Psychische Krankheit	5
Art der letzten Strafe	5
Alkoholismus	5
Seßhaftigkeit	3
Dauer der Haft	3
Freizeit	3
Erbliche Belastung	3
Zahl der Rückfälle	3
Ehe	3
Häusliche Situation	3
Drogen	3
Nationalität	3
Einstellung zur Familie	3
Anzahl der Täter	2
Wohngegend	2
Persönlichkeitstyp	2
Abbruch der Ausbildung	2
Kriminalität i. d. Aszendenz	2
Interlokale Kriminalität	2
Jugenddelinquenz	2
Sozialer Typ	1
Größe des Wohnorts	1
Geistiger Entwicklungsstand	1
Einstellung zur Tat	1

sprochen schmal. Rasch hat in wiederholten Veröffentlichungen (1984, 1985) auf die Unzulänglichkeiten bei Entlassungsprognosen hingewiesen, die sich im wesentlichen auf das Wohlverhalten in der Institution berufen.

Aufgaben wissenschaftlich orientierter Prognosebeurteilungen sind somit:

1. die Basis für Prognoseentscheidungen zu verbreitern,
2. Entscheidungsstrategien darzustellen, die Prognoseentscheidungen aus der subjektiven Empirie herauslösen und zu allgemein nachvollziehbaren Schlußfolgerungen führen,
3. Grenzen der empirisch begründbaren Prognoseentscheidungen aufzuzeigen.

Die Prognose bei der Entlassung aus der Maßregel

Kriterien, die für die klinische Kriminalprognose entwickelt werden, können aber nicht − wie etwa bei statistischen Verfahren − Prädiktoren mit addierba-

ren Punktewerten entsprechen, sondern sind eher Beurteilungsaspekten gleichzusetzen, die ein breites Spektrum von Information umfassen. Rasch hat 1985
auf einige sinnvolle Prognosekriterien hingewiesen. Er nannte Auslösetat, Persönlichkeit und Krankheit des Probanden, Verhalten während der Unterbringung und den Gebrauch der Freiheit als die zu beurteilenden Aspekte bei Entlassungsprognosen. In einer eigenen Analyse wurde versucht, aus Gutachten zur
Entlassungsprognose Beurteilungskriterien zu entwickeln:

Bei 36 Probanden, 2 Frauen, 34 Männer, waren Gutachten zur Entlassung
aus Haft oder Unterbringung erstellt worden. Die Begutachtung war von 6 verschiedenen Psychiatern durchgeführt worden. Die prognostische Entscheidung
wurde folgendermaßen operationalisiert:

günstig = Entlassung mit Auflagen, z. B. ambulante Behandlung oder Führungsaufsicht.
ausreichend = Entlassung aus Unterbringung oder Haft, aber stationäre oder teilstationäre Behandlung als Übergang weiterhin erforderlich.
nicht ausreichend = weitere Lockerung des Vollzugs und Aufbau eines extramuralen Versor-
gungsnetzes, um im einem konkreten Zeitraum eine Entlassung zu ermöglichen.
ungünstig = eine Entlassung kann noch nicht geplant werden.

Für eine zahlenmäßige Erfassung war die Vielzahl der im Einzelfall erhobenen
Informationen auf wenige überschaubare Merkmale zu reduzieren.

Diese Merkmale wurden als nach beiden Seiten offene Aspekte konzipiert.
Sie wurden von den einzelnen Gutachtern in unterschiedlicher Häufigkeit als
entscheidend für die Kriminalprognose gehalten (Nedopil 1986). Dies waren
im einzelnen:

− 1. Weiterbestehen oder Besserung der Krankheitssymptomatik
− 2. Krankheitseinsicht und Therapiemotivation
− 3. Umgang mit der im Vollzug gewährten Freiheit
− 4. Auseinandersetzung mit der Tat
− 5. Persönlichkeitsentwicklung während des Vollzugs
− 6. Glaubwürdigkeit des Probanden
− 7. Sozialer Empfangsraum
− 8. Zukunftsperspektiven
− 9. Affekt.

Diese Beurteilungsaspekte wurden − positiv oder negativ gewichtet − statistisch daraufhin untersucht, ob ihr Auftreten signifikant häufiger mit einer
günstigen oder ungünstigen Prognose verbunden war. Ausschlaggebend für das
Gewicht des einzelnen Kriteriums war nicht die Häufigkeit der Nennungen,
sondern die Selektivität des Kriteriums für die Prognose.

Die meisten Kriterien wurden in 15−18 Gutachten erwähnt. Lediglich zu
den Zukunftsperspektiven und zur Affektivität wurde in fast allen Gutachten
Stellung genommen.

Deutlich unterschieden waren jedoch die Eindeutigkeit der Zuordnungen
(Abb. 1): In allen 6 Fällen, in denen eine Bereitschaft zur Therapie vorhanden
war und therapeutische Maßnahmen bereits erste Ergebnisse aufwiesen, wurde
die Prognose als günstig oder ausreichend beurteilt; in 10 Fällen, bei denen
Krankheitseinsicht und Therapiemotivation fehlten, wurde die Prognose für
ungünstig oder nicht ausreichend gehalten. In der weiteren Rangordnung folgen
„sozialer Empfangsraum, Verlauf der individuellen Symptomatik, Auseinan-

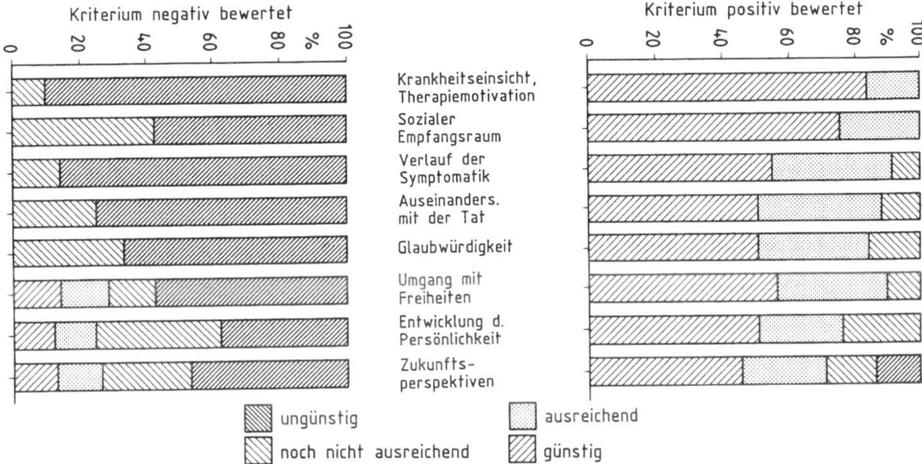

Abb. 1. Bedeutung der einzelnen Prognosekriterien für die Prognoseentscheidung bei der Entlassung aus der Maßregel

Tabelle 2. Anzahl der beurteilten Prognoseaspekte je Gutachten

Anzahl der Prognose- Aspekte pro Proband	Prognose			
	günstig	aus- reichend	nicht aus- reichend	un- günstig
1				
2		2	1	
3	4	3	4	
4	2	1	1	3
5	2		1	3
6	2	1		1
7	1			2
8				1

dersetzung mit der Tat, Glaubwürdigkeit, Umgang mit den gewährten Freiheiten, Entwicklung der Persönlichkeit, Zukunftsperspektiven, Affektivität". Bereits bei den Kriterien „Umgang mit den gewährten Freiheiten", „Entwicklung der Persönlichkeit" und „Zukunftsperspektiven" ist die prognostische Zuordnung nicht mehr ganz eindeutig gewesen.

Bei keinem der Probanden stützte sich die Prognose auf einen einzelnen Aspekt. Vielmehr traten die einzelnen Kriterien gehäuft in variabler Kombination auf. Lediglich die Kriterien „fehlende Krankheitseinsicht" und „Weiterbestehen der Symptomatik" traten bei 6 Probanden gemeinsam auf. Die Anzahl der Beurteilungsaspekte, die je Proband gewichtet wurden, schwankte zwischen 2 und 8. Die Eindeutigkeit der prognostischen Entscheidung war von der Anzahl verwertbarer Prädiktoren abhängig (Tabelle 2).

Auf Grund dieser Beurteilungsaspekte allein kann noch nicht über den weiteren Werdegang des jeweiligen Probanden entschieden werden. Sie bilden lediglich einen fundierten Bezugsrahmen, in welchem der Proband beschrieben und einer prognostischen Gruppe mit hoher oder niedriger Basisrate für Rückfälligkeit zugeordnet wird. Die kriminalprognostischen Entscheidungen beinhalten weitere Schritte. Die Schritte lassen sich zusammengefaßt folgendermaßen darstellen:

1. Beschreibung des Probanden in einem für die Prognose relevanten Bezugsrahmen.
2. Bestimmung der Wahrscheinlichkeit mit der ein Proband mit den beschriebenen Eigenschaften rückfällig wird (Benennung der Basisrate).
3. Beurteilung, ob die Wahrscheinlichkeit ausreicht, um präventive Maßnahmen zu ergreifen.

Die letzte Entscheidung gehört nicht mehr zu den Aufgaben des forensischen Psychiaters, sondern unterliegt allein der Verantwortung des Gerichts.

Dies bedeutet, daß der Psychiater dem Gericht die Zuordnung des Probanden zu einer prognostischen Gruppe, die Basisrate der Rückfälligkeit in dieser Gruppe und die Vorhersagegenauigkeit seiner Methode mitteilen sollte, der Richter aber die Entscheidung treffen muß, welches Risiko der Fehlentscheidung er zu tragen bereit ist.

Die Prognose bei der Einweisung in die Maßregel

Die subjektive richterliche Entscheidung erhält noch mehr Gewicht, wenn es um die Einweisungsprognose geht. Hierfür gibt es 2 Gründe:

1. Die Basisrate für Rückfälligkeit ist niedriger, da es sich im Gegensatz zur Entlassungsprognose um ein weniger ausgewähltes Klientel handelt.
2. Die prognostische Sicherheit ist geringer, weil im Gegensatz zur Entlassungsprognose Längsschnittbeobachtungen meist fehlen.

Dieser wesentlich größeren Unsicherheit muß sich auch der Psychiater bewußt sein: Für diese Prognose wird eine Trefferquote von 30 – 60% angenommen (Gordon 1977). Arthur (1971) bezeichnete gar eine 40%ige Trefferquote als Schallgrenze derartiger Vorhersagen.

Diese Unsicherheiten spiegeln sich auch in den 40 von uns überprüften Gutachten wider, die zur Einweisungsprognose gemäß der §§ 63 und 64 StGB Stellung nehmen sollten.

Bei 40 von 270 strafrechtlichen Gutachten, die wir systematisch untersuchten, wurde gleichzeitig mit der Frage nach der strafrechtlichen Verantwortlichkeit auch die Fragen nach der Kriminalprognose gestellt. Es handelte sich um 1 Frau und 39 Männer, Durchschnittsalter 29,2 Jahre, der jüngste war 16, der älteste 69 Jahre alt. Angeklagt waren 25 Probanden wegen eines Tötungsdeliktes, wobei in 18 Fällen das Opfer verstorben war, 9 wegen aggressiver Sexualdelikte, wie Vergewaltigung oder sexuelle Nötigung, 5 Probanden wegen Raub und 1 wegen Körperverletzung. 5mal wurde gemäß ICD-9 eine Psychose aus

Abb. 2. Häufigkeit der Prognosekriterien bei der Prognoseentscheidung für die Einweisung in
eine Maßregel

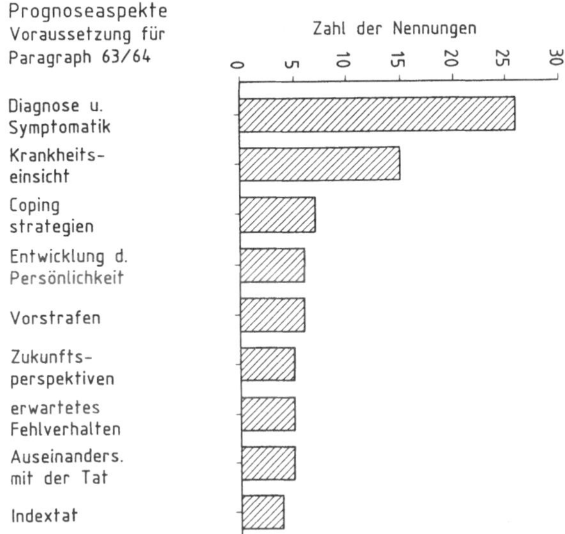

dem schizophrenen Formenkreis, 3mal eine Paraphrenie diagnostiziert; 9 Probanden litten unter hirnorganischen Psychosyndromen, bei 2 wurde eine neurotische Fehlentwicklung angenommen, bei weiteren 10 eine Persönlichkeitsstörung. 2 Probanden waren Alkoholiker, einer war polytoxikoman. Je ein weiterer war minderbegabt, sexuell deviant, einer litt an einer längerdauernden affektiven Reaktion. Bei 2 Probanden wurde keine Diagnose gestellt.

Wenngleich die Diagnose als solche keinen Rückschluß auf die Kriminalprognose erlaubte, wurde die Prognose am häufigsten mit der Diagnose und Ausmaß und Art der Symptomatik begründet. An zweiter Stelle folgen Krankheitseinsicht und Therapiemotivation, danach folgten die Coping-Strategien, die Entwicklung der Persönlichkeit, die Zahl der Vorstrafen, das erwartete Fehlverhalten, die Auseinandersetzung mit der Tat, und die Schwere der Indextat.

Eindeutige Kriterien für eine gute oder schlechte Prognose waren bei der Durchsicht der Gutachten nicht zu gewinnen. Da die Diagnose allein nicht zur Erklärung der Prognose ausreichte — die Diagnose einer schizophrenen Psychose war genauso häufig mit einer guten, wie mit einer schlechten Prognose verbunden —, wurde untersucht, ob eine Kombination von Merkmalen eine eindeutigere Zuordnung erlaubte. Dabei zeigte sich der Trend, daß weniger die nosologische Zuordnung als vielmehr das Vorhandensein der klinischen Symptomatik in Kombination mit einer noch nicht durchgeführten oder aber nicht realisierbaren Therapie am ehesten zu einer Annahme der Voraussetzungen für die §§ 63 und 64 führten. Die therapeutischen Möglichkeiten des Maßregelvollzugs — so wie er heute durchgeführt werden kann —, wurden dabei kaum berücksichtigt. Allerdings ist in manchen der Gutachten die Hoffnung auf die baldige Einführung der sozialtherapeutischen Anstalt noch implizit enthalten.

Bei den Gutachten, die auch nach den Voraussetzungen für die Anwendung der §§ 63 und 64 fragen, stehen, im Gegensatz zu den Gutachten mit

Entlassungsprognosen die Faktoren, die sich mit der Krankheit oder der krankhaften Störung des Probanden befassen, deutlich im Vordergrund. Dieser Unterschied erklärt sich aus den unterschiedlichen Populationen, die zu begutachten waren:

1. Während bei der Entlassungsprognose auch quasi gesunde Straftäter zu begutachten waren, ist bei der Einweisungsprognose die Anwendung der §§ 20 oder 21 StGB Voraussetzung für die weitergehende Fragestellung nach der Kriminalprognose. Die Anwendung der §§ 20 und 21 StGB beinhaltet aber eine krankheitswertige Störung.

2. Soziale Faktoren spielen eine wesentlich geringere Rolle, da sie sich zwischen Tat und Begutachtung kaum geändert haben; eine deutliche Änderung dieser Faktoren ist hingegen in den meisten Fällen bis zur Entlassung aus Haft oder Maßregel zu erwarten. Die Außenfaktoren, die für das Verhalten des Probanden dann mitbestimmend sein werden, sind vom Gutachter somit zum Zeitpunkt der Einleitung der Maßregel in den seltensten Fällen abzuschätzen.

Ein Aspekt wurde möglicherweise zu selten berücksichtigt, obwohl ihm unserer Auffassung nach und auch nach neuesten Untersuchungen amerikanischer Autoren (Megargee 1986) große Bedeutung bei der Kriminalprognose nach §§ 63 oder 64 zukommen sollte: die Fähigkeit und Möglichkeit des Probanden zur Änderung seiner Einstellungen und seines Verhaltens. Auf diesem Aspekt beruht auch die Vorhersage der Wirksamkeit einer Therapie. Die relativ seltene Erwähnung dieses Aspektes mag jedoch darauf zurückzuführen sein, daß er, obwohl er eine günstige Prognose nahelegt, auch ein Kriterium für die Anwendung einer Besserungsmaßregel ist und auch sein sollte.

Begrenzung der Aufgabenstellung bei Prognosegutachten

Aufnahme in und Entlassung aus dem Maßregelvollzug sind von einer Vielzahl von Faktoren abhängig. Die vom psychiatrischen Gutachter abgegebene Kriminalprognose ist lediglich eine Einflußgröße bei dieser Entscheidung. Nichtsdestoweniger ist gerade sie der meisten Kritik ausgesetzt. Diese Kritik kommt von beiden Seiten, einmal mit dem Tenor, daß zu viele zu Unrecht untergebracht sind, zum anderen vorwurfsvoll, wenn sich eine als günstig angenommene Kriminalprognose als falsch erweist. Empirische Untersuchungen ebenso wie statistisch-mathematische Überlegungen haben gezeigt, daß beide Fehler zwar verringert, aber nicht gänzlich vermieden werden können (Monahan 1981; Nedopil 1987). Die Entscheidung, welcher der beiden Fehler eher in Kauf genommen werden muß, obliegt dem Richter. Der Psychiater hat ihm hierfür das nötige Rüstzeug zu geben. Dazu gehört vor allem:

1. daß er angibt, was er voraussagen will (weiteren Krankheitsverlauf, zukünftige Delinquenz allgemein, Rückfälligkeit in bezug auf das Indexdelikt);

2. daß er seine prognostischen Abwägungen differenziert darstellt (Nennung und Gewichtung der Beurteilungsaspekte, Zuordnung des Probanden zu einer Gruppe mit einer bekannten Basisrate für das vorherzusagende Verhalten, Angaben über Zuverlässigkeit des Beurteilungsverfahrens);

3. daß er die Umstände, welche die Prognose verbessern können, aufzeigt (Therapie und Therapierbarkeit, Aktivierung von Hilfspersonen, Kontrollmöglichkeiten durch Angehörige).

Zusammenfassung

In unseren Untersuchungen haben wir versucht, die Beurteilungsaspekte, die von erfahrenen Gutachtern verwendet werden, darzustellen. Eine differenzierte Auseinandersetzung mit diesen Beurteilungsaspekten in jedem Einzelfall dürfte dazu führen, daß Prognoseentscheidungen auf eine breitere Basis gestellt werden und prognostische Schlußfolgerungen sowohl für das Gericht wie für einen Nachuntersucher nachvollziehbar gemacht werden. Diese differenzierten Überlegungen fanden sich wesentlich seltener in Gutachten, die zur Einweisung in den Maßregelvollzug Stellung nehmen sollten. Meines Erachtens sollten aber auch hier die Grundlagen für die Prognoseentscheidung, die Beurteilungsaspekte und die zur Verfügung stehende Therapie im einzelnen dargestellt werden.

Literatur

Arthur R (1971) Success is predictable. Milit Med 136:539−545
Ballard KB, Gottfredson TM (1963) Predictive attribute analysis and prediction of parole performance. Institute f. Study o. Crime a. Delinquency, Vacaville, Cal.
Brückner G (1958) Untersuchungen über die Rückfallprognose bei chronischen Vermögensverbrechern. Monatsschr Kriminol 41:93−110
Burgess EW (1928) Factors determining success or failure on parole. J Crim Law Criminol 19:241−260
Dietz PE (1985) Hypothetical criteria for the prediction of individual criminality. In: Webster CD, Ben-Aron MH, Hucker SJ (eds) Dangerousness. Cambridge University Press, Cambridge, pp 87−102
Frey E (1951) Der frühkriminelle Rückfallverbrecher. Verlag für Recht und Gesellschaft, Basel
Glueck S, Glueck ET (1950) Unraveling juvenile delinquency. Harvard University Press, Cambridge, Mass.
Gordon R (1977) A critique of the evaluation of Patuxent Institution, with particular attention to the issues of dangerousness and recidivism. Bull Am Acad Psychiat Law 5:210−255
Hoffmann P, Gottfredson D, Wilkins L, Pasela G (1974) The operational use of an experience table. Criminology 12:214−228
Langelüddeke A, Bresser PH (1976) Gerichtliche Psychiatrie. Walter de Gruyter, Berlin
Leferenz H (1972) Die Kriminalprognose. In: Göppinger H, Witter H (Hrsg) Handbuch der Forensischen Psychiatrie. Springer, Berlin Heidelberg New York, S 1347−1384
Mannheim H, Wilkins LT (1955) Prediction methods in relation to borstal training. Her Majesty's Stationary Office, London
Megargee EI (1986) Diskussionsbeitrag bei der Kriminologischen Tagung der Universität Tübingen (September 1986)
Meyer F (1959) Der kriminologische Wert von Prognosetafeln. Monatsschr Kriminol 42:214−245
Michigan State Correctional Office (1978) Assaultive risk screening sheet (zit. n. Monahan 1981)
Monahan J (1981) Predicting violent behavior. An assessment of clinical techniques. Sage, Beverly Hills

Nedopil N (1987) Prognostische Kriterien bei der psychiatrischen Begutachtung zu Maßregeln der Besserung und Sicherung (Paragraphen 63 bis 70 StGB). Vortr. b. d. bay. Akad. f. d. öffentl. Gesundheitswesen. (Publ. i. Vorb.)

Nedopil N (1986) Kriterien der Kriminalprognose bei psychiatrischen Gutachten. Eine Bestandsaufnahme aufgrund praktischer Erfahrungen. Forensia 7:167−183

Rasch W (1984) Zur Praxis des Maßregelvollzugs, Verhalten in der Institution als Basis der Prognosebeurteilung. In: Eisenbach-Stangl I, Stangl W (Hrsg) Grenzen der Behandlung, soziale Kontrolle und Psychiatrie. Westdeutscher Verlag, Opladen, S 128−138

Rasch W (1985) Die Prognose im Maßregelvollzug als kalkuliertes Risiko. In: Schwind HD (Hrsg) Festschrift für G. Blau. Walter de Gruyter, Berlin, S 309−327

Roth L (1979) A committment law for patients, doctors, and lawyers. Am J Psychiatry 136:1121−1127

Schiedt R (1936) Ein Beitrag zum Problem der Rückfallprognose. Jur. Diss. München (Zit. n. Leferenz 1972)

Witter H (1975) Zur Beurteilung der Kriminalprognose aus psychiatrischer Sicht. Forensia 1:35−38

6.15 Haftung für Selbst- und Fremdschädigungen in der klinischen Psychiatrie

H.-B. WÖMPNER

Abkürzungs- und Literaturverzeichnis

BayOblG	Bayrisches Oberstes Landesgericht
BGH	Bundesgerichtshof
BGHSt.	Entscheidungen des BGH in Strafsachen, zitiert nach Band und Seite
BGHZ.	Entscheidungen des BGH in Zivilsachen, zitiert nach Band und Seite
FamRZ	Zeitschrift für das gesamte Familienrecht, zitiert nach Jahrgang und Seite
GG	Grundgesetz
OLG	Oberlandesgericht
NJW	Neue Juristische Wochenschrift, zitiert nach Jahrgang und Seite
NStZ	Neue Zeitschrift für Strafrecht, zitiert nach Jahrgang und Seite
VersR	Versicherungsrecht, zitiert nach Jahrgang und Seite

Ärzte, Pflegepersonal und Klinikträger müssen das Mögliche und Zumutbare tun, damit ihre Patienten nicht zu Schaden kommen, und alles unterlassen, was dem abträglich sein könnte[1]. Diese Pflicht umfaßt nicht nur Maßnahmen zum Schutz des Patienten vor Schädigungen durch andere[2], sondern auch Vorkehrungen gegen krankheitsbedingte Selbstschädigungen.[3] Neben die Pflicht zum Schutz des Patienten vor anderen oder vor sich selbst tritt die Pflicht zum Schutz anderer vor dem Patienten. Diese Pflicht besteht immer dann, wenn der Patient wegen seines Zustandes der Aufsicht bedarf und der Klinikträger und seine Kräfte die Führung der Aufsicht durch Aufnahme des Patienten übernommen haben.[4]

Die Versäumung dieser Pflichten kann nicht nur zivilrechtliche Konsequenzen haben: nämlich Schadensersatz, sondern je nach Ausgang des Falles auch strafrechtliche: Strafe wegen Körperverletzung oder Tötung. Allerdings setzt solche Haftung immer ein Aufsichtsverschulden voraus. Das prüft die Rechtsprechung anhand folgender Kriterien[5]:

a) War die Selbst- oder Fremdschädigung vorhersehbar?

b) Wenn ja: Wurden die erforderlichen Vorkehrungen getroffen, um sie zu vermeiden?

---

[1] BGH, VersR 60, 1014

[2] BGH, FamRZ 76, 210

[3] BGH, VersR 54, 290; VersR 57, 480; VersR 60, 1014; BGHZ 38, 39; OLG Frankfurt, VersR 79, 451; OLG Hamm, VersR 83, 43; OLG Düsseldorf, VersR 83, 739; VersR 84, 193; VersR 84, 1173

[4] BGH, FamRZ 76, 210; BGH, NJW 86, 677

[5] s. Fn. 3; Marburger, VersR 71, 777, 785; Wolfslast, NStZ 84, 106

Aktuelle Kernfragen in der Psychiatrie
Herausgegeben von F. Böcker und W. Weig
© Springer-Verlag Berlin Heidelberg 1988

Ist a) zu bejahen, b) zu verneinen, ist der Haftungstatbestand erfüllt.

Beide Fragen sind im Kern medizinischer Natur. Ob der Schaden vorhersehbar war, ist eine Frage zutreffender Diagnose und Prognose.[6] Ob sie in Ausschöpfung der jeweils gültigen psychiatrischen Standards möglich waren, beantwortet das Gericht mit Hilfe des psychiatrischen Sachverständigen.[7] Diagnose und Prognose wiederum bestimmen Art und Ausmaß der Sicherungen.[8] Auch hier hat der medizinische Sachverständige das Wort, aber nicht das letzte.[9] Was an Sicherheitsmaßnahmen erforderlich ist, ist eine Rechtsfrage. Sie beantwortet der Richter. Und er fragt nicht, was generell üblich oder speziell gebräuchlich oder möglich, sondern was objektiv erforderlich ist.

Zusammenfassend gilt: Die Sicherheit des Patienten und gefährdeter Dritter ist zu gewährleisten. Für die Erfüllung dieser Pflicht haben Ärzte, Pflegepersonal und Klinikträger gleichermaßen einzustehen. Mangel an Personal oder unzureichende Ausstattung exculpieren i. d. R. nicht.[10]

Bestimmte Maßnahmen wie Einschließung, Fixierung, Sedierung usw. ohne oder gegen den Willen des Patienten erfüllen den Tatbestand der Freiheitsentziehung, Nötigung oder Körperverletzung. Sie sind also rechtswidrig, sofern nicht ein Rechtfertigungsgrund eingreift. Bei förmlich untergebrachten Patienten liefern die Unterbringungs- und Verwaltungsvollstreckungsgesetze der Länder den Rechtfertigungsgrund für solcherlei Eingriffe in Freiheits- und Integritätsrechte. Diese Rechtsgrundlage versagt aber bei Patienten, die nicht untergebracht sind. Wie läßt sich hier der Zwang rechtfertigen, ja läßt er sich im Hinblick auf Art. 104 GG – Freiheitsentziehung nur aufgrund förmlichen Gesetzes und richterlicher Anordnung – überhaupt rechtfertigen?[11]

Die zitierte Rechtsprechung verschwendet keinen Gedanken an dieses Problem. Vielmehr setzt sie die Zulässigkeit von Zwangsmaßnahmen auch gegen nicht Untergebrachte als selbstverständlich voraus, macht sie doch in casu das Unterlassen solchen Zwanges den Aufsichtspersonen gerade zum Vorwurf. Das ist um so kurioser, als dieselbe Rechtsprechung es bei Strafe und Schadensersatz verbietet, das nahezu sakrosankte Selbstbestimmungsrecht des Patienten zu übergehen, und sei es aus noch so gutgemeinten Gründen.

Gleichwohl ist die Rechtsprechung im Ergebnis richtig. Art. 104 GG richtet sich in erster Linie an die Adresse der öffentlichen Gewalt, nicht an Private; und er gilt jedenfalls nicht für kurzfristige Freiheitsentziehungen. Sie sind auch ohne richterliche Anordnung möglich. Das heißt aber noch nicht, daß sie rechtens sind. Dazu bedarf es vielmehr in jedem Einzelfall der sachlichen Rechtfertigung.

---

6 Marburger, aaO; Wolfslast, aaO
7 BGH, VersR 54, 290; VersR 57, 480
8 Marburger, aaO; Wolfslast, aaO
9 s. Fn. 7, 8
10 BGH, VersR 54, 290; VersR 60, 1014; BayrObLG, VersR 80, 873; OLG Düsseldorf, VersR 84, 194; Marburger, aaO
11 Näher dazu: Wömpner/Kinzler, Schwierige Patienten, Grundriß des Medizinrechts f. Ärzte, Kap.: Zwangsmaßnahmen gegen nicht Untergebrachte, perimed-Verlag, Erlangen, Ersch. in Kürze

Man ist versucht, die Wahrnehmung der Aufsichtspflicht als solche zur Rechtfertigung des Zwanges heranzuziehen, und zwar mit dem Argument: Wer schon zum Handeln verpflichtet sei, müsse erst recht dazu berechtigt sein. Das ist ein Zirkelschluß. Denn er impliziert, daß die Rechtsordnung Pflichten statuiert, fremde Rechtsgüter zu verletzen. Solche Pflichten gibt es nicht: Das Recht geht davon aus, daß man seine Pflicht tut, ohne fremde Rechte anzutasten. Umgekehrt wird ein Schuh daraus: Ist die Pflicht nur um den Preis der Verletzung fremder Rechte zu erfüllen, dann entfällt sie, weil von Rechts wegen nicht erfüllbar, es sei denn, der Eingriff in fremde Rechte ist ausnahmsweise erlaubt. In diesem Falle besteht die Pflicht weiter, als Pflicht nämlich, von der Erlaubnis Gebrauch zu machen.[11]

Scheidet die Aufsichtspflicht mithin als Rechtfertigung aus, bleibt nur der Rekurs auf die klassischen Rechtfertigungsgründe.[11] Zu erwägen wäre Rechtfertigung aus dem Gesichtspunkt der Sozialadäquanz oder — in Anlehnung an BGHSt. 13, 197 — der Selbsthilfe kraft ärztlicher Fürsorge.[11] Wem das juristisch zu gewagt erscheint, muß auf rechtfertigenden (Defensiv-)Notstand gemäß §§ 34 StGB, 228 BGB zurückgreifen[11]: Der Patient, der zustandsbedingt sich oder andere zu einem ungewissen Zeitpunkt — alsbald oder später — zu schädigen droht, bildet eine sog. „Dauergefahr", der man i. R. des Verhältnismäßigen mit angemessenen Mitteln wehren darf.

6.16 Rechtlich-ethische Empfehlungen zum Einsatz von Video in Nervenkliniken

B. KÜGELGEN

Einführung

So wie man kein Röntgengerät betreiben darf, ohne sich mit den physikalischen Grundlagen und den Sicherheitsvorschriften befaßt zu haben, so stellt die Lösung rechtlicher Probleme eine wichtige Voraussetzung dar, um die Videotechnik patientenbezogen in der Medizin einsetzen zu dürfen.

Wenn von Patienten Videoaufnahmen angefertigt werden, so sind sowohl arzt- wie auch medienrechtliche Aspekte zu bedenken. − Die rechtlichen Vorschriften sind mit den praktischen Erfordernissen in Einklang zu bringen und es lassen sich durchaus praktikable Richtlinien entwickeln. Es ist durchaus ein gesetzlicher Rahmen zum Einsatz des Videos in der Medizin erkennbar: Art. 5 des Grundgesetzes regelt die Meinungs- und Pressefreiheit sowie die Freiheit der Kunst und der Wissenschaft. Ein derartiges Grundrecht enthält als immanente Grenze nur andere Vorschriften des Grundgesetzes, hier besonders Art. 2 des Grundgesetzes über die Freiheitsrechte, also die Willensfreiheit und das Selbstbestimmungsrecht. Zwischen den verschiedenen Grundrechten muß sorgfältig abgewogen werden, hierbei sind die Vorschriften der *Schweigepflicht* und des *Kunsturhebergesetzes* hilfreich.

Die Schweigepflicht

Die Vorschriften der Schweigepflicht sind dem Arzt und seinen Mitarbeitern, wie sie im § 203 des Strafgesetzbuches aufgeführt sind, in der Regel vertraut. Die Schweigepflicht gilt auch nach dem Tode weiter. Es handelt sich um ein höchst persönliches Recht, die Entbindung kann nur von dem Geheimnisträger selbst vorgenommen werden. Im Gesetz ist vorgesehen, mit Zustimmung des Betroffenen das Geheimnis auf die unter § 203 aufgeführten Mitarbeiter auszuweiten. Verstöße gegen die Schweigepflicht werden nur auf Antrag verfolgt, nur der fahrlässige Verstoß ist strafbar.

Das Kunsturhebergesetz

§ 22 bis 24 des Kunsturhebergesetzes regelt das Recht am eigenen Bilde. Die Bedeutung dieser Vorschrift ist vielen unbekannt, gemeint ist die ungenehmigte öffentliche Verbreitung des Bildnisses einer Person. § 23 schränkt den Schutz-

Aktuelle Kernfragen in der Psychiatrie
Herausgegeben von F. Böcker und W. Weig

umfang des Rechtes am eigenen Bilde dahingehend ein, daß die Verbreitung zulässig ist, wenn sie einem höheren Interesse der Kunst oder der Wissenschaft dient. Aber auch in diesen Fällen ist die Verbreitung dann unzulässig, wenn sie berechtigte Interessen des Abgebildeten oder seiner Angehörigen verletzt. Auf die im Kunsturhebergesetz garantierten Rechte kann verzichtet werden. Zunehmend wird das Kunsturhebergesetz dahingehend interpretiert, daß nicht nur die *Verbreitung,* sondern schon die *Erstellung* eines Bildnisses gemeint ist. Das Kunsturhebergesetz trägt dem elementaren Interesse der Menschen Rechnung, daß ihr Verhalten nicht ohne ihre Kontrolle festgehalten wird. Allein das Bewußtsein, daß eine unerwünschte Aufnahme angefertigt werden könnte, schafft Unsicherheit, die das Verhalten gegenüber Mitmenschen wesentlich beeinträchtigt. Ein Patient sollte nie grundsätzlich damit zu rechnen haben, daß von ihm ohne sein Wissen Videoaufnahmen angefertigt werden, wenn er sich in ärztliche Behandlung begibt. Gerade deswegen sind versteckte Kameras und Mikrofone in Kliniken grundsätzlich abzulehnen. Selbstverständlich gilt das Kunsturhebergesetz nicht nur für Patienten, sondern auch für Ärzte und Psychologen, Krankengymnasten und Schwestern.

Empfehlungen

Wie kann man nun in der Praxis mit Video patientenbezogen arbeiten?

Eine erste organisatorische Voraussetzung ist die Einbindung einer Videoanlage in die Klinik, wie andere Einrichtungen ist sie bestimmten ärztlichen Mitarbeitern zuzuordnen. Viele im nachfolgenden erhobenen Forderungen lassen sich nur dann durchführen und mit hinreichender Sicherheit gewährleisten. Dieser selbstverständlich erscheinenden Forderung laufen die vom Wissenschaftsrat geforderten Medienzentren diametral entgegen. Ein Videoband mit erkennbaren Patienten kann nicht an Dritte, nicht der Klinik angehörende Personen zur Weiterbearbeitung überlassen werden.

Wichtigste Maßgabe für den Umgang mit Videobändern ist der vorgesehene Verwendungszweck. Analyse von Hyperkinesen, EEG-Doppelbild-Aufzeichnungen, Videoaufnahmen im Schlaflabor, Videoüberwachung auf Intensivstationen sind Beispiele für den Einsatz für Video bei der Diagnostik, die Selbstkonfrontation mit der eigenen Videoaufnahme in ihren vielfältigen Formen (also beim deliranten Patienten oder zur Analyse des Verhaltens in der Gruppe) sind Beispiele für Videoeinsätze in der Therapie. Hierbei entstehen wenig Probleme, ein analoges Verhalten zu anderen ärztlichen Maßnahmen bei Diagnostik und Therapie ist statthaft: Nach angemessener Aufklärung und schriftlichem Einverständnis, soweit der Patient hierzu in der Lage ist, kann die Videoaufnahme angefertigt werden. Wenn der vorgesehene Zweck erfüllt ist, ist das Videoband zu löschen; in der Zwischenzeit ist eine Lagerung und Aufbewahrung zu gewährleisten, die anderen ärztlichen Unterlagen und der Krankengeschichte gleichzusetzen ist.

Meistens wird jedoch ein Videoband für die Lehre erstellt. — In jedem Fall ist dem Patienten *vor* der Aufnahme das Wesen einer Videoaufnahme zu erklären, am besten in Form eines Informationsblattes, schon alleine wegen der

Überprüfbarkeit. Die schriftliche Einverständniserklärung mit klarer Festlegung des Verwendungszweckes kann erst *nach* der Videoaufnahme erfolgen. Der Patient muß den Gegenstand der Ausweitung der Schweigepflicht, also hier den Verlauf der Videoaufnahme, kennen. Die pauschalen Entbindungen von der Schweigepflicht, wie sie auch die Versicherungsgesellschaften immer noch verwenden, sind unsinnig und m. E. rechtlich völlig wirkungslos. Dem Patienten muß das Videoband nicht gezeigt werden, er kennt den Inhalt von der Aufnahme her; es sei denn, er bittet ausdrücklich darum. Die nichttherapeutische Selbstkonfrontation hat häufig negative Effekte.

Eine korrekte oder sogar möglichst günstige Kameraführung, technisch einwandfreie Farbqualität sind ebenso zu fordern wie eine möglichst geringe manipulative Bandbearbeitung. Eine hastige Folge kurzer Schnitte kann eine ursprüngliche Videoaufnahme und damit den Eindruck über den Patienten völlig verändern, längere, mindestens etwa 2minütige Aufnahmeabschnitte ermöglichen dem Betrachter zunehmend, sich ein eigenes Urteil zu bilden. Im Gegensatz zur persönlichen Vorstellung besteht beim Videoband die Möglichkeit, alle heiklen und auch für das Lernziel wenig relevanten Szenen herauszuschneiden. Auch hierin unterscheidet sich das Videoband von der Krankengeschichte: diese sollte so umfangreich wie möglich sein, jenes nur das für das Lernziel Notwendigste enthalten. Hinsichtlich der Auflagen bei der Archivierung sind jedoch beide gleich einzustufen.

Bei der *wissenschaftlichen Auswertung* scheint eine analoge Behandlung des Videobandes zur Krankengeschichte berechtigt zu sein. Ein Patient muß damit rechnen, wenn er dies nicht ausdrücklich ausschließt, daß die an einem Krankenhaus tätigen Ärzte über seine Erkrankung erfahren, dies ergibt sich schon aus den gemeinsamen Röntgenkonferenzen, Chefarztvisiten etc. Dementsprechend ist auch die wissenschaftliche Auswertung der Krankengeschichte durch die der Klinik angehörenden Ärzte üblich. Dies ist aber nicht unproblematisch, insbesondere wenn zwischen der Behandlung und der wissenschaftlichen Auswertung einige Jahre vergangen sind. Der Patient überschaut gar nicht mehr die Vielzahl der Ärzte und auch des medizinischen Hilfspersonals, die sich Zugang zu seiner Krankengeschichte verschaffen können.

Eine weitere Anwendung von Video ist die Öffentlichkeitsarbeit. Führungen von Laien sind für das Ansehen psychiatrischer Einrichtungen und auch den Abbau von Vorurteilen sicherlich wichtig und nötig, jedoch nicht das entwürdigende Bestaunen der Kranken. Alleine die Tatsache, Patient einer psychiatrischen Einrichtung zu sein, ist eine schutzwürdige Information. Auch hier kann über die Videotechnik die Beeinträchtigung der Kranken verringert oder sogar aufgehoben werden. Mit etwas Aufwand und einiger Mühe lassen sich sehr schöne Videoaufnahmen erstellen, ohne daß die Kranken identifiziert werden können.

Zwischen den Aufgaben in der Patientenversorgung, der Lehre und der Forschung, bei der uns die Videotechnik hilfreich sein kann, einerseits und der Fürsorgepflicht für den Patienten gibt es einen beträchtlichen Entscheidungsspielraum. Dies kann nur durch Verhaltensweisen der Ärzte, die von Verantwortung und Sorgfalt geprägt sind, aufgefangen werden. Detaillierte juristische Vorschriften für jeden Einzelfall sind gar nicht erwünscht und eher lähmend.

Das heißt aber auch, daß manches, was rechtlich erlaubt sein kann, dennoch nicht vollzogen wird.

Die phantastischen Möglichkeiten des Mediums Video können uns gerade in der Psychiatrie in Diagnostik und Therapie, in der Forschung, in der Lehre und in der Öffentlichkeit hervorragende Hilfe leisten, manches wird erst durch die Videotechnik möglich. Dennoch ist der unbedachte und z.T. schon einfältige Umgang mit diesem Medium besorgniserregend. So wie man eine technisch insuffiziente Röntgenabteilung schließen muß, so ist tatsächlich zu befürchten, daß wir einen Teil dieser großartigen Möglichkeiten verspielen werden, wenn die rechtlich-ethischen Erwägungen nicht von allen, die Video patientenbezogen einsetzen, ernstgenommen werden.

Literatur

Kügelgen B (Hrsg) (1982) Video und Medizin. Perimed, Erlangen
Kügelgen B (Hrsg) (1988) Video in Psychiatrie und Psychotherapie. Springer, Berlin Heidelberg New York Tokyo (im Druck)

6.17 Die Einstellung der Ärzte zur Aufklärung psychisch Kranker

H.-J. LUDERER und W. LOSKARN

Einleitung

Jeder Patient hat das Recht, über sein gesundheitliches Geschick selbst zu bestimmen, solange er die Verantwortung hierzu tragen kann. Ärztliche Eingriffe wie Operationen, invasive diagnostische Maßnahmen, Bestrahlungen oder Behandlung mit Medikamenten gelten als Körperverletzung, wenn der Patient mit diesen Eingriffen nicht einverstanden ist. Ein Patient kann jedoch nur dann in einen Eingriff einwilligen, wenn er die Bedeutung dieses Eingriffs kennt. Der Arzt ist verpflichtet, dem Patienten sowohl den Zweck als auch die Gefahren jedes Eingriffs darzulegen, um dem Patienten zu einer eigenveratnwortlichen Entscheidung zu verhelfen. Darüber hinaus ist er jedoch auch verpflichtet, den Patienten ganz allgemein über Befund, Diagnose und die sich daraus ergebenden praktischen Konsequenzen aufzuklären (Möllhoff 1981).

Auch psychisch Kranke müssen in angemessener Weise über Diagnose, Therapie und die Risiken dieser Therapie informiert werden. Helmchen (1981) warnt jedoch davor, die gesetzlichen Vorschriften „als Forderung nach vollständiger und sofortiger Aufklärung" zu verstehen und weist darauf hin, daß in der Psychiatrie sowohl die Aufklärung über die Diagnose als auch die Aufklärung über die Risiken der Therapie mit besonderer Vorsicht, dem Zustand des Patienten angepaßt und einfühlsam vorgenommen werden muß, ohne allerdings dem Patienten mehr als unbedingt notwendig zu verschweigen.

Das offene Gespräch mit dem Patienten über seine Krankheit scheint für viele Ärzte eine eher unangenehme Pflicht zu sein, gerade bei körperlich Kranken mit ungünstiger Prognose (McIntosh 1976; Raspe 1983; Köhle et al. 1985), jedoch auch bei psychisch Kranken. So führten Zöllner u. Döpp (1979) mit 93 schizophrenen und 34 endogen-depressiven Patienten Gespräche über Kenntnis und Akzeptanz der Diagnose. Die behandelnden Ärzte wurden nach ihrem Aufklärungsverhalten befragt. Nach Angabe der Ärzte wurden nur mit 28% der Patienten Gespräche über die Diagnose geführt. Bei einem Drittel dieser Patienten wurde nicht die wissenschaftliche Krankheitsbezeichnung genannt, sondern die Diagnose umschrieben. Bei 45% der Patienten wurden deshalb keine Gespräche über die Diagnose geführt, weil der zum Zeitpunkt der Befragung zuständige Arzt der Meinung war, ein früher behandelnder Arzt habe diese Aufgabe bereits erledigt.

Auch bei Gesprächen über mögliche Nebenwirkungen der Psychopharmakotherapie sind viele Ärzte eher zurückhaltend. Benson (1984) befragte 60 Psychiater aus North Carolina/USA, welche Informationen sie ihren unter

Aktuelle Kernfragen in der Psychiatrie
Herausgegeben von F. Böcker und W. Weig
© Springer-Verlag Berlin Heidelberg 1988

Neuroleptikabehandlung stehenden Patienten bezüglich der Medikamente geben. Die meisten Ärzte gaben an, mit den Patienten über Sinn und Zweck der medikamentösen Behandlung, über akute Nebenwirkungen und Zeichen der Überdosierung zu sprechen. Schwerere mögliche Nebenwirkungen, wie z. B. Blutbildschäden, insbesondere aber auch die Gefahr von Spätdyskinesien wurden jedoch meist nur erwähnt, wenn sich der Patient gezielt danach erkundigte oder in ganz besonders gelagerten Fällen.

Dabei hatte die American Psychiatric Association ihre Mitglieder bereits 1980 aufgefordert, sich mit den Patienten grundsätzlich über ihre Erkrankung, über die positiven Wirkungen der therapeutischen Maßnahmen und über die möglichen Nebenwirkungen einschließlich der Gefahr des Auftretens von Spätdyskinesien zu verständigen (Baldessarini et al. 1980).

Fragestellung und Methoden

Es ist bisher noch nicht untersucht worden, inwiefern das Informationsverhalten in der Psychiatrie tätiger Ärzte von der Diagnose des Patienten abhängt. Wir befragten zwischen Februar 1985 und März 1986 99 Ärzte an sechs psychiatrischen Krankenhäusern, wie sie üblicherweise mit ihren Patienten über deren Krankheit sprechen. Die Daten wurden mit Hilfe eines Fragebogens erhoben, der jedem Arzt mündlich erläutert wurde.

Ergebnisse

Die befragten Ärzte fanden eine umfassende Aufklärung bei Patienten mit schizophrenen Psychosen weniger erstrebenswert als bei anderen Diagnosen (Tabelle 1, $\chi^2 = 70$, df = 3, p < 0,001).

Wie Tabelle 2 zeigt, wird die Diagnose „Schizophrenie" in der Regel umschrieben, während Patienten mit Zyklothymien und Abhängigkeitskrankheiten meist die wissenschaftliche Krankheitsbezeichnung mitgeteilt wird ($\chi^2 = 160$, df = 3, p < 0,001).

Die Diagnose „Schizophrenie" wurde häufig mit dem Begriff der „Psychose" umschrieben, daneben fanden sich jedoch auch allgemeine Bezeichnungen wie z. B. „Stoffwechselerkrankung des Gehirns", „psychische Erkrankung" und irreführende Bezeichnungen wie „besondere Verletzlichkeit", „Persönlichkeitsstörung" oder „Depression" (Tabelle 3).

Tabelle 1. Anzahl der Psychiater, die es erstrebenswert finden, Patienten möglichst umfassend aufzuklären (n = 99)

Diagnosegruppe	
Schizophrenie	67 (68%)
Zyklothyme Manie	94 (95%)
Zyklothyme Depression	95 (96%)
Alkohol- oder Medikamentenabhängigkeit	99 (100%)

Tabelle 2. Anzahl der Psychiater, die dazu tendieren, im Gespräch mit Patienten die genaue Krankheitsbezeichnung zu umschreiben (n = 99)

Schizophrenie	77 (78%)
Zyklothyme Manie	22 (22%)
Zyklothyme Depression	13 (13%)
Alkohol- oder Medikamentenabhängigkeit	3 (3%)

Tabelle 3. Umschreibung der Krankheitsbezeichnung „Schizophrenie" im Gespräch mit dem Patienten (n = 99)

„Schizophrenie"	21 (21%)
„Psychose", „endogene Psychose", als ausschließliche Umschreibung	37 (37%)
„Psychose" o. „endogene Psychose" in Kombination mit allgem.-unverbindlichen Umschreibungen	8 (8%)
Ausschließlich allgemein-unverbindliche Umschreibungen	21 (21%)
„Psychose" o. „endogene Psychose" in Kombination mit irreführenden Umschreibungen	2 (2%)
Ausschließlich irreführende Umschreibungen	5 (5%)
Keine Angabe	5 (5%)

Ähnliche allgemein unverbindliche oder irreführende Ersatzbezeichnungen verwendeten die Ärzte auch im Gespräch mit Patienten, die an Zyklothymien erkrankt waren, jedoch wesentlich seltener als bei schizophrenen Patienten. Nur drei Ärzte gaben an, im Gespräch mit abhängigen Patienten die wissenschaftliche Krankheitsbezeichnung zu umschreiben und von „Problemen mit dem Alkohol" zu sprechen.

Nahezu alle Ärzte sprachen bei der Aufklärung von Patienten mit schizophrenen Psychosen medikamentöse Therapie, Medikamentennebenwirkungen sowie die Möglichkeit des Wiederauftretens der Erkrankung an. Familiäre Häufung und Häufigkeit der Erkrankung wurden von etwa der Hälfte, die Möglichkeit längerfristiger Behinderung von weniger als einem Drittel der Ärzte zum Thema der Aufklärung gemacht. Bei Patienten mit Zyklothymien zeigte sich ein ähnliches Bild: Häufigkeit und familiäre Häufung der Erkrankung wurden nur von der Hälfte der Ärzte angesprochen. Bei der Aufklärung alkoholabhängiger Patienten standen erwartungsgemäß die Notwendigkeit lebenslanger Abstinenz, die Vermittlung ambulanter Therapiemöglichkeiten, körperliche und psychosoziale Folgen von Mißbrauch und Abhängigkeit sowie der Ablauf einer stationären Entwöhnungsbehandlung im Vordergrund. Der Unterschied zwischen Mißbrauch und Abhängigkeit wurde nur von etwas mehr als der Hälfte der Ärzte dargelegt, auf den Unterschied zwischen Gamma- und Delta-Alkoholismus gingen nur 22% der Befragten ein.

Die umfassende Aufklärung der Angehörigen wurde von fast allen Ärzten bei allen Diagnosegruppen als wichtig erachtet. Dies bedeutet, daß bei Schizophrenien die Aufklärung der Angehörigen von den meisten Ärzten als wichtiger angesehen wird als die Aufklärung der Patienten ($\chi^2 = 18{,}5$, p < 0,001).

Tabelle 4. Zielgruppen der Aufklärung

Wichtiger ist nach Auffassung der befragten Ärzte (n = 99) die Information

des Patienten	der nächsten Angehörigen	beides ist gleich wichtig	Patientengruppe (diagnostische Bezeichnung)
0 (0%)	*62 (63%)*	37 (37%)	Schizophrenie mit Plussymptomatik, Patient nicht krankheitseinsichtig
16 (16%)	8 (8%)	*75 (76%)*	Schizophrenie mit Plussymptomatik, Patient krankheitseinsichtig
4 (4%)	24 (24%)	*73 (74%)*	Schizophrenie mit Minussymptomatik
0 (0%)	*61 (62%)*	38 (38%)	Zyklothyme Manie, Patient nicht krankheitseinsichtig
11 (11%)	2 (2%)	*86 (87%)*	Zyklothyme Manie, Patient krankheitseinsichtig
7 (7%)	29 (29%)	*63 (64%)*	Zyklothyme Depression, Patient nicht krankheitseinsichtig
16 (16%)	2 (2%)	*81 (82%)*	Zyklothyme Depression, Patient krankheitseinsichtig
1 (1%)	*54 (55%)*	44 (45%)	Alkohol- u. Medikamentenabhängigkeit, Pat. nicht krankheitseinsichtig u. erheblich psychoorganisch verändert
3 (3%)	18 (18%)	*57 (58%)*	Alkohol- o. Medikamentenabhängigkeit, Pat. nicht krankheitseinsichtig (n = 78)
16 (16%)	4 (4%)	*79 (80%)*	Alkohol- o. Medikamentenabhängigkeit, Pat. krankheitseinsichtig
1 (1%)	*47 (48%)*	51 (52%)	Körperlich begründbare Psychosen mit schweren Behinderungen
10 (10%)	6 (6%)	*83 (84%)*	Körperlich begründbare Psychosen mit leichten Behinderungen

Tabelle 5. Anzahl der Psychiater, welche die Aufklärung der Angehörigen von der Zustimmung der Patienten abhängig machen

Diagnosegruppe	
Schizophrenie mit Plussymptomatik, Patient nicht krankheitseinsichtig	29 (29%)
Schizophrenie mit Plussymptomatik, Patient krankheitseinsichtig	67 (68%)
Schizophrenie mit Minussymptomatik	57 (58%)
Zyklothyme Manie, Patient nicht krankheitseinsichtig	28 (28%)
Zyklothyme Manie, Patient krankheitseinsichtig	66 (67%)
Zyklothyme Depression, Patient nicht krankheitseinsichtig	31 (31%)
Zyklothyme Depression, Patient krankheitseinsichtig	69 (70%)
Alkohol- oder Medikamentenabhängigkeit, Patient nicht krankheitseinsichtig und erheblich psychoorganisch verändert	27 (27%)
Alkohol- oder Medikamentenabhängigkeit, Patient nicht krankheitseinsichtig	37 (37%)
Alkohol- oder Medikamentenabhängigkeit, Patient krankheitseinsichtig	70 (71%)
Körperlich begründbare Psychosen mit schweren Behinderungen	30 (30%)
Körperlich begründbare Psychosen mit leichten Behinderungen	64 (65%)

Wie Tabelle 4 zeigt, wird insgesamt die Aufklärung der Angehörigen bei krankheitseinsichtigen Patienten als genauso wichtig und bei krankheitsuneinsichtigen Patienten als wichtiger angesehen als die Aufklärung der Patienten.

Recht unterschiedliche Antworten gab es bei der Frage, bei welcher Gruppe von Patienten die Information der Angehörigen von der Zustimmung der Patienten abhängig gemacht wird. 30 Ärzte gaben an, grundsätzlich das Einverständnis der Patienten einzuholen, während 19 Ärzte das Einverständnis der Patienten grundsätzlich voraussetzten. Insgesamt wurde bei krankheitseinsichtigen Patienten von etwa zwei Dritteln der Ärzte das Einverständnis der Patienten eingeholt, bei krankheitsuneinsichtigen Patienten von etwa einem Drittel (Tabelle 5).

Diskussion

In der hier skizzierten Studie wurde nicht das Informationsverhalten der Ärzte, sondern deren Einstellung zur Informationsvermittlung bei psychisch Kranken untersucht. Bei derartigen Einstellungsuntersuchungen pflegen die Befragten grundsätzlich nicht ihr tatsächliches Verhalten zu beschreiben, sondern das Verhalten, das sie gerne realisieren möchten. Auch hierbei zeigt sich jedoch, daß viele Ärzte dazu tendieren, unangenehme Inhalte bei Gesprächen mit den Patienten zu vermeiden. Zu diesen Inhalten gehören die familiäre Häufung bei Patienten mit endogenen Psychosen, die Möglichkeit des Auftretens von Residualsyndromen und die diagnostische Bezeichnung selbst bei Patienten mit Schizophrenien. Überhaupt nehmen die Patienten mit Schizophrenien eine Sonderstellung ein: Die Aufklärung wird bei dieser Patientengruppe als weniger wichtig erachtet als bei Patienten mit anderen Diagnosen, die wissenschaftliche Krankheitsbezeichnung wird häufig nicht genannt, das Gespräch über längerfristige Behinderungen im Sinne von Residualsyndromen wird vermieden.

Es ist fraglich, ob diese Zurückhaltung in jedem Fall dem Patienten gerecht wird, ob ein grundsätzliches Vermeiden der Krankheitsbezeichnung „Schizophrenie" nicht den negativen Wertakzent dieses Wortes weiter verfestigt. Es ist auch schwer nachzuvollziehen, wie sich ein in der Psychiatrie tätiger Arzt mit dem Patienten beispielsweise über die Notwendigkeit von Rehabilitationsmaßnahmen verständigen kann, wenn er nicht die krankheitsbedingten Behinderungen des Patienten zum Gesprächsthema macht.

Dies soll nicht als Plädoyer für bedingungslose Aufklärung mißverstanden werden: Wünschenswert erscheint es jedoch, das Ausmaß der Offenheit weniger von der Diagnose als vom Patienten selbst abhängig zu machen, im Gespräch mit dem Patienten von dessen diagnostischem und therapeutischem Vorwissen und dessen Krankheitsmodell auszugehen, ihm immer wieder die Beantwortung von Fragen anzubieten und sich immer wieder rückzuversichern, ob er die Antworten auch tatsächlich verstanden und akzeptiert hat.

Das Gespräch über die Krankheit ist für den Patienten dann hilfreich, wenn es dem Arzt gelingt, ein Verhalten zu realisieren, das gleichermaßen von Aufrichtigkeit und Rücksichtnahme gekennzeichnet ist.

Literatur

Baldessarini RJ, Cole JO, Savid JM et al. (1980) Tardive dyskinesia: Summary of a Task Force Report of the American Psychiatric Association. Am J Psychiatry 137:1163−1172

Benson PR (1984) Informed consent: Drug information disclosed to patients prescribed antipsychotic medication. J Nerv Ment Dis 172:642−653

Helmchen H (1981) Aufklärung und Einwilligung bei psychisch Kranken. In: Bergener M (Hrsg) Psychiatrie und Rechtsstaat. Luchterhand, Neuwied

Köhle K, Simons C, Kubanek B (1985) Zum Umgang mit unheilbar Kranken. In: Uexküll T von (Hrsg) Psychosomatische Medizin. Urban &. Schwarzenberg, München

McIntosh J (1976) Patient's awareness and desire for information about diagnozed but undisclosed malignant disease. Lancet 20:300−303

Möllhoff G (1981) Die Aufklärungspflicht des Arztes. In: Bergener M (Hrsg) Psychiatrie und Rechtsstaat. Luchterhand, Neuwied

Raspe H-H (1983) Aufklärung und Information im Krankenhaus. Vandenhoeck & Ruprecht, Göttingen

Zöllner H-M, Döpp S (1979) Die Einstellung depressiver und schizophrener Kranker zu ihrer Diagnose. Nervenarzt 50:28−32

Verzeichnis der Autoren

Althoff, A., Dr. med., Jugendpsychiatrische Abteilung der Heckscherklinik München, Rottmannshöhe, D-8137 Berg/Starnberger See 3

Babatz, H., Ltd. Oberstaatsanwalt, Staatsanwaltschaft Dortmund, Saarbrücker Str. 5−9, D-4600 Dortmund

Bauer, J., Prof. Dr. med., Fachbereich Sozialwesen der Universität Bamberg, Feldkirchenstr. 21, D-8600 Bamberg

Bayerlein, R., Dr. med., Nervenkrankenhaus des Bezirks Oberfranken, Cottenbacher Str. 23, D-8580 Bayreuth

Bell, V., Dipl.-Psychologe, Bezirkskrankenhaus Günzburg, Abteilung Psychiatrie II der Universität Ulm, Ludwig-Heilmeyer-Str. 2, D-8870 Günzburg

Blumenthal, S., Dipl.-Psychologe, Dr., Bezirkskrankenhaus Günzburg, Sozialpsychiatrische Forschungsstelle, Ludwig-Heilmeyer-Str. 2, D-8870 Günzburg

Blumenthal, W., Dr. med., Neurologisches Rehabilitationszentrum für Kinder und Jugendliche, Johannes-Ritter-Str. 100, D-2034 Geesthacht

Böcker, F., Prof. Dr. med., Nervenkrankenhaus des Bezirks Oberfranken, Cottenbacher Str. 23, D-8580 Bayreuth

Böcker, F. M., Dr. med., Psychiatrische Klinik mit Poliklinik der Universität Erlangen-Nürnberg, Schwabachanlage 6, D-8520 Erlangen

Bogerts, B., Dr. med., Rheinische Landesklinik, Psychiatrische Klinik der Universität Düsseldorf, Bergische Landstr. 2, D-4000 Düsseldorf 12

Böning, J., Prof. Dr. med., Psychiatrische Klinik und Poliklinik der Universität Würzburg, Füchsleinstr. 15, D-8700 Würzburg

Buchkremer, G., Prof. Dr. med., Klinik für Psychiatrie, Westfälische Wilhelms-Universität, Albert-Schweitzer-Str. 11, D-4400 Münster

Cording-Tömmel, C., Dr. med., Bezirkskrankenhaus Regensburg, Universitätsstr. 84, D-8400 Regensburg

Cranach, M. von, Dr. med., Bezirkskrankenhaus Kaufbeuren, Postfach 11 43, D-8990 Kaufbeuren

Dilling, H., Prof. Dr. med., Klinik für Psychiatrie der Medizinischen Universität Lübeck, Ratzeburger Allee 160, D-2400 Lübeck 1

Drechsler, F., Prof. Dr. med., Psychiatrische Klinik und Poliklinik der Universität Würzburg, Füchsleinstr. 15, D-8700 Würzburg

Ederer, C., cand. med., Psychiatrische Klinik mit Poliklinik der Universität Erlangen-Nürnberg, Schwabachanlage 6, D-8520 Erlangen

Eschmann-Mehl, G., Dr. med., Neurologische Universitätsklinik, Berufsgenossenschaftliche Krankenanstalten „Bergmannsheil", Gilsingstr. 14, D-4630 Bochum 1

Ettle, M., Dipl.-Psychologe, Nervenkrankenhaus des Bezirks Oberfranken, Cottenbacher Str. 23, D-8580 Bayreuth

Fox, H., Dipl.-Soz.-Wiss., Niedersächsisches Sozialministerium, Hinrich-Wilhelm-Kopf-Platz 2, D-3000 Hannover 1

Gaebel, W., Dr. med., Psychiatrische Klinik und Poliklinik der Freien Universität Berlin, Eschenallee 3, D-1000 Berlin 19

Gitter, W., Prof. Dr. med., Universität Bayreuth, Lehrstuhl für Zivilrecht, Arbeits- und Sozialrecht, Universitätsstr. 30, D-8580 Bayreuth

Gritzke, G., Dr. med., Heinrich-Sengelmann-Krankenhaus, Kayhuder Str. 65, D-2061 Bargfeld-Stegen

Gross, G., Prof. Dr. med., Universitätsnervenklinik und Poliklinik, Abteilung Psychiatrie, Sigmund-Freud-Str. 25, D-5300 Bonn 1

Häfner, H., Prof. Dr. med., Zentralinstitut für Seelische Gesundheit, J 5, Postfach 59 70, D-6800 Mannheim

Harrer, G., Univ.-Prof. Dr. med., Institut für forensische Psychiatrie der Universität Salzburg, Ignaz-Harrer-Str. 79, A-5020 Salzburg

Heimann, H., Prof. Dr. med., Zentrum für Psychiatrie und Neurologie, Abteilung für Allgemeine Psychiatrie und Poliklinik, Osianderstr. 22, D-7400 Tübingen

Heinz, G., Prof. med., Niedersächsisches Landeskrankenhaus Göttingen, Rosdorfer Weg 70, D-3400 Göttingen

Heinze, H., Dr. med., Niedersächsisches Sozialministerium, Hinrich-Wilhelm-Kopf-Platz 2, D-3000 Hannover 1

Huber, G., Prof. Dr. med., Universitätsnervenklinik und Poliklinik, Abteilung Psychiatrie, Sigmund-Freud-Str. 25, D-5300 Bonn 1

Jochheim, K.-A., Prof. Dr. med., Nervenheilkunde und Sozialmedizin, Sperberweg 10, D-5042 Erftstadt-Lechenich

Kasper, S., Dr. med., Psychiatrische Klinik der Universität Heidelberg, Vossstr. 4, D-6900 Heidelberg

Kitzig, P., Prof. Dr. med., Niedersächsisches Landeskrankenhaus, Knollstr. 31, D-4500 Osnabrück

Klosterkötter, J., Dr. med., Universitätsnervenklinik und Poliklinik, Abteilung Psychiatrie, Sigmund-Freud-Str. 25, D-5300 Bonn 1

Köhler, G.-K., Prof. Dr. med., Psychiatrische Klinik, Evangelische und Johanniter-Krankenanstalten Duisburg-Nord/Oberhausen gGmbH, Steinbrinkstr. 96a, D-4200 Oberhausen 11

Kropp, M., Dr. med., Psychiatrische Klinik der Universität Würzburg, Füchsleinstr. 15, D-8700 Würzburg

Kügelgen, B., Dr. med., Nervenkrankenhaus des Bezirks Oberfranken, Cottenbacher Str. 23, D-8580 Bayreuth

Lehmkuhl, U., Dr. med., Dipl.-Psychologe, Abteilung Kinder- und Jugendpsychiatrie der Universität Heidelberg, Blumenstr. 8, D-6900 Heidelberg

Leipziger, K., Nervenarzt, Nervenkrankenhaus des Bezirks Oberfranken, Cottenbacher Str. 23, D-8580 Bayreuth

Leygraf, N., Dr. med., Klinik für Psychiatrie der Westfälischen Wilhelms-Universität, Albert-Schweitzer-Str. 11, D-4400 Münster

Lorenzen, D., Dr. med., Psychiatrisches Landeskrankenhaus, D-7102 Weinsberg

Loskarn, W., Dr. med., Psychiatrische Klinik der Universität Erlangen-Nürnberg, Schwabachanlage 6, D-8520 Erlangen

Luderer, H.-J., Priv.-Doz. Dr. med., Psychiatrische Klinik der Universität Erlangen-Nürnberg, Schwabachanlage 6, D-8520 Erlangen

Mahlke, W., Prof. Dr. med., Institut für Kunstpädagogik der Universität Würzburg, Wittelsbacher Platz 1, D-8700 Würzburg

Mauthe, J.-H., Dr. med., Niedersächsisches Landeskrankenhaus, Vor dem Kaiserdom 10, D-3308 Königslutter

Meins, W., Dr. med., Dipl.-Psychologe, ZKH Bremen-Ost, Klinik Blankenburg, Klostermark 80, D-2900 Oldenburg

Milech, U., Dr. phil., Dipl.-Psychologin, Psychiatrische Klinik der Universität Würzburg, Füchsleinstr. 15, D-8700 Würzburg

Möller, H.-J., Prof. Dr. med., Psychiatrische Klinik und Poliklinik der Technischen Universität München, Klinikum rechts der Isar, Ismaninger Str. 22, D-8000 München 80

Moos, M., Dipl.-Psychologe, Nervenkrankenhaus des Bezirks Oberfranken, Cottenbacher Str. 23, D-8580 Bayreuth

Müller-Küppers, M., Prof. Dr. med., Abteilung für Kinder- und Jugendpsychiatrie der Universität Heidelberg, Blumenstr. 8, D-6900 Heidelberg

Mundt, Ch., Priv.-Doz. Dr. med., Bezirkskrankenhaus Haar, Vockestr. 72, D-8013 Haar bei München

Nedopil, N., Dr. med., Abteilung für forensische Psychiatrie der Psychiatrischen Klinik der Universität München, Nußbaumstr. 7, D-8000 München 2

Neumann, N.-U., Dr. med., Bezirkskrankenhaus Günzburg, Ludwig-Heilmeyer-Str. 2, D-8870 Günzburg

Olbrich, R., Prof. Dr. med., Dr. phil., Zentralinstitut für Seelische Gesundheit, J 5, Postfach 59 70, D-6800 Mannheim 1

Oschinsky, A. M., Dr. med., Klinik für Psychiatrie, Medizinische Universität Lübeck, Ratzeburger Allee 160, D-2400 Lübeck

Pittrich, W., Dr. med., Landschaftsverband Westfalen-Lippe, Abteilung 62, Gesundheitswesen, Postfach 61 25, D-4400 Münster

Pöppel, E., Prof. Dr. phil., Dr. med. habil., Institut für Medizinische Psychologie, Goethestr. 31, D-8000 München 2

Rasch, W., Prof. Dr. med., Institut für forensische Psychiatrie der Freien Universität Berlin, Universitätsklinikum Rudolf Virchow, Limonenstr. 27, D-1000 Berlin 43

Rave-Schwank, M., Dr. med., Psychiatrisches Krankenhaus Philippshospital, D-6086 Riedstadt

Remschmidt, H., Prof. Dr. med., Dr. phil., Klinik für Kinder- und Jugendpsychiatrie der Philipps-Universität, Hans-Sachs-Str. 6, D-3550 Marburg/Lahn

Riege, A., Architekt, Saarner Str. 449, D-4330 Mühlheim/Ruhr

Ritzel, G., Priv.-Doz. Dr. med., Niedersächsisches Landeskrankenhaus Hildesheim, Goslarsche Landstr. 60, D-3200 Hildesheim

Rook, A., Dipl.-Psychologe, Klinik für Psychiatrie der Westfälischen Wilhelms-Universität, Albert-Schweitzer-Str. 11, D-4400 Münster

Rümmele, W., Dr. med., Forensisch-psychiatrischer Dienst, Psychiatrische Universitätsklinik, Wilhelm-Klein-Str. 27, CH-4025 Basel

Rüping, H., Prof. Dr. med., Koblenzer Str. 3, D-3000 Hannover

Schäfer, W., Landschaftsverband Westfalen-Lippe, Abteilung 62, Gesundheitswesen, Postfach 61 25, D-4400 Münster

Schmid-Bode, W., Dr. med., Psychiatrische Klinik und Poliklinik der Technischen Universität München, Klinikum rechts der Isar, Ismaninger Str. 22, D-8000 München 80

Schmidt, G., Prof. Dr. med., Immenberg 16, D-2419 Pogeez

Schöttke, H., Dipl.-Psychologe, Fachbereich Psychologie der Universität Osnabrück, Knollstr. 15, D-4500 Osnabrück

Schulze-Mönking, H., Dr. med., Alexianer-Krankenhaus, Alexianerweg 9, D-4400 Münster-Amelsbüren

Schumacher, W., Prof. Dr. med., Dr. rer. nat., Zentrum für Psychiatrie am Klinikum der Justus-Liebig-Universität Gießen, Am Steg 22, D-6300 Gießen

Schüttler, R., Prof. Dr. med., Bezirkskrankenhaus Günzburg, Abteilung Psychiatrie II der Universität Ulm, Ludwig-Heilmeyer-Str. 2, D-8870 Günzburg

Sieberns, S., Bereich Medizin, Troponwerke GmbH & Co. KG, Berliner Str. 156, D-5000 Köln 80

Steinhart, I., Dipl.-Psychologe, Alt-Gatow 57—59, D-1000 Berlin 22

Stricker, K., Dipl.-Psychologe, Klinik für Psychiatrie der Westfälischen Wilhelms-Universität, Albert-Schweitzer-Str. 11, D-4400 Münster

Terhorst, B., Dipl.-Psychologin, Freie Universität Berlin, Platanenallee 19, D-1000 Berlin 19

Teusch, L., Dr. med., Dipl.-Psychologe, Rheinische Landes- und Hochschulklinik Essen, Klinik für allgemeine Psychiatrie, Hufelandstr. 55, D-4300 Essen 1

Tress, W., Priv.-Doz. Dr. med., Dr. phil., Psychosomatische Klinik am Zentralinstitut für Seelische Gesundheit, J 5, Postfach 59 70, D-6800 Mannheim

Uhrmacher, E., Dipl.-Ing., Staatshochbauamt Osnabrück, Hakenstr. 15, D-4500 Osnabrück

Vogel, R., Dr., Dipl.-Soziologe, Bezirkskrankenhaus Günzburg, Sozialpsychiatrische Forschungsstelle, Ludwig-Heilmeyer-Str. 2, D-8870 Günzburg

Weig, W., Dr. med., Nervenkrankenhaus des Bezirks Oberfranken, Cottenbacher Str. 23, D-8580 Bayreuth

Wiedl, K. H., Prof. Dr. phil., Fachbereich Psychologie der Universität Osnabrück, Knollstr. 15, D-4500 Osnabrück

Wiesse, J., Dr. med., Klinikum Nürnberg, Abteilung für Kinder- und Jugendpsychiatrie, Flurstr. 17, D-8500 Nürnberg 1

Wömpner, H.-B., Vorsitzender Richter am Landgericht Düsseldorf, Luegallee 40, D-4000 Düsseldorf

Zaudig, M., Dr. med., Psychiatrische Poliklinik, Max-Planck-Institut für Psychiatrie, Kraepelinstr. 10, D-8000 München 40

Zerssen, D. von, Prof. Dr. med., Max-Planck-Institut für Psychiatrie, Kraepelinstr. 10, D-8000 München 40